Rudolf Bertagnoli, James J. Yue, Paul C. McAfee, Howard S. An (Hrsg.)

Bewegungserhaltende Wirbelsäulenchirurgie

Für meine Frau Susan und meine Kinder Lauren und Emily – meine drei Glückstreffer!

James J. Yue

Für meine Mentoren, Freunde, Kollegen und für die Produkthersteller, besonders denen in der „International Society for the Advancement of Spine Surgery", sowie für alle, die Bewegungserhaltung propagieren.
Für meine Frau und meine Kinder.

Rudolf Bertagnoli

Meine Anerkennung gilt den hochtalentierten und international anerkannten Biomechanik-Ingenieuren Manohar Panjabi, Fred Werner, Al Berstein, Helmut Link und David Paul. Mit jedem dieser Experten bin ich genau zum richtigen Zeitpunkt in meiner Karriere zusammengetroffen. Dabei habe ich so viel von ihnen gelernt, dass ich einen wirklich positiven Einfluss auf die Patientenversorgung nehmen kann. Ich danke ihnen für ihre Freundschaft.

Paul C. McAfee

Rudolf Bertagnoli, James J. Yue, Paul C. McAfee,
Howard S. An (Hrsg.)

Bewegungserhaltende Wirbelsäulenchirurgie

Mit Beiträgen von:

Todd F. Alamin, Marco Bérard, Rudolf Bertagnoli, Jason D. Blain, Scott L. Blumenthal, Nicholas R. Boeree, David S. Bradford, Jacob M. Buchowski, Allen Carl, Boyle C. Cheng, Robert J. Chomiak, Christine Coillard, Andrew H. Cragg, Bryan W. Cunningham, Frank Daday, Reginald J. Davis, Rick B. Delamarter, Roberto Díaz, Thomas J. Errico, Teddy Fagerstrom, Daniel R. Fassett, Rolando García, Ihab Gharzeddine, Vijay K. Goel, Matthew F. Gornet, Geneste Guilhaume, Giancarlo Guizzardi, Nader M. Habela, Horace Hale, Nadim James Hallab, David Hannallah, Matthew Hannibal, Alan S. Hilibrand, Robert W. Hoy, Kenneth Y. Hsu, Cary Idler, Joshua J. Jacobs, Jorge Jaramillo, Shiveindra B. Jeyamohan, Larry T. Khoo, Scott H. Kitchel, Carl Lauryssen, William Lavelle, James P. Lawrence, Juliano Lhamby, Gary L. Lowery, George Malcolmon, Thierry Marnay, Larry Martin, Paul C. McAfee, Alvin H. McKenzie, Lionel N. Metz, Hazem Nicola, Donna D. Ohnmeiss, Carlos E. Oliveira, Brett A. Osborn, Carlos Fernando Arias Pesántez, Piero Petrini, Luiz Pimenta, Ben B. Pradhan, Wolfgang Rauschning, K. Daniel Riew, Souad Rhalmi, Charles H. Rivard, Ashish Sahai, Samer Saiedy, Rick Sasso, Thomas Schaffa, Matthew Scott-Young, Rajiv K. Sethi, Kristina Spate, Jonathan R. Stieber, Bauer E. Sumpio, Jens Peter Timm, P. Justin Tortolani, Vincent C. Traynelis, Patrick Tropiano, Alexander R. Vaccaro, Archibald von Strempel, Peter G. Whang, William C. Welch, Bradley J. Wessman, Andrew P. White, Markus Wimmer, James J. Yue, James F. Zucherman

ELSEVIER
URBAN & FISCHER

URBAN & FISCHER München

Zuschriften und Kritik an:
Elsevier GmbH, Urban & Fischer Verlag, Hackerbrücke 6, 80335 München, medizin@elsevier.com

Wichtiger Hinweis für den Benutzer
Die Erkenntnisse in der Medizin unterliegen laufendem Wandel durch Forschung und klinische Erfahrungen. Herausgeber und Autoren dieses Werkes haben große Sorgfalt darauf verwendet, dass die in diesem Werk gemachten therapeutischen Angaben (insbesondere hinsichtlich Indikation, Dosierung und unerwünschter Wirkungen) dem derzeitigen Wissensstand entsprechen. Das entbindet den Nutzer dieses Werkes aber nicht von der Verpflichtung, anhand weiterer schriftlicher Informationsquellen zu überprüfen, ob die dort gemachten Angaben von denen in diesem Buch abweichen und seine Verordnung in eigener Verantwortung zu treffen.
Für die Vollständigkeit und Auswahl der aufgeführten Medikamente übernimmt der Verlag keine Gewähr.
Geschützte Warennamen (Warenzeichen) werden in der Regel besonders kenntlich gemacht (®). Aus dem Fehlen eines solchen Hinweises kann jedoch nicht automatisch geschlossen werden, dass es sich um einen freien Warennamen handelt.
Hinweise zu Diagnose und Therapie können sich von den in Deutschland üblichen Standards unterscheiden. Achtung: Die bei den genannten Arzneimitteln angegebenen Dosierungen und Anwendungshinweise können von der deutschen Zulassung abweichen.

Bibliografische Information der Deutschen Nationalbibliothek
Die Deutsche Nationalbibliothek verzeichnet diese Publikation in der Deutschen Nationalbibliografie; detaillierte bibliografische Daten sind im Internet über http://dnb.d-nb.de abrufbar.

1. Auflage 2011

Der Urban & Fischer Verlag ist ein Imprint der Elsevier GmbH.

11 12 13 14 15 5 4 3 2 1

Titel der Originalausgabe:
James J. Yue, Rudolf Bertagnoli, Paul C. McAfee, Howard S. An
Motion Preservation Surgery of the Spine
Advanced Techniques and Controversies
Elsevier Saunders, Philadelphia PA, 2008
ISBN 978-1-4160-3994-5

Um den Textfluss nicht zu stören, wurde bei Patienten und Berufsbezeichnungen die grammatikalisch maskuline Form gewählt. Selbstverständlich sind in diesen Fällen immer Frauen und Männer gemeint.

Planung: Martina Braun, Dr. Till Meinert, München
Lektorat: Dr. Bernhard Gall, München
Übersetzung: Christine Müller, Dr. Hartmann Habbicht, Bogen; Karin Beifuss, Ohmden-Grubäcker
Redaktion: Karin Beifuss, Ohmden-Grubäcker
Herstellung: Petra Laurer, München
Satz: abavo GmbH, Buchloe/Deutschland; TnQ, Chennai/Indien
Druck und Bindung: Printer Trento, Trient, Italien
Umschlaggestaltung: SpieszDesign, Neu-Ulm
Titelfotografie: Hintergrundbild © Sebastian Kaulitzky, fotolia.com

ISBN 978-3-437-24650-0

Aktuelle Informationen finden Sie im Internet unter **www.elsevier.de** und **www.elsevier.com**

Geleitwort der Originalausgabe

Das menschliche Achsenskelett besteht aus 24 beweglichen Segmenten und drei Gelenkverbindungen pro Segment. Allerdings ist die in Winkelgraden angegebene Bewegung nicht in jedem Segment gleich und unterscheidet sich auch in den sechs Freiheitsgraden der Bewegung. Jede anatomische Region hat ihren spezifischen Bereich und ihre spezifische Qualität. Deshalb stellt der Erhalt der Beweglichkeit eine gewaltige Herausforderung für Wissenschaftler und Chirurgen dar.

Jahrelange Untersuchungen, Prüfungen und Versuchsreihen haben unser Wissen über die Wirbelsäulenbeweglichkeit vermehrt und zu neuen Technologien geführt. Es werden Biomaterialien mit Eigenschaften entwickelt, die für die Kompatibilität, Sicherheit und Wirksamkeit essenziell sind. Die Biomechanik wird gründlich getestet, um die physiologische Beweglichkeit möglichst gut nachzuahmen. Zudem werden Lebensdauer und Abriebverhalten sorgfältig beobachtet.

Um die (hohen) Zulassungsstandards zu erfüllen, werden zur Überprüfung der Gewebeverträglichkeit und manchmal auch der Wirksamkeit Tierversuche durchgeführt. Kein Tier ist jedoch wie der Mensch, sodass schließlich (kleine) Pilotstudien durchgeführt werden. Wenn diese den Sicherheitsbeleg erbracht haben, folgen größere randomisierte, kontrollierte Wirksamkeitsstudien. Dies ist eine schwierige Situation, denn die Kriterien, die für eine Zulassung erfüllt werden müssen, stellen nicht immer die besten Kontrollbedingungen dar. Oft wird aber eine kluge Auswahl getroffen, um die bestmögliche Evidenz und Klasse-I-Studienergebnisse zu erhalten.

Allmählich treten Verfahren in den Vordergrund, die minimal invasiv, jedoch von maximalem Nutzen sind. Die Biologics-Arena ist reich an Theorien, aber es liegen bislang nur frühe Machbarkeitsbelege vor. Was könnte, nach einer entsprechenden frühzeitigen Diagnose, für den Bewegungserhalt besser sein als die Gewebekultur mit regenerativen Technologien?

Die Herausgeber haben zwischen den Buchdeckeln dieser ersten Ausgabe von *Motion Preservation Surgery of the Spine: Advanced Techniques and Controversies* ein umfassendes Lehrbuch mit einer Vielzahl von bewegungserhaltenden Technologien zusammengestellt. Darunter befinden sich auch mehrere (klassische) Beiträge von Chirurgen, die zu den Gründungswissenschaftlern gehören. Noch vor Fertigstellung der ersten Auflage haben die Herausgeber angesichts der explosionsartigen Innovationen auf diesem Gebiet Konzepte und Ideen für eine zweite Auflage entwickelt.

Meinen Glückwunsch an James J. Yue, Rudolf Bertagnoli, Paul C. McAfee und Howard S. An für die Bewältigung dieser enormen, Leidenschaft und Hingabe verlangenden Aufgabe!

Hansen A. Yuan, MD
Präsident der *Spine Arthroplasty Society*

Vorwort zur deutschen Ausgabe

Die chirurgische Versorgung von degenerativen Wirbelsäulenerkrankungen hat sich im letzten Jahrzehnt drastisch verändert. Was lange Zeit als Standard gegolten hat, die Fusion der gegeneinander beweglichen Wirbelkörper, wurde zunehmend von bewegungserhaltenden Technologien abgelöst, wobei deren Wirksamkeit am Anfang eher durch biomechanischen Untersuchungen und nicht durch Langzeituntersuchungen an Patienten bestätigt wurde. Diese Langzeitergebnisse werden nun allmählich verfügbar, und damit können Vergleiche zur Fusion gezogen werden, vor allen in Bezug auf die Anschlussinstabiliät benachbarter Segmente in der Hals- wie in der Lendenwirbelsäule.

Das Buch stellt sowohl die Entwicklungsgeschichte der Implantate als auch deren biomechanischen Eigenschaften, Diagnoseverfahren sowie Operationstechniken vor. Außerdem werden verschiedene Prothesen zum Bandscheibenvoll- und -teilersatz sowie Facettengelenksimplantate dargestellt, und auch ein biologischer Ansatz wird erwähnt.

Nach dem Erscheinen der ersten Ausgabe von *Motion preservation of the spine* in Amerika im Jahre 2008 und einer chinesischen Ausgabe im gleichen Jahr liegt nun auch eine deutschsprachige Ausgabe vor. Diese ist allerdings kürzer als die amerikanische. Dies liegt zum einen daran, dass einige soziomedizinische Aspekte für die deutsche Ausgabe nicht relevant sind; zum anderen sind seit der Erstellung der amerikanischen Ausgabe einige Implantate nicht mehr verfügbar.

Dargestellt werden daher im Wesentlichen die Konzepte, die im Marktgeschehen Bestand hatten, wobei sich diese Technologien der Bewegungserhaltung der Wirbelsäule sicherlich noch weiterentwickeln werden, was man am Kongressgeschehen beobachten kann.

Bogen, im September 2010
Rudolf Bertagnoli

Vorwort der Originalausgabe

Vertebra, abgeleitet vom lateinischen Verb vertere für „drehen"

Manche werden die gegenwärtige Entwicklung in der Behandlung degenerativer Wirbelsäulenerkrankungen in vielerlei Hinsicht für eine *Revolution* halten. Das Wesen dieser augenscheinlichen Revolution beruht auf vielen Faktoren, darunter auch auf der Erkenntnis, dass die Pionierarbeit von Fernström und seinen Fürsprechern keine medizinische Ketzerei war, sondern vielmehr eine medizinische Innovation. Die letztendliche berufliche und persönliche Verfolgung, die diese Erfinder erlebten, war unangemessen und hat, wie vorherzusehen war, die heutige rapide wissenschaftliche Entwicklung der bewegungserhaltenden Technologie angefacht. Im ersten Kapitel schildert Dr. Alvin McKenzie, dem eine mehrsegmentige Fernström-Kugel implantiert wurde, das damalige medizin- und sozialrechtliche sowie politische Umfeld aus erster Hand und gibt weitere Einblicke in die Grundlagen der jüngsten Revolution in der Behandlung von Spondylose.

Für welchen Eingriff sich Chirurg und Patient auch immer entscheiden, um die beeinträchtigenden Auswirkungen einer Spondylose zu heilen – diese Entscheidung sollte auf Grundlage des fundamentalen Prinzips getroffen werden, dass es sich bei der Wirbelsäule um eine bewegungsschützende anatomische Struktur handelt, der eine Dualität innewohnt. Zuallererst dient unsere Wirbelsäule dazu, Schädel und Rumpf in der zunehmend mehrdimensionalen Welt auszurichten und dabei unsere interaktiven und schützenden Fähigkeiten und Aufgaben zu ermöglichen und zu verbessern.

An diese bewegungsorientierte Funktionsadaptation ist der intrinsische Schutz der neuralen Elemente durch unsere Wirbelsäule gekoppelt. Und genau darin liegt die Dualität und Balance unserer beweglichen und schützenden Wirbelsäule. Sie erlaubt es uns, uns zu schützen, indem sie es uns ermöglicht, uns zu bewegen und mit unserer physischen Umwelt zu interagieren. Gleichzeitig schützt sie aber auch die neurologischen Strukturen, die Muskeln, Skelett und Dermatomen die Fähigkeit verleihen, ihre Funktionen auszuüben.

Das vorliegende Buch *Bewegungserhaltende Wirbelsäulenchirurgie* wurde geschrieben, um zum einen die grundlegenden Prinzipien der nicht versteifenden Chirurgie allgemein verständlich zu vermitteln und zum anderen eine anspruchsvolle Plattform für den Umgang mit unvermeidlichen Revisionen und/oder Zusatzeingriffen zu schaffen, die wie bei jedem chirurgischen Eingriff nötig werden können.

Jedes Kapitel enthält spezielle, von den Autoren beigesteuerte Fallbeispiele. Zudem werden Daten aus klinischen Studien präsentiert, die dem Leser einen Eindruck von den Anwendungsmöglichkeiten dieser Technologie in seiner eigenen Praxis vermitteln sollen. Wie ein Blick auf die Liste der Verfasser zeigt, haben wir nur solche Autoren ausgesucht, die Erfahrungen mit dieser neuen Technologie haben. Sehr oft stammen diese Erfahrungen aus allen Teilen der Welt. Vor dem Hintergrund der Langzeiterfahrungen mit nichtversteifenden Technologien in Ländern wie Deutschland und Frankreich ist diese multikulturelle und multinationale Perspektive einzigartig und für den Leser von unschätzbarem Wert.

Kurz nachdem die Arbeit an diesem Buch begonnen hatte, bat die *Spine Arthroplasty Society* darum, die Beiträge als einen der zentralen Lehrtexte in ihrer Organisation verwenden zu dürfen. Um dieser ehrenvollen Aufgabe gerecht zu werden, wurde eine Vielzahl an Kapiteln hinzugefügt, die sich sowohl klinisch als auch experimentell dem Studium der bewegungserhaltenden Technologien widmen. Zukünftige englischsprachige wie auch in andere Sprachen übersetzte Ausgaben werden Zusatzmaterialien, Lernbeilagen und Lehrhilfen beinhalten.

Die Erstellung dieses Fachbuchs wäre ohne die Inspiration und den Fleiß seiner Autoren nicht möglich geworden. Wir sind ihnen für ihre unermüdliche Geduld und Entschlossenheit bei der Fertigstellung der einzelnen Kapitel zu Anerkennung und tiefem Dank verpflichtet. Zudem schätzen wir uns glücklich, dass wir von den Pionierarbeiten unserer Mentoren wie Henry Bohlman, Karin-Büttner-Janz, Jürgen Harms, John Kostiuk, John P. O'Brien, Robbie Robinson, Arthur Steffe und Hansen Yuan – um nur einige zu nennen – profitieren durften.

Die Unterstützung durch den Elsevier-Verlag war unvergleichlich. Insbesondere möchten wir der Lektorin Adrianne Brigido danken. Ohne ihre Bemühungen wäre dieses Buch nicht zustande gekommen. Aufrichtig danken möchten wir auch der Verlagsleiterin Frau Kimberley Murphy (Global Medicine Elsevier) für ihre unschätzbare Begleitung. Wir denken, Sie werden dieses Lehrbuch informativ finden und es als Basis wie auch umfassende Plattform für die Beschäftigung mit der bewegungserhaltenden Technologie der Wirbelsäule nutzen können.

James J. Yue
Rudolf Bertagnoli
Paul C. McAfee
Howard S. An

Autoren

Todd F. Alamin MD
Assistant Professor
Department of Orthopaedic Surgery
Stanford University Medical Center
Stanford, California
USA

Marco Bérard MD
Alice Hyde Orthopaedic and Sports Medicine Center
Alice Hyde Medical Center
Malone, New York
USA

Prof. Dr. med. (univ) Rudolf Bertagnoli MD
Chairman, First European Center for Spine Arthroplasty and
Associated Nonfusion Technologies (ECSA),
Klinik Bogen

Jason D. Blain
Chief Technology Officer, Spinal Elements
Carlsbad, California
USA

Scott L. Blumenthal MD
Orthopaedic Spine Surgeon
Texas Back Institute
Plano, Texas
USA

Nicholas R. Boeree BSc, FRCS Orth, FRCS Ed
Consultant Orthopaedic Surgeon
Southampton University Hospital Trust
Southampton
United Kingdom

David S. Bradford MD
Professor, University of California San Francisco
Professor and Chair Emeritus, University of California,
San Francisco, California
USA

Jacob M. Buchowski MD, MS
Assistant Professor of Orthopaedic and Neurologic Surgery
Washington University in St. Louis
St. Louis, Missouri
Chief, Degenerative and Minimally Invasive Spine Surgery
Washington University in St. Louis,
St. Louis, Missouri
USA

Allen Carl MD
Professor, Orthopaedic Surgery and Pediatrics
Albany Medical College
Albany, New York
Attending Surgeon
Albany Medical Center,
Albany, New York
USA

Boyle C. Cheng PhD
Assistant Professor, University of Pittsburgh
Pittsburgh, Pennsylvania
USA

Robert J. Chomiak MD
Paradigm Spine, LLC
New York, New York
USA

Christine Coillard MD
Research Centre, Sainte-Justine Hospital
Montreal
Quebec
Kanada

Andrew H. Cragg MD
Interventional Radiologist
Minnesota Vascular Clinic
Suburban Radiologic Consultants
Edina, Minnesota
USA

Bryan W. Cunningham MSc
Associate Professor, Department of Orthopaedic Surgery
Johns Hopkins University
Baltimore, Maryland
Director, Spinal Research
St. Joseph Medical Center
Towson, Maryland
USA

Frank Daday MBBS, FANZCA
Visiting Medical Officer
Allamanda Private Hospital
Gold Coast, Queensland
Australien

Reginald J. Davis MD
Assistant Professor, Neurosurgery
Johns Hospital Medical Institute
Clinical Instructor, Neurosurgery

University of Maryland
Medical Center
Baltimore, Maryland
Division Head of Neurosurgery
Greater Baltimore Medical Center
Towson, Maryland
USA

Rick B. Delamarter MD
Associate Clinical Professor, University of California, Los Angeles
Los Angeles, California
Fellowship Director, The Spine Institute
Santa Monica, California
USA

Roberto Díaz MD
Assistant Professor, Department of Neurosurgery
San Ignacio University Hospital
Javeriana School of Medicine
Bogota
Kolumbien

Thomas J. Errico MD
Chief, Division of Spine Surgery
Department of Orthopaedic Surgery
New York University – Hospital for Joint Diseases
Associate Professor of Orthopaedics and Neurosurgery
New York University School of Medicine
New York, New York
USA

Teddy Fagerstrom MD
Department of Orthopedics
Huddinge University Hospital
Stockholm
Schweden

Daniel R. Fassett MD, MBA
Assistant Professor, Department of Neurosurgery
University of Illinois
College of Medicine Peoria
Peoria, Illinois
USA

Rolando García MD, MPH
Spinal Surgeon
Orthopedic Care Center
Aventura, Florida
USA

Ihab Gharzeddine MD
Spine Surgeon
Santa Rita Hospital
São Paulo
Brasilien

Vijay K. Goel PhD
Endowed Chair and McMaster-Gardner Professor of Orthopaedic Bioengineering
Co-Director, Engineering Center for Orthopaedic Research Excellence (E-CORE)
Departments of Bioengineering and Orthopaedic Surgery
Colleges of Engineering and Medicine
University of Toledo
Toledo, Ohio
USA

Matthew F. Gornet MD
Staff Physician
The Orthopedic Center of St. Louis
St. Louis, Missouri
USA

Geneste Guilhaume
Department of Orthopaedic Surgery
Clinique du Parc
Castelnau-le-Lez
Frankreich

Giancarlo Guizzardi MD
Neurosurgery Unit
Careggi Hospital
Florenz
Italien

Nader M. Habela MD
Orthopaedic Associates and Spine Center
St. Joseph Medical Center
Towson, Maryland
USA

Horace Hale
CEO, GerraSpine
St. Gallen
Schweiz

Nadim James Hallab MS, PhD
Associate Professor, Department of Orthopedic Surgery
Rush University Medical Center
Chicago, Illinois
USA

David Hannallah MD, MS
Staff Physician
The Cardinal Orthopaedic Institute
Columbus, Ohio
USA

Matthew Hannibal MD
Director of Spine Research
Associate Director, San Francisco Orthopedic Research Program

Department of Orthopedic Surgery
San Francisco, California
USA

Alan S. Hilibrand MD
Department of Orthopaedic Surgery
Thomas Jefferson University
Philadelphia, Pennsylvania
USA

Robert W. Hoy MEng
Facet Solutions Inc.
Logan, Utah
USA

Kenneth Y. Hsu MD
Co-Medical Director, Department of Orthopedics
St. Mary's Spine Center
San Francisco, California
USA

Cary Idler MD
Spine Fellow, St. Mary's Medical Center
San Francisco, California
USA

Joshua J. Jacobs MD
Associate Dean for Research Development
Department of Orthopaedic Surgery
Rush University Medical Center
Associate Dean for Academic Programs
Department of Orthopaedic Surgery
Rush University Medical Center
Inaugural Crown Family Professor of Orthopaedic Surgery
Department of Orthopaedic Surgery
Rush University Medical Center
Chicago, Illinois
USA

Jorge Jaramillo MD
Department of Orthopaedic Surgery and Rehabilitation
Yale University School of Medicine
New Haven, Connecticut
USA

Shiveindra B. Jeyamohan MD
Department of Neurosurgery
Thomas Jefferson University
Philadelphia, Pennsylvania
USA

Larry T. Khoo MD
Assistant Professor, Department of Surgery
University of California, Los Angeles
Los Angeles, California
USA

Scott H. Kitchel MD
Orthopaedic Physician and Surgeon
Orthopaedic Spine Associates LLC
Eugene, Oregon
USA

Carl Lauryssen MD
Director, Research and Education
Olympia Medical Center
Beverly Hills, California
USA

William Lavelle MD
Fellow, Cleveland Clinic Spine Institute
Cleveland Clinic
Cleveland, Ohio
USA

James P. Lawrence MD
Department of Orthopaedic Surgery and Rehabilitation
Yale University
New Haven, Connecticut
USA

Juliano Lhamby MD
Orthopedic Spine Surgeon
Santa Rita Hospital
São Paulo
Brasilien

Gary L. Lowery MD, PhD
Executive Vice President, Research and Technology
Paradigm Spine, LLC
New York, New York
USA

George Malcolmon
Aphatec Spine, Inc.
Carlsbad, California
USA

Thierry Marnay MD
Department of Orthopaedic Surgery
Clinique du Parc
Castelnau-le-Lez
Frankreich

Larry Martin Jr. MD
Resident, Department of Orthopaedic Surgery
Indiana University School of Medicine
Indianapolis, Indiana
USA

Paul C. McAfee MD
Associate Professor of Orthopedic Surgery and Neurosurgery
Johns Hopkins Hospital
Baltimore, Maryland
USA

Alvin H. McKenzie MD, MChOrth, FRCSC
Senior Active Staff, Department of Orthopaedic Surgery
Royal Alexandra Hospital Edmonton
Alberta
Kanada

Lionel N. Metz MD
Medical Student Research Fellow
University of California
San Francisco, School of Medicine
San Francisco, California
USA

Hazem Nicola MD
Orthopedics Spine Surgeon
Department of Biomechanics
Universidad Simón Bolívar
Caracas
Venezuela

Donna D. Ohnmeiss MD
President, Texas Back Institute Research Foundation
Plano, Texas
USA

Carlos E. Oliveira MD
Head of Spine Sector of Orthopedic Department
Hospital de Servidor Publico Estadual
São Paulo
Brasilien

Brett A. Osborn DO
Orthopedic Care Center,
Aventura, Florida

Carlos Fernando Arias Pesántez MD
Neurospine Surgeon
Santa Rita Hospital
São Paulo
Brasilien

Piero Petrini MD
Department of Orthopaedics
City Hospital
Castle
Italien

Luiz Pimenta MD, PhD
Associate Professor
University of California, San Diego
Assistant Professor, Department of Neurosurgery
Federal University
São Paulo
Brasilien
Assistant Professor, Department of Neurosurgery
Faculdade de Jundiai
São Paulo
Brasilien
Chief of Spine Surgery
Hospital Santa Rita
São Paulo
Brasilien

Ben B. Pradhan MD, MSE
Director of Clinical Research, The Spine Institute
Santa Monica, California
USA

K. Daniel Riew MD
Professor, Washington University School of Medicine
St. Louis, Missouri
USA
Mildred B. Simon Distinguished Professor of Orthopaedic Surgery
Professor of Neurological Surgery
Barnes-Jewish Hospital
St. Louis, Missouri
USA

Souad Rhalmi MSc
Department of Neurosurgery, Research Centre
Sainte-Justine Hospital
Montreal, Quebec
Kanada

Charles H. Rivard MD
Department of Neurosurgery, Research Centre
Sainte-Justine Hospital
Montreal, Quebec
Kanada

Ashish Sahai MD
Clinical Instructor, Standford University Medical Center
Stanford, California
USA
Staff Orthopedic Surgeon
VA Palo Alto Health Care System
Palo Alto, California
USA
Samer Saiedy MD
Department of Surgery
St. Joseph Hospital
Baltimore, Maryland
USA

Rick Sasso MD
Associate Professor
Chief of Spine Surgery – Clinical Orthopaedic Surgery
Indiana University School of Medicine
Indianapolis, Indiana
USA
Vice-Chairman, Department of Orthopaedic Surgery
Director, St. Vincent Spine Center
St. Vincent Hospital
Indianapolis, Indiana
USA

Thomas Schaffa MD
General Surgeon
Santa Rita Hospital
São Paulo
Brasilien

Matthew Scott-Young MBBS, FRACS, FAOrthA
Associate Professor, Faculty of Health Sciences and Medicine
Bond University
Gold Coast, Queensland
Australien
Visiting Medical Officer
Allamanda Private Hospital
Southport, Queensland
Australien

Rajiv K. Sethi MD
Associate Spinal Surgeon, Department of Neurosurgery
Virginia Mason Medical Center
Group Health Spinal Surgery
Department of Neurosurgery
Seattle, Washington
USA

Kristina Spate MD
Department of Vascular Surgery
Yale University School of Medicine
New Haven, Connecticut
USA

Jonathan R. Stieber MD
Fellow, Division of Spine Surgery
New York University – Hospital for Joint Diseases
New York, New York
USA

Bauer E. Sumpio MD, PhD
Professor of Surgery and Radiology
Yale University School of Medicine
New Haven, Connecticut
USA
Chief, Vascular Surgery
Program Director, Vascular Surgery Fellowship Training Program
Yale-New Haven Medical Center
New Haven, Connecticut
USA

Jens Peter Timm
Vice President, Research and Development
Aphatec Spine, Inc.
Carlsbad, California
USA

P. Justin Tortolani MD
Orthopaedic Spine Surgeon
Orthopaedic Associates
Towson, Maryland
USA

Vincent C. Traynelis MD
Professor of Neurosurgery
University of Iowa
Iowa City, Iowa
USA

Patrick Tropiano MD
Department of Orthopaedic Surgery
Hôpital CHU Nord
Marseille
Frankreich

Alexander R. Vaccaro MD
Professor, Department of Orthopaedic Surgery
Rothman Institute
Thomas Jefferson University
Philadelphia, Pennsylvania
USA

Archibald von Strempel MD, DEng
Professor, Medizinische Universität Innsbruck
Innsbruck
Österreich
Direktor der Orthopädischen Abteilung
Landeskrankenhaus,
Feldkirch
Österreich

Peter G. Whang MD
Assistant Professor, Department of Orthopaedics
Yale University School of Medicine
New Haven, Connecticut
USA

William C. Welch MD
Chief, Department of Neurological Surgery
University of Pittsburgh

Pittsburgh, Pennsylvania
USA
Bradley J. Wessman
TranS1, Inc.
Wilmington, North Carolina
USA

Andrew P. White MD
Instructor, Harvard Medical School
Boston, Massachusetts
USA
Spinal Surgeon, Department of Orthopaedic Surgery
Beth Israel Deaconess Medical Center
Boston, Massachusetts
USA

Markus Wimmer PhD
Director, Tribology and Human Motions Laboratories
Department of Orthopaedic Surgery
Rush University Medical Center
Chicago, Illinois
USA

James J. Yue MD
Associate Professor, Department of Orthopaedic Surgery
Co-Chief, Division of Spinal Surgery
Director, Yale Spine Fellowship
Yale University School of Medicine
New Haven, Connecticut
USA

James F. Zucherman MD
Associate Staff Surgeon
St. Mary's Hospital and Medical Center
San Francisco, California

Abkürzungen

ABPI	Knöchel-Arm-Blutdruck-Index
ACDF	Anteriore zervikale Dekompression/Diskektomie und Fusion
ACDF	Anteriore zervikale Diskektomie und Fusion
ADCT	*Autologous Disc Chondrocyte Transplant* (Transplantation körpereigener Bandscheibenzellen)
AFRS	Anatomisches Facettenersatzsystem
ALIF	Anteriore lumbale interkorporelle Fusion
ALL	Ligamentum longitudinale anterius
ALPA	Anterolateraler transpsoatischer Zugang
AOI	*Arc/Angle of Influence* (Wirkbogen/-winkel)
a.p.	Anteroposterior
ARPA	Anteriorer retroperitonealer Zugang
ASTM	Amerikanische Gesellschaft für Werkstoffprüfung
BMI	Body-Mass-Index
BSVP	Bandscheibenvollprothese/-ersatz
COR	*Center of Rotation (Zentrum der Bewegung)*
CSRC	*Clinical Success Related Classification*
CT	Computertomographie
DEXA	*Dual Energy X-Ray Absorptiometry*
DIAM	*Device for Intervertebral Assisted Motion*
DMLB	Degenerative multisegmentale lumbale Bandscheibenerkrankung
DPA	*Dual Photon Absorptiometry*
EMG	Elektromyographie
FAD	Funktionelles anästhetisches Diskogramm
FBSS	*Failed-back-surgery*-Syndrom
FDA	U.S. Food and Drug Administration (US-amerikanische Zulassungsbehörde)
FSU	*Functional Spine Unit* (funktionelle Wirbelsäuleneinheit)
GPR	*Global Postural Rehabilitation*
HIZ	*High-Intensity Zone*
HWS	Halswirbelsäule
IDE	*Investigative Device Exemption*
LWS	Lendenwirbelsäule
MRT	Magnetresonanztomographie
NDI	*Neck Disability Index*
ODI	*Oswestry Disability Index*
OPLL	Ossifikation des posterioren longitudinalen Ligaments
pAVK	Periphere arterielle Verschlusskrankheit
PCM	*Porous-Coated Motion (disc)*
PDN	*Prosthetic Disc Nucleus* (Kernersatz)
PDR	Perkutane Bandscheibenrekonstruktion
PEEK	Polyetheretherketon
PLL	Posteriores longitudinales Ligament (Lig. longitudinale posterius)
PMMA	Polymethylmethacrylat
PNR	Perkutaner Kernersatz
QBPD	*Quebec Backpain Disability Scale*
RBSS	*Refractory-back-surgical*-Syndrom
SRI	Straubing-Rehabilitations-Index
TFAS	*Total Facet Arthroplasty System*
TLIF	Transforaminale lumbale interkorporelle Fusion
TZS	*Transitional Zone Syndrome*
UHMWPE	*Ultra high molecular weight polyethylene* (ultrahochmolekulares Polyethylen)
VAS	Visuelle Analogskala
XLIF	Extreme lumbale interkorporelle Fusion
ZCQ	*Zürich Claudication Questionnaire*

Inhaltsverzeichnis

1 Einführung in die bewegungserhaltende Chirurgie der Wirbelsäule ... 1

1.1 Die Grundlage der bewegungserhaltenden Chirurgie: Lektionen aus der Vergangenheit
Alvin H. McKenzie ... 2

1.1.1 Die Wirbelsäule ... 2
1.1.2 Anforderungen an das ideale bewegungserhaltende Implantat ... 6

1.2 Geschichte und Evolution der Bewegungserhaltung
Rajiv K. Sethi, Lionel N. Metz und David S. Bradford ... 10

1.2.1 Grundprinzip in der Arthroplastik der Bandscheiben ... 11
1.2.2 Biomechanische Herausforderungen ... 11
1.2.3 Umfassende Klassifizierung der Bandscheibenimplantate ... 11
1.2.4 Fazit ... 19

1.3 Verbessertes Wissen der Wirbelsäulenanatomie für zervikale und lumbale Nonfusion-Eingriffe
Daniel R. Fassett, Shiveindra B. Jeyamohan, Alexander R. Vaccaro und Peter G. Whang ... 20

1.3.1 Anatomie der funktionellen Wirbelsäuleneinheit ... 21
1.3.2 Anatomie der anterioren Halswirbelsäule ... 22
1.3.3 Zervikale vertebrale Anatomie ... 25
1.3.4 Anatomie der anterioren Lendenwirbelsäule ... 26
1.3.5 Lumbale vertebrale Anatomie ... 29
1.3.6 Fazit ... 29

1.4 Biomechanik von Nonfusion-Implantaten: Neuartige Testverfahren, Standards und Auswirkungen auf zukünftige Implantate
Boyle C. Cheng und William C. Welch ... 30

1.4.1 Einführung in die Biomechanik ... 31
1.4.2 Standardisierte Tests von Materialien und Konstruktionen ... 32
1.4.3 Schlussfolgerungen für instrumentierte Wirbelsäulenstabilität ... 37

1.5 Materialeigenschaften und Abriebanalyse
Nadim James Hallab, Markus Wimmer und Joshua J. Jacobs ... 38

1.5.1 Materialeigenschaften ... 38
1.5.2 Für die Orthopädie geeignete Werkstoffe ... 42
1.5.3 Abriebanalyse ... 47
1.5.4 Fazit ... 50

1.6 Indikationen und Kontraindikationen für lumbale Nonfusion-Operationen: Patientenauswahl
James J. Yue und James P. Lawrence ... 51

1.6.1 Ziele einer bewegungserhaltenden Operation ... 52
1.6.2 Patientenevaluierung ... 52
1.6.3 Diagnostische Evaluation ... 53
1.6.4 Bandscheibenvollersatz ... 55
1.6.5 Interspinöse Implantate ... 55
1.6.6 Nukleusersatz, posteriore dynamische Stabilisierung, Facettenersatz und posteriorer Bandscheibenvollersatz ... 56
1.6.7 Fazit ... 56

1.7 Indikationen und Kontraindikationen für die zervikale nicht versteifende Operation: Patientenauswahl
Nader M. Habela und Paul C. McAfee ... 56

1.7.1 Anamneseerhebung ... 57
1.7.2 Körperliche Untersuchung ... 57
1.7.3 Diagnostische Untersuchungen ... 59
1.7.4 Kontraindikationen ... 59
1.7.5 Fazit ... 60

1.8 Invasive diagnostische Verfahren
Ashish Sahai und Todd Alamin ... 61

1.8.1 Relevanz bildgebender Untersuchungen ... 62
1.8.2 Der Mechanismus diagnostischer Injektionen ... 63
1.8.3 Diskographie ... 68
1.8.4 Temporäre externe transpedikuläre Fixation ... 71
1.8.5 Das funktionelle anästhetische Diskogramm ... 73

1.9 Degeneration und Erkrankung des Nachbarsegments: Zervikal und lumbal
Andrew P. White, David Hannallah und Alan S. Hilibrand ... 76

1.9.1 Wirbelsäulenbiomechanik und Nachbaretage ... 77
1.9.2 Biomechanik der Fusion: Zervikal ... 78
1.9.3 Biomechanik der Fusion: Lumbal ... 79
1.9.4 Zervikale Degeneration des Nachbarsegments ... 79
1.9.5 Lumbale Nachbarsegmentdegeneration ... 81
1.9.6 Lumbale Degeneration desselben Segments ... 82
1.9.7 Fazit ... 83

2 Chirurgische Überlegungen zur bewegungserhaltenden Chirurgie der Wirbelsäule ... 85

2.1 Technik zur anterioren Darstellung der Lendenwirbelsäule
Bauer E. Sumpio ... 85

2.1.1 Verfahren ... 85
2.1.2 Kommentar ... 90

2.2 Management von Komplikationen bei anteriorer Freilegung der Lendenwirbelsäule
Kristina Spate und Bauer E. Sumpio ... 92

2.2.1 Potenzielle Komplikationen ... 92
2.2.2 Gefäßkomplikationen ... 92
2.2.3 Urologische Komplikationen ... 94

2.2.4 Neurologische Komplikationen ... 95
2.2.5 Sonstige Komplikationen ... 97
2.2.6 Fazit ... 98
2.3 Technik zur lateralen Darstellung der Lendenwirbelsäule: Anterolateraler transpsoatischer Zugang
Rudolf Bertagnoli ... 98
2.3.1 Indikationen ... 99
2.3.2 Einschränkungen ... 99
2.3.3 Operationstechnik ... 99
2.3.4 Komplikationen und ihre Vermeidung ... 102
2.3.5 Fazit ... 102

3 Zervikale Bandscheibenvollprothesen ... 103
3.1 Die wichtigsten Indikationen für die zervikale Bandscheibenarthroplastie und die Präparation des zervikalen Bandscheibenfachs
Jacob M. Buchowski und K. Daniel Riew ... 103
3.1.1 Indikationen ... 104
3.1.2 Kontraindikationen ... 104
3.1.3 Chirurgischer Zugang ... 105
3.1.4 Fazit ... 111
3.2 Bryan-Disk
Rick Sasso und Larry Martin jr. ... 111
3.2.1 Indikationen und Kontraindikationen ... 111
3.2.2 Beschreibung des Implantats ... 112
3.2.3 Hintergrund der wissenschaftlichen Prüfung und klinische Ergebnisse ... 112
3.2.4 Operationstechnik ... 113
3.2.5 Postoperative Behandlung ... 116
3.2.6 Diskussion und Fazit ... 116
3.3 Prestige ST und LP
Vincent C. Traynelis ... 117
3.3.1 Indikationen und Kontraindikationen ... 117
3.3.2 Beschreibung des Implantats ... 117
3.3.3 Hintergrund der wissenschaftlichen Prüfung und klinische Ergebnisse ... 118
3.3.4 Klinische Präsentation und Diagnostik ... 118
3.3.5 Operationstechnik ... 118
3.3.6 Postoperative Behandlung ... 119
3.3.7 Komplikationen und ihre Vermeidung ... 119
3.3.8 Vor- und Nachteile ... 119
3.3.9 Diskussion und Fazit ... 119
3.4 ProDisc-C
Rick B. Delamarter und Ben B. Pradhan ... 119
3.4.1 Indikationen und Kontraindikationen ... 120
3.4.2 Beschreibung des Implantats ... 120
3.4.3 Hintergrund der wissenschaftlichen Prüfung und klinische Ergebnisse ... 121
3.4.4 Operationstechnik ... 124
3.4.5 Postoperative Behandlung ... 125
3.4.6 Komplikationen und ihre Vermeidung ... 125
3.4.7 Diskussion und Fazit ... 126
3.5 Komplikationen beim anterioren zervikalen Zugang: Zugangsspezifische Betrachtungen der zervikalen Revision
Paul C. McAfee ... 127
3.5.1 Präoperative Vorbereitungen ... 127
3.5.2 Operationstechnik ... 127
3.5.3 Diskussion und Fazit ... 134

4 Lumbale Bandscheibenvollprothesen ... 137
4.1 Techniken zur Präparation des lumbalen Bandscheibenfachs für Bandscheibenvollersatz
Jorge Jaramillo und James J. Yue ... 138
4.1.1 Präparation des Bandscheibenfachs ... 138
4.1.2 Fazit ... 141
4.2 CHARITÉ
Scott L. Blumenthal und Donna D. Ohnmeiss ... 142
4.2.1 Entwicklung ... 142
4.2.2 Indikationen und Kontraindikationen ... 142
4.2.3 Beschreibung des Implantats ... 143
4.2.4 Klinische Ergebnisse ... 144
4.2.5 Bewegungsumfang (ROM) ... 145
4.2.6 Operationstechnik ... 146
4.2.7 Postoperative Behandlung ... 146
4.2.8 Komplikationen und ihre Vermeidung ... 146
4.2.9 Diskussion und Fazit ... 149
4.3 ProDisc-L
Rick B. Delamarter und Ben P. Pradhan ... 151
4.3.1 Entwicklung ... 151
4.3.2 Indikationen und Kontraindikationen ... 151
4.3.3 Beschreibung des Implantats ... 152
4.3.4 Hintergrund der wissenschaftlichen Prüfung und klinische Ergebnisse ... 152
4.3.5 Operationstechnik ... 153
4.3.6 Postoperative Behandlung ... 155
4.3.7 Komplikationen und ihre Vermeidung ... 155
4.3.8 Diskussion und Fazit ... 158
4.4 FlexiCore
Jonathan R. Stieber und Thomas J. Errico ... 158
4.4.1 Beschreibung des Implantats ... 159
4.4.2 Indikationen ... 159
4.4.3 Kontraindikationen ... 159
4.4.4 Operationstechnik ... 160
4.4.5 Postoperative Behandlung ... 164
4.4.6 Klinische Daten ... 164
4.4.7 Komplikationen und ihre Vermeidung ... 165
4.4.8 Diskussion und Fazit ... 166
4.5 Activ-L
James J. Yue und Rolando Garcia ... 167
4.5.1 Entwicklung ... 167
4.5.2 Indikationen und Kontraindikationen ... 167
4.5.3 Beschreibung des Implantats ... 167

4.5.4 Hintergrund der wissenschaftlichen Prüfung und klinische Ergebnisse ... 168
4.5.5 Operationstechnik ... 172
4.5.6 Diskussion und Fazit ... 173
4.6 Maverick
Matthew F. Gornet ... 173
4.6.1 Indikationen und Kontraindikationen ... 174
4.6.2 Beschreibung des Implantats ... 175
4.6.3 Hintergrund der wissenschaftlichen Prüfung und klinische Ergebnisse ... 177
4.6.4 Klinische Daten und Evaluation ... 177
4.6.5 Operationstechnik ... 179
4.6.6 Postoperative Behandlung ... 181
4.6.7 Komplikationen und ihre Vermeidung ... 182
4.6.8 Diskussion und Fazit ... 182
4.7 Lumbale anteriore Revision: Präoperative Vorbereitung und Zugangsüberlegungen
Samer Saiedy und P. Justin Tortolani ... 183
4.7.1 Präoperative Vorbereitung ... 183
4.7.2 Überlegungen zum Zugang ... 186
4.8 Allgemeine lumbale Revisionsstrategien
Matthew Scott-Young und Frank Daday ... 187
4.8.1 Zeitpunkt, Verfahren, Komplikationssystem ... 187
4.8.2 Überblick ... 188
4.8.3 Indikationen ... 188
4.8.4 Kontraindikationen ... 190
4.8.5 Klinische Präsentation und Diagnostik ... 190
4.8.6 Operationstechnik ... 191
4.8.7 Postoperative Behandlung ... 192
4.8.8 Komplikationen und ihre Vermeidung ... 193
4.8.9 Diskussion und Fazit ... 193
4.9 Revisionsstrategien nach Komplikationen beim lumbalen Bandscheibenvollersatz
Luiz Pimenta, Thomas Schaffa, Juliano Lhamby, Carlos Fernando Arias Pesántez und Ihab Gharzeddine ... 193
4.9.1 Allgemeine Überlegungen ... 194
4.9.2 Anschauliche Fallbeispiele ... 194
4.9.3 Diskussion ... 198
4.9.4 Fazit ... 198

5 Lumbale Bandscheibenteilprothesen ... 201
5.1 PDN-SOLO und HydraFlex-Kernersatzsystem
Reginald J. Davis ... 201
5.1.1 Hintergrund ... 201
5.1.2 Indikationen und Kontraindikationen ... 202
5.1.3 Beschreibung des Implantats ... 202
5.1.4 Hintergrund der wissenschaftlichen Prüfung und klinische Ergebnisse ... 203
5.1.5 Klinische Präsentation und Diagnostik ... 203
5.1.6 Operationstechnik ... 204
5.1.7 Postoperative Behandlung ... 204
5.1.8 Komplikationen und ihre Vermeidung ... 204
5.1.9 Diskussion und Fazit ... 204
5.2 Perkutaner Nukleusersatz TranS1
Roberto Diaz, Luiz Pimenta, Hazem Nicola, Larry T. Khoo, Rick Sasso, Bradley J. Wessman und Andrew H. Cragg ... 205
5.2.1 Hintergrund ... 205
5.2.2 Indikationen und Kontraindikationen ... 205
5.2.3 Beschreibung der Prothese ... 206
5.2.4 Wissenschaftliche Tests ... 207
5.2.5 Klinische Ergebnisse ... 207
5.2.6 Vorbereitung des Patienten und Operationstechnik ... 208
5.2.7 Postoperative Behandlung ... 208
5.2.8 Komplikationen und ihre Vermeidung ... 208
5.2.9 Diskussion und Fazit ... 211

6 Lumbale posteriore dynamische Stabilisierung: Pedikelschraubenbasiert ... 213
6.1 Dynesys
Reginald J. Davis ... 213
6.1.1 Indikationen und Kontraindikationen ... 213
6.1.2 Beschreibung des Implantats ... 215
6.1.3 Hintergrund der wissenschaftlichen Prüfung und klinische Ergebnisse ... 215
6.1.4 Operationstechnik ... 217
6.1.5 Postoperative Behandlung ... 218
6.1.6 Komplikationen und ihre Vermeidung ... 219
6.1.7 Fazit ... 220
6.2 Stabilimax NZ
James J. Yue, George Malcolmon und Jens Peter Timm ... 221
6.2.1 Hintergrund ... 221
6.2.2 Entwicklungs- und biomechanische Prüfung ... 222
6.2.3 Indikationen und Kontraindikationen ... 223
6.2.4 Beschreibung des Implantats ... 224
6.2.5 Operationstechnik ... 225
6.2.6 Klinische Daten ... 226
6.2.7 Diskussion ... 226
6.3 Cosmic
Archibald von Strempel ... 226
6.3.1 Hintergrund ... 227
6.3.2 Wann ist eine Korrektur notwendig? ... 227
6.3.3 Kontraindikationen ... 230
6.3.4 Beschreibung des Implantats ... 230
6.3.5 Hintergrund der wissenschaftlichen Prüfung und klinische Ergebnisse ... 232
6.3.6 Operationstechnik ... 233
6.3.7 Postoperative Behandlung ... 233
6.3.8 Komplikationen und ihre Vermeidung ... 233
6.3.9 Diskussion und Fazit ... 233
6.3.10 Zusammenfassung ... 235

7 Lumbale posteriore dynamische Stabilisierung: interspinal basierte Systeme 239

7.1 DIAM
Giancarlo Guizzardi und Piero Petrini 239
7.1.1 Indikationen und Kontraindikationen 240
7.1.2 Beschreibung des Implantats 240
7.1.3 Hintergrund der wissenschaftlichen Prüfung und klinische Ergebnisse 240
7.1.4 Klinische Präsentation und Evaluation 242
7.1.5 Operationstechnik 242
7.1.6 Postoperative Behandlung 243
7.1.7 Diskussion und Fazit 243
7.1.8 Zukünftige Entwicklungen 243

7.2 Wallis
Nicholas R. Boeree 244
7.2.1 Einführung 244
7.2.2 Beschreibung des Implantats 244
7.2.3 Hintergrund der wissenschaftlichen Prüfung 245
7.2.4 Klinische Ergebnisse 246
7.2.5 Indikationen 248
7.2.6 Diskussion 253
7.2.7 Fazit 254

7.3 Coflex
Gary L. Lowery, Rudolf Bertagnoli und Robert J. Chomiak 255
7.3.1 Beschreibung des Implantats 255
7.3.2 Indikationen 256
7.3.3 Kontraindikationen 256
7.3.4 Wissenschaftliche Prüfung und klinische Ergebnisse 257
7.3.5 Klinische Präsentation und Evaluation 260
7.3.6 Operationstechnik 261
7.3.7 Postoperative Behandlung 263
7.3.8 Fazit 263

7.4 X-STOP
Cary Idler, James F. Zucherman, Kenneth Y. Hsu und Matthew Hannibal 263
7.4.1 Aktuelle Behandlung 264
7.4.2 Indikationen und Kontraindikationen 264
7.4.3 Beschreibung des Implantats 264
7.4.4 Wissenschaftliche Prüfung 265
7.4.5 Klinische Ergebnisse 266
7.4.6 Registrierung in Deutschland 267
7.4.7 Klinische Erfahrungen in Europa 267
7.4.8 Patienten mit degenerativer Spondylolisthese 267
7.4.9 Sagittale Balance 268
7.4.10 X-STOP versus dekompressive Laminektomie 268
7.4.11 Operationstechnik 269
7.4.12 Postoperative Behandlung 270
7.4.13 Komplikationen 270
7.4.14 Kostenanalyse 270
7.4.15 Fazit 271

8 Lumbaler Facettenersatz 273

8.1 AFRS
Allen Carl, Carlos E. Oliveira, Robert W. Hoy, William Lavelle, Vijay K. Goel und Bryan W. Cunningham 273
8.1.1 Indikationen und Kontraindikationen 274
8.1.2 Beschreibung des Implantats 274
8.1.3 Ergebnisse der wissenschaftlichen Prüfung 274
8.1.4 Klinische Präsentation und Evaluation 275
8.1.5 Operationstechnik 275
8.1.6 Postoperative Behandlung 276
8.1.7 Komplikationen und ihre Vermeidung 276
8.1.8 Fazit 276

8.2 Zyre
Carl Lauryssen, Scott H. Kitchel und Jason D. Blain 277
8.2.1 Hintergrund 277
8.2.2 Indikationen und Kontraindikationen 277
8.2.3 Beschreibung des Implantats 278
8.2.4 Wissenschaftliche Prüfung und klinische Ergebnisse 278
8.2.5 Operationstechnik 279
8.2.6 Komplikationen 280
8.2.7 Fazit 280

8.3 FENIX
Teddy Fagerstrom und Horace Hale 281
8.3.1 Hintergrund 281
8.3.2 Indikationen 282
8.3.3 Kontraindikationen 282
8.3.4 Beschreibung des Implantats 282
8.3.5 Ergebnisse der wissenschaftlichen Prüfung 282
8.3.6 Operationstechnik 284
8.3.7 Postoperative Behandlung 286
8.3.8 Komplikationen 286
8.3.9 Fazit 288

9 Hybridverfahren 289

9.1 Nonfusion-Techniken
Rudolf Bertagnoli 289
9.1.1 Klassifizierung von Hybridkonstrukten 289
9.1.2 Indikationen 290
9.1.3 Kontraindikationen 291
9.1.4 Fallstudien 291
9.1.5 Fazit 292

9.2 Dynamische Pedikelschraubenstabilisierung mit Kernersatz
Rolando García und Brett A. Osborn 297
9.2.1 Anatomische, biomechanische und pathologische Überlegungen 297
9.2.2 Das Grundprinzip der Hybridstabilisierung 298
9.2.3 Literaturübersicht 298
9.2.4 Indikationen 299
9.2.5 Kontraindikationen 301

9.2.6 Hybridpermutationen ... 301
9.2.7 Fazit ... 301

10 Kontroversen ... 303
10.1 Autologe Transplantation von Bandscheibenchondrozyten
Rudolf Bertagnoli ... 304
10.1.1 Indikationen und Kontraindikationen ... 304
10.1.2 Operationstechnik ... 304
10.1.3 Postoperative Behandlung ... 305
10.1.4 Klinische Daten ... 305
10.1.5 Komplikationen und ihre Vermeidung ... 306
10.1.6 Fazit ... 306
10.2 Deformitäten der Wirbelsäule und bewegungserhaltende Technologien
Paul C. McAfee ... 307
10.2.1 Rotationsstabilität ... 307
10.2.2 Untersuchungsmethoden ... 307
10.2.3 Ergebnisse ... 312
10.2.4 Diskussion ... 314
10.2.5 Fazit ... 316
10.3 Kann man lumbalen Bandscheibenvollersatz nahe einer skcliotischen Deformität anwenden?
Thierry Marnay, Patrick Tropiano, James J. Yue und Geneste Guilhaume ... 316
10.3.1 Klinischer Hintergrund und Methode ... 317
10.3.2 Ergebnisse ... 317
10.3.3 Diskussion ... 318
10.4 Orthobiom: Eine nichtversteifende Behandlung der kindlichen Skoliose
Charles H. Rivard, Christine Coillard, Souad Rhalmi, Marco Bérard, Robert T. Chomiak und Gary L. Lowery ... 322
10.4.1 Skoliose ... 322
10.4.2 Beschreibung des Implantats ... 323
10.4.3 Indikationen ... 323
10.4.4 Kontraindikationen ... 323
10.4.5 Wissenschaftliche Prüfung ... 324
10.4.6 Tests der Komponenten ... 324
10.4.7 Test des Konstrukts ... 325
10.4.8 Funktionelle Tierstudien ... 326
10.4.9 Operationstechnik ... 327
10.4.10 Postoperative Behandlung ... 328
10.4.11 Komplikationen ... 328
10.4.12 Diskussion ... 329
10.4.13 Fazit ... 332
10.5 Überlegungen zur Wirbelsäulenarthroplastie bei älteren und osteoporotischen Patienten
James J. Yue ... 332
10.5.1 Überlegungen zur Bandscheibenarthroplastie ... 332
10.5.2 Posteriore dynamische lumbale Stabilisierung ... 333
10.5.3 Überlegungen zum osteoporotischen Patienten ... 334
10.5.4 Zusammenfassung ... 335
10.6 Multisegmentale Arthroplastie der Lendenwirbelsäule
Rudolf Bertagnoli ... 336
10.6.1 Patientenselektion ... 337
10.6.2 Indikationen ... 337
10.6.3 Kontraindikationen ... 337
10.6.4 Beschreibung des Implantats ... 337
10.6.5 Operationstechnik ... 338
10.6.6 Postoperative Behandlung ... 338
10.6.7 Material und Methoden ... 338
10.6.8 Klinische Ergebnisse ... 338
10.6.9 Komplikationen ... 338
10.6.10 Fazit ... 340
10.7 Zervikale Arthroplastie neben Fusion, mehrsegmentige Fälle und Hybridanwendungen
Paul C. McAfee, Mathew Scott-Young und Rudolf Bertagnoli ... 344
10.7.1 Hintergrund ... 344
10.7.2 Material und Methoden ... 344
10.7.3 Ergebnisse ... 346
10.7.4 Diskussion ... 347
10.7.5 Fazit ... 352

Register ... 353

KAPITEL

1 Einführung in die bewegungserhaltende Chirurgie der Wirbelsäule

1.1 Die Grundlage der bewegungserhaltenden Chirurgie: Lektionen aus der Vergangenheit
Alvin H. McKenzie . . . 2
1.1.1 Die Wirbelsäule . . . 2
1.1.2 Anforderungen an das ideale bewegungserhaltende Implantat . . . 6

1.2 Geschichte und Evolution der Bewegungserhaltung
Rajiv K. Sethi, Lionel N. Metz und David S. Bradford . . . 10
1.2.1 Grundprinzip in der Arthroplastik der Bandscheiben . . . 11
1.2.2 Biomechanische Herausforderungen . . . 11
1.2.3 Umfassende Klassifizierung der Bandscheibenimplantate . . . 11
1.2.4 Fazit . . . 19

1.3 Verbessertes Wissen der Wirbelsäulenanatomie für zervikale und lumbale Nonfusion-Eingriffe
Daniel R. Fassett, Shiveindra B. Jeyamohan, Alexander R. Vaccaro und Peter G. Whang . . . 20
1.3.1 Anatomie der funktionellen Wirbelsäuleneinheit . . . 21
1.3.2 Anatomie der anterioren Halswirbelsäule . . . 22
1.3.3 Zervikale vertebrale Anatomie . . . 25
1.3.4 Anatomie der anterioren Lendenwirbelsäule . . . 26
1.3.5 Lumbale vertebrale Anatomie . . . 29
1.3.6 Fazit . . . 29

1.4 Biomechanik von Nonfusion-Implantaten: Neuartige Testverfahren, Standards und Auswirkungen auf zukünftige Implantate
Boyle C. Cheng und William C. Welch . . . 30
1.4.1 Einführung in die Biomechanik . . . 31
1.4.2 Standardisierte Tests von Materialien und Konstruktionen . . . 32
1.4.3 Schlussfolgerungen für instrumentierte Wirbelsäulenstabilität . . . 37

1.5 Materialeigenschaften und Abriebanalyse
Nadim James Hallab, Markus Wimmer und Joshua J. Jacobs . . . 38
1.5.1 Materialeigenschaften . . . 38
1.5.2 Für die Orthopädie geeignete Werkstoffe . . . 42
1.5.3 Abriebanalyse . . . 47
1.5.4 Fazit . . . 50

1.6 Indikationen und Kontraindikationen für lumbale Nonfusion-Operationen: Patientenauswahl
James J. Yue und James P. Lawrence . . . 51
1.6.1 Ziele einer bewegungserhaltenden Operation . . . 52
1.6.2 Patientenevaluierung . . . 52
1.6.3 Diagnostische Evaluation . . . 53
1.6.4 Bandscheibenvollersatz . . . 55
1.6.5 Interspinöse Implantate . . . 55
1.6.6 Nukleusersatz, posteriore dynamische Stabilisierung, Facettenersatz und posteriorer Bandscheibenvollersatz . . . 56
1.6.7 Fazit . . . 56

1.7 Indikationen und Kontraindikationen für die zervikale nicht versteifende Operation: Patientenauswahl
Nader M. Habela und Paul C. McAfee . . . 56
1.7.1 Anamneseerhebung . . . 57
1.7.2 Körperliche Untersuchung . . . 57
1.7.3 Diagnostische Untersuchungen . . . 59
1.7.4 Kontraindikationen . . . 59
1.7.5 Fazit . . . 60

1.8 Invasive diagnostische Verfahren
Ashish Sahai und Todd Alamin . . . 61
1.8.1 Relevanz bildgebender Untersuchungen . . . 62
1.8.2 Der Mechanismus diagnostischer Injektionen . . . 63
1.8.3 Diskographie . . . 68
1.8.4 Temporäre externe transpedikuläre Fixation . . . 71
1.8.5 Das funktionelle anästhetische Diskogramm . . . 73

1.9 Degeneration und Erkrankung des Nachbarsegments: Zervikal und lumbal
Andrew P. White, David Hannallah und Alan S. Hilibrand . . . 76
1.9.1 Wirbelsäulenbiomechanik und Nachbaretage . . . 77
1.9.2 Biomechanik der Fusion: Zervikal . . . 78
1.9.3 Biomechanik der Fusion: Lumbal . . . 79
1.9.4 Zervikale Degeneration des Nachbarsegments . . . 79
1.9.5 Lumbale Nachbarsegmentdegeneration . . . 81
1.9.6 Lumbale Degeneration desselben Segments . . . 82
1.9.7 Fazit . . . 83

1

1.1 Die Grundlage der bewegungserhaltenden Chirurgie: Lektionen aus der Vergangenheit

Alvin H. McKenzie

„Struktur wird durch Bedarf bestimmt." – Sir Henry Platt

„Struktur wird durch Funktion bestimmt." – John Hunter

„Die Bestimmung des Menschen ist Bewegung." – Thomas Carlyle [1]

! KERNAUSSAGEN

- Beweglichkeit und Stabilität sind im Hinblick auf die Struktur der menschlichen Wirbelsäule gleichberechtigte Partner. Dies ist bedingt durch unseren Bedarf an Bewegung, durch die Funktion der Bewegung und den Bewegungszweck: nämlich zu überleben und über uns hinauszuwachsen. Auch wenn alle anderen Elemente intakt sind, kann eine Wirbelsäule mit Stabilität alleine nicht vollständig und dauerhaft funktionieren – sie benötigt auch Beweglichkeit.
- Die Wirbelsäule ist zwar gelenkig, aber wie die Trabekel der Wirbelkörper ist sie fraktal strukturiert, wie ein spitz auslaufender Mast oder Säulen, die durch Streben, Abstandhalter, Abstützungen und Bändern verstärkt sind. Ihre gelenkig verbundenen Bandscheiben erlauben stabile Beweglichkeit und tragen zum Stoßdämpfersystem der Struktur bei.
- Die Wirbelkörper – nicht die Bandscheiben – sind die wichtigen Stoßdämpfer der Wirbelsäule: Die Trabekel der Wirbelkörper biegen und komprimieren sich und gehen wieder in die ursprüngliche Form zurück. Der Nucleus pulposus der Bandscheibe bildet das harte Zentrum der Bewegung und den kugelartigen Kolben der segmentalen Stoßdämpfer, der sich in die benachbarten Wirbelkörper eindrückt und die belastete Wirbelsäule stabilisiert. Gleichzeitig erlaubt der Anulus, falls erforderlich, Bewegung und gewährleistet die Stabilität der unbelasteten Wirbelsäule.
- Wenn andere Strukturen intakt sind, sollte sich ein ideales bewegungserhaltendes Implantat der Trabekelstruktur der Wirbel anpassen, den Nukleus in Größe, Form und Unkomprimierbarkeit nachahmen. Außerdem sollte es inert und unzerstörbar sein und sich evtl. selbst schmieren.
- Die wichtigste Lehre aus der Vergangenheit ist, dass etablierte Konzepte für die Struktur und Funktion nicht immer richtig gewesen sein mögen. Neue Ideen werden dann angenommen, wenn Veränderungsbedarf besteht, wenn unerwartete Umstände zeigen, dass der Status quo nicht weiter gelten sollte, wenn die Möglichkeit für neue Behandlungskonzepte und -methoden besteht und wenn eine innovative Auswahl getroffen werden kann.

Die aufrechte Wirbelsäule ist für den Menschen ein **Segen**, manchmal aber auch ein **Fluch**. Die Struktur der Wirbelsäule und ihre Funktion (Beweglichkeit, Stabilität und dynamisches Gleichgewicht) haben zur Entwicklung der erfolgreichsten Spezies der Erde beigetragen, obwohl die mastartige Struktur mit Kurvungen und vielen gelenkigen Segmenten schon immer bruchanfällig war. Die ausgeklügelte Art der aufrechten Wirbelsäule (Gestalt, Konfiguration, Balance, Gelenkverbindungen und Zusammenhalt) und ihre **Substanz** (Stärke, Elastizität, Kompressibilität und Beständigkeit), die ihre **Struktur** ausmachen, scheinen von dem Bedürfnis ihrer Träger nach Bewegung, von ihrer Funktion und ihrem Zweck bestimmt zu sein, nämlich zu überleben und sich in einer tückischen Welt eine Vormachtstellung zu sichern.

Die gesunden, vitalen Strukturen der segmentierten Wirbelsäule mit ihren Gewändern können wie ein gut verzurrter Mast mit Kraft, Agilität, Ausdauer und Anmut funktionieren und erzeugen somit Mobilität mit Stabilität sowie (normalerweise) Schmerzfreiheit. Bei Beschädigung der Struktur oder der Takelage kann sie nach Stützen des Mastes oder Raffen der Segel sowie durch vorsichtiges aktives Segeln immer noch funktionieren, bis der „Mast" durch Reparatur oder eine Fusion (von der man fälschlicherweise annimmt, dass sie Stabilität schafft) wieder in Gang gebracht worden ist. Seit Mixter und Barr [2] hatten Betroffene die Wahl zwischen der chirurgischen Reparatur der Wirbelsäule und der Bandscheibenentfernung. Wenn Schädigung, Fehlfunktion oder eine Diskektomie zu übermäßiger Beweglichkeit eines Segments führen, ist das oft der Anfang einer Facettenarthrose im gleichen Segment, gepaart mit Instabilität und Beschädigung des benachbarten oder sogar des darüber liegenden Segments.

Wenn ähnliches Unglück zu Beweglichkeitsverlust in einem Segment führt, dann mag die Festigkeit kurzfristig den Kurs halten, wird aber letztlich die gleiche degenerative Kaskade bei den benachbarten Segmenten einläuten und zu Instabilität oder „erfolgreicher Fusion" führen.

Die wichtigste Lehre aus der Vergangenheit ist, dass die Wirbelsäule ohne die essenzielle Dualität von **„Stabilität und Bewegung"** ihre Aufgaben nicht vollständig und dauerhaft erfüllen kann. Am Ende des 20. Jahrhunderts wurde dieses Konzept der Dualität ignoriert und sogar unterdrückt.

Um es mit Shakespeare zu umschreiben: *„Ob es nobler im Geiste ist, die Schlingen und Pfeile* (Wirbelsäulenbehandlung aus der Vergangenheit) *zu ertragen oder sie zu bekämpfen und zu beenden: Das ist die Frage"* [3]. Die Antwort mag bei denen liegen, die Lehren aus der Vergangenheit außer Acht gelassen oder abgelehnt haben, die jedoch eine zweite Betrachtung wert sind.

1.1.1 Die Wirbelsäule

Betrachten wir zuerst Struktur, Funktion und Anforderungen an die Wirbelsäule, die möglicherweise unser komplexestes Organ darstellt. Befestigt an Becken und Kreuzbein wie ein fraktaler zweifüßiger mobiler Mast, treppenleiterartig aus Kielen und Einzeldecks aufgebaut, erhebt sie sich so miteinander verbunden in den Himmel mit ihren „Abstandhaltern", wo ihre fraktalen divergierenden Kondylen am Schädel anhaften – dem Empfänger, Modulator, Transponder und Kontrollzentrum, das den Ausguck enthält. Die Dimensionen der Wirbelsäule stimmen erstaunlich mit dem hölzernen Hauptmast eines Schiffes überein: Höhe = Querbaum × 12 ÷ 5; Durchmesser = 1 Inch pro 3 Fuß[1] Höhe; die kritische Last variiert mit dem Mastdurchmesser in der dritten Potenz.

[1] 1 Inch = 2,54 cm; 3 Fuß = ca. 30,5 cm

Eine Verdopplung des Durchmessers würde eine 8fache Belastung ermöglichen [4]. Die kritische Last wird durch die Eulersche Formel bestimmt und variiert auch umgekehrt mit dem Quadrat der Masthöhe, sodass eine Halbierung der Höhe durch Biegen oder andere Methoden die Maximallast vervierfachen könnte. Es wurde darauf hingewiesen, dass durch Beugen der Wirbelsäule die kritische Last von 2 N/mm² auf 4 N/mm² oder von ungefähr 300 psi auf 600 psi erhöht werden könnte. Durch das Gewicht des Schädels und die vielen Abstandhalter der unter Spannung stehenden Muskelbänder sowie die ligamentösen Verspannungen entwickelt die Wirbelsäule ihre drei beweglichen Kurven oder Bögen. Dadurch wird die Masthöhe verringert und wie bei anderen Bögen Energie gespeichert, um Bewegung zu initiieren, das Gleichgewicht zu fördern und die Ausdauer zu erhöhen [5]. Die Halswirbelsäule bleibt mobil und stabil und ist in der Lage, lebenswichtige Signale und Elemente zu transportieren und zu verteilen. Die Halswirbelsäule stellt Aufhängung, Motorleistung, Kreislauf und Innervationen für die beweglichen Arme des Körpers dar, die zum Gleichgewicht beitragen, jedoch hauptsächlich für die unzähligen Greifaufgaben eingesetzt werden. Die Brustwirbelsäule dient ebenfalls zum Transport und zur Übermittlung. Sie wird durch den Stützapparat der Rippen und Muskeln stabilisiert und bildet den Druckkörper des Brustkorbs [5]. Der Thorax ist das Gehäuse für den Windfänger und das Zirkulationszentrum des Körpers und bietet Plattform und Aufhängung für die oberen Extremitäten. Darunter befindet sich die Lendenwirbelsäule mit ihren eigenen Anlagen und Muskeln, die bis zum Thorax, zu den unteren Extremitäten und zur Bauchwand reichen und mit dem Steißbein-Becken-Komplex verbunden sind, um eine Halterung oder ein Gerüst zu bilden. Durch den Druckkörper des Abdomens verstärkt, erhält der Rumpf stabile Beweglichkeit und beherbergt die Filter des Körpers, seine Transporter, Energiewandler und Speicher.

Die zweibeinigen und greiffähigen Anhänge der Wirbelsäule synchronisieren mit der Wirbelsäule für alle Bewegungsarten und -richtungen sowie mit der Fortbewegungsgeschwindigkeit für alle Bewegungs- und Kraftleistungen. Die gesunde Wirbelsäule ist dehnbar, zusammenziehbar, belastbar, drehbar, neigungsfähig, flexibel, federnd, ablenkbar sowie stapelbar, um Stabilität und Gleichgewicht zu gewährleisten. Sie ist beweglich durch flexible, feste Bandscheiben, komprimierbare und expandierbare Körper und sich konstant remodellierende trabekuläre Knochen. Diese biegen oder beugen sich und übertragen somit multidirektionale Kräfte entlang ihrer Achsen und Spalten und beherbergen auch blutbildende Zellen.

Diese erstaunliche Wirbelsäule und die Greiffähigkeit ermöglichen dem zweifüßigen, sich selbst erhaltenden menschlichen Wesen eine kontrollierte Positionierung der Extremitäten. Außerdem schaffen sie einen Körper, der für Flucht, Kampf, Arbeit oder Spiel Kraft und Agilität bereitstellen kann, und zwar mit einer Effizienz, Dauerhaftigkeit und Anmut, ohne die der Mensch wohl nicht der ungekrönte Häuptling auf Erden geworden wäre, sondern nur eine ausgestorbene Spezies von Zephalopoden oder Quadrupeden. Bei Wirbelsäulenschmerzen sollte das Ziel nicht sein, die Wirbelsäule zu reduzieren oder einzuschränken, sondern sie wiederherzustellen.

Der Wirbelkörper

Der Wirbelkörper besteht hauptsächlich aus Spongiosa, die anterior und lateral von einer dünnen kortikalen Knochenschicht begrenzt wird. Am hinteren Rand ist die kortikale Knochenschicht dicker ausgeprägt, um die Pedikel und andere posteriore Strukturen zu tragen. Darüber und darunter existieren dickere periphere Schichten, aus denen die Fasern des Anulus fibrosus entspringen. Posterozentral im Rezessus des Nukleus liegt die kribriforme Knorpelplatte, die den Nucleus pulposus aufnimmt [6]. Diese ist aus Knorpel aufgebaut, der aus dem Notochord entsteht, keine direkte Blutversorgung aufweist und keine durchgehende darunterliegende knöcherne Platte besitzt. Dafür gibt es Y-förmige und umgekehrt Y-förmige, vertikal orientierte, sich verzweigende oder fraktale Trabekel [7], die auf der einen Seite in die kribriforme Platte übergehen, während Fasern vom Nukleus und von den inneren Lamellen der Bandscheibe auf der anderen Seite in sie eindringen (➤ Abb. 1.1). Die Knochenbälkchen formen primäre und sekundäre Kompressionstrabekel: im Verbund schlanke Masten mittlerer Länge, die sich ähnlich wie ein junges Gabelbein biegen und zurückbiegen können. Sie verschmelzen mit den querlaufenden Spannungstrabekeln, die vertikales Einbeulen verhindern und die kritische Last erhöhen. Parazentral und posterior um den Rezessus des Nukleus sind die primären Kompressionstrabekel zahlreich und gut ausgebildet, während sie im Recessus centralis des Nukleus weniger dicht und schwächer sind [8]. Sie erhöhen das Trägheitsmoment und die kritische Last dadurch, dass sie sich axial wie Fassdauben zum entgegengesetzten Rezessus des Nukleus hin ausdehnen (➤ Abb. 1.2) [9]. Sekundäre Kompressionstrabekel der knöchernen vertebralen Platte laufen schräg zu den benachbarten Wänden des Wirbelkörpers. Primäre Spannungstrabekel, die in der Nähe der vertebralen Platten sehr zahlreich sind, laufen leicht gebogen und im rechten Winkel zu den Kompressionstrabekeln horizontal zu den Ebenen der Endplatten. Sekundäre

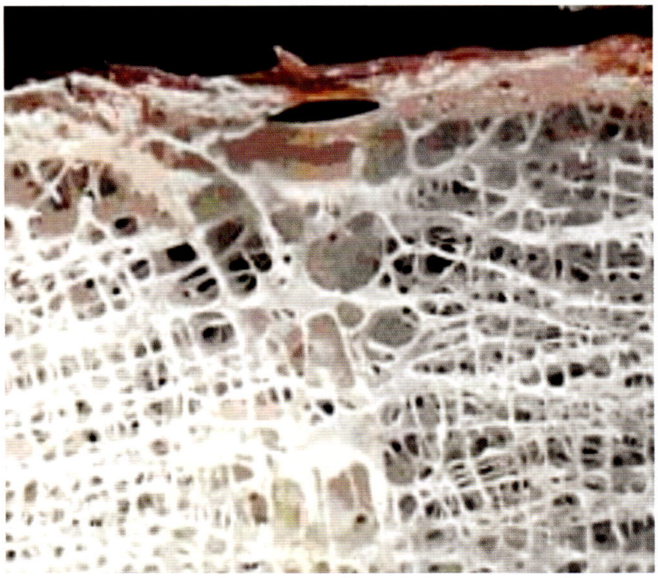

Abb. 1.1 Fraktale Anordnung der Trabekel im oberen Wirbelkörper an der Grenze von kribriformer Platte und peripherer vertebraler Platte

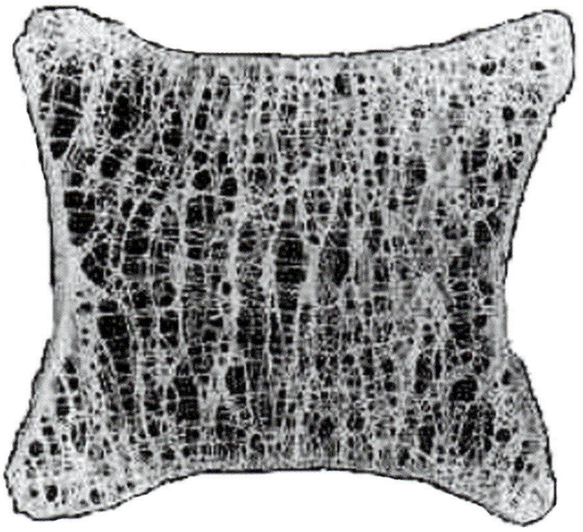

Abb. 1.2 Primäre (zentrale) Kompressionstrabekel zwischen den kribriformen Platten, sekundäre (periphere) Trabekel, die zu den Wänden des Wirbelkörpers ziehen. Beide werden durch primär horizontale primäre Spannungstrabekel verstärkt.

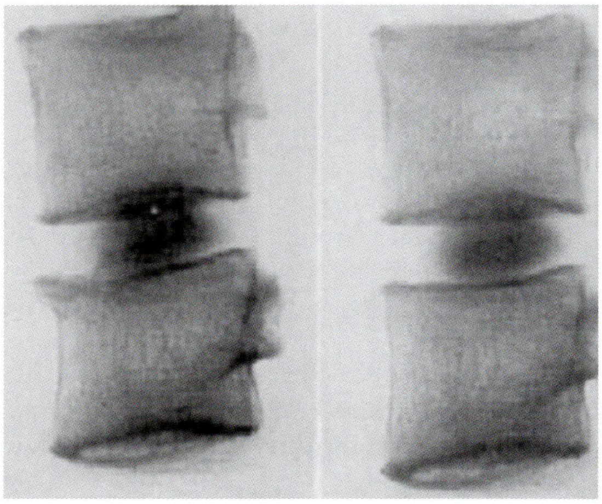

Abb. 1.3 Diskographie mit Kompression und Wiederherstellung der Form [10]

Spannungstrabekel verlaufen bis in die Pedikel. Der Elastizitätsmodulus liegt zwischen dem von Holz und Magnesium oder Aluminium [4]. Ein gesunder Wirbelkörper kann ohne Bruch der Trabekel bis zu $\frac{1}{10}$ seiner Höhe komprimiert werden und nimmt seine ursprüngliche Höhe wieder ein, da die gebogenen Trabekel Energie speichern können (➤ Abb. 1.3) [10]. Die Stärke der Wirbelkörper variiert mit der Dichte der Trabekel als Reaktion auf lokale Belastungen (Wolffsches Gesetz) [11]. Die Wirbelsäule ist auch durch Stützelemente wie Strebebögen, Pedikel, Laminae und Anhänge verstärkt. Der Mittelteil der Strebebögen, abgedeckt durch das Ligamentum flavum, wird zur Schutzhülle für Rückenmark, Ganglien und Nervenwurzeln. Die Facettengelenke erlauben eine geführte und begrenzte Bewegung der Wirbelsäule und geben jedem Segment zwei seiner drei Stabilitätspunkte; der Proc. spinosus und der Proc. transversus dienen als Quermast, um Muskeln und Ligamenten Ansatz zu bieten und so zur Form, Stabilität und Bewegung der Wirbelsäule beizutragen.

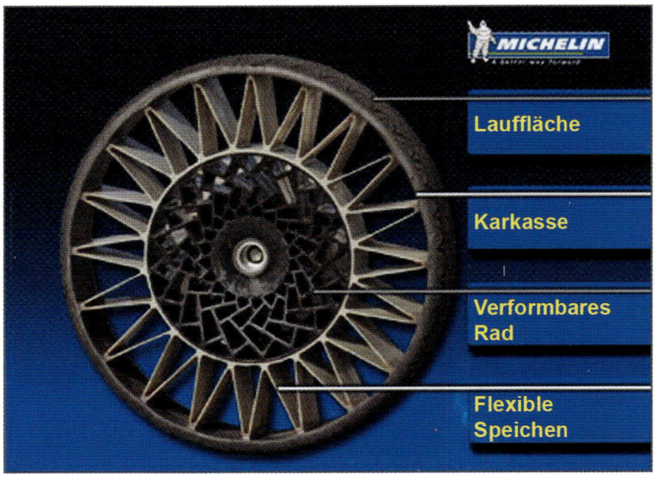

Abb. 1.4 Fraktaler Metallreifen von Michelin ohne Luft

Die Industrie hat einen metallenen Reifen entwickelt, der ohne Luftdruck auskommt, den Michelin **Tweel** (➤ Abb. 1.4) [12]. Inspiriert wurde diese Entwicklung möglicherweise durch die fraktale Struktur der vernetzten Trabekel des Wirbelkörpers, die Festigkeit, Kompressionsfähigkeit und Rückverformung der Wirbelkörper ermöglichen.

Die Bandscheibe

Die Bandscheibe ist fest mit den benachbarten Wirbelkörpern verbunden, nimmt deren Belastungen auf und ist für die kontrollierte Beweglichkeit durch Anulus fibrosus und Nucleus pulposus verantwortlich. Sie trägt auch zu den beiden oberen und unteren kribriformen Endplatten bei. Wie beim Wirbelkörper erfolgt die Blutversorgung über den inneren und äußeren Plexus mit einem Abfluss über die V. azygos [13].

Der **Anulus fibrosus** ist aus geschichteten, sich überkreuzenden Kollagenfasern aufgebaut, die in den angrenzenden Endplatten und zentral durch Ausläufer der Trabeculae und peripher durch Ausläufer des Periosts und die darüber liegenden anterioren und posterioren longitudinalen Ligamente ankern. Aufeinander folgende Schichten des Anulus laufen schräg in abwechselnden Richtungen und werden deshalb bei Anspannung eines normal positionierten gesunden Nucleus pulposus fest und biegesteif [6]. Der Anulus kann sich ausbeulen, wenn sich der Nucleus pulposus unter vertikaler Last in die kribriformen Endplatten eindrückt und sich dabei die benachbarten Wirbelkörper um bis zu 4 mm an jeder Etage annähern.

Der **Nucleus pulposus** ist gallertartig und besteht aus *„viskösen Proteoglykanen, die mit lockeren Fasern in einem verfilzten Netzwerk wellenartiger Faserbündel eingebettet sind; diese Bündel enthalten viele Retikulozyten ähnliche fusiforme Zellen sowie dunkelkernige Chondrozyten“* [6]. Der Nucleus pulposus ist hygroskopisch und kann seine interne Spannung durch das Aufnehmen von Flüssigkeit ändern [14]. Der gesunde Nucleus pulposus lebt und „atmet“ durch den Kontakt mit der knorpeligen kribriformen

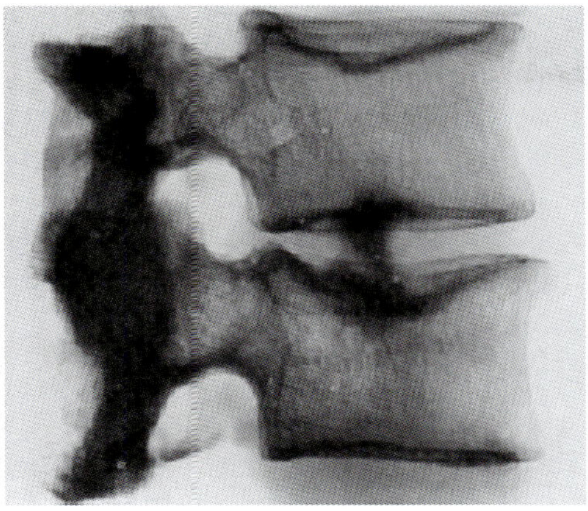

Abb. 1.5 Der Wirbelkörper ist komprimiert; der Nukleus behält seine Form [10].

Endplatte. Stoffwechselprodukte und Flüssigkeit werden als Reaktion auf Druckgradienten und Osmolarität zwischen Nukleus und benachbarten Wirbelkörpern ausgetauscht. Der gesunde, richtig positionierte und intakte Nucleus pulposus, der von mehreren Schichten des Anulus fibrosus umgeben ist, ähnelt dem Kern eines klassischen Golfballs (ein runder Latexkern, der von vielen Schichten aus elastischen Bändern zusammengepresst wird) und der sich wie eine harte Kugel verhält [15]. Wie Robert Roaf und andere [10, 16] gezeigt haben, behält ein gesunder Nukleus unter unkritischer vertikaler Last der Wirbelkörper seine kugelige Form, und die kribriformen Endplatten federn in den Wirbelkörper (➤ Abb. 1.5). Da der feste Nukleus in die benachbarten Wirbelkörper eindrückt, entsteht durch Reibung des Nukleus mit dem eingedrückten Wirbelkörper bei verkleinertem Bandscheibenfach Stabilität des Segments. Nur dann wölbt sich der Anulus nach vorne. Bei Entlastung repositioniert sich der Nukleus durch „Rückfedern" des Wirbelkörpers. Die Fasern des Anulus spannen sich wieder, die vorherige Form des Nukleus wird wiederhergestellt, und die Stabilität bleibt aufrechterhalten. Wird die kritische Last überschritten, kommt es zum Bruch des Wirbelkörpers, der Nukleus bleibt intakt und das Segment kann instabil werden [10].

Ungeachtet aller vorherigen Auffassungen oder Lehrmeinungen hinsichtlich der Rolle der Wirbel und der Bandscheiben muss klargestellt werden, dass **die Wirbel und nicht die Bandscheiben die hauptsächlichen Stoßdämpfer der Wirbelsäule sind.** Der Anulus fibrosus ist das begrenzende Ligament, das eingeschränkte universale Mobilität erlaubt. **Bei normaler Last** wird der gesunde Nucleus pulposus durch Druck auf den Wirbelkörper verschoben. Hierbei wird der Anulus unter Spannung gesetzt, und durch die Bänder wird Stabilität zwischen den Wirbelkörpern erzeugt. **Bei schwerer Last** bleibt der feste, runde Nukleus am Wirbelkörper, wo er wie ein Kolben wirkt, um die kribriformen Endplatten herabzudrücken, die Trabeculae zu verbiegen und für Kontaktstabilität zu sorgen. **Nach Rückkehr zur normalen Last** nimmt der Wirbelkörper seine ursprüngliche Form an, der Nukleus nimmt seine vorherige Position ein, und die Fasern des Anulus spannen sich.

Pathologische Veränderungen im Wirbelkörper: Der Bandscheibenkomplex

Posttraumatische degenerative altersbedingte Veränderungen des Wirbelkörpers, der Bandscheibe und des Nucleus pulposus beginnen mit einer Verletzung der knorpeligen kribriformen Endplatte [17] und einer ausbleibenden Nährstoffversorgung des Nucleus pulposus. Anschließend kommt es zu einem Zellsterben, zu einer Schädigung des Kerngewebes und zu biochemischen Veränderungen in der Bandscheibe. Biologisch schädliche Substanzen innerhalb der Bandscheibe wie beispielsweise Proteoglykane, Prostaglandin E_2 und entzündungsvermittelnde Zytokine (TNF-α und Interleukine), die durch Metallmatrixproteinasen (extrazelluläre Kinasen) aktiviert werden können, führen letztlich zu einem Milieu mit einem niedrigen pH-Wert und schließlich zum Einwandern von Entzündungszellen in die Bandscheibe [18, 19]. Granulationsgewebe führt zur Bildung von Narbengewebe, das die Schrumpfung des Nukleus und ein Ausbeulen des Anulus fördert. Durch Ausbreitung und Verlagerung des Narbengewebes und zunehmenden Abbau des inneren Faserknorpels kann ein Ausbeulen des äußeren Faserrings zu Rissen und evtl. zu Protusionen der degenerierten Bandscheiben führen (➤ Abb. 1.6) [20].

Die Beschädigung des Nucleus pulposus und des Anulus ändert zwangsläufig die Belastung der benachbarten Wirbelkörper und ihrer internen Trabekel. Ein irreguläres Trabekelsystem kann entstehen. (Beobachtungen zeigen, dass die ersten Veränderungen in den horizontalen Trabekeln nahe den Endplatten des Wirbelkörpers stattfinden [8]). Bei Rissen im Anulus, mit oder ohne Protusionen, kann es zu Flüssigkeitsaustritt aus der Bandscheibe kom-

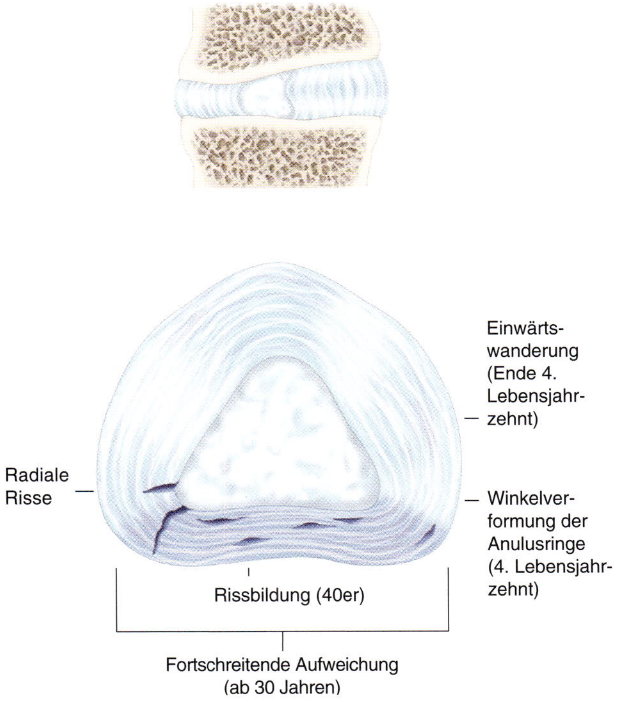

Abb. 1.6 Chronologie der degenerativen Veränderungen der Bandscheibe nach Farni

men, der zu Rückenschmerz, Kopfschmerz oder zu Nervenwurzelschmerz ohne motorischen oder sensorischen Ausfall führt. Anteriore Risse nekrotischer Bandscheiben mit niedrigem pH-Wert können zu abdominalem Schmerz führen, der abdominale Notfälle oder gynäkologischen Schmerz vortäuscht [21]. Im Allgemeinen wird eine degenerierte Bandscheibe instabil und verursacht facettogenen Rückenschmerz, der von Bandscheibenprotrusionen mit einem potenziellen Risiko neurologischer Beeinträchtigungen begleitet sein kann [22].

Versucht der Patient, den durch Instabilität verursachten Schmerz zu kontrollieren, indem er in Hyperlordose geht, werden die Facettengelenke geschlossen. Dies kann zu einer Hypertrophie der posterioren Elemente mit Spinalkanal- und Foramenstenose führen [23, 24]. Der Gesundheitszustand des Patienten kann sich (oder auch nicht) bis hin zur Invalidität verschlechtern. Es können Szenarien eintreten, die sich langsam, vorübergehend oder rapide entwickeln. Vielleicht muss die Bandscheibe nie operiert werden, es kann jedoch zu gesundheitlichen Beeinträchtigungen, zu Arbeitsunfähigkeit, zu einer Beeinträchtigung des Wohlbefindens sowie zu sozialen und wirtschaftlichen Problemen kommen und die gesamte Lebensplanung beeinflussen. Bewegungserhaltung mit Stabilität und eine gewisse Schmerzfreiheit sollte eine der großen medizinischen Missionen von Ärzten und Wirbelsäulenchirurgen dieses neuen Jahrhunderts sein, unabhängig vom Schweregrad oder Stadium der Wirbelsäulenerkrankung.

1.1.2 Anforderungen an das ideale bewegungserhaltende Implantat

Grundvoraussetzungen

Für eine effektive bewegungserhaltende Wirbelsäulenprothese sollten die Indikationen für die Wirbelsäulenchirurgie erweitert werden. Eine zu sorglose Einstellung in Bezug auf rekonstruktive Wirbelsäulenchirurgie wird nicht verfolgt, aber es besteht eine Notwendigkeit für mehr und verbesserte Behandlungsoptionen für Patienten, welche die aktuellen Behandlungskriterien zwar nicht erfüllen, jedoch an erfolglos behandelten chronischen Wirbelsäulenschmerzen diskogenen Ursprungs leiden, die die Gesundheit beeinträchtigen und zu signifikanten sozialen und ökonomischen Problemen führen. Eine Prothese kann zur Erhaltung oder Wiederherstellung der Bandscheibenstabilität sowie zur Schmerzlinderung nach einer Diskektomie verwendet werden. Dies gilt auch für frühere Diskektomien oder die Behandlung degenerativer Bandscheiben, die über oder unter einem Segment liegen, das aus anderen Gründen fusioniert werden muss *(Topping-off)* [25]. Für die Arthroplastik sollten Patienten mit nachgewiesenem diskogenem Schmerz oder Instabilität oder beidem ausgewählt werden, mit oder ohne Protrusion der Bandscheibe ohne fortgeschrittene degenerative Arthrose oder Strukturdefekte des Anulus oder der Knochen an der Etage einer potenziellen Arthroplastik. Ebenso sollten sich die Patienten zuvor erfolglos einer längeren umfassenden konservativen Therapie unterzogen haben und in ihrem Wohlbefinden, ihrer Produktivität, Kraft und Beweglichkeit eingeschränkt sein. Weitere Voraussetzungen sind natürlich ein positiver Befund, der durch Röntgen, Magnetresonanztomographie und Diskographie bestätigt wurde, sowie die Einhaltung aller üblichen präoperativen medizinischen Vorsichtsmaßnahmen.

Die Prothese

Eine Prothese für den Zwischenwirbelraum sollte idealerweise die Defizite des Bewegungssegments, in das sie implantiert wird, beseitigen. Sie sollte die Beweglichkeit und Stabilität wiederherstellen, zu Schmerzfreiheit führen und in Bezug auf Kraft, Beweglichkeit und Ausdauer langfristig funktionieren.

Biomechanik

Die Prothese sollte die **Stabilität** des Segments erhalten und die **Rotation** um die X-, Y- und Z-Achse ermöglichen (also Flexion X+ und Extension X– ≈ 10° bei L1/L2 und 15° bei L5/S1; Linksrotation Y+ und Rechtsrotation Y– ≈ 2°; Seitausbiegung rechts Z+ und Seitausbiegung links Z– ≈ 6° im Durchschnitt), ferner eine optimale **Translation** entlang der X-, Y- und Z-Ebenen (Gier links X+ oder Gier rechts X– ≈ 2 mm, Elevation Y+ oder Absinken Y– + 2 mm oder Verschiebung nach vorn Z+ oder nach hinten Z+ ≈ 2 mm) mit **Kopplung** (Phänomen der konsistenten Assoziation einer Bewegung [Rotation oder Translation] um oder entlang einer Achse oder Ebene mit einer anderen Bewegung um oder entlang einer Achse oder Ebene) (➤ Abb. 1.7) [8].

Die Prothese sollte diese Bewegungen, die für eine normale Funktion der Wirbelsäule nötig sind, zulassen, aber auch segmentale Stabilität durch die Einschränkung der Beweglichkeit in den eben erwähnten Grenzen bewahren.

Die Integrität der Prothese und des Segments, in dem sie sitzt, hängt von folgenden Faktoren ab:

- umfassende chirurgische Behandlung aller wichtigen Wirbelsäulenerkrankungen
- adäquater Zugang zum Zwischenwirbelraum, der einen sicheren Zugang und biomechanisch akzeptablen Sitz für die Prothese erlaubt bzw. der hierfür modifiziert werden muss

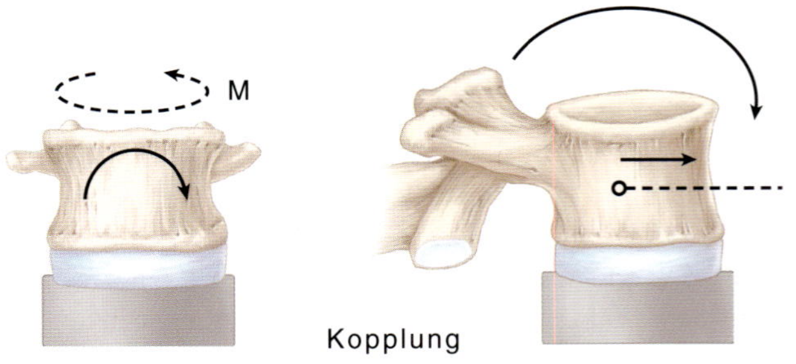

Abb. 1.7 Kopplung: Phänomen der konsistenten Assoziation einer Bewegung (Rotation oder Translation) um oder entlang einer Achse oder Ebene mit einer anderen Bewegung um oder entlang einer zweiten Achse oder Ebene [8]

- biomechanisch akzeptable gegenüberliegende Wirbelkörper mit ausreichend ausgebildetem Trabekelsystem
- gesunde Nachbarsegmente mit normalen Faserringen, Ligamenten und neuromuskulärer Kontrolle
- umfassende Auswahl an passenden, inerten, unzerstörbaren, selbstschmierenden oder selbsttragenden Prothesen in den entsprechenden Größen

Lehren aus der Vergangenheit: Die Logik der Zeiten (1950–1970)

Mitte des 20. Jahrhunderts waren die Probleme der Wirbelsäule gut bekannt:

- Die **Diskektomie** führte häufig zum Kollabieren des Bandscheibenfachs, zum Verlust der Beweglichkeit, zu wiederkehrenden Bandscheibenprotusionen, Stenosen des Spinalkanals und der Foramina, Vernarbung mit Nervenwurzeleinklemmung, Instabilität und Facettenarthrose.
- Eine **Dekompression,** obwohl selten befürwortet oder durchgeführt, könnte zu einer rezidivierenden Stenose, Instabilitäten, perineuraler Fibrose, Verletzung der Dura, mangelnder Schmerzfreiheit und neurologischen Folgeerscheinungen führen.
- Die **Fusion** war oft von perioperativer Morbidität, Pseudoarthrose, Stenosen, Sakroilitis, Versagen der Fixation sowie Instabilität der Nachbarsegmente begleitet. Die Fusionsoperation mit ihren Defiziten wurde zum Goldstandard bei der Behandlung von Wirbelsäulenerkrankungen.
- Die **Stabilisierung** der Wirbelsäule nach einer Diskektomie mit Elementen aus Lucite (Gardner 1950er-Jahre) und Methylacrylat (Cleveland 1955; Hamby 1957) fand nur wenige Anhänger [26].

Die Arthroplastik der Wirbelsäule hatte keinen guten Namen, wie die Geschichte einiger Spezialisten zeigt:

- **Paul Harmon** benutzte von 1959–1961 Vitalliumkugeln durch einen anterioren Zugang, um Fusionen ventraler Segmente zu unterstützen. In 9 von 13 Fällen stellte er fest, dass sie auch als Stabilisatoren alleine funktionieren (die erste Bandscheibenarthroplastik [27]). Seine kalifornische Zulassung wurde ihm entzogen, und er verbrachte bis zu seiner Wiederzulassung zwei Jahre in Südamerika.
- **Ulf Fernström** favorisierte von 1962–1972 die Arthroplastik der Wirbelsäule mit Stahlkugeln mit spinalen Drähten nach Hirsch zur Vermeidung und Behandlung von Wirbelsäuleninstabilität. 1966 berichtete er von 105 Patienten mit Stahlkugelimplantaten bei nur wenigen Komplikationen, sicherer Fixierung, langsamem Einsinken, anhaltender Stabilität, keinen Knochenanwachsungen und verbesserter Beweglichkeit [28]. 1972 berichtete er von insgesamt 195 Patienten, die an 262 lumbalen Segmenten durch einen posterioren Zugang behandelt worden waren, und von 13 Patienten mit einem anterioren zervikalen Zugang, von denen 65% exzellente Ergebnisse zeigten. 85% seiner Patienten waren vor der Operation in Berufsunfähigkeitsrente, und 85% nahmen ihre Arbeit nach der Operation wieder auf. Seine Kritiker sagten: „15% kehrten nie wieder zur Arbeit zurück!" Er wurde seines Lehrstuhls an der Universität Udevalla enthoben; er wurde in das Dorf Hudiksvaal nördlich des Polarkreises versetzt und seine Publikationstätigkeit unterbunden.
- 1964 führten **Reitz und Joubert** in Südafrika 32 zervikale und 9 lumbale Arthroplastiken mit Stahlkugeln, Halbkugeln und Silastic-Top-Implantaten durch, bevor sie damit aufhören mussten [30].
- **Al McKenzie** berichtete 1971 über Kurzeitergebnisse von 40 Stahlkugelarthroplastiken zwischen 1969 und 1970 [31]. 25 Jahre später (1995) war der Autor endlich in der Lage, seine Ergebnisse aus 10–20 Jahren (im Durchschnitt 17 Jahre) von wiederuntersuchten 67 der 103 Patienten mit 155 Segmenten zu veröffentlichen (Durchschnittsalter 44 Jahre [32]. Obwohl er 1974 gezwungen wurde, diese Eingriffe aufzugeben, berichtete der Autor über exzellente bis gute Ergebnisse bei 83% der Patienten in der Diskektomie- und der Prothesen-Gruppe sowie über exzellente bis gute Ergebnisse bei 75% in der Prothesen- und Spondylodese-Gruppe, wobei 95% aller Patienten ihre Berufstätigkeit wiederaufnahmen. Eine Prothese wurde wegen Migration ausgetauscht, eine weitere wurde wegen Diszitis entfernt. Die Erhaltung des Bandscheibenfachs war in 55% der Fälle exzellent bis gut, in 28% weniger gut und in 17% schlecht (➤ Abb. 1.8).

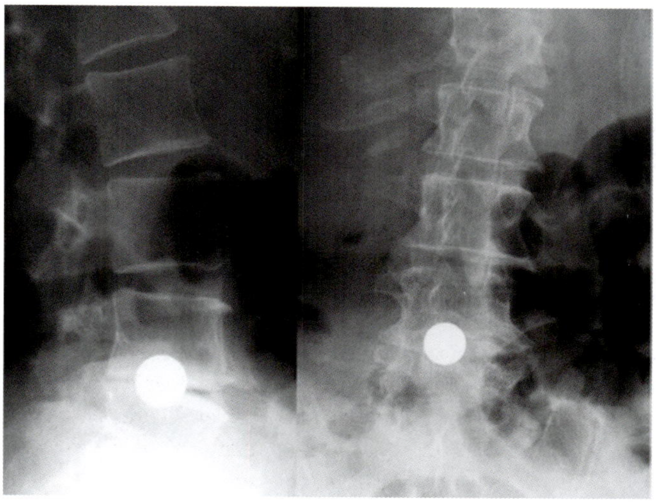

Abb. 1.8 Mäßig guter Erhalt des Bandscheibenfachs mit minimaler Enthesiopathie im operierten Segment; guter Erhalt im darüberliegenden Segment nach 34 Jahren

Was gibt es über die Metallkugelarthroplastik des Bandscheibenfachs zu sagen?

Eine inerte, unzerstörbare Kugel in richtiger Größe und korrekter Platzierung scheint ein akzeptables bewegungserhaltendes Implantat für die Nutzung zwischen zwei Wirbelkörpern zu sein. Üblicherweise lässt es sich in der Lendenwirbelsäule mit einem posterioren Zugang (➤ Abb. 1.9) und in der Halswirbelsäule durch einen anterioren Zugang sicher implantieren (➤ Abb. 1.10). Durch

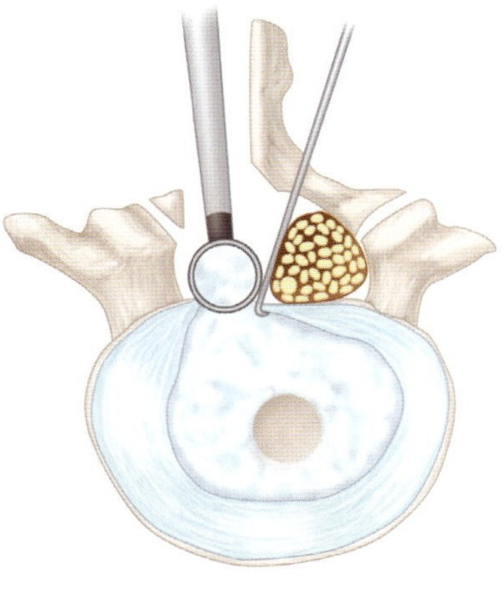

Abb. 1.9 Voraussetzung sind eine gute Freilegung und gründliche Diskektomie sowie eine genaue Größenbestimmung, Winkelbildung, Distraktion, gelegentliches Eindringen in die Pedikel, Schutz von Cauda und Nerven sowie genaue Positionierung in das Bett des Nukleus.

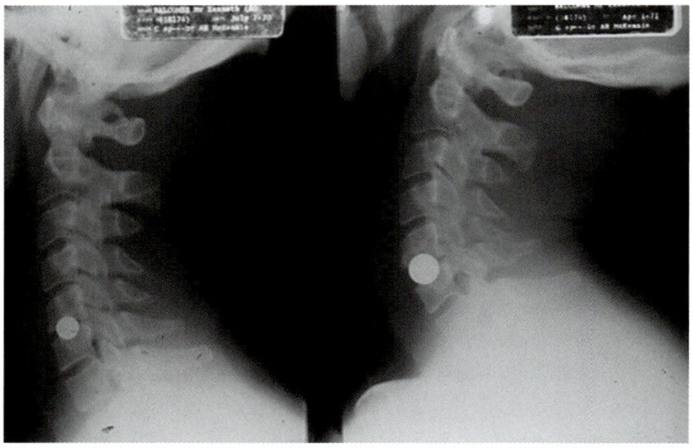

Abb. 1.10 Der anteriore Zugang bei der Halswirbelsäule (selten in der Lendenwirbelsäule) sollte die optimale Lordose wiederherstellen. Nach einer größeren Prothese kehrte dieser Mann wieder zu seiner Unterwasserforschung am australischen Great Barrier Reef zurück.

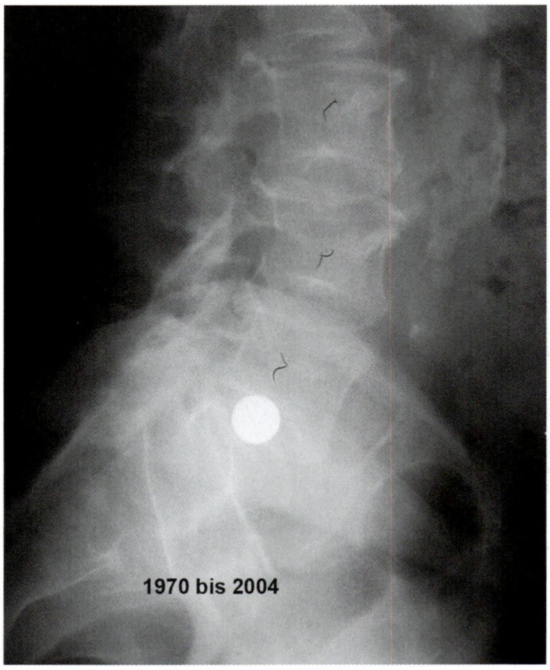

Abb. 1.11 Dieser Patient konnte seit seiner Operation vor 34 Jahren wieder an jedem schneefreien Tag Golf spielen.

seine Festigkeit und sorgfältig ausgewählte Größe kann die Metallkugel sicher im gründlich präparierten Bett des Nukleus sitzen und Bandscheibenhöhe, Beweglichkeit und Stabilität wiederherstellen. Wenn sie so implantiert ist, kann sie den Drehpunkt des Nukleus simulieren und erlaubt Bewegung in allen Achsen und Ebenen. Wie der Nucleus pulposus, der härteste Teil des Wirbelkörper/Anulus/Nukleus-Komplexes, funktioniert sie wie ein Kolben im Stoßdämpfermechanismus des Bandscheibensegments und erreicht Kopplung an das nach dem Woolfschen Gesetz entwickelte Trabekelgerüst der benachbarten Wirbelkörper. Eine kugelige Prothese in richtiger Größe wird nicht zu Knochenresorption neigen, sodass ein eventuelles Einsinken der Prothese nur langsam erfolgt, wodurch die Instabilität im implantierten Segment sowie eine Degeneration der Nachbarsegmente verringert werden (➤ Abb. 1.11).

Wenn all das wahr wäre, was ist dann damals passiert? Nach welcher Logik wurde diese Art von Eingriff mehr als 30 Jahre lang „kaltgestellt"? Die Spekulationen reichen von persönlichen oder politischen Überlegungen bis hin zum Erhalt des nationalen Ansehens oder zur sokratischen Misologie der Ablehnung neuer Ideen [33]. Die einfachste Antwort mag sein, dass man als Goldstandard der Behandlung die Fusion etablierte in dem Glauben, sie würde, einmal perfektioniert, alle Wirbelsäulenprobleme lösen. Trotz des entstandenen Überflusses an Wirbelsäuleninstrumentierungen (Schrauben, Haken, Stäbe, Platten und Cages), chirurgischen Zugängen und des Einsatzes biologisch aktiver Substanzen, psychosozialer Nachsorge und der Ächtung des Zigarettenkonsums blieb der Ruf nach einem Goldstandard unbeantwortet. Unvorhergesehene Probleme begleiteten den Erfolg. Chirurgen, die sich einst um die Verbesserung von Wirbelsäulenversteifungen bemüht hatten, hielten immer noch Ausschau nach Möglichkeiten einer noch besseren Behandlung der Wirbelsäule. Bisher beschränkte sich die Implantatauswahl meist auf den anterioren Zugang, wobei einige dieser Operationen neue Krankheitsbilder mit sich brachten oder von Implantatlockerung begleitet waren.

Notwendigkeit eines Wandels

Betrachtet man die Geschichte der Menschheit mit ihren Fehlern und Versehen, erkennt man, dass der Mensch eine genetische Ablehnung gegenüber neuen Ideen und Veränderungen entwickelt hat [34]. Wenn kleine Stämme nach Schutz suchten, wuchsen sie mit anderen zusammen oder wurden absorbiert [35]. Gesellschaften entwickelten selbsternannte Klüngel, die Regeln, Mythen, Aberglauben und Glaubenssätze schürten, die bestimmten, wer dazu gehörte, wer verantwortlich war für Jagd, Vertei-

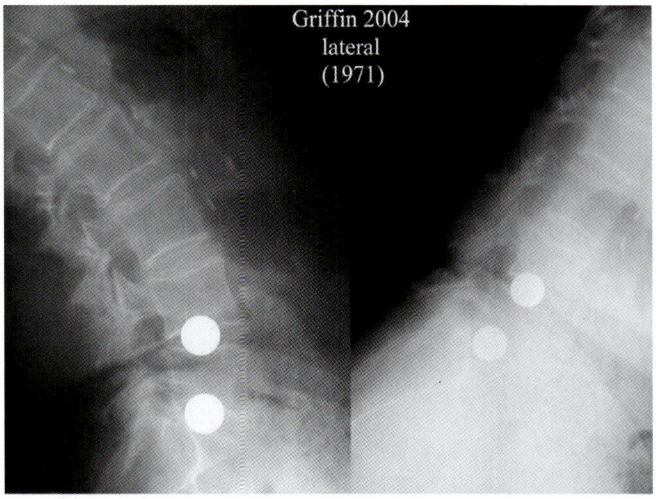

Abb. 1.12 Große Prothesen scheinen alle Wirbelsäulensegmente dieser Patientin erhalten zu haben.

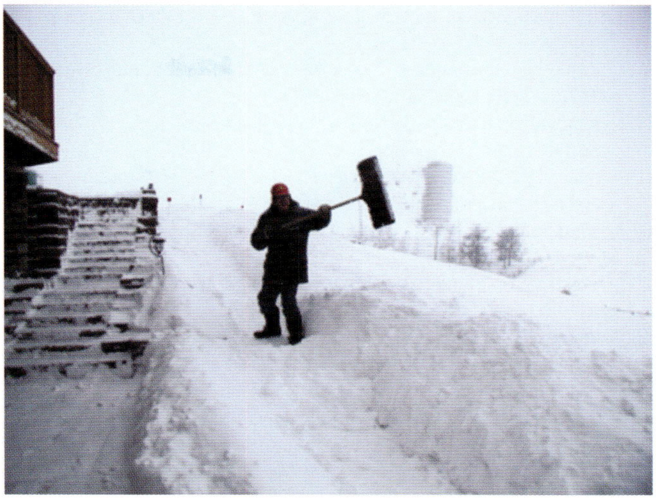

Abb. 1.13 Einer von Fernströms Patienten in seinem 81. Lebensjahr, 38 Jahre nach der Bandscheibenoperation, beim Schneeräumen vor seinem Haus.

digung, Krieg, häusliche Fragen, Landwirtschaft und Industrie. Überlebende Gesellschaften hatten starke Führungsriegen, welche die Anführer aussuchten und die Gefolgsleute kontrollierten. Wurde die Ordnung herausgefordert, war die Konsequenz Flucht oder Kampf. Einklang mit ihr konnte einen Platz in der Gemeinschaft bedeuten [36]. Ordnung schaffte Gewohnheit, Tradition manchmal auch Vorurteile, fest verwurzelte Anführer, eine festgelegte Nachfolge sowie den Status quo. Außer im Falle von Krieg, Chaos oder Katastrophen bestand normalerweise keine Notwendigkeit für einen Wechsel. Dror [37] meinte, dass die Fortführung des Status quo oder die Akzeptanz einer neuen Idee von der Beurteilung der **Notwendigkeit, den Umständen, der Gelegenheit und der Entscheidung** abhing. Neue Ideen, wenn sie nicht von den Anführern stammten, wären untergegangen, außer es bestand eine überlebenswichtige *Notwendigkeit* dafür oder die Gefahr, dass die mangelnde Akzeptanz zu *Umständen* führen könnte, die ihre Weisheit oder Autorität in Frage stellen würde, und die *Gelegenheit*, das „Neue" ohne Ehrverlust akzeptieren zu können, vor allem wenn die *Entscheidung* zur Veränderung von den Anführern käme. Ein solches Stammesdenken könnte immer noch lebendig sein. Wenn wir die Wirbelsäulenarthroplastik als favorisierte Option sehen, als Ersatz für Diskektomie und Fusion, dann müssen wir möglicherweise die Weisen davon überzeugen, dass die Zeit für einen Wandel gekommen ist, dass die Umstände diejenigen, die am Status quo festhalten, in einem schlechten Licht erscheinen lassen und dass die Gelegenheit für einen Wandel günstig ist und würdige Entscheidungen getroffen werden können (➤ Abb. 1.12).

Quo vadis?

Diejenigen, die sich für einen **Wandel** in der Behandlung von Wirbelsäulenproblemen ausgesprochen haben und sich für Bewegungserhaltung der Wirbelsäule einsetzen, müssen ihren „Kunden", die Wirbelsäule, kennen. Sie müssen ihre **Bedürfnisse** verstehen, alle Eventualitäten vorwegnehmen, entscheiden, wo, wann und warum die **Vorteile** der Bewegungserhaltung eingesetzt und **welche** Prothese gewählt werden sollte. Wie einer von Fernströms Patienten beweist, ist ein Langzeiterfolg in der Wirbelsäulenchirurgie möglich (➤ Abb. 1.13).

LITERATUR

[1] Carlyle T: On Heroes and Hero Worship and the Heroic in History. Project Guttenburg, 1841.
[2] Mixter WJ, Barr JS: Rupture of the intervertebral disc with involvement of the spinal canal. New Eng J Med 211: 210–215, 1934.
[3] Shakespeare W: Hamlet. Second quarto, London, 1604. Printer, James Roberts for Nicolas Lang.
[4] www.classicmarine.co.uk/Articles/masts.htm (letzter Zugriff: 15. Juli 2010)
[5] Gordon JE: Structures, or Why Things Don't Fall Down. London, Pelican Books, 1978.
[6] Richardson MJ, Gillespy T III: Fractal Analysis of Trabecular Bone. University of Washington, Department of Radiology. http://www.rad.washington.edu/academics/academic-sections/msk/teaching-materials/radiologic-exhibits/ (letzter Zugriff: 15. Juli 2010)
[7] Richardson MJ, Gillespy T III: Fractal Analysis of Trabecular Bone. University of Washington, Department of Radiology. http://www.rad.washington.edu/academics/academic-sections/msk/teaching-materials/radiologic-exhibits/ (letzter Zugriff: 15. Juli 2010)
[8] White AA, Panjabi MM: Clinical Biomechanics of the Spine, 2nd ed. Philadelphia, JB Lippincott Company, 1990.
[9] Van Nostrand's Scientific Encyclopedia, 4th ed. Princeton, D. Van Nostrand Company, Inc., 1968, pp. 388–389.
[10] Roaf R: A study of the mechanics of spine injuries. J Bone Joint Surg 42B: 810–823, 1960.
[11] Wolff J: Das Gesetz der Transformation der Knochen. Berlin, Hirschwald, 1892. (engl. Übersetzung: Maquet P, Furlong R: The law of bone remodeling. Berlin, Springer-Verlag, 1986.)
[12] http://de.wikipedia.org/wiki/Tweel oder www.google.de – tweel (letzter Zugriff: 30. Juni 2010)
[13] Piersol GA: Piersol's Human Anatomy. Philadelphia, JB Lippincott Company, 1930.
[14] Charnley J: The imbibition of fluid as a cause of herniation of the nucleus pulposus. Lancet 1: 124–127, 1952.
[15] Armstrong JR: Lumbar Disc Lesions. London and Edinburgh, E & S Livingston, Ltd., 1952.

[16] Lindahl O: Mechanical properties of dried defatted spongy bone. Acta Orthop Scand 47: 11–19, 1976.
[17] Schmorl G, Junghanns H: The Human Spine in Health and Disease, 2nd ed. New York, Grune & Stratton, 1971.
[18] Herkowitz HN, Dvorak J, Bel G, et al: The Lumbar Spine, 3rd ed. Philadelphia, Lippincott Williams & Wilkins, 2004.
[19] Mitchell PEG, Hendry NGC, Billewicz WZ: The chemical background of intervertebral disc prolapse, J Bone Joint Surg 43B: 141–151, 1961.
[20] Fahrni H: Age changes in lumbar intervertebral discs. Can J Surg 13: 65–71, 1970.
[21] Fernström U: Intervertebral disc degeneration with abdominal pain. Acta Chir Scand 113(6): 436–437, 1957.
[22] White AH: Lumbar Spine Surgery. Toronto, CV Mosby, 1987.
[23] Kirkaldy-Willis WH: Lumbar spinal stenosis. Clin Orthop 99:30–50, 1974.
[24] Kirkaldy-Willis WH: Spinal stenosis. Clin Orthop 115:2–3, 1976.
[25] Steffe A: Persönliche Mitteilung, 23. Oktober 2005.
[26] Garcia R: Challenges to Spine Surgery Meeting. Puerto Rico, Januar 2002.
[27] Harmon P: Persönliche Mitteilung, 1969.
[28] Fernström U: Arthroplasty with intercorporal endoprosthesis in herniated disc and in painful disc. Acta Chir Scand 355 (suppl): 154–159, 1966.
[29] Fernström, U: Persönliche Mitteilung.
[30] Reitz H, Joubert MJ: Replacement of cervical intervertebral disc with a metal prosthesis. S Afr Med J 38: 881–884, 1964.
[31] McKenzie AH: Steel ball arthroplasty of lumbar discs. J Bone Joint Surg Br 54: 266, 1972.
[32] McKenzie AH: Fernström intervertebral disc arthroplasty: Long term evaluation. Orthopaedics Intl 3: 313–324, 1995.
[33] Plato: Dialogues of Plato. U.S.A., Pocket Books, Inc., 1950.
[34] Wells HG: The Outline of History. Doubleday Company, Garden City, NY, 1940.
[35] Toynbee A: A Study of History. Oxford, UK, Oxford Press, 1972.
[36] Keegan J: A History of Warfare. Vintage Books, Random House, Inc., 1993.
[37] Dror Y: Submission to the United Nations Secretariat. New York, July 11, 1995.

1.2 Geschichte und Evolution der Bewegungserhaltung

Rajiv K. Sethi, Lionel N. Metz und David S. Bradford

! KERNAUSSAGEN

- Dieses Kapitel konzentriert sich auf verschiedene ideenreiche und innovative Ansätze zur Bewegungserhaltung an der Bandscheibenetage.
- Ein Implantat muss widerstandsfähig sowie biokompatibel sein und die komplexen Aufgaben der Bandscheibe wie Stoßdämpferfunktion und Beweglichkeit übernehmen.
- In vielen Bandscheibenvollprothesen liegt das Hauptmerkmal bei der Bewegungserhaltung und nicht bei der Stoßdämpferfunktion.
- Die Klassifizierung der beschriebenen Prothesen erfolgt nach ihren allgemeinen Designkriterien.
- Die Langzeitergebnisse der momentan eingesetzten Prothesen werden einen Einfluss auf zukünftige Implantatentwicklungen haben.

Die Bandscheiben sind integraler Bestandteil des dreigelenkigen vertebralen Bewegungssegments. Das Gelenk liegt zwischen benachbarten Wirbelkörpern und erlaubt Flexion und Extension in der Sagittal- und Frontalebene sowie Rotation in der Horizontalebene und limitiert die Translationsbewegung zwischen zwei Wirbelkörpern in der horizontalen Ebene. Die Bandscheibe besitzt einen viskoelastischen Nucleus pulposus, der axiale Last aufnimmt und diese an den umgebenden Anulus fibrosus abgibt. Dieser elastische bandartige Anulus fibrosus speichert die Energie der axialen Last, gibt sie wieder ab und schränkt die Beweglichkeit des Bewegungssegments ein. Die relative Bedeutung dieser komplexen Funktionen variiert je nach Wirbelsäulenbereich: zervikal, thorakal oder lumbal.

Wenn man die Herausforderungen bedenkt, die ein Bandscheibenersatz darstellt, ist es wichtig zu entscheiden, welche dieser Funktionen und Materialeigenschaften man einsetzt. Dieses Kapitel gibt einen Überblick über die Entwicklung einer Vielzahl von Designkonzepten in der Bandscheibenarthroplastik der letzten Jahrzehnte. Besondere Aufmerksamkeit gilt dabei den folgenden Kernfragen: Ist es überhaupt möglich, eine Prothese zu implantieren? Hat das Implantat gegenüber einer Fusion mechanische Vorteile? Gewährleistet das Implantat ausreichend Beweglichkeit, sodass die Arthroplastik durch das zu erwartende klinische Ergebnis einer Fusion vorzuziehen ist? Bleibt die Biomechanik der benachbarten gesunden Segmente erhalten? Wenn es zu einem Prothesenversagen kommt, ist dann eine Explantation ohne großes Risiko für den Patienten möglich? Ist die Lebensdauer der Prothese lang genug, um eine Implantation zu rechtfertigen? Diese Schlüsselfragen gehen in das Implantatdesign ein. Endgültige Antworten auf diese Fragen werden nur klinische Langzeitstudien liefern können.

Die genauen Ursachen der Bandscheibendegeneration sind umfangreich untersucht worden, doch sind sie noch nicht gänzlich verstanden. Es ist allerdings eine Tatsache, dass es durch Schädigung oder Degeneration von Bandscheibengewebe durch die pathologische Mechanik der Gelenke sowie durch pathologische Innervation und Nozizeption zu Rückenschmerz kommt, der durch Bewegung weiter verschlimmert wird [1]. Wenn dieser Schmerz persistiert und eine konservative Therapie erfolglos ist, kann eine Operation angebracht sein. Ein chirurgischer Eingriff zur Behandlung von Rückenschmerzen (z.B. eine Fusion) ist immer auch mit Komplikationen behaftet und führt oft auch zu ungünstigen Ergebnissen [2].

Ein Grundprinzip bei einem orthopädischen Eingriff an einem degenerierten Gelenk ist, dass durch die Schädigung Schmerzen bei Bewegung auftreten und diese Schmerzen aufhören, wenn sich das Gelenk im Ruhezustand befindet. Dieses Prinzip der Gelenkfusion war jahrelang die Standardbehandlung bei Knie- und Hüftgelenkarthrose und ist es auch bei der Wirbelsäule. Die Entwicklung in Richtung Arthroplastik zur Behandlung schmerzhafter Knie- und Hüftgelenke hat die wichtige Frage aufgeworfen, ob eine Gelenkdegeneration der Wirbelsäule nicht besser mit Arthroplastik anstelle von Arthrodese behandelt werden sollte. Wenn man bedenkt, dass die Fusion eines einzelnen Bewegungssegments bei degenerativer Wirbelsäulenerkrankung dem Patienten möglicherweise Schmerzlinderung bringt, dann sollte künstlicher Bandscheibenvollersatz zumindest genauso gut bzw. besser sein. Der Gelenktotalersatz beim Endstadium von Hüft- und Kniegelenkarthrose hat die Gelenkchirurgie revolutioniert und zeichnet sich durch hohe Patientenzufriedenheit aus. Patienten und Chirurgen haben sich an gute Langzeitergebnisse gewöhnt. Die Gelenkchirurgen hoffen, dass sie mit dem Bandscheibenvollersatz ähnlich gute Ergebnisse erzielen können.

Kurz ausgedrückt dient die Bandscheibe zwei unterschiedlichen Funktionen: 1) Ermöglichung einer eingeschränkten Bewegung zwischen zwei Wirbelkörpern und 2) Stoßdämpferfunktion durch die viskoelastischen Eigenschaften des Konstrukts aus Anulus fibrosus und Nucleus pulposus [3]. Daher ist die Anwendung von Arthroplastik bei Bandscheibendegeneration komplexer als bei Hüfte und Knie. Die Wirksamkeit des Bandscheibenersatzes ist nicht nur von der mechanisch präzisen Implantation abhängig, es muss auch sichergestellt sein, dass die Bandscheibe der Schmerzgenerator ist und die Facettengelenke nicht zum Schmerzgeschehen beitragen. Die Innervation der Bandscheibe ist noch nicht ganz verstanden, sodass ein Bandscheibenersatz die Symptome des Patienten nicht unbedingt lindert [4, 5].

Frühe arthroplastische Techniken versuchten die oben erwähnten Grundsätze und Hypothesen anzuwenden. 1955 beschreibt David Cleveland in einer Veröffentlichung den Einsatz von Methylacrylat bei 14 Patienten, die 5 Monate nach der Operation von ihren Rückenschmerzen befreit waren. Paul Harmon entwickelte zur Stabilisierung des lumbalen Bandscheibenfachs eine Vitalliumkugel, die er zwischen 1959 und 1961 dreizehn Patienten durch einen anterioren retroperitonealen Zugang einsetzte. Im Jahre 1964 veröffentlichte Ulf Fernström seine Ergebnisse von 105 lumbalen Fällen. Hier wurde durch einen posterioren Zugang eine Stahlkugel eingesetzt, wobei nach dem Eingriff in der Implantatgruppe noch 12% der Patienten Rückenschmerzen hatten, in der Kontrollgruppe hingegen 60%.

1.2.1 Grundprinzip in der Arthroplastik der Bandscheiben

Die Arthrodese eines einzigen Wirbelsäulensegments veursacht nicht das gleiche Ausmaß an Funktionsverlust wie die Gelenkversteifung bei Hüfte oder Knie [6]. Sogar Patienten mit mehrfach versteiften Segmenten passen sich ziemlich gut an die Fusion an und genießen, wie Langzeitstudien zeigen, eine verbesserte Lebensqualität [7]. Die meisten Chirurgen würden eine Bandscheibenvollprothese nur wegen der Bewegungserhaltung für nicht gerechtfertigt halten. Der Verlust an Beweglichkeit in einem einzigen fusionierten Segment ist relativ gering; größer ist der Effekt möglicherweise für die benachbarten Segmente, die diesen Verlust an Funktion kompensieren müssen. Es wird vermutet, dass dieser Kompensationsmechanismus für die nach Fusion an einem Segment beobachtete hohe Degenerationsrate in Nachbarsegmenten verantwortlich ist [8–10]. Um die Berichte über niedrigere Degenerationsraten an den Nachbarsegmenten beim Bandscheibenvollersatz zu verifizieren, sind allerdings Langzeitstudien nötig.

1.2.2 Biomechanische Herausforderungen

Die Wirbelsäule ist eine polyartikuläre Struktur, die unter Einfluss eines empfindlichen Kräftegleichgewichts funktioniert. Die anterioren Strukturen, d.h. die Wirbelkörper und Bandscheiben, der Lendenwirbelsäule tragen etwa 90% der axialen Last, während die restliche Last von den posterioren Elementen, insbesondere den Facettengelenken, getragen wird. Es ist überaus wichtig, dass jede Bandscheibenvollprothese diese empfindliche Lastverteilung beibehält und die Mechanik der natürlichen Bandscheibe möglichst gut nachempfindet, um eine Arthrose der Facettengelenke bzw. eine Degeneration der Nachbarsegmente zu vermeiden. Eine Arthroplastik der Bandscheibe kann die Kompensationsbewegung in benachbarten Segmenten, die nach Fusion an einem Segment auftritt, eventuell vermeiden und somit eine Erkrankung des Nachbarsegments verhindern. Zum gegenwärtigen Zeitpunkt gibt es jedoch keine Implantate, die zusätzlich zur Bewegungserhaltung auch noch die Stoßdämpferfunktion für axiale Last erfüllen.

Bewegungserhaltung an den posterioren Elementen der Wirbelsäule ist wohl einfacher als an der Bandscheibe. Dynamische Stabilisierungssysteme (z.B. Dynesis, ➤ Kap. 6.1) oder Facettengelenkersatz (z.B. Zyre, ➤ Kap. 8.2) befinden sich in der Entwicklung und werden in anderen Kapiteln ausführlich behandelt. Wir orientieren uns in diesem Kapitel an der sorgfältigen chronologischen Aufstellung von Patenten zur Bewegungserhaltung der Wirbelsäule, die 2002 von Szpalski et al. in einem Übersichtsartikel [11] geleistet wurde und hiermit ausdrücklich gewürdigt wird.

1.2.3 Umfassende Klassifizierung der Bandscheibenimplantate

Die Ideen zum Bandscheibenvollersatz sind nicht immer das Ergebnis methodischen Recherchierens in Literatur und Patenten. So erscheinen neuere Patente häufig weniger ausgefeilt als die bereits etablierten Ausführungen. Daher werden nun nicht Patente in chronologischer Reihenfolge aufgezählt, sondern die unterschiedlichen Ausführungen für den Bandscheibenersatz vom Prototyp ausgehend beschrieben. Die Prothesen werden nach ihren mechanischen Prinzipien klassifiziert. Die 14 verwendeten Klassifizierungen lauten: Kugellager, Kugelgelenk, fester Dom, Plattengelenk, feste Platten/fester Kern, harte Platten/weicher Kern, Dübelschraube, Federgehäuse, komplexer mechanischer Ersatz bzw. Wirbelkörperersatz, flüssigkeitsgefüllter Beutel, einfache Elastomer-/Polymer-Prothesen, spiralförmige Nukleoplastie, *In-situ*-Polymerisation und biologisches Präparat.

Kugellager

Die Fernström-Kugel in ➤ Abbildung 1.14 wird oft als der erste ernsthafte Versuch in der Bandscheibenarthroplastik angesehen [12]. Das Implantat ist der Prototyp eines einfachen Kugellager-

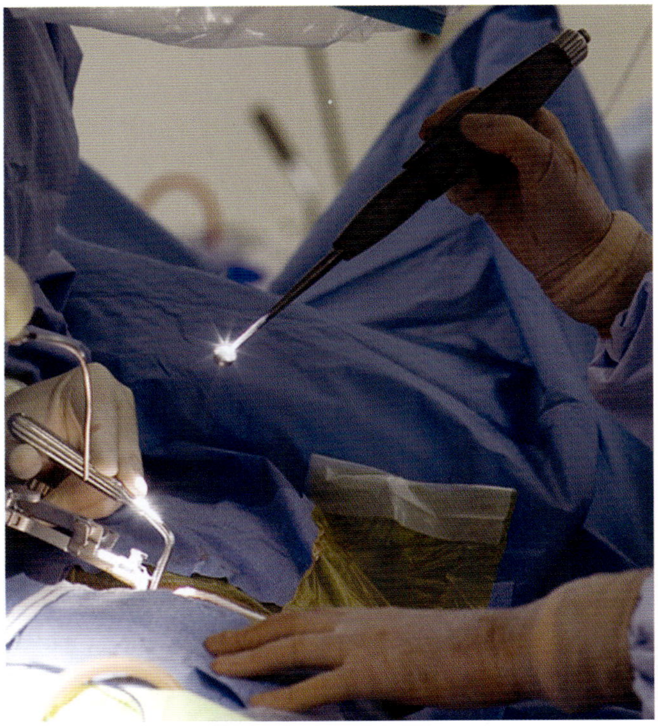

Abb. 1.14 Fernström-Kugel (http://jborden.org/etc/Blog/Entries/2006/7/5_Satellite.html; letzter Zugriff 15. Juli 2010)

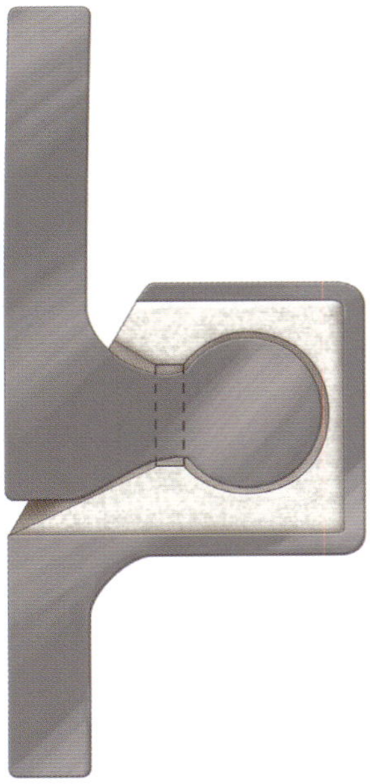

Abb. 1.15 Kugelgelenkprothese von Ibo

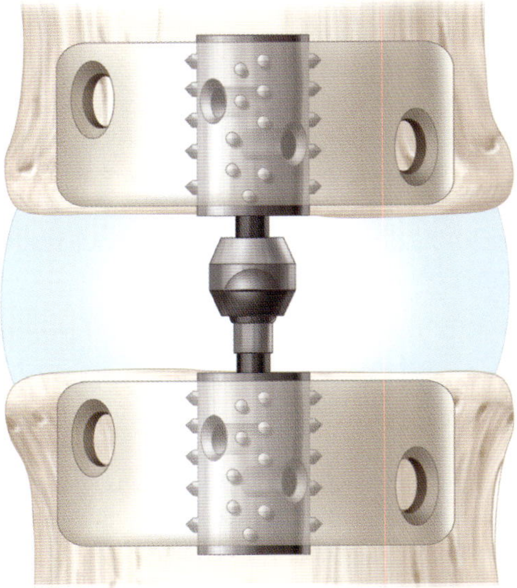

Abb. 1.16 Das Graham-Kugelgelenk mit den Verankerungselementen für die Wirbelkörper

prinzips. Die Kugel wird nach der Diskektomie in den Zwischenwirbelraum eingebracht und erlaubt Beweglichkeit in mehreren Ebenen. Das Implantat hat anfänglich einen sehr geringen Oberflächenkontakt, was zu einem vorhersagbaren Einsinken in die darunterliegende Spongiosa führt. Dieses Einsinken war in manchen Fällen erheblich und oft mit Schmerzen und Verlust an Bandscheibenhöhe bis hin zu Bewegungsverlust verbunden. Häufig war dann eine Fusion die Folge. Aus diesem Grunde wird die Fernström-Kugel in den USA nicht mehr verwendet. Letztlich haben die Indikationen für dieses Implantat eher Fusionen als Bewegungserhaltung herbeigeführt.

Kugelgelenk

Die Grundidee stammt ohne Zweifel von der erfolgreichen Anwendung beim Hüftgelenkersatz [13]. Dies wird ersichtlich, wenn man sich das Kugelgelenk von Ibo betrachtet (➤ Abb. 1.15) [14]. Im Gegensatz dazu umfasst die Prothese von Graham (➤ Abb. 1.16) eine zylindrische Verankerung in jedem der beiden angrenzenden Wirbelkörper sowie ein Kugelgelenk in der Achse der axialen Last [15]. Das Implantat bietet auch durch Zwischenstücke um das Kugelgelenk herum eine gewisse Pufferung in der Kompression. Mazda präsentierte 1994 ein ähnliches Implantat mit einem elastischen Anulus um das Kugelgelenk [16]. Das Modell von Xavier fügte 1998 noch kreuz und quer verlaufende Drähte hinzu, was die Stabilität erhöhte [17].

Fester Dom

Das Implantat von Sabitzer und Fuss (➤ Abb. 1.17) ist der Prototyp der Bauart mit „festem Dom" [18]. Bei dieser Prothese wird die Bandscheibe durch einen starren Dom ersetzt, der fest im inferioren Wirbelkörper verankert ist und sich frei mit der inferioren Endplatte des superioren Wirbelkörpers bewegen kann. Dieser besitzt eine natürliche konkave Form und bietet eine gewisse Einschränkung der Beweglichkeit sowie eine gewisse Lastverteilung [11]. Kehr entwickelte ein zervikales Implantat mit einem Tragbügel, der mittels seitlicher Arme im inferioren Wirbelkörper befes-

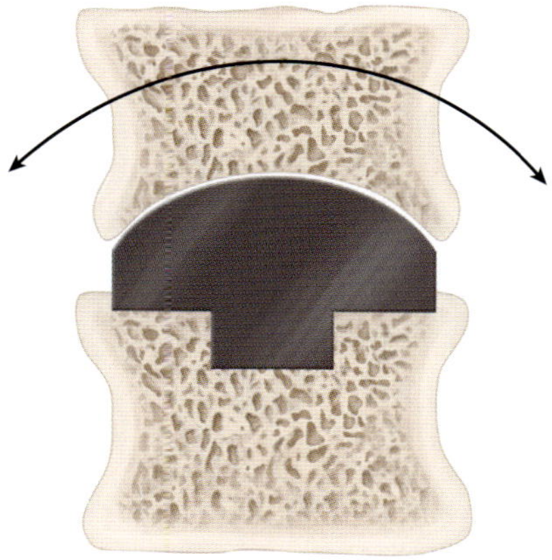

Abb. 1.17 Das Sabitzer-Fuss-Implantat bildet mit einem Dom im oberen Wirbelkörper ein Gelenk und ist im unteren Wirbelkörper verankert.

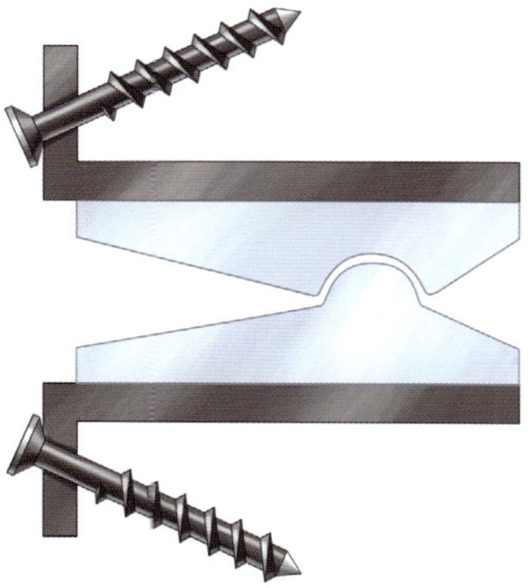

Abb. 1.18 Salib und Pettine verwirklichen das Kugelgelenkprinzip in einer konkaven und einer konvexen Platte.

tigt ist [19]. Eine domartige Prothese ist mit dem Bügel verbunden und bildet ein Gelenk mit der oberen knorpeligen Endplatte.

Plattengelenk

Dieses Design verwendet harte Materialien mit niedrigen Reibungskoeffizienten, um die Endplatten abzudecken, die Bandscheibenhöhe wiederherzustellen und die Last zu verteilen [11]. Das Konzept sieht eine konkave und eine konvexe Oberfläche vor, was eine hohe Rotations- und Translationsbeweglichkeit bedeutet – bis zu 6 Freiheitsgrade wie in der natürlichen Bandscheibe.

Es handelt sich hier um Variationen der einfachen Kugelgelenke, wie sie in der Hüftarthroplastik zur Anwendung kommen. Obwohl nicht das erste Beispiel dieses Prinzips, hatte der Entwurf von Salib und Pettine (➤ Abb. 1.18) eine kleine Gelenkoberfläche und damit eine Begrenzung in der Lastverteilung [20]. Shinn und Tate beschreiben ein sehr ähnliches Design für ihr Implantat [21].

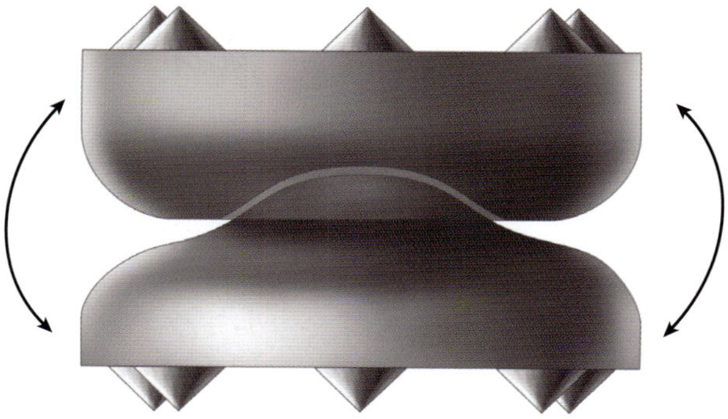

Abb. 1.19 Yuan setzte das Prinzip der gelenkbildenden Platten mit großen Gelenkflächen um.

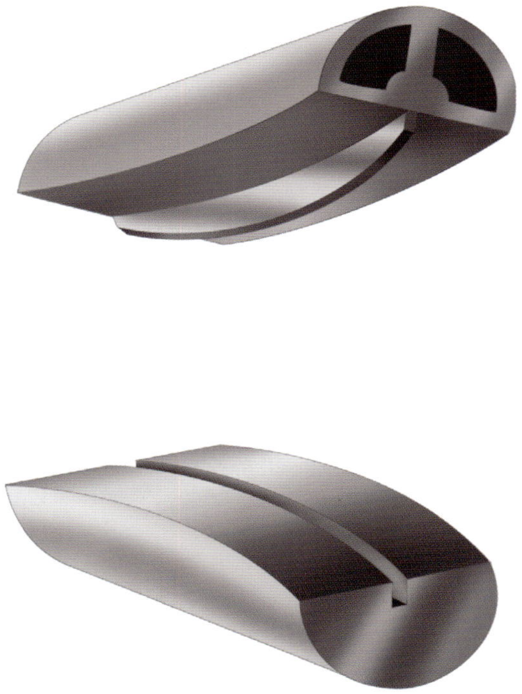

Abb. 1.20 Cauthens Schlitz- und Schienenkonzept mit zwei konvexen Bestandteilen. Rotationsbewegung ist eingeschränkt und Wippbewegung in Sagittalebene möglich.

Nachfolgende Konzepte beinhalten größere kugelige Gelenkoberflächen, so etwa das Implantat von Yuan (➤ Abb. 1.19) [22].

Shekolov patentierte ein ähnliches Implantat mit zwei domartigen Gelenkflächen, das den führenden Kniegelenkprothesen ähnelt [23]. Lesoin et al. entwickelten ähnlich wie Salib und Pettine Gelenkplatten, die mit dem Wirbelkörper verschraubt sind.

Ein Schlitz-Schienen-Implantat [11] wurde von Cauthen entworfen (➤ Abb. 1.20), das die Rotationsbewegung in seitlicher und horizontaler Ebene beschränkt, jedoch eine schaukelstuhlartige Bewegung in frontaler Ebene und möglicherweise anteriore oder posteriore Translation zulässt [25]. Es fällt nicht schwer, sich die Belastung der Schiene bei Seitausbiegung vorzustellen.

1

Feste Platten/fester Kern

Die vorab beschriebenen Gelenkplattensysteme weisen bei Verwendung einer Metall/Metall-Gelenkpaarung eine hohe Reibung auf. Hier ist eine Abriebproblematik mit Metallpartikeln vorhersehbar, die sich exponentiell steigern kann, sobald der Abrieb begonnen hat. Beide Probleme wurden durch Einführung eines Polyethylenkerns umgangen. Bei diesen Bauarten kann der Kern entweder beweglich sein und eine uneingeschränkte Bewegung zwischen zwei konkaven Platten erlauben wie in der Schellnack-Büttner Janz (SB) CHARITÉ [26] (➤ Abb. 1.21), die erstmals 1984 von Karin Büttner Janz implantiert wurde (➤ Kap. 4.2). Oder der Polyethylenkern ist auf einer flachen Endplatte verankert und bildet mit dem konkaven Teil der anderen Endplatte ein Gelenk. Dies ist in der eingeschränkt beweglichen ProDisc L (➤ Kap. 4.3) verwirklicht, die zuerst von Thierry Marnay 1990 implantiert wurde [27]. Beide Prothesen werden in eigenen Kapiteln später genauer behandelt. Die meisten Entwicklungen nutzen für den Kern Polyethylen oder andere Kunststoffe, die mit einer oder zwei metallenen Endplatten eine Gleitpaarung bilden. Im Jahre 1974 entwarf Hoffmann-Daimler ein solches Implantat aus zwei metallenen Endplatten mit einem komplexen Kunststoffkern [28], das jedoch nie einem Patienten implantiert wurde.

1978 patentierte Weber ein vom Prototyp leicht abweichendes Design mit zwei konkaven Polyethylenflächen und einem eiförmigen Keramikkern für lumbale und zervikale Implantation [29, 30]. Für den Kern wurden unterschiedliche Materialien verwendet, z.B. Metall [31], Teflon (Polytetrafluorethylen, PTFE) [32] und Keramik. Ojama benutzte hydroxyapatitbeschichtete Platten für eine bessere Osseointegration des Implantats [33]. Bryan und Kunzler [34] hingegen verwendeten Plattenerweiterungen, die anterior in den oberen und unteren Wirbelkörper verschraubt werden konnten.

Variationen im Platten-/Kerndesign beinhalteten einen Kern, der an einer der Platten befestigt war. Die Variation von Gordon [35] nutzte ein halbkugelartiges Führungslager, das ähnlich wie bei der ProDisc an der unteren Platte befestigt ist und mit der oberen ein Gelenk bildet. Erickson und Griffith benutzten einen konkaven Kern (➤ Abb. 1.22). Diese Bauarten erlauben Rotations- und Translationsbewegung in Abhängigkeit von der Differenz zwischen den Winkeln der konvexen und konkaven Oberflächen [36]. Das Design von Bullivant ist der ProDisc II ähnlich (➤ Abb. 1.23), jedoch ist der Kern an der oberen Platte befestigt.

Feste Platten/weicher Kern

Wenige der gerade erwähnten Bauarten erfüllen das Kriterium einer adäquaten axialen Stoßdämpfung oder versuchen die unerlässlichen viskoelastischen Eigenschaften der Bandscheibe wiederherzustellen [37]. Dies ist ein Nachteil der starren Materialien, die im Kern dieser Ausführungen verwendet werden. Einige Designs verwendeten einen gelenkbildenden Kern und versuchten, Stoßdämpfung durch den Einsatz komprimierbarer Elastomere als Material für den Kern zu erzielen. Das Design von Khvisuyks [38] besteht aus einem Silikonkissen zwischen zwei Metallplatten. Die Downey-

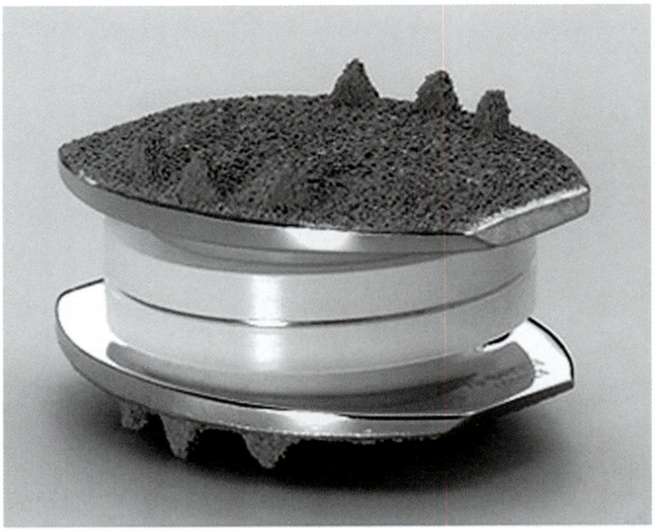

Abb. 1.21 Künstlicher Bandscheibenersatz CHARITÉ (DePuy Spine, Inc. Raynham, Massachusetts; Photo mit freundlicher Genehmigung von DePuy Spine)

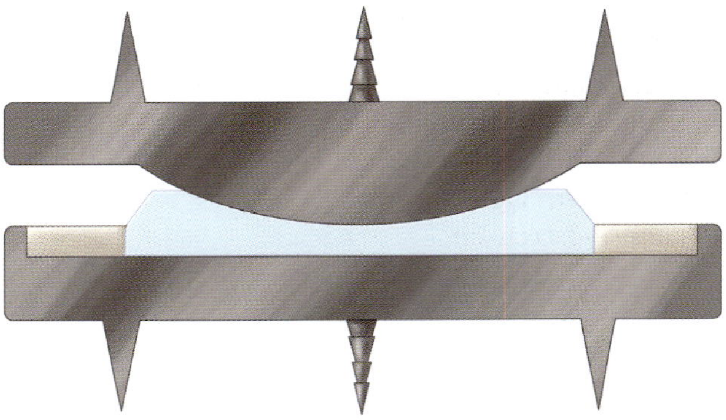

Abb. 1.22 Das Implantat von Erickson und Griffith mit einem Polymerkern, der zur Reibungsverminderung von zwei gelenkbildenden Platten umschlossen wird

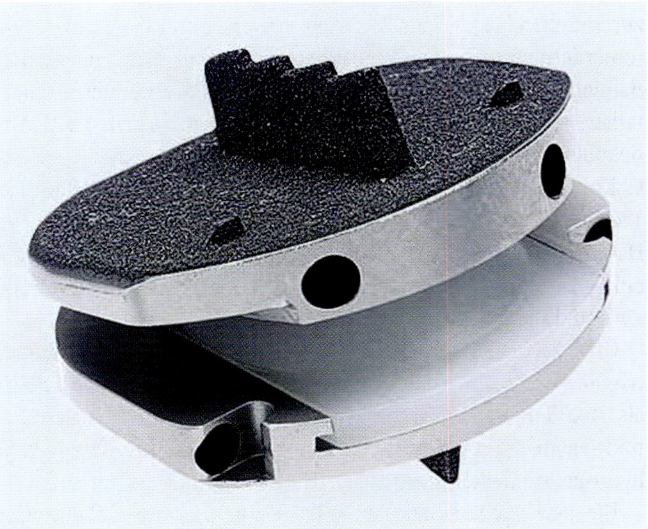

Abb. 1.23 Lumbaler Bandscheibenvollersatz Prodisc II: zwei Platten mit einem Polyethylenkern, der in der unteren Platte verankert ist (Synthes, Inc. West Chester, Pennsylvania)

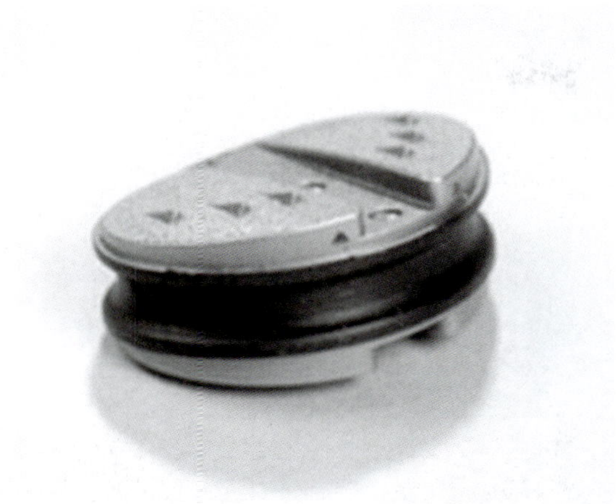

Abb. 1.24 Die zweite Generation AcroFlex-100 besteht aus einem HP-100-Silikon-Elastomerkern, der an zwei Titanplatten befestigt ist (DePuy Spine, Inc., Raynham, Massachusetts).

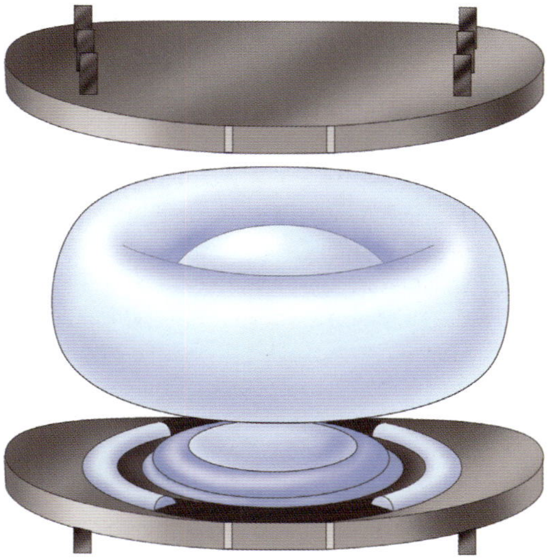

Abb. 1.25 Die Verwendung eines kringelartigen weichen Kerns in der Prothese von Viart und Marin soll seine Migration verhindern.

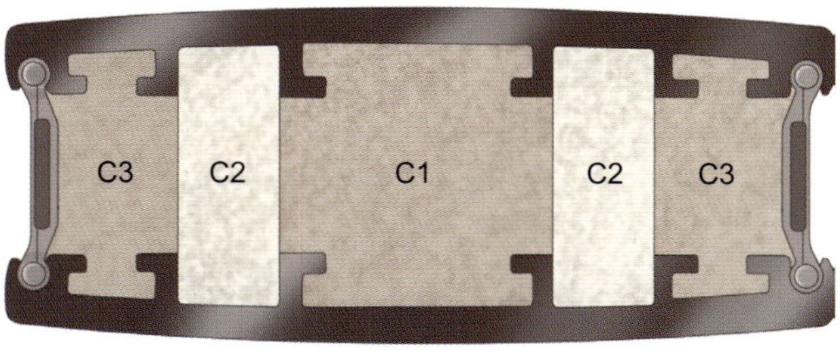

Abb. 1.26 Im Implantat von Graf wird der weiche Kern von Verzahnungen der zwei Platten gehalten, Gelenkbewegung entsteht eher durch unterschiedliche Kompression als durch Artikulation.

Prothese [39] war ähnlich, jedoch mit zwei großen Bolzen versehen, um sie in die oberen und unteren Endplatten zu verschrauben.

Ein weiteres Beispiel ist die AcroFlex von Depuy Spine (Raynham, Massachusetts) für die lumbale Implantation (➤ Abb. 1.24). Sie hat einen mit zwei Titanplatten verklebten Silikonkern [40].

Andere Entwürfe stammen von Harms et al. [41] und Oka et al. [42] und befestigen einen weichen Kern an beiden Platten. Harms beschrieb einen Silikongummikern zwischen zwei Platten aus Hartkunststoff. Okas ähnliche Erfindung bestand aus einem Verbundwerkstoff aus einem Polyvinylalkohol-Hydrogel, das von Keramik- oder Metallplatten flankiert wurde. Zdeblick und McKay [43] nutzten starre Endplatten, die durch einen Kern abgetrennt waren und ähnliche Eigenschaften hatten wie der Nucleus pulposus.

Es folgten ähnliche Designs von Graf [44–46]. Baumgartner und Takeda [47, 48] benutzten vorstehende Kanten auf der Innenseite der Platte, die den Elastomerkern umfassen, um Rotations- und Translationsbewegung sowie die Kompression zu einem Teil einzuschränken [11]. Einige Bauarten verwendeten kapselartige Elastomerkerne zwischen festen Platten mit oder ohne Spikes [49–51]. Bainville et al. erkannten das Risiko einer Migration des Implantatkerns nach einigen Millionen Zyklen und entwickelten eine Antiexpulsionsvorrichtung um den Kern, die jedoch noch eine gewisse Kompression des weichen Kerns zulässt. Die Prothesenart, die Viart und Martin (➤ Abb. 1.25) [53] entwickelten, mag durch die Doughnut-Form des Kerns eine Migration verhindern, doch ohne einen Drehpunkt in seiner Mitte wäre die Rotationsbewegung vorn und seitlich eingeschränkt.

Grafs Ziel war ein Implantat, das Bewegung durch die asymmetrische Kompression des Kissens ermöglichte, während es zugleich als Stoßdämpfer fungierte (➤ Abb. 1.26). Seine Entwurfszeichnung zeigte die standardmäßigen konkaven Endplatten und einen hydrophilen Gelkern.

Die beweglichen Bauarten mit Gelenk und fester Platte/weichem Kern berücksichtigen zusätzlich die Problematik eines höheren Reibungskoeffizienten vieler Elastomere im Vergleich zu festeren Polymeren. Die unbeweglichen Varianten mit weichem Kern, wie beispielsweise das Graf-Implantat, sind bei Translationswiderstand [54] einer erheblichen Scherbelastung ausgesetzt, was sich auf die Lebensdauer der Prothese auswirkt.

Dübelschraube

Diese Dübelimplantate ähneln stark den BAK-Interbody-Fusion-Implantaten der Fa. Zimmer [55]. Sie bestehen aus paarigen gerillten Halbzylindern, zwischen denen die funktionellen Komponenten sitzen. Ein theoretischer Vorteil dieser Implantate ist die einfache Implantation. Bryan et al. konzipierten einige dieser Implantate mit unterschiedlichen bewegungserhaltenden oder abfedernden inneren Komponenten (➤ Abb. 1.27) [56, 57]. Bryan bezeichnet die inneren Komponenten einfach als „elastische Körper“, wodurch deutlich wird, wie schwierig es ist, die idealen Materialien für diese Anwendung auszuwählen. Ebenfalls im Jahre 2000 entwickelte Cauthen [58] ein Implantat für die Halswirbelsäule, das aus zwei festen Gewindehalbzylindern zusammengesetzt war, die durch eine Kugel und eine konkave Aussparung miteinander ein

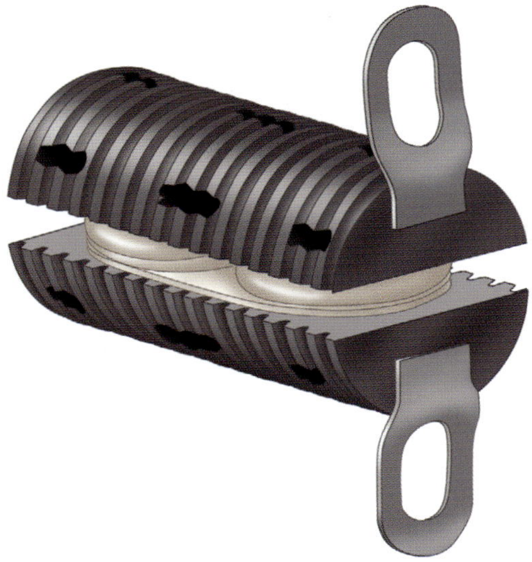

Abb. 1.27 Das zylindrische Implantat von Bryan und Kunzler wird eingeschraubt und mit Schrauben gesichert. Die elastischen Elemente befinden sich innerhalb der Prothese.

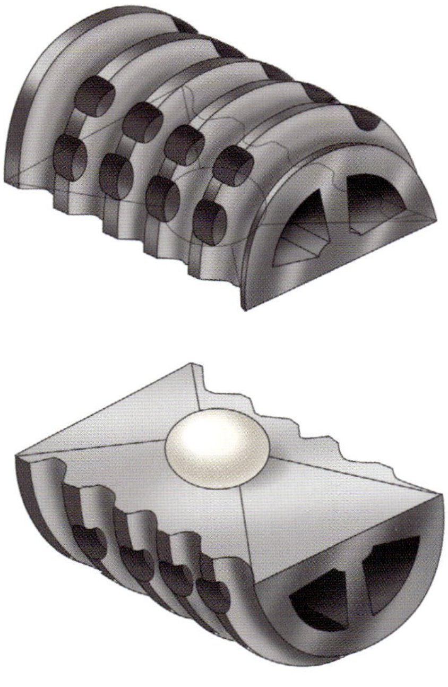

Abb. 1.28 Das Implantat von Cauthen nach dem Kugelgelenkprinzip wird eingeschraubt.

Gelenk bildeten (➤ Abb. 1.28). Mehdizadeh [59] benutzte ebenfalls zwei Gewindehalbzylinder, verband diese jedoch mit kleinen Federn, um Elastizität in das Konstrukt zu bringen [59].

Federgehäuse

Die Fähigkeit der gesunden Bandscheibe, axiale Stöße aufzunehmen, war für viele Erfinder der Anstoß, sich im Rahmen der Entwicklung eines Bandscheibenersatzes mit kleinen Federn und Gehäusen zu beschäftigen. Das Federgehäuse von Patil (➤ Abb. 1.29) soll hierbei als Prototyp gelten [60]. Es bestand aus überlappenden Gehäusehälften mit dazwischen liegenden Federn.

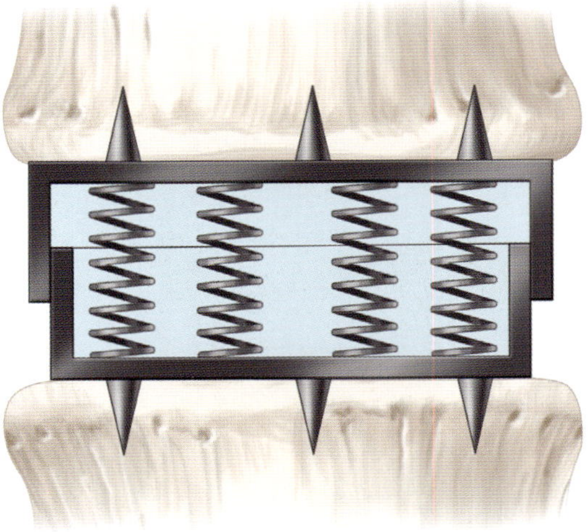

Abb. 1.29 Die verschachtelten zervikalen Platten in Patils Modell werden von Federn gespreizt, die Elastizität gewährleisten.

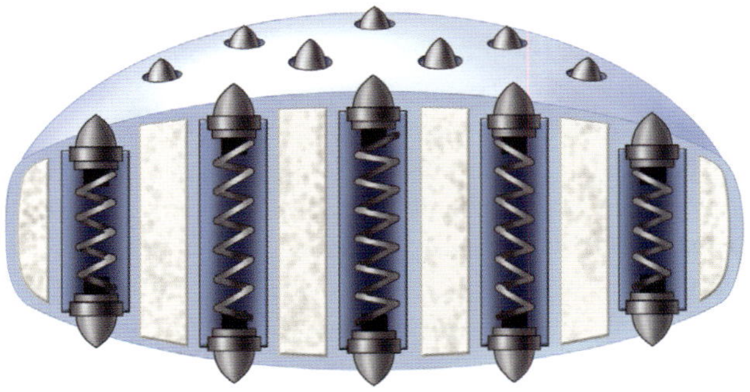

Abb. 1.30 Die Prothese von Pisharodi kann im zusammengedrückten Zustand implantiert werden. Danach spreizt sich das Implantat durch Federn auf.

Von Dumas et al. [61] wird ebenfalls ein Federplattensystem beschrieben. Beer und Beer [62] patentierten ein Implantat ähnlich dem von Patil, das jedoch zusätzlich noch mit Verschraubungsplatten zur Fixierung in den oberen und unteren Wirbelkörpern versehen war. Das komplexe Design von Butterman umfasste Kolben als Stoßdämpferelemente [63]. Das nachgebende Implantat von Pisharodi (➤ Abb. 1.30) besaß verkapselte Federgänge und war bis auf einen Bruchteil seiner ausdehnbaren Größe zusammendrückbar, um die Implantation zu erleichtern [64]. Das Federimplantat von Hedman et al. aus dem Team um Kostuik [65] wurde in große Tiermodelle implantiert und befand sich infolgedessen in einem fortgeschritteneren Entwicklungsstadium also die zuvor beschriebenen Prothesen. Das Implantat bestand aus einem Titanplattenscharnier mit dazwischen liegenden Federn, um eine elastische Konstruktion zu ergeben (➤ Abb. 1.31). Die Federn in diesem Konstrukt sollen über 100 Millionen Zyklen ohne Ausfall

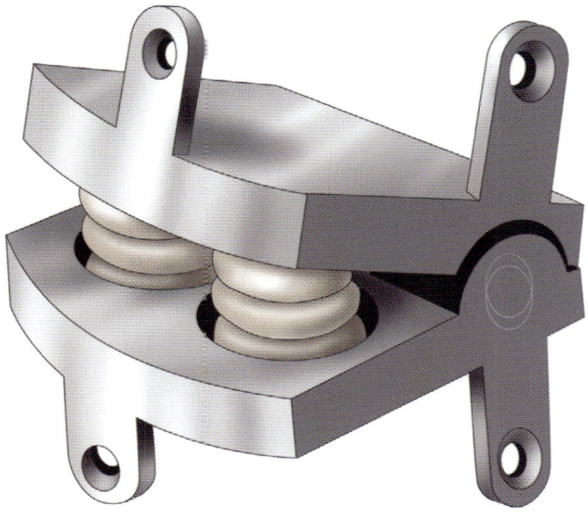

Abb. 1.31 In Kostuiks Prothese sorgen zwei Federn für die Stoßdämpfung, und die Keilform soll die lumbale Lordose aufrechterhalten.

überstanden haben und wurden mit gewissem Erfolg in ein Schafmodell implantiert [10]. Insgesamt hat jedoch der Erfolg des Konzepts mit fester Platte/festem Kern zu einer Reduzierung bei der Entwicklung von Federimplantaten geführt.

Komplexe Mechanik/Wirbelkörperersatz

Es hat viele Vorschläge für bewegungserhaltende Prothesen der Lendenwirbelsäule mit komplexen Ausführungen gegeben, die sich keiner der Kategorien zuordnen lassen. Diese komplexen mechanischen Prothesen haben das Problem, dass sie Dutzende von beweglichen Teilen aufweisen, was potenzielle Lizenzgeber abschreckt. Einfache Prothesen sind oft im Vorteil, weil bei komplizierten oder umständlichen Prothesen sowohl Produktion und Qualitätskontrolle als auch Schwierigkeiten bei der Implantation hinderlich sind. Ein gutes Beispiel ist die Prothese von Main et al. (➤ Abb. 1.32), bei der ein expandierbares System zum Einsatz kommt, das nicht nur die Bandscheibe ersetzt, sondern auch einen erheblichen Teil der benachbarten Wirbelkörper [66]. Es besteht aus einem „elastomeren Federmedium" um jede der Federplatten am jeweiligen Ende des Implantats. Viele andere Prothesen kombinieren eine Vielzahl von mechanischen Prinzipien und Eigenschaften, um die natürlichen Eigenschaften und Funktionen der Bandscheibe wiederherzustellen.

Flüssigkeitsgefüllte Beutel

Diese Implantate bestehen üblicherweise aus einem weichen, füllbaren Beutel mit bestimmten Materialeigenschaften und einer bestimmten Form, der mit Flüssigkeiten oder Gasen befüllt ist. 1975 entwickelte Froning [67] eine scheibenförmige Blase, die unbefüllt in das Bandscheibenfach eingeführt und nach korrekter Positionierung mit Flüssigkeit befüllt werden sollte. Dieses Konzept des

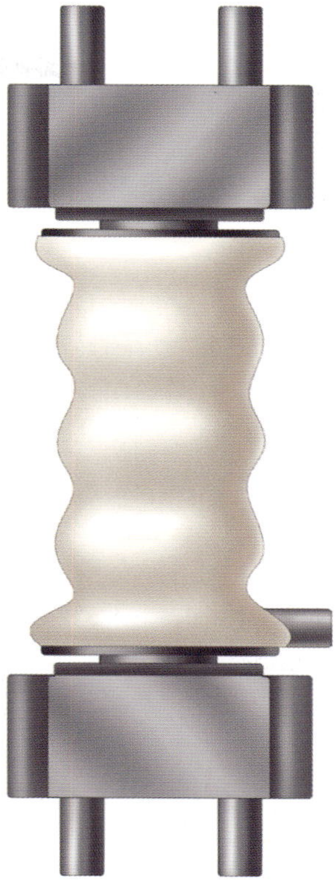

Abb. 1.32 Diese Prothese von Main ersetzt sowohl die Wirbelkörper als auch die Bandscheibe. In der Mitte des Längsteils befindet sich ein mobiles Element, das für eine gewisse normale Biomechanik auf dieser Etage sorgen soll.

Bandscheibenkissens als Bandscheibenersatz war wegen seiner Stoßdämpferfunktion und geringen Größe vor der Implantation sehr verbreitet. Einige andere Prothesen wiesen Variationen hinsichtlich Größe, Form, Material und Füllmedium auf [68–78].

Einfache Elastomer-/Polymer-Prothesen

Die Beobachtung, dass einige Polymere ähnliche viskoelastische Eigenschaften wie die Bandscheiben besitzen, hat zu Versuchen geführt, diese Altmaterialien für einfachen Bandscheibenersatz zu verwenden [79]. Viele dieser Ausführungen waren ziemlich einfach und benutzten einen Polymerabdruck in Form der Bandscheibe. Der Prototyp von Nachemson im Jahre 1950 sollte den Nucleus pulposus mit einem elastischen Material, z.B. Silikon, ersetzen [80]. Neben Silikon kamen aber auch verschiedene andere Materialien mit ähnlicher Komprimierbarkeit und Reibung zum Einsatz [81–83]. Der Hauptunterschied ist, dass zur Gelenkbildung hier keine künstliche Endplatte, sondern die natürlichen knorpeligen bzw. knöchernen Endplatten benutzt werden. Daneben sind aber auch noch viele weitere Ausführungen erwähnenswert [84, 85].

Obwohl die physikalischen Eigenschaften des natürlichen Nucleus pulposus (NP) und dieser Werkstoffe vergleichbar sind, bleiben diese Eigenschaften durch die natürliche Regenerationsfähigkeit des

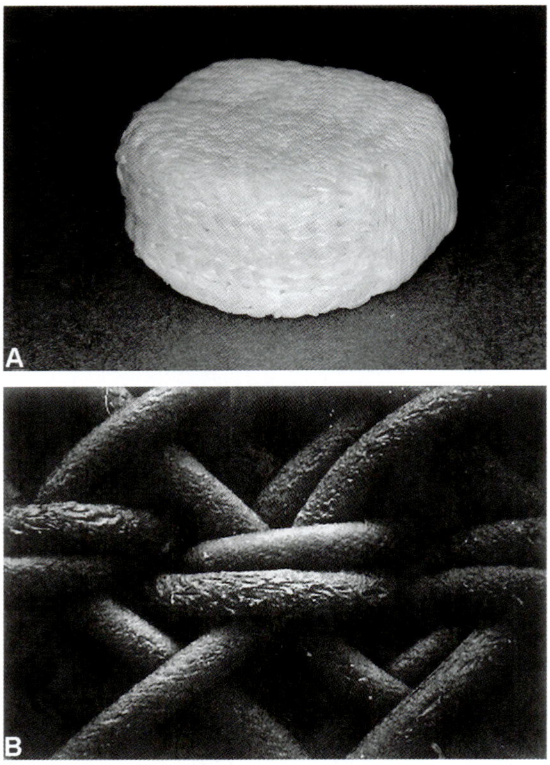

Abb. 1.33 Kotani benutzte weiterentwickelte Polymertechniken, um eine dreidimensionale Scheibenstruktur aus ultrahochmolekularen Polyethylenfasern (UHWMPE) zu weben. Keramikgranulat auf der Oberfläche soll das Einwachsen in die Umgebung erleichtern [86].

Nucleus pulposus über Jahrzehnte erhalten, wohingegen auch der elastischste Werkstoff über diesen Zeitraum Abnutzung zeigt. Die gewobene Prothese von Kotani [86] (➤ Abb. 1.33) mag weniger anfällig für Scherkräfte sein, könnte aber erhebliche Fremdkörperreaktionen durch Abbaupartikel der Mikrofaser auslösen [87].

Spiralige Nukleoplastie

Viele dieser Implantate ähneln den gerade erwähnten Elastomerprothesen. Das Neue daran ist, dass das Elastomer durch eine deutlich kleinere Anulotomie implantiert werden kann. Dies ist einer der wenigen Prothesentypen, die nach Entfernung des Kerns durch einen minimal-invasiven posterioren Zugang eingeführt werden können. 1975 patentierte Stubstad sein aufgerolltes Elastomerimplantat (➤ Abb. 1.34) [88], das Anregung zu vielen ähnlichen Entwürfen gegeben hat, die unter dem Überbegriff spiralige Nukleoplastie geführt werden [89].

In-situ-Polymerisation

Untersucht wurden Hydrogele und andere biokompatible Polymere. Dieses Konzept ist vorteilhaft, da man es möglicherweise durch einen minimal-invasiven posterioren Zugang umsetzen kann. Trotz der Vorteile weist diese Ausführung keinen Zersetzungswi-

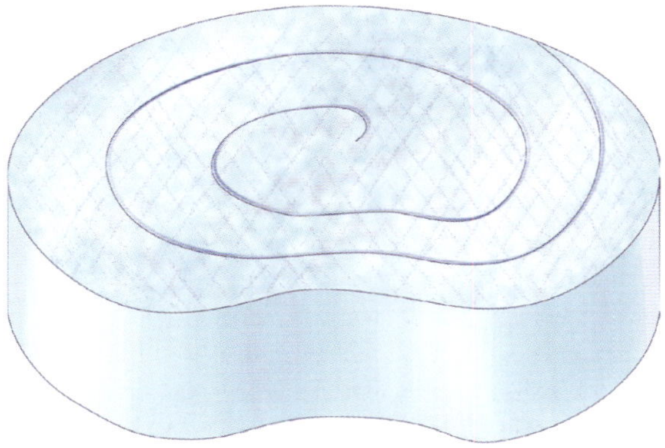

Abb. 1.34 Die spiralige Variante des Stubstad-Elastomerimplantats, das minimal-invasiv hätte implantiert werden können.

derstand auf. Die Wirksamkeit eines solchen Systems kann durch die Herausforderungen, die sich aus der Polymerresorption und -zersetzung ergeben, beeinträchtigt werden.

Biologisches Implantate

Zellen haben die bemerkenswerte Eigenschaft, Gewebe von beeindruckender Elastizität zu bilden, das fest, aber dennoch flexibel ist. Sowohl biologisches als auch synthetisches Material mit diesen Eigenschaften ist für Abnutzung anfällig und kann sogar versagen. Nur lebendes Gewebe hat die einzigartige Eigenschaft, sich anzupassen und zu regenerieren. Dadurch kann das Gewebe Elastizität wiedererlangen bzw. sogar erhöhen. Leider können diese Eigenschaften aber auch zu einer pathologischen Remodellierung führen, und zwar bis zu einem Stadium, in dem diese natürlichen Eigenschaften wie bei der degenerativen Bandscheibenerkrankung verloren gehen [90, 91]. Nichtsdestotrotz ist es eigentlich ganz vernünftig, davon auszugehen, dass Bewegungserhaltung der Wirbelsäule am besten durch genaue Wiederherstellung des lebenden Gewebes erreicht wird. Aus diesem Grunde haben viele Forscher nach geeigneten Zellen, Carriern und Implantationstechniken gesucht, um die Bandscheibenzellen zu regenerieren [92, 93].

Die meisten Konzepte sehen eine Wiederherstellung des dehydrierten Nucleus pulposus vor. Zwei zelluläre Kandidaten haben sich durchgesetzt: 1. Chondrozyten, die große Mengen an Aggrecan produzieren – die Substanz, die Wasser bindet und dadurch der Bandscheibe ihre viskoelastischen Eigenschaften verleiht, und 2. mesenchymale Stammzellen, die sich sowohl in Nucleus-pulposus-ähnliche Zellen vermehren als auch differenzieren können. Auf diesen Gebieten wird aktuell geforscht; ihnen ist ein späteres Kapitel gewidmet (➤ Kap. 10.1).

Lehren aus der Vergangenheit

Wir haben einige Lektionen über Wirbelsäulenimplantate gelernt. Die Kontaktfläche zwischen Implantat und Endplatte des Wirbelkörpers muss maximal sein, um ein Einsinken der Prothese zu verhindern [11]. Dies ist eine Lehre aus der Fernström-Kugel, die nur eine kleine Kontaktfläche hatte. Eine größere Kontaktfläche erlaubt breitere Lastverteilung und bedeutet eine geringere Belastung der Endplatten. Der Einsatz von festen Materialien beim Bandscheibenvollersatz bedeutet allerdings auch immer einen anterioren Zugang.

Die komplexe Rolle der Bandscheibe, die sowohl viskoelastische Lastverteilung als auch gelenkige Bewegung erlaubt, stellt für die Implantatentwicklung eine Herausforderung dar. Gängige Modelle wie die CHARITÉ III ™ und die Prodisc II konzentrieren sich auf Bewegungserhaltung und haben die Überlegungen zur Viskoelastizität größtenteils hinter sich gelassen. Andere Modelle, welche die viskoelastischen Eigenschaften von Silikon oder die elastischen Eigenschaften von Federn oder Kolben nutzen, legen auf Bewegungserhaltung, insbesondere in Bezug auf die schräge Ebene, weniger Wert. Es gab nur wenige Versuche, beide Eigenschaften in einem Implantat zu verwirklichen, und keiner war erfolgreich. In der Tat hat sich gezeigt, dass sich für Millionen von Gelenkbewegungszyklen am besten harte Werkstoffe mit einem geringen Reibungskoeffizienten wie beispielsweise Metalle, Polyethylene und Keramik ohne zusätzliche viskoelastische Eigenschaften eignen.

1.2.4 Fazit

Jedes der vorgestellten Konzepte versucht, eine oder mehrere der grundlegenden biomechanischen Eigenschaften der Bandscheibe nachzuahmen. Für die wenigen untersuchten Bandscheibenvollprothesen werden die klinischen Langzeitergebnisse auch weiterhin ausgewertet, und diese Ergebnisse werden das Design der nächsten Generation von Bandscheibenvollprothesen beeinflussen. Chirurgen müssen sehr vorsichtig sein, wenn sie neue Verfahren anwenden, deren langfristige Wirksamkeit noch nicht erwiesen ist. Den hohen Erwartungshaltungen der Patienten wird man am besten durch umsichtige klinische Auswahl der besten und nicht der neuesten Behandlung gerecht.

LITERATUR

[1] Vernon-Roberts B, Pirie CJ: Degenerative changes in the intervertebral discs of the lumbar spine and their sequelae. Rheumatology 16: 13–19, 1977.
[2] Ibrahim T, Tleyjeh IM, Gabbar O: Surgical versus non-surgical treatment of chronic low back pain: a meta-analysis of randomised trials. Int Orthop 32(1): 107–13, 2008.
[3] Lotz JC, Hsieh AH, Walsh AL, et al: Mechanobiology of the intervertebral disc. Biochem Soc Trans 30: 853–858, 2002.
[4] Aoki Y, Akeda K, An H, et al: Nerve fiber ingrowth into scar tissue formed following nucleus pulposus extrusion in the rabbit annular puncture disc degeneration model: effects of depth of puncture. Spine 31: E774–E780, 2006.
[5] McCarthy PW: Innervation of lumbar intervertebral disks – a review. J Peripher Nerv Syst 3: 233–242, 1998.
[6] Chow DH, Luk KD, Evans JH, Leong JC: Effects of short anterior lumbar interbody fusion on biomechanics of neighboring unfused segments. Spine 21: 549–555, 1996.
[7] Padua R, Padua S, Aulisa L, et al: Patient outcomes after Harrington instrumentation for idiopathic scoliosis: a 15- to 28-year evaluation. Spine 26: 1.268–1.273, 2001.
[8] Ghiselli G, Chen J, Kaou M, et al: Adjacent segment degeneration in the lumbar spine. J Bone Joint Surg 86: 1.497–1.503, 2004.
[9] Eck JC, Humphreys SC, Hodges SD: Adjacent-segment degeneration after lumbar fusion: a review of clinical, biomechanical, and radiologic studies. Am J Orthop 28: 336–340, 1999.
[10] Kostuik JP: Intervertebral disc replacement: Experimental study. Clin Orthop Rel Res 337: 27–41, 1997.
[11] Szpalski M, Gunzburg R, Mayer M: Spine arthroplasty: a historical review. Eur Spine J 11: 65–84, 2002.
[12] Fernström U: Arthroplasty with intercorporal endoprothesis in herniated disc and in painful disc. Acta Chir Scand Suppl 357: 154–159, 1966.
[13] Charnley J: The long-term results of low-friction arthroplasty of the hip performed as a primary intervention. J Bone Joint Surg Br 54: 61–76, 1972.
[14] Ibo I, Pierotto E (Erfinder): Prosthesis of the cervical intervertebrales disk. US-Patent 5,755,796, 26. Mai 1998.
[15] Graham DV (Erfinder): Artificial disk. US-Patent 5,246,458, 21. September 1993.
[16] Mazda (Erfinder): Prothèse discale intervertébrale, französisches Patent 2694882, 1994.
[17] Xavier R, Xavier S, Xavier S (Erfinder): Vertebral body prosthesis. US-Patent 6,063,121, 16. Mai 2000.
[18] Sabitzer and Fuss, österreichisches Patent 405237B, 1997.
[19] Kehr, europäisches Patent 069926, 1996.
[20] Salib RM, Pettine KA (Erfinder): Intervertebral disk arthroplasty. US-Patent 5,258,031, 2. November 1993.
[21] Shinn GL, Tate JD (Erfinder): Artificial intervertebral disk prosthesis. US-Patent 5,683,465, 4. November 1997.
[22] Yuan HA (Erfinder): Low wear artificial spinal disc. US-Patent 5,676,701, 14. Oktober 1997.
[23] Shelokov AP (Erfinder): Articulating spinal disc prosthesis. US-Patent 6,039,763, 21. März 2000.
[24] Lesoin et al., französisches Patent 2718635, 1995.
[25] Cauthen JC (Erfinder): Articulating spinal implant. US-Patent 6,179,874, 30. Januar 2001.
[26] Link HD: History, design and biomechanics of the LINK SB Charité artificial disc. Eur Spine J 11: 98–105, 2002.
[27] Rousseau MA, Bradford DS, Bertagnoli R, et al: Disc arthroplasty design influences intervertebral kinematics and facet forces. Spine J 6: 258–266, 2006.
[28] Hoffman-Daimler, deutsches Patent 2263842, 1974.
[29] Weber, Schweizer Patent 624673, 1978.
[30] Weber, Schweizer Patent 640131, 1979.
[31] Keller A (Erfinder): Surgical instrument set. US-Patent 4,997,432, 5. März 1991.
[32] Savchenko et al., russisches Patent 2140229, 1999.
[33] Ojima, europäisches Patent 0317972, 1989.
[34] Bryan V, Kunzler A (Erfinder): Human spinal disc prosthesis. US-Patent 5,865,846, 2. February 1999.
[35] Gordon J (Erfinder): Intervertebral disc replacement prothesis. US-Patent 20050234553, 20. Oktober 2005.
[36] Huang RC, Giardi FP, Commisa FP Jr, Wright TM: The implications of constraint in lumbar total disc replacement. J Spinal Discord Tech 16: 412–417, 2003.
[37] Vuono-Hawkins M, Langiana NA, Parsons JR, et al: Materials and design concepts for an intervertebral disc spacer. II. Multidurometer composite design. J Appl Biomater 6: 117–123, 1995.
[38] Khvisuyk, russisches Patent 895433, 1982.
[39] Downey EL (Erfinder): Vertebra prosthesis. US-Patent 5,147,404, 15. September 1992.
[40] Fraser RD, Ross ER, Lowery GL, et al: AcroFlex design and results. Spine J 4: 245–251, 2004.
[41] Harms et al, deutsches Patent 3911610, 1990.
[42] Oka M, Gen S, Ikada Y, Okimatsu H (Erfinder): Artificial intervertebral disc. US-Patent 5,458,643, 17. Oktober 1995.

[43] Zdeblick and McKay, Weltpatent 0074606, 2000.
[44] Graf, französisches Patent 2772594, 1999.
[45] Graf, französisches Patent 2775891, 1999.
[46] Graf, französisches Patent 2801782, 1999.
[47] Baumgartner, europäisches Patent 0566810, 1992.
[48] Takeda M (Erfinder): Display apparatus. US-Patent 5,270,697, 14. Dezember 1993.
[49] Grammon und Gauchet, französisches Patent 2723841, 1996.
[50] Ratron, Yves-Alain (Erfinder): Elastic disc prosthesis. US-Patent 5,676,702, 14. Oktober 1997.
[51] Bisserie M (Erfinder): Intervertebral disk prosthesis. US-Patent 5,702,450, December 30, 1997.
[52] Bainville D, Laval F, Roy-Camille R, et al. (Erfinder): Intervertebral disk prosthesis. US-Patent 5,674,294, 7. Oktober 1997.
[53] Viart and Marin, französisches Patent 2895985, 2001.
[54] Bao QB, Yuan HA: Prosthetic disc replacement: the future. Clin Orthop Rel Res 394: 139–145, 2002.
[55] Nibu K, Panjabi MM, Oxland T, Cholewicki J: Multidirectional stabilizing potential of BAK interbody spinal fusion system for anterior surgery. J Spinal Disord 10: 357–362, 1997.
[56] Bryan V, Kunzler A (Erfinder): Human spinal disc prosthesis. US-Patent 5,865,846, 2. Februar 1999.
[57] Bryan et al., Weltpatent 0013620, 2000.
[58] Cauthen JC (Erfinder): Articulating spinal implant. US-Patent 6,019,792, 1. Februar 2000.
[59] Mehdizadeh HM (Erfinder): Disc replacement prosthesis. US-Patent 6,231,609, 15. Mai 2001.
[60] Patil AA (Erfinder): Artificial intervertebral disc. US-Patent 4,309,777, 12. Januar 1982.
[61] Dumas et al., französisches Patent 2734148, 1996.
[62] Beer JC, Beer JM (Erfinder): Synthetic intervertebral disc. US-Patent 5,458,642, 17. Oktober 1995.
[63] Butterman GR (Erfinder): Intervertebral prosthetic device. US-Patent 5,827,328, 27. Oktober 1998.
[64] Pisharodi M (Erfinder): Artificial spinal prosthesis. US-Patent 5,123,926, 23. Juni 1992.
[65] Hedman TP, Kostuik JP, Fernie GR, Maki B (Erfinder): Artificial spinal disc. US-Patent 4,759,769, 26. Juli 1988.
[66] Main JA, Wells ME, Keller TS (Erfinder): Vertebral prosthesis. US-Patent 4,932,975, 12. Juni 1990.
[67] Froning EC (Erfinder): Intervertebral disc prosthesis and instruments for locating same. US-Patent 3,875,595, 8. April 1975.
[68] Edeland HG: Suggestions for a total elasto-dynamic intervertebral disc prosthesis. Biomater Med Devices Artif Organs 9: 65–72, 1981.
[69] Monson GL (Erfinder): Synthetic intervertebral disc prosthesis. US-Patent 4,863,477, 5. September 1989.
[70] Frey O, Koch R, Planck HMF (Erfinder): Joint endoprosthesis. US-Patent 4,932,969, 12. Juni 1990.
[71] Strong MD (Erfinder): Method of determining the quality of a crimped electrical connection. US-Patent 5,197,186, 30. März 1993.
[72] Baumgartner W (Erfinder): Intervertebral prosthesis. US-Patent 5,171,280, 15. Dezember 1992.
[73] Fuhrmann G, Gross U, Kaden B, et al, inventors: Intervertebral disk endoprosthesis. US-Patent 5,002,576, 26. März 1991.
[74] Monteiro, spanisches Patent 2094077, 1997.
[75] Krapiva PI (Erfinder): Disc replacement method and apparatus. US-Patent 5,645,597, 8. Juli 1997.
[76] Gauchet, Weltpatent 0035387, 2000.
[77] Minda and Schmidt, europäisches Patent 1157675, 2001.
[78] Weber and Da Silva, Weltpatent 0190786, 2001.
[79] Kennedy JP: From thermoplastic elastomers to designed biomaterials. J Polymer Sci Part A: Polymer Chemistry 43: 2.951–2.963, 2005.
[80] Carl A, Ledet E, Yuan H, Sharan A: New developments in nucleus pulposus replacement technology. Spine J 4: 325–329, 2004.
[81] Schneider PG, Oyen R: Surgical replacement of the intervertebral disc. First communication: replacement of lumbar discs with silicon rubber. Theoretical and experimental investigations (author's transl). Z Orthop Ihre Grenzgeb 112: 1078–1086, 1974.
[82] Schneider PG, Oyen R: Proceedings: Disk displacement. Experimental studies – clinical consequences. Z Orthop Ihre Grenzgeb 112: 791–792, 1974.
[83] Kuntz JD, inventor: Intervertebral disc prosthesis. US-Patent 4.349.921, 21. September 1982.
[84] Marcolongo und Lowman, Weltpatent 0132100, 2001.
[85] Banks, Weltpatent 0112107, 2001.
[86] Kotani Y, Abumi K, Shikinami Y, et al: Artificial intervertebral disc replacement using bioactive three-dimensional fabric: design, development, and preliminary animal study. Spine 27: 929–935, 2002.
[87] Willert HG: Reactions of the articular capsule to wear products of artificial joint prostheses. J Biomed Mater Res 11: 157–164, 1977.
[88] Stubstad JA, Urbaniak JR, Kahn P, inventors: Prosthesis for spinal repair. US-Patent 3.867.728, 25. Februar 1975.
[89] Studer und Schärer, europäisches Patent 1.157.876, 2001.
[90] Duance VC, Crean JK, Sims TJ, et al: Changes in collagen crosslinking in degenerative disc disease and scoliosis. Spine 23: 2.545–2.551, 1998.
[91] Crean JK, et al: Matrix metalloproteinases in the human intervertebral disc: role in disc degeneration and scoliosis. Spine 22: 2.877–2.884, 1997.
[92] Crevensten G, Walsh AJ, Ananthakrishnan E, et al: Intervertebral disc cell therapy for regeneration: mesenchymal stem cell implantation in rat intervertebral discs. Ann Biomed Eng 32: 430–434, 2004.
[93] Lotz JC, Kim AJ: Disc regeneration: why, when, and how. Neurosurg Clin N Am 16: 657–663, vii, 2005.

1.3 Verbessertes Wissen der Wirbelsäulenanatomie für zervikale und lumbale Nonfusion-Eingriffe

Daniel R. Fassett, Shiveindra B. Jeyamohan, Alexander R. Vaccaro und Peter G. Whang

! KERNAUSSAGEN

- Eine detaillierte Kenntnis der Umgebungs- und Wirbelanatomie ist für die korrekte Positionierung bewegungserhaltender Wirbelsäulenimplantate unabdingbar.
- Eine schlechte Ausrichtung bewegungserhaltender Wirbelsäulenimplantate kann einen nachteiligen Einfluss auf die Biomechanik der Wirbelsäule haben.
- Die funktionelle Wirbelsäuleneinheit, die aus zwei benachbarten Wirbeln zusammengesetzt ist, die an der Bandscheibe und den Facettengelenken ein Gelenk bilden, weist im Bereich der Hals- und Lendenwirbelsäule einzigartige Merkmale auf. Diese Merkmale tragen zu den biomechanischen Eigenschaften dieser Regionen bei.
- An der Halswirbelsäule tragen die Unkovertebralgelenke, auch wenn sie häufig die Ursache für eine Nervenkompression sind, signifikant zur Segmentstabilität bei.
- An der Lendenwirbelsäule sind bei der Positionierung und Entwicklung bewegungserhaltender Technologien die größere Wirbelgröße und Struktur der Endplatten, die relativ enge Winkelbeziehung zwischen axialem Rotationszentrum und Facetten, die Bedeutung der Bandstrukturen für die Stabilität und die Komplexität der umgebenden Anatomie bei chirurgischen Eingriffen in dieser Wirbelsäulenregion berücksichtigt werden. Bewegungsschonende Strategien werden entwickelt und als Alternative zur Fusion bei degenerativen Erkrankungen der Wirbelsäule (z.B. axiales Schmerzsyndrom, Radikulopathie und gelegentlich auch Myelopathie) eingesetzt. Eingriffe zum Bandscheibenvollersatz der Hals- und Lendenwirbelsäule werden in Europa bereits

seit mehr als einem Jahrzehnt durchgeführt. In den USA wurden bereits mehrere klinische Testreihen für einen lumbalen Bandscheibenersatz abgeschlossen; klinische Tests für die Halswirbelsäule werden gerade durchgeführt. Zusätzlich wird aktuell an neuen Technologien wie z.B. dem Ersatz des Nucleus pulposus und an posterioren bewegungserhaltenden Implantaten geforscht.

- Das Hauptargument für eine bewegungserhaltende Operation ist eine Reduktion der Degeneration von Nachbarsegmenten, die nach Fusionseingriffen infolge ihrer erhöhten Beanspruchung zu erwarten ist. Obwohl für eine Degeneration benachbarter Segmente wahrscheinlich viele Faktoren verantwortlich sind, gibt es glaubhafte Anhaltspunkte dafür, dass eine Fusionsoperation eine Spondylose an benachbarten Segmenten beschleunigt. Außerdem werden durch bewegungserhaltende Technologien möglicherweise Nebenerkrankungen wie z.B. Knochenspanablösung und Pseudoarthrose vermieden, die in Zusammenhang mit Fusionsoperationen auftreten.

Um den möglichen Nutzen einer Wiederherstellung der normalen Biomechanik und einer Vermeidung von Belastungen benachbarter Segmente zu erkennen, ist es zwingend erforderlich, dass bewegungserhaltende Implantate präzise eingebracht werden und dass die Technologien harmonisch und biomechanisch korrekt mit der Umgebungsanatomie arbeiten. Die genaue Positionierung der bewegungserhaltenden Implantate setzt umfassende Kenntnisse der umgebenden Anatomie, des Bandscheibenfachs sowie der radiologischen Anatomie voraus.

1.3.1 Anatomie der funktionellen Wirbelsäuleneinheit

Die funktionelle Wirbelsäuleneinheit entsteht durch die Gelenkverbindung zweier benachbarter Wirbel, der Bandscheibe anterior und des Facettenkomplexes posterior (➤ Abb. 1.35). Die Bandscheibe ist eine komplexe Struktur und besteht innen aus dem Nucleus pulposus, der von einem dichten Anulus fibrosus umgeben und superior und inferior durch die knorpeligen Endplatten der benachbarten Wirbelkörper begrenzt ist. Der zentrale Nucleus pulposus besitzt eine sehr spärliche Zellpopulation und besteht größtenteils aus einer extrazellulären Matrix aus hydrophilen Proteoglykanen und Typ-II-Kollagen. Die hydrophile Natur eines gesunden Nucleus pulposus zieht Wasser in den Nukleus, um den hydrostatischen Druck innerhalb des Zwischenwirbelraums aufrechtzuerhalten und den umliegenden Anulus fibrosus und Bandstrukturen anzuspannen. Der Anulus fibrosus besteht überwiegend aus Schichten von Typ-I-Kollagenfasern, die in einem wechselnden Lamellenmuster angeordnet sind (➤ Abb. 1.36). Innerhalb einer einzelnen Lamellenschicht des Anulus sind alle Kollagenfasern bei einer Ausrichtung von ungefähr 30° zu den horizontalen Endplatten gleich ausgerichtet. Nachfolgende Schichten des Anulus sind in einem wechselnden Muster angeordnet, wobei eine Schicht schräg

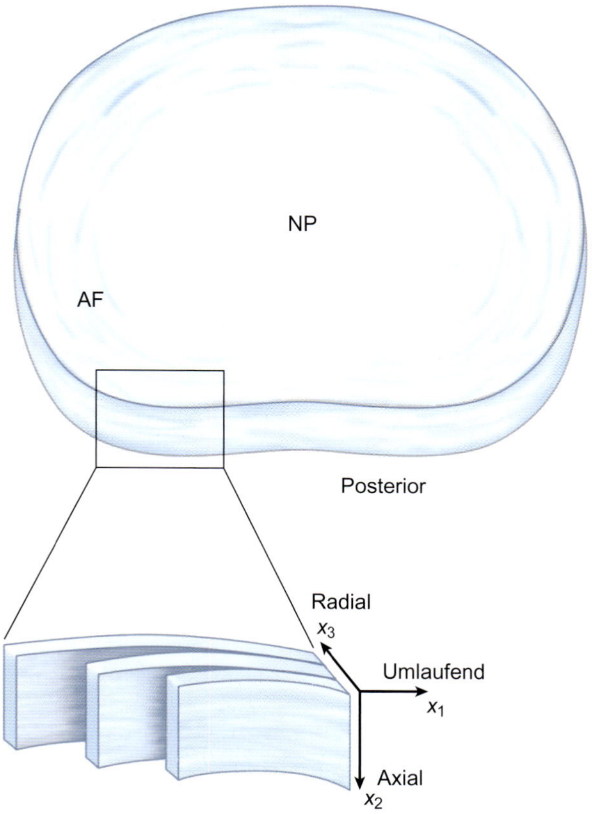

Abb. 1.36 Die Bandscheibe besteht aus einem zentralen gallertartigen Kern, dem Nucleus pulposus (NP), der lateral vom dichten Anulus fibrosus (AF) umgeben ist. Die Lamellenstruktur des Anulus mit einem wechselnden Muster aus Kollagenfasern sorgt für eine ausgezeichnete Reißfestigkeit, um Scherkräften widerstehen zu können.

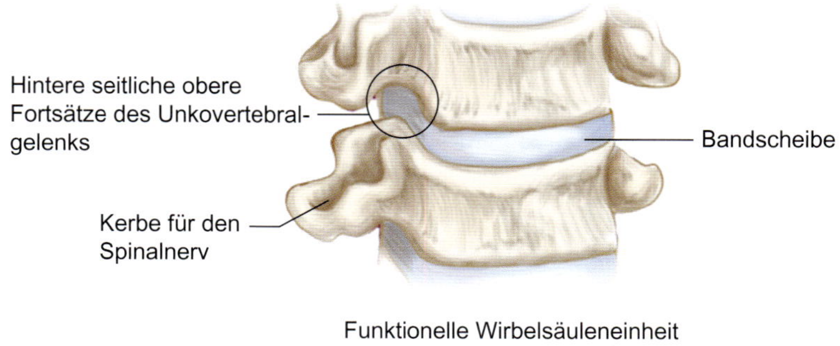

Abb. 1.35 Eine funktionelle Wirbelsäuleneinheit besteht aus einer anterioren Bandscheibe und posterioren Facetten, die zusammenwirken, um Bewegung zwischen benachbarten Wirbeln zu ermöglichen, während sie zur Aufrechterhaltung der Wirbelsäulenausrichtung und zum Schutz der Nervenelemente gleichzeitig Stabilität gewährleisten.

nach rechts und die nächste Schicht schräg nach links ausgerichtet ist. Man hat dieses wechselnde Lamellenmuster des Anulus mit einem Radialreifen verglichen, der über eine hervorragende Zugfestigkeit verfügt, um Scherkräften zu widerstehen und ein Zerreißen zu verhindern. Die Kombination von Nucleus pulposus und Anulus fibrosus der Bandscheibe bewirkt an jedem Wirbelsegment biomechanische Stabilität; der Nukleus fängt Druckbelastungen ab, und der Anulus widersetzt sich zusammen mit den Facettengelenken und Bändern den Scherkräften.

Die knorpeligen Endplatten, welche die obere und untere Grenze der Bandscheibe bilden, bestehen ursprünglich aus Hyalinknorpel, der mit dem Alter verkalkt. Unterhalb der Knorpelendplatten befindet sich subchondraler Knochen, dessen Stärke je nach Wirbelsäulenetage und Lage innerhalb des Zwischenwirbelraums variieren kann. Die Wirbelendplatten sind sehr wichtige anatomische Strukturen für anteriore bewegungserhaltende Technologien, denn bei einigen anderen bewegungserhaltenden Implantaten wurde ein Einsinken in die Endplatten beobachtet. Im Bereich der Lendenwirbelsäule sind die Wirbelendplatten an den äußeren Rändern des Zwischenwirbelraums am stärksten und im zentralen Teilbereich am schwächsten. Bei der Halswirbelsäule sind die oberen Endplatten am stärksten an den dorsalen Rändern und die unteren Endplatten am stärksten an den ventralen Rändern. Die Endplatten sind auch für die Nährstoffversorgung des benachbarten avaskulären Zwischenwirbelraums verantwortlich und können bei Therapieansätzen zur Bandscheibenregeneration der limitierende Faktor sein.

Die Facetten vervollständigen die funktionelle Wirbelsäuleneinheit, wobei Größe und Ausrichtung der Facetten von ihrer Position innerhalb der Wirbelsäule abhängig sind. Bei der Halswirbelsäule sind die Facetten in der Frontalebene mehr vertikal ausgerichtet, und das Flächenverhältnis bei der Facette-zu-Bandscheibe-Oberfläche ist bei der Halswirbelsäule größer als bei der Lendenwirbelsäule. Darüber hinaus sind die zervikalen Facetten in einem größeren Winkel zur axialen Drehachse (größerer Wirkbogen) angeordnet als bei der Lendenwirbelsäule und haben deshalb einen größeren Anteil an der axialen Stabilität (➤ Abb. 1.37). Aufgrund all dieser Faktoren geht man davon aus, dass die zervikalen Facetten stärker zur Rotationsstabilität beitragen. Aus diesem Grund sollte ein zervikaler Bandscheibenersatz biomechanisch „besser“ sein können als ein lumbaler Bandscheibenersatz [1].

Die Bänder der Wirbelsäule sind für die Stabilisierung ebenfalls wichtig und sollten bei der Anwendung bewegungsschonender Technologien berücksichtigt werden. Zur Wirbelsäulenstabilität tragen das anteriore longitudinale Ligament (ALL), das posteriore longitudinale Ligament (PLL), das Lig. flavum (LF), die kapselförmigen Bänder der Facetten und die Ligamenta interspinalia bei (➤ Abb. 1.38A). Das ALL verläuft entlang der anterioren Seite der Wirbelsäule; es beginnt am anterioren Rand des Hinterhauptlochs und erstreckt sich bis zur anterioren Oberfläche des Kreuzbeins. Es wird beim Übergang in die Lendenwirbelsäule breiter und stärker und ist am dicksten über den Bandscheibenzwischenräumen. An den Bandscheibenzwischenräumen laufen die tiefen Fasern des ALL nur einen Zwischenraum entlang und verankern die benachbarten Wirbelkörper miteinander.

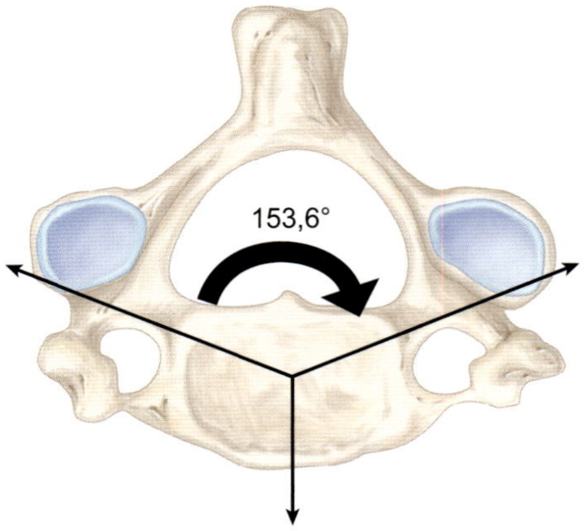

Abb. 1.37 Der Wirkbogen (engl. *Arc of Influence,* AOI) ist der Winkel zwischen dem Zentrum der axialen Drehachse und den posterioren Facetten. Bei der Halswirbelsäule sind die Facetten in Relation zur axialen Drehachse weiter (größerer AOI) und weisen eine höhere Stabilität gegenüber axialen Scherkräften auf.

Das posteriore longitudinale Ligament (PLL) verläuft ebenfalls an der gesamten Wirbelsäule entlang der posterioren Oberfläche der Wirbelkörper. Das PLL ist schmal, in der Mittellinie über den Wirbelkörpern sehr dick und läuft als zusätzliche Stützvorrichtung lateral über die Bandscheibenzwischenräume (➤ Abb. 1.38B). Das Lig. flavum (LF) ist ein gelbes Band und läuft zwischen benachbarten Wirbelbögen von der Unterseite der inferioren Seite des oberen Wirbelbogens zur Oberseite des unteren Wirbelbogens (➤ Abb. 1.38C).

In der Lendenwirbelsäule besitzen das ALL und das PLL die höchste Reißfestigkeit, während in der Halswirbelsäule die kapselförmigen Bänder und das LF eine höhere Reißfestigkeit aufweisen als das ALL und das PLL. Eine Zerstörung eines dieser Bänder während eines bewegungserhaltenden Eingriffs kann eine ungünstige Auswirkung auf die Biomechanik der funktionellen Wirbelsäuleneinheit haben. Es gibt Mutmaßungen darüber, dass ein Durchtrennen des ALL während eines lumbalen Bandscheibenersatzes zu Rotationsdeformitäten beitragen kann, wie sie bei einigen Eingriffen aufgetreten sind [1].

1.3.2 Anatomie der anterioren Halswirbelsäule

Umgebungsanatomie

Der anteriore Zugang zur Halswirbelsäule ist einer der am häufigsten durchgeführten Zugänge in der Wirbelsäulenchirurgie und kann die ventrale Wirbelsäule von C2 bis T2 freilegen. Die Schnittebene wird nach unten geführt entlang der medialen Grenze des M. sternocleidomastoideus (➤ Abb. 1.39). Die Karotis kann leicht ertastet und lateral zurückgezogen werden mit den Strukturen der Karotisscheide (Karotis, Drosselvene und N. vagus). Die Luftröhre und die Speiseröhre werden behutsam medial zurückgezogen und die ventrale Oberfläche der Wirbelsäule kann getastet werden. Die Fascia praevertebralis kann durch eine Kombination scharfer und stumpfer Schnitttechniken geöffnet werden. Zu den gefährdeten

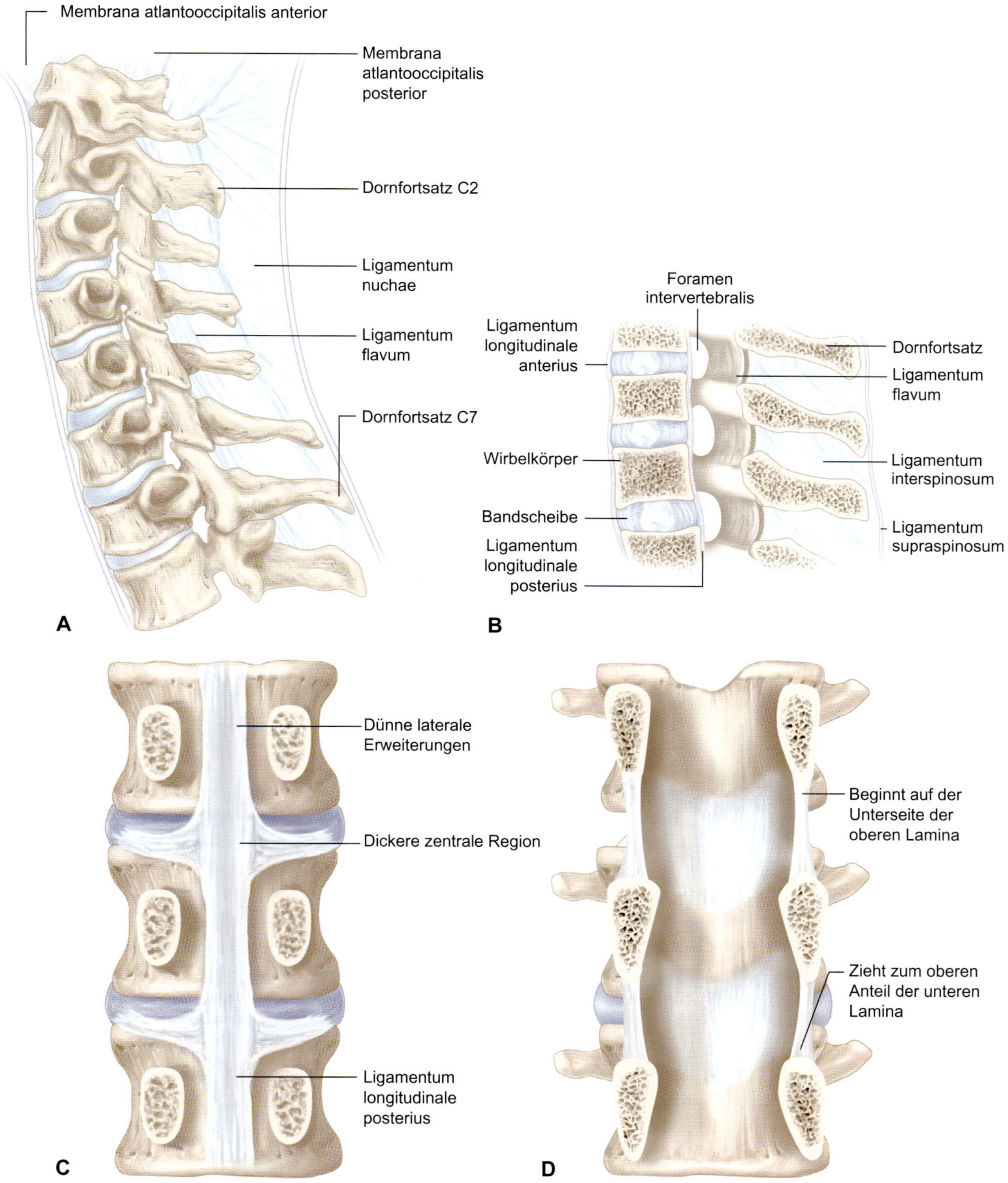

Abb. 1.38 Die Wirbelsäulenbänder tragen wesentlich zur Wirbelsäulenstabilität bei. **A** und **B**: Abgebildet sind das anteriore longitudinale Ligament (ALL), das posteriore longitudinale Ligament (PLL), das Lig. flavum (LF), die Facettenkapselbänder (FCL), die interspinalen (ISL) und die supraspinalen Bänder. **C**: Das posteriore Längsband besitzt einen sehr dicken Mittelteil, der sich lateral über die Bandscheibenräume ausdehnt und dadurch zusätzliche Stabilität schafft. **D**: Das LF läuft zwischen benachbarten Wirbelbögen von der Unterseite der inferioren Seite des oberen Wirbelbogens zur Oberseite des unteren Wirbelbogens.

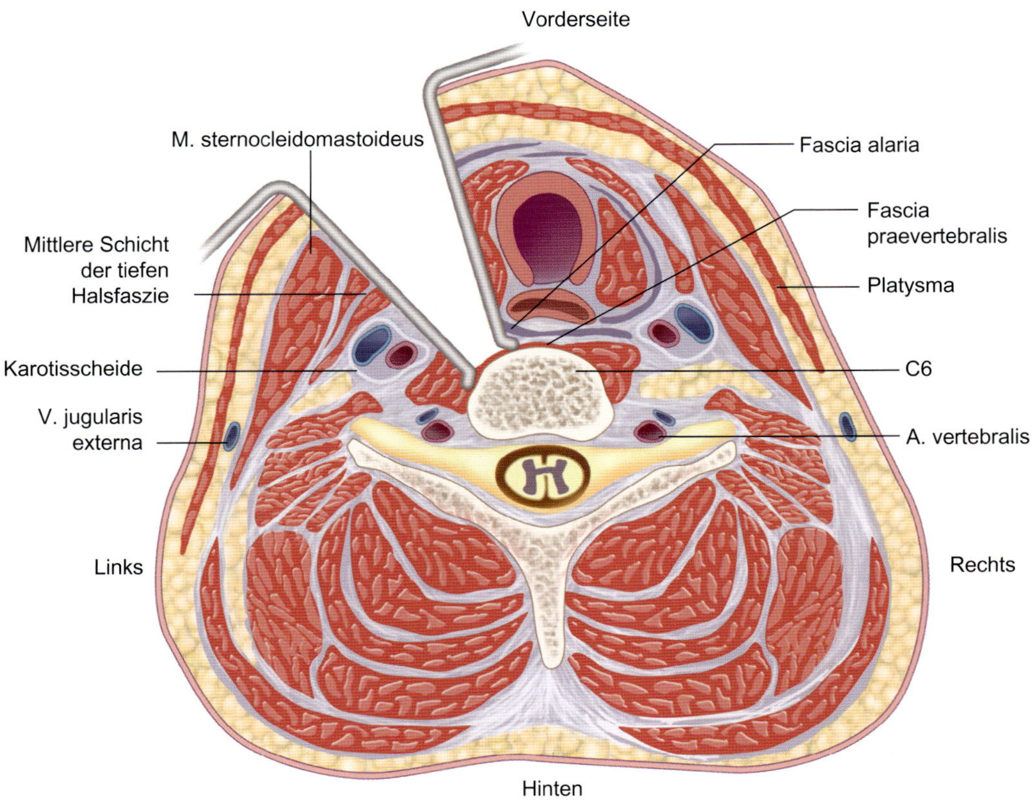

Abb. 1.39 Der anteriore Zugang zur Halswirbelsäule erfolgt über die Weichteile medial des M. sternocleidomastoideus. Die Strukturen der Karotisscheide werden nach lateral und Ösophagus sowie Trachea nach medial zurückgezogen, um die anteriore Wirbelsäule freizulegen (in Anlehnung an Albert T, Balderston R, Northrup B, 1987 *Surgical Approaches to the Spine.* Philadelphia, WB Saunders, S. 10).

Strukturen bei dieser Schnittführung gehören die Karotisscheide, der Halssympathikus, der N. laryngeus recurrens, der N. laryngeus superior, wobei Dysphagie und Kehlkopfnervlähmungen die häufigsten Komplikationen bei der anterioren zervikalen Wirbelsäulenchirurgie sind. Durch sorgfältige stumpfe Dissektion und Palpation der Karotis durch laterale Retraktion sollten Verletzungen der Strukturen der Karotisscheide vermieden werden. Durch laterale Retraktion der Karotisscheide können die inferioren und superioren Schilddrüsengefäße von lateral nach medial eine Brücke bilden und den Blick auf das Operationsfeld verdecken. Diese Gefäße können abgebunden werden, aber die Nervenstrukturen in dieser Region sollten ausgespart werden, da der N. laryngeus superior mit diesen Gefäßen verlaufen kann. Während der anfänglichen Dissektion kann es zu einer Speiseröhrenverletzung kommen, obwohl es wahrscheinlicher ist, dass die Speiseröhre bei der Dekompression verletzt wird, wenn sie aus den mediolateralen Wundhaken herausragt und in die Welle eines Hochgeschwindigkeitsbohrers gelangt. Die Nervenstämme des Sympathikus laufen entlang der ventralen Oberfläche des M. longus colli und können durch übermäßiges Anheben oder Durchtrennen des M. longus colli verletzt werden.

Der N. laryngeus superior (SLN) geht aus dem N. vagus hervor, wenn er aus dem Schädel austritt, und läuft den Nacken hinunter genau medial zur Karotis. Auf Höhe des Zungenbeines dreht sich der N. laryngeus superior und teilt sich in interne (sensorische) und externe (motorische) Zweige. Verletzungen des N. laryngeus superior können Veränderungen in der Stimmtonlage verursachen (Verletzung des externen Zweiges) und zu einem signifikanten Aspirationsrisiko durch Empfindungsverlust oberhalb der Stimmbänder führen (Verletzung des internen Zweiges). Das größte Risiko besteht für den N. laryngeus superior bei oberen zervikalen Zugängen (C3/C4 und höher). Dadurch, dass Verfahren zur Wirbelsäulenarthroplastik am häufigsten im Bereich der mittleren und unteren Halswirbelsäule durchgeführt werden, handelt es sich hierbei um eine unwahrscheinliche Komplikation.

Die Nn. laryngei recurrentes (RLN) verlaufen komplexer und sind bei Eingriffen in der unteren Halswirbelsäule verletzungsanfälliger als der N. laryngeus superior. Auf der linken Körperseite verläuft der RLN, nachdem er aus dem N. vagus hervorgeht, unterhalb der Aorta auf Höhe des Lig. arteriosum, bevor er zu den Kehlkopfstrukturen im Nacken aufsteigt. Der linke RLN hat einen vertikaleren und mehr vorhersehbaren Verlauf innerhalb der Tracheo-Ösophagealritze als der rechte RLN. Der rechte RLN verläuft bei seinem Anstieg versteckter nach Passieren unterhalb der rechten Subclavia und befindet sich während seines Verlaufs meist an einer verwundbareren Stelle außerhalb der Tracheo-Ösophagealritze. Außerdem findet sich gelegentlich (bei < 2% der Menschen) auf der rechten Seite eine Variante, die Nervus laryngeus nonrecurrens genannt wird. Dieser Nerv geht aus dem mittleren zervikalen Vagus hervor und läuft direkt in die Kehlkopfstrukturen. Dieser N. nonrecurrens ist verletzungsanfälliger als die typischen rekurrenten Kehlkopfnerven. Aus diesen Gründen vertreten einige Anatomen und Chirurgen die Theorie, dass ein linksseitiger Zugang mit weniger Risiken für eine Verletzung des RLN verbunden ist. In der Fachliteratur finden sich jedoch hierzu widersprüchliche Ergebnisse. Ein rechtsseitiger Zugang ist für einen Chirurgen, der Rechtshänder ist, ergonomischer hinsichtlich der Handhabung der Instrumente und der Durchführung von Mikrochirurgie. Beim künstlichen Bandscheibenersatz sollte der Chirurg die Seite wählen, die ihm am angenehmsten ist, damit das Implantat präzise implantiert wird.

1.3.3 Zervikale vertebrale Anatomie

Die subaxialen Halswirbel (C3–C7) bestehen aus Wirbelkörpern, Querfortsätzen (Proc. transversi), Pedikeln, Massae laterales, (oberen und unteren) Gelenkfortsätzen (Proc. articulares), Lamina sowie Dornfortsätzen (Proc. spinosi) (➤ Abb. 1.40A). Die Wirbelkörper und die Bandscheiben bilden die anteriore Säule des Rückgrats und nehmen viele der Lasten auf, die durch die Wirbelsäule gehen. Die Wirbelkörper sind im Verhältnis zum Wirbelkanal und zum Rest der Wirbelsäule relativ klein.

Die Unkovertebralgelenke sind ein einzigartiges Charakteristikum bei der Gelenkverbindung der zervikalen Bandscheiben. Die lateralen und oberen Abschnitte der Wirbelkörper C3–C7 besitzen Hakenfortsätze (Processus uncinati), die sich vom Wirbelkörper aufwärts ausdehnen. Die superioren Endplatten dieser Wirbelkörper sind konkav und nehmen so schützend die inferiore Endplatte der oberhalb benachbarten Wirbel auf, die eine konvexe Form besitzt (➤ Abb. 1.40B). Bei normalen Erwachsenen kann der Proc. uncinatus mit bis zu einem Drittel der lateralen Oberfläche der oberhalb benachbarten Wirbel eine Gelenkverbindung eingehen. Der Proc. uncinatus ist auch ein wichtiger Stabilisierungsmechanismus der Halswirbelsäule bei Erwachsenen. Bei Verfahren für einen künstlichen Bandscheibenersatz können die Unkovertebralgelenke eine verlässliche Orientierungshilfe bei der Beurteilung der Mittellinie sein. Wenn beide Unkovertebralgelenke freigelegt sind, kann der Chirurg die Mittellinie zwischen diesen beiden lateralen Strukturen abschätzen.

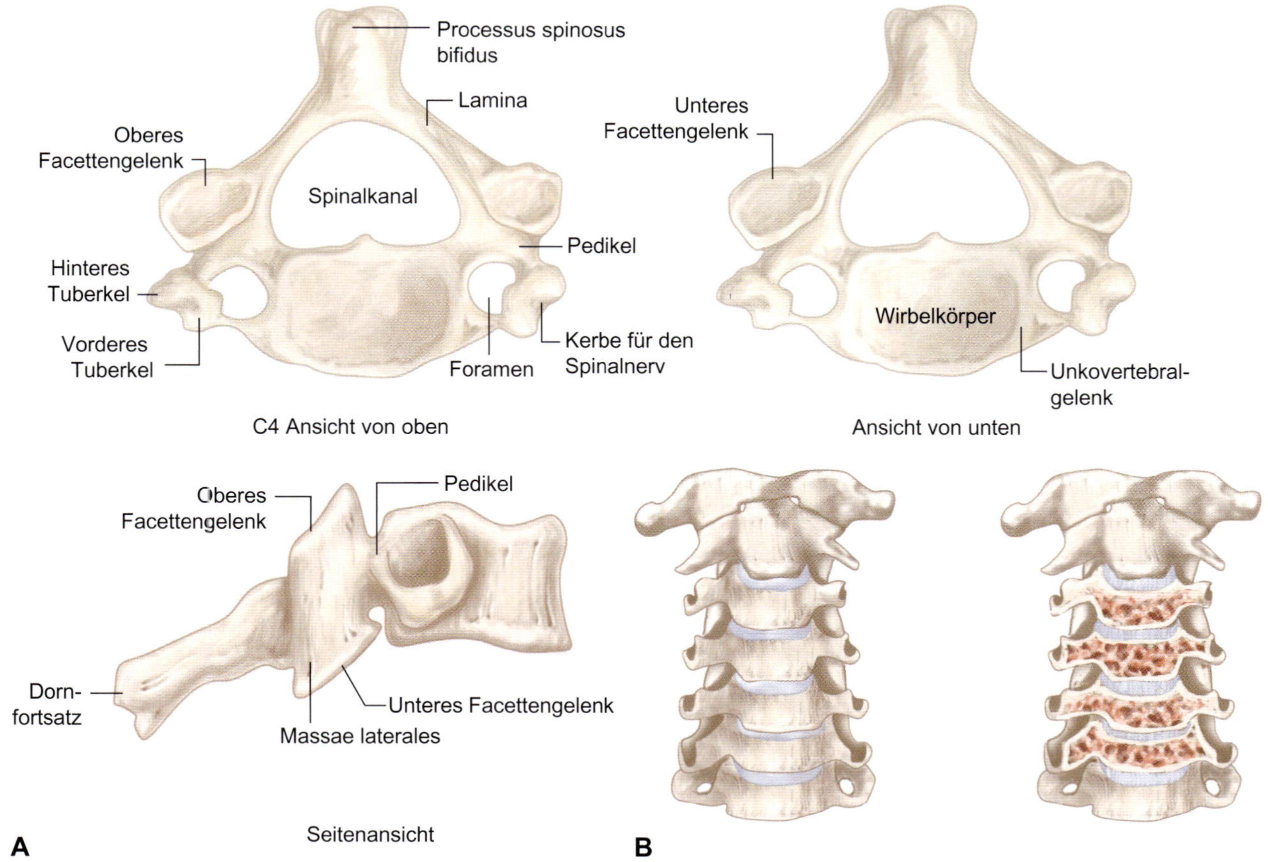

Abb. 1.40 A: Die subaxialen Halswirbel bestehen aus Wirbelkörper, Querfortsätzen, Pedikel, Massae laterales mit oberen und unteren Gelenkfortsätzen sowie Dornfortsätzen. **B:** Die Unkovertebralgelenke erheben sich an den Seitenkanten der subaxialen Wirbelkörper (in Anlehnung an Vaccaro AR, 2005 *Core Knowledge in Orthopaedics – Spine*. Philadelphia, Elsevier-Mosby, S. 4).

Eine Erweiterung der posterioren Unkovertebralgelenke ist häufig die Ursache für Foraminastenosen und Nervenwurzelreizungen. Posteriore Knochensporne von den Unkovertebralgelenken werden während der anterioren Dekompressionsverfahren häufig reseziert. Bei Gelenkversteifungen mit Instrumentation kann dank der Steifigkeit der Instrumentierung ein größerer Teil des Hakenfortsatzes ohne signifikante Auswirkungen auf die Stabilität entfernt werden. Bei bewegungserhaltenden Verfahren kann eine Entfernung der Unkovertebralgelenke jedoch zu unphysiologischen Bewegungen der Bandscheiben und zu möglicher Instabilität führen [1]. Gleichzeitig sollte eine sorgfältige Dekompression des posterioren Hakenfortsatzes durchgeführt werden, um alle Krankheitsbilder, die durch eine Nervenkompression verursacht sind, zu beseitigen, denn eine Kombination von fortgesetzter Bewegung und Nervenkompression wird wahrscheinlich zu persistierender Radikulopathie führen.

Bei der normalen Wirbelsäule eines Erwachsenen liegt die Höhe der zervikalen Wirbelkörper, gemessen in der Mittellinie, typischerweise zwischen 12 und 15 mm und nimmt beim Abstieg in die untere Halswirbelsäule leicht zu. An der lateralen Seite der Wirbelkörper beträgt die Höhe durch die Ausdehnung der Hakenfortsätze 2–3 mm mehr. Die mittige Bandscheibenhöhe liegt typischerweise zwischen 1 und 7 mm (Durchschnitt ca. 4 mm) und ist abhängig vom Geschlecht des Patienten (bei Männern etwas größer) und von der Schwere der vorhandenen degenerativen Veränderungen (Höhenminderung der Bandscheiben bei schwerer Degeneration). Der Querschnitt der zervikalen Wirbelkörper kann zwischen 17 und 34 mm variieren, wobei der durchschnittliche Querschnitt ungefähr 25 mm beträgt. Der Querschnitt der Wirbelkörper ist für gewöhnlich in der unteren Halswirbelsäule größer als in der oberen Halswirbelsäule und bei Männern größer als bei Frauen. Die Tiefe der Wirbelkörper kann in der Sagittalebene von 10–24 mm variieren und ist typischerweise an den Endplatten tiefer als im mittleren Teil der Wirbelkörper [2, 3].

Ein Verständnis der Lage von Wirbelarterien und Nervenwurzeln im Verhältnis zu den Wirbelkörpern ist zur Vermeidung von Komplikationen bei der anterioren Halswirbelsäulenchirurgie essenziell. Die Vertebralarterien treten normalerweise in das Foramen transversale der C6-Wirbelkörper ein und ziehen nach oben entlang den lateralen Seiten der Wirbelkörper dicht an den Proc. uncinati (➤ Abb. 1.41). Der Abstand von der Spitze des Hakenfortsatzes zur A. vertebralis beträgt 0–6 mm und ist normalerweise geringer in der oberen Halswirbelsäule [3]. Die austretenden Nervenwurzeln liegen dorsal zu den Vertebralarterien beim Foramen intervertebrale, und die Länge der austretenden Nervenwurzel proximal zur A. vertebralis nimmt zu von ca. 3 mm bei C3 zu 8 mm bei C7 [4]. Eine genaue Auswertung der präoperativen axialen CT- und MRT-Aufnahmen kann helfen, den Querschnitt des Wirbelkörpers zu bestimmen und Komplikationen wie z.B. eine Verletzung der A. vertebralis oder die Implantation einer zu großen Prothese zu vermeiden.

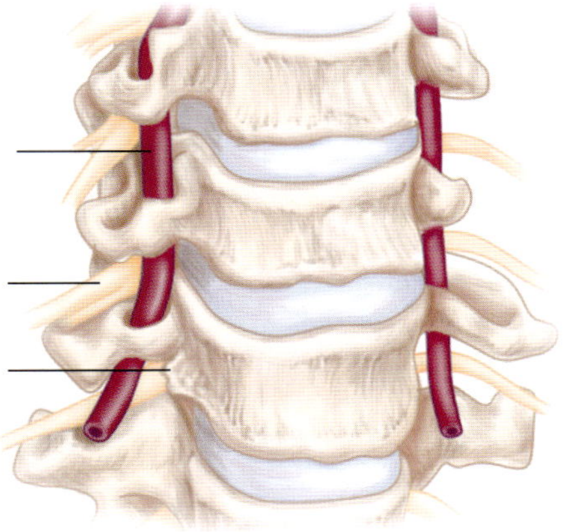

Abb. 1.41 Die Vertebralarterien und die austretenden Nervenwurzeln liegen dicht an den Hakenfortsätzen und können während einer Dekompression des Foramen intervertebrale verletzt werden.

1.3.4 Anatomie der anterioren Lendenwirbelsäule

Umgebungsanatomie

Zahlreiche Umgebungsstrukturen können beim retroperitonealen und transperitonealen Zugang zur anterioren Lendenwirbelsäule verletzt werden, z.B. Eingeweide, Blase, Harnröhre, sympathischer Grenzstrang, Plexus hypogastricus, lumbale Nervenwurzeln und Beckengefäße. Beim häufiger durchgeführten retroperitonealen Zugang werden die peritonealen Strukturen und die Harnröhre medial durch Dissektion in der retroperitonealen Ebene weggeschoben (➤ Abb. 1.42). Dadurch werden die Lendenmuskeln, die ventrale Oberfläche der Wirbelsäule und die großen Beckengefäße freigelegt. Die großen Gefäße stellen die größte Herausforderung für eine gute ventrale Darstellung der Wirbelsäule dar (➤ Abb. 1.43). Die Bauchaorta verläuft links von der V. cava inferior nach unten auf der ventralen Oberfläche der Wirbelsäule und verzweigt sich in die Hüftarterien um L4. Die Arterien sind im Vergleich zu Venen normalerweise leichter zu handhaben, weil sie dickere Gefäßwände besitzen und durch stumpfe Dissektion einfacher mobilisiert werden können. Bei den Venen kommt es typischerweise während eines anterioren lumbalen Zugangs eher zu Problemen, da der iliokavale Übergang und die A. iliaca communis sinistra an den L4/L5- bzw. an den L5/S1-Bandscheiben häufig Obstruktionen verursachen. Der iliokavale Übergang befindet sich meist über dem Wirbelkörper L5, kann jedoch überall aus dem unteren Bereich des L4-Wirbelkörpers bis zum oberen Bereich des Kreuzbeins auftreten. In bis zu 40% der Fälle wurde eine venöse Obstruktion des Wirbelzwischenraums der unteren Lendenwirbelsäule berichtet [5, 6]. Bei Annäherung an das L4/L5-Bandscheibenfach sollte bei dortigen Eingriffen eine sorgfältige Beurteilung der V. lumbalis ascendens erfolgen. Es sollte auch die Lage der linken L5-Nervenwurzel direkt posterior zur V. lumbalis ascendens berücksichtigt werden.

Der Plexus hypogastricus stellt eine wichtige Struktur für die Sexualfunktion dar und überlagert normalerweise die ventrale Wirbelsäule in der unteren Lumbalregion unterhalb der Gabelung

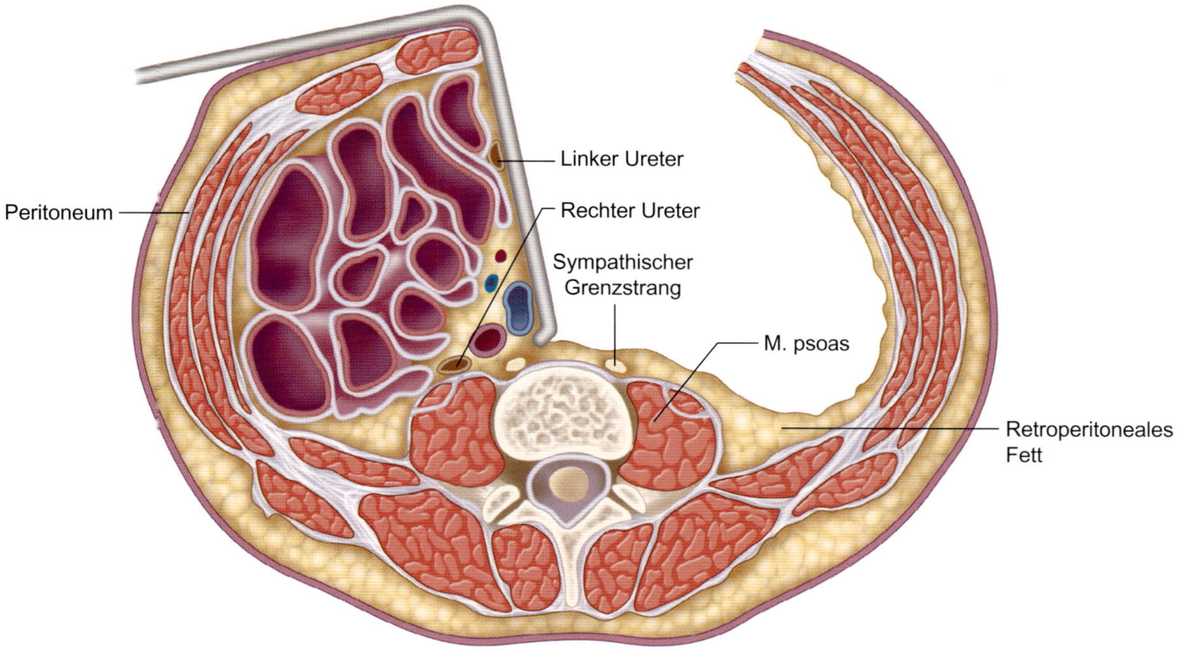

Abb. 1.42 Retroperitonealer Zugang zur anterioren Lendenwirbelsäule (in Anlehnung an Albert T, Balderston R, Northrup B *Surgical Approaches to the Spine.* Philadelphia, WB Saunders 1997)

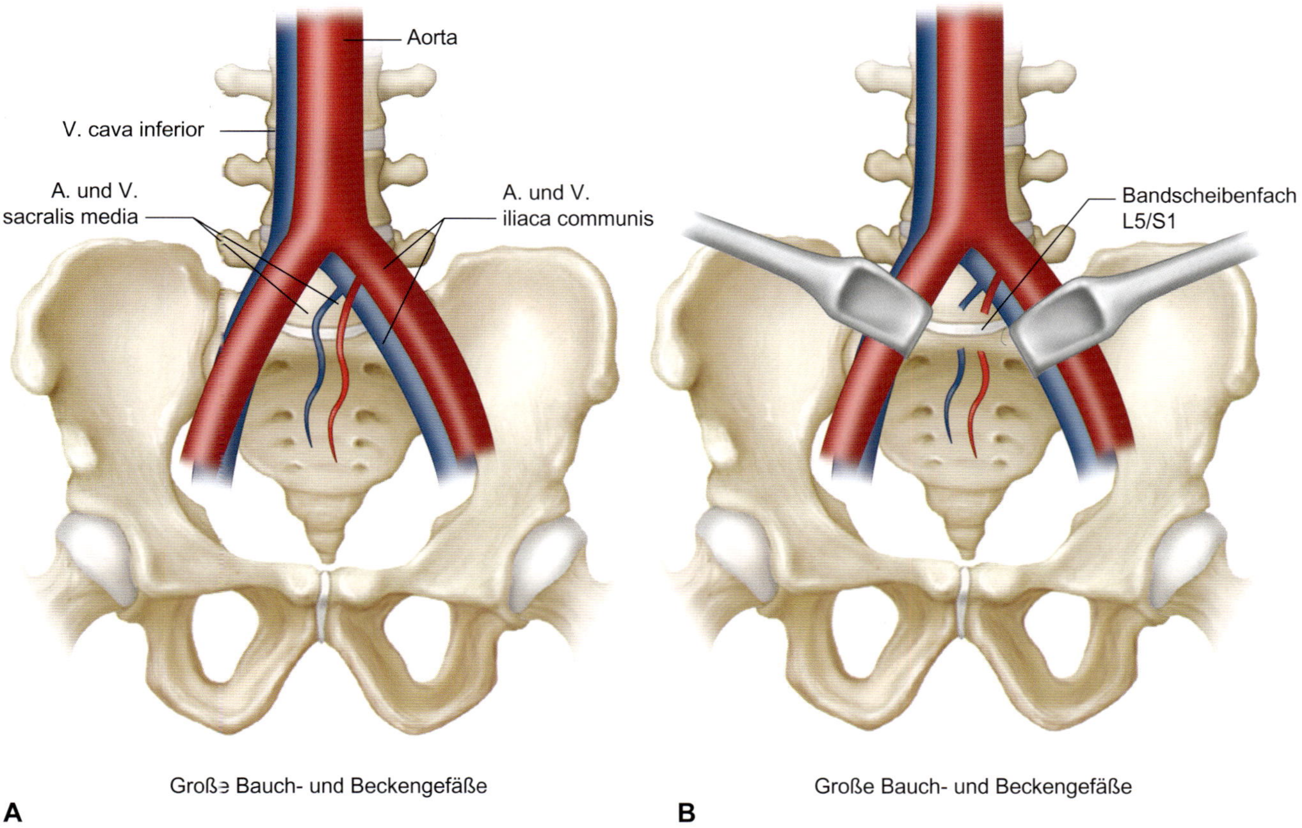

Abb. 1.43 A und B: Die großen Bauch- und Beckengefäße verhindern oft die ventrale Sicht auf die Wirbelkörper. Durch sorgfältige stumpfe Dissektion können diese Gefäße für eine verbesserte Sicht auf das entsprechende Bandscheibenfach mobilisiert werden. Dargestellt ist in diesem Bild das L5/S1-Segment, wobei sich die V. sacralis media über den mittleren Teil des Wirbelraums erstreckt (in Anlehnung an Vaccaro AR, Papadopoulos S, Traynelis VC, et al. *Spinal Arthroplasty: The Preservation of Motion.* Philadelphia, WB Saunders 2007).

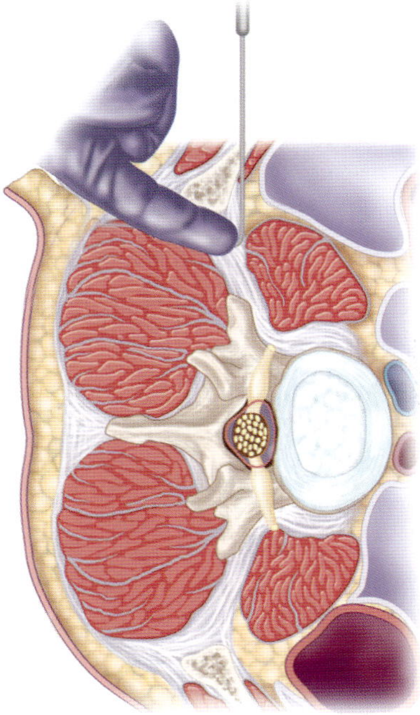

Abb. 1.44 Bei einigen bewegungserhaltenden Technologien wird der Zugang zur Lendenwirbelsäule durch den Psoasmuskel empfohlen. Der Vorteil eines solchen Vorgehens liegt in der Erhaltung der natürlichen biomechanischen Stabilität des anterioren longitudinalen Bandes.

der großen Gefäße. Eine Verletzung dieses Plexus kann bei Männern neben retrograder Ejakulation zu Impotenz führen. Zur Vermeidung dieser Komplikation wird eine stumpfe Dissektion empfohlen, wobei das weiche Gewebe von den Wirbelzwischenräumen weggeschoben und auf einen monopolaren Elektrokauter verzichtet wird. Der sympathische Grenzstrang verläuft auch entlang des Lendenmuskels, und zwar genau lateral zur Wirbelsäule. Obwohl eine Verletzung des sympathischen Grenzstrangs normalerweise gut toleriert wird, kann sie durch stumpfe Dissektion und Berücksichtigung der Umgebungsanatomie vermieden werden.

Neben den direkten anterioren Zugängen zur ventralen Lendenwirbelsäule wurden auch laterale (transpsoatische) Zugänge für Fusionstechniken entwickelt und werden auch bei bewegungsschonenden Technologien sowohl bei Erstimplantation als auch bei Revision in Betracht gezogen (➤ Abb. 1.44). Der Hauptnutzen beim Zugang durch den Psoasmuskel bei der bewegungserhaltenden Chirurgie liegt darin, dass eine Verletzung des anterioren longitudinalen Bandes, das für die Rotationsstabilität der Lendenwirbelsäule sehr wichtig ist, vermieden würde. Außerdem werden bei diesem Zugang die großen Gefäße umgangen, weshalb dieser Zugang bei der Überprüfung bewegungserhaltender Implantate auf Narbenbildung durch frühere retroperitoneale Zugänge sehr wichtig sein kann. Beim Zugang durch den Lendenmuskel wird eine retroperitoneale Dissektion durch eine direkte laterale Position des Patienten durchgeführt. Durch den Lendenmuskel erfolgt

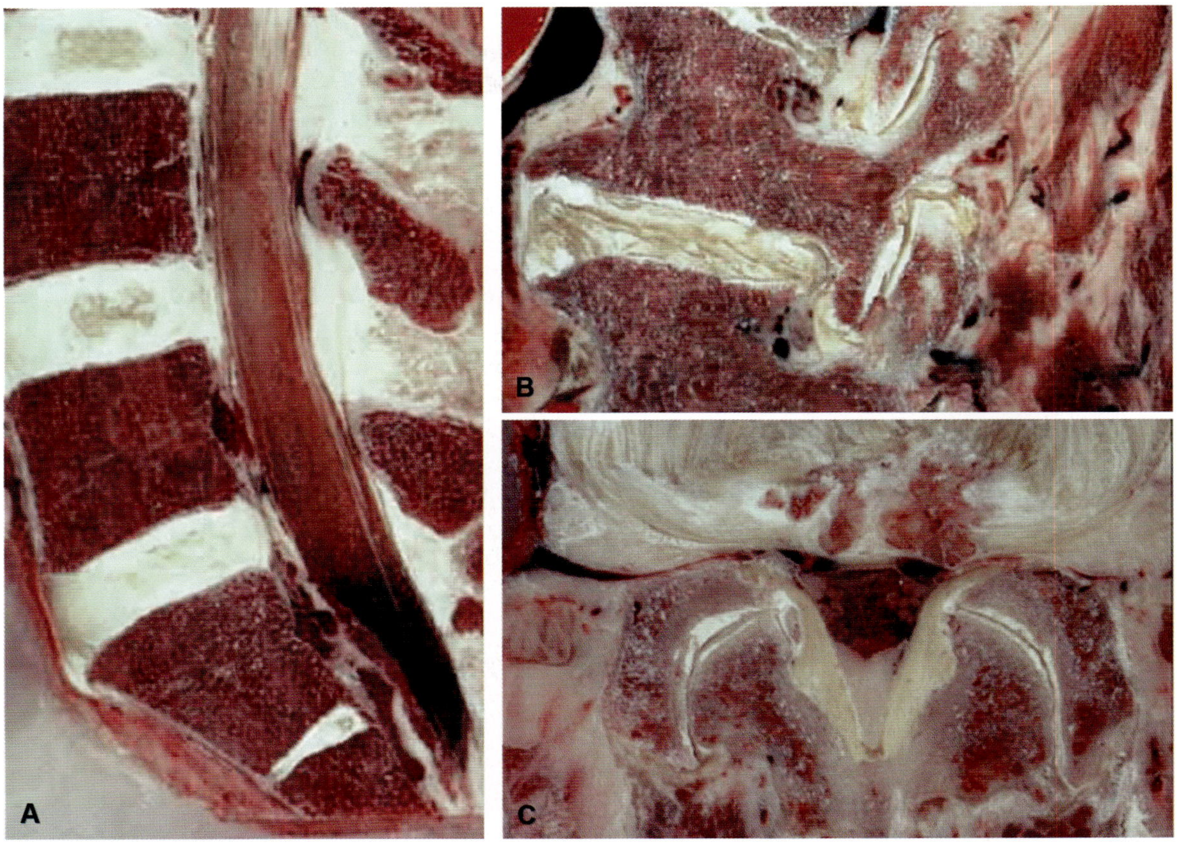

Abb. 1.45 A–E: Die Lendenwirbel sind größer, um den beträchtlichen Lasten standhalten zu können, die von der unteren Wirbelsäule getragen werden müssen. Die Wirbelkörper sind breiter und haben eine größere Oberfläche, um diese Kräfte verteilen zu können. Die Facetten sind für einen besseren Widerstand gegenüber axialer Torsion in einer Sagittalebene ausgerichtet.

eine muskelspaltende Dissektion zum lateralen Teil des Bandscheibenfachs. Ein solcher Zugang stellt ein Verletzungsrisiko für die austretenden Nervenwurzeln dar und wird aus diesem Grunde normalerweise nur unter ständiger Überwachung der elektromyelographischen Aktivität durchgeführt. Die austretenden Nervenwurzeln verlaufen typischerweise im dorsalen Drittel des Lendenmuskels und deshalb wird in der ventralen Hälfte des Lendenmuskels eine stumpfe Dissektion durchgeführt. Es sollte darauf geachtet werden, dass die Nervenwurzeln in der unteren Lumbalregion mehr ventral austreten, weshalb in dieser Region große Sorgfalt erforderlich ist [7].

1.3.5 Lumbale vertebrale Anatomie

Die Wirbel der Lendenwirbelsäule sind viel größer als die der Halswirbelsäule, da die Lendenwirbelsäule beträchtliche Lasten aushalten muss. Die Wirbelkörper sind transversal breiter als tief und hoch (➤ Abb. 1.45). Die Pedikel sind kurz und breit und verbinden sich mit der Pars interarticularis. Der obere Dornfortsatz verläuft von der Pars nach oben, der untere Dornfortsatz nach unten. Die Facetten der meisten Lendenwirbel sind in der sagittalen Ebene ausgerichtet und widerstehen vorherrschend der axialen Torsion. Die L5/S1-Facette stellt eine Ausnahme dar, weil sie mehr koronar ausgerichtet ist, um in dieser Ebene der Translation zu widerstehen.

Die Breite der lumbalen Wirbelkörper kann zwischen 32 und 67 mm (Mittel 48 mm) variieren. Bei Männern und in den unteren Lendenwirbelregionen sind diese Wirbelkörper normalerweise breiter. Die Tiefe der Wirbelkörper liegt zwischen 24 und 38 mm (Mittel 35 mm), und auch hier ist der Wert bei Männern größer. Die Wirbelkörper sind ventral höher als dorsal, wodurch eine Lordose des lumbalen Abschnitts geschaffen wird. Die durchschnittliche anteriore Höhe der Lendenwirbelkörper beträgt 30 mm (Bereich 23–38 mm), die durchschnittliche posteriore Höhe ca. 28 mm (Bereich 21–37 mm). Normale Bandscheibenhöhen können von 5–16 mm variieren (Mittel 10 mm), wobei der Wert bei Männern normalerweise höher ist als bei Frauen und in der L5/S1-Etage niedriger [8].

In Anbetracht der beträchtlichen Bandbreite bei den anterioren Wirbeldimensionen wird eine gründliche präoperative Auswertung sämtlicher röntgenologischer Befunde empfohlen, um zu gewährleisten, dass eine bewegungserhaltende Prothese in der richtigen Größe verfügbar ist.

1.3.6 Fazit

Bewegungserhaltende Techniken werden als Alternative zu Fusionsverfahren bei der Behandlung verschiedener Wirbelsäulenerkrankungen entwickelt. Durch diese neuen Technologien erhofft

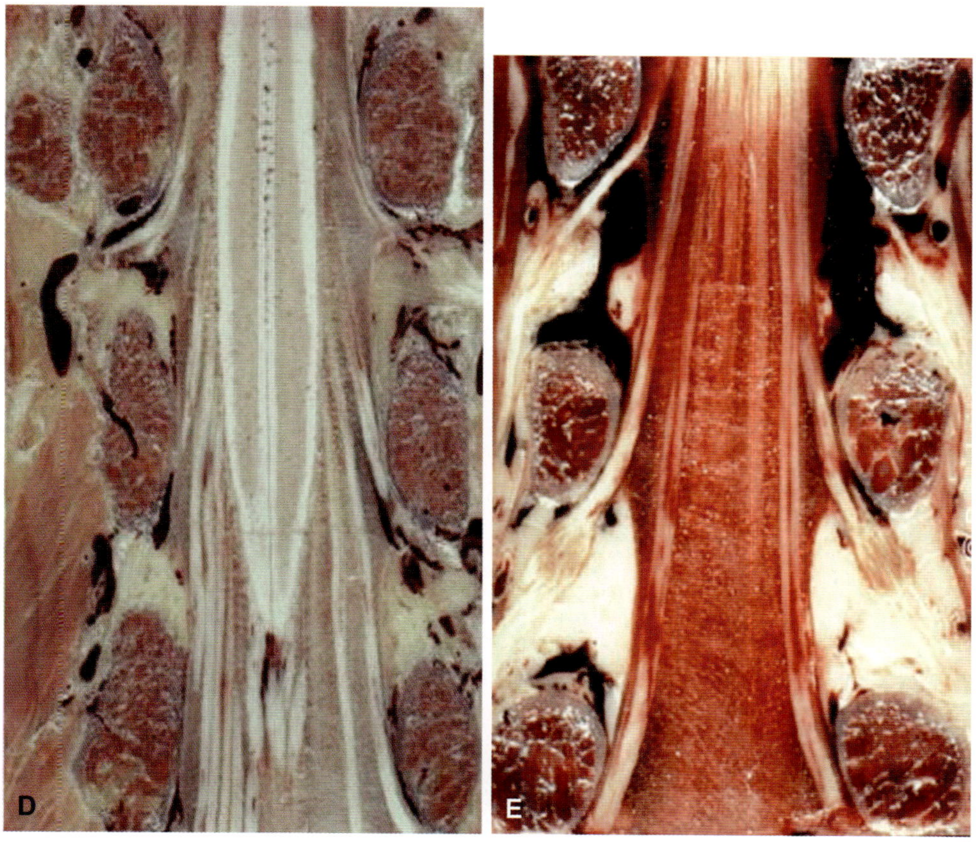

Abb. 1.45 *(Fortsetzung)* **A–E:** Die Lendenwirbel sind größer, um den beträchtlichen Lasten standhalten zu können, die von der unteren Wirbelsäule getragen werden müssen. Die Wirbelkörper sind breiter und haben eine größere Oberfläche, um diese Kräfte verteilen zu können. Die Facetten sind für einen besseren Widerstand gegenüber axialer Torsion in einer Sagittalebene ausgerichtet.

man sich eine Wiederherstellung der normalen Biomechanik bei degenerativen Wirbelsäulenerkrankungen sowie den Erhalt der Beweglichkeit, um Veränderungen an Nachbarsegmenten zu vermeiden. Damit die Biomechanik vollkommen wiederhergestellt werden kann, müssen diese Implantate präzise implantiert werden. Daher ist eine detaillierte Kenntnis der Wirbelsäulenanatomie für diese Verfahren unabdingbar.

LITERATUR

[1] McAfee PC, Cunningham BW, Hayes V, et al: Biomechanical analysis of rotational motions after disc arthroplasty: implications for patients with adult deformities. Spine 31(19): S152–S160, 2006.

[2] Kwon BK, Song F, Morrison WB, et al: Morphologic evaluation of cervical spine anatomy with computed tomography: anterior cervical plate fixation considerations. J Spinal Disord Tech 17: 102–107, 2004.

[3] Pait TG, Killefer JA, Arnautovic KI: Surgical anatomy of the anterior cervical spine: the disc space, vertebral artery, and associated bony structures. Neurosurgery 39: 769–776, 1996.

[4] Ebraheim NA, Lu J, Biyani A, et al: Anatomic considerations for uncovertebral involvement in cervical spondylosis. Clin Orthop Relat Res 334: 200–206, 1997.

[5] Cho DS, Kim SJ, Seo IH, et al: Quantitative anatomical and morphological classification of the iliac vessels anterior to the lumbosacral vertebrae. J Neurosurg Spine 3: 371–374, 2005.

[6] Capellades J, McCarthy ID, McGregor AH, et al: Magnetic resonance anatomic study of iliocava junction and left iliac vein positions related to L5-S1 disc. Spine 25: 1.695–1.700, 2000.

[7] Bertagnoli R, Vazquez RJ: The Anterolateral TransPsoatic Approach (ALPA): a new technique for implanting prosthetic disc-nucleus devices. J Spinal Disord Tech 16: 398–404, 2003.

[8] Zhou SH, Pellisé F, Rovira A, et al: Geometrical dimensions of the lower lumbar vertebrae – analysis of data from digitised CT images. Eur Spine J 9: 242–248, 2000.

1.4 Biomechanik von Nonfusion-Implantaten: Neuartige Testverfahren, Standards und Auswirkungen auf zukünftige Implantate

Boyle C. Cheng und William C. Welch

! KERNAUSSAGEN

- Biomechanische Testergebnisse aus dem Labor stimmen meist mit perioperativen Ergebnissen überein, repräsentieren womöglich aber nicht die Langzeitstabilität einer bestimmten Konstruktion.
- Biomechanische Testparameter basieren auf Bewertungen der klinischen Situation.
- Sicherheitsparameter von bewegungserhaltenden Implantaten schließen die Bildung von Abriebpartikeln und die Aufrechterhaltung mechanischer Integrität ein.
- Aktuelle biomechanische Messungen der Leistung dieser Implantate beruhen vor allem auf Fusionskonstruktionen.
- Zukünftige Methoden zur biomechanischen Evaluierung müssen Kriterien zur Evaluierung der Bewegungsqualität (z.B. Rotationsachse, Effekte der neutralen Zone und Festigkeitsübergänge) berücksichtigen.

Gegenwärtig gibt es für die Wirbelsäulenchirurgie ein breites Spektrum an speziellen Instrumentationen wie auch chirurgischen Techniken, und es liegt ganz im Ermessen des Chirurgen, welche er als optimal für den Patienten erachtet. Untersuchungen zur Biomechanik der Wirbelsäule können Klinikern helfen, bestimmte funktionelle Aspekte der Wirbelsäule zu verstehen und geeignete Instrumentationen zur Korrektur spezieller Krankheitsbilder auszuwählen. Die Biomechanik sollte auch herangezogen werden, um eine Prognose zu treffen, wie eine bestimmte Therapie der betroffenen Spinalstrukturen wirken wird.

Zu den operationspflichtigen Indikationen zählen schon immer angeborene, entwicklungsbedingte, degenerative und traumatische Zustände. Deformitäten durch Skoliose, Bandscheibendegeneration mit starker Instabilität und traumatische Frakturen sind klinische Indikationen für einen eventuellen chirurgischen Eingriff und die Verwendung spinaler Geräte und Instrumente. Um eine sofortige Stabilisierung und Fixation zu erreichen, wurden ursprünglich z.B. starre Fixation, posteriore lumbale Pedikelschrauben und Stäbe entwickelt. Zur Bestimmung der Prothesenwirksamkeit werden biomechanische Tests eingesetzt, um die Festigkeit instrumentierter funktioneller Wirbelsäuleneinheiten zu beurteilen. Als solches ist die Geschichte, die hinter biomechanischen Wirbelsäulentests steht, für Bewegungssegmente und die Auswirkung starrer Instrumentationen relevant. Am geläufigsten sind uns daher auch Beschreibungen von Testgeräten, Analysemethoden und Berichtparameter, die sich gewöhnlich in der Literatur zur Fixation und Fusion finden [1–7].

In klinischen Studien wurde die Hypothese aufgestellt, dass die biomechanische Festigkeit eines Implantats zu erfolgreichen klinischen Ergebnissen bei der Lendenwirbelsäule beiträgt. Dementsprechend gestiegen ist die Zahl der Implantate, die den ROM (engl. *Range of Motion,* Bewegungsumfang) eines Wirbelsäulenbewegungssegments signifikant reduzieren (z.B. Fixationsimplantate). Die Festigkeit von Implantaten und die nachfolgende Versteifung der funktionellen Wirbelsäuleneinheit können jedoch potenziell weitere Komplikationen hervorrufen.

Obwohl strittig ist, dass es durch Instrumentation zur Degeneration benachbarter Segmente kommen kann [8, 9], ist es wichtig, die kinematischen Unterschiede, die sowohl lokal als auch global durch eine instrumentierte funktionelle Wirbelsäuleneinheit auftreten, zu erkennen. Bei einer starren Instrumentierung und Fusion geht man davon aus, dass die erhöhte Festigkeit der Indexebene bei anderen Ebenen zu einer erhöhten oder einer abnormen Belastung führt [10–12]. Schließlich werden die benachbarten Ebenen einer Kombination aus unphysiologischer Bewegung und Belastung unterworfen, die eine Degeneration gegenüberliegender Ebenen fördern oder beschleunigen. Bewegungserhaltende Prothesen und Techniken basieren auf der Stabilisierung auf einer symptomatischen Ebene, wobei ein besonderes Augenmerk auf den benachbarten Bewegungssegmenten liegt. Bewegungserhaltende Prothesen müssen also eine sichere und wirksame Lösung für Wirbelsäulenerkrankungen anbieten und gleichzeitig physiologische Bewegung und Belastung zulassen. Zur Validierung der aktuellen Generation von Wirbelsäulenimplantaten müssen diese Implantate biomechanisch getestet werden.

1.4.1 Einführung in die Biomechanik

Klinisch relevante Biomechanikstudien zur Wirbelsäule sind in der Literatur bereits seit mehreren Jahrzehnten zu finden. Eine frühe Studie von Virgin [13] beschrieb unterschiedliche biomechanische Aspekte der Bandscheibe, einschließlich der Auswirkungen von Druckbelastungen und der Beobachtung von Hysterese während Be- und Entlastung. Gleichermaßen berichteten Hirsch und Nachemson [14] über den Einfluss der Wirbelsäulenbewegung und der damit verbundenen Druckbelastungen auf die Bandscheibe. Die Studie der funktionellen Wirbelsäuleneinheit unter kontrollierter Belastung liefert biomechanische Einblicke in klinisch relevante Sachverhalte, u.a. die Instabilität der Wirbelsäule. Die funktionelle Wirbelsäuleneinheit und die Ziele spinaler Instrumentierung sind auf Basis ähnlicher biomechanischer Studien unter kontrollierter Belastung und genauen Messungen verifiziert worden. Die Implantate werden unter Berücksichtigung theoretischer klinischer und biomechanischer Endziele entwickelt. Bei bewegungserhaltenden Implantaten liegt das vorherrschende biomechanische Ziel darin, eine Stabilität der funktionellen Wirbelsäuleneinheit bei gleichzeitiger physiologischer Bewegung zu erreichen.

Biomechanische Evaluierungsprotokolle für starre Instrumentation als Zusatz zur Fusion sind sorgfältig dokumentiert worden [15–19]. Außerdem wurden bestimmte biomechanische Ergebnisse durch randomisierte prospektive klinische Tests und retrospektive Studien klinisch validiert. In letzter Zeit wurden biomechanische Verfahren und Methoden trotz des Unterschieds im klinischen Endziel zwischen starrer Fusion und bewegungserhaltenden Implantaten auf bewegungserhaltende Verfahren übertragen. Ein ausdrückliches Ziel dieses Kapitels ist es, einen Überblick über die gängigen Testverfahren und die biomechanische Auswirkung bewegungserhaltender Implantate zu geben. Ein weiteres Ziel liegt darin, physiologische Testmethoden und zukünftige Richtlinien für neue Testparameter zu untersuchen.

Biomechanik der instrumentierten funktionellen Wirbelsäuleneinheiten für Wirbelsäuleninstabilität

Für den Begriff „Instabilität“ in Bezug zur Biomechanik der Wirbelsäule gibt es mehrere Definitionen. So wurde etwa eine kinematische Antwort für eine funktionelle Wirbelsäuleneinheit unter einer vorgegebenen physiologischen Belastung über die normale gesunde Belastung hinaus, z.B. übermäßigen ROM in einer lumbalen funktionellen Wirbelsäuleneinheit, verwendet, um die Instabilität eines Bewegungssegments zu charakterisieren. Chirurgische Interventionen haben das Potenzial, von biomechanischer Instabilität begleitete Krankheitsbilder der Wirbelsäule zu behandeln. Wenn die klinischen Voraussetzungen für eine chirurgische Intervention gegeben sind, sollte eine wiederholbare kinematische Antwort der funktionellen Wirbelsäuleneinheit vorhersehbar und gut beschrieben sein.

Um die unterschiedlichen Behandlungsmethoden von Wirbelsäulenerkrankungen zu vergleichen, wurden biomechanische Belastungs- und Verschiebungsprotokolle für Laborstudien entwickelt. Historisch gesehen sind die prüftechnischen Gesichtspunkte in erster Linie zum Erkennen von Änderungen in der Festigkeit als Stabilitätsmaßstab für Arthrodesen und die Korrektur von Fehlbildungen entwickelt worden [20]. Zusätzlich waren auch Präzisionsmessgeräte nötig, um die relative Bewegung zwischen Wirbelkörpern zu bestimmen. Die Kombination hat zu der gängigen Meinung geführt, dass die Wirksamkeit eines Implantats einzig und allein durch den ROM bestimmt wird. Deshalb werden auch nur wenige Parameter, welche die Qualität der Bewegung beschreiben, immer wieder berichtet. Darüber hinaus muss bezüglich der Parameter zur Standardisierung von Testverfahren und zur Berichterstattung über die Qualität von Bewegung auch Einigkeit zwischen Klinikärzten und Biomechanikern herrschen. Hinweise in der Literatur zu Fusionsparametern haben die Grundlage für biomechanische Wirbelsäulentests geschaffen, und weitere Orientierungshilfen für Designstudien wurden in Tiermodellen [21], Standardstudien und alternativen Flexibilitätsstudien [22–24] sowie Computermodellen und -simulationen gefunden. Als einer der ersten hat Punjabi die Grundlagen der biomechanischen Wirbelsäulentestung beschrieben [5]. In einem neueren Artikel lieferten Goel et al. [28], auf der Basis einer breiten Übereinstimmung, weitere Richtlinien für biomechanische Tests zur Wirbelsäule.

Da das Design und die Kommerzialisierung bewegungserhaltender Implantate immer ausgereifter werden, müssen die Richtlinien der Amerikanischen Gesellschaft für Werkstoffprüfung (ASTM) sowie biomechanische Tests und Techniken zur Evaluierung der Implantate auch noch weiterentwickelt werden. Beispielsweise kann bei einer bewegungserhaltenden Prothese der für eine funktionelle Wirbelsäuleneinheit gemessene ROM aus der Bewegung der Prothese in Kombination mit der Bewegung zwischen dem Implantat und der Wirbelkörperschnittstelle resultieren. Mit einer Rotationsdrehmomentdarstellung wie in ➤ Abbildung 1.46 gibt eine Beschreibung der maximalen und minimalen Winkelveränderung, z.B. die Standard-ROM-Messung, den Ursprung der Bewegung (d.h. aus dem Implantat oder durch Gleiten des Implantats entstehend) nicht vollständig wieder. Die ROM-Parameter, die für starre Fixationsvorrichtungen geeignet waren, machen für die neue Generation von Wirbelsäulenimplantaten unter Umständen detailliertere Beschreibungen erforderlich.

Eine nachfolgende Interpretation der Daten wird aussagekräftiger, wenn klinische Ergebnisse vorliegen, die aus biomechanischen *In-vitro*-Tests abgeleitet werden können. Es ist schwierig, die klinische Relevanz biomechanischer Tests perfekt zu korrelieren, insbesondere für einen Krankheitszustand. Menschliche Kadaverstudien repräsentieren nur den unmittelbaren postoperativen Zustand. Langfristige Tierstudien liefern möglicherweise Informationen über die entscheidende klinische Nachbeobachtung, sie können, bedingt durch den relativ krankheitsfreien Zustand der Mehrzahl der Probanden, jedoch zu optimistisch sein. Die mit den physikalischen Testgeräten assoziierten Variablen, das biologische Präparat und eventuell auch widersprüchliche Aussagen in den Beurteilungen der Patienten erschweren die Wiederholbarkeit einer klinischen Studie oder

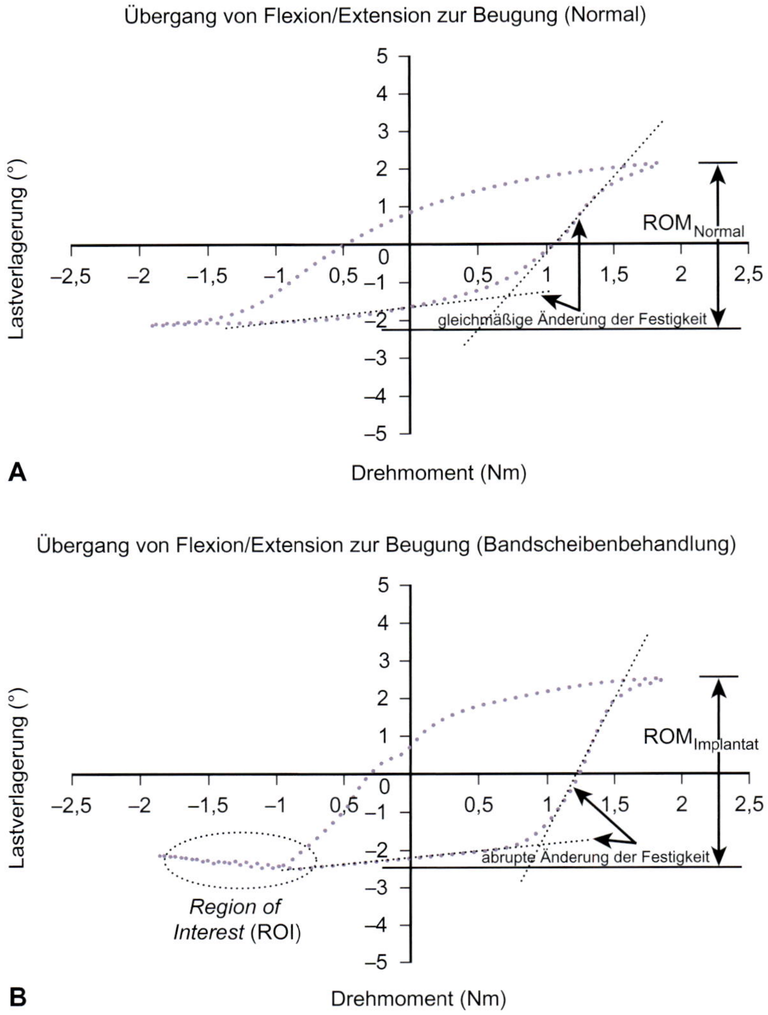

Abb. 1.46 A: Repräsentative Kurve für die Lastverlagerung eines vollständigen Beugezyklus einer menschlichen Kadaverwirbelsäule. **B:** Repräsentative Kurve für die Lastverlagerung eines vollständigen Beugezyklus einer menschlichen Kadaverwirbelsäule mit einer bewegungserhaltenden Prothese. Neue Parameter würden zusätzlich Parameter für die Qualität der Bewegung darstellen. Die Hysterese in der Graphik sollte beachtet werden.

Laborstudie. Ungeachtet der Compliance des Patienten, der biologischen Schwankungen und der Prüfgegenstände biomechanischer Studien sollte die grundlegende Basis der Messparameter zusammen mit den klinischen Faktoren verstanden und berücksichtigt werden, um den Zustand des Patienten und die Auswirkungen eines chirurgischen Eingriffs vollkommen erfassen zu können.

1.4.2 Standardisierte Tests von Materialien und Konstruktionen

Die komplexe Natur der menschlichen Wirbelsäule hat bei der Simulation normaler physiologischer Belastung und der Evaluierung von Behandlungen oft zu Schwierigkeiten geführt. Obwohl es möglich ist, exakt kontrollierte physiologische Belastungen und Momente entlang der primären Achse zu applizieren, ist die Erfassung der dreidimensionalen kinematischen Reaktion mühsam. Dies ist jedoch unerlässlich, um die Biomechanik der intakten funktionellen Wirbelsäuleneinheit und anschließender Behandlungen zu verstehen. Einfache Situationen wie z.B. die Festigkeitsprüfung in einer einzigen Achse im Labor führen nur selten zu einachsiger kinematischer Reaktion von Kadavertests der funktionellen Wirbelsäuleneinheit. Bewegungen in der Wirbelsäule sind gekoppelte Bewegungen. Bei einer lumbalen Lordosesektion während der Segmentprüfung hat die axiale Belastung beispielsweise das Potenzial, dass sie sowohl eine gekoppelte Flexion/Extension durch die Facettenausrichtung als auch eine Achsenverschiebung beim normalen, intakten Zustand nach sich zieht. Um Schwankungen zu minimieren, setzen standardisierte Protokolle wiederholbare Testverfahren voraus, d.h. eine Reduzierung von Widersprüchlichkeiten, die auf die Unregelmäßigkeit biologischer Präparate zurückzuführen sind.

Eine standardisierte Prüfung, z.B. die Testprotokolle der ASTM, ermöglicht theoretisch einen Vergleich unterschiedlicher Testlabors sowie unterschiedlicher Techniken und Behandlungen. Die Bestimmung von Festigkeit, Ermüdung und Langlebigkeit ist für Studien zu Wirbelsäulenimplantaten maßgeblich und mit wiederholbaren Maßen und Parametern leichter anwendbar. Die Hochrechnung dieser Informationen oder Daten stellt eine größere Herausforderung dar. Daten, die klinisch relevanter sind, können zwar in Experimenten gewonnen werden, die eine physiologische Belastung auf anatomisch korrekten Präparaten nachbilden. Eine standardisierte Prüfung aber liefert für die Charakterisierung von Implantaten und für wiederholte Messungen das ideale Datenmaterial für Vergleichszwecke.

Die Testprotokolle der ASTM für Wirbelsäulenimplantate wurden in erster Linie für Standardisierungszwecke entwickelt und veröffentlicht. Testprotokolle und Richtlinien können Festigkeit, Ermüdung, Abrieb und Funktion beinhalten. Die Prüfung der Standard-Fixationsinstrumentierung einschließlich Pedikelschrauben und anteriorer zervikaler Platten ist eindeutig definiert; alle Systeme, die für den amerikanischen Markt vorgesehen sind, werden den ASTM-F1717-04-„Standard-Testverfahren für Wirbelsäulenimplantat-Konstruktionen an einem Vertebrektomie-Modell" unterzogen. Gegenwärtig gibt es bewegungserhaltende Standards jedoch nur in Entwurfsform, und es kann noch beträchtliche Zeit und Revisionen kosten, bevor ein Konsensus erreicht wird. Entwurfsdokumente für bewegungserhaltende Implantate, die aktuell diskutiert werden, enthalten einen Standard für Implantate außerhalb des Wirbelzwischenraums, z.B. auf Pedikelschrauben basierende dynamische Stabilisierungsvorrichtungen für die Lendenwirbelsäule. Auch Entwurfsdokumente für die Charakterisierung von Facettenersatz, Kernimplantaten und Reparaturvorrichtungen für den Anulus wurden vorgeschlagen.

Testverfahren sind wichtig, um die Reaktion des Implantats unter kontrollierter Belastung zu verstehen. Wichtige Parameter sind beispielsweise die Konstruktionseigenschaften, Belastungstests und die Festigkeit der Schrauben-Platten-Verbindung. Man hat sich noch nicht auf Standards für übermäßige Belastungszustände oder kombinierte Belastungsauswirkungen in physiologischen Zuständen für die starre Fixationsinstrumentierung einigen können. Herausforderungen treten auch durch neuere Technologien wie z.B. bewegungserhaltende Implantate auf, da die Testverfahren oder Richtlinien für Entwicklung, Konsensbildung und Durchführung Zeit brauchen. ➤ Abbildung 1.47 zeigt ein Beispiel für eine Testmethode für Implantate zum Facettenersatz und erfüllt gegenwärtig die vorgeschlagenen Standardrichtlinien, die sich noch in der Entwurfsform befinden.

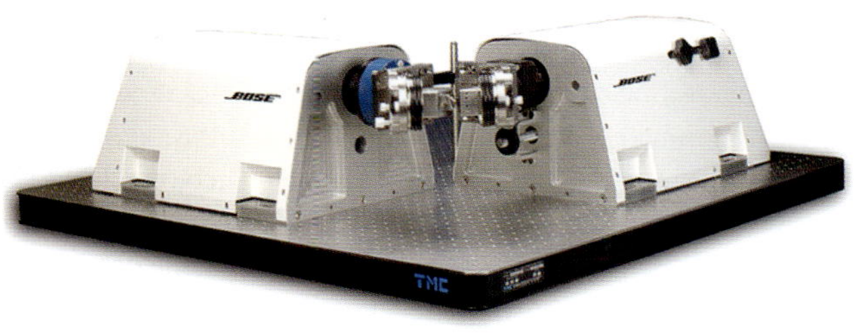

Abb. 1.47 Vorgeschlagene Prüfapparatur für Technologien zum Facettenersatz. Die Bewegung simuliert physiologisch komplexe Belastungsmuster an Facettenimplantaten.

Gegenwärtig werden die Implantate, die weltweit auf den Markt gebracht werden, von Regierungen und verantwortlichen Behörden den verschiedensten Richtlinien und Verfahren unterworfen. In den Vereinigten Staaten regelt die Bundesbehörde zur Überwachung von Nahrungs- und Arzneimitteln *(Food and Drug Administration,* FDA) medizinische Implantate und Implantate für wirbelsäulenstützende Verfahren. In Europa müssen Wirbelsäulenimplantate das CE-Zeichen tragen, während in Japan das *Ministry of Health, Labour, and Welfare* die Zulassungsrichtlinien festlegt.

In den Vereinigten Staaten hat die FDA die Testdaten von ASTM-Standards insofern anerkannt, als spezifische Implantatklassen für den Markt zugelassen wurden. Die Standards für die Bezeichnung „Fixationsvorrichtungen", d.h. Implantate, die vor dem 28. Mai 1976 auf den Markt kamen und von der FDA durch eine 510(k)-Freigabe genehmigt wurden, sind etabliert und in verschiedenen Prüfeinrichtungen wiederholbar. Implantate, die kein genehmigtes Prädikat vor 1976 besitzen, werden vor der Markteinführung Zulassungsanforderungen unterworfen und erfordern üblicherweise zusätzliche Daten. Diese Tests dienen zum Nachweis der Sicherheit und Wirksamkeit der Prothese für eine Zulassung durch die FDA. Klinisch relevante Forschung, darunter zur biomechanischen Stabilität, sollte jedoch eine Grundvoraussetzung für die klinische Anwendung sein.

Die Applikation physiologischer Belastung unter klinischen Bedingungen ist für das Verständnis der Wirksamkeit von Fixationsvorrichtungen wichtig. Obwohl der ASTM-Test F1717-04 eine grobe Annäherung an die Wirbelkörper verlangt, sind die Konstruktionen so ausgelegt, dass sie den Zustand bei Korpektomie darstellen. Durch die hohen Belastungen und Momente, die möglicherweise durch dieses Testverfahren erzeugt werden, repräsentiert dieser Zustand das *Worst-Case*-Szenario. Für die häufiger auftretenden klinisch relevanten Bedingungen für eine funktionelle Wirbelsäuleneinheit wird in der Literatur von biomechanischen Tests mit Kadavergewebe und spezifischen Prüfeinrichtungen für die Wirbelsäule (z.B. Motoren für die Flexion und Extension) berichtet. Widersprüchliche Daten haben eine breite Akzeptanz jedoch verhindert. Aus diesem Grunde konzentriert sich die Standardisierung für Testprotokolle und Richtlinien weiterhin auf die Implantatkonstruktionen und berücksichtigt nicht die Schnittstelle zwischen Knochen und Implantat.

Wirbelsäulentestverfahren in Versuchsplänen

Biomechanische Wirbelsäulenforschung, einschließlich der spinalen Implantattests von Kadaver-FSU (engl. *Functional Spine Unit,* funktionelle Wirbelsäuleneinheit), ist eine sich kontinuierlich weiter entwickelnde Disziplin. Biomechanische Testergebnisse sollten unabhängig von Standort und Labor und von Experiment zu Experiment wiederholbar sein. Letztendlich besteht das Ziel darin, einen Konsens unter den Wirbelsäulenforschern über die biomechanische Auswirkung einer vorgegebenen Wirbelsäulenprothese oder Technik zu erreichen. Zahlreiche Autoren, darunter auch Panjabi und sein Beitrag zu einem begrifflichen Rahmenwerk, haben die für eine Standardisierung notwendigen Komponenten definiert. Biomechanische Testrichtlinien bilden die Basis für übereinstimmende Testverfahren, und seit ihrer Beschreibung sind in großem Umfang wichtige Konzepte verwirklicht worden [5, 29]. Die Kriterien wurden erst kürzlich angepasst, um neue Konzepte neben der Fixation aufzunehmen [28]. Die Notwendigkeit, sowohl Belastung als auch Verschiebung sorgfältig anzuwenden und zu messen, ist für Wirbelsäulenstabilitätsprüfungen unerlässlich.

Die kinematische Bewegung eines vorgegebenen Wirbelkörpers kann mit sechs unabhängigen Bewegungen vollständig beschrieben werden, und zwar mit drei Translationen und drei Rotationen. Verschiebungen müssen gemäß dreier orthogonaler Achsen definiert werden und werden für gewöhnlich relativ zu den benachbarten Wirbeln beschrieben, und wenn sowohl die Wirbel als auch das zugehörige Weichgewebe getestet werden, wird die Reaktion normalerweise als Bewegung der funktionellen Wirbelsäuleneinheit bezeichnet. Ein deutliches Verständnis der klinischen Biomechanik der Wirbelsäule basiert auf der dreidimensionalen kinematischen Reaktion der FSU. Zusätzlich wurden weitere Testparadigmen für die Wirbelsäulenbiomechanik beschrieben, darunter ultimative Wirbelkörperfestigkeit, Anulusbeanspruchung, Facettenbelastung, Bandscheibendruck usw. Biomechanische Wirbelsäulenparameter für Vergleichszwecke basieren jedoch im Gegensatz zu Materialeigenschaften vorwiegend auf kinematischen Reaktionen. Studien berichten häufig über die Auswirkungen von Therapien, die auf einer Beweglichkeit der funktionellen Wirbelsäuleneinheit basieren, wobei es sich um eine kinematische Antwort handelt. Wenn auch selten, so beinhalten die angezeigten Parameter, die auf Materialeigenschaften basieren, doch ein Versagen der Festigkeit von Endplatten und Spongiosa.

Im Idealfall reagiert eine physiologische Belastung, die auf eine FSU einwirkt, mit einem durch intakte osteoligamentäre Strukturen und kinematisch stabilisierende chirurgische Behandlung in der Stärke begrenztem ROM. Wie in ➤ Abbildung 1.46 gezeigt, müssen die Behandlungen verglichen werden, und viele Metriken, einschließlich Reduzierungen im ROM und in der neutralen Zone (NZ), wurden verwendet, um die Stabilität der Wirbelsäule nach einer Fixation zu evaluieren [3, 28, 30, 31]. Der Vollständigkeit halber müssen die Wirbelsäulentestkonfigurationen erklärt werden, um die grundlegenden aufgestellten Hypothesen zu erläutern und die kinematische Reaktion zu begründen. Instant-Fixationsvorrichtungen bieten eine exzellente Festigkeit; die langfristigen Erfolge und positiven Auswirkungen für den Patienten sind jedoch zu einem gewissen Grade von der Arthrodese abhängig. Zu beachten ist, dass zwischen einer Fixation und dem normalen Gesundheitszustand ein Kontinuum mit einem Ausgleich zwischen Steifigkeit und Mobilität existiert. Der Bereich zwischen starrer Fixation und Arthrodese und normaler Bewegung sollte, wie in ➤ Abbildung 1.48 gezeigt, als Stabilitätsziel nach einem chirurgischen Eingriff unter Verwendung eines bewegungserhaltenden Implantats festgelegt werden. Die Qualität des Bewegungsparameters für dieses Stabilitätsspektrum muss jedoch erst noch vollständig definiert und bestätigt werden.

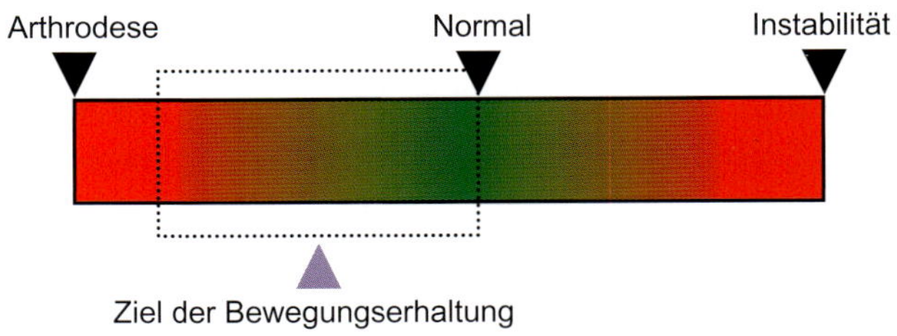

Abb. 1.48 Kontinuierliches Stabilitätsspektrum. Bewegungserhaltende Implantate sollten in den Bereich fallen, der durch die gepunktete Linie begrenzt wird.

Wirbelsäulentestkonfigurationen

Messvorrichtungen für die Wirbelsäule sind so konzipiert, dass eine Last in physiologischer Art und Weise auf anatomische Modelle aufgebracht wird, anhand derer Fragen zur Stabilität und zur Behandlung von Instabilität erörtert und verglichen werden können. Viele Verfahren sind für FSU-Tests dokumentiert worden. Sie reichen von der Darstellung der kinematischen Reaktion eines einachsigen Tests über die Validierung des finiten Modells bis hin zu differenzierten Axialbelastungsprogrammen [4, 32–34]. Durch die starken Schwankungen bei biologischen Proben sind die Daten für Vergleichsprüfungen jedoch am nützlichsten. Die klinische Validierung absoluter Parameter ist schwierig.

Einachsige Vorrichtungen zur Materialprüfung erfordern für biologische Tests bestimmte Bauteile. Viele wurden nachgerüstet, um Halterungen für Biegetests und lineare Gleitschienen für biomechanische Wirbelsäulentests unterzubringen. Es sind bereits Standardvorrichtungen zur Wirbelsäulenfixation erhältlich, die Flexion, Extension und Lateralbeugung ermöglichen. Ausgereifte automatisierte Computerkontrollen, hochwertige Lagerabdichtungen und die Fähigkeit zur axialen Torsion sind einige der Charakteristika, welche die Hersteller bei Standard-Testvorrichtungen für die Wirbelsäule anbieten. ➤ Abbildung 1.49 zeigt eine auf dem neuesten Stand der Technik beruhende handelsübliche Messvorrichtung für die Wirbelsäule, mit der sechs Achsen mit vollautomatisierter Belastungsfolge belastet werden können.

Messgeräte für die Wirbelsäule bringen im Allgemeinen eine kontrollierte Last auf. Anschließend wird die gemessene Reaktion aufgezeichnet. Alternativ kann auf Versatz kontrolliert und die entsprechende Last aufgezeichnet werden. Schließlich ist dann noch ein dritter Algorithmus möglich, der sowohl die Last- als auch die Versatzkontrolle in unterschiedlichen Stadien des Protokolls umfasst; hierbei spricht man häufig von Hybridkontrollalgorithmen. Es ist wichtig, die Testkonfigurationen zu verstehen, denn jede Konfiguration geht einher mit einer Reihe zugrunde liegender Hypothesen und Argumentationen zu dem Verfahren, mit dem die Last aufgebracht wird. Die Hypothesen sind wichtig, um testbedingte Artefakte von Behandlungseffekten für die FSU unterscheiden zu können. Komplettlösungen auf der Grundlage von Werkstoffprüfgeräten sind für die biomechanische Wirbelsäulenprüfung erhältlich. Wichtig ist ferner der Hinweis, dass verschiedene Forscher auch andere zuverlässige kundenspezifische Geräte

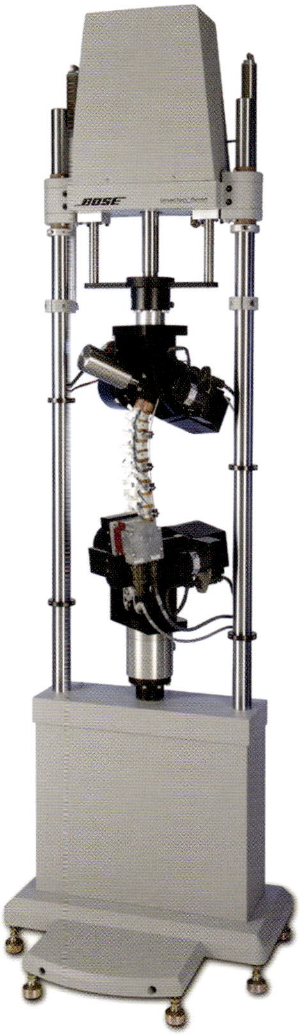

Abb. 1.49 Wirbelsäulen-Messvorrichtung mit vollautomatisierter Belastungsfolge (mit freundlicher Genehmigung von Welch Neurosurgical Research Laboratory, University of Pittsburgh, Pennsylvania)

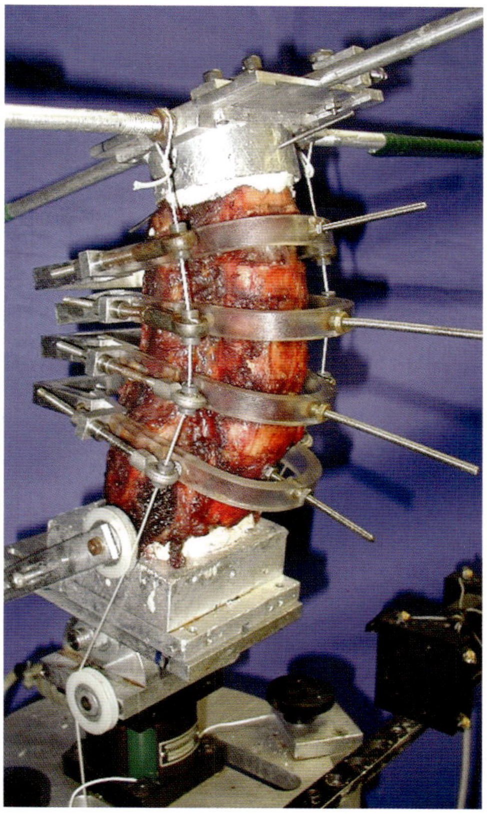

Abb. 1.50 Wirbelsäulen-Messvorrichtung unter Verwendung eines Transferpumpensystems zur Applikation eines Biegungsmoments und eines Gewichtssystems zum Anbringen einer Folgelast (mit freundlicher Genehmigung von Musculoskeletal Biomechanics Laboratory, Edward Hines Jr. VA Hospital, Illinois)

für Vergleichsprüfungen der Flexibilität von FSUs entwickelt haben. Ein Beispiel für eine alternative Methode zur Applikation eines Moments zusammen mit physiologischer axialer Kompression wird in ➤ Abbildung 1.50 gezeigt.

Einer der ersten vollautomatisierten, für Flexion/Extension und Beugung gekoppelten Motoren, mit dem echte Impulsmomente angewandt wurden, ist von Kunz et al. [35] beschrieben worden. Befestigt auf einem Werkstoffprüfgerät, das für axiale Kompression und axiale Torsion geeignet ist, wurde das System für ein passendes Set von Schrittmotoren nachgerüstet, mit deren Hilfe an jedem Ende entgegenwirkende Drehkräfte oder Verschiebungen angewandt wurden. Diese Methode der Anwendung eines echten Impulsmoments ist ausführlich dokumentiert worden [36–39]. Cunningham et al. beschreiben einen ähnlichen speziell angefertigten Wirbelsäulensimulator mit 6 Freiheitsgraden (6DOF-SS), der in vielen Studien genutzt und in Fachzeitschriften mit Peer-Review-Verfahren erwähnt wurde [1, 4, 22, 31]. Drei unabhängige Schrittmotoren, harmonische Antriebe und elektromagnetische Kupplungen liefern kontrollierbare Belastungen in mehreren unabhängigen Freiheitsgraden für eine vorgegebene Wirbelsäulenprobe. Zusätzlich können bei dieser Versuchsanordnung künstliche Scherkräfte durch die Verwendung linearer Führungsschienen negiert werden. Der primäre Auslöser liefert ein axiales Druckvermögen für das System, wodurch ein zusätzlicher Freiheitsgrad geschaffen wird.

Viele Wirbelsäulentestkonfigurationen wurden für die Stabilitätsprüfung dokumentiert. Jede dieser Konfigurationen kann standardisierte Lastprotokolle für Kompression, Torsion und Beugen nachbilden. Es wurden auch alternative Versuchsaufbauten mit nicht standardisierten Parametern beschrieben. Um die Unterschiede vollständig abschätzen zu können, sind jedoch weitere gemeinschaftliche Studien notwendig. Da der Bedarf an physiologischer Belastung stetig zunimmt, muss das Verhältnis zwischen Standardlast versus physiologische Last weiterentwickelt und letztendlich mit den klinischen Implikationen korreliert werden.

Standard-Messparameter

Beschreibungen von Bewegung sind aus einer Vielzahl von klinischen Gründen wichtig. Die vielen Methoden, mit denen *In-vitro*-Tests von Konstruktionen durchgeführt werden, liefern einen Einblick in die Natur der Funktionen der instrumentierten Wirbelsäule. Jedes System hat sorgfältig kontrollierte Belastungsmethoden demonstriert. Unabhängig davon, ob die Last als echtes Impulsmoment durch einen Schrittmotor oder durch ein System aus Gewichten und Rollen aufgebracht wird, kann die Reaktion der Wirbelsäule immer exakt gemessen werden.

Die Reaktion der FSU kann in einer Kurve zur Lastverschiebung beschrieben werden (➤ Abb. 1.46). Für jeden beliebigen FSU-Test gibt es sechs verschiedene Arten von unabhängigen Lasten und Momenten, die aufgebracht werden können. Außerdem kann die Reaktion entlang der sechs Freiheitsgrade gemessen werden. Wichtig ist das dreidimensionale kinematische Ergebnis, ganz gleich, ob es in einer einzigen Achse, einer einzigen Ebene oder als gekoppelte Bewegung in mehreren Ebenen ausgedrückt ist, und zwar je nach der Art von Information, die zum Verständnis der Wirbelsäulenstabilität nötig ist.

Ein Beispiel für eine eindimensionale physiologische Reaktion ist eine Lastverteilung, bei der ein Axialdruck entlang der axialen Richtung der funktionellen Wirbelsäuleneinheit aufgebracht wird. Um die Lastmenge, die durch die anterioren und mittleren Säulen im Vergleich zu der Last, die durch die posteriore Säule transferiert wurde, abzuleiten, werden aus den axialen Drucktests die Verschiebungen ermittelt. Hypothesen, die für zervikale Lastverteilungsprotokolle aufgestellt wurden, umfassen elastische Verschiebung und Lastverteilung zwischen den Säulen. In einer biomechanischen Lastverteilungsstudie berechneten Rapoff et al. [40] die Lastverteilungseigenschaften einer zervikalen Platte durch axiale Kompression einer Wirbelsäule ein- und zweimal mit normalen übertragenen Kopfgewichten von 45 bzw. 90 Newton (N). Seitdem werden axiale Testprotokolle verwendet, um die instrumentierten FSU-Eigenschaften für statische und dynamische zervikale Implantatdesigns zu bestimmen [41]. Zur Bestimmung der prozentualen Kraftverhältnisse zwischen funktioneller Anatomie, Zwischenstück und Fixationshardware werden Kraft-Weg-Daten benutzt.

Die klinisch relevanteste Reaktion ist normalerweise der ROM. Bei der klinischen Messung der Flexions-/Extensionsstabilität sind zweidimensionale Flächenparameter üblich. Fusionsbehandlungen erfordern eine stabile Umgebung für die Arthrodese. Es hat sich gezeigt, dass mit starreren Systemen bessere klinische Ergebnisse erzielt werden können. Deshalb wird eine Verringerung des normalisierten zweidimensionalen sagittalen ROM häufig mit der Stabilität in Zusammenhang gebracht, die eine Verbesserung der klinischen Erfolge begünstigt [42]. Dieselben Bedingungen können aber auch unphysiologische Belastung und Verschiebung in wechselnden Ebenen innerhalb des gleichen Segments verursachen. Daher bedarf es zur Auswertung gekoppelter Bewegungsreaktionen einer differenzierteren Analyse und Standardisierung. Ähnliche Korrelationen zwischen erhöhter Beweglichkeit der FSU und klinischen Ergebnissen werden für kombinierte Belastung oder dreidimensionale Auswirkungen benötigt.

Ungeachtet der Testmethoden und der Versuche zur Standardisierung von FSU-Testkonfigurationen sollten die Ergebnisse von Stabilitätsmessungen ausgewertet und mit den relevanten Parametern diskutiert werden. Der Trend war oft, die intakte Kontrolle zu normalisieren und ROM-Verschiebungen relativ zu lokalen Koordinaten zu verwenden [5, 29, 43]. Entsprechende Verfahren und Ergebnisse werden veröffentlicht und weiterentwickelt [28]. Dadurch, dass neue Testverfahren entwickelt werden und ein Paradigmenwechsel in der Chirurgie stattfindet, wird eine kontinuierliche Auswertung der Testkonfiguration zusammen mit standardisierten Ergebnissen eine schnelle Adaptierung differenzierter Testalgorithmen erlauben.

Gegenwärtig beziehen sich die Testkonfigurationen auf Dehnungs- und Belastungsraten aus osteoligamentären Protokollen, die vorher in Biomechanik und Tests von Gelenken beschrieben wurden. Für zervikale Tests ist ein Drehmoment von 2,5 Nm gerechtfertigt, und für lumbales Beugen sind 7,5 Nm dokumentiert. Die Grenzwerte für Last und Auslenkung werden oft empirisch abgeleitet. Der Zustand der Kadaverproben bestimmt oft die Lastgrenzwerte der Prüfung und prüft deshalb vielleicht die Wirksamkeit der Behandlungsvorrichtungen nicht vollständig. Nichtsdestotrotz ist die Auswertung verschiedener wichtiger biomechanischen Parameter für implantierte FSUs einheitlich, häufig analysiert und in der Literatur diskutiert [29]:

- Neutrale Zone (NZ)
- Bewegungsumfang (ROM)
- Elastische Zone
- Steifheit der neutralen Zone
- Steifheit der elastischen Zone

Diese Parameter sind unerlässlich, um sowohl den nativen intakten Zustand als auch die unterschiedlichen Behandlungen der Wirbelsäule für die meisten Testkonfigurationen zu verstehen. Diese Auswertungsmethoden waren bis vor kurzem unabhängig von den Testverfahren. Der ROM kann ausgewertet werden, wenn die Kraft durch echte Kräftepaare, eine Belastungsfolge oder alternative Methoden aufgebracht wird.

Eine dreidimensionale kinematische Bewegung ist eine Reaktion für einen Wirbelkörper relativ zu den benachbarten Wirbeln und im Idealfall ein Maß für die Reaktion der dreidimensionalen kinematischen FSU. Solche Ergebnisse bilden die Basis für einen Vergleich von Behandlungen und die Grundlage für das Verständnis der biomechanischen Auswirkungen auf die klinische FSU. Parameter für bewegungserhaltende Implantate sollten Parameter für die Qualität der Bewegung einschließen. Denkbare Kriterien sind z.B. der leichte Übergang von Flexion/Extension zur Beugung, eine Bewertung der Mikrobewegung der Implantatschnittstelle und viskoelastische Eigenschaften für die FSU. Zu den vorgeschlagenen und anerkannten Parametern gehören die Schneckenachse, die als Rotationsschraubachse dargestellt ist, und der Bandscheibendruck an benachbarten Ebenen.

Die am häufigsten erstellten und ausgewerteten Daten für die biomechanische FSU-Prüfung sind die FSU-ROM-Ergebnisdaten. Für Fusionsstudien sind die Kriterien relativ einfach, wenn die biomechanischen Daten, die den ROM enthalten, evaluiert werden, d.h. je geringer der ROM, desto besser das Fusionsergebnis. Auch wenn der ROM zur Beschreibung der biomechanischen Eigenschaften einer FSU, die einer bewegungserhaltenden Behandlung mit einem entsprechenden Implantat unterworfen wird, allein nicht ausreicht, ist er doch ein wichtiger biomechanischer Parameter für die Beurteilung und Vorhersage der Stabilität, insbesondere für den unmittelbar postoperativen Fall. Der ROM kann deshalb im klinischen Entscheidungsprozess als vorhersehbar angenommen werden. Für neuere Technologien und Implantate könnten allerdings noch weitere Parameter an Bedeutung gewinnen, auch wenn gegenwärtig die Bewegungsparameter und die klinischen Auswirkungen der Bewegungsqualität noch unklar sind.

1.4.3 Schlussfolgerungen für instrumentierte Wirbelsäulenstabilität

Biomechanische Auswirkungen auf eine funktionelle Wirbelsäuleneinheit, auf der Basis der beschriebenen Messmethoden, sind aus unterschiedlichen Gründen von Bedeutung. Operative Eingriffe können vor allem bei Anwendung bewegungserhaltender Techniken und Implantate – die Verwendung eines geeigneten Implantats vorausgesetzt – Schmerzen lindern und die Funktion wiederherstellen. Da Vorrichtungen entwickelt werden, die Bewegung erlauben und Stabilität in der gesamten funktionellen Bewegungseinheit schaffen, benötigen Krankenhausärzte immer noch ein Mittel, um das Potenzial für solche Behandlungen auf der Indexstufe und benachbarten Etagen zu evaluieren. Die biomechanische Stabilitätsprüfung ist ein Aspekt, der beim Entscheidungsfindungsprozess für die klinische Behandlung von Wirbelsäulenerkrankungen helfen kann.

LITERATUR

[1] Cunningham BW, Kotani Y, McNulty PS, et al: The effect of spinal destabilization and instrumentation on lumbar intradiscal pressure: an in vitro biomechanical analysis. Spine 22: 2.655–2.663, 1997.
[2] Harris BM, Hilibrand AS, Savas PE, et al: Transforaminal lumbar interbody fusion: the effect of various instrumentation techniques on the flexibility of the lumbar spine. Spine 29: E65–E70, 2004.
[3] Heller JG, Zdeblick TA, Kunz DA, et al: Spinal instrumentation for metastatic disease: in vitro biomechanical analysis. J Spinal Disord 6: 17–22, 1993.
[4] Kanayama M, Ng JT, Cunningham BW, et al: Biomechanical analysis of anterior versus circumferential spinal reconstruction for various anatomic stages of tumor lesions. Spine 24: 445–450, 1999.
[5] Panjabi MM: Biomechanical evaluation of spinal fixation devices: I. A conceptual framework. Spine 13: 1.129–1.134, 1988.
[6] Patwardhan AG, Carandang G, Ghanayem AJ, et al: Compressive preload improves the stability of anterior lumbar interbody fusion cage constructs. J Bone Joint Surg Am 85-A: 1.749–1.756, 2003.
[7] Truumees E, Demetropoulos CK, Yang KH, Herkowitz HN: Effects of a cervical compression plate on graft forces in an anterior cervical discectomy model. Spine 28: 1.097–1.102, 2003.
[8] Hilibrand AS, Carlson GD, Palumbo MA, et al: Radiculopathy and myelopathy at segments adjacent to the site of a previous anterior cervical arthrodesis. J Bone Joint Surg Am 81: 519–528, 1999.
[9] Lee CK: Accelerated degeneration of the segment adjacent to a lumbar fusion. Spine 13: 375–377, 1988.
[10] Eck JC, Humphreys SC, Lim TH, et al: Biomechanical study on the effect of cervical spine fusion on adjacent-level intradiscal pressure and segmental motion. Spine 27: 2.431–2.434, 2002.
[11] Matsunaga S, Kabayama S, Yamamoto T, et al: Strain on intervertebral discs after anterior cervical decompression and fusion. Spine 24: 670–675, 1999.
[12] Pickett GE, Rouleau JP, Duggal N: Kinematic analysis of the cervical spine following implantation of an artificial cervical disc. Spine 30: 1.949–1.954, 2005.
[13] Virgin WJ: Experimental investigations into the physical properties of the intervertebral disc. J Bone Joint Surg Br 33-B: 607–611.
[14] Hirsch C, Nachemson A: New observations on the mechanical behavior of lumbar discs. Acta Orthop Scand 23: 254–283, 1954.
[15] Dick JC, Zdeblick TA, Bartel BD, Kunz DN: Mechanical evaluation of cross-link designs in rigid pedicle screw systems. Spine 22: 370–375, 1997.
[16] Hitchon PW, Goel VK, Rogge T, et al: Biomechanical studies on two anterior thoracolumbar implants in cadaveric spines. Spine 24: 213–218, 1999.
[17] Korovessis P, Papazisis Z, Koureas G, Lambiris E: Rigid, semirigid versus dynamic instrumentation for degenerative lumbar spinal stenosis: a correlative radiological and clinical analysis of short-term results. Spine 29: 735–742, 2004.
[18] Lund T, Nydegger T, Rathonyi G, et al: Three-dimensional stabilization provided by the external spinal fixator compared to two internal fixation devices: a biomechanical in vitro flexibility study. Eur Spine J 12: 474–479, 2003.
[19] Zdeblick TA, Wilson D, Cooke ME, et al: Anterior cervical discectomy and fusion. A comparison of techniques in an animal model. Spine 17: S418–S426, 1992.
[20] McNally DS: The objectives for the mechanical evaluation of spinal instrumentation have changed. Eur Spine J 11 (suppl 2): S179–S185, 2002.
[21] Wilke HJ, Kettler A, Claes LE: Are sheep spines a valid biomechanical model for human spines? Spine 22: 2.365–2.374, 1997.
[22] Cunningham BW, Gordon JD, Dmitriev AE, et al: Biomechanical evaluation of total disc replacement arthroplasty: an in vitro human cadaveric model. Spine 28: S110–S117, 2003.
[23] DiAngelo DJ, Foley KT: An improved biomechanical testing protocol for evaluating spinal arthroplasty and motion preservation devices in a multilevel human cadaveric cervical model. Neurosurg Focus 17: E4, 2004.
[24] Patwardhan AG, Havey RM, Meade KP, et al: A follower load increases the load-carrying capacity of the lumbar spine in compression. Spine 24: 1.003–1.009, 1999.
[25] Goel VK, Clausen JD: Prediction of load sharing among spinal components of a C5-C6 motion segment using the finite element approach. Spine 23: 684–691, 1998.
[26] Puttlitz CM, Goel VK, Traynelis VC, Clark CR: A finite element investigation of upper cervical instrumentation. Spine 26: 2.449–2.455, 2001.
[27] Tschirhart CE, Nagpurkar A, Whyne CM: Effects of tumor location, shape and surface serration on burst fracture risk in the metastatic spine. J Biomech 37: 653–660, 2004.
[28] Goel VK, Panjabi MM, Patwardhan AG, et al: Test protocols for evaluation of spinal implants. J Bone Joint Surg Am 88 (suppl 2): 103–109, 2006.
[29] Wilke HJ, Wenger K, Claes L: Testing criteria for spinal implants: recommendations for the standardization of in vitro stability testing of spinal implants. Eur Spine J 7: 148–154, 1998.
[30] Akamaru T, Kawahara N, Sakamoto J, et al: The transmission of stress to grafted bone inside a titanium mesh cage used in anterior column reconstruction after total spondylectomy: a finite-element analysis. Spine 30: 2.783–2.787, 2005.
[31] Oda I, Cunningham BW, Abumi K, et al: The stability of reconstruction methods after thoracolumbar total spondylectomy. An in vitro investigation. Spine 24: 1.634–1.638, 1999.
[32] Dimar JR II, Voor MJ, Zhang YM, Glassman SD: A human cadaver model for determination of pathologic fracture threshold resulting from tumorous destruction of the vertebral body. Spine 23: 1.209–1.214, 1998.
[33] Shannon FJ, DiResta GR, Ottaviano D, et al: Biomechanical analysis of anterior poly-methyl-methacrylate reconstruction following total spondylectomy for metastatic disease. Spine 29: 2.096–2.102, 2004.

[34] Tschirhart C, Finkelstein J, Whyne C: Metastatic burst fracture risk assessment based on complex loading of the thoracic spine. Ann Biomed Eng 34: 494–505, 2006.
[35] Kunz DN, McCabe RP, Zdeblick TA, Vanderby R Jr: A multidegree of freedom system for biomechanical testing. J Biomech Eng 116: 371–373, 1994.
[36] Deguchi M, Cheng BC, Sato K, et al: Biomechanical evaluation of translaminar facet joint fixation. A comparative study of poly-lactide pins, screws, and pedicle fixation. Spine 23: 1.307–1.312, discussion 1.313, 1998.
[37] Mihara H, Cheng BC, David SM, et al: Biomechanical comparison of posterior cervical fixation. Spine 26: 1.662–1.667, 2001.
[38] Mihara H, Onari K, Cheng BC, et al: The biomechanical effects of spondylolysis and its treatment. Spine 28: 235–238, 2003.
[39] Rohlmann A, Neller S, Claes L, et al: Influence of a follower load on intradiscal pressure and intersegmental rotation of the lumbar spine. Spine 26: E557–E561, 2001.
[40] Rapoff AJ, O'Brien TJ, Ghanayem AJ, et al: Anterior cervical graft and plate load sharing. J Spinal Disord 12: 45–49, 1999.
[41] Rapoff AJ, Conrad BP, Johnson WM, et al: Load sharing in Premier and Zephir anterior cervical plates. Spine 28: 2.648–2.650, discussion 2.651, 2003.
[42] Zdeblick TA: A prospective, randomized study of lumbar fusion: Preliminary results. Spine 18: 983–991, 1993.
[43] Goel VK, Goyal S, Clark C, et al: Kinematics of the whole lumbar spine. Effect of discectomy. Spine 10: 543–554, 1985.

1.5 Materialeigenschaften und Abriebanalyse

Nadim James Hallab, Markus Wimmer und Joshua J. Jacobs

! KERNAUSSAGEN

- Zentrale Materialeigenschaften für Orthopäden sind Festigkeit, Belastbarkeit (Bruchfestigkeit, Ermüdungsbeständigkeit), Korrosionsbeständigkeit, Verschleißbeständigkeit, Dehnbarkeit und Elastizitätsmodulus. Biokompatibilität ist die Fähigkeit eines Biomaterials, eine der beabsichtigten Applikation angemessene Wirt- und Werkstoffantwort zu demonstrieren. Sie ändert sich deshalb mit jeder Applikation, d.h., Biokompatibilität ist nicht materialinhärent und stellt keine Materialeigenschaft dar.
- Implantatablagerung entsteht sowohl durch Abrieb als auch durch Korrosion.
- Korrosionsbeständigkeit ist der Widerstand gegenüber elektrochemischer Zersetzung. Korrosion von Metallimplantaten wird kontrolliert durch 1) das Ausmaß der thermodynamischen Antriebskräfte, die Korrosion verursachen (Oxidations-/Reduktionsreaktionen) und 2) physikalische Barrieren, welche die Korrosionskinetik (schützende Oxidschicht, die sich auf der Oberfläche von Metallen bildet) begrenzen.
- Hinsichtlich der Reduktion von Ablagerungen bei Auflageflächen in der Orthopädie wird der Verschleißbeständigkeit derzeit höchste Bedeutung beigemessen. Verschleißbeständigkeit ist die Eigenschaft eines Materials, dem Verlust von Oberflächenmaterial als Folge einer relativen Bewegung zwischen zwei Oberflächen entgegenzuwirken.
- **Polymere** sind im Allgemeinen relativ verträgliche (weich, niedriger Modulus), friktionsarme Oberflächen, die – mit inertem (chemisch wenig reaktivem) Abrieb – für Gelenkflächen verwendet werden, oder als Fixiermaterialien, die *in situ* aushärten können (z.B. Polymethylmethacrylat [PMMA]).
- **Keramik** wird wegen seiner hohen Verschleißbeständigkeit und hohen Festigkeit geschätzt.
- **Metalle** stellen hinsichtlich ihrer Materialeigenschaften (z.B. hohe Festigkeit, Duktilität, Bruchfestigkeit und Härte), die für die Langzeitanwendung bei hochzyklischen, krafttragenden Aufgaben zur Fixation von Brüchen und für Gelenkprothesen erforderlich sind, einen Kompromiss dar. Daher sind Metalle, obwohl sie korrodieren (mit der Zeit chemisch zerfallen), bei orthopädischen Implantaten nach wie vor das wichtigste Material.

Die Materialeigenschaften von Biomaterialien bestimmen, warum ein bestimmtes Material für eine bestimmte orthopädische Anwendung ausgewählt wird. Orthopädische Biomaterialien sind im Allgemeinen auf solche Materialien begrenzt, die zyklischen krafttragenden Anwendungen widerstehen können. Sie umfassen alle drei Hauptgruppen von Materialien: 1) Metalle, 2) Polymere und 3) Keramik. Zu den für Frakturfixierung und Gelenktotalersatz entscheidenden Materialeigenschaften zählen hohe Festigkeit, Dehnbarkeit, Bruchfestigkeit, Verschleiß- und Korrosionsbeständigkeit. Im Zusammenhang mit der Reduktion von Ablagerungen an den Auflageflächen wird beim vollständigen Gelenkersatz der Verschleißbeständigkeit derzeit höchste Bedeutung beigemessen. Der Abrieb wird nämlich gegenwärtig als der Hauptfaktor angesehen, der die Dauerbeanspruchung von Gelenkersatzprothesen beeinträchtigt, und auch als Hauptquelle von orthopädischer Biomaterialablagerung (basierend auf einem allgemeinen Implantat-Massen- oder Volumenverlust). Implantatablagerung wird durch Abnutzung und Korrosion erzeugt und führt zu einer Entzündungsreaktion. Diese Reaktion fördert eventuell die Bildung eines Fremdkörpergranulationsgewebes, das in die Knochen-Implantat-Grenzfläche eindringen kann. Dadurch kommt es im Allgemeinen zu einem fortschreitenden lokalen Knochenverlust, wodurch die Fixation sowohl zementierter als auch unzementierter Implantate gleichermaßen gefährdet wird [1]. Deshalb werden die Korrosion und die Verschleißbeständigkeit von Wirbelsäulen-Implantatmaterialien in diesem Kapitel ausführlich erörtert.

Der erste Teil dieses Kapitels befasst sich mit den für orthopädische Implantate wichtigen grundlegenden Materialeigenschaften von Metallen, Keramik und Polymeren (mit einem Schwerpunkt auf Korrosion). Im zweiten Teil wird der Frage nachgegangen, wie Implantatmaterialien für orthopädische Anwendungen in Bezug auf diese Materialeigenschaften ausgewählt wurden. Im dritten Teil wird diskutiert, wie eine Abriebanalyse durchgeführt wird, um herauszufinden, ob die Komponenten die Anforderungen an die Abriebfestigkeit erfüllen.

1.5.1 Materialeigenschaften

Aufgrund ihrer Eigenschaften sind Polymere, Keramik, Metalle und all jene Implantate, die in späteren Abschnitten erörtert werden, für unterschiedliche Anwendungsgebiete in der Orthopädie geeignet. Der erste Teil dieses Abschnitts befasst sich mit Fragen nach den wichtigen Materialeigenschaften und wie diese definiert sind. Im letzten Teil wird dann erklärt, welche Materialien ein Höchstmaß dieser Eigenschaften aufweisen und wo sie normalerweise Anwendung finden.

Obwohl es eine starke Verallgemeinerung ist, werden die Materialeigenschaften jeder Kategorie durch die dazugehörigen chemischen Bindungen bestimmt (➤ Tab. 1.1).

Auch wenn diese chemischen Bindungen die positiven Materialeigenschaften aufzeigen, so sind sie auch für die mit dem jeweiligen Material in Verbindung gebrachten Mängel verantwortlich. Polymere besitzen z.B. eine niedrige Festigkeit, Keramikwerkstoffe eine geringe Bruchfestigkeit, und Metalle sind chemisch reaktiv (korrosionsanfällig). Außerdem hängt es von den Materialeigenschaften eines jeden Materialtyps ab, welche der vielen Polymere, Keramikwerkstoffe und Metalle am besten als orthopädische Implantate geeignet sind. Diese „wichtigeren" Eigenschaften eines jeden Materialtyps sind gewöhnlich: 1) Festigkeit und Verschleißbeständigkeit (Polymere), 2) Bruchfestigkeit und Verschleißbeständigkeit (Keramikwerkstoffe) und 3) Festigkeit, Korrosionsbeständigkeit und Verschleißbeständigkeit (Metalle).

Einige Materialeigenschaften (z.B. Dichte) sind wichtig, gelten bei orthopädischen Implantaten jedoch normalerweise nicht als entscheidende Designkriterien und werden an dieser Stelle auch nicht erörtert. Andere Materialeigenschaften wie z.B. Kosten und Bearbeitbarkeit, die dem Material nicht inhärent sind (d.h. sich mit technologischen Innovationen ändern), sind äußerst wichtig für Implantathersteller, theoretisch aber nicht für Orthopäden oder Wissenschaftler, welche die Implantate verbessern wollen. Folgende Materialeigenschaften, die später noch eingehender erörtert werden, sind für das orthopädische Design am wichtigsten:

- Festigkeit
- Zähigkeit (Bruchfestigkeit, Ermüdungsbeständigkeit)
- Korrosionsbeständigkeit
- Verschleißbeständigkeit
- Duktilität
- Elastizitätsmodulus

Tab. 1.1 Materialeigenschaften

Material	Art der chemischen Bindung	Allgemeine Eigenschaften
Polymere	kovalent miteinander verknüpfte Kohlenstoffketten, schwache sekundäre Wechselwirkungen	chemisch inert, duktil, verformbar, niedriger Modulus
Keramikwerkstoffe	ionische Bindung	chemisch inert, hart, verschleißbeständig
Metalle	metallische Bindung	chemisch nicht inert, duktil, fest

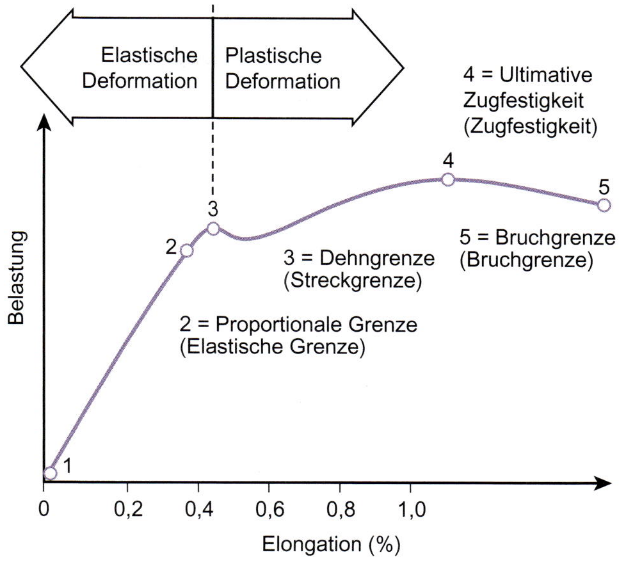

Abb. 1.51 Allgemeine Belastungskurve, welche die unterschiedlichen Maßeinheiten für die Festigkeit eines Materials darstellt

Festigkeit

Festigkeit ist die Eigenschaft, die es einem Material ermöglicht, unter Last einer Verformung standzuhalten. Es gibt unterschiedliche Maßeinheiten für die Festigkeit, aber alle beziehen sich auf den Punkt, an dem eine aufgebrachte Last beginnt, das Material dauerhaft zu verformen, d.h. die Materialbindungen/Mikrostrukturen irreversibel zu beeinträchtigen. ➤ Abbildung 1.51 zeigt die Festigkeitseigenschaften eines Materials bei Messung mit einer Spannungs-Dehnungs-Kurve, bei der Spannung eine Einheitslast und Dehnung den Umfang der Ausdehnung darstellt. Unter Zugfestigkeit versteht man die Höchstspannung, der ein Material widerstehen kann. Zugwiderstand ist ein Maß für den Widerstand, den ein Material entgegensetzt, wenn es durch eine Zugbelastung auseinander gezogen wird. Ermüdungsfestigkeit ist die Fähigkeit eines Materials, sich unterschiedlichen und schnell verändernden Belastungen entgegenzusetzen. Die Ermüdungsfestigkeit wird ausgedrückt durch die Größe der Dauerschwingbeanspruchung für eine spezifizierte Schwingungszahl. Kerbschlagfestigkeit ist die Fähigkeit eines Metalls, plötzlich aufgebrachten Lasten zu widerstehen.

Zähigkeit (Bruchfestigkeit, Ermüdungsbeständigkeit)

Zähigkeit ist die Eigenschaft, aufgrund derer ein Material einem Aufprall widerstehen kann und ohne Zerreißen deformiert wird. Zähigkeit kann als eine Kombination von Festigkeit und Formbarkeit angesehen werden und wird als der Bereich unterhalb der Spannungs-Dehnungs-Kurve definiert (➤ Abb. 1.52). Die Ermüdungsbeständigkeit variiert im Allgemeinen, je nach Zähigkeit und Duktilität. Sie beschreibt die Fähigkeit eines Materials, unter einer wiederholten Last Bruchfestigkeit zu leisten.

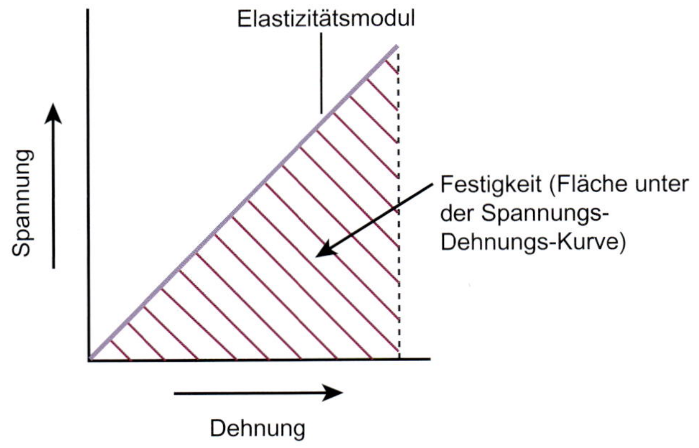

Abb. 1.52 Zähigkeit wird als der Bereich definiert, der unter der Spannungs-Dehnungs-Kurve eines bestimmten Materials liegt.

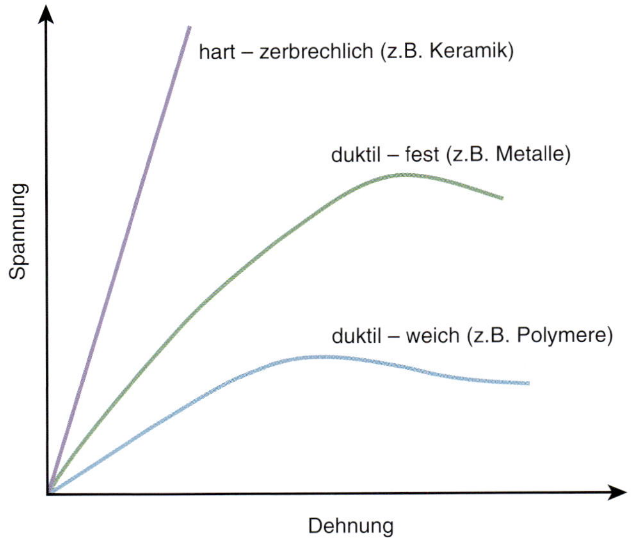

Abb. 1.53 Unterschiedliche Spannungs-Dehnungs-Kurven, die allgemeine Verhaltensunterschiede zwischen Metallen, Keramik und Polymeren darstellen

Korrosionsbeständigkeit

Korrosionsbeständigkeit ist der Widerstand gegenüber elektrochemischer Zersetzung. Zu elektrochemischen Prozessen gehören gleichmäßige Korrosion, die einheitlich eine Gesamtfläche betrifft, und Lokalkorrosion, die entweder Bereiche des Implantats betrifft, die von der Umgebung relativ geschützt sind (Spaltkorrosion), oder scheinbar zufällige Stellen auf der Oberfläche (Lochfraßkorrosion). Alle Metalle, selbst Gold und Platin korrodieren, wenn auch sehr langsam.

Verschleißbeständigkeit

Verschleißbeständigkeit bezeichnet die Eigenschaft eines Materials, dem Verlust von Oberflächenmaterial infolge relativer Bewegung zwischen zwei Oberflächen zu widerstehen. Zwei Materialien, die unter Belastung zusammengefügt werden, stehen nur über eine kleine Fläche von Erhebungen oder Vertiefungen miteinander in Kontakt. An den Kontaktstellen kommt es zu anziehenden und abstoßenden Wechselwirkungen auf atomarer Ebene. Wenn die beiden Oberflächen gegeneinander verschoben werden, werden diese Wechselwirkungen aufgehoben. Es gibt im Wesentlichen drei Prozesse, die zu Verschleiß führen können: 1) Abrasion, bei der eine härtere Oberfläche Rillen in das weichere Material „pflügt"; 2) Adhäsion, bei der ein weicheres Material auf eine härtere Gegenfläche aufgetragen wird und so einen Transferfilm bildet, und 3) Ermüdung, bei der alternierende Be- und Entlastung zur Bildung von Rissen unter der Oberfläche führt, die sich ausbreiten und Partikel formen, die von der Oberfläche abgeschilfert werden. Dieses Charakteristikum wird noch detaillierter im zweiten Teil dieses Kapitels erörtert.

Duktilität

Dehnbarkeit (Duktilität) ist die Fähigkeit eines Materials, sich zu verformen (d.h. auszudehnen, zu biegen oder zu verdrehen), ohne einzureißen oder abzubrechen (> Abb. 1.53).

Elastizitätsmodulus

Die Elastizität beschreibt das Ausmaß, in dem ein Material sich unter Belastung dehnt, zusammenzieht oder verdreht (verformt). Der Elastizitätsmodulus wird allgemein definiert als die Veränderung der Länge (Dehnung) bei einer gegebenen Änderung der angewendeten Belastung (Spannung) bzw. als die lineare Steigung der Spannungs-Dehnungs-Kurve.

Biokompatibilität wird oft als „Materialeigenschaft" bezeichnet, obwohl sie das technisch gesehen nicht ist. Biokompatibilität wird offiziell beschrieben als die „Fähigkeit eines Biomaterials, eine der beabsichtigten Applikation entsprechende Wirts- und Werkstoffantwort zu zeigen". Deshalb ist die Biokompatibilität eines Materials von Anwendung zu Anwendung verschieden und kann daher einem Material nicht in demselben Maße inhärent sein wie die oben genannten Eigenschaften. Auf Biokompatibilität gehen wir in diesem Kapitel nur kurz ein.

Heutzutage bezieht sich die „Biokompatibilität eines Implantats" im Wesentlichen auf die Fähigkeit dieses Materials, dem Abbau des Materials zu widerstehen. Obwohl die Reaktion des menschlichen Gewebes auf Abriebpartikel gegenwärtig als der wichtigste Faktor angesehen wird, der die Langlebigkeit einer Gelenkersatzprothese beeinträchtigt, befindet man sich hinsichtlich der Frage, welche Abriebpartikel mit einer erhöhten Pathogenität einhergehen, noch völlig im Unklaren. Deshalb wird die Biokompatibilität eines Materials gegenwärtig in einem engeren Sinne dahingehend definiert, welche Art von Reaktivität aus den bei einer bestimmten Anwendung entstehenden Abriebpartikeln resultiert.

Korrosion von Implantatmetallen

Korrosionsbeständigkeit ist die wichtigste Materialeigenschaft, die die Auswahl der verfügbaren Metalllegierungen auf die vergleichsweise wenigen für die Anwendung in der Orthopädie geeigneten beschränkt. Diese Materialeigenschaft ist aber nicht einfach zu verstehen. Nachfolgend versuchen wir zu erklären, warum Metalle korrodieren und wie Implantatmetalle dieser Tendenz widerstehen. Die Korrosion von Metallimplantaten wird beeinflusst 1) vom Ausmaß der thermodynamischen Triebkräfte, die Korrosion verursachen (Oxidationen und Reduktionen), und 2) durch physikalische Barrieren, welche die Kinetik der Korrosion einschränken. In der Praxis können diese beiden Faktoren, welche die Korrosion orthopädischer Biomaterialien vermitteln, auf eine Anzahl von Parametern heruntergebrochen werden: geometrische Variablen (z.B. Auflagegeometrie in modularen Komponenten-Hüftprothesen), metallurgische Variablen (z.B. Oberflächenmikrostruktur, Oxidstruktur und Zusammensetzung), mechanische Variablen (z.B. Spannung und/oder relative Bewegung) sowie Variablen der Lösung (z.B. pH-Wert, gelöste Proteine, Enzyme).

Thermodynamische Betrachtungen: Wie und warum Metalle korrodieren

Die grundlegende Reaktion, die bei der Korrosion auftritt, ist die Zunahme der Oxidationsstufe (d.h. Abgabe von Elektronen) des Metallatoms:

$$M \rightarrow M^{2+} + z_{e-} \text{ (Oxidation)}$$

Diese Oxidation (Abgabe von Elektronen und Zunahme der Oxidationsstufe) kann zur Freisetzung freier Ionen aus der Metalloberfläche in die Lösung führen (die sich dann von der Metalloberfläche wegbewegen können) oder zu vielen anderen Reaktionen, wie z.B. der Bildung von Metalloxiden, Metallchloriden, Organometallverbindungen oder anderen Spezies führen. Diese „Endprodukte“ können entweder gelöst vorliegen oder als Feststoffe ausfallen. Feste Oxidationsprodukte können unterteilt werden in solche, die adhärente feste Oxidfilme bilden, und solche, die nichtadhärente Oxidteilchen (oder andere) bilden, die sich von der Metalloberfläche wegbewegen können.

Damit es überhaupt zu Korrosion kommen kann, muss sie chemisch möglich sein (d.h. es muss eine thermodynamische Triebkraft für die Oxidation von Metallatomen vorhanden sein). Gold und Platin sind beispielsweise Metalle, die nur eine geringe oder gar keine Triebkraft für die Oxidation in wässrigen Lösungen besitzen und deshalb im menschlichen Körper nur schwach korrodieren. Die meisten in der Orthopädie eingesetzten Metalle besitzen jedoch sehr stark negative Redoxpotenziale; das bedeutet, dass sie aus elektrochemischer Sicht sehr viel stärker zur Korrosion neigen. Titan (Ti) hat z.B. ein stark negatives Potenzial von −1,6 V; d.h. dass es elektrochemisch gesehen sehr stark zur Korrosion (Oxidation) neigt. Wenn dem nicht die Bildung einer Oberflächenoxidschicht oder Passivierung entgegenwirken würde, würde reines Titan sehr schnell mit den Bestandteilen seiner Umgebung (typischerweise Sauerstoff, Wasser oder andere oxidierende Spezies) reagieren und sehr stark korrodieren. Aufgrund der Bildung chemisch stabiler Metalloxide wird dies jedoch verhindert.

Kinetische Barrieren gegen Korrosion: Oxidfilmbildung

Ein weiterer wesentlicher Faktor, der die Korrosionsprozesse von metallischen Biomaterialien steuert, ist die Bildung stabiler Oberflächenbarrieren oder die Hemmung der Korrosionskinetik. Diese Barrieren verhindern die Korrosion dadurch, dass sie die Geschwindigkeit, mit der Oxidations- oder Reduktionsprozesse ablaufen, verringern. Die Bildung eines passiven Metalloxidfilms auf einer Metalloberfläche ist ein Beispiel für die kinetische Hemmung der Korrosion. Die allgemeine Reaktionsgleichung für die Bildung eines solchen Oxidfilms gibt nachstehende Gleichung wieder:

$$M^{2+} + \frac{z}{2} H_2O \rightarrow \frac{z}{2} MO + zH + z_e$$

Kinetische Korrosionsbarrieren verhindern im Allgemeinen entweder die Migration von Metallionen aus dem Metall in die Lösung, die Migration von Anionen aus der Lösung zum Metall oder die Migration von Elektronen durch die Grenzfläche Metall/Lösung. Passive Oxidfilme sind die bekanntesten Formen kinetischer Barrieren gegen Korrosion, es gibt aber auch andere kinetische Barrieren wie z.B. Polymerbeschichtungen.

In der Orthopädie verlässt man sich zur Vermeidung signifikanter Oxidation (Korrosion) fast ausschließlich auf Legierungen, die passive Filme bilden. Diese Filme bestehen aus Metalloxiden (keramische Filme), die sich spontan auf der Metalloberfläche bilden und so den weiteren Transport von Metallionen und Elektronen durch diesen Film verhindern. Um wirksame Barrieren darzustellen, müssen diese Filme kompakt sein und die Metalloberfläche vollständig bedecken; sie müssen eine atomare Struktur aufweisen, welche die Migration von Ionen und/oder Elektronen durch die Grenzfläche Metalloxid/Lösung einschränkt, und zudem müssen sie auf der Oberfläche dieser Legierungen haften bleiben, selbst bei mechanischer Beanspruchung oder Abrasion, womit bei orthopädischen Implantaten stets zu rechnen ist.

Auf der Oberfläche von Metallen bilden sich passivierende Oxidfilme spontan aus. Diese Oxidfilme sind sehr dünn (in einer Größenordnung von 5 bis 70 Å) und können amorph oder kristallin sein; dies richtet sich nach dem Potenzial an der Grenzfläche und den Variablen der Lösung wie z.B. dem pH-Wert [2]. Wenn sich ein Oxidfilm vom metallischen Substrat löst, wird noch nicht oxidiertes Metall der Lösung ausgesetzt. Diese Filme neigen zur Neubildung oder Repassivierung, und bei der Repassivierung können beträchtliche Spannungen auftreten. Dies liegt an den üblicherweise starken Triebkräften, die bei Oxidationsprozessen auftreten und die, wenn die kinetische Barriere entfernt wird, zur Oxidation führen können. Ausmaß und Dauer der Oxidationsströme hängen von der Repassivierungskinetik für die Oxidfilmbildung ab. Sowohl die mechanische Stabilität der Oxidfilme als auch die mit ihrer Bildung assoziierten Triebkräfte sind für die Leistungsfähigkeit von Oxidfilmen im Rahmen orthopädischer Anwendungen von zentraler Bedeutung.

1.5.2 Für die Orthopädie geeignete Werkstoffe

Von den zahlreichen Polymeren, Keramikwerkstoffen und Metallen, die normalerweise für orthopädische Anwendungen eingesetzt werden, gibt es nur relativ wenige, die sich als Implantatwerkstoffe durchgesetzt haben (➤ Tab. 1.2).

Woran liegt es, dass es unter den vielen Polymeren, Keramikwerkstoffen und Metallen nur relativ wenige gibt, die in der Orthopädie vorherrschen und für Wirbelsäulenimplantate verwendet werden? Zum einen weist jede Materialart ihre je eigenen Vorteile auf (Polymer gegenüber Metall, ➤ Abb. 1.53). Zum anderen gibt es innerhalb der einzelnen Materialarten normalerweise nur wenige geeignete Kandidaten, die eine optimale Mischung der erforderlichen Eigenschaften aufweisen und die sich mit der Zeit bewährt haben; hierzu gehören z.B. Legierungen aus Titan (Ti) und Kobalt (Co).

Zu den wünschenswerten Eigenschaften aller orthopädischen Implantate zählen hohe Festigkeit, hohe Verschleißbeständigkeit, niedriger Modulus (nahezu identisch mit dem von Knochen oder Knorpel), hohe Duktilität, hohe Bruchfestigkeit und hohe Korrosionsbeständigkeit. Einige dieser Eigenschaften schließen sich natürlich gegenseitig aus; ein Material mit niedrigem Modulus und hoher Dehnbarkeit (z.B. ein Polymer) kann zurzeit noch keine so hohe Festigkeit aufweisen wie ein Metall und auch keine so hohe Verschleißbeständigkeit wie ein Keramikwerkstoff. Da es kein Material gibt, das alle Eigenschaften gleichzeitig hervorragend in sich vereint, und nicht bei allen Implantatkomponenten dieselben Materialeigenschaften von gleich großer Bedeutung sind, werden Implantatkomponenten häufig aus unterschiedlichen Materialien hergestellt, je nachdem, welches Material die Designkriterien für das jeweilige Implantatteil am besten erfüllt.

Polymere sind im Allgemeinen verträgliche (nachgiebige), friktionsarme Oberflächen für Gelenkverbindungen mit inerten (chemisch weniger reaktiven) Abriebpartikeln oder auch Fixiermaterialien, die *in situ* aushärten können (z.B. PMMA). Keramikwerkstoffe werden wegen ihrer Verschleißbeständigkeit und hohen Festigkeit geschätzt. Metalle bieten die beste Mischung an Materialeigenschaften (hohe Festigkeit, Duktilität, Bruchfestigkeit, Härte, Formbarkeit und hochenergetische osteophile Oberflächenkompatibilität), die für eine Langzeitanwendung für hochzyklische krafttragende Aufgaben benötigt werden, wie etwa für die Frakturfixation und für Gelenkprothesen. Daher bleiben Metalle also trotz ihrer Korrosionsneigung das vorherrschende Material für orthopädische Implantate.

Tab. 1.2 Für die Orthopädie geeignete Implantatwerkstoffe

Polymere	• Ultrahochmolekulares Polyethylen (UHMWPE) • Polymethylmethacrylat (PMMA) • Polyetheretherketon (PEEK)* • Polyurethan (PU)*
Keramikwerkstoffe	• Aluminiumoxid • Zirkonoxid
Metalle	• Kobalt-Chrom-Molybdän-Legierung • Titanlegierung • reines Titan • Edelstahl • Zirkonium • Tantal

* in Gebrauch oder in der Entwicklung befindliche neuere Implantatwerkstoffe

Polymere

Polymere kommen in der Orthopädie am häufigsten als friktionsarme und verträgliche (niedriger Modulus) Gelenkverbindungen für den Gelenkersatz und als interpositionelles Zementmaterial zwischen Implantatoberfläche und Knochen zur Anwendung. Sie sind die Materialien mit der geringsten Festigkeit, die für orthopädische Implantate eingesetzt werden, zeichnen sich aber durch hohe Duktilität und Verträglichkeit aus (➤ Tab. 1.3). Materialeigenschaften wie z.B. Fließdehnung (Kriechen; Fähigkeit eines Materials, unter Belastung zu fließen) und Viskoelastizität (Fähigkeit eines Materials, seine Spannungs-Dehnungs-Kurve bei Änderung der Beanspruchungsgeschwindigkeit zu ändern) sind einzigartige Eigenschaften von Polymer-Implantatmaterialien. Von diesen beiden Eigenschaften ist nur die Fließdehnung für das Implantatdesign von Bedeutung, worauf später noch eingegangen wird. Polymere, die als Gelenkflächen Anwendung finden, müssen niedrige Reibungskoeffizienten und niedrige Verschleißraten aufweisen, wenn sie mit einer gegenüberliegenden Oberfläche, die für gewöhnlich aus Metall besteht, Gelenkkontakt haben. John Charnley verwendete für das azetabuläre Bauteil seiner Hüftvollprothese Teflon (PTFE). Die beschleunigte Fließdehnung und geringe Festigkeit von Teflon führten jedoch zu einem Versagen *in vivo*, weshalb es durch UHMWPE ersetzt wurde. Polymere für die Fixation als strukturelles Bindeglied zwischen Implantatbauteil und Knochengewebe erfordern entsprechende mechanische Eigenschaften: Sie müssen formbar sein und *in vivo* aushärten. Das zuerst verwendete PMMA wurde wiederum von Charnley populär gemacht. Er adaptierte PMMA als „Injektionsmaterial", um sowohl den Schaft der femoralen Region als auch den der azetabulären Region zu fixieren und so die Lasten gleichförmiger von den Implantaten auf die Grenzfläche zum Knochen zu verteilen. Durch die Einpassung einer Hochmodulus-Prothese in Knochen mit viel niedrigerem Modulus treten hohe Grenzflächenbelastungen auf. Ein Ziel bei der Suche nach alternativen Polymeren ist daher der Einsatz eines interpositionellen Materials mit einem niedrigeren Modulus, um so die PMMA-Fixation zu verbessern. Aus diesem Grunde hat man Polymere wie z.B. Polysulfon als poröse Beschichtungen auf dem Metallkern des Implantats getestet, um so eine mechanische Verriegelung oder Verbindung mit dem Knochen und das Einwachsen von Weichgewebe in die Poren zu ermöglichen. Bis zum jetzigen Zeitpunkt bleibt PMMA für orthopädische Chirurgen jedoch das Material der Wahl. Solche Polymere müssen deshalb Oberflächen aufweisen, die sich unter Belastungen, wie sie in klinischen Situationen vorkommen, einer Fließdehnung widersetzen und die ausreichend hohe Dehngrenzen besitzen, um plastische Verformung zu minimieren. Wie schon oben erwähnt, sind als die wichtigsten mechanischen Eigenschaften orthopädisch genutzter Polymere Fließspannung, Kriechfestigkeit und Verschleißrate zu

Tab. 1.3 Mechanische Eigenschaften der in der Orthopädie vorherrschenden Biomaterialien [12]

Orthopädische Biomaterialien	ASTM-Standard	Elstastizitäts-modul (Young-Modulus)	Dehngrenzen (Elastizitäts-grenze)	Bruchfestig-keit	Zugwiderstand (Dauerhaltbar-keit)	Härte	Ausdehnung bei Bruch
		(GPa)	(MPa)	(MPa)	(MPa)	HVN	(%)
Kortikaler Knochen*							
• geringe Belastung	–	15,2	114t	150c/90t	30–45	–	–
• hohe Belastung	–	40,8	–	400c–270t	–	–	–
Keramik							
Aluminiumoxid	ASTM F60310	366	310t 3.790c	310t 3.790c	4 MPa/ml/2	22 GPa	–
Zirkoniumoxid	ASTM F-1873-98	201	420 t 7.500c	420t 7.500c	6 MPa/ml/2	12 GPa	–
Polymere							
UHMWPE	ASTM F648	0,5–1,3	20–30	30–40t 30–40c	13–20	60–90 (MPa)	130–500
PEEK	ASTM F2026-02	3,6–13	12–60	70–208t 80–120c	33–36	100–120 (MPa)	25–80
Polyurethan	ASTM F624–98a	0,0018–0,009	28–40	28–40t 33–50c	21–30	50–120 (MPa)	600–720
PMMA	ASTM F451–99	1,8–3,3	35–70	38–80t 45–107c	19–39	100–200 (MPa)	2,5–6
Metalle							
Edelstahl	ASTM F138	190	792	930t	241–820	130–180	43–45
Co-Cr-Legierungen	ASTM F75	210–253	448–841	655–1.277t	207–950	300–400	4–14
	ASTM F90	210	448–1.606	1.896t	586–1.220	300–400	10–22
	ASTM F562	200–230	300–2.000	800–2.068t	340–520	8–50 (RC)	10–40
	ASTM F537	200–300	960	1.300t	200–300	41 (RC)	20
Ti-Legierungen							
CPTi	ASTM F67	110	485	760t	300	120–200	14–18
Ti-6A1-4V	ASTM 136	116	897–1.034	965–1.103t	620–689	310	8
Tantal	ASTM F-560-05	186	325–690	900	230	873 MPa	–
Zirkonium	ASTM F2384-05	95	230	330	–	150	32

ASTM, American Society for Testing and Materials (Amerikanische Gesellschaft für Werkstoffprüfung); c, Kompression; Co, Kobalt; Cr, Chrom; HVN, Vickers Hardness Number (Vickers-Härte), kg/mm; PEEK, Polyetheretherketon; PMMA, Polymethylmethacrylat; RC, Rockwell Hardness Scale (Rockwell-Härte); t, *tension* (Spannung); Ti, Titan; UHMWPE, ultrahochmolekulares Polyethylen.
* Kortikaler Knochen ist sowohl anisotrop als auch viskoelastisch, deshalb sind die angegebenen mechanischen Eigenschaften stark verallgemeinert zu niedrigen Dehnraten und isotropen Mittelwerten.

nennen. Diese Faktoren werden von solchen Parametern wie der molekularen Struktur der Polymerketten, dem Molekulargewicht und dem Verzweigungsgrad oder (umgekehrt) der Kettenlinearität bestimmt.

Ultrahochmolekulares Polyethylen (UHMWPE)

Zu den in der Orthopädie heutzutage vorherrschenden Polymeren gehört ein stark vernetztes UHMWPE, das normalerweise für einen Gelenkvollersatz als krafttragende Gelenkauflage dient, die eine friktionsarme krafttragende Gelenkverbindung gewährleisten soll. Dieses Material, das bei der Hüftarthroplastik große Popularität erlangt hat, wird zunehmend auch in der Kniearthroplastik sowie auch in Fällen eingesetzt, in denen Bedenken wegen Versatzproblemen und einer geringeren Bruchfestigkeit des härteren, verschleißbeständigeren Materials bestehen. Polyethylen ist marktüblich in drei unterschiedlichen Qualitäten erhältlich: niedrige Dichte, hohe Dichte und ultrahochmolekular (engl. *Ultra High Molecular Weight PE*, UHMWPE). Die bessere Packung der linearen Ketten im UHMWPE führt zu einer erhöhten Kristallinität und gewährleistet verbesserte mechanische Eigenschaften, wie sie für orthopädische Zwecke benötigt werden, auch wenn es gleichzeitig zu einer Abnahme der Dehnbarkeit und Bruchfestigkeit kommt.

UHMWPE weist ein Molekulargewicht zwischen 2 und 10 Millionen g/mol auf [3]. Der Verschleiß von Polyethylen beim Hüftvollersatz (THA) erzeugt jährlich Milliarden von Abriebteilchen (vorherrschend im Bereich < 1 Mikrometer). Erst in letzter Zeit gelang es, die Verschleiß-/Abriebfestigkeit bei Gelenkimplantaten durch eine besondere Quervernetzung des Polyethylens, die durch chemische Behandlung und Bestrahlung erzielt wird, zu verbessern. Die Verschleißbeständigkeit von UHMWPE lässt sich durch Quervernetzung mit Gammastrahlen von 2,5–5,0 Mrad verbessern; dadurch kann es aber auch zur Beeinträchtigung von physikalischen Eigenschaften wie z.B. Dehnbarkeit und Bruchfestigkeit kommen. Üblicherweise werden aus UHMWPE hergestellte Komponenten γ-sterilisiert, weil UHMWPE hitzeempfindlich ist und es unter dem Einfluss von Wärme sowohl zu intrastrukturellen als auch dimensionalen Veränderungen kommt. Deshalb wenden die meisten Hersteller eine maschinelle Bearbeitung an, bei der die endgültige Form des Implantats erst dann festgelegt wird, nachdem spezielle Behandlungen wie z.B. Quervernetzung erfolgt sind [4].

Künstliche Bandscheiben aus UHMWPE müssen eine hohe Verschleißbeständigkeit und auch Widerstand gegenüber kaltem Fluss aufweisen. Obwohl die Beanspruchung ähnlich ist wie bei anderen Gelenkprothesen (z.B. Knievollersatz), liegt die relative Bewegung der Auflageflächen ungefähr um eine Größenordnung niedriger. In früheren Artikeln weisen Lee und Pienkowski [5] darauf hin, dass Fließdehnung eher in den amorphen als in den kristallinen Regionen des UHMWPE und die Rückbildung innerhalb derselben Regionen auftritt. Deshalb ist es vorteilhafter, bei weniger stark quervernetzten UHMWPWs einen hohen Grad an typischeren kristallinen Strukturelementen aufrechtzuerhalten, weil sich die Kristallinität von Polyethylen (PE) durch Quervernetzung um ca. 15% vermindern kann. Daraus lässt sich schließen, dass sich eine zusätzliche Quervernetzung bei UHMWPE nicht lohnt, wenn es als Werkstoff für Gelenklagerflächen bei künstlichen Bandscheiben eingesetzt werden soll.

Die Kaltflussgrenze von UHMWPE beträgt 22 N/mm. Eine ungenügende Dicke der UHMWPE-Bauteile kann die mechanischen Eigenschaften nachteilig beeinflussen. Beim Knievollersatz hat sich gezeigt, dass Bauteile aus Polyethylen mindestens 6 bis 8 mm dick sein sollten. Dieser Hinweis findet sich in einem Europäischen Standard (EN 12564, 19998) und in einem Richtliniendokument *(Draft Guidance for the Preparation of Premarket Notifications* für zementierte und teilgeführte Knieprothesen, 1993) der amerikanischen Bundesbehörde zur Überwachung von Nahrungs- und Arzneimitteln *(Food and Drug Administration,* FDA). Das ist insbesondere dann relevant, wenn kleine Implantate oder nicht parallele Komponenten für große Lordosewinkel verwendet werden, bei denen die Belastungsgrenze pro Kubikmillimeter möglicherweise überschritten wird, was zu einer signifikanten Fließdehnung (Kriechen) und damit zum Ausdünnen und letztendlich zum Bruch führen kann.

Keramikwerkstoffe

Während des letzten Jahrzehnts haben Keramik und Glaskeramik als Auflagefläche zunehmend an Bedeutung gewonnen. Der Hauptgrund für die Einführung dieser alternativen Auflagefläche ist die ausgezeichnete Verschleißbeständigkeit von Keramik im Vergleich zu Metall-Metall- oder Metall-Polymer-Auflageflächen. Diese und weitere verbesserte Eigenschaften wie z.B. Widerstand gegen Oxidation (gleichbedeutend mit Inertheit im Körper), hohe Biegesteifigkeit und geringe Reibung verlangen den Einsatz von hochdichten, kontrollierten Keramikwerkstoffen mit einheitlicher, kleiner Korngröße (normalerweise < 5 µm). Eine kleine Korngröße und hohe Dichte sind wichtig, da diese beiden wichtigsten Größenparameter die mechanischen Eigenschaften der Keramik bestimmen. Alle Hohlräume im Keramikkörper erhöhen die Belastung und schwächen somit seine mechanischen Eigenschaften. Die Korngröße beeinflusst das Ausmaß der Eigenspannung, die durch thermische Kontraktion während der Abkühlung entsteht. Bei Keramiken sind solche thermischen Kontraktionsbelastungen kritisch, weil sie nicht durch plastische Deformation abgebaut werden, wie dies bei verformbaren Materialien der Fall ist.

In der Orthopädie werden seit 30 Jahren für Hüftvollprothesen Aluminiumoxid- und Zirkoniumoxidkeramiken verwendet. Das erste keramische Gleitpaar (Aluminiumoxid/Aluminiumoxid) wurde 1970 von Pierre Boutin implantiert. Von Anfang an lag der theoretische Vorteil der „Hart-auf-Hart"-Gelenkauflagen in ihrem geringen Abrieb. Zudem haben keramische Werkstoffe aufgrund ihrer Ionenbindungen und chemischen Stabilität auch eine vergleichsweise hohe Biokompatibilität. Anfängliche Bedenken in Bezug auf Bruchfestigkeit und Verschleiß konnten durch eine verringerte Korngröße, höhere Reinheit, reduzierte Porosität und verbesserte Herstellungsverfahren (z.B. heiß-isostatisches Pressen, HIP) ausgeräumt werden. Das frühe Versagen dieser Gleitpaarung war sowohl auf materialbezogene als auch auf chirurgische Fehler zurückzuführen. Die sehr niedrigen Verschleißraten in Kombination mit ständig sinkenden Bruchquoten (die aktuelle Schätzung liegt bei 1:1.200 über einen Zeitraum von 10 Jahren) haben zur wachsenden Popularität aller Keramik-Gelenkauflageflächen beigetragen.

Zirkonoxid (ZrO_2) wurde 1985 als alternativer Werkstoff zu Aluminiumoxid (Al_2O_3) für keramische Hüftgelenkköpfe eingeführt; seitdem nimmt sein Marktanteil wegen seiner im Vergleich zu Aluminiumoxid nachweislich (im Labor) besseren mechanischen Eigenschaften ständig zu. Hüftgelenkköpfe aus Zirkonoxid widerstehen normalerweise einer Kraft von 250 kN (oder 25 t), ein Wert, der im Allgemeinen höher liegt als bei Hüfgelenkköpfen aus Aluminiumoxid oder Metall. Die mechanische Integrität aller keramischen Bauteile hängt jedoch in hohem Maße von den Qualitätskontrollen bei der Herstellung ab, wie sich an der Rückrufaktion von tausenden Hüftgelenkköpfen aus Zirkonoxidkeramik durch den Hersteller St. Gobain Desmarquest am 14. August 2001 ablesen lässt. Der Grund hierfür war die *In-vivo*-Fraktur einiger Komponenten durch eine unwahrscheinliche und unbeabsichtigte Abweichung während der Herstellung beim Sintern. Dazu kam es, als das Unternehmen auf einen Hochdurchsatz-Sinterofen umrüstete. Allgemein ist der Abrieb von Keramikwerkstoffen chemisch stabil und stärker biokompatibel als metallischer Abrieb, weil es weniger mit Zellbestandteilen reagiert.

Metalle

Die gängigen Implantatlegierungen wurden ursprünglich vor mehr als 50 Jahren für die Schiff- und Luftfahrtindustrie entwickelt, bei der mechanische Eigenschaften wie z.B. hohe Festigkeit und Korrosionsbeständigkeit von höchster Bedeutung sind. In der Orthopädie und insbesondere beim Gelenkvollersatz dominieren im Wesentlichen drei Typen von Metalllegierungen: 1) Ti-basierte Legierungen, 2) Co-basierte Legierungen und 3) Edelstahllegierungen (➤ Tab. 1.4) [7]. Legierungsspezifische Unterschiede in der Festigkeit, Verformbarkeit und Härte bestimmen für gewöhnlich, welche dieser drei Legierungen für eine bestimmte Anwendung oder für ein bestimmtes Implantat verwendet wird (➤ Tab. 1.3). Mehr als alles andere ist es jedoch die hohe Korrosionsbeständigkeit all dieser drei Legierungen, die zu ihrer weit verbreiteten Anwendung als krafttragende Implantatmaterialien geführt hat (➤ Tab. 1.5) [8].

Nach wie vor bleiben Metalle die zentrale Materialkomponente für einen *State-of-the-Art*-Hüftvollersatz, denn sie bieten entsprechende Materialeigenschaften wie hohe Festigkeit, Duktilität, Bruchfestigkeit, Härte, Korrosionsbeständigkeit, Verformbarkeit und Biokompatibilität, die für die Anwendung als krafttragende Elemente bei der Frakturfixation und beim Gelenkvollersatz benötigt werden. Zu verdanken sind diese Materialeigenschaften von Metallen (➤ Tab. 1.3) der einzigartigen Natur der metallischen Bindung, der molekularen Mikrostruktur und der grundlegenden Zusammensetzung von Metallen.

Edelstahllegierungen

Alle Edelstähle bestehen aus Eisen, Kohlenstoff, Chrom, Nickel und Molybdän (➤ Tab. 1.4). Die in der orthopädischen Praxis am meisten verwendete Edelstahlart wird als 316LV bezeichnet (ASTM F-138): 316 klassifiziert das Material als austenitisch, L steht für den niedrigen Kohlenstoffgehalt und V für das Vakuum, in dem die Legierung hergestellt wird. Der Kohlenstoffgehalt muss niedrig gehalten werden, um die Bildung von Karbid (Chrom-Kohlenstoff) an den Korngrenzen zu verhindern. Diese Karbidbildung schwächt das Material, weil es das Zusammenwirken von Korrosion und Spannung zulässt, was zu einem Abbau des Materials an den Korngrenzen führt. Zur Verbesserung der Korrosionsbeständigkeit an den Korngrenzen wird Molybdän zugefügt, während sich Chrom gleichmäßig innerhalb der Mikrostruktur verteilt und so die Bildung von Chromoxid (Cr_2O_3) auf der Metalloberfläche ermöglicht. Edelstähle und andere Implantatlegierungen werden oberflächenbehandelt (z.B. mit Salpetersäure), um das Wachstum einer starken passiven Oxidschicht zu begünstigen. Obwohl Edelstähle im Allgemeinen weniger günstige mechanische Eigenschaften aufweisen als andere Implantatlegierungen, besitzen sie eine höhere Duktilität (➤ Tab. 1.3); quantitativ schlägt sich dies im Vergleich mit anderen Implantatmetallen in einem dreimal höheren „Ausdehnungsprozentsatz bei Bruch" nieder. Diese Eigenschaft von Edelstahl hat dazu geführt, dass es seinen Stellenwert als Material zur Fixierung von Kabelfixierungselementen beim totalen Kniegelenkersatz (TEP) behaupten konnte. Die überlegenen mechanischen Eigenschaften von Co- und Ti-basierten Legierungen begründen ihren bevorzugten Einsatz für Stamm- und Kopfkomponenten beim Gelenkvollersatz [9–11].

Obwohl Edelstahl bei Wirbelsäuleninstrumenten (Harrington-Stäbe, Haken, Pedikelschrauben usw.) weit verbreitet ist, geht der Trend heute zu Titanimplantaten. Der Grund hierfür ist die verbesserte Biokompatibilität bei Anwendungen im Bereich des Gelenkvollersatzes. Außerdem produziert Titan weniger Artefakte in der Magnetresonanztomographie (MRT) und Computertomographie (CT) [12]. Seine weltweite Popularität bei temporären Implantaten (Schrauben, Nägel, Knochenplatten usw.) verdankt der Edelstahl seiner Kosteneffektivität [6].

Tab. 1.4 Ungefähre Gewichtsanteile (in %) verschiedener Metalle in gängigen Legierungen für orthopädische Anwendungen

Legierung	Ni	N	Co	Cr	Ti	Mo	Al	Fe	Mn	Cu	W	C	Si	V
Edelstahl														
(ASTM F138)	10–15,5	< 0,5	*	17–19	*	2–4	*	61–68	*	< 0,5	< 2,0	< 0,06	< 1,0	*
CoCrMo-Legierungen														
(ASTM F75)	< 2,0	*	61–66	27–30	*	4,5–7,0	*	< 1,5	< 1,0	*	*	< 0,35	< 1,0	*
(ASTM F90)	9–11	*	46–51	19–20	*	*	*	< 3,0	< 2,5	*	14–16	< 0,15	< 1,0	*
(ASTM F562)	33–37	*	35	19–21	< 1	9,0–11	*	< 1	< 0,15	*	*	*	< 0,15	*
Ti-Legierungen														
CPTi (ASTM F67)	*	*	*	*	99	*	*	0,2–0,5	*	*	*	< 0,1	*	*
Ti-6A1–4V (ASTM F136)	*	*	*	*	89–91	*	5,5–6,5	*	*	*	*	< 0,08	*	3,5–4,5
45TiNi	55	*	*	*	45	*	*	*	*	*	*	*	*	

Al, Aluminium; ASTM, *American Society for Testing and Materials* (Amerikanische Gesellschaft für Werkstoffprüfung); C, Kohlenstoff; Co, Kobalt; Cr, Chrom; Cu, Kupfer; Fe, Eisen; Mn, Mangan; Mo, Molybdän; Ni, Nickel; N, Stickstoff; Si, Silikon; Ti, Titan; V, Vanadium; W, Wolfram.
* 0,05%
Hinweis: Die Legierungszusammensetzungen sind durch die *American Society for Testing and Materials* (ASTM Bd. 13.01) standardisiert.

Tab. 1.5 Elektrochemische Eigenschaften von Implantatmetallen (Korrosionsbeständigkeit) in 0,1 M NaCl bei pH = 7 (wenn nicht anders angegeben)*

Legierung	ASTM-Standard	Dichte	Korrosionspotenzial (vs. Kalomel) OCP	Passive Stromdichte (I_p)	Durchschlagspotenzial (E_b)	Polarisationsstrom (i) und Polarisationswiderstand (Rc) bei 37 °C		Repassivierungszeit in 0,3 M NaCl (0,9%) (ms)	
		g/cm³	mV	µAmp/cm²	mV	i µAmp/cm²	Rc kΩ/cm²	−500 mV	+500 mV
Edelstahl	ASTM F138	8,0	−400	0,56	200–770	0,006	1.670	72.000	35
CoCrMo-Legierungen	ASTM F75	8,3	390	1,36	420	0,004	2.500	44	36
Ti-Legierungen									
• cpTi	ASTM F67	4,5	90 bis −630	0,72–9,0	> 2.400	0,010	1.000	43	44
• Ti-6Al-4V	ASTM 136	4,43	−180 bis −510	0,9–2,0	> 1.500	0,008	1.250	37	41
• Ti5Al2.5Fe	***	4,45	−530	0,68	> 1.500	**	**	110–130	120–160
• Ti 45Ni	***	6,4–6,5	−430	0,44	890	**	**	**	**

ASTM, *American Society for Testing and Materials* (Amerikanische Gesellschaft für Werkstoffprüfung); Co, Kobalt; Cr, Chrom; Fe, Eisen; Mo, Molybdän; Ni, Nickel; Ti, Titan.

* Das Korrosionspotenzial stellt das Ruhepotenzial (OCP) zwischen dem Metall und einer Kalomel-Elektrode dar. Je negativer das OCP ist, desto höher ist die chemische Reaktivität und desto geringer die Korrosionsbeständigkeit. Im Allgemeinen lässt eine niedrige Stromdichte auf einen höheren Korrosionswiderstand schließen. Je höher das Durchschlagspotenzial, umso besser (d.h. je ausgeprägter das Durchschlagspotenzial, umso stabiler die Schutzschicht).

** keine Daten verfügbar.

*** keine aktuelle ASTM-Bezeichnung

Kobalt-Chrom-Legierungen

Die beiden Hauptbestandteile aller Kobalt-Chrom-(CoCr-)Legierungen sind Kobalt (Co) zu ca. 65% und Chrom (Cr) zu ca. 35%. Molybdän wird zur Verringerung der Korngröße hinzugefügt, um so die mechanischen Eigenschaften zu verbessern. Kobalt-Chrom-Implantatlegierungen fallen in eine von zwei Kategorien: solche mit Nickel und anderen Legierungsbestandteilen und solche ohne. Von den zahlreichen CoCr-Legierungen, die erhältlich sind, werden zwei am häufigsten als Implantatlegierungen verwendet (➤ Tab. 1.4): 1) Kobalt-Chrom-Molybdän (CoCrMo), das als ASTM F-75 und F-76 bezeichnet wird, und 2) Kobalt-Nickel-Chrom-Molybdän (CoNiCrMo), das unter der Bezeichnung ASTM F-562 geführt wird. CoNiCrMo-Legierungen, die einen hohen Prozentsatz an Ni (25–37%) enthalten, stehen für eine erhöhte Korrosionsbeständigkeit; ihre Toxizität und immungenetische Reaktivität (siehe unten) durch das freigesetzte Nickel lösen jedoch Bedenken aus. Die vorherrschende Implantatlegierung für Komponenten beim Gelenkvollersatz ist CoCrMo (ASTM F-75). Die Korrosionsbeständigkeit von CoCrMo-Legierungen ist vor allem auf ihren Chromgehalt zurückzuführen, wodurch es zur Bildung einer schützenden Passivschicht aus Chromoxid auf der Oberfläche des Metalls kommt. Obwohl CoCrMo-Legierungen zu den festesten, härtesten und ermüdungsbeständigsten Metallen gehören, die als Gelenkersatz-Komponenten verwendet werden, muss darauf geachtet werden, dass diese Eigenschaften, die durch Nachbehandlungen beeinträchtigt werden können, auch erhalten bleiben (➤ Tab. 1.3). Sintern von porösen Beschichtungen auf Komponenten kann die Ermüdungsfestigkeit der Legierung bis auf 150 MPa reduzieren. Dies ist beim Bandscheibenvollersatz bedenklich, da gesinterte poröse Ti-Beschichtungen hier Industriestandard sind und die verfügbare Dicke der Prothesenendplatten begrenzt ist [13].

Titanlegierungen

Titanlegierungen wurden Mitte der 1940er-Jahre für die Luftfahrtindustrie entwickelt und um diese Zeit erstmals auch in der Orthopädie verwendet. Zwei nach dem Zweiten Weltkrieg in Gebrauch gekommene Legierungen, nämlich handelsübliches reines Titan (CPTi) und Titanlegierung (6% Aluminium, 4% Vanadium [Ti-6Al-4V]), sind nach wie vor die beiden dominanten Titanlegierungen für den vollständigen Gelenkersatz. Handelsübliches reines Titan (CPTi, ASTM F-67) besteht zu 98–99,6% aus Titan. Die Kristallstruktur von CPTi ist hexagonal dicht gepackt, es kann zur weiteren Verbesserung der mechanischen Eigenschaften aber trotzdem kalt bearbeitet werden. Obwohl CPTi am häufigsten für zahnärztliche Anwendungen eingesetzt wird, haben die Stabilität der auf dem CPTi gebildeten Oxidschicht (und folglich seine hohe Korrosionsbeständigkeit) sowie seine relativ höhere Duktilität (d.h. die Fähigkeit zur Kaltverformung) im Vergleich zu Ti-6Al-4V dazu geführt, dass CPTi in porösen Beschichtungen (z.B. Faser-Metall) von Gelenkersatzkomponenten Anwendung findet. Üblicherweise wird Ti-6Al-4V (ASTM F-136) wegen seiner im Vergleich zu CPTi überlegenen mechanischen Eigenschaften für Gelenkersatzkomponenten verwendet (➤ Tab. 1.3). Im Gegensatz zu Edelstahl und CoCrMo-Legierungen sind Ti-Legierungen infolge ihrer hohen Korrosionsbeständigkeit besonders gut als Implantatmaterialien geeignet. Ein stabiler passiver Oxidfilm (vorzugsweise aus TiO_2) schützt sowohl die Ti-6Al-4V- als auch die CPTi-Komponenten. Dieser stabile und adhärente passive Oxidfilm schützt Ti-Legierungen vor Lochfraß, intergranulärer Korrosion und Spaltkorrosionsbefall und ist in hohem Maße für die ausgezeichnete Biokompatibilität der Ti-Legierungen verantwortlich. Die Festigkeit von Ti-6Al-4V übersteigt üblicherweise die von Edelstahl, mit einer Biegesteifigkeit, die ungefähr halb so hoch ist wie die von Edelstahl und CoCrMo-Legierungen. Die Drehsteifigkeit und axiale Steifigkeit (Moduli) von Ti-Legierungen sind deshalb der von Knochen ähnlicher und gewährleisten theoretisch weniger Belastungsschutz als Co-Legierungen und Edelstahl. Titanlegierungen sind jedoch kerbempfindlich. Die tatsächliche Festigkeit einer Komponente wird durch die erhöhte Anfälligkeit des Materials für Rissbildung und Rissausbreitung gemindert, was bei dünnen krafttragenden Komponenten für den Bandscheibenvollersatz problematisch ist. Die „Härte" (Widerstand gegen Eindrücken) eines Werkstoffs korreliert normalerweise mit dem Verschleißwiderstand; allerdings handelt es sich nicht um eine direkte Korrelation und gilt auch nicht in jedem Fall. Ti-6Al-4V-Legierungen sind ein Beispiel für einen Werkstoff, der ca. 15% weicher sein kann als CoCrMo-Legierungen; wird er jedoch für orthopädische krafttragende Anwendungen eingesetzt, kommt es zu Verschleiß, der um mehr als 15% höher liegt als bei CoCrMo. Aus diesem Grunde finden Ti-Legierungen selten Verwendung, vor allem wenn Verschleißbeständigkeit relevant ist [7, 9, 10, 14, 15].

Neue Legierungen und Oberflächenbeschichtungen

Es gibt verschiedene neue Metalllegierungen mit verbesserter Biokompatibilität und mit mechanischen Eigenschaften, die sie – sobald sie sich als Implantatmaterialien durchgesetzt haben – für die Anwendung beim Gelenkvollersatz als geeignet erscheinen lassen. Die Verwendung von Ti-Legierungen, CoCrMo-Legierungen oder Edelstählen für eine spezifische Anwendung erfordert bei der einen oder anderen erwünschten Eigenschaft normalerweise Kompromisse. Bei diesen so genannten neuen Legierungen handelt es sich in der Regel um Variationen der zuvor beschriebenen Metallimplantate mit leichten Änderungen in der Zusammensetzung.

Neue Titanlegierungen

Eine neue Gruppe von Ti-Legierungen, die für orthopädische Anwendungen vorgeschlagen wurden, sind die so genannten Beta-Titane, die eine verbesserte Ermüdungsfestigkeit und eine Reduzierung des E-Modulus um 20% versprechen, was dem des Knochens nahe kommt und wodurch das Potenzial für Belastungsschutz minimiert wird. Weitere Versuche, die traditionellen Ti-6Al-4V-Legierungen zu verbessern, zielen darauf ab, die Biokompatibilität und die mechanischen Eigenschaften durch die Substitution von Vanadium (einem vergleichsweise toxischen Metall) mit anderen, weniger toxischen Metallen zu verbessern. Zu solchen Titanlegierungen gehören Ti-5Al-2,5Fe und Ti-6Al-17Nb, die eine höhere Ermüdungsfestigkeit und einen niedrigeren Modulus aufweisen als Ti-6Al-4V und dadurch die Lastverlagerung vom Knochen zum Implantat verbessern (➤ Tab. 1.3).

Neue Edelstähle

Neue Legierungen wie z.B. BioDur 108 (Carpenter Technology Corp.) versuchen die Korrosionsbeständigkeit durch eine im Wesentlichen nickelfreie austenitische rostfreie Legierung zu erhöhen. Dieser Stahl hat einen hohen Stickstoffgehalt zur Aufrechterhaltung seiner austenitischen Struktur und punktet im Vergleich zu nickelhaltigen Legierungen wie Typ 316L (ASTM F-138) mit einer verbesserten Dehngrenze, einer verbesserten Ermüdungsfestigkeit und einem besseren Widerstand gegen Lochfraß und Spaltkorrosion.

Tantallegierungen

Tantal (Ta) ist trotz seiner schwierigen Verarbeitung sehr korrosionsbeständig und erfreut sich wachsender Beliebtheit als osteophiles Knochensubstrat, das stark verformt werden kann, ohne zu brechen.

Zirkonium

Zirkonium-Implantatlegierungen (ASTM F-2384-05, Oxinium™, Smith & Nephew) bestehen aus 97,5% Zirkonium (Zr) und 2,5% Niob (Nb) und sind mittlerweile bei Hüft- und Knieprothesen weit verbreitet. Es ist ein teurer Werkstoff mit einer höheren Verschleiß- und Korrosionsbeständigkeit als Co-Legierungen, die normalerweise für Lager verwendet werden. Sowohl Zirkonium als auch Tantal werden aufgrund ihrer relativen chemischen Stabilität (passive Oxidschicht) und hohen Schmelzpunkte als feuerfeste Metalle bezeichnet (andere enthalten Molybdän und Wolfram). Derzeit verwendet man Zr- und Ta-Legierungen, die als orthopädische Metalle an Popularität gewinnen könnten. Durch die Stabilität der Oberflächenoxidschicht sind Zr und Ta (ebenso wie Ti) äußerst korrosionsbeständig. Zusätzlich besitzen diese feuerfesten Metalle einen hohen Härtegrad (12 Gpa) und eine hohe Korrosionsbeständigkeit (ca. zehnmal höher als Co- und Ti-Legierungen beim Abrasionstest), wodurch sie gut für Gelenkauflagen geeignet sind. Die Dicke der Oberflächenoxidschicht (ca. 5 µm) und die Fähigkeit, Keramikeigenschaften (z.B. Härte) durch Techniken wie z.B. Sauerstoffanreicherung auf das Material zu übertragen, sind die Hauptgründe für die verbesserten Eigenschaften von Zr (z.B. *Oxidized Zirconium* oder Oxinium™). Da man die mit der Formbarkeit und Bearbeitbarkeit dieser Metalle verbundenen Schwierigkeiten beseitigen konnte (d.h. die Kosten wurden gesenkt), ist zu erwarten, dass die Verwendung dieser Metalle zunimmt. Korrosionsbeständigkeit korreliert normalerweise (wenn auch nicht immer) mit Biokompatibilität, denn stabilere Metalllegierungen neigen zu einer geringeren chemischen Aktivität und sind biologisch weniger reaktiv. Dies macht Metalle wie Zr wertvoll für Menschen, die überempfindlich auf die Abbauprodukte von Metalllegierungen reagieren und eine ausgeprägte Metallallergie aufweisen.

1.5.3 Abriebanalyse

Auf lange Sicht werden Abriebpartikel ähnlich wie beim Hüft- und Kniegelenkersatz auch bei Wirbelsäulenimplantaten (z.B. Bandscheibenvollersatz) wahrscheinlich der limitierende Faktor sein. Abriebteilchen beim Hüft- und Knievollersatz werden mit Osteolyse und nachfolgendem Lösen des Implantats in Verbindung gebracht. Auch ein Verständnis der allgemeinen Abriebmechanik und präklinische Abriebprüfungen sind bei künstlichen Wirbelsäulengelenken erforderlich geworden. In den nachfolgenden Abschnitten wird bezüglich Abrieb und Abriebanalyse ein systemischer Ansatz vorgestellt.

1

Systemischer Ansatz der Abriebanalyse

Abrieb wird definiert als Materialverlust von miteinander in Kontakt stehenden Körpern aufgrund mechanischer Vorgänge; demnach handelt es sich bei einer reinen Formänderung, wie sie beim Fließen oder bei der plastischen Deformation auftritt, nicht um Abrieb, da keine Abriebpartikel produziert werden. Auch Korrosion hängt nicht unbedingt mit Abrieb zusammen, da sie ohne mechanische Aktivierung stattfinden kann.

Es ist sinnvoll, Abrieb als System- und nicht als Materialeigenschaft zu analysieren, um mehrere und miteinander in Wechselbeziehung stehende Faktoren berücksichtigen zu können [16]. Die Strukturanalyse des tribologischen Systems und die Art der dynamischen Wechselwirkungen zwischen seinen Elementen sollte der erste Schritt zu einer fokussierten und erfolgreichen Strategie zur Abriebreduzierung bei künstlichen Gelenken sein. Wie in ➤ Abbildung 1.54 gezeigt, beinhalten Körper und Gegenkörper das künstliche Gelenk. Sie können gleich sein oder sich in Parametern wie Material, geometrischer Form und Oberflächenrauheit unterscheiden. Höchstwahrscheinlich unterliegen die Körper unterschiedlichen Bewegungsmustern, da sie an unterschiedlichen Wirbeln der Wirbelsäule hängen. Kenntnis der spezifischen Bewegungsmuster, d.h. der Bewegungsamplituden in der sagittalen, frontalen und transversalen Ebene, ihre spezifische Form (z.B. sinusförmig) und auch die auftretenden Phasenunterschiede sind genauso wichtig wie ein exaktes Verständnis der anwendbaren Lasten. Unser Wissen über die segmentalen Bewegungen und Belastungen bei Alltagsaktivitäten ist heute noch begrenzt. Bewegung und Last stellen jedoch wichtige Eingangsparameter für das Abriebsystem dar und charakterisieren die tribologische Beanspruchung, nämlich relative Geschwindigkeit, Belastung, Belastungszeit und Temperatur.

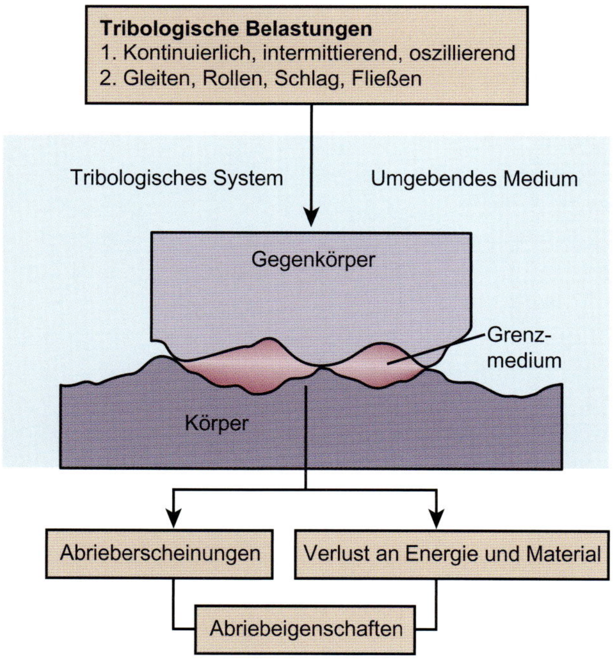

Abb. 1.54 Grundstruktur eines tribologischen Systems (mit freundlicher Genehmigung von BioEngineering Solutions, Inc.)

Das Grenzflächenmedium, wie in ➤ Abbildung 1.54 dargestellt, beschreibt das Gleitmittel des Systems und ist gegenwärtig Thema wissenschaftlicher Debatten. Die künstliche Bandscheibe artikuliert in einem nicht synovialen Raum, der vermutlich weniger Proteine enthält als die pseudosynoviale Flüssigkeit künstlicher Knie- und Hüftgelenke. Obwohl der Standard ISO/DIS 18192 eine Proteinkonzentration von 30 g/l empfiehlt – einen Wert also, der aus dem allgemeinen Vorgehen beim Hüft- und Knie-Abriebtests adaptiert wurde, beträgt der Proteingehalt von gesundem Liquor normalerweise 2 g/l. Die exakten Bedingungen, unter denen eine künstliche Bandscheibe funktioniert, sind jedoch noch unbekannt und ständiges Forschungsthema.

Die Berücksichtigung potenzieller dritter Körper, die intrinsisch (z.B. Abriebteilchen, Korrosionsprodukte) oder extrinsisch (z.B. Knochenzement, Knochenspäne) sein können, ist ein weiterer wichtiger Aspekt für die Langlebigkeit künstlicher Bandscheiben. Diese dritten Körper werden theoretisch dem Grenzflächenmedium zugeordnet (➤ Abb. 1.54). Nicht zuletzt sollte die Umgebung des künstlichen Gelenks berücksichtigt werden. Letztere definiert nämlich wichtige Parameter wie die Umgebungstemperatur und den Sauerstoffgehalt des tribologischen Systems, die vom menschlichen Körper bestimmt werden.

Abriebarten, Abrieberscheinungen und Abriebmechanismen

Um Abriebphänomene umfassend beschreiben zu können, muss zwischen *Abriebarten, Abrieberscheinungen und Abriebmechanismen* unterschieden werden [17].

Die *Abriebart* – auch als Abriebtyp bezeichnet – definiert die allgemeinen mechanischen Bedingungen, unter denen die Gelenkauflage funktioniert, wenn es zu Abrieb kommt. Abriebarten werden durch die makroskopische Struktur des tribologischen Systems und die kinematischen Wechselwirkungen seiner Elemente definiert. Bei der künstlichen Bandscheibe sprechen wir normalerweise von Gleitverschleiß. Wenn die Bewegungen der Bandscheibe klein sind, d.h. kleiner als die tatsächliche Kontaktfläche, kann Fraßkorrosion vorherrschen. Zu beachten ist, dass die Abriebart kein Dauerzustand ist, sondern von einem Zustand in einen anderen wechseln kann. Eine Abflachung des Implantats durch Einlaufen könnte die Implantatbewegung einschränken und aus dem Gleitverschleiß ein Fraßkorrosionsphänomen werden lassen. Je nach Umstand können dann völlig unterschiedliche Gegenmaßnahmen nötig sein, um den Abrieb zu reduzieren.

Die *Abrieberscheinungen* beschreiben die sichtbaren Oberflächenveränderungen, die durch Abrieb entstehen. Abriebmuster und Abriebschaden wird in der Literatur synonym verwendet. Abrieberscheinungen sind charakteristische Zeichen für einen stattfindenden Verschleißmechanismus. Nur wenn ein *In-vivo*-Verschleißmechanismus in *In-vitro*-Experimenten wiederholt werden kann, sind die Testergebnisse aussagekräftig und lassen Schlussfolgerungen für das menschliche System zu. Eine einzige

Wiederholung von Verschleißraten ist in den meisten Fällen nicht ausreichend. Das ist der Grund, warum geborgene Komponenten unbedingt gründlich untersucht werden müssen. Nur durch eine langfristige multiinstitutionelle Analyse von Bandscheibenvollersatz-Prothesen wird die Korrelation von *In-vivo*-Resultaten und Simulatordaten gelingen. Die aktuellen Designs für den Bandscheibenvollersatz werden in den USA noch nicht lange genug verwendet, um solche Untersuchungen zu ermöglichen; doch werden gerade zahlreiche Kurzzeitstudien durchgeführt, die jedoch noch nicht genügend statistische Aussagekraft besitzen.

Der *Abriebmechanismus* beschreibt die mechanischen, physikalischen und chemischen Wechselwirkungen der Elemente eines tribologischen Systems. Es werden heutzutage vier wichtige Abriebmechanismen unterschieden: Adhäsion, Abrieb, Oberflächenermüdung und tribochemische Reaktionen (➤ Abb. 1.55).

Adhäsion führt zur Bildung lokaler Kontaktstellen zwischen den Oberflächen, die adhäsiv oder kohäsiv sein können (bei selbsteinschleifenden Materialien). Fragmente einer Oberfläche werden herausgezogen und binden an die andere Oberfläche. Diese Fragmente können sich später ablösen und lose Abriebpartikel bilden oder wieder an die ursprüngliche Oberfläche binden. Typische Abrieberscheinungen sind Krater und Werkstoffübergang. Weil Oberflächen nach Werkstoffübergang rauer und härter werden, geht Adhäsion oft mit Abrieb einher.

Abrasion entsteht, wenn eine raue und harte Oberfläche (oder eine weiche Oberfläche mit harten Protuberanzen) auf einer weichen Oberfläche gleitet und diese pflügt oder fräst. Das Material aus den Furchen bildet die Abriebteilchen. Furchen und Risse sind also typische Verschleißerscheinungen bei Abrieb.

Oberflächenermüdung wird während wiederholter Roll- oder Gleitbewegungen über eine Verschleißspur beobachtet. Die wiederholten Be- und Entlastungszyklen, denen das Material ausgesetzt ist, können die Bildung von Oberflächen- oder Untergrundrissen hervorrufen. Dies führt schließlich zum Verlust großer Materialfragmente durch Lochfraß und Versatz.

Tribochemische Reaktionen werden durch mechanisch induzierte chemische Reaktionen von Körper und Gegenkörper mit dem Grenzflächenmaterial und der Umgebung verursacht. Abriebteilchen werden durch fortwährende Entfernung und neue chemische Reaktionsprodukte an den Oberflächen freigesetzt. Zu beachten ist, dass tribochemische Reaktionen für das tribologische System nicht unbedingt schlecht sind, sondern die Adhäsion aufgrund der nichtmetallischen Charakteristika der Reaktionsprodukte verhindern.

Maßnahmen gegen Verschleiß

Der Verschleißprozess selbst kann sehr komplex sein. Häufig sind jeweils mehrere Mechanismen wirksam. Dann ist es eine Herausforderung, die komplexe Situation zu entwirren und die Hauptursache zu finden. Der Schlüssel zu jeder Lösung eines tribologischen Problems (Reibung, Schmierung und Verschleiß) ist jedoch mit dem Wissen um den jeweils wichtigsten auftretenden Verschleißmechanismus verbunden. Wie man weiß, können selbst bei ein und derselben Art von Verschleiß unterschiedliche Modifikationen im Design oder Material angebracht sein. Beispielsweise können sich die Parameter beim Drei-Körper-Abrieb einer Metall-auf-Metall-Auflage mit eingebundenen Mineralpartikeln so ändern, dass entweder die Mechanismen Adhäsion (Kaltschweißen der Oberflächenpunkte durch plastische Deformation der Oberflächenunebenheiten), Abrieb (Furchen der Oberflächen durch plastisches Fließen) oder Oberflächenermüdung (vorwiegend zyklische elastische Deformation) zutreffen. Je nach dem hauptsächlich vorherrschenden Mechanismus können die Verschleiß-Gegenmaßnahmen eine Reduzierung der Normalkraft und eine Verbesserung bei der Schmierung (Adhäsion), eine Erhöhung der Ober-

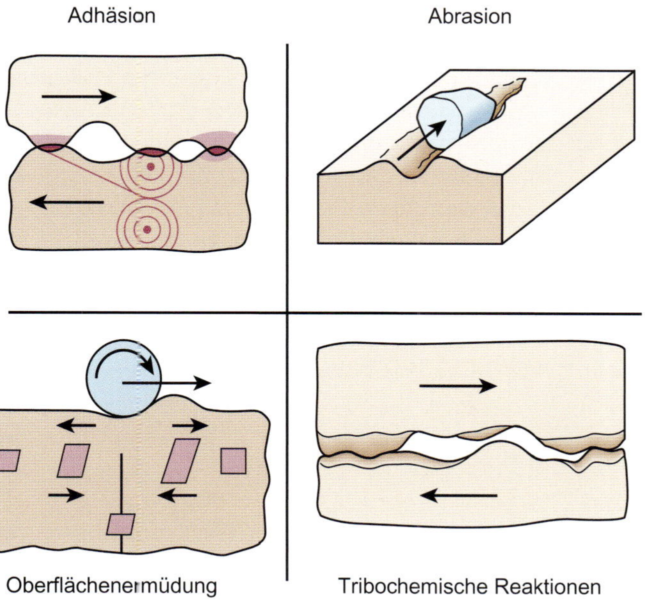

Abb. 1.55 Die vier wichtigsten Abriebmechanismen (zum Gahr K-H: Microstructure and Wear of Materials. Tribology Series Vol. 10, Elsevier, Amsterdam, Niederlande, 1987)

flächenhärte (Adhäsion/Abrieb) oder eine Erhöhung bei der Duktilität und den Kaltverformungseigenschaften des Metalls (Oberflächenermüdung) beinhalten. Eine bewährte Strategie zur Verbesserung der Verschleißcharakteristika der Kontaktmaterialien erfordert also eine genaue Kenntnis der Struktur des tribologischen Systems und der Wechselwirkungen seiner Elemente.

Abriebprüfung

Die Abriebprüfung ist eine Anforderung, die künstliche Wirbelsäulengelenke heutzutage erfüllen müssen, obwohl wenig über die geeigneten Wirbelsäulensimulator-Eingabewerte bekannt ist und Eingabeparameter erst kürzlich in dem neu erschienenen Richtliniendokument ASTM F2423-05 *(Standard Guide for Functional, Kinematic, and WEAR Assessment of Total Disc Protheses)* und dem ISO-Standard ISO/DIS 18192 *(Implants for surgery – Wear of total intervertebral spinal disc prostheses – Part 1: Loading and displacement parameters for wear testing and corresponding environmental conditions for test, ISO 18192 2006)* spezifiziert worden sind. Gegenwärtig geht man davon aus, dass „ohne eine substanzielle Bereitstellung von klinischen Daten über Bandscheibenprothesen zum jetzigen Zeitpunkt keine tatsächlichen Belastungsprofile und -muster beschrieben werden können" (ASTM F2423-05). Dies ist eine wichtige Feststellung, denn die spezifizierten Bewegungsbedingungen reflektieren nicht notwendigerweise jene, die *in vivo* auftreten. Aus diesen Gründen werden eher unterschiedliche Verschleißraten erfasst und nicht das, was im Rahmen der Alltagsaktivitäten eines typischen Patienten auftritt.

Wie wichtig es ist, „korrekte" Simulatoreingaben zu kennen, wurde erst kürzlich von Nechtow et al. [18] demonstriert, die in Abhängigkeit von den Simulatoreingaben extrem unterschiedliche Verschleißraten erzeugten. In ihrer Studie wurden zwei temperaturgeregelte Acht-Stationen-Wirbelsäulensimulatoren mit künstlichen Bandscheiben bestückt, die Co-Cr/Polyethylen-Gleitpaarungen repräsentierten. Getestet wurden ein teilgeführtes und ein ungeführtes Implantatdesign. Simulator 1 verwendete ein frequenzverschobenes „Kreuz-Scherungs"-Bewegungsprofil, während Simulator 2 ein kurvenförmiges Bewegungsprofil mit den gleichen Größen bezüglich Belastung und Bewegungsprofilen wie Simulator 1 verwendete, nur dass Lateralbeugung nicht zu den Eingabegrößen gehörte und alle Eingaben in Phase bei 1 Hz stattfanden.

Die Abriebraten der beiden künstlichen Bandscheibendesigns waren in beiden Eingabeszenarien ähnlich. Im Abrieb dagegen unterschieden sich beide Eingabeszenarien drastisch voneinander. Die Anwendung von Kreuzscherbewegung führte zu einer 50fach höheren Abriebrate, die 20 mg pro 1 Million Zyklen erreichten. Angesichts der Tatsache, dass Wirbelsäulenimplantate mit jedem Schritt belastet werden, während künstliche Hüft- und Kniegelenke nur mit jedem zweiten Schritt belastet werden, können die tatsächlichen Abriebraten denen bei künstlichen Hüftgelenken mit konventionellem (nicht quervernetztem) Polyethylen ähnlicher sein. Letztere liegen zwischen 30 und 100 mg pro 1 Million Zyklen.

Wie vorher aufgezeigt, werden diese Partikel als der wichtigste Faktor angesehen, der die Langlebigkeit von Gelenkrekonstruktionen und den globalen Erfolg beim Gelenkersatz beeinträchtigt. Obwohl bekannt ist, dass Teilchenablagerungen in Hüft- und Kniegelenken mit Osteolyse in Verbindung gebracht worden sind, die zu einem periprothetischen Knochenverlust und zum aseptischen Lösen des Implantats führen können, muss das Ausmaß, in dem Abriebteilchen eine Rolle beim Verhalten künstlicher Bandscheiben und periprothetischer Osteolyse spielen, erst noch durch prospektive Langzeituntersuchungen ermittelt werden.

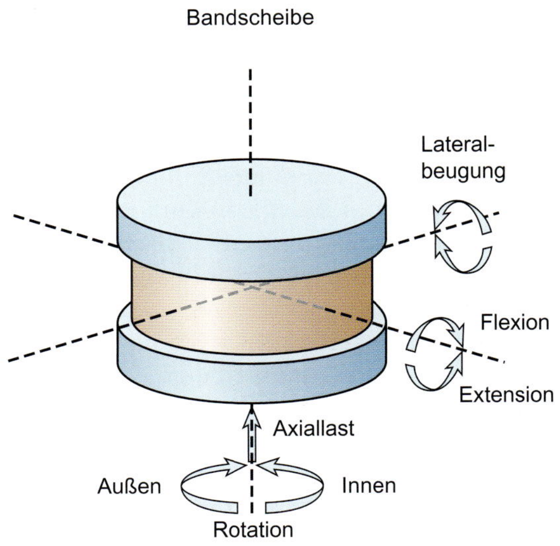

Abb. 1.56 Bewegungsachsen, die beim Test von Wirbelsäulenimplantaten im Simulator zu berücksichtigen sind

Bis ein Konsens bezüglich der Bewegungs- und Eingabeparameter für Simulatoren erreicht ist, kann die Abriebprüfung künstlicher Bandscheiben konservativ unter extremen (ungünstigster Fall) Bedingungen unter Einbeziehung aller drei Bewegungsachsen und Kreuzscherung an der Oberfläche durchgeführt werden. ➤ Abbildung 1.56 zeigt die relevanten Bewegungsachsen und Belastungen für Wirbelsäulenimplantatprüfungen. Einseitige Tests können den tatsächlichen Verschleiß unterschätzen und sind eventuell nicht ausreichend. Gegenwärtige Standards schlagen vor, dass Simulatoren Maximalbewegungen (Verschiebungen) anwenden, die typisch für die jeweilige Implantatstelle sind. Das ist nicht unbedingt die ungünstigste Randbedingung. Auch minimale Bewegung, die ein Fraßkorrosionsphänomen erzeugt, könnte zu ernsthaften Problemen führen. Deshalb ist es wichtig, die Segmentbewegungen der Wirbelsäule nach Implantation einer künstlichen Bandscheibe weiter zu verfolgen und zu definieren. Eine solche Bewegungsanalyse sollte verschiedene Alltagsaktivitäten wie Gehen, Sitzen, Heben usw. beinhalten.

1.5.4 Fazit

Heutzutage werden Werkstoffe für orthopädische Anwendungen nach ihren Materialeigenschaften ausgewählt. Obwohl Polymere und Keramikwerkstoffe sich immer mehr als Materialien für Wirbelsäulenimplantate empfehlen, sind Metalle (Ti-Legierungen, Co-

Legierungen, Edelstähle) die dominierenden Werkstoffe geblieben und können auf eine mehr als 50-jährige Erfolgsgeschichte zurückblicken. Polymere zeichnen sich durch nachgiebige, friktionsarme Oberflächen aus, weshalb sie für Gelenkverbindungen, Bandscheibenersatz und *In-situ*-Härtung von Fixationszement in Frage kommen. Keramikwerkstoffe verfügen über einen niedrigen Abrieb sowie inerte Oberflächen und Abriebpartikel. Metalle, die vergleichsweise weniger inert als Polymere oder Keramikwerkstoffe sind (beispielsweise korrodieren sie), werden seit vielen Jahren aufgrund ihrer hohen Festigkeit, hohen Verschleißbeständigkeit, akzeptablen Korrosionsbeständigkeit und Zähigkeit erfolgreich als Wirbelsäulenimplantate verwendet. Obwohl neuere Legierungen (z.B. Zirkonium) einige Designkriterien besser erfüllen können und für den Gelenkvollersatz verbessertes Biomaterial darstellen, erfordert die kritische Umgebung der Wirbelsäule Materialeigenschaften wie hohe Festigkeit, hohe Korrosionsbeständigkeit, hohe Zähigkeit (Ermüdungswiderstand) und niedrigen Modulus. Die lokalen systemischen und biologischen Auswirkungen der Langzeitanwendung von Metalllegierungen und Polymerwerkstoffen sind für neuere Wirbelsäulenimplantate wie z.B. den Bandscheibenvollersatz größtenteils noch nicht charakterisiert. Bei der Evaluierung der Biokompatibilität einer bestimmten Metallkomponente lassen sich die Ergebnisse nicht automatisch auf alle aus demselben Material hergestellten Implantate übertragen. Biokompatibilität ist definiert als die Fähigkeit eines Materials, entsprechend seiner vorgesehenen Anwendung sowohl eine Wirts- als auch eine Materialreaktion hervorzurufen, und ist damit ein Ergebnis der Eigenschaften des Materials. Die Gründe für eine schlechte Implantatfunktion können vielfältig sein, so etwa Fehler bei der Herstellung und beim mechanischen Design, Operationsfehler und eine für die jeweilige Anwendung ungeeignete Wahl des Materials. Eine sinnvolle Materialauswahl alleine reicht nicht aus, um ein schlechtes Implantatdesign oder chirurgische Fehler auszugleichen. Es sei an dieser Stelle betont, dass es gegenwärtig kein universell anwendbares „bestes" Material für sämtliche Implantatanwendungen gibt. Die Tatsache, dass konkurrierende Hersteller für das gleiche Implantat (z.B. für die Hüftgelenkpfanne) viele unterschiedliche Materialien verwenden, zeigt, wie schwierig es ist, die Überlegenheit eines Materials gegenüber einem anderen nachzuweisen. Das gilt selbst dann, wenn nur eine einzige Komponente einer einzigen Prothese verglichen wird. Um verstehen zu können, warum unterschiedliche Materialien in unterschiedlichen Implantatdesigns verwendet werden, müssen wir wissen, welche Materialeigenschaften für Wirbelsäulenimplantate wichtig sind.

LITERATUR

[1] Jacobs JJ: Particulate wear. JAMA 273: 1.950–1.956, 1995.

[2] Lacombe P: Corrosion and oxidation of Ti and Ti alloys. In: Williams JC, Belor AF (eds): Ti and Ti alloys, New York, Plenum Press, 1982, pp. 847–880.

[3] Büttner-Janz K, Hahn S, Schikora K: Principles for successful application of the LinkW SB CHARITÈ artificial disc. Orthopäde 31: 441–453, 2002.

[4] Kurtz SM. Advances in the processing, sterilization, and crosslinking of ultra-high molecular weight polyethylene for total joint arthroplasty. Biomater 20: 1659–1688, 1999.

[5] Lee KY, Pienkowski D: Viscoelastic recovery of creep deformed ultra-high molecular weight polyethylene (UHMWPE) characterization and properties of ultra-high molecular weight polyethylene. ASTM STP;1307, 1998.

[6] Wright TLS (ed): Biomaterials. ASTM Special Technical Publication 1307, American Academy of Orthopaedic Surgeons, Rosemont, IL, 2000.

[7] Black J: Biomaterials, 2nd ed. New York, Marcel Dekker, Inc., 1992.

[8] Black J: Orthopaedic Biomaterials in Research and Practice. New York, Churchill Livingstone, 1988.

[9] Park JB: Biomaterials Science and Engineering. New York, Plenum Press, 1984.

[10] Silver FH, Christiansen DL: Biomaterials Science and Biocompatibility. New York, Springer, 1999.

[11] Jacobs JJ, Gilbert JL, Urban RM: Corrosion of metal orthopaedic implants. J Bone Joint Surg [Am] 80: 268–282, 1998.

[12] Bertagnoli RKS: Indications for full prosthetic disc arthroplasty: a correlation of clinical outcome against a variety of indications. Eur Spine J 11: 131–136, 2002.

[13] McKellop HA, Sarmiento A, Brien W, Park SH: Interface corrosion of a modular head total hip prosthesis. J Arthroplasty 7: 291–294, 1992.

[14] Breme J, Biehl V: Metallic biomaterials. In: Black J, Hastings G (eds): Handbook of Biomaterial Properties. London, Chapman and Hall, 2001, pp. 135–214.

[15] Black J: Prosthetic Materials. New York, VCH Publishers, Inc., 1996.

[16] Czichos H: Tribology – A systems approach to the science and technology of friction, lubrication and wear. Amsterdam: Elsevier, 1978.

[17] Zum Gahr KH: Microstructure and Wear of Materials. Tribology Series Vol. 10. Amsterdam: Elsevier, 1987.

[18] Nechtow W, Hintner M, Bushelow M, Kaddick C: IVD replacement mechanical performance depends strongly on input parameters. Chicago, IL, Trans 52nd Annual Meeting of the Orthopaedic Research Society, 2006.

1.6 Indikationen und Kontraindikationen für lumbale Nonfusion-Operationen: Patientenauswahl

James J. Yue und James P. Lawrence

! KERNAUSSAGEN

- Ein Warnsignal und eine Krankengeschichte ohne Wirbelsäulensymptomatik müssen bekannt sein.
- Eine ärztliche Untersuchung und eine Röntgenuntersuchung im Stehen sind zwingend erforderlich.
- Einseitige Rückenschmerzen müssen gründlich abgeklärt werden.
- Bei der Klärung der Frage, ob ein Patient für eine Nonfusion-Operation geeignet ist, sind Computertomographie (CT) und Magnetresonanztomographie (MRT) unerlässlich.
- Bei Frauen über 40 und bei Männern über 50 Jahre sowie bei Rauchern, egal welchen Geschlechts, sollte die Knochendichte bestimmt werden.
- Zusätzlich zur Diagnose sollten Diskographie und spinale Injektionen erwogen werden.
- Mit allen Patienten sollte besprochen werden, was vernünftigerweise erwartet werden kann; zudem sollten die Patienten über die allmählich entstehende Wirbelsäulenspondylose unter Berücksichtigung bewegungserhaltender Technologien aufgeklärt werden.

1.6.1 Ziele einer bewegungserhaltenden Operation

Zu einem erfolgreichen Operationsergebnis gehören u.a. die richtige Operationstechnik, die entsprechende Implantatauswahl und am allerwichtigsten die richtige Patientenselektion. Dieses Kapitel untersucht die wesentlichen Elemente für die Auswahl der Patienten für bewegungserhaltende Technologien. Die Voraussetzung für eine effektive Behandlung ist die Formulierung und Korrelation einer genauen Diagnose. Eine genaue Diagnose zu erstellen, stellt angesichts der Tatsache, dass lumbale Spondylopathien ihrem Wesen nach veränderlich sind und sich kontinuierlich weiterentwickeln, bestenfalls eine gewaltige klinische Herausforderung dar. Glücklicherweise kann die Mehrzahl der Patienten mit symptomatischer lumbaler Spondylose auch ohne Operation erfolgreich behandelt werden. Wenn jedoch die konservative Behandlung (darunter nichtsteroidale Antiphlogistika, Physiotherapie und Injektionen) versagt, kann bei geeigneten Patienten eine Operation erwogen werden.

Bei der Behandlung mit lumbalen Bandscheibenprothesen und anderen bewegungserhaltenden Technologien wird der Patient mit einer degenerativen Bandscheibenerkrankung aus einem anderen Blickwinkel betrachtet als bei einer Fusion. Die Ziele einer Bandscheibenprothese liegen in der Beseitigung des mutmaßlichen Schmerzgenerators und dem Erhalt bzw. der Wiederherstellung der Biomechanik der funktionellen Wirbelsäuleneinheit (engl. *Functional Spine Unit,* FSU). Eine potenziell schmerzhafte Bandscheibe soll durch eine künstliche Bandscheibe ersetzt werden bei gleichzeitiger Wiederherstellung und Aufrechterhaltung der Bewegung der FSU, indem die Höhe der normalen Bandscheibe wiederhergestellt und das Verhältnis zu den Facettengelenken erhalten wird. Die Entwicklung der lumbalen Bandscheibenprothese und anderer bewegungserhaltender Techniken beruht deshalb auf einem Verständnis der normalen, natürlichen FSU. Das komplexe Verhältnis zwischen zwei Wirbeln, einschließlich Bandscheibe, gepaarten Facettengelenken und zugehöriger Bänder, bestimmt die funktionelle Anatomie der Wirbelsäuleneinheit und diktiert deshalb auch die Ziele aller bewegungserhaltenden chirurgischen Eingriffe.

1.6.2 Patientenevaluierung

Der vielleicht wichtigste Aspekt bei der Einführung neuer Technologien im klinischen Bereich ist die Auswahl der geeigneten Patienten. Die Patientenselektion umfasst verschiedene Domänen. Sie reichen vom Erkennen, warum der Patient in die Praxis kommt (Ausschluss von sekundärem Krankheitsgewinn), über die Herstellung des Zusammenhangs zwischen Krankengeschichte sowie Untersuchungs- und Bildgebungsbefunden bis hin zur Erstellung eines zielgerichteten Behandlungsplans, der auch eine chirurgische Intervention beinhalten kann.

Anamneseerhebung

Die Evaluierung eines Patienten mit lumbaler Spondylose erfordert die komplexe Beurteilung einer Vielzahl von Faktoren. Am Anfang der Evaluierung steht die Krankheitsgeschichte, anhand derer der Untersuchende die Schmerzen des Patienten, schmerzverstärkende Aktivitäten, bewegungsabhängige Schmerzaspekte (Flexions- oder Extensionstyp) und alle begleitenden neurologischen Symptome verstehen sollte. Es sollte immer eine gründliche Bewertung der Symptome erfolgen, um okkulte Ursachen für Rückenschmerzen zu identifizieren (z.B. onkologische, gynäkologische, vaskuläre, intraperitoneale oder andere Warnsignale). Eine Tumorerkrankung in der Anamnese oder frühere chirurgische Eingriffe (abdominale Zugänge) müssen abgeklärt werden. Bei der Beurteilung der Erfolgswahrscheinlichkeit eines chirurgischen Eingriffs sind vorangegangene therapeutische Modalitäten wie Medikation, physikalische Therapie und Injektionen (Facette, Nervenwurzel oder epidural) sowie die Compliance des Patienten gegenüber anderen verordneten Heilmitteln wie z.B. Physiotherapie zu berücksichtigen. Ferner sollten der Einfluss psychosozialer Faktoren auf den Krankheitsprozess, etwaige psychiatrische Erkrankungen in der Vorgeschichte sowie die Einnahme von Medikamenten gegen Angstzustände, Depressionen und Psychosen abgeklärt werden. Wie bei jedem Patienten sind ein genaues Verständnis seines körperlichen Zustands und eine Diskussion vernünftiger Erwartungen äußerst wichtig.

Bei Vorhandensein von Beinschmerzen sollte genau nachgefragt werden, um Patienten mit isolierten radikulären Beschwerden von solchen mit neurogenem Hinken und Spinalstenose zu unterscheiden. Patienten, bei denen sich die Beinsymptome durch Sitzen und Vorwärtsflexion bessern, müssen sorgfältig auf eine Spinalstenose als diskogene Schmerzquelle für Kreuzschmerzen mit einer damit zusammenhängenden Radikulopathie untersucht werden. Je nach dem für eine vorgegebene chirurgische Technik benötigten Zugang müssen frühere chirurgische Eingriffe gründlich besprochen werden. Bei einem eventuellen Bandscheibenvollersatz müssen frühere chirurgische Eingriffe im Bauch- und Beckenraum sowie entzündliche Erkrankungen der Beckenorgane in der Vorgeschichte eruiert werden.

Untersuchung

Es sollte eine gründliche körperliche und neurologische Untersuchung durchgeführt werden, wobei sorgfältig darauf zu achten ist, die Schmerzregion bestmöglich zu identifizieren, die vorhandene Beweglichkeit der Lendenwirbelsäule zu beurteilen, die beteiligten anatomischen Strukturen zu verstehen und Regionen mit neurologischen Defiziten (motorisch, sensorisch, Untersuchung der oberen und unteren Reflexe) zu identifizieren, die ein Hinweis für anhaltende Radikulopathie, Myelopathie oder neuromuskuläre Dysfunktion sein könnten.

Alle Patienten sollten ein Untersuchungshemd tragen. Der Patient wird beim Sitzen, Stehen und Gehen beobachtet. In aufrechter Haltung sollte die Wirbelsäulenkontur in neutraler Position sowie bei Flexion und Extension direkt beobachtet werden. Anschließend wird der Patient gebeten, den Schmerz zu lokalisieren. Eine Schmerzlokalisation in einem *diffusen* Muster über der unteren Lendenwirbelregion weist eher auf einen bandscheibenbedingten Schmerz hin. Ein einseitiger Schmerz kann ein Hinweis auf eine Facettendegeneration (➤ Abb. 1.57), eine Erkrankung des Iliosakralgelenks, eine querlaufende Dornfortsatz-Pseudoartikulation an L5 (➤ Abb. 1.58), eine primäre Hüftgelenkarthrose oder eine andere wirbelsäulenunabhängige Erkrankung sein. Andere wichtige Bewertungskriterien sind Größe und Gewicht des Patienten (Body-Mass-Index [BMI]) und sein allgemeiner Gesundheitszustand (pulmonal, kardiovaskulär). Wenn der Patient für einen solchen Eingriff in Frage kommt, ist außerdem eine vollständige medizinische und kardiologische Untersuchung zur Risikoeinschätzung im Hinblick auf die Allgemeinanästhesie und den operativen Eingriff von Belang.

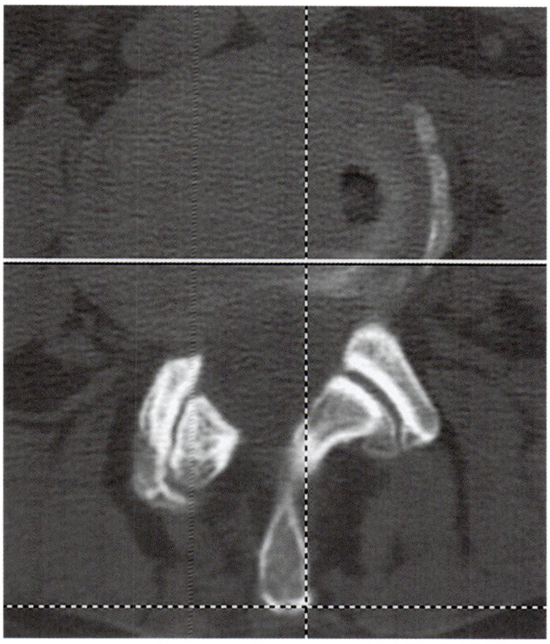

Abb. 1.57 Einseitige Facettendegeneration bei einem Patienten mit rechtsseitigen unteren Rückenschmerzen

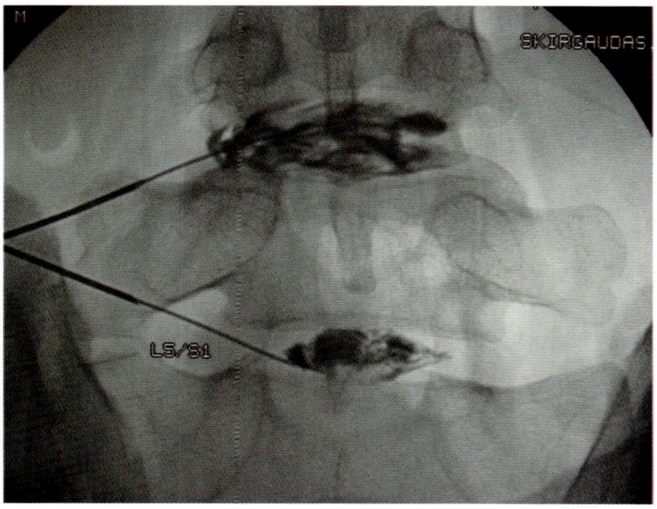

Abb. 1.58 Rechtsseitige Pseudoartikulation am Proc. transversus von L5 mit Sakrum und positivem L4/5-Diskogramm

1.6.3 Diagnostische Evaluation

Übersichtsröntgenaufnahmen

Übersichtsröntgenaufnahmen im Stehen sind der erste Schritt zur Evaluation eines Patienten mit Rückenschmerzen, der auf konservative Maßnahmen nicht anspricht. Auch wenn die Autoren hinsichtlich der universellen Anwendung von Röntgenaufnahmen unterschiedliche Auffassungen vertreten, so dienen Übersichtsaufnahmen doch zur Bestimmung der Anatomie, der anatomischen Ausrichtung (Lordose oder Kyphose), zur Ermittlung der Bandscheibenhöhe und des Vorliegens sichtbarer Erkrankungen (z.B. ruhende oder dynamische Spondylolisthese) und Wirbelkörperosteophyten oder Modic-Veränderungen, die auf eine chronische Bandscheibendegeneration hinweisen. Schräge Röntgenaufnahmen bieten, obwohl sie ein nützliches Screeningmittel für Arthrosen der Facettengelenke sind, im Vergleich zu CT-Aufnahmen nur wenig Genauigkeit.

Die Morphologie der Wirbelendplatten sollte beurteilt werden im Hinblick auf posteriore und anteriore Neigung, zentrale Wölbung oder verschiedene dysmorphe Erscheinungen, welche die Anwendung eines bestimmten chirurgischen Behandlungsverlaufs erschweren oder zunichte machen könnten. Eine Ausarbeitung einer neuen Endplattenklassifikation durch den Erstautor ist kürzlich evaluiert und validiert worden, wie in ➤ Abbildung 1.59 gezeigt.

Röntgenaufnahmen in Flexion-Extension

Lumbale Flexions-/Extensions-Röntgenaufnahmen im Stehen sind äußerst nützlich, um eine Instabilität bei Patienten mit entsprechenden Risikofaktoren wie z.B. frühere Verletzungen, vorangegangene Lendenwirbeloperation (Laminektomie), angeborene Anomalien und autoentzündliche Zustände zu identifizieren. Röntgenbilder in Flexion/Extension können bei der Beurteilung der Bewegung in allen Ebenen der Lendenwirbelsäule von Nutzen sein.

Computertomographie

CT-Aufnahmen werden zum Ausschluss einer Arthrose der Zwischenwirbelgelenke, von Frakturen der Pars interarticularis (Spondylolyse), eines Morbus Baastrup *(kissing spines)* und anderen Ursachen von Kreuzschmerzen verwendet. Eine Facettengelenkarthrose kann auf Grundlage des CT-Scans unter Anwendung der Klassifizierung nach Fugiwara et al. [1] klassifiziert werden. Als Teil der präoperativen Planung kann ein CT nützlich sein, um Maße der Wirbelkörper-Größenparameter für die Arthroplastik zu erhalten.

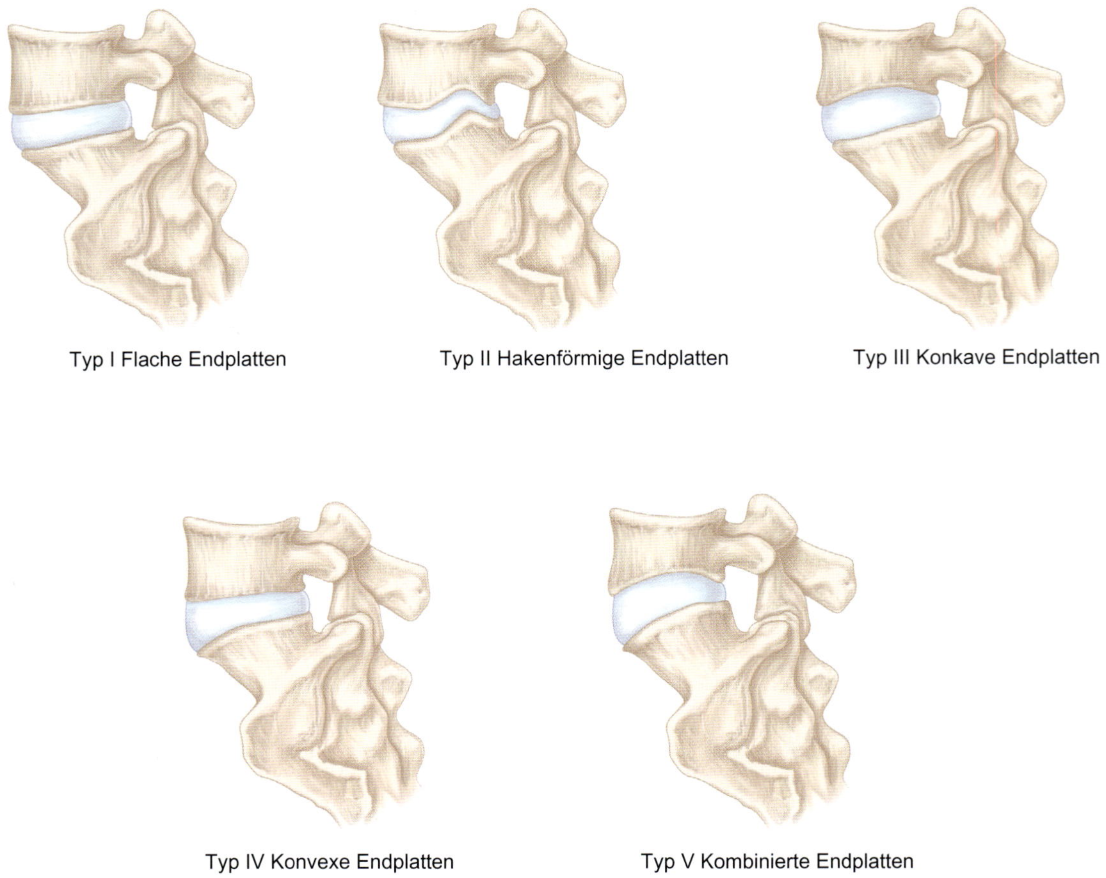

Abb. 1.59 Endplattenklassifikation nach Yue und Bertagnoli

Magnetresonanztomographie

Die MRT liefert großartige Details bezüglich der Hydratation der Bandscheibe, zum Vorliegen eines Bandscheibenvorfalls, einer Bandscheibenvorwölbung oder Bandscheibenextrusion sowie degenerativer Erkrankungen der Wirbelsäule. Es ist wichtig zu beachten, dass viele MRT-Befunde beim Patienten asymptomatisch sind. Es wird von verschiedenen Untersuchungsreihen berichtet, die das allgemeine Vorliegen von Bandscheibenanomalien und ihre fragliche Korrelation mit einer Entwicklung von diskogenen Rückenschmerzen nachweisen. Der größte Vorteil der MRT liegt jedoch in der Einstufung des Grades der Bandscheibendegeneration und der Bestimmung von Risikofaktoren für ein Fortschreiten der Krankheit [2]. Die MRT hilft auch bei der Erkennung von Bandscheibendehydratation und Knochenmarködemen bei aktivierter Spondylochondrose.

Knochenszintigraphie

Beim Verdacht auf Osteoporose oder Osteopenie sollte eine Knochendichtemessung der Lendenwirbelsäule durchgeführt werden. Zu den herkömmlichen Verfahren gehören: *Dual Energy X-Ray Absorptiometry* (DEXA), *Dual Photon Absorptiometry* (DPA), Ultraschall und quantitative CT. Der DEXA-Scan verwendet die geringste Strahlenmenge, ist am kostengünstigsten und liefert die genauesten Ergebnisse. Alle Frauen über 40, alle Männer über 50 Jahre sowie alle Raucher sollten mit einer Knochendichtemessung evaluiert werden.

Diskographie

Der Einsatz der Diskographie wird bei mehrsegmentiger Degeneration, Fällen mit anderen potenziellen Schmerzquellen und bei Patienten empfohlen, bei denen ein chronischer Mittelliniendefekt am Bandscheibenring als Ursache der diskogenen Rückenschmerzen vermutet wird. Die aktuelle Literatur zur Anwendung der Diskographie konzentriert sich auf die Fusion als Behandlungsmodalität [3–13]. Der Erstautor verwendet die Diskographie in den meisten Fällen zur Evaluierung potenzieller Kandidaten für lumbale Bandscheibenprothesen, außer bei Patienten mit einsegmentiger degenerativer Bandscheibenerkrankung, bei denen ein Verlust der Bandscheibenhöhe im Vergleich zu normalen benachbarten Bandscheiben offensichtlich ist. Die Diskographie sollte als Diagnoseergänzung betrachtet werden, sie definiert nicht, ob ein chirurgischer Eingriff notwendig oder nicht notwenig ist. Ein diskographischer Befund sollte den MRT-Befund ergänzen. In Fällen, bei denen wegen eines vollständigen Bruchs des Bandscheibenrings der Bandscheibeninnendruck nicht aufgebaut werden kann, kann die Diskographie zu falsch negativen Ergebnissen führen. Weitere Forschungen auf dem Gebiet traditioneller und neuerer Formen der Diskographie (z.B. funktionelle anästhetische Diskographie) sind angezeigt.

Injektionsdiagnostik

Die Verwendung von diagnostischen Injektionen sollte entsprechend maßgeschneidert sein. Beispielsweise sollten einseitige Kreuzschmerzen mit Facetten- und/oder Iliosakralgelenkinjektionen evaluiert werden. Eine Linderung der Kreuzschmerzen durch einen Facettenblock kann ein Hinweis auf eine primäre Facettenarthropathie oder auf einen sekundären Schmerzverursacher sein.

1.6.4 Bandscheibenvollersatz

Die Indikation für einen Lendenwirbelvollersatz ist ein schwerwiegender diskogener Kreuzschmerz bei Patienten, bei denen ausgedehnte konservative Behandlungen versagt haben. Die lumbalen Einschlusskriterien lauten wie folgt:

- Männer oder Frauen mit einem VAS-Wert (visuelle Analogskala) < 4 und einem ODI (*Oswestry Disability Index)* > 40%
- Alter 18–60 Jahre, optimal jünger als 50 Jahre
- symptomatische degenerative Bandscheibenerkrankung oder lumbale Spondolyse mit objektiver Evidenz für eine degenerative Bandscheibenerkrankung durch CT oder MRT. Spezifische röntgenologische Befunde umfassen:
  - –1. Vakuumphänomen
  - –2. HIZ-*(High-Intensity Zone-)*Signal
  - –3. Modic-Änderungen
  - –4. Vorfall des Nucleus pulposus
  - –5. Mangel an degenerativen Veränderungen der Facettengelenke
  - –6. Abnahme der Bandscheibenhöhe um mindestens 4 mm und
  - –7. Narbenbildung/Verdickung des Anulus fibrosus mit Osteophyten, die auf eine Arthrose hinweisen

Es gibt viele Kontraindikationen für den Einsatz dieser neuen Technologie. Wirbelsäulenspezifische Kontraindikationen konzentrieren sich auf bereits bestehende degenerative Zustände wie z.B. Spondylolisthese, Spondylolyse, Erkrankung des posterioren Elements (Facettengelenkarthose oder vorangegangene Facettengelenkresektion), zentrale oder laterale Rezessusstenose, fixierte Deformität, Infektion, Osteoporose oder Vorfall des Nucleus pulposus mit Radikulopathie, die durch einen anterioren Zugang nicht dekomprimiert werden kann. Zu den relativen Kontraindikationen gehören allgemeine medizinische Zustände wie z.B. Adipositas und psychosoziale Erkrankungen. Viele dieser Kontraindikationen sind bei Patienten mit degenerativer Bandscheibenerkrankung üblicherweise anzutreffen. Eine Auswertung von 100 konsekutiven Patienten, die sich wegen einer degenerativen Wirbelsäulenerkrankung einer Lendenwirbeloperation unterzogen, ergab, dass die Prävalenz mindestens einer Kontraindikation für einen Bandscheibenvollersatz 95% betrug. Bei 56 Patienten dieser Untersuchungsreihe, die sich einer Fusion unterzogen, wiesen 100% mindestens eine Kontraindikation für einen Bandscheibenvollersatz auf. Wenn diese Kontraindikationen in dieser Form bestehen bleiben, wird es nur wenige Patienten geben, bei denen nicht mindestens eine relative oder absolute Kontraindikation für den lumbalen Bandscheibenersatz vorliegt [14].

Wie bei allen Verfahren sind die Berücksichtigung der Krankheitsgeschichte des Patienten, die körperliche Untersuchung und die Ergebnisse nichtinvasiver und invasiver Bildgebung von herausragender Bedeutung. Bei der Betrachtung axialer oder diskogener Rückenschmerzen bleibt die Korrelation dieser Faktoren komplex.

Die Erfahrungen mit dem Bandscheibenvollersatz in Europa unterstreichen, wie wichtig ein besseres Verständnis der potenziellen Indikationen und, noch wichtiger, der Kontraindikationen für die Verwendung dieser Prothesen ist. Ein Schlüsselkonzept ist die Erkenntnis, dass es sich beim lumbalen Bewegungssegment um ein dreiteiliges Gelenk handelt. Besondere Aufmerksamkeit sollte dem Vorhandensein degenerativer Veränderungen des Facettengelenks zuteil werden, denn dies wird mit mangelhaften klinischen Resultaten nach einem künstlichen Bandscheibenersatz in Verbindung gebracht. Wie von Bertagnoli und Kumar [15] bereits aufgezeigt, ist die akkurate Beurteilung des Status der Facettengelenke wesentlicher Teil der präoperativen Evaluation eines Patienten, bei dem ein lumbaler Bandscheibenersatz erwogen wird.

1.6.5 Interspinöse Implantate

Eine Indikation für Zwischenwirbelimplantate besteht bei Patienten (in den USA 50 Jahre und älter) mit neurogenem intermittierendem Hinken, Bein-/Gesäß-/Leistenschmerzen infolge zentraler und lateraler lumbaler Rezessusstenose, die bei Flexion der Wirbelsäule, wie beim Sitzen in einem Sessel, abnehmen. Weitere **Indikationen** sind:

- Spondylolisthese bis Grad 1,5 (von 4) (~ 35%) mit neurogenem intermittierendem Hinken
- Morbus Baastrup *(kissing spine)*
- axialer belastungsinduzierter Rückenschmerz
- Facettensyndrom
- degeneratives und iatrogenes (Postdiskektomie-) Bandscheibensyndrom
- Ersatz des Nucleus pulposus bei Prolaps
- Entlastung der an eine lumbale Fusion angrenzenden Bandscheibe, primär oder sekundär

Kontraindikationen sind:

- Allergie auf Titan oder Titanlegierungen
- Wirbelsäulenanatomie oder -erkrankungen, die eine Implantation ausschließen oder zu einem instabilen Implantat führen würden, wie z.B.

- signifikante Instabilität der Lendenwirbelsäule
- ein ankylosiertes Segment in der/den betroffenen Ebene(n)
- akute Fraktur des Dornfortsatzes oder der Pars interarticularis
- signifikante Skoliose
- Nervenkompression, die neurogene Darm- oder Blasenfunktionsstörungen verursacht
- schwere Osteoporose
- aktive systemische Infektion oder an der Implantationsstelle lokalisierte Infektion

1.6.6 Nukleusersatz, posteriore dynamische Stabilisierung, Facettenersatz und posteriorer Bandscheibenvollersatz

Da diese und andere Implantate erst vor relativ kurzer Zeit eingeführt wurden, werden die jeweiligen Indikationen und Kontraindikationen in ➤ Kapitel 1.8 erörtert.

1.6.7 Fazit

Die Erzielung eines optimalen Resultats bei der Versorgung von Patienten mit lumbaler Spondylopathie, die sich durch bewegungserhaltende Technologie verbessern lässt, hängt von unterschiedlichen Faktoren ab. Operationserfolge können durch eine genaue Diagnosestellung und die Anwendung der Prinzipien bewegungserhaltender Technologie optimiert werden. Ein umfassendes Verständnis der Indikationen und Kontraindikationen für jedes in Betracht gezogene Verfahren ist für ein günstiges klinisches Ergebnis unentbehrlich. Unerlässlich sind auch eine Untersuchung im Stehen sowie eine dynamische Röntgenuntersuchung in aufrechter Position. Einseitige Rückenschmerzen sollten sorgfältig abgeklärt werden. Der Autor empfiehlt bei allen Patienten, bei denen eine bewegungserhaltende Operation in Erwägung gezogen wird, sowohl MRT als auch CT zur exakten Beurteilung des 3-Gelenke-Komplexes, der die FSU ausmacht. Bei allen weiblichen Patienten über 40 Jahre und bei allen männlichen Patienten über 50 Jahre sowie bei allen Rauchern sollte eine Knochendichtemessung erfolgen. Mit allen Patienten sollte besprochen werden, was vernünftigerweise erwartet werden kann; zudem muss dem Patienten, der eine bewegungserhaltende Technologie in Betracht zieht, die Entstehung spinaler Spondylosen erklärt werden.

LITERATUR

[1] Fujiwara A, Lim TH, An HS, et al: The effect of disc degeneration and facet joint osteoarthritis on the segmental flexibility of the lumbar spine. Spine 25: 3.036–3.044, 2000.

[2] Elfering A, Semmer N, Birkhofer D, et al: Risk factors for lumbar disc degeneration: a 5-year prospective MRI study in asymptomatic individuals. Spine 27: 125–134, 2002.

[3] Carragee EJ: Is lumbar discography a determinate of discogenic low back pain: provocative discography reconsidered. Curr Rev Pain 4: 301–308, 2000.

[4] Carragee EJ: Psychological and functional profiles in select subjects with low back pain. Spine J 1: 198–204, 2001.

[5] Carragee EJ, Alamin TF: Discography: a review. Spine J 1: 364–372, 2001.

[6] Carragee EJ, Alamin TF, Carragee JM: Low-pressure positive discography in subjects asymptomatic of significant low back pain illness. Spine 31: 505–509, 2006.

[7] Carragee EJ, Alamin TF, Miller J, et al: Provocative discography in volunteer subjects with mild persistent low back pain. Spine J 2: 25–34, 2002.

[8] Carragee EJ, Alamin TF, Miller JL, et al: Discographic, MRI and psychosocial determinants of low back pain disability and remission: a prospective study in subjects with benign persistent back pain. Spine J 5: 24–35, 2005.

[9] Carragee EJ, Hannibal M: Diagnostic evaluation of low back pain. Orthop Clin North Am 35: 7–16, 2004.

[10] Carragee EJ, Lincoln T, Parmar VS, et al: A gold standard evaluation of the „discogenic pain" diagnosis as determined by provocative discography. Spine 31: 2.115–2.123, 2006.

[11] Carragee EJ, Paragioudakis SJ, Khurana S: 2000 Volvo Award winner in clinical studies: Lumbar high-intensity zone and discography in subjects without low back problems. Spine 25: 2.987–2.992, 2000.

[12] Carragee EJ, Tanner CM, Khurana S, et al: The rates of false-positive lumbar discography in select patients without low back symptoms. Spine 25: 1.373–1.380; discussion 1.381, 2000.

[13] Carragee EJ, Tanner CM, Yang B, et al: False-positive findings on lumbar discography reliability of subjective concordance assessment during provocative disc injection. Spine 24: 2.542–2.547, 1999.

[14] Huang RC, Lim MR, Girardi FP, et al: The prevalence of contraindications to total disc replacement in a cohort of lumbar surgical patients. Spine 29: 2.538–2.541, 2004.

[15] Bertagnoli R, Kumar S: Indications for full prosthetic disc arthroplasty: a correlation of clinical outcome against a variety of indications. Eur Spine J 11(2): S131–S136, 2002.

1.7 Indikationen und Kontraindikationen für die zervikale nicht versteifende Operation: Patientenauswahl

Nader M. Habela und Paul C. McAfee

! KERNAUSSAGEN

- Der erste Schritt bei der Patientenauswahl für einen zervikalen Bandscheibenersatz ist eine gründliche Beurteilung der Krankheitsgeschichte in Bezug auf Hinweise für eine degenerative Bandscheibenerkrankung, Radikulopathie, Myelopathie oder Myeloradikulopathie.
- Übersichtsröntgenaufnahmen und MRT sind die beiden wichtigsten Verfahren zur Bestätigung der Diagnose.
- Die Indikationen für zervikalen Bandscheibenersatz sind mit denen einer anterioren nicht versteifenden Operation vergleichbar.
- Die Evaluation der Ein- und Ausschlusskriterien einer jeden experimentellen Studie zum zervikalen Bandscheibenersatz ist der letzte Schritt bei der Patientenauswahl vor der Studienteilnahme.
- Anders als bei der lumbalen Bandscheibenprothese, bei der isolierte diskogene Kreuzschmerzen die Hauptindikation für eine Operation darstellen, sollte bei Radikulopathie oder Myelopathie ein zervikaler Bandscheibenersatz erfolgen.

Zervikale Spondylose oder chronische Bandscheibendegeneration und damit verbunden Facettenarthropathie, Nucleus-pulposus-Prolaps und isolierte degenerative Bandscheibenerkrankungen können zu einer Konstellation von Symptomen führen, zu denen axialer Nackenschmerz, Radikulopathie, Myelopathie oder eine Kombination der genannten Probleme gehören.

Anatomisch gesehen liegt das Hauptaugenmerk bei Schmerzlinderung und Funktionswiederherstellung auf dem Bewegungssegment, das aus zwei Wirbelkörpern und der Bandscheibe besteht. Die Bandscheibe und die Facettengelenke, von denen man annimmt, dass sie die hauptsächlichen Schmerzverursacher sind, stehen im Mittelpunkt komplexer medizinischer und chirurgischer Behandlung.

Zur nichtchirurgischen Behandlung von zervikaler Spondolyse, Nucleus-pulposus-Prolaps und isolierter degenerativer Bandscheibenerkrankung gehören die Verabreichung nichtsteroidaler und steroidaler Antiphlogistika, isometrische Übungen und physikalische Therapie, eine vorsichtige medikamentöse Behandlung mit narkotischen Schmerzmitteln und Muskelrelaxanzien sowie die Verabreichung neuartiger nervenstabilisierender Medikamente.

Chirurgisch gesehen galt in den letzten 40 Jahren die Ausschaltung der Bewegung an der Bewegungseinheit als Behandlungsstandard. Inzwischen sind die anteriore zervikale Diskektomie mit Fusion (ACDF) zur Schmerzlinderung und Stabilisierung in Zusammenhang mit Radikulopathie [1] und Myelopathie [2] Behandlungsnorm geworden und weisen hervorragende Langzeitergebnisse auf. Der unglaubliche Erfolg eines Gelenkvollersatzes bei Hüfte, Knie und Schulter zur Schmerzlinderung und zur Wiederherstellung der funktionellen Bewegung hat zu ähnlichen Bemühungen bei der Hals- und Lendenwirbelsäule geführt. Die Einführung moderner künstlicher Vollprothesen der Hals- und Lendenwirbelsäule hat das Interesse an einem Potenzial zur Bewegungserhaltung wiederaufleben lassen, da hierbei anders als bei der Fusionsoperation keine Komplikationen wie Pseudoarthrose [3], Schmerzen an der Knochenentnahmestelle, postoperative Immobilisation und Degeneration des Nachbarsegments [4] auftreten.

Dieses Kapitel befasst sich mit der Bedeutung der Patientenauswahl für einen zervikalen Bandscheibenersatz und zeigt die Indikationen und Kontraindikationen für den Eingriff auf. Am wichtigsten für den klinischen Erfolg der zervikalen Bandscheibenersatzoperation ist die richtige Patientenauswahl und nicht der Unterschied zwischen spezifischen Implantaten. Die Voraussetzungen für eine erfolgreiche Patientenauswahl sind eine sorgfältige Anamneseerhebung, die körperliche Untersuchung und entsprechende diagnostische Untersuchungen. Obwohl die Indikationen und Kontraindikationen denen für anteriore zervikale Dekompression und Fusion ähneln, können die Ein- und Ausschlusskriterien unter den Studienprotokollen für einen zervikalen Bandscheibenersatz variieren.

1.7.1 Anamneseerhebung

Die klinischen Manifestationen von Nackenschmerzen, Radikulopathie und Myelopathie werden am besten durch Evaluierung der zugrunde liegenden strukturellen Anomalien betrachtet, die durch zervikale Spondolyse, Nucleus-pulposus-Prolaps und degenerative Bandscheibenerkrankung verursacht werden (> Abb. 1.60). Solche strukturellen Anomalien können einer chirurgischen Behandlung zugänglich sein, wenn eine konservative Behandlung keine adäquate Linderung gebracht hat.

Isolierte degenerative Bandscheibenerkrankungen können durch gereizte Nervenfasern, welche die Bandscheibe und die Facettengelenke innervieren, Nackenschmerzen, Hinterhauptskopfschmerzen, Schulterblatt- und Schulterschmerz auslösen. Mechanische Belastung, Bewegung oder axiale Beanspruchung können die durch isolierte degenerative Bandscheibenerkrankung verursachten Schmerzen weiter verschlimmern.

Eine Radikulopathie oder Nervenwurzelkompression manifestiert sich normalerweise als Schmerzen in der Schulter, im Arm oder in der Hand. Fortwährende Nervenwurzelkompression kann zur Taubheit der Finger, Hände oder Arme führen, die einen allmählichen Verlust der Muskelkraft nach sich ziehen kann.

Myelopathie oder Rückenmarkdysfunktion bezieht sich gewöhnlich auf obere Motoneurone, die durch kontinuierliche mechanische und vaskuläre Kompression von Nerven, die im ZNS lokalisiert sind, verursacht werden. Obwohl die Schmerzen zu Beschwerden führen, liegt der primäre Fokus der vom Patienten geschilderten Symptome häufiger auf abnehmenden feinmotorischen Fähigkeiten, ataktischem Gang und Schwäche der oberen Extremitäten.

Diese klinischen Manifestationen von axialem Nackenschmerz bis hin zur offensichtlichen Dysfunktion der oberen Extremitäten können entlang dem Spektrum neurologischer Dysfunktionen angesiedelt werden. An einem Ende des Spektrums befindet sich die degenerative Bandscheibenerkrankung, die Schmerzen durch sensorische Nervenreizung der Bandscheibe verursacht, am anderen Ende steht eine signifikante motorische Dysfunktion, die das Ergebnis andauernder Nervenkompression ist. Obwohl dieses breite Spektrum hilft, die Schwere spezifischer Patientenbeschwerden zu verstehen, kann die Krankheitsgeschichte oft mit jeder Kombination der oben erwähnten Probleme in Verbindung gebracht werden. Ein gründliches Verstehen des zeitlichen Zusammenhangs der Beschwerden, des Schmerzausmaßes und der Dysfunktion, früherer Verletzungen oder bösartiger Tumorerkrankungen und sowohl schmerzauslösender als auch schmerzerleichternder Faktoren ist wichtig, um die zugrunde liegenden anatomischen Anomalien zu verstehen.

Während von allen Patienten eine gründliche Anamnese erhoben werden sollte, gibt es beim zervikalen Bandscheibenersatz spezifische Faktoren, die zum Ausschluss von Patienten aus laufenden Studien führen können, z.B. vorausgegangene Infektion der Halswirbelsäule, frühere Verletzungen, Osteoporose, frühere Operationen an der zu behandelnden oder der darüber liegenden Ebene, systemische Erkrankungen wie z.B. AIDS, HIV-Infektion oder Hepatitis, krankhafte Fettsucht und aktueller oder kürzlicher Substanzmissbrauch.

1.7.2 Körperliche Untersuchung

Eine gründliche neurologische Untersuchung der Wirbelsäule und der Extremitäten ist für die korrekte Diagnosestellung durch den Arzt unerlässlich. Inspektion, Palpation, Beweglichkeit, funktionelle motorische und sensorische Untersuchung, Prüfung der Reflexe und provokative Methoden sind grundlegende Verfahren der diagnostischen Abklärung [5].

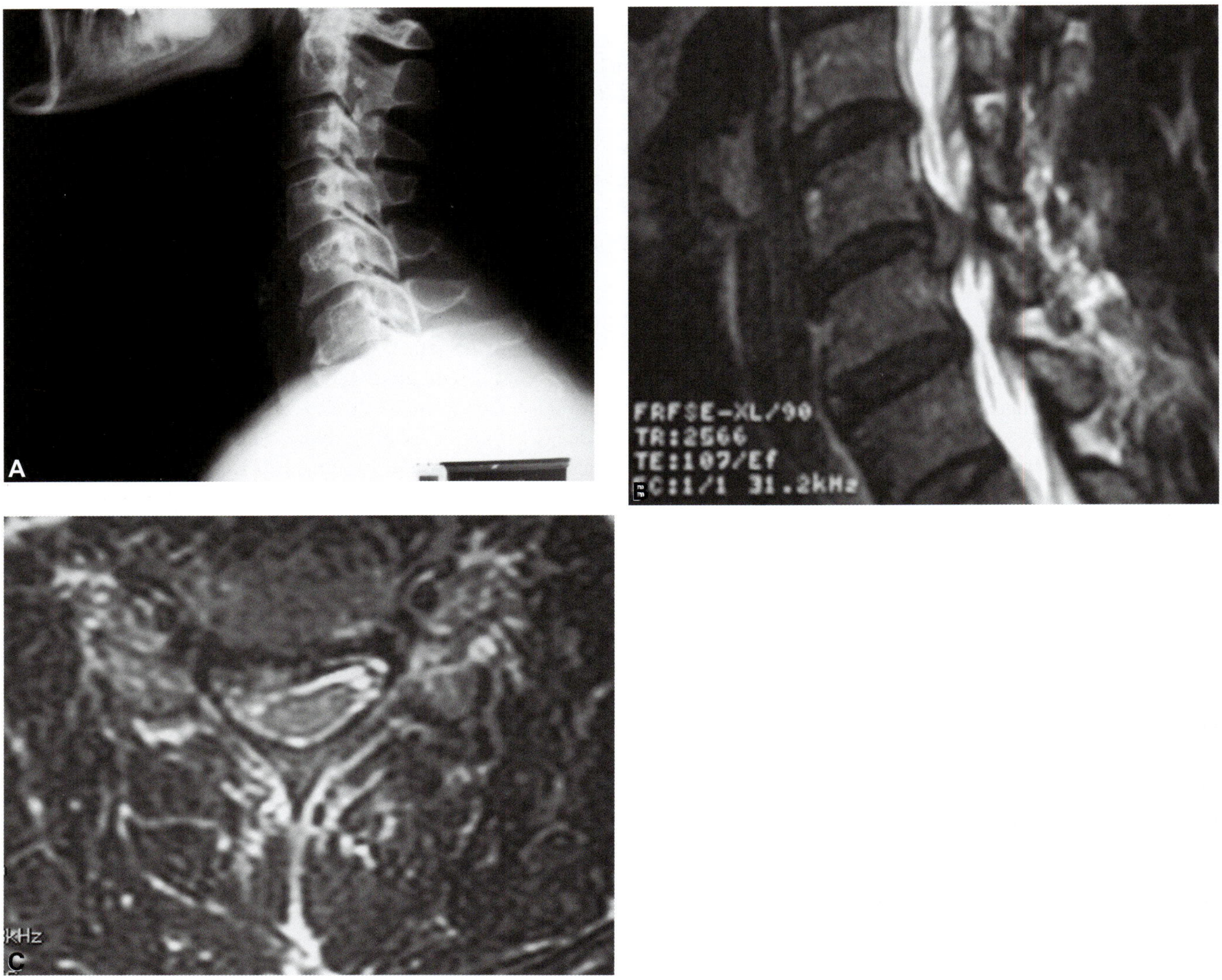

Abb. 1.60 Dies ist der ideale Patient für anterioren zervikalen Bandscheibenersatz. Es handelt sich um einen 45-jährigen weißen Mann mit einer 4/5-gradigen linken Trizepsschwäche, Hyperreflexie der unteren Extremität und bilateralem Hoffmann-Tinel-Zeichen. Er leidet unter Kribbeln in der linken Hand und unkontrollierten Zuckungen des linken Fußes. **A**: Die laterale Röntgenübersichtsaufnahme zeigt eine prädisponierte zervikale Spondylose bei C5/C6. **B**: Sein sagittaler MRT-Scan zeigt einen starken Bandscheibenvorfall bei C5/C6. **C**: Das axiale MRT zeigt eine Rückenmarkkompression und die Ursache der Myelopathie. In amerikanischen Studien ist ein zervikaler Bandscheibenersatz ausgeschlossen, wenn im MRT eine Rückenmarkerweichung nachweisbar ist.

Axialer Nackenschmerz kann durch Beweglichkeit verschlimmert werden, insbesondere durch Rotation und Lateralbeugung. Der Spurling-Test und axiale Belastung des Kopfes durch Lateralbeugung können bei Patienten mit Bandscheibenerkrankungen oder Facettenarthrose positiv sein [6].

Eine Radikulopathie ist das Resultat von Nervenwurzelkompression und manifestiert sich als dermatombezogener Schmerz, Parästhesie oder neurologisches Defizit. Sensorische und motorische Veränderungen und Veränderungen der Reflexe können aus kontinuierlicher Nervenwurzelirritation resultieren. Eine gründliche Skelettmuskeluntersuchung hilft bei der Lokalisation der Nervenwurzelkompression (➤ Tab. 1.6). Verminderte tiefe Sehnenreflexe sind ein Hinweis für eine chronische Nervenwurzelkompression und Radikulopathie.

Myelopathie oder Dysfunktion des zentralen Rückenmarks können das Resultat einer Bandscheibenvorwölbung, einer Osteophytenbildung, eines Tumors oder anderer pathologischer Zustände sein, z.B. Poliomyelitis, multiple Sklerose und amyotrophe laterale Sklerose. Ein breitbeiniger ataktischer Gang ist vielleicht einer der verlässlichsten Indikatoren für zervikale Myelopathie. Funktionelle Ganguntersuchung wie z.B. Zehen- und Fersengang und Erheben aus der Hocke oder Treppensteigen sind verlässliche Methoden zur Untersuchung der funktionellen neuromuskulären Kraft eines Patienten.

Obere motorische Neuronen hemmen eine efferente Aktivität, die Teil einer einfachen oder polysynaptischen Reflexreaktion ist. Als Resultat ihrer Dysfunktion kann Hyperreflexie ein zuverlässiger Indikator für Myelopathie sein. Provokative Methoden wie das Hoffmann-Tinel-Zeichen, umgekehrter Brachioradialisreflex, Spreiztest des kleinen Fingers, Lhermitte-Zeichen und Klonus können Informationen über den Zustand des zentralen Rückenmarks und der oberen motorischen Neuronenfunktion liefern.

Tab. 1.6 Kurzer Überblick über die körperliche Untersuchung der Halswirbelsäule

Neurologisches Level					
	C5	C6	C7	C8	T1
Sensorisches Defizit	oberer lateraler Arm, Ellenbogen	lateraler Unterarm, Daumen, Zeigefinger	Mittelfinger	Ringfinger, kleiner Finger, ulnare Handflächenkante	medialer Aspekt des Ellenbogens
Motorische Schwäche	Deltoid, Bizeps	Bizeps, Handgelenkstreckmuskel	Trizeps, Handgelenkbeuger, Fingerstreckmuskeln	Mm. interossei, Fingerbeugemuskeln	Mm. interossei
Reflex	Bizeps	Brachioradialis	Trizeps	keiner	keiner

1.7.3 Diagnostische Untersuchungen

Übersichtsröntgenaufnahmen können einen Verlust der Bandscheibenhöhe, Spornbildung an den Unkovertebralgelenken, posteriore Osteophytenbildung und zahlreiche knöcherne Anomalien darstellen, die bei der Diagnose isolierter degenerativer Bandscheibenerkrankung, zervikaler Spondylose und Myelopathie helfen können. Sie sind nur zur endgültigen Evaluierung der Skelettanatomie geeignet.

Die Magnetresonanztomographie (MRT) ist zum Verfahren der Wahl bei Weichteilanomalien geworden, u.a. bei Verlust der normalen Bandscheibenhöhe und Hydratation bei isolierter degenerativer Bandscheibenerkrankung, radikulärem Schmerz durch anatomische Anomalien und zu Myelopathie führender Rückenmarkkompression. Es ist allerdings wichtig, dass die MRT in Verbindung mit einer gründlichen körperlichen Untersuchung durchgeführt wird, da durch das MRT bei bis zu 60% der über 60-jährigen asymptomatischen Patienten Abweichungen der Halswirbelsäule festgestellt worden sind [7]. Wenn ein MRT kontraindiziert ist, z.B. bei einem Herzschrittmacher oder implantatbedingten Artefakten, ist eine CT-Myelographie das Verfahren der Wahl.

Zusätzliche Untersuchungen wie Röntgenaufnahmen der Halswirbelsäule in Flexion und Extension sowie Lateralbeugung können Teil des Protokolls bestimmter Studien zum zervikalen Bandscheibenersatz sein. Einige Studien erfordern auch einen DEXA-Scan zur Evaluierung der gesamten Knochenmineraldichte.

Bei Patienten mit isolierter degenerativer Bandscheibenerkrankung, die für einen zervikalen Bandscheibenersatz vorgesehen sind, kann auch eine Diskographie in Betracht gezogen werden, wenn alle anderen Untersuchungsergebnisse entweder negativ oder nicht schlüssig sind.

Indikationen

Neurologische Defizite, die durch eine zu Rückenmark- oder Nervenwurzelkompression führende anatomische Läsion verursacht sind oder bei denen eine konservative Behandlung versagt hat, bedürfen der chirurgischen Dekompression. Zu den Indikationen für einen zervikalen Bandscheibenersatz gehören, ähnlich wie bei anteriorer zervikaler Dekompression und Fusion, Radikulopathie, Myelopathie, Myeloradikulopathie und degenerative Bandscheibenerkrankung an einem oder zwei Segmenten zwischen C3 und C7, die auf bereits erwähnte konservative Behandlungsmethoden nicht angesprochen haben. Direkte Dekompression des Rückenmarks und der Nervenwurzeln wird durch Entfernung von Bandscheibenmaterial und posterioren Osteophyten erreicht. Indirekte Dekompression durch Wiederherstellung der Bandscheiben- und der foraminalen Höhe verhindert ein Wiederauftreten neurologischer Symptome. Eine indirekte Dekompression kann durch Fusion erreicht werden, mit deren Hilfe das dekomprimierte Segment stabilisiert wird, oder durch einen Bandscheibenersatz, der die Bewegung wiederherstellt [8].

Einschlusskriterien für alle Studien zum zervikalen Bandscheibenersatz umfassen degenerative Erkrankungen der Halswirbelsäule mit Zeichen oder Symptomen einer Radikulopathie, Myelopathie oder beider Erkrankungen (➤ Box 1.1). Das Alter für einen Studieneinschluss sollte etwa 18 bis 65 Jahre betragen.

BOX 1.1

Allgemeine Einschlusskriterien für die Mehrzahl der Studienprotokolle zum zervikalen Bandscheibenersatz

- Alter 18 bis 65 Jahre
- Klinische Zeichen und Symptome einer Radikulopathie, Myelopathie oder Myeloradikulopathie-Symptomatik in 1 bis 2 Ebenen
- Radiologische Evidenz, die mit der klinischen Diagnose einer Radikulopathie, Myelopathie oder Myeloradikulopathie vereinbar ist
- Erfolglose konservative Behandlung über 6 Wochen bis 6 Monate

Eine durch MRT, CT oder Diskogramm bestätigte degenerative Bandscheibenerkrankung mit isoliertem axialem Nackenschmerz stellt in einigen Studien ein Einschluss-, in anderen Studien ein Ausschlusskriterium dar [9, 10].

1.7.4 Kontraindikationen

Die Kontraindikationen für einen zervikalen Bandscheibenersatz sind im Allgemeinen Spondylitis ankylosans, rheumatoide Arthritis, insulinabhängiger Diabetes mellitus, zervikale Infektion, krankhafte Fettsucht (BMI > 40), Ossifikation des posterioren longitudinalen Ligaments und diffuse idiopathische skelettale Hyperostose [8] (➤ Box 1.2).

BOX 1.2

Allgemeine Ausschlusskriterien für die Mehrzahl der Studienprotokolle für zervikalen Bandscheibenersatz

- Stattgehabte Infektion an der Operationsstelle
- Systemische Erkrankungen wie AIDS, HIV-Infektion, Hepatitis
- Insulinabhängiger Diabetes mellitus
- Tumorerkrankung als Symptomursache
- Osteoporose mit einem DEXA-T-Score < −2,5
- Schwangerschaft
- Krankhafte Fettsucht (BMI > 40)
- Frühere Fusionsoperation an dem zu behandelnden Segment
- Knochenstoffwechselstörungen einschließlich Gicht und Morbus Paget
- Bewegungsumfang < 2°
- Bekannte Metallallergie
- Fusionierende Osteophyten
- Jedes Krankheitsbild, das die Selbsteinschätzung des Patienten beeinträchtigen würde

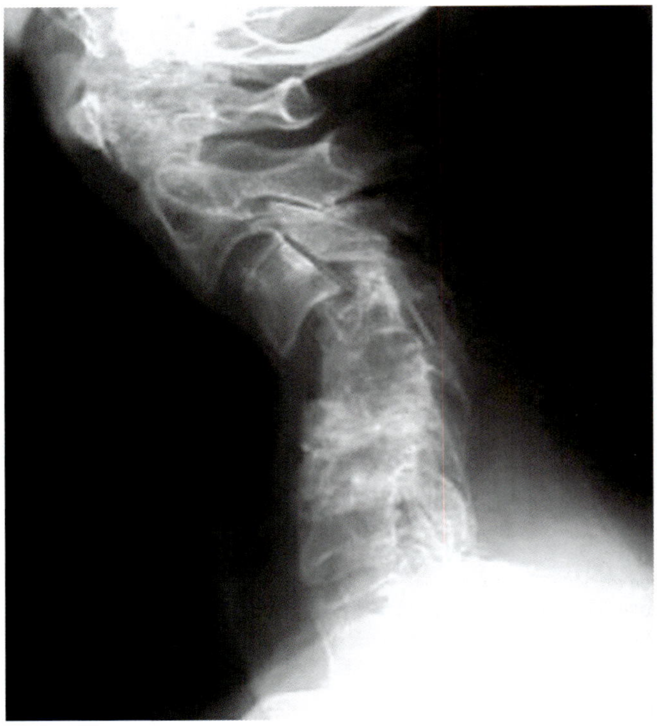

Abb. 1.62 Patienten mit fixierter zervikaler Kyphose, insbesondere solche mit einer zervikalen Subluxation von 3,5 mm oder mehr, sollten nicht für einen gängigen zervikalen Bandscheibenersatz vorgesehen werden.

Obwohl sich viele Ausschlusskriterien überschneiden, sind sie in den Studien etwas eindeutiger formuliert als die Einschlusskriterien. In manchen Studien stellt z.B. isolierter axialer Nackenschmerz ohne radikuläre Symptome ein Ausschlusskriterium dar. In anderen Studien werden Patienten mit vorangegangener Fusion am Nachbarsegment von der Studienteilnahme ausgeschlossen. Obwohl es zwischen den Studien beträchtliche Überschneidungen gibt, ist vor der Teilnahme eine sorgfältige Prüfung der Ein- und Ausschlusskriterien für jeden zervikalen Bandscheibenersatz nötig (➤ Abb. 1.61, ➤ Abb. 1.62, ➤ Abb. 1.63, ➤ Abb. 1.64).

1.7.5 Fazit

Die richtige Patientenauswahl ist der Eckpfeiler jeder erfolgreichen Operation. Eine gründliche Anamneseerhebung, die Hinweise für eine degenerative Bandscheibenerkrankung, Radikulopathie, Myelopathie oder Myeloradikulopathie liefert, ist der erste Schritt in der Patientenselektion für zervikalen Bandscheibenersatz. Röntgenübersichtsaufnahmen und MRT sind die beiden wichtigsten Instrumente zur Bestätigung der Diagnose.

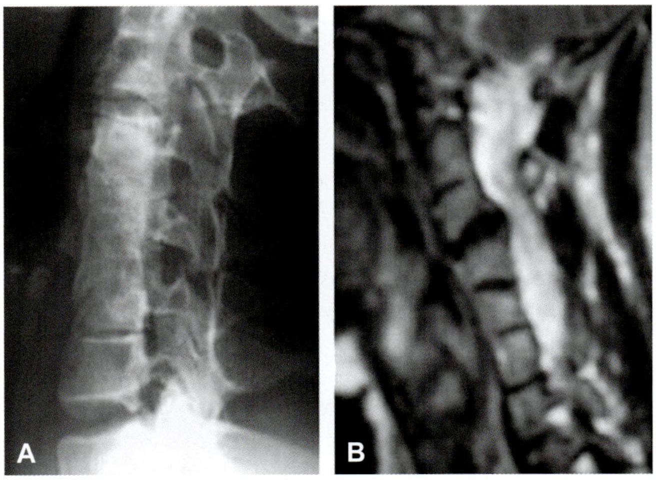

Abb. 1.61 Kontraindikationen für zervikalen Bandscheibenersatz sind Fälle mit extensiver Halswirbelsäulenimmobilität, darunter angeborene Fusionen, redundantes Ligamentum longitudinale posterior, multiple vorangegangene anteriore zervikale Dekompression und Fusion, durale Ektasie und Klippel-Feil-Syndrom. Die obige laterale Röntgenübersichtsaufnahme **(A)** und das sagittale MRT **(B)** zeigen eine solche extensive Immobilität der Halswirbelsäule.

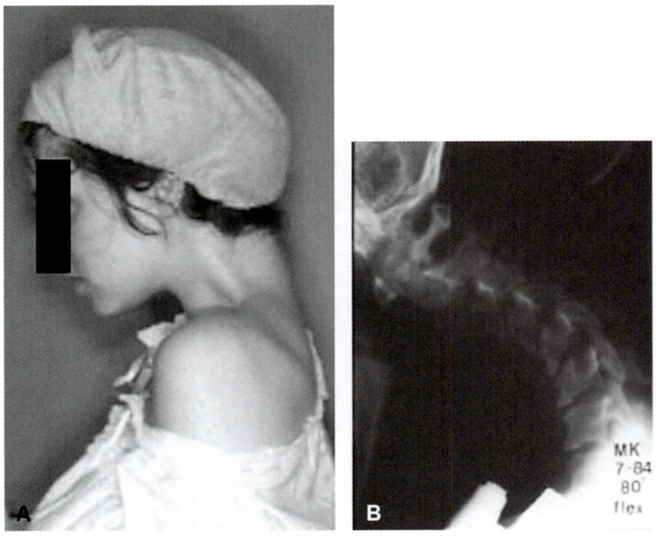

Abb. 1.63 Posttraumatische Kyphose **(A)** und Patienten mit posteriorem Bänderriss kommen nicht für einen zervikalen Bandscheibenersatz in Betracht. Die wichtigsten stabilisierenden Bänder nach einem zervikalen Bandscheibenersatz sind die beiden Kapselbänder des Zygoapophysealgelenks, die für ein stabiles Konstrukt gut funktionieren müssen. Diese laterale Röntgenaufnahme **(B)** zeigt eine deutliche Kyphose, die eine Kontraindikation für den zervikalen Bandscheibenvollersatz darstellt.

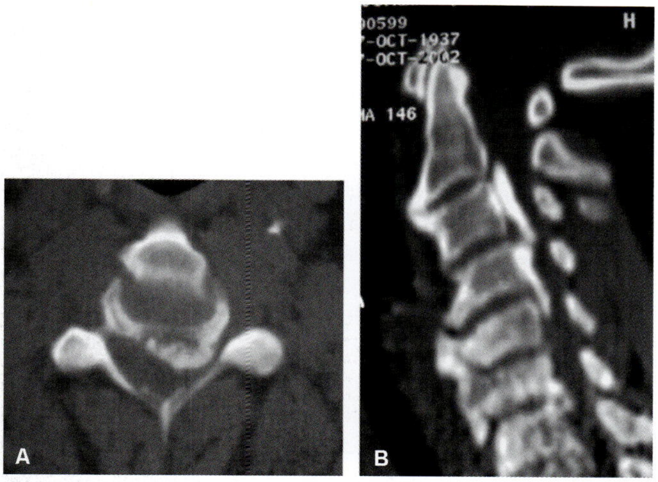

Abb. 1.64 Eine absolute Kontraindikation für einen zervikalen Bandscheibenvollersatz stellt eine Ossifikation des posterioren longitudinalen Ligaments (OPLL) dar; die Dura ist ossifiziert und kann nicht mobilisiert werden. Die Ossifikation tritt immer wieder auf und verhindert die Bewegung. Eine anteriore Dekompression führt außerdem häufig zu Liquorverlust. Die Stelle der Nervenkompression befindet sich hinter dem Wirbelkörper **(A)** und nicht auf Bandscheibenhöhe, sodass eine adäquate Dekompression häufig eine vollständige Korpektomie erfordert, bei welcher der als Verankerung für die Prothese benötigte Knochen reseziert wird **(B)**.

Obwohl es keine Langzeitstudien zum zervikalen Bandscheibenersatz gibt, deren Ergebnisse mit denen anteriorer zervikaler Dekompression und Fusion verglichen werden könnten, besteht unter der Voraussetzung, dass die chirurgischen Indikationen gleich bleiben, die Hoffnung, dass die Ergebnisse vorhersagbar zu Schmerzlinderung und Verbesserung der Gesamtfunktion führen.

Der letzte Schritt bei der Patientenauswahl vor Studienteilnahme ist eine sorgfältige Evaluierung der Ein- und Ausschlusskriterien jeder experimentellen Studie zum zervikalen Bandscheibenersatz.

LITERATUR

[1] Bohlman HH, Emery SE, Goodfellow DB, Jones PK: Robinson anterior cervical discectomy and arthrodesis for cervical radiculopathy. Long-term follow-up of one hundred and twenty-two patients. J Bone Joint Surg Am 75: 1.298–1.307, 1993.

[2] Emery SE, Bohlman HH, Bolesta MJ, Jones PK: Anterior cervical decompression and arthrodesis for the treatment of cervical spondylotic myelopathy. Two to seventeen-year follow-up. J Bone Joint Surg Am 80: 941–951, 1998.

[3] Zdeblick TA, Hughes SS, Riew KD, Bohlman HH: Failed anterior cervical discectomy and arthrodesis. Analysis and treatment of thirty-five patients. J Bone Joint Surg Am 79: 523–532, 1997.

[4] Hilibrand AS, Carlson GD, Palumbo MA, et al: Radiculopathy and myelopathy at segments adjacent to the site of a previous anterior cervical arthrodesis. J Bone Joint Surg Am 81: 519–528, 1999.

[5] Hoppenfeld S, Hutton R: Physical Examination of the Spine and Extremities. New York, Appleton-Century-Crofts, 1976.

[6] Evans RC: Illustrated Orthopedic Physical Assessment, 2nd ed. St. Louis, Mosby, 2001.

[7] Boden SD, McCowin PR, Davis DO, et al: Abnormal magnetic resonance scans of the cervical spine in asymptomatic subjects. A prospective investigation. J Bone Joint Surg Am 72: 1.178–1.184, 1990.

[8] McAfee PC: The indications for lumbar and cervical disc replacement. Spine J 4(6): 177S–181S, 2004.

[9] Goffin J, Van Calenbergh F, van Loon J, et al: Intermediate follow-up after treatment of degenerative disc disease with the Bryan Cervical Disc Prosthesis: single-level and bi-level. Spine 28: 2.673–2.678, 2003.

[10] Pimenta L, McAfee PC, Cappuccino A, et al: Clinical experience with the new artificial cervical PCM (Cervitech) disc. Spine J 4(6): 315S–321S, 2004.

1.8 Invasive diagnostische Verfahren

Ashish Sahai und Todd Alamin

! KERNAUSSAGEN

- Invasive diagnostische Tests dienen dazu, physiologische Informationen über Schmerz zu erhalten, der durch eine körperliche Untersuchung nicht abgeklärt werden kann.
- Hauptziel eines invasiven diagnostischen Verfahrens ist es, die Beschwerden eines Patienten mit einer spezifischen anatomischen Veränderung in Verbindung zu bringen.
- Ein diagnostisches Verfahren ist so lange sinnvoll, wie es zur Besserung der Beschwerden beitragen kann.
- Invasive diagnostische Verfahren der Wirbelsäule sind schwierig zu analysieren, weil sie sich normalerweise auf Krankheitsprozesse beziehen, für die es keinen diagnostischen Goldstandard gibt.
- Es besteht die Hoffnung, dass eine Verbesserung unserer Fähigkeiten als Wirbelsäulenspezialisten nicht nur zu besseren Behandlungsergebnissen führt, sondern auch dazu, dass wir besser zwischen den neueren Behandlungsmodalitäten für diese Krankheitsprozesse unterscheiden können.

Dadurch, dass es immer mehr Optionen für die Behandlung einer Wirbelsäulenerkrankung gibt, wird es zunehmend wichtiger, die Schmerzquelle oder die Lokalisation des „Schmerzgenerators" präzise zu kennen. Bei einem ansonsten gesunden Patienten ohne andere erschwerende medizinische oder psychosoziale Probleme, bei dem akute Beinschmerzen in einem bestimmten Dermatom und damit zusammenhängend ein Verlust motorischer Funktionen, ein sensorisches Defizit und minimale Rückenschmerzen auftreten, ist die diagnostische Verbindung zum Bandscheibenvorfall, der auf dem MRT-Scan zu sehen ist, normalerweise klar. Die Diagnose ist viel weniger klar, wenn folgende erschwerende Faktoren hinzukommen: komplexe medizinische Probleme wie chronischer Schmerz, sekundärer Schmerz und psychologische Komorbiditäten. Außerdem können auch die Hauptbeschwerden selbst sehr viel unspezifischer sein: axialer Rückenschmerz, Beckenschmerz oder isolierter Gesäßschmerz. Bei solchen allgemeinen klinischen Szenarien kann es äußerst schwierig sein, mit Sicherheit zu erkennen, welche diagnostische Bedeutung anatomische Veränderungen haben, die durch bildgebende Verfahren festgestellt wurden. Dem Arzt fehlt es häufig daher häufig an Gewissheit, dass zwischen Befund und Beschwerden tatsächlich ein kausaler Zusammenhang besteht.

1.8.1 Relevanz bildgebender Untersuchungen

Die Fähigkeit, die klinische Relevanz einer durch bildgebende Verfahren entdeckten Läsion vor dem Hintergrund vergleichsweise unspezifischer klinischer Beschwerden richtig zu deuten, hängt vom Verständnis der Prävalenz des Befundes in einer asymptomatischen Bevölkerung mit ähnlichen demographischen Charakteristika wie beim betroffenen Patienten ab. Ein solches Verständnis basiert auf röntgenologischen Studien, die zwar die Wirbelsäule beinhalten, jedoch aus anderen Gründen durchgeführt wurden (z.B. abdominale Röntgenaufnahmen oder Thorax-Röntgenuntersuchungen bei Patienten mit Lungenproblemen) oder auf Bildgebungsuntersuchungen bei asymptomatischen Patienten. In einer Studie, bei der CT-Scans asymptomatischer Patienten untersucht wurden, entdeckten Wiesel et al. [1] bei 19,5% der unter 40-jährigen Patienten Bandscheibenvorfälle. In der Gruppe der über 40-Jährigen zeigten sich bei etwa 50% der Patienten auffällige Befunde, wobei Bandscheibenvorfall, Facettendegeneration und Stenose am häufigsten auftraten [1]. Die klassischen Arbeiten von Boden, in denen zervikale und lumbale MRT-Scans der Wirbelsäule evaluiert wurden, haben gezeigt, dass degenerative Befunde bei asymptomatischen Patienten üblich sind und mit dem Alter der Patienten ansteigen (➤ Tab. 1.7 und ➤ Abb. 1.65).

Um den kausalen Zusammenhang zwischen den anatomischen Veränderungen, die bei Bildgebungsuntersuchungen entdeckt werden, und den klinischen Beschwerden des Patienten besser zu verstehen und zu bestätigen, wurde eine Vielzahl invasiver diagnostischer Verfahren entwickelt. Diese Verfahren wurden zwar untersucht, doch in vielen Fällen werden sie eingesetzt, um klinische Probleme zu untersuchen, für die noch kein diagnostischer Goldstandard existiert. Besonders auffällig und mit der höchsten Prävalenz tritt in diesem Zusammenhang der axiale Wirbelsäulenschmerz hervor. Diese Tatsache hat es unmöglich gemacht, die Spezifität und Sensitivität der diagnostischen Verfahren bei diesen Krankheitsbildern mit Gewissheit zu ermitteln, was zu vielen Kontroversen geführt hat. Außerdem erfordern diese Verfahren sowohl eine subjektive Reaktion des Patienten als auch in vielen Fällen eine physiologische Reaktion. Es ist diese Verbindung zwischen subjektiver Schmerzerfahrung und Physiologie, die diese Untersuchungen normalerweise für den beteiligten Arzt und Patienten zwingend macht und eine objektive Untersuchung erschwert. Diese inhärente Subjektivität kann diese Tests auch problematisch oder aus Sicht des externen Kritikers auch weniger zwingend machen.

Am einfachsten ist es, die Ursachen axialer Rückenschmerzen anatomisch zu gruppieren. Auf der Grundlage mehrerer großer Studien kamen viele Autoren zu dem Schluss, dass die meisten chronischen axialen Schmerzen ihren Ursprung zumindest teilweise in den Bandscheiben oder den Facettengelenken haben. Einige Hinweise zur Schmerzursache können sich aus der Anamnese und der körperlichen Untersuchung ergeben, aber die Sensitivität und Spezifität dieser Befunde ist nicht bekannt. Bei dem Versuch, die Schmerzquelle anhand der Krankengeschichte zu ermitteln, wird üblicherweise die Belastung der Bandscheibe durch Flexion erhöht. Somit korreliert der Schmerz bei Flexion in der Regel mit einem Schmerz, der in der Bandscheibe auftritt. Extension belastet die Facettengelenke, und deshalb schließt ein Schmerz, der vorherrschend bei Extension auftritt, die Facettengelenke als ursächlichen Faktor mit ein. In mehreren Studien wurde versucht, die Sensitivität und Spezifität von körperlichen Befunden bezüglich einer Vorhersage der Ursache der Beschwerden abzuschätzen; es wurde jedoch nur eine schwache Korrelation von lateraler Flexion und Rotation mit Rückenschmerz gefunden [2–4].

Die Bandscheibe

Seit Jahrzehnten ist die Bandscheibe bei der Erforschung von Rückenschmerzen der Hauptfokus. Insbesondere bei degenerativen Erkrankungen der Wirbelsäule geht man davon aus, dass eine Bandscheibendegeneration allen anderen degenerativen Erkrankungen vorausgeht. Die Bandscheibe ist das wichtigste anteriore krafttragende Element bei axialer Kompression und Flexion. Die primäre Kraftübertragung bei der normalen Bandscheibe findet durch das hydrostatische Paar aus Nucleus pulposus und Anulus fibrosus statt. Die axiale Kraft wird von der Wirbelendplatte oberhalb des vom Anulus umschlossenen Nukleus übertragen. Bei Belastung des Nukleus erzeugt dieser eine radial ausgerichtete Kraft auf den Anulus. Es werden Ringspannungen generiert, denen die Fasern des Anulus Widerstand entgegensetzen. Dieser Widerstand ermöglicht es dem Anulus/Nukleus-Komplex, die auf ihm lastende Axialbeanspruchung zu tragen. Auch durch die alternierende lamellenartige 30°-Anordnung seiner Fasern ist der Anuluskomplex ideal ausgestattet, um sich einer Torsion zu widersetzen. Der Anulus (insbesondere das äußere Drittel) ist das am stärksten innervierte Element der Bandscheibe. Die Versorgung erfolgt in erster Linie durch den N. sinuvertebralis und den Ramus posterior [5, 6]. Das zweite innervierte und wahrscheinlich an der Schmerzwahrnehmung einer schmerzhaften Bandscheibendegeneration beteiligte Element ist die Endplatte. Neuere Studien haben gezeigt, dass die Endplatte vom N. sinuvertebralis innerviert wird. Diese Bahn ist wahrscheinlich die Hauptquelle der nozizeptiven afferenten Signale von der Bandscheibe [7].

Tab. 1.7 Abnorme Befunde im MRT der Halswirbelsäule bei asymptomatischen Patienten

Alter	Ausgeprägte Anomalie (%)	Bandscheibenvorfall (%)	Bandscheibenvorwölbung (%)	Degenerative Bandscheibenerkrankung (%)
< 40	14	10	0	25
> 40	28	5	3	60

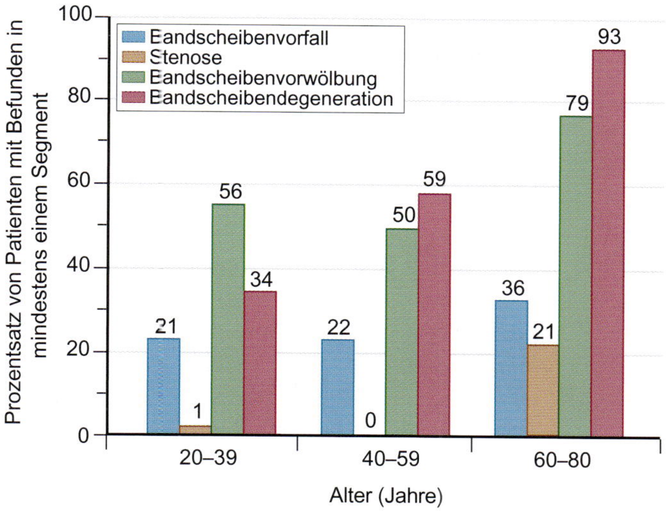

Abb. 1.65 Auffällige MRT-Aufnahmen der Lendenwirbelsäule bei asymptomatischen Patienten (in Anlehnung an Boden SD, Davis DO, Dina TS, et al. Abnormal MRI scans of the lumbar spine in asymptomatic subjects. A prospective investigation. J Bone Joint Surg Am (1990) 72: 403–408)

Facette

Facettengelenkvermittelter Schmerz ist ein signifikantes Problem bei Patienten mit Kreuzschmerzen. Seine Prävalenz wird bei jüngeren Patienten mit chronischem Rückenschmerz auf 15% und bei älteren Patienten auf 53% geschätzt [8–10]. Wie man durch isolierte Brüche, Infektionen und lokalisierte, die Facettengelenke betreffende Krankheitsprozesse weiß, können Facettengelenke eine signifikante Schmerzquelle sein. Jedes Facettengelenk wird doppelt innverviert, nämlich von den medialen Ästen des Ramus posterior derselben Etage und des darüber liegenden Segments. Der mediale Ast zieht nach kaudal und dorsal und liegt an dem Knochen an, an dem der Proc. transversus und der Proc. articularis superior aufeinander treffen. Die Last auf die Facetten variiert zwischen 3 und 25% der gesamten Axialbeanspruchung [11]. Diese Last steigt signifikant mit dem degenerativen Zustand der Wirbelsäule (einschl. Verengung des Zwischenwirbelraums und Facettenarthrose) auf 80%. Facettengelenkschmerz verursacht unspezifische klinische Beschwerden. Die Patienten klagen normalerweise über einen tief sitzenden Schmerz im Kreuz und Gesäß, der gelegentlich in die posterioren Oberschenkel ausstrahlt. Der Schmerz ist in der Ausbreitung häufig auch nicht dermatombezogen [12].

1.8.2 Der Mechanismus diagnostischer Injektionen

Invasive diagnostische Verfahren funktionieren potenziell auf zweierlei Weise: durch Provokation und Anästhesie. Die Provokation zielt darauf, die primären Beschwerden des Patienten durch einen lokalen Reiz zu reproduzieren. Das klassische Beispiel hierfür ist eine provokative Diskographie. Der Logik eines provokativen Tests liegt folgende Überlegung zugrunde: Wenn ein präzise lokalisierter Reiz die Symptome des Patienten verlässlich reproduzieren kann, dann ist es viel wahrscheinlicher, dass der Ort des Reizes auch der Ort der Schmerzentstehung ist. Das Provokationsverfahren beruht auf der Fähigkeit des Patienten, die potenzielle Schmerzquelle zuverlässig zu erkennen, zwischen unterschiedlichen potenziellen Schmerzquellen zu unterscheiden, und auch auf der Möglichkeit, durch den Reiz den Schmerz des Patienten auf nichtphysiologische Weise erneut zu erzeugen. Beim zweiten Verfahren wird die Wirkung einer Lokalanästhesie (Infusion) auf die primären Beschwerden des Patienten beurteilt. Dieses Anästhesieverfahren ist abhängig von der Fähigkeit des Arztes, das Anästhetikum nicht nur exakt zu platzieren, sondern auch zu kontrollieren, sowie von der Fähigkeit des Patienten, seinen typischen Schmerz verlässlich hervorzurufen (sowohl vor als auch nach Infusion des Anästhetikums, sodass sein Ansprechen beurteilt werden kann). Die typischen Bedenken bei provokativen Tests stehen mit der Spezifität dieser Art von Test in Zusammenhang. Anästhetische Tests werden häufiger wegen ihrer Sensitivität kritisiert (auch ihre Spezifität kann angezweifelt werden, wenn das Anästhetikum nicht enthalten ist).

Selektive Nervenwurzelblockade

Die selektive Nervenwurzelblockade (SNRB) ist ein nützliches invasives diagnostisches Verfahren, das angewendet werden kann, wenn die Quelle der Schmerzausstrahlung nicht eindeutig ist, jedoch angenommen wird, dass sie einen radikulären Ursprung hat. In die Extremitäten ausstrahlende Schmerzen können viele verschiedene potenzielle Ursachen haben, beispielsweise radikulären Schmerz, Arthrose der großen Gelenke, Schmerzen des Iliosakralgelenks und facettenbedingten Schmerz. Bei unklaren klinischen Untersuchungsbefunden und unklarer Anamnese sowie moderaten Kompressionsbefunden bei der Auswertung nichtinvasiver Bildgebungsuntersuchungen (z.B. MRT) ist sich der Arzt über die Beziehung zwischen den Bildgebungsbefunden und den klinischen Beschwerden des Patienten womöglich nicht sicher. In solchen Fällen kann ein Test zur weiteren Bestätigung der Bedeutung der Bildgebungsbefunde ausgesprochen nützlich sein.

Die Begriffe SNRB und transforaminaler Block sind oft austauschbar, aber genau genommen unterscheiden sie sich in zwei wichtigen Aspekten, die den SNRB mehr zu einem diagnostischen Verfahren machen [13, 14]. Der SNRB ist distal zur Wurzelhülle und begrenzt so die Menge an Injektat, die in den Epiduralraum fließen kann. Zum anderen werden nur Lokalanästhetika (keine Kortikosteroide) verwendet, und dies in begrenzter Menge (normalerweise < 1 ml). Eine größere Menge kann in den Epiduralraum austreten und so die diagnostische Genauigkeit der Injektion einschränken. Ein transforaminaler Block wird genau im Foramen platziert, proximal zum Ende des Wurzelhülle, sodass sich das Injektat oftmals epidural ausbreitet (➤ Abb. 1.66) [13]. Beim transforaminalen Block werden häufig auch Steroide eingesetzt.

SNRBs bleiben aber sowohl diagnostisch als auch therapeutisch von unschätzbarem Wert. Bildauswertungen können eine Nervenkompression exakt aufzeigen, ganz gleich ob im Foramen neuralis oder im Thekalsack. Allerdings kann eine symptomatische nicht von einer asymptomatischen Kompression unterschieden werden. Dies ist vor allem dann von Belang, wenn mehrere Stellen und Etagen von einer Kompression betroffen sind, die symptomatisch sein können. SNRBs helfen bei der Schmerzzuordnung zu einer bestimmten Nervenwurzel und können auch bei nichtoperativer Behandlung radikulärer Schmerzen helfen.

Indikationen

Wie bereits erwähnt, sind SNRBs von der Diagnostik bis zur Therapie auf vielfache Weise anwendbar. Sie können auch bei der Evaluierung atypischer Extremitätenschmerzen sowie bei der Beurteilung der Relevanz multipler potenzieller Stellen symptomatischer Kompression helfen.

Technik

Für den intertransversalen Zugang zum Foramen werden entweder eine oder zwei Nadeln verwendet, über die eine Kombination aus Steroiden und Anästhetikum injiziert wird. Früher ging man davon aus, dass das „sichere Dreieck" von Pauza und Bogduk (➤ Abb. 1.67) eine ideale Stelle für die Platzierung der Nadel darstellte [15]; heutzutage wird dies jedoch in Frage gestellt [16].

Inzwischen sind neuere Verfahren entwickelt worden, beispielsweise die direkte Nervenwurzelstimulation. Dabei werden Nadeln in das betroffene sowie in das darüber- und darunter liegende Foramen platziert. Die Nervenwurzeln werden nacheinander elektrisch stimuliert und provokative Reaktionen im Hinblick auf Konkordanz beobachtet. Anschließend wird ein Lokalanästhetikum in die konkordante Etage eingebracht, um das Ansprechen auf das Anästhetikum zu beurteilen. Im nächsten Schritt werden Steroide in die Wurzel verabreicht [17].

Injektionsstelle

Die Injektionsstelle hat in der Praxis zu heftigen Diskussionen geführt und ist im Zusammenhang mit den verschiedenen Vorge-

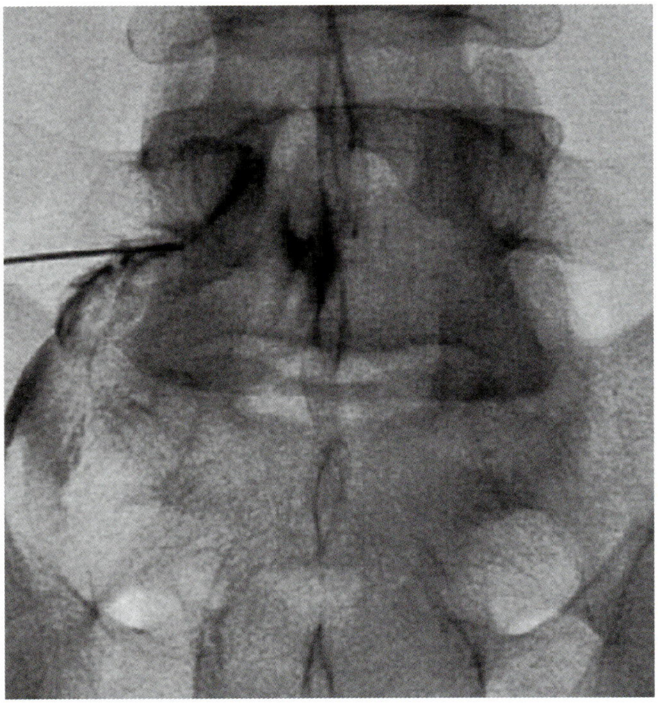

Abb. 1.66 Beispiel für einen transforaminalen Block. Man beachte die epidurale Ausbreitung des Kontrastmittels.

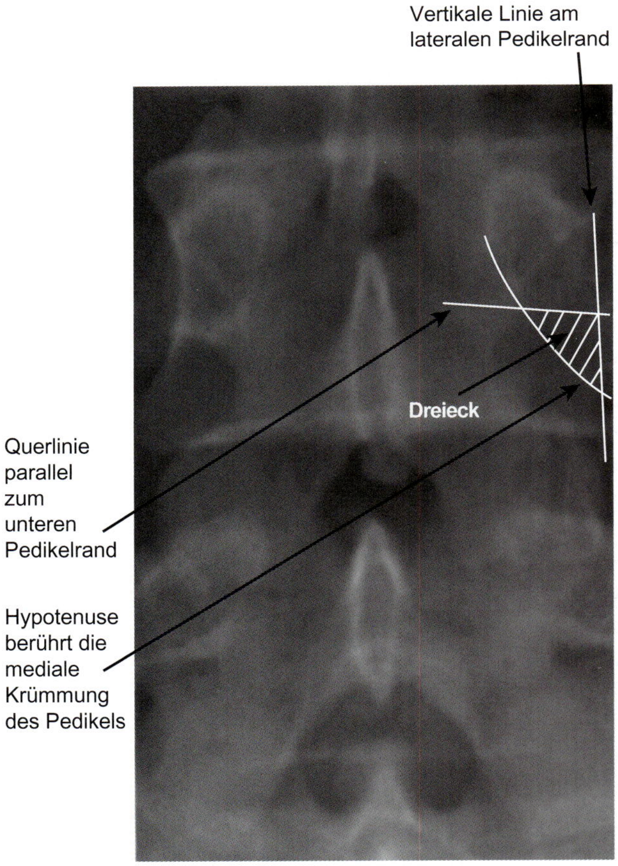

Abb. 1.67 „Sicheres Dreieck" nach Pauza und Bogduk

hensweisen bei Injektionen und der entsprechenden Literatur thematisiert worden. Erst kürzlich wurde in einer retrospektiven Studie mit mehr als 1.700 Injektionen die Hypothese untersucht, dass die Platzierung der Nadel im oder neben dem Foramen intervertebrale zu einer ähnlichen sofortigen Schmerzreduzierung führt wie die theoretische „ideale" Position oder das „sichere" Dreieck von Pauza und Bogduk [15]. Die mutmaßliche Idealposition ist die sicherste Position in der Nähe der Nervenwurzel. Das Foramen wurde in anteroposterioren (a.p.) und lateralen Ansichten in Quadranten eingeteilt, und es wurden mehrere Nadelpositionen in den Quadranten bestimmt. Die Ergebnisse haben gezeigt, dass die Position der Nadelspitze keinen signifikanten Einfluss auf sofortige Schmerzlinderung hatte [16].

Diagnostischer Wert

SNRBs können auch bei der Prognose von Operationsergebnissen, insbesondere in Kombination mit einem bildgebenden Verfahren, von Vorteil sein. Für zervikale oder lumbale Radikulopathie wurden die Operationsergebnisse bezüglich MRT und SNRB ein Jahr postoperativ verglichen. Gute Operationsergebnisse hatten 91% der Patienten mit einem positiven SNRB im Vergleich zu 60% der Patienten mit einem negativen SNRB. Davon unterschieden wurden die Fälle, in denen ein positives MRT zu 87% gute chirurgische Ergebnisse und ein negatives MRT überraschenderweise ähnliche Ergebnisse von 85% zeigte. Ein MRT galt als positiv, wenn es deutliche Anzeichen für eine neurale Funktionsbeeinträchtigung oder für schwerwiegende zentrale/laterale Rezessus-/Foraminastenosen erkennen ließ, während ein negatives MRT nur eine milde bis mäßige Stenose und keine deutlichen Anzeichen für eine Funktionsbeeinträchtigung oder auffällige Befunde aufwies. Wenn bei selektiver Nervenwurzelinjektion (SNI) und MRT-Untersuchung unterschiedliche Befunde auftraten, ging man davon aus, dass eine Operation an der Etage, die mit der SNI übereinstimmte, eher zu einem guten chirurgischen Ergebnis führen würde. Bei den Patienten mit schlechtem Operationsergebnis wurde die Operation meist an einer Etage durchgeführt, die nicht mit dem SNI-Befund übereinstimmte. Die Autoren stellten weiterhin fest, dass die SNI als besonders hilfreich empfunden wurde, wenn die MRT-Ergebnisse unklar oder nicht eindeutig waren [18].

In einem neueren systematischen Übersichtsartikel wurden alle aktuellen Studien zur selektiven Nervenwurzelblockade auf der Grundlage von Evidenzstärke und methodischer Qualität bewertet. Datta et al. [19] begutachteten die aktuelle Literatur, um die Genauigkeit von SNRBs zur Diagnose von Wirbelsäulenschmerzen zu beurteilen. Die Zahl der anfänglich 336 Studien wurde durch Anwendung der Kriterien der *Agency for Healthcare Research and Quality* (AHRQ) und der *Quality Assessment Studies of Diagnostic Accuracy* (QUADAS) weiter eingegrenzt. Die Studien wurden bewertet und die Evidenz in fünf Stufen eingeteilt: schlüssig, stark, mäßig, begrenzt und unbestimmt; dabei konnte es sich um prospektive oder retrospektive Studien handeln. Die Schlussfolgerung der Studie lautete, dass erst begrenzte Evidenz für die Wirksamkeit der selektiven Nervenwurzelinjektionen als diagnostisches Mittel für Wirbelsäulenschmerzen vorliegt. Die Hauptbedenken galten der potenziellen epiduralen Ausbreitung trotz sorgfältiger Bildgebungskontrolle, wodurch der diagnostische Nutzen wahrscheinlich eingeschränkt wird [19]. Castro et al. zeigten bei ihrem niedrigsten Injektionsvolumen (d.h. 0,5 ml) in 48% der Fälle eine epidurale Ausbreitung und in 27% der Fälle eine Ausbreitung in eine benachbarte Nervenwurzel. Wolff et al. [21] verwendeten eine Kombination aus Fluoroskopie und Elektrostimulation zur Durchführung der selektiven Nervenwurzelblockade, fanden jedoch immer noch eine epidurale Ausbreitung in 47% bei L4- und 28% bei L5-Blockaden sowie eine Ausbreitung in benachbarte Nervenwurzen bei 5%. Die Autoren führten noch weiter aus, dass es in der verfügbaren Literatur nur dürftige Anhaltspunkte für die Verwendung von selektiven Nervenwurzelblockaden bei der präoperativen Evaluierung von Patienten mit negativen oder unklaren Bildgebungsbefunden gibt.

Schultz et al. [22] berichteten über die intraoperative Bestätigung einer Läsion bei 87% der Patienten mit einem positiven diagnostischen Block. Dooley et al. [23] geben eine Spezifität von 94% an. Van Akkerveeken [24] versuchte, den diagnostischen Wert der selektiven Nervenwurzelblockade zu eruieren, indem er 37 Patienten mit nachgewiesener lumbaler Radikulopathie mit 9 Patienten verglich, deren Schmerzen metastasenbedingt waren. Bei diesen niedrigen Patientenzahlen lag die berechnete Sensitivität zur Bestimmung der Wirbelsäulenschmerzen neuralen Ursprungs bei 100%. Zur Ermittlung der Spezifität wurde der selektive Nervenwurzelblock mit den üblichen bildgebenden Verfahren verglichen; seine Spezifität lag bei 90% [24]. Von den 37 Patienten mit lumbaler Radikulopathie lehnten einige eine Operation ab. Der prädiktive Wert für einen Operationserfolg wurde mit und ohne Einbeziehung der Patienten, die keine Operation wünschten, bestimmt. Wurden alle Patienten, die eine Operation ablehnten, in die Auswertung als „Operationsversager" einbezogen, betrug der positive prädiktive Wert des Operationsergebnisses mit positiver SNRB 70%. Wenn bei der Auswertung nur die Patienten berücksichtigt wurden, die sich einer Operation unterzogen, lag der positive prädiktive Wert bei 95%. In dieser Studie kamen die Autoren zu dem Schluss, dass selektive Nervenwurzelblockaden einen hochempfindlichen spezifischen Test mit hohem Voraussagewert für chirurgische Erfolge darstellten [24]. In einer Studie aus dem Jahre 2006 kamen Anderberg et al. [25] zu dem Ergebnis, dass nur 0,6 ml Gesamtinjektat akzeptabel sind, damit eine Blockade für diagnostische Untersuchungen auch wirklich selektiv ist. Diese hohen Spezifitäts- und Sensitivitätswerte müssen jedoch mit Vorsicht interpretiert werden, da sie nicht in kontrollierten Studien reproduziert wurden. Diese Ergebnisse wurden mit der Evidenz verglichen, mit der North et al. [26] in einer prospektiven, randomisierten Einfachblindstudie zeigten, dass Nervenwurzelblockaden Sensitivitäten zwischen 9% und 42% und eine Spezifität von 24% aufweisen.

Therapeutischer Wert

Selektive Nervenwurzelblockaden spielen nicht nur eine Rolle bei der Entscheidung, ob ein Patient ein Operationskandidat ist, sondern können bei bestimmten Erkrankungen auch therapeutisch sein. Riew et al. [27] befassten sich in einer prospektiven, randomisierten, kontrollierten Doppelblindstudie mit der Auswirkung von Nervenwurzelblockaden auf die Notwendigkeit einer operativen Behandlung von lumbalen radikulären Schmerzen. Sie untersuchten für eine Operation in Frage kommende Kandidaten, die eine Operation ablehnten, nach einer selektiven Nervenwurzelblockade entweder mit Bupivacain oder einer Kombination aus Steroiden und Bupivacain über einen Zeitraum von mindestens 5 Jahren. Bei der Nachbeobachtung nach 13 bis 28 Monaten hatten 29 von 55 Patienten eine Operation in der ursprünglichen Studie vermieden. 21 der 29 Patienten wurden erneut evaluiert, und 17 von ihnen hatten auch nach 5 Jahren immer noch keine Operation. Ungeachtet der ursprünglichen Annahme, dass Steroide in der ursprünglichen Studie mit mindestens einjähriger Nachbeobachtung eine bessere Wirkung erzielten, unterschied sich die Gruppe, die mit Steroiden behandelt worden war, nicht von der Gruppe, die Bupivacain und Steroide erhalten hatte. Bei einem Krankheitsprozess mit einem günstigen natürlichen Verlauf kann eine Intervention, die für einige Zeit Linderung schafft, dem Patienten ermöglichen, die Symptome zu tolerieren, bis es zu einer spontanen Besserung kommt.

Komplikationen

Die Komplikationsraten wurden in einer großen Studie mit über 2.000 Injektionen überprüft. Unter Verwendung einer ähnlichen Quadrantenmethode wie weiter oben beschrieben wurden die unterschiedlichen Positionen der Nadelspitze bestimmt. Angegeben wurde eine Gesamtkomplikationsrate von 5,5% mit leichten passageren Komplikationen (z.B. vorübergehende Schmerzverschlimmerung, transiente Schwäche der Beine, Benommenheit, vasovagale Reaktion, Durapunktion und Injektion in den Subarachnoidalraum), die normalerweise innerhalb von 24 Stunden nachließen. Die Autoren konnten jedoch nicht feststellen, dass multiple Injektionen zu einer höheren Komplikationsrate führten als einzelne Injektionen [28].

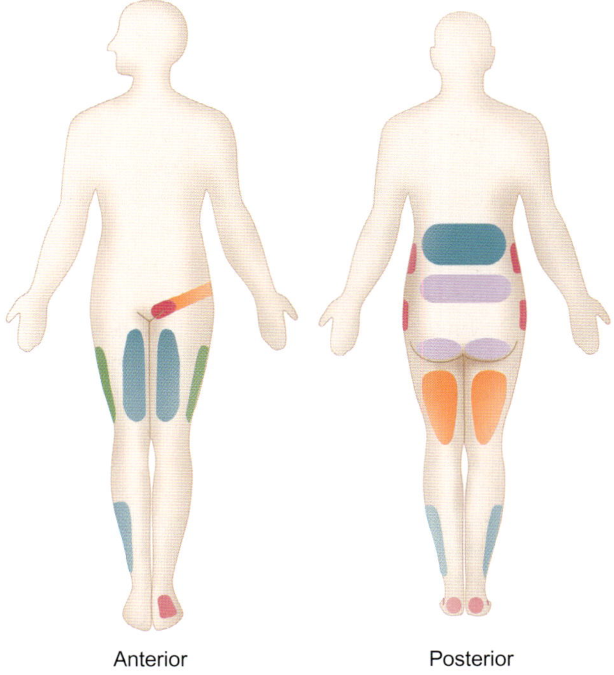

Abb. 1.68 Von den lumbalen Facettengelenken ausgehende Schmerzübertragungsmuster. In absteigender Reihenfolge breiten sich die häufigsten Übertragungsmuster von den *dunkelsten* (Kreuz) bis hin zu den *hellsten* Regionen (Flanke und Fuß) aus. Der Schlüssel am Ende der Legende ist in der Reihenfolge der Häufigkeit angegeben (d.h. vom Kreuz zum Fuß). Die Facettenebenen neben jeder Stelle repräsentieren die zygapophysealen Gelenke, die mit Schmerz in jeder Region in Verbindung gebracht werden. Kreuz: L5/S1, L4/L5, L3/L4; Gesäß: L5/S1, L4/L5, L3/L4; lateraler Oberschenkel: L5/S1, L4/L5, L3/L4, L2/L3; posteriorer Oberschenkel: L5/S1, L4/L5, L3/L4; Trochanter major: L5/S1, L4/L5, L3/L4, L2/L3; Leiste: L5/S1, L4/L5, L3/L4, L2/L3, L1/L2; anteriorer Oberschenkel: L57S1, L4/L5, L3/L4; lateraler Unterschenkel: L5/S1, L4/L5, L3/L4; oberer Rücken: L3/L4, L2/L3, L1/L2; Flanke: L1/L2, L2/L3; Fuß: L5/S1, L4/L5 (Daten übernommen aus [29], [30] sowie Fukui et al.; in Anlehnung an Cohen SP, Raja SN: Pathogenesis, diagnosis, and treatment of lumbar zygapophyseal (facet) joint pain. Anesthesiology 106: 591–614, 2007).

Facettenblockaden

Es gibt zur Bestätigung der Diagnose „Facettenschmerz" keinen unabhängigen Goldstandard. Die mit Facettenschmerz in Verbindung gebrachten Symptome sind relativ unspezifisch. Um Schmerzmuster besser zuordnen zu können, wurden facettenbedingte Schmerzen von Mooney und anderen kartiert; dazu injizierte man gesunden Probanden hypertone Kochsalzlösung in die Facettengelenke. Dabei zeigte sich eine starke Übereinstimmung zwischen den Übertragungsmustern der lumbalen Facettengelenke [12]. In einer größeren Studie ergab sich ein breites Spektrum von projizierten Schmerzen ohne einheitliches Übertragungsmuster. Diese Ergebnisse wurden in mehreren Folgestudien reproduziert (➤ Abb. 1.68) [12, 29, 30]. Die Facettengelenkkapseln sind dicht mit Nozizeptoren innerviert, die feuern, sobald die Kapsel gedehnt oder einer Druckkraft ausgesetzt wird. Sowohl bei Patienten mit Schmerzen als auch bei freiwilligen Versuchspersonen löste eine chemische oder mechanische Stimulation der Facetten Rücken- und/oder Beinschmerzen aus [29–31].

Die Möglichkeiten, eine diagnostische Facettenblockade mit spezifischen Befunden der Anamnese und der körperlichen Untersuchung in Zusammenhang zu bringen, sind begrenzt. 1988 prägten Helbig und Lee [32] den Begriff „lumbales Facettensyndrom" auf der Basis einer retrospektiven Studie. Patienten, die auf intraartikuläre Facetteninjektionen ansprachen (die vollständigen Parameter der Injektion waren nicht enthalten), hatten eher Rückenschmerzen in Verbindung mit Leisten- und Oberschenkelschmerzen, paraspinale Schmerzen und eine Schmerzverstärkung bei Extensions-Rotations-Bewegungen. Ein Schmerz, der distal ins Knie ausstrahlte, wurde nicht mit einem positiven Ansprechen auf eine Facettenblockade in Verbindung gebracht. In mehreren größeren Studien, die seit der Erstbeschreibung durchgeführt wurden, konnten die in dieser Studie gefundenen konsistenten Zusammenhänge jedoch nicht reproduziert werden.

Verfahren

Die beiden allgemein anerkannten Verfahren zur Durchführung einer Facettengelenkblockade sind die intraartikuläre Facettenblockade und die Blockade des medialen Astes. Mehrere Studien haben für beide Blockaden ähnliche Erfolgsraten nachgewiesen [33,34]. Beide haben jedoch ihre speziellen Probleme.

Für die Diagnose von Facettengelenkschmerzen erscheint eine intraartikuläre Blockade als die logischere Wahl. Vom technischen Standpunkt aus beinhaltet eine intraartikuläre Facettenblockade das Einbringen einer Nadel in den Facettenraum, die Bestätigung der Position mittels Fluoroskopie und die Injektion eines Kontrastmitttels mit anschließender Injektion entweder eines Anästhetikums oder einer Kombination aus Anästhetikum und Steroid. Ein Zugang zum Facettengelenk ist wegen seiner geringen Größe und komplexen Anatomie jedoch leider oft schwierig; ist er erst einmal gelungen, ist es schwierig sicherzustellen, dass das injizierte Anästhetikum im Gelenk verbleibt. Eine Injektion von 1–2 ml in die Facette verursacht häufig einen Kapselriss, wodurch es zu einer Extravasation des Injektats und einer potenziellen Anästhesierung benachbarter Strukturen kommt.

Die andere Möglichkeit, ein Facettengelenk zu anästhesieren, umfasst eine Anästhesierung der nozizeptiven afferenten Nerven des Gelenks. Die Blockade des medialen Astes hat das Potenzial, dies zu erreichen, weist jedoch auch signifikante Einschränkungen auf. Um diese Blockade durchzuführen, muss man die Anatomie der Innervation des lumbalen zygapophysealen (l-z) Gelenks verstehen. Das l-z Gelenk von L4/L5 ist beispielsweise durch die medialen Äste sowohl von L4 als auch von L3 innerviert. Jeder mediale Ast quert den Proc. transversus des darunter liegenden Wirbels. Also kreuzt der mediale Ast von L4 den Proc. transversus von L5. Eine Blockade des medialen Astes wird weiterhin kompliziert durch die Tatsache, dass schon eine geringe Menge an Lokalanästhetikum das Potenzial hat, nicht nur die unmittelbaren Facetten durch Blockade des medialen Astes zu anästhesieren, sondern auch die intermediären und lateralen Äste der Nerven, die aus dem Ramus posterior austreten. Durch Blockade der nozizeptiven afferenten Nerven der umgebenden paraspinalen Muskulatur, der Faszie, des Periosts der Lamina und der darüber liegenden Haut könnte es somit zu einem falsch positiven Ergebnis kommen.

Die eigentliche Blockade erfolgt durch Vorschieben der Nadel in das obere Drittel der Kerbe, die vom Proc. articularis superior und vom Proc. transversus (➤ Abb. 1.69) gebildet wird. Um ein Gelenk zu anästhesieren, müssen die beiden innervierenden medialen Äste blockiert werden. Radiographisch ist das Punktziel der obere Teil des Auges der LaChapel'schen Hundefigur *(Scotty Dog)*, das sichtbar wird, wenn sich der Patient in einer schrägen bzw. nach vorn geneigten Position befindet. Jeder Nerv wird mit der bevorzugten Kombination aus Anästhetikum und Steroid infiltriert. Die Injektion wird langsam über ca. 30 Sekunden durchgeführt.

Es gibt nur zwei Studien, in denen die therapeutische Wirksamkeit einer Blockade des medialen Astes mit der der intraartikulären Blockade verglichen wird. Marks et al. [30] teilten 86 Patienten mit axialen Kreuzschmerzen randomisiert entweder intraartikulären Injektionen oder Blockaden des medialen Astes zu. Die Autoren konnten zwischen den beiden Gruppen keinen Unterschied im unmittelbaren Ansprechen feststellen, obwohl die intraartikuläre Gruppe bei der Nachbeobachtung nach einem Monat, nicht jedoch nach drei Monaten eine bessere Schmerzlinderung erfahren hatte. In einer prospektiven Studie randomisierte Nash 67 Patienten mit

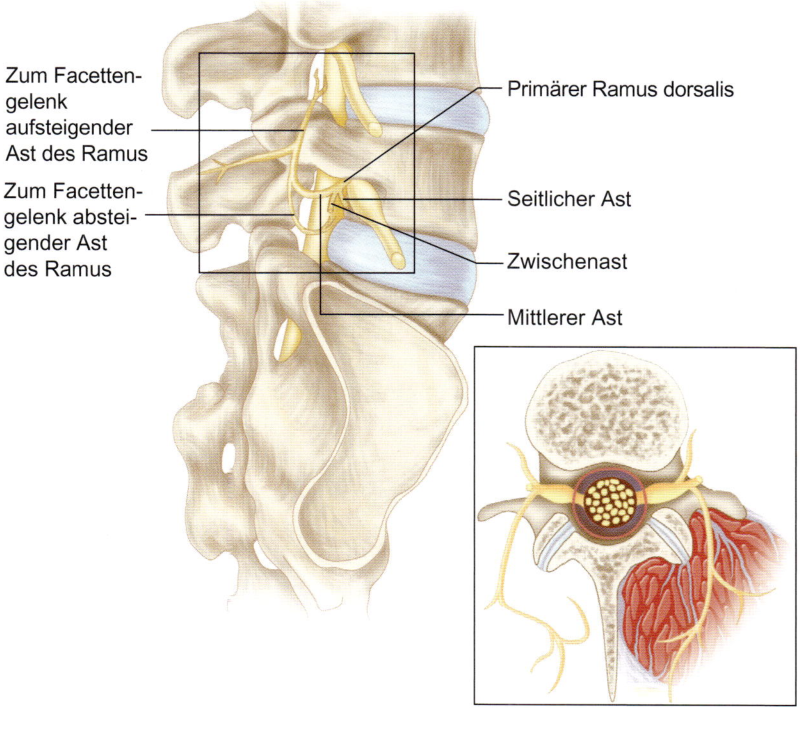

Abb. 1.69 Rechte Schrägaufnahme des Wirbelkörpers und der Rami posteriores (in Anlehnung an Cohen SP, Raja SN: Pathogenesis, diagnosis, and treatment of lumbar zygapophyseal (facet) joint pain. Anesthesiology 106: 591–614, 2007)

axialem Kreuzschmerz entweder in die Gruppe mit Blockade des axialen Astes oder in die Gruppe mit intraartikulären Injektionen. Bei den 26 Paaren, welche die Studie beendeten, hatten 12 nach einjähriger Nachbeobachtung stärker von einer Blockade des medialen Astes profitiert. 11 berichteten, dass die intraartikuläre Injektion besser für sie war, und bei drei Patienten gab es gar keinen Unterschied zwischen den beiden Verfahren [35].

Leider konnte auch nicht zuverlässig nachgewiesen werden, dass radiologische Untersuchungen eine Vorhersage zum Ansprechen auf diagnostische l-z Gelenkblockaden treffen können, sie sind bestenfalls widersprüchlich. In einigen Studien fand sich ein positiver Zusammenhang zwischen CT, MRT oder anderen Bildgebungsuntersuchungen und dem Ansprechen auf l-z Gelenkblockaden, in anderen Studien dagegen nicht. Die größte, von Jackson et al. [36] durchgeführte Studie fand bei 390 Patienten keinen Zusammenhang zwischen radiologischer Evidenz der l-z Gelenkdegeneration und der Wirkung von einfachen intraartikulären Facetteninjektionen. Demgegenüber stellten Carrera und Williams fest, dass bei 73% der Patienten mit chronischem Kreuzschmerz, bei denen das CT eine lumbale Facettenerkrankung gezeigt hatte, nach großvolumigen (2–4 ml) Facettenblockaden eine Schmerzlinderung eintrat, im Vergleich zu nur 13%, bei denen das CT unauffällig gewesen war [37].

Falsch negative Blockaden

Bei Durchführung dieser Injektionen muss darauf geachtet werden, dass sich die Nadel in der korrekten Position befindet, und bedacht werden, dass es bei abweichender Anatomie zu einer irreführenden Schlussfolgerung kommen kann. Bei 18 asymptomatischen Probanden fanden Kaplan et al. heraus, dass korrekt durchgeführte Blockaden des medialen Astes in 11% der Fälle das entsprechende Facettengelenk nicht anästhesierten (dies wurde durch Schmerzerzeugung mittels sekundärer intraartikulärer Kontrastmittelinjektionen festgestellt), selbst dann, wenn eine venöse Applikation vermieden wurde [38]. Sie stellten ebenfalls fest, dass es bei 33% während der Nervenblockade zu einer versehentlichen venösen Applikation kam. Wenn die Nadel repositioniert wurde, um eine solche zu vermeiden, wurde nur bei 50% der Probanden Schmerzfreiheit erreicht [38]. Die Autoren kamen zu dem Schluss, dass es bei venöser Applikation von Vorteil sein kann, zur Vermeidung falsch negativer Ergebnisse den Vorgang zu einem anderen Zeitpunkt zu wiederholen, anstatt die Nadel erneut zu positionieren.

Falsch positive Blockaden

Zahlreiche Studien haben für lumbale Facettenblockaden eine hohe falsch positive Rate dokumentiert, die unabhängig von der verwendeten Blockade (intraartikulär oder Blockade des medialen Astes) von 20–40% reicht. Zum Vergleich waren Blockaden oder Kontrollen mit Kochsalz eingesetzt worden [39, 40]. Die Gründe für falsch positive Facettenblockaden sind vielfältig und umfassen beispielsweise die Sorge, dass sich das Injektat in andere schmerzerzeugende Strukturen als geplant ausbreitet, eine etwaige Placeboreaktion auf diagnostische Facetteninterventionen und die gleichzeitige Anwendung anderer schmerzlindernder Interventionen – entweder Opioide oder ein lokales/topisches Anästhetikum.

1.8.3 Diskographie

Schmerzen, die ihre Ursache in degenerierten oder verletzten Bandscheiben haben, sind wahrscheinlich die häufigste Ursache für chronische Kreuzschmerzen. Die Diskographie wurde vor fast 60 Jahren als Verfahren zum radiologischen Nachweis von Bandscheibenvorfällen beschrieben. Lindblom [41] und Hirsch [31] berichteten über dieses Verfahren zum Nachweis von Bandscheibenvorfällen in der Lendenwirbelsäule durch Injektion von Kontrastmittel in die Bandscheibe und anschließende Röntgenkontrolle, bei der das Ausbreiten des Kontrastmittels um die Bandscheibe in den Epiduralraum dargestellt wurde. Die Autoren bemerkten, dass während der Injektion üblicherweise der typische Kreuzschmerz des Patienten reproduziert wurde. Im Gefolge der Erkenntnis, dass als Nebenwirkung der Bandscheibeninjektion Rückenschmerzen auftraten, wurde die Reproduktion von Rückenschmerzen schnell zum primären Ziel dieser Untersuchung. Seitdem stellt die Diskographie beim Versuch, eine Korrelation zwischen degenerativen röntgenologischen Befunden und Schmerz herzustellen, ein Standardverfahren dar. Sie kommt vor allem bei der Lendenwirbelsäule, aber auch bei der Halsund gelegentlich auch bei der Brustwirbelsäule zum Einsatz. Es besteht die Hoffnung, dass mittels Diskographie leichter sichergestellt werden kann, dass die Bandscheibe die vorherrschende Schmerzquelle ist und sich die meisten klinischen Schmerzbeschwerden dadurch hinreichend erklären lassen. Das Ausmaß, in dem die provokative Diskographie diese diagnostischen Ziele erreicht, bestimmt, inwieweit sie ein klinisch nützliches Verfahren darstellt.

Letztendlich ist es eine schwere Last, die eine präoperative diagnostische Untersuchung zu tragen hat, da interventionelle Behandlungsstrategien häufig auf solchen Untersuchungsergebnissen basieren. Wenn die Befunde nicht zuverlässig sind, dann wird wahrscheinlich sogar eine ansonsten 100% wirksame Therapie, die sich auf eine solche Untersuchung stützt, versagen, und zwar in einem Ausmaß, das *bestenfalls* die falsch positive Rate des diagnostischen Verfahrens (hier: provokative Diskographie) darstellt, abzüglich aller unspezifischen oder Placeboeffekte. Es kann sein, dass in diesem Stadium unserer Behandlungsmöglichkeiten für bandscheibenbedingten Schmerz die Präzision der präoperativen Diagnose das Gesamtergebnis des Patienten stärker beeinflusst als Unterschiede in der chirurgischen Behandlungsstrategie (d.h. Fusion versus Bandscheibenersatz).

Indikationen

Die häufigste Indikation für die Diskographie ist die weitere Bestätigung einer diskogenen Schmerzquelle bei einem Patienten, bei dem ein invasiver Eingriff erwogen wird. In einem Positionspapier zur Diskographie aus dem Jahre 1995 empfahl die *North American Spine Society* (NASS) eine Symptomdauer von mindestens vier Monaten, bevor das Verfahren in Betracht gezogen werden sollte [42].

Technik (Halswirbelsäule)

Der Zugang zur zervikalen Bandscheibe erfolgt, um die Speiseröhre zu umgehen, von rechts anterior, wobei Luft- und Speiseröhre von der Mittellinie nach links geschoben werden, um sie nicht zu verletzen. Um die Bandscheibe selbst zu erreichen, wird eine Zwei-Nadel-Technik (äußere Nadel Nr. 18 oder Nr. 20, innere Nadel Nr. 22 oder Nr. 25) verwendet. Kontrastmittel wird unter Druck injiziert; wenn es auszutreten beginnt, wird der Druck über die Dauer der nachfolgenden Injektion registriert. Währenddessen werden Schmerzintensität sowie Ort und Art des Schmerzes erfasst. Wenn durch die Injektion ein signifikanter Schmerz ausgelöst wird, wird der Patient gebeten, das Ausmaß der Übereinstimmung zwischen dem während der Injektion erfahrenen Schmerz und seinen normalen Schmerzen zu beurteilen. Eine Einstufung wie „ähnlich" oder „gleich" wird normalerweise als signifikant betrachtet. Normalerweise erfolgt auch eine Injektion in eine oder zwei Bandscheiben in der Nähe der als schmerzauslösend verdächtigten Bandscheibe und dient zur „Kontrolle".

Technik (Lendenwirbelsäule)

Der erste, von Lindblom [41] und Hirsch [31] beschriebene Zugang zur lumbalen Diskographie war ein interlaminarer, transduraler Zugang zur Bandscheibe. Im Laufe der Zeit wurde ein schräger extrapedikulärer Zugang entwickelt, der eine gleichzeitige Schädigung von Nervenstrukturen minimiert. Bei diesem Zugang ist die austretende Nervenwurzel die am häufigsten gereizte Struktur – sollte es beim Einführen der Nadel zu signifikanten Beinschmerzen kommen, wird die Nadel repositioniert. Die Zwei-Nadel-Technik ähnelt dem bei der Halswirbelsäule beschriebenen Verfahren; allerdings erfolgt der Zugang statt anterolateral bei der Lendenwirbelsäule posterolateral. Auch hier wird normalerweise eine Kontrollbandscheibe untersucht.

Kriterien für ein positives Ergebnis

Nach der Untersuchung werden mehrere zur Interpretation der Ergebnisse unterschiedliche Kriterien angewendet. Das erste Kriterium ist eine Beurteilung der Untersuchungstechnik: Das Kontrastmittel wurde in den Nukleus und nicht in den Anulus injiziert; der Patient war nicht übermäßig sediert, und es traten keine anderen technischen Schwierigkeiten auf. Das zweite Kriterium betrifft die Frage, ob die nach der Kontrastmittelinjektion durchgeführten Bildgebungskontrollen anatomische Hinweise auf eine Anulusruptur ergeben haben. Das dritte Kriterium ist die Reaktion des Patienten auf die Injektion – der Druck, bei dem der Schmerz empfunden wird, die Bewertung des Schmerzes auf einer Schmerzskala und der Schmerzcharakter. Diese Reaktion ist subjektiver Natur. Sie wird danach bewertet, ob die Kriterien für einen positiven Test erfüllt sind oder nicht. Auch gewisse Zeichen von Schmerzverhalten (Gesichtsausdruck, verbale Äußerungen) sind wichtig. Die Kriterien für einen positiven Test sind nicht allgemein anerkannt; die am häufigsten akzeptierten Kriterien lauten:

1. Niederdruckinjektion [< 20 psi (1,38 bar) über dem Ansprechdruck oder < 50 psi (3,44 bar)], wodurch es zu schmerzhaften Reaktionen kommt
2. Schmerzintensität stärker oder gleich 6/10
3. Schmerz ist dem Patienten in Qualität und Lokalisation vertraut (Konkordanz)
4. Evidenz für eine Anulusruptur

Diese Kriterien können für ein positives provokatives Diskogramm in primäre oder Hauptkriterien sowie einige Nebenkriterien unterteilt werden, die zur Verbesserung der Spezifität der Untersuchung vorgeschlagen wurden (➤ Box 1.3) [43, 44].

BOX 1.3

Vorgeschlagene Haupt- und Nebenkriterien für ein positives provokatives Diskogramm (Carragee und Alamin 2001) [43]

Hauptkriterien
- Injektion erzeugt signifikanten Schmerz (> 5/10 auf der Schmerzskala)
- ausgelöster Schmerz in Qualität und Lokalisation vertraut

Nebenkriterien
- negative Kontrollbandscheibe
- Eindringen des Kontrastmittels in den Anulus
- relative oder starke Niederdruckinjektion
- nur eine einzige schmerzhafte Bandscheibe

Alternative Kriterien zur Interpretation der provokativen Diskographie stammen von der *International Spinal Injection Society* (ISIS), wonach die Untersuchungsergebnisse einer von vier Kategorien zugeordnet werden:

1. Eindeutig diskogener Schmerz: Stimulation der Zielbandscheibe erzeugt konkordanten Schmerz in einer Stärke von 7/10 oder mehr bei einem Druck von weniger als 15 psi (1,03 bar) über dem Ansprechdruck, und die Stimulation von zwei benachbarten Bandscheiben erzeugt überhaupt keinen Schmerz.
2. Sicher diskogener Schmerz: Stimulation der Zielbandscheibe erzeugt konkordanten Schmerz in einer Stärke von 7/10 oder mehr und
   a. Schmerz wird reproduziert < 15 psi (1,03) über Ansprechdruck, und Stimulation einer benachbarten Bandscheibe erzeugt keinen Schmerz *oder*
   b. Schmerz wird reproduziert bei einem Druck von < 50 psi (3,44 bar) über Ansprechdruck, und Stimulation zweier benachbarter Bandscheiben reproduziert überhaupt keinen Schmerz.
3. Wahrscheinlich diskogener Schmerz: Stimulation der Zielbandscheibe erzeugt konkordanten Schmerz in einer Stärke von mindestens 7/10 bei einem Druck von < 50 psi (3,44 bar) über dem Ansprechdruck, und Stimulation einer benachbarten Bandscheibe reproduziert überhaupt keinen Schmerz, während eine andere benachbarte Bandscheibe einen Schmerz von > 50 psi (3,44 bar) auslöst, jedoch keinen konkordanten Schmerz
4. Unbestimmte Bandscheibe: erfüllt nicht alle oben erwähnten Kriterien, erzeugt jedoch trotzdem Schmerzen.

Tab. 1.8 Evaluierung von Bandscheiben bei konkordantem oder nicht konkordantem Schmerz

1.	Für jede untersuchte Bandscheibe (siehe Spalten) die entsprechende Bewertung eingeben für jede der angezeigten Variablen (Reihen). Für Bandscheiben mit *konkordantem Schmerz:* • 30 eintragen, wenn konkordanter Schmerz erzeugt wird • 5 eintragen, wenn der erzeugte Schmerz stärker ist als 5/10 • Noch einmal 5 eintragen, wenn der erzeugte Schmerz auch stärker ist als 7/10 • 10 eintragen, wenn der Druck, bei dem der Schmerz auftrat, niedriger ist als 50 psi (3,44 bar) • Noch einmal 10 eintragen, wenn der Druck auch niedriger als 15 psi (1,03) ist Für Bandscheiben der *Kontrolletagen,* d.h. nicht konkordanten Schmerz: • +30 eintragen, wenn die Bandscheibe schmerzlos war • −10 eintragen, wenn der Schmerz bei einem Druck von weniger als 50 psi (3,44 bar) auftrat • Noch einmal −10 eintragen, wenn der Schmerz auch bei einem Druck von weniger als 15 psi (1,03 bar) auftrat
2.	Für die *konkordanten Bandscheiben* die Werte aus jeder Zeile addieren und die Summe daraus in der Spalte „Summe der Zeilen" notieren.
3.	Die Summe der Zeilen für alle konkordanten Bandscheiben addieren, d.h. alle Werte über dem Summenstrich. Diesen Gesamtwert durch die Anzahl der konkordanten Bandscheiben dividieren und den Quotienten in der angegebenen Zelle, unmittelbar unter dem Summenstrich in der Spalte „Summe der Zeilen", notieren.
4.	Für die *nicht konkordanten* Bandscheiben die Werte der Zeilen addieren, auf eventuelle negative Zahlen achten und die Summe der einzelnen Zeilen in der Spalte „Summe der Zeilen" eintragen.
5.	Die Werte in der Spalte „Gesamtsumme" unter dem Summenstrich addieren, dabei auf negative Zahlen achten.
6.	Interpretation: > 70 Punkte = *Positiv* 40–60 Punkte = *Unbestimmt* < 40 Punkte = *Negativ*

	L3/L4	L4/L5	L5/S1	Summe der Zeilen
Konkordanter Schmerz[1]	30	30		60
5/10	5	5		10
7/10	5			5
< 50 psi	−10	−10		−20
< 15 psi				
			Gesamtsumme	55
			Quotient:	27,5

[1] Analoge Tabellen für Kontrolletagen und nicht konkordantem Schmerz

In dem Versuch, die Ergebnisse individueller provokativer Diskographietests besser zu quantifizieren, hat die ISIS weiterhin eine Matrix vorgeschlagen, mit der die Ergebnisse tabellarisch dargestellt werden können, um ihre Auswertung zu vereinfachen, und die einen relativ komplizierten Algorithmus umfasst, bei dem Injektionsdruck, Schmerzausmaß, Konkordanz und Kontrollinjektionen berücksichtigt werden (➤ Tab. 1.8).

Diagnostische Aussagekraft

Manche erachten die Diskographie als den Goldstandard zur diagnostischen Bestätigung axialer Rückenschmerzen diskogenen Ursprungs. Die Aussagekraft dieser Untersuchungsmethode ist ein kritischer Punkt; sie kann nicht beurteilt werden, ohne ihre Spezifität und Sensitivität zu verstehen. Die meisten klinischen Bedenken bezüglich der provokativen Diskographie konzentrieren sich auf die Spezifität: Ein falsch positives Ergebnis führt direkt zu einer Operation, die wahrscheinlich nicht erfolgreich sein wird. Die Frage nach der Spezifität der provokativen Diskographie ist in Abwesenheit eines diagnostischen Goldstandards kaum direkt zu beantworten.

Die Autoren haben das Problem durch die Beantwortung einer Reihe unterschiedlicher Fragen zu lösen versucht:

1. **Kann der Arzt aus der Erzeugung signifikanter Schmerzen durch Bandscheibeninjektion den Schluss ziehen, dass die fragliche Bandscheibe nicht nur degeneriert, sondern auch schmerzhaft ist?**
Diese Frage wurde zuerst 1964 von Holt [44] gestellt, der über 50 asymptomatische Gefängnisinsassen ohne Nackenschmerzen berichtete, die sich freiwillig gemeldet hatten und sich einer provokativen Diskographie unterzogen. Seine Ergebnisse belegen eine signifikante Schmerzerzeugung bei allen Personen in jeder Etage (3 Etagen pro Patient) durch die Injektion von Hypaque (50% Natriumdiatrizoat). Der Injektionsdruck wurde in dieser Studie nicht angegeben. Der Autor war der Meinung, dass seine Erfahrungen die Nichtanwendung der provokativen Diskographie an der Halswirbelsäule zur Folge haben würde; methodische Probleme in dieser Studie haben viele dazu bewogen, ihre Ergebnisse als irreführend zu betrachten.
Walsh et al. [45] führten 1990 eine sorgfältig kontrollierte Serie von Diskogrammen bei 10 asymptomatischen jungen männlichen Probanden, die dafür eine Entschädigung erhielten, sowie bei 7 Patienten mit Kreuzschmerzen durch. Von 30 injizierten

Bandscheiben der asymptomatischen Gruppe hatte 1 Patient (3,3%) „schlimme" Schmerzen. Der Schmerz wurde auf einer Skala von 5 mit 3/5 angegeben. Da ihre Kriterien für eine positive Injektion eine minimale Schmerzbewertung von 4/5 umfassten, wurde für diese Studie eine falsch-positive Rate von 0% angegeben. Bei dieser Serie von Injektionen wurde bei 3 von 30 Studienteilnehmern (10%) eine Schmerzreaktion ausgelöst.
Carragee et al. [46] berichteten über die Ergebnisse der provokativen Diskographie in einer Gruppe von 30 asymptomatischen Personen ohne Rückenschmerzen in der Vorgeschichte. Sie verwendeten dabei ein ähnliches Protokoll wie Walsh et al. [45]. Bei asymptomatischen Personen mit nachweislicher Anulusruptur, jedoch ohne psychische Belastungen, oder mit chronischem Schmerzverhalten war die Rate der schmerzhaften Injektionen signifikant, aber gering (10%). Mit zunehmender psychischer Belastung, Kompensation der Beschwerden und chronischem Schmerzverhalten stiegen die Raten der positiven Injektionen bei diesen asymptomatischen Personen proportional an (40–80%).
Derby et al. [47] führten bei fünf asymptomatischen Personen und neun asymptomatischen Ärzten eine provokative Diskographie durch. 56% der Bandscheibeninjektionen waren schmerzhaft. Schmerzhafte Injektionen waren normalerweise nur leicht und meist bei hohem Druck schmerzhaft. Die Autoren kamen zu dem Schluss, dass unter Berücksichtigung des Injektionsdrucks und des Ausmaßes der angegebenen Schmerzen das Risiko falsch positiver Reaktionen unter 10% lag. Die geringe Stichprobenzahl und die fehlende Verblindung des Studienziels schränken die Validität der Schlussfolgerung möglicherweise ein.

2. **Ist die Reproduktion von Schmerz durch provokative Diskographie im Hinblick auf spezifische anatomische Anomalien signifikant?**
   In einer separaten Studie mit 20 Personen mit normalen psychometrischen Charakteristika, die sich vorher einer begrenzten Diskektomie mit exzellentem Ergebnis und ohne residuelle Rückenschmerzen unterzogen hatten, berichteten Carragee et al. [48] von einem hohen Risiko für schmerzhafte Injektionen (40%). Diese Studie lässt Zweifel an der Spezifität der provokativen Diskographie bei vorher operierten Segmenten aufkommen. Eine Studie, in der die Wahrscheinlichkeit untersucht wurde, dass die provokative Diskographie an Bandscheibenetagen mit signalintensiven Zonen Schmerz erzeugt, beurteilte die Prävalenz signalintensiver Zonen (engl. *high intensity zones,* HIZ) in einer symptomatischen und einer asymptomatischen Gruppe. Bei der symptomatischen Gruppe war die Prävalenz höher (59% vs. 24%); bei der provokativen Diskographie gab es jedoch keinen Unterschied in der Rate schmerzhafter Injektionen (73% vs. 70%) an den Etagen mit vorhandener signalintensiver Zone [49].
3. **Wie verlässlich ist das Konkordanzkriterium?**
   Carragee et al. [50] berichteten von einer Patientenserie mit positiven provokativen Diskogrammen, für deren Hauptbeschwerden letztlich entfernt gelegene und eindeutige Ursachen (unverheilte Fraktur, tiefe Infektion, Tumor) gefunden wurden und die zunächst die Spezifität der in der Interpretation der Diskographie verwendeten Konkordanzkriterien in Frage stellte. In einer kleinen experimentellen Studie zu Beckenkammschmerzen, in der sich Patienten ohne Kreuzschmerzen, aber mit Schmerzen nach vorangegangener Beckenkammspanentnahme einer provokativen Diskographie unterzogen, gaben die Ergebnisse einer konkordanten Schmerzreaktion in 64% der Fälle („ähnlich" oder „gleich") Grund zu der Annahme, dass eine klare Unterscheidung von Schmerzen in unterschiedlich tiefen Strukturen der Wirbelsäule unwahrscheinlich war.
4. **Werden durch die provokative Diskographie klinisch relevante Wirbelsäulenerkrankungen klar identifiziert?**
   Diese Frage wurde in einer Studie von Carragee et al. [51] gestellt. In dieser Studie wurden 25 Personen mit leichten persistierenden Kreuzschmerzen (die Testpersonen erhielten oder suchten keine medizinische Behandlung wegen Kreuzschmerzen, sie nahmen keine Medikamente gegen Rückenschmerzen ein, sie waren in ihren Aktivitäten nicht durch Rückenschmerzen eingeschränkt und wiesen normale psychometrische Punktzahlen auf) mittels provokativer Diskographie beurteilt. Für die Auswertung der Diskographieergebnisse wurden die Kriterien von Walsh et al. [45] herangezogen. Bei 36% der Testpersonen waren die provokativen Diskogramme positiv bei negativen Kontrollinjektionen. Angesichts des Fehlens klinisch relevanter Kreuzschmerzen ging man davon aus, dass dieses Ergebnis die Spezifität der provokativen Diskographie bezüglich der Identifizierung klinisch relevanter Wirbelsäulenerkrankungen in Frage stellt.

Die provokative Diskographie wird von vielen Ärzten auch weiterhin als wichtiges diagnostisches Verfahren eingesetzt, obwohl hinsichtlich seines Einsatzes in klinisch relevanten Situationen zur Evaluierung von Patienten mit präexistenten psychosozialen Risikofaktoren besorgniserregende Ergebnisse vorliegen, die den Test in hohem Maße unspezifisch machen. Solche Risikofaktoren liegen bei Patienten, die wegen diskogener Schmerzen eine Operation in Betracht ziehen, mit Sicherheit vor, und bei eben diesen Patienten ist die Validität der diagnostischen Untersuchung wahrscheinlich besonders kritisch zu sehen.

1.8.4 Temporäre externe transpedikuläre Fixation

Die temporäre segmentale Immobilisation der Wirbelsäule erscheint als eine logische, wenn auch invasive Methode zur Vorhersage des Erfolgs einer lumbalen Fusion. Diese Technik wurde erstmals 1986 von Olerud et al. [52] als Verfahren zur Linderung von Wirbelsäulenschmerzen aufgrund von Instabilität beschrieben. In dem Bericht wurde jedoch bereits angedeutet, dass es auch ein nützliches Diagnoseverfahren sein könnte; über diese Anwendung berichteten nachfolgende Studien.

Indikationen

Die Indikationen für die temporäre externe transpedikuläre Fixation (TETF) ähneln denen bei jeder diagnostischen Untersuchung, die sich auf diskogene Schmerzen bezieht: Patienten mit chronischen Kreuzschmerzen, die eine Operation in Betracht ziehen und bei denen davon ausgegangen wird, dass dieser Schmerz diskogenen Ursprungs ist, körperliche Untersuchung und Bildgebungsuntersuchungen.

Verfahren

Der Zugang für die Platzierung einer TETF ist der gleiche wie für das Platzieren perkutaner Pedikelschrauben. Die Pedikelschrauben sind entweder 5 oder 6 mm starke Schanz-Schrauben, die perkutan unter fluoroskopischer Kontrolle eingesetzt werden. Dabei ist darauf zu achten, dass die benachbarten Facettengelenke geschont werden. Es kann entweder eine Sedierung mit einem Lokalanästhetikum oder eine Allgemeinanästhesie erfolgen, je nach Einrichtung und Chirurg. Das Konstrukt wird dann mit einem Stab konfiguriert und die Schrauben fest über die gewünschten Bewegungssegmente verbunden. Fixiert wird normalerweise in neutraler Position ohne Kompression oder Distraktion. Im späteren modifizierten „dynamischen Zustand“ werden die Fixateurstäbe wechselseitig entweder segmental (horizontal) oder intersegmental (vertikal) befestigt. Auf diese Art kann der Chirurg die Bewegung durch den instrumentierten Abschnitt ermöglichen oder verhindern, wovon der Patient keine Kenntnis erhält. Auf diese Weise wird eine Placeboreaktion möglich gemacht, die bei der Auswertung der Untersuchungsergebnisse analysiert werden kann.

Ergebnisse

Es gibt mehrere Studien über die Wirksamkeit von TETF zur Voraussage von Operationen mit variablen Ergebnissen.

Bednar [53] berichtete 2001 über seine Erfahrungen mit diesem Verfahren. Bei seinen Patienten mit chronischen Kreuzschmerzen, die im Hinblick auf eine potenzielle chirurgische Behandlung beurteilt werden sollten, kam es in 60% der Fälle zur Schmerzlinderung durch TETF. Bei den Patienten mit nachfolgender anatomisch erfolgreicher Fusion mit Knochentransplantat und posteriorer Instrumentation und ausreichend langer Nachbeobachtung profitierten davon nur 55%. In der Gruppe der Patienten ohne Berufsunfähigkeitsversicherung berichteten 10 von 13 (77%) der Patienten, deren Schmerzen durch TETF abgenommen hatten, nach der Arthrodese über eine Schmerzlinderung. Es gab in der Studie keine Kontrollgruppe und keinen Placeboversuch ohne Fixation. Nach Überprüfung seiner Ergebnisse setzte der Autor die TETF nicht mehr als diagnostisches Verfahren ein.

Elmans et al. [54] berichteten über eine prospektive Studie mit 330 Patienten, die präoperativ mit TETF evaluiert wurden. Als positiv galt ein Test, wenn auf einer 100-Punkte-Skala eine Differenz von mehr als 30 Punkten zwischen schmerzlindernder fixierter und unfixierter Position bestand. Einer Fusion unterzogen sich 88 der 125 Patienten (70%) mit positivem TETF und 35 der 176 Patienten (20%) mit einem negativen Test. Die Autoren stellten fest, dass die bei den 123 Fusionspatienten zu beobachtenden Verbesserungen der VAS-Werte und der Arbeitsfähigkeit in der positiven TETF-Gruppe nicht signifikant ausgeprägter waren als in der negativen TETF-Gruppe und dass diese Verbesserung in beiden Gruppen geringfügig war. Nach Meinung der Autoren war die TETF zur Auswahl geeigneter Kandidaten für Wirbelsäulenfusion nicht hilfreich. Als Einschränkungen der Validität dieser Schlussfolgerung sind wahrscheinlich die heterogene Natur der Patientengruppe und der große Unterschied in den Operationsraten der beiden Gruppen zu werten.

Gute Gesamtresultate bei Verwendung dieser Technik wurden von van der Schaaf et al. [55] bei der klinischen Nachbeobachtung von 133 Patienten mit chronischen Kreuzschmerzen berichtet, die sich einem TETF-Versuch unterzogen hatten. Bei diesem Versuch wurden Patienten evaluiert, bei denen das Segment einmal immobilisiert war und einmal nicht. Nur Patienten mit signifikanter Schmerzerleichterung im immobilisierten Zustand wurde eine Fusion angeboten. Bei den 55 Patienten, die operativ behandelt wurden, waren verbesserte VAS-Werte (präoperativ 77, postoperativ 40) zu beobachten; zudem waren die Patienten zufriedener als in der konservativ behandelten Gruppe. Die Autoren betonten die Wichtigkeit eines Placeboversuchs (nicht mobilisierter Zustand), da es bei 37 von 78 Patienten mit negativen Testergebnissen sowohl im immobilisierten als auch im nicht immobilisierten Zustand zu einer Schmerzlinderung kam. Diese Patienten wären ohne Placeboversuch als positiv eingestuft worden.

In einem neueren Artikel wurde über die Ergebnisse einer lumbalen Fusion bei axialem Wirbelsäulenschmerz bei einer Reihe von Patienten berichtet, die präoperativ mit provokativer Diskographie und durch temporäre externe transpedikuläre Fixation evaluiert worden waren. Die Entscheidung zur Operation erfolgte in dieser Serie auf der Grundlage der TETF-Ergebnisse (die provokative Diskographie wurde bei dieser Entscheidung nicht eingesetzt). Die Studienärzte wollten außerdem untersuchen, ob das klinische Ergebnis davon beeinflusst wurde, ob die der Fusion benachbarte Bandscheibe bei provokativer Diskographie schmerzhaft reagierte. Von ursprünglich 209 Patienten waren am Ende die Daten von 197 Patienten verfügbar; 82 Patienten unterzogen sich auf der Grundlage dieser diagnostischen Abklärung einer Fusion. Als klinischen Erfolg definierten die Autoren, wenn die VAS-Werte für Rückenschmerzen bei der Nachbeobachtung um mindestens 30% reduziert waren, und bei diesem Maß bestand kein Unterschied in der Wahrscheinlichkeit eines klinischen Erfolgs bei schmerzhafter benachbarter Bandscheibe (45%) oder schmerzloser Bandscheibe (45%). Die Autoren schlossen daraus, dass bei symptomatischer degenerativer Bandscheibenerkrankung, die durch TETF diagnostiziert wurde, das Vorhandensein oder Fehlen einer konkordanten Schmerzreaktion die klinischen Ergebnisse der Fusion nicht beeinflusste. Die schlechten klinischen Gesamtresultate in ihrer Serie stehen einer Verallgemeinerung dieser Schlussfolgerung aber vielleicht entgegen [40].

Komplikationen

Das wichtigste einschränkende Charakteristikum dieser Untersuchung ist ihre Invasivität. Nach Platzierung des Fixateur externe müssen die Patienten normalerweise 7 bis 10 Tage im Krankenhaus bleiben. Bei 0–9% verursacht eine schlechte Platzierung der Schrauben eine Nervenwurzelreizung. Es wurden keine permanenten neurologischen Ausfälle berichtet. Infektionen des Schraubenzugangs treten recht häufig auf; die Angaben schwanken zwischen 2 und 18% [53–56].

1.8.5 Das funktionelle anästhetische Diskogramm

Beim Versuch, die Probleme bei der Diagnose diskogener Kreuzschmerzen zu lösen, entwickelte der verantwortliche Autor (TA) als neuen Test das funktionelle anästhetische Diskogramm (FAD) [57]. Ähnlich wie bei anderen klinisch nützlichen anästhetischen Tests, die anderswo im Körper zur Schmerzlokalisation eingesetzt werden (z.B. intraartikuläre Hüft- und Kniegelenkinjektionen und subakromiale Injektionen bei Erkrankungen der Rotatorenmanschette), erscheint die Anwendung dieses diagnostischen Verfahrens bei diskogenem Schmerz als folgerichtig. Die anästhetische Diskographie wurde auch früher schon angewendet und war Thema von Berichten zur Evaluierung zervikaler Bandscheibenschmerzen [58, 59].

In diesen Berichten war die Rede von 93% guten bis exzellenten Ergebnissen bei 71 Patienten, die mit anteriorer zervikaler Fusion (Roth) behandelt wurden, und von 81% guter bis exzellenter chirurgischer Ergebnisse bei 62 Patienten (Osler).

Die einfache Injektion eines Anästhetikums in die Bandscheibe ist jedoch nicht unproblematisch. Bei einem Szenario, bei dem sich der Patient in einer normalerweise nicht schmerzhaften Position (d.h. in einer nach vorn geneigten Stellung) befindet und als Teil einer provokativen Diskographie zuvor ein Kontrastmittel injiziert bekommen hat, ist es schwierig, die Relevanz einer Reaktion zu bestimmen, bei der Schmerz gelindert wird oder nicht. Wenn ein lang wirksames Lokalanästhetikum verwendet wird und geraume Zeit verstreichen kann, bevor der Schmerz bei normalerweise schmerzhaften Aktivitäten beurteilt wird, kann sich der Untersucher bezüglich der Lokalisation des Anästhetikums nicht allzu sicher sein. Wenn während dieser Zeitspanne eine signifikante Menge an Lokalanästhetikum aus der Bandscheibe ausgetreten ist, könnte die Spezifität der Injektion angezweifelt werden. Aus diesem Grunde bedarf es eines Verfahrens, bei dem ein kurz wirksames Lokalanästhetikum injiziert werden kann, während der Patient eine Aktivität ausführt oder eine Position einnimmt, die normalerweise schmerzhaft ist, sodass mehr physiologische Informationen erhoben werden können.

Technik

Dieser Test beinhaltet zuerst ein standardmäßiges provokatives Diskogramm, bei dem eine Zwei-Nadel-Technik angewendet wird (äußere Nadel, 18; innere Nadel, 22 oder 25). Sobald die schmerzhaften Bandscheiben bei der provokativen Diskographie identifiziert sind, wird im nächsten Schritt ein Katheter in die betreffenden lumbalen Bandscheiben platziert, die entweder bei der Injektion schmerzhaft waren oder bei denen radiologisch ein starker Verdacht bestand, dass sie eine mögliche Schmerzursache sind.

Bei der ersten Anwendung dieser Technik wurde die äußere 18er-Nadel anschließend in das Zentrum der beteiligten Bandscheibe eingeführt, wobei darauf geachtet wurde, eine Reizung der austretenden Nervenwurzel auf dieser Höhe zu vermeiden. Ein epiduraler (20er-)Katheter wurde durch Entfernen des distalen Abschnitts einschließlich der seitlichen Ports modifiziert und vorsichtig in die betroffene Bandscheibe eingeführt; die äußere 18er-Nadel wurde entfernt, wobei versucht wurde, die Katheterposition im Nukleus beizubehalten. Anschließend wurde ein Tuohy-Borst-Adapter am proximalen Katheterende angebracht und Kontrastmittel eingeleitet, um sicherzustellen, dass die Katheterspitze weiterhin innerhalb der Bandscheibe lag. Im nächsten Schritt wurde das Kontrastmittel mit injizierbarer normaler Kochsalzlösung ausgespült. Der Katheter wurde dann steril an der Haut des Patienten befestigt; danach durfte sich der Patient im Aufwachraum von dem Eingriff erholen (➤ Abb. 1.70). Ein spezieller FAD-Katheter (Functional Anesthetic Discography – Kyphon, Inc., Sunnyvale, Kalifornien) wurde kürzlich von der US-amerikanischen *Food and Drug Administration* (FDA) zugelassen und ist auf dem Markt erhältlich. Er wird über einen Führungsdraht eingeführt und besitzt an der Spitze einen Ballon, wodurch während der funktionellen Prüfung die Migration des Katheters aus der Bandscheibe verhindert wird.

Der Patient darf sich dann von der Sedierung erholen und eine Position einnehmen oder eine Aktivität beginnen, die normalerweise schmerzhaft für ihn wäre. Entscheidend ist, dass der Patient in der Lage ist, seinen Schmerz durch eine bestimmte Position oder Aktivität verlässlich hervorzurufen. Sollte dies nicht der Fall sein, wird es schwierig, die Ergebnisse des Eingriffs auszuwerten. Die am ehesten provokative Position ist die Sitzhaltung. Es wird dann eine geringe Menge (0,6 ml) kurz wirksames Lokalanästhetikum (4% Lidocain) oder eine Placebokontrolle (physiologische Kochsalzlösung) in die Bandscheibe injiziert und die Reaktion des Patienten auf das Anästhetikum oder Placebo erfasst (➤ Abb. 1.71). Es wurde ein Injektionsvolumen von 0,6 ml gewählt, da es normalerweise deutlich unter der Menge liegt, bei der unter Fluoroskopiekontrolle während der Diskographie ein Austreten des Bandscheibeninjektats in den Epiduralraum beobachtet wird (1–1,5 ml bei degenerierten Bandscheiben). Damit wird die Wahrscheinlichkeit minimiert, dass die Anästhesiewirkung auf einen epiduralen Effekt zurückzuführen ist.

Die Erstinjektion des Anästhetikums in eine durch provokative Diskographie identifizierte Bandscheibe führt normalerweise zur Exazerbation der typischen Kreuzschmerzen des Patienten. Nach ca. 2–5 Minuten setzt in positiven Fällen dann die Wirkung des 4%igen Lidocains ein und hält normalerweise 25–30 Minuten an, wobei die Injektion je nach Bedarf wiederholt werden kann. Wir bezeichnen ein Resultat als positiv, wenn die Patienten angeben, dass die Verabreichung des Lokalanästhetikums in die Bandscheibe in der provokativen Position oder während der provokativen Aktivität zu einer Reduktion der VAS-Werte um 2 oder mehr Punkte führt und dass außerdem der Schmerz signifikant schwächer ist als normalerweise. Am Ende des Tests werden zur Bestätigung 0,7 ml 0,75%iges Bupivacain in die Bandscheibe injiziert; der Patient wird gebeten, für den restlichen Tag ein Schmerztagebuch

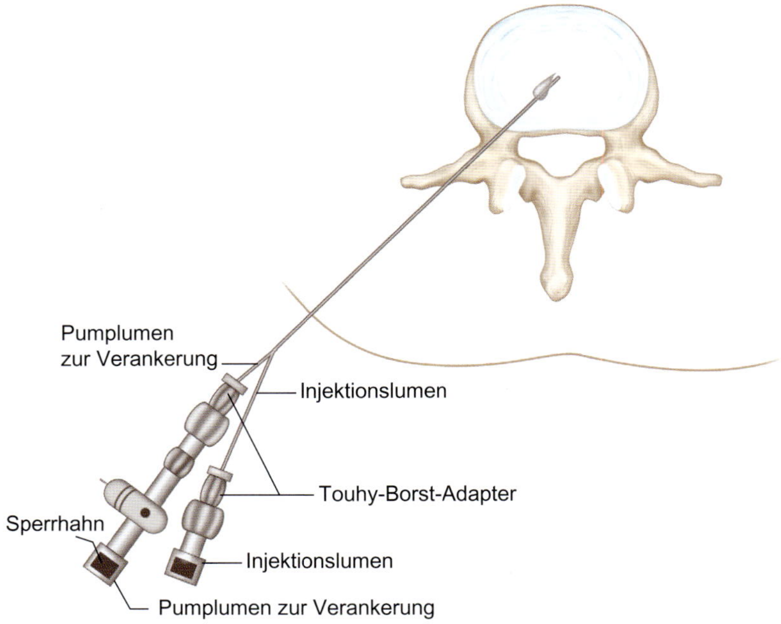

Abb. 1.70 FAD-Katheter mit Ballonanker

zu führen. In positiven Fällen hält die Wirkung des 0,75%igen Bupivacains ungefähr 6–8 Stunden an.

Es muss darauf geachtet werden, dass sich die Einstichstelle medial und inferior im Kambin-Dreieck befindet (das medial von der quer laufenden Nervenwurzel, lateral von der austretenden Nervenwurzel und inferior von der unteren Endplatte gebildet wird), um das Risiko einer Reizung der austretenden Nervenwurzel während des funktionellen Tests zu minimieren. Wenn die austretende Nervenwurzel durch den Katheter gereizt wird, gestaltet sich die Interpretation des Tests schwieriger; die übliche Strategie ist es dann, ein Lokalanästhetikum in die Bandscheibe zu injizieren und den Katheter unmittelbar zu entfernen. Der Patient wird gebeten, das Schmerzniveau während des provokativen Verhaltens oder der provokativen Position mit seinem typischen Schmerzniveau zu vergleichen. Es sollte nicht vergessen werden, dass die mediale Grenze der austretenden Nervenwurzel häufig an die laterale Grenze des inferioren Pedikels des Segments stößt und sich deshalb auf dem posteroanterioren (p.a.) Röntgenbild die geeignete Stelle für das Andocken der äußeren Nadel am posterolateralen Rand des Anulus auf einer Linie und proximal zum inferioren Pedikel befindet (➤ Abb. 1.72). Bei einer Facettengelenkhypertrophie muss die äußere Nadel daher unter Umständen gebogen werden, damit sie das Facettengelenk lateral passieren und dennoch am Anulus in einer Linie mit dem Pedikel andocken kann.

Datenblatt zur funktionellen Diskographie unter Anästhesie

Patient:

Provokative Diskographieergebnisse:

Diskographieergebnisse:

Segment:

VAS vor Injektion:

Injizierte Substanz:

VAS während Injektion:

5 Minuten nach Injektion:

10 Minuten nach Injektion:

20 Minuten nach Injektion:

Abb. 1.71 Datenblatt für das funktionelle anästhetische Diskogramm (VAS, visuelle Analogskala)

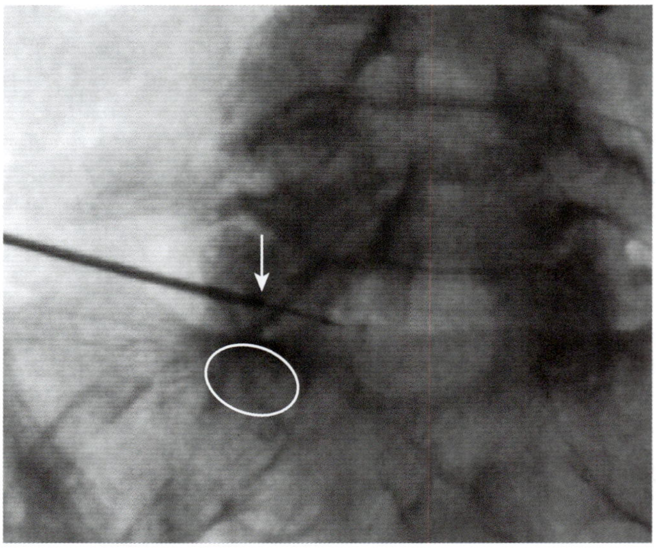

Abb. 1.72 Richtige Injektionsstelle am posterioren Anulus *(Pfeil)* unmittelbar oberhalb des Pedikels *(oval)*

Ergebnisse

Es darf nicht vergessen werden, dass es sich hierbei um ein neues Verfahren handelt und es deshalb noch keine dokumentierten großen Serien von Patienten mit diskogenem Kreuzschmerz gibt, die mit einem funktionellen anästhetischen Diskogramm untersucht und einer Nachbeobachtung unterzogen worden sind. In diesem Stadium gibt es zwei Berichte, die zur Veröffentlichung vorliegen: Einer vergleicht die Resultate druckabhängiger provokativer Diskographie mit denen des funktionellen anästhetischen Diskogramms in einer Gruppe von Patienten mit chronischem Kreuzschmerz, und eine zweite Studie untersucht die frühen Resultate lumbaler Fusion bei den auf diese Art und Weise ausgewählten Patienten.

In der Studie, bei der die Ergebnisse der FAD-Analyse mit denen provokativer Diskographie verglichen werden, wurden bei 49% der 43 Patienten unterschiedliche Ergebnisse erzielt: In 28% der Fälle war das provokative Diskogramm positiv und das FAD negativ; bei 16% war das provokative Diskogramm an zwei Etagen positiv, während das FAD nur an einer einzigen Etage positiv war; und in 5% der Falle war das provokative Diskogramm negativ und der FAD-Test positiv. 16 Patienten mit positiven FAD-Resultaten wurden operiert und mindestens 6 Monate nachbeobachtet. Der durchschnittliche *Oswestry Disability Index* (ODI) verbesserte sich in dieser Gruppe von einem präoperativen Mittelwert von 55 auf einen durchschnittlichen postoperativen Mittelwert von 25. Der durchschnittliche präoperative VAS-Wert für Rückenschmerz betrug 6,9; der postoperative Mittelwert lag bei 2,6. Diese Resultate sind vielversprechend, aber deutlich verfrüht und vorläufiger Natur [60].

Zwei weitere Studien sind in Vorbereitung: eine multizentrische Pilotstudie und eine prospektive randomisierte Multicenterstudie. Dabei werden die Patienten entweder einer Behandlung zugeordnet, die auf den klinischen Untersuchungsergebnissen, den Röntgenbefunden und der provokativen Diskographie basiert, oder alternativ einer Behandlung, die sich auf die klinischen Untersuchungsergebnisse, die Röntgenbefunde und das FAD stützt. Es ist zu hoffen, dass dieses neue Diagnostikverfahren oder ein anderes solches Verfahren zu einer erhöhten Präzision bei der Diagnose diskogener Kreuzschmerzen und damit zu verbesserten klinischen Gesamtresultaten führt. Durch verbesserte diagnostische Verfahren könnten Wirbelsäulenspezialisten auch unterschiedliche Behandlungsstrategien und -techniken besser evaluieren, da der „Streu“-Effekt beim Ergebnis durch mangelnde Präzision bei der Diagnose minimiert wird.

Komplikationen

Das funktionelle anästhetische Diskogramm (FAD) ist ein noch junges Verfahren. Die Komplikationen dürften denen ähneln, die bei der provokativen Diskographie auftreten. Das Vorhandensein des transkutanen Katheters erhöht wahrscheinlich das Infektionsrisiko. Eine streng sterile Vorgehensweise und präoperative Antibiotikagabe sind deshalb unabdingbar.

LITERATUR

[1] Wiesel SW, Tsourmas N, Fetter HL, et al: A study of computer assisted tomography, I: The incidence of positive CAT scans in an asymptomatic group of patients. Spine 9: 549–551, 1984.

[2] Michel A, Kohlmann T, Raspe H, et al: The association between clinical findings on physical examination and self-reported severity in back pain: Results of a population-based study. Spine 22: 296–303; discussion 303–304, 1997.

[3] Mellin G: Chronic low back pain in men 54–63 years of age: Correlations of physical measurements with the degree of trouble and progress after treatment. Spine 11: 421–426, 1986.

[4] Mellin G: Correlations of spinal mobility with degree of chronic low back pain after correction for age and anthropometric factors. Spine 12: 464–468, 1987.

[5] Bogduk N: The anatomy of the lumbar intervertebral disc syndrome. Med J Aust 1: 878–881, 1976.

[6] Bogduk N, Tynan W, Wilson AS: The nerve supply to the human lumbar intervertebral discs. J Anat 132(Pt 1): 39–56, 1981.

[7] Fagan A, Moore R, Vernon Roberts B, et al: ISSLS prize winner: The innervation of the intervertebral disc: A quantitative analysis. Spine 28: 2.570–2.576, 2003.

[8] Manchikanti L: Transforaminal lumbar epidural steroid injections. Pain Physician 3: 374–398, 2000.

[9] Manchikanti L, Pampati V, Bahkit CE, et al: Effectiveness of lumbar facet joint nerve blocks in chronic low back pain: a randomized clinical trial. Pain Physician 4: 101–117, 2001.

[10] Schwarzer AC, Wang SC, Bogduk N, et al: Prevalence and clinical features of lumbar zygapophyseal joint pain: A study in an Australian population with chronic low back pain. Ann Rheum Dis 54: 100–106, 1995.

[11] Yang KH, King AI: Mechanism of facet load transmission as a hypothesis for low-back pain. Spine 9: 557–565, 1984.

[12] Mooney V, Robertson J: The facet syndrome. Clin Orthop Relat Res 115: 149–156, 1976.

[13] Bogduk N: Lumbar spinal nerve blocks. In: Practice Guidelines for Spinal Diagnostic and Treatment Procedures, 1st edition. International Spine Intervention Society, 2004, pp 3–19.

[14] Gajraj NM: Selective nerve root blocks for low back pain and radiculopathy. Reg Anesth Pain Med 29: 243–256, 2004.

[15] Pauza K, Bogduk N: Lumbar transforaminal injection of corticosteroids. Int Spine Injection Soc Newsl 4: 4–20, 2003.

[16] Crall TS, Gilula LA, Kim YJ, et al: The diagnostic effect of various needle tip positions in selective lumbar nerve blocks: An analysis of 1.202 injections. Spine 31: 920–922, 2006.

[17] Haynsworth RF Jr: Selective nerve root blocks: A new technique using electrical stimulation. Pain Physician 6: 517–520, 2003.

[18] Sasso RC, Macadaeg K, Nordman D, Smith M: Selective nerve root injections can predict surgical outcome for lumbar and cervical radiculopathy: Comparison to magnetic resonance imaging. J Spinal Disord Tech 18: 471–478, 2005.

[19] Datta S, Everett CR, Trescot AM, et al: An updated systematic review of the diagnostic utility of selective nerve root blocks. Pain Physician 10: 113–128, 2007.

[20] Castro WMH, Gronemeyer D, Jerosoh J, et al: How reliable is lumbar nerve root sheath infiltration. Eur Spine J 3: 255–257, 1994.

[21] Wolff AP, Groen GJ, Wilder-Smith OH: Influence of needle position on lumbar segmental nerve root block selectivity. Reg Anesth Pain Med 31: 523–530, 2006.

[22] Schutz H, Lougheed WM, Wortzman G, Awerbuck BG: Intervertebral nerve-root in the investigation of chronic lumbar disc disease. Can J Surg 16: 217–221, 1973.

[23] Dooley JF, McBroom RJ, Taguchi T, Macnab I: Nerve root infiltration in the diagnosis of radicular pain. Spine 13: 79–83, 1988.

[24] Van Akkerveeken PF: The diagnostic value of nerve root sheath infiltration. Acta Orthop Scand Suppl 251: 61–63, 1993.

[25] Anderberg L, Annertz M, Rydholm U, et al: Selective diagnostic nerve root block for the evaluation of radicular pain in the multilevel degenerated cervical spine. Eur Spine J 15: 794–801, 2006.
[26] North RB, Kidd DH, Zahurak M, Piantadosi S: Specificity of diagnostic nerve blocks: a prospective, randomized study of sciatica due to lumbosacral spine disease. Pain 65: 77–85, 1996.
[27] Riew KD, Park JB, Cho YS, et al: Nerve root blocks in the treatment of lumbar radicular pain: A minimum five-year follow-up. J Bone Joint Surg Am 88: 1.722–1.725, 2006.
[28] Stalcup ST, Crall TS, Gilula L, Riew KD: Influence of needle-tip position on the incidence of immediate complications in 2.217 selective lumbar nerve root blocks. Spine J 6: 170–176, 2006.
[29] McCall IW, Park WM, O'Brien JP, et al: Induced pain referral from posterior lumbar elements in normal subjects. Spine 4: 441–446, 1979.
[30] Marks RC, Houston T, Thulbourne T, et al: Facet joint injection and facet nerve block: A randomised comparison in 86 patients with chronic low back pain. Pain 49: 325–328, 1992.
[31] Hirsch C, Ingelmark BE, Miller M, et al: The anatomical basis for low back pain: Studies on the presence of sensory nerve endings in ligamentous, capsular and intervertebral disc structures in the human lumbar spine. Acta Orthop Scand 33: 1–17, 1963.
[32] Helbig T, Lee CK: The lumbar facet syndrome. Spine 13(7): 61–64, 1988.
[33] Dreyfuss PH, Dreyer SJ, Herring S: Lumbar zygapophyseal (facet) joint injections. Spine 20(18): 2.040–2.047, 1995.
[34] Dreyer SJ, Dreyfuss PH: Low back pain and the zygapophyseal (facet) joints. Arch Phys Med Rehabil 77(3): 290–300, 1996.
[35] Nash TP: Facet joints: intra-articular steroids or nerve block? Pain Clin 3: 77–82, 1990.
[36] Jackson RP, Jacobs RR, Montesano PX: 1988 Volvo award in clinical sciences. Facet joint injection in low-back pain. A prospective statistical study. Spine 13(9): 966–971, 1988.
[37] Carrera GF, Williams AL: Current concepts in evaluation of the lumbar facet joints. Crit Rev Diagn Imaging 21(2): 85–104, 1984.
[38] Kaplan M, Dreyfuss PH, Halbook B, Bogduk N: The ability of lumbar medial branch blocks to anesthetize the zygapophyseal joint. A physiologic challenge. Spine 23(17): 1.847–1.852, 1998.
[39] Schwarzer AC, Aprill CN, Derby R, et al: The false-positive rate of uncontrolled diagnostic blocks of the lumbar zygapophyseal joints. Pain 58: 195–200, 1994.
[40] Dreyfuss PH, Dreyer SJ: Lumbar zygapophyseal (facet) joint injections. Spine J 3: 50S–59S, 2003.
[41] Lindblom K: Technique and results of diagnostic disc puncture and injection (discography) in the lumbar region. Acta Orthop Scand 20: 315–326, 1951.
[42] Guyer RD, Ohnmeiss DD: Lumbar discography: Position statement from the North American Spine Society Diagnostic and Therapeutic Committee. Spine 20: 2.048–2.059, 1995.
[43] Carragee EJ, Alamin TF: Discography: A review. Spine J 1: 364–372, 2001.
[44] Holt EPJ: Fallacy of cervical discography: Report of 50 cases in normal subjects. JAMA 188: 799–801, 1964.
[45] Walsh TR, Weinstein JN, Spratt KF, et al: Lumbar discography in normal subjects: A controlled prospective study. J Bone Joint Surg Am 72: 1.081–1.088, 1990.
[46] Carragee EJ, Alamin TF, Miller J, Grafe M: Provocative discography in volunteer subjects with mild persistent low back pain. Spine J 2: 25–34, 2002.
[47] Derby R, Lee SH, et al: Pressure-controlled lumbar discography in volunteers without low back symptoms. Pain Med 6: 213–221, 2005.
[48] Carragee EJ, Chen Y, Tanner CM, et al: Provocative discography in patients after limited lumbar discectomy: A controlled, randomized study of pain response in symptomatic and asymptomatic subjects. Spine 25: 3.065–3.071, 2000.
[49] Carragee EJ, Paragioudakis SJ, Khuana S, et al: 2000 Volvo Award winner in clinical studies: Lumbar high-intensity zone and discography in subjects without low back problems. Spine 25: 2.987–2.992, 2000.
[50] Carragee EJ, Tanner CM, Yang B, et al: False-positive findings on lumbar discography: Reliability of subjective concordance assessment. Spine 24: 2.542–2.547, 1999.
[51] Carragee EJ, Alamin TF, Carragee JM: Low-pressure positive discography in subjects asymptomatic of significant low back pain illness. Spine 31(5): 505–509, 2006.
[52] Olerud S, Hamberg M: External fixation as a test for instability after spinal fusion L4-S1. A case report. Orthopedics 9(4): 547–549, 1986.
[53] Bednar DA: Failure of external spinal skeletal fixation to improve predictability of lumbar arthrodesis. J Bone Joint Surg Am 83-A: 1.656–1.659, 2001.
[54] Elmans L, Willems PC, Anderson PG, et al: Temporary external transpedicular fixation of the lumbosacral spine: a prospective, longitudinal study in 330 patients. Spine 30: 2.813–2.816, 2005.
[55] Van der Schaaf DB, van Limbeek J, Pavlov PW: Temporary external transpedicular fixation of the lumbosacral spine. Spine 24: 481–484; discussion 484–485, 1999.
[56] Soini J, Slätis P, Kannisto M, Sandelin J: External transpedicular fixation test of the lumbar spine correlates with the outcome of subsequent lumbar fusion. Clin Orthop Relat Res 293: 89–96, 1993.
[57] Alamin TF, Malek F: The functional anaesthetic discogram: Description of a novel diagnostic technique and report of three cases. SAS Journal 2: 107, 2008.
[58] Roth DA: Cervical analgesic discography: A new test for the definitive diagnosis of the painful-disk syndrome. JAMA 235: 1.713–1.714, 1976.
[59] Osler GEL: Cervical analgesic discography: A test for diagnosis of the painful disc syndrome. S Afr Med J 71: 363, 1987.
[60] Alamin TF, Argarwal V, et al: FAD vs. Provocative Discography: Comparative results and postoperative clinical outcomes. NASS Proceedings, 2007.

1.9 Degeneration und Erkrankung des Nachbarsegments: Zervikal und lumbal

Andrew P. White, David Hannallah und Alan S. Hilibrand

! KERNAUSSAGEN

- Eine veränderte Biomechanik nach Wirbelsäulenfusion und das damit verbundene angenommene Risiko einer Erkrankung des Nachbarsegments ist einer der Gründe für die Entwicklung von Bandscheibenprothesen als Alternative zur Fusion.
- Der kausale Zusammenhang zwischen Fusion und Erkrankung des Nachbarsegments bleibt umstritten.
- Welche Rolle einem Bandscheibenersatz zur Vermeidung einer Verschlimmerung des Zustands benachbarter Gelenke zukommt, steht noch nicht vollkommen fest.

Obwohl eine Wirbelsäulenfusion bei der Behandlung von Wirbelsäulenerkrankungen in Zusammenhang mit Instabilität im Allgemeinen erfolgreich ist, hat eine Fusionsoperation auch tatsächliche und subjektiv wahrgenommene Nachteile. Bei der Lendenwirbelsäule ist die schlechte Prognosemöglichkeit für die Fusionsergebnisse ein begrenzender Faktor. Sowohl bei der Lenden- als auch bei der Halswirbelsäule gehören Pseudoarthrose, Morbidität der Knochenspanentnahmestelle und Erkrankung des Nachbarsegments zu den unerwünschten Folgeerscheinungen der Fusion. Aufgrund dieser Bedenken haben bewegungserhaltende Behandlungen, einschließlich des Bandscheibenvollersatzes, als alternative Verfahren zur Behandlung degenerativer Zustände der Hals- und Lendenwirbelsäule an Popularität gewonnen.

Die meisten Chirurgen sind der Überzeugung, dass eine chirurgische Veränderung durch Wirbelsäulenfusion zu einer Veränderung der Wirbelsäulenbiomechanik führt. Bei der segmentalen Fusion hat sich beispielsweise herausgestellt, dass sich der Druck der benachbarten Bandscheibe [1, 2] und die Bewegung des benachbarten Wirbels [3, 4] erhöhen. Viele Chirurgen glauben auch ganz intuitiv, dass diese veränderte Biomechanik zu einer Änderung bei der natürlichen Degeneration an dieser Etage führt. Der kausale Zusammenhang zwischen diesen Ereignissen und ihre klinische Bedeutung sind Thema einer wichtigen Debatte.

Diese Debatte ist komplex, da ein großer Teil der biomechanischen und klinischen Evidenz hinsichtlich der Ursache einer Erkrankung des Nachbarsegments auf Einzelberichten beruht und widersprüchlich ist. Dieses Kapitel zeigt die Evidenz in Bezug auf der Entwicklung von Veränderungen des Nachbarsegments bei der Hals- und Lendenwirbelsäule auf. Zusätzlich werden potenzielle Kausalzusammenhänge zwischen chirurgischen Veränderungen in der Anatomie (einschließlich Fusion und Bandscheibenprothese) und Veränderungen der Nachbaretage betrachtet.

Im Sinne dieses Kapitels definieren wir **Degeneration des Nachbarsegments** als röntgenologischen Befund einer Arthrose der vertebralen Bewegungssegmente, die an ein Segment angrenzen, das einer Fusion unterzogen oder chirurgisch verändert wurde. Die Verwendung dieser Formulierung bedeutet keine klinische Erkrankung im Zusammenhang mit diesen Veränderungen. Der Begriff **Erkrankung des Nachbarsegments** wird hingegen benutzt, um auf die Symptome hinzuweisen, die mit diesen röntgenologischen Veränderungen in Verbindung gebracht werden können. Dieser Unterschied wird gemacht, da eine auf dem Röntgenbild sichtbare Degeneration häufig nicht mit den Symptomen einer Erkrankung des Nachbarsegments der Hals- [5, 6] oder der Lendenwirbelsäule [7] korreliert.

1.9.1 Wirbelsäulenbiomechanik und Nachbaretage

Implizites Ziel von Wirbelsäulenprothesen ist es, die normale Mechanik der Bandscheibe wiederherzustellen und eine langfristige Bewegung zu ermöglichen, die der Entwicklung von Veränderungen des Nachbarsegments vorbeugt oder diese verzögert. Bei der gesunden Bandscheibe handelt es sich um eine äußerst komplexe und elegante Struktur, und es ist unklar, inwieweit ein Implantat die normale Kinematik der Bandscheibe imitieren muss, um dieses Ziel zu erreichen.

Wenn eine Erkrankung des Nachbarsegments mit einer abnormen Mechanik in Beziehung steht und wenn der Bandscheibenersatz darauf abzielt, dies durch Wiederherstellung der normalen Bewegung zu verhindern, dann ist ein detailliertes Verständnis der Kinematik der Bandscheibe von essenzieller Bedeutung. Der komplexe Zusammenhang zwischen zwei Wirbeln, einschließlich Bandscheibe, gepaarten Facettengelenken und zugehörigen Bändern, diktiert die mechanischen Ziele des Bandscheibenersatzes. Die intervertebrale Verbindung ist komplexen Lastbedingungen unterworfen. Bewegung in einer Ebene ist immer mit Bewegung in

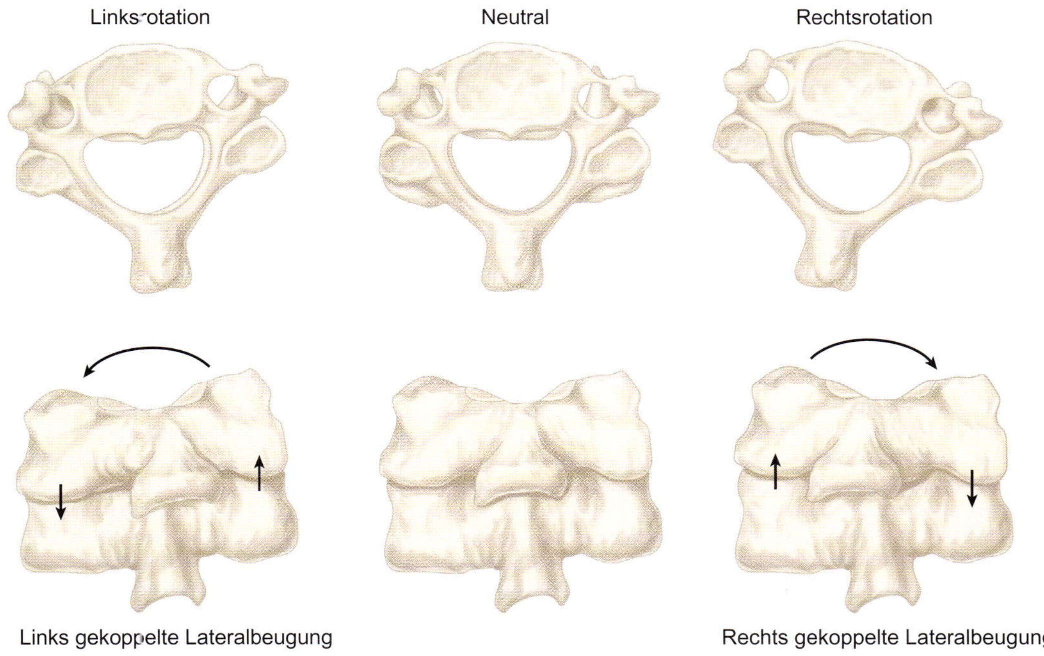

Abb. 1.73 Darstellung der gekoppelten Bewegung bei der Halswirbelsäule. Hier wird die normale Koppelung zwischen axialer Rotation und Lateralbeugung demonstriert.

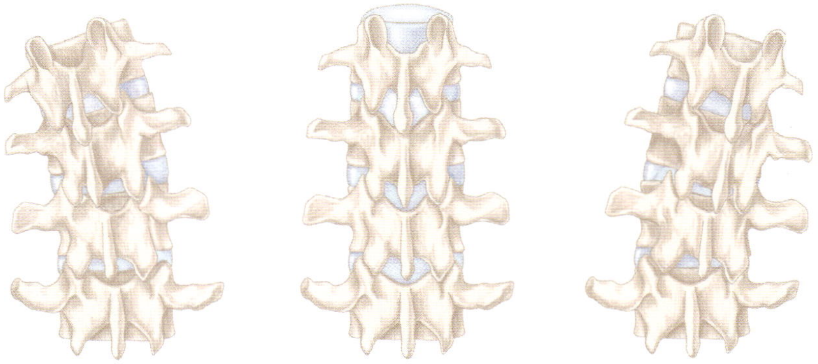

Abb. 1.74 Dargestellt ist hier die lumbale Bewegungskopplung; durch intervertebrale Rotation wird Lateralbeugung induziert.

einer anderen Ebene gekoppelt. Die Axialrotation ist z.B. typischerweise mit der Lateralbeugung gekoppelt (➤ Abb. 1.73 und ➤ Abb. 1.74). Frühe anatomische Untersuchungen haben diesen Zusammenhang zuerst durch Betrachtung der anatomischen Zusammenhänge zwischen knöchernen und ligamentären Strukturen aufgezeigt [8]. Die normalen Parameter einer gekoppelten Bewegung wurden erst kürzlich *in vivo* sowohl für die Hals- [9, 10] als auch für die Lendenwirbelsäule [11] genau erfasst. Wenn die normale physiologische Bewegung durch einen Gelenkersatz wiederhergestellt werden soll, um Veränderungen des Nachbarsegments vorzubeugen, kann es notwendig sein, diese komplexe gekoppelte Bewegung wiederherzustellen.

Um eine gekoppelte Bewegung zu erzielen, muss das Zentrum der Rotation (engl. *Center of Rotation,* COR) zwischen den Wirbeln mobil bleiben. Der Weg des unmittelbaren COR kann verwendet werden, um die charakteristischen gekoppelten Bewegungen der normalen Wirbelsäule zu beschreiben [12]. Beispielsweise bewegt sich bei einem normalen lumbalen Flexions-/Extensions-Bewegungsbogen das unmittelbare COR entlang einer elliptischen Bahn (➤ Abb. 1.75), da Flexion/Extension zwangsläufig an Translation gekoppelt sind [13]. Bei der Halswirbelsäule zeichnet das Flexion/Extension-COR eine Bahn im darunter liegenden Wirbelkörper [14]. Die Art der gekoppelten Bewegung ist bei der menschlichen Wirbelsäule etagenabhängig und ändert sich mit der Ausrichtung des Facettengelenks [15]. Bei der Halswirbelsäule sind die Facettengelenke in einer vergleichsweise koronaren Ebene ausgerichtet und bieten begrenzten Widerstand gegenüber Flexion/Extension und Lateralbeugung. Bei der Lendenwirbelsäule sind die Facettengelenke dagegen in einer mehr sagittalen Ebene ausgerichtet und begrenzen deshalb die Rotationsbewegung.

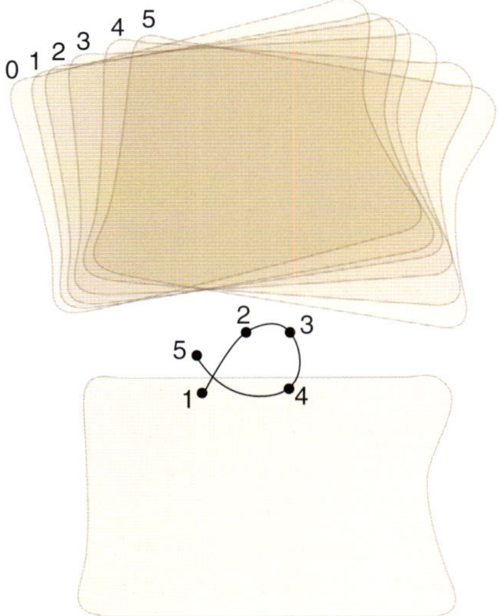

Abb. 1.75 Veränderungen des unmittelbaren COR mit Flexion und Extension in der Lendenwirbelsäule. Bei der normalen Bandscheibe erzeugen Veränderungen im COR eine elliptische Bahn bei Flexion und Extension.

Einer der Vorteile der Wirbelsäulenfusion ist die Kontrolle über die Ausrichtung. Ein anatomischer Zusammenhang wird chirurgisch festgelegt und bleibt bestehen, sobald das Ziel einer knöchernen Fusion erreicht ist. Sollte die postoperative Ausrichtung nicht korrekt sein, kann die Fusion jedoch die Kräfte, die auf benachbarte Bewegungssegmente übertragen werden, dramatisch verändern. Wenn aber eine anatomische Ausrichtung erreicht ist, kann die Wirbelsäulenfusion das Dilemma des Kräfteausgleichs im Drei-Gelenke-Komplex mildern. Da eine Fusion mit der Elimination von Bewegung in der erkrankten Etage einhergeht, werden die Berücksichtigung der Facettenbelastung an dieser Etage und der Erhalt der gekoppelten Bewegung gegenstandslos.

1.9.2 Biomechanik der Fusion: Zervikal

In-vitro-Studien legen nahe, dass eine zervikale Fusion die Kinematik der Nachbarsegmente im Vergleich zu nicht fusionierten intakten Proben und zervikalen Prothesen verändert. Eine Kadaverstudie hat den Nachweis erbracht, dass die Bewegung, die an einer fusionierten Etage verloren geht, durch eine Zunahme der Bewegung der benachbarten Etagen kompensiert wird [3]. Zudem wurde eine Steigerung des intradiskalen Flexionsdrucks der Bandscheibe von 73% bzw. 45% an den beiden Etagen registriert, die an ein instrumentiertes C5/C6-Segment angrenzen [16]. Diese biomechanischen Veränderungen werden dem längeren Hebelarm einer Fusion zugeschrieben. Es hat sich herausgestellt, dass längere Fusionen jedoch nicht mit höheren Erkrankungsraten eines zervikalen Nachbarsegments in Zusammenhang stehen [17]. Die Operationstechniken, die bei der zervikalen Fusion zur Anwendung kommen, können auch das Nachbarsegment beeinflussen. Eine Berührung der anterioren Platte an einer benachbarten Bandscheibe beschleunigt wahrscheinlich Veränderungen der benachbarten Etage. Ein Zusammenhang zwischen der Ossifikation der Nachbaretage und dem Abstand zwischen Platte und Bandscheibe wurde kürzlich in einem retrospektiven Review von 118 Patienten hergestellt, die einer anterioren zervikalen Diskektomie und Fusion (ACDF) unterzogen wurden [18]. Als Risikofaktor für die Degeneration benachbarter Etagen hat sich nach zervikaler Fusion auch eine postoperative Fehlausrichtung herausgestellt. Katsura und Kollegen berichteten über einen statistisch signifikanten Unterschied in der röntgenologischen Inzidenz einer Segmentdegeneration bei Patienten mit Kyphose nach durchschnittlich 9,8 Jahren nach ACDF [19].

1.9.3 Biomechanik der Fusion: Lumbal

Eine lumbale Wirbelsäulenfusion verursacht eine Veränderung der Lastverlagerung an die Grenzen der fusionierten Segmente. Kadaverstudien haben gezeigt, dass lumbosakrale Fusionen die Bewegung an den nicht fusionierten benachbarten Etagen erhöhen und dass diese Bewegungsübertragung bei Verwendung von Instrumentation anscheinend am größten ist [4]. Ein Schafmodell für Wirbelsäulenfusion demonstrierte, dass eine Kyphose nach Fusion insbesondere die mechanischen Eigenschaften des Nachbarsegments beeinflusst, zusammen mit erhöhter posteriorer Belastung für Bänder und Lamina unter Flexions-/Extensions-Belastung [20]. Es wurde auch berichtet, dass lumbale Fusion den intradiskalen Druck an benachbarten Etagen erhöht und dass die Druckerhöhung mit der Anzahl der fusionierten Etagen korreliert [21]. Veränderungen des Bandscheibeninnendrucks und der Bewegung wurden ebenfalls an den benachbarten Etagen nach einer anterioren interkorporellen Fusion an einer Etage (einsegmentiges ALIF-Verfahren) bei einem Kalbmodell gefunden [22]. Längere Fusionen bei der Lendenwirbelsäule wurden nicht mit einer höheren Erkrankungsrate des Nachbarsegments in Zusammenhang gebracht [23].

1.9.4 Zervikale Degeneration des Nachbarsegments

Die primäre anteriore zervikale Fusion wurde als verlässliche Methode zur Behandlung traumatischer, neoplastischer und infektiöser Zustände, von Deformitäten und insbesondere degenerativen spondylotischen Myelopathien [24] und Radikulopathien [25] entwickelt. Aufgrund ihrer breiten Akzeptanz kommen anteriore zervikale Fusionen zunehmend bei jüngeren Patienten zum Einsatz [26]. Dies hat Bedenken hinsichtlich der langfristigen Auswirkungen, einschließlich des potenziellen Risikos für eine Erkrankung des Nachbarsegments, ausgelöst (➤ Abb. 1.76).

In mehreren retrospektiven Studien mit zervikalen Fusionspatienten wurde über eine postoperative Progression von degenerativen Veränderungen der Nachbarsegmente berichtet [27, 28, 29, 30] (➤ Tab. 1.9). Baba et al. [31] beobachteten bei 25% der Patienten, die sich wegen einer spondylotischen Myeloradikulopathie einer ACDF unterzogen, nach durchschnittlich 8,5 Jahren eine progressive Zervikalstenose. Goffin und Kollegen berichteten, dass nach mindestens 5-jähriger Nachbeobachtung bei 92% von 180 Patienten, bei denen aus unterschiedlichen Gründen eine ACDF durchgeführt worden war, degenerative Veränderungen an Etagen auftraten, die an die fusionierte Etage angrenzen. Die Reoperationsrate wegen klinisch relevanter Erkrankung des Nachbarsegments beschränkte sich jedoch auf 6% [32]. Boldham und Kollegen [25] berichteten über ein ähnliches Vorkommen einer klinisch relevanten Erkrankung des Nachbarsegments, wobei bei 9% von 122 Patienten eine zusätzliche Operation notwendig wurde. Die Evaluation dieser Patienten erfolgte im Durchschnitt 6 Jahre nach ACDF.

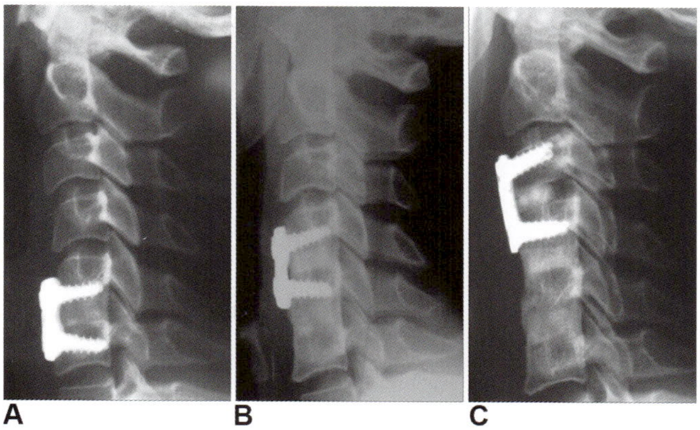

Abb. 1.76 Dieses laterale Röntgenbild stellt den Fall einer „aufsteigenden" Erkrankung des Nachbarsegments in der Halswirbelsäule dar. **A:** Der Patient unterzog sich zuerst einer anterioren zervikalen Dekompression und Fusion (ACDF) an C5/C6. **B:** Nachfolgend entwickelte sich an der nächsten, am meisten kranialen Etage eine Spondylose, die eine neurologische Kompression verursachte, weshalb sich der Patient einer ACDF an C4/C5 mit Entfernung der Platte an C5/C6 unterzog. **C:** Als Nächstes kam es zu einer symptomatischen Degeneration der Bandscheibe an C3/C4, die ebenfalls mit ACDF einschl. Entfernung der C4/C5-Platte behandelt wurde.

Diese und weitere Studien haben eine hohe Prävalenz einer radiographisch gemessenen Degeneration an dem Bewegungssegment ermittelt, das an eine zervikale Fusion angrenzt. Sie haben jedoch keine Ursache-Wirkungs-Beziehung zwischen der Fusion und einer Erkrankung des Nachbarsegments ermittelt. In Bezug auf dieses potenzielle Verhältnis ist es wichtig, die hohe Spondylose-Inzidenz in der Allgemeinbevölkerung zu betrachten. Degenerative Veränderungen an einer oder mehreren zervikalen Etagen finden sich bei der Mehrzahl der über 50-Jährigen [5, 33, 34]. Eine Studie berichtete, dass 89% der asymptomatischen Patienten über 60 Jahre im MRT degenerative Bandscheibenerkrankungen aufwiesen [35]. Zudem ist die Spondylose-Prävalenz etagenabhängig, wobei mehrere subaxiale Etagen (C5/C6, C6/C7, C5/C6) den Hauptanteil ausmachen. Beispielsweise kann ein Patient, der eine zervikale Spondylose an der am meisten betroffenen Etage (C5/C6) entwickelt hat, für die Entwicklung einer Degeneration an der Nachbaretage (C6/C7 oder C4/C5) prädisponiert sein. Ob eine Fusion an der erkrankten Etage durchgeführt wird oder nicht, richtet sich nach dem natürlichen Krankheitsverlauf.

1

Tab. 1.9 Beiträge mit Angaben zur Inzidenz radiologisch nachgewiesener (R) Nachbarsegmentdegeneration oder symptomatischer (S) Nachbarsegmenterkrankung nach anteriorer zervikaler Wirbelsäulenfusion

Studie	Patienten (Anzahl)	Kriterien	Nachbeobachtung (Monate)	Inzidenz (%)
Goffin et al. 2004 [32]	180	R	60	92
Goffin et al. 2004 [32]	180	S	60	6
Hilibrand et al. 1999 [17]	374	S	120	26
Gore und Sepic 1998 [37]	50	S	252	14
Wu et al. 1996 [28]	68	R; MRT	37	28
McGrory und Klassen 1994 [29]	31	R	212	29
Shinomiya et al. 1993 [30]	443	S	72	2,3
Bohlman et al. 1993 [25]	122	S	72	9
Baba et al. 1993 [31]	106	R	102	25
Dohler et al. 1985 [27]	21	R	27	52
Gore und Sepic 1984 [6]	121	R	60	25
Lunsford 1980 [63]	253	S	84	7

MRT, Magnetresonanztomographie

Während die bisherigen Studien den potenziellen kausalen Zusammenhang zwischen zervikaler Fusion und Erkrankung des Nachbarsegments weder bestätigen noch widerlegen können, liegen Berichte vor, die helfen könnten, dieses Problem zu lösen. Gore und Sepic beobachteten bei 25% von 121 Patienten, die sich zuvor einer ACDF unterzogen hatten, bei einer durchschnittlichen Nachbeobachtung von 5 Jahren sowohl den Beginn einer Degeneration des Nachbarsegments als auch ein Fortschreiten der bestehenden Erkrankung [36]. Interessanterweise fanden sie keine Korrelation zwischen Röntgenbefunden und klinischen Symptomen. Es wurde die Hypothese aufgestellt, dass diese Degeneration möglicherweise allein mit dem natürlichen Krankheitsverlauf in Zusammenhang steht. Dieselben Autoren veröffentlichten einen weiteren Bericht über 50 Patienten, demzufolge 14% der Patienten sich nach ACDF einer weiteren Operation wegen Erkrankung der Nachbaretage unterziehen mussten [37].

Auch Hilibrand et al. [17] erforschten den potenziellen Kausalzusammenhang zwischen einer zervikalen Fusion und der Entwicklung einer Erkrankung des Nachbarsegments. Sie berichteten über 409 Fälle einer ACDF wegen Radikulopathie oder Myelopathie. Sie ermittelten eine ähnliche Rate von Zusatzeingriffen (14%) wie Gore und Sepic und gaben als Jahresinzidenz für eine Erkrankung des Nachbarsegments 3% an. Anhand der Kaplan-Meier-Überlebensstatistik ermittelten sie ein Risiko für die Entwicklung einer Erkrankung des Nachbarsegments nach ACDF von 13,6% nach 5- und von 26,6% nach 10-jähriger Nachbeobachtung. Die Autoren merken jedoch an, dass Fusionen größerer Länge mit einem geringeren Risiko für eine Erkrankung des Nachbarsegments einhergingen. Dieses umgekehrte Verhältnis zwischen Länge des Hebelarms und Degenerationsrisiko ließ darauf schließen, dass längere Fusionen evtl. die natürliche Progression der Degeneration an diesen Etagen verhindern, indem sie diese eher in die Fusion einschließen, als das Risiko einer mechanisch bedingten Degeneration an diesen Nachbaretagen zu erhöhen. In diesem Beitrag wurde die Vermutung geäußert, dass die Entwicklung einer Erkrankung des Nachbarsegments möglicherweise mit dem natürlichen Krankheitsverlauf einer zervikalen Spondylose in Zusammenhang steht.

Auch andere Risikofaktoren für die Entwicklung von Veränderungen des Nachbarsegments wurden berichtet. Zu den beständigsten prädisponierenden Faktoren für eine Erkrankung des Nachbarsegments gehörten in mehreren Untersuchungsreihen bereits vor ACDF bestehende degenerative Veränderungen an Nachbarsegmenten [17, 31, 38]. Die niedrigeren zervikalen Etagen haben das höchste Risiko, wobei degenerative Veränderungen insbesondere an C5/C6, gefolgt von C6/C7 und schließlich C4/C5 auftreten [39]. Hilibrand und Kollegen führten außerdem aus, dass die Prävalenz einer Erkrankung des Nachbarsegments mit folgenden Etagen in Zusammenhang stand: C2/C3: 1,2%; C3/C4: 7,6%; C4/C5: 9,3%; C5/C6: 13,8%; und C6/C7: 13,0% [17]. Diese etagenabhängige Prävalenz korreliert mit den Etagen, die am häufigsten operiert werden [36]. Brodke berichtete, dass eine Operation wegen zervikaler Spondylose am häufigsten an C5/C6 (55%) durchgeführt wird, gefolgt von C6/C7 (28%), C4/C5 (13%) und C3/C4 (4%) [40].

Auch die chirurgischen Verfahren können, wie oben erörtert, die Progression einer Nachbarsegmenterkrankung beeinflussen. Ungenaue Instrumentierung der anterioren Platte [18] und eine postoperativ schlechte sagittale Ausrichtung [19] haben sich beide als Risikofaktoren für eine Degeneration der benachbarten Bandscheibe erwiesen. Zudem kann das Alter als prädisponierender Faktor für die Entwicklung einer Erkrankung des Nachbarsegments gelten. Charakteristische Patienten mit Spondylose sind normalerweise über 50 Jahre alt, und es wurde berichtet, dass im MRT nachweisbare degenerative Veränderungen altersabhängig sind [5, 17, 41].

Zervikaler Bandscheibenvollersatz kann mit einem reduzierten Risiko für Veränderungen des Nachbarsegments in Verbindung gebracht werden. In einer nichtrandomisierten Kohortenstudie zum Vergleich einer Bryan-Zervikalprothese (74 Patienten) mit

anteriorer zervikaler Fusion (158 Patienten) wurden nach 2-jähriger Nachbeobachtung Röntgenbefunde und SF-36-Fragebögen ausgewertet. Verglichen wurden Implantat- und Fusionspatienten aus zwei früheren Studien. In einer war das *Affinity Anterior Cervical Cage System,* in der anderen die *Bryan Artificial Cervical Disc* bewertet worden. In der Fusionsgruppe wurde eine Zunahme der radiologischen Degeneration (Bildung anteriorer Osteophyten, Verminderung des Zwischenwirbelraums oder Verkalkung des anterioren longitudinalen Ligaments) an der Nachbaretage beobachtet. Zusätzlich war die Inzidenz für eine symptomatische Erkrankung der Nachbaretage in der Fusionsgruppe statistisch gesehen höher als in der Implantatgruppe [42]. Da die beiden Kohorten von ACDF- und Implantatpatienten aus verschiedenen Studien mit unterschiedlichen Einschlusskriterien stammen, sollten sie allerdings nicht direkt miteinander verglichen werden.

1.9.5 Lumbale Nachbarsegmentdegeneration

Die Resultate der lumbalen Wirbelsäulenfusion zur Behandlung degenerativer Bandscheibenerkrankungen sind nicht in jeder Hinsicht zufrieden stellend. Es besteht nur eine schwache Korrelation zwischen einer erfolgreichen Fusion und einem guten klinischen Ergebnis. Obwohl sich mit modernen Verfahren eine hohe Rate an Wirbelsäulenfusionen (> 90–95%) erzielen lässt, gehören die klinischen Ergebnisse nicht derselben Größenordnung an [43]. Für diese Variabilität in der Schmerzreduktion nach Wirbelsäulenarthrodese werden unangemessene Indikationen, ungenaue Diagnosen und psychosoziale Faktoren verantwortlich gemacht. Selbst bei Patienten, die sich einer unkomplizierten lumbalen Arthrodese unterziehen und von einer exzellenten Schmerzreduzierung profitieren, äußern viele Chirurgen weiterhin Bedenken wegen der potenziellen Entwicklung radiologischer und klinisch symptomatischer Veränderungen der Nachbaretage.

Das Risiko einer fusionsbedingten Degeneration des Nachbarsegments lässt sich aus den veröffentlichten Untersuchungsreihen wegen der Unterschiede in den chirurgischen Indikationen, bei der Nachbeobachtungsdauer und im Patientenalter nur schwer beurteilen. Außerdem kann die Prävalenz einer Degeneration der Nachbaretage je nach Bandscheibenetage und Fusionsverfahren (anterior, posterior, beide usw.) variieren. Die Operationstechnik, insbesondere mit Pedikelschraubeninstrumentierung, die an die erhaltenen Facettengelenke angrenzt, kann das Risiko für die Entwicklung einer Erkrankung des Nachbarsegments beeinflussen. Ungeachtet ihrer Ursache hat die radiologische Degeneration des Nachbarsegments nach Fusion in der Langzeitnachbeobachtung eine beachtliche Prävalenz (➤ Tab. 1.10) [44, 45, 46, 47].

Die Rate klinisch relevanter Erkrankungen des Nachbarsegments nach lumbaler Arthrodese wird in retrospektiven Studien über unterschiedliche Zeiträume bei Patienten, die sich einer zusätzlichen Operation unterziehen mussten, mit 20–27% angegeben [48, 49]. Obwohl die Mehrheit der berichteten Fälle ein direkt an die Arthrodese angrenzendes Segment betrifft, muss dabei an einen Selektionsbias gedacht werden. Bei einem Patienten mit einer degenerativen Bandscheibe ist die Wahrscheinlichkeit, dass eine weitere Bandscheibe degeneriert, höher als bei einem Patienten ohne degenerative Bandscheibenerkrankung, unabhängig davon, ob eine Fusion durchgeführt wurde. Eine von Ghiselli et al. durchgeführte Studie ergab bei 215 Patienten nach posteriorer lumbaler Fusion tatsächlich keine Korrelation zwischen der Reoperationsrate wegen Erkrankung des Nachbarsegments und der Fusionslänge. Die Autoren berichteten, dass das Risiko für die Entwicklung einer Erkrankung bei Segmenten, die an eine einsegmentige Fusion grenzten, dreimal höher war als bei Segmenten, die an eine mehrsegmentige Fusion angrenzten [23].

Klinisch gesehen bleiben die Auswirkungen einer Fusion für das Nachbargelenk jedoch unklar. Viele Autoren haben Kohortenstudien vorgestellt, in denen der Zusammenhang zwischen lumbaler

Tab. 1.10 Beiträge mit Angaben zur Inzidenz radiologisch nachgewiesener (R) Nachbarsegmentdegeneration oder symptomatischer (S) Nachbarsegmenterkrankung nach lumbaler Wirbelsäulenfusion

Studie	Patienten (Anzahl)	Kriterien	Nachbeobachtung (Monate)	Inzidenz (%)
Wai et al. 2006 [56]	39	R; MRT	240	23
Ghiselli et al. 2004 [23]	215	S	80	27
Gillet 2003 [48]	149	R	60	41
Gillet 2003 [48]	149	S	60	20
Ghiselli et al. 2003 [54]	32	S	88	3
Kanayama et al. 2001 [45]	27	S	60	18
Kumar et al. 2001 [47]	28	R	360	36
Kuslich et al. 2000 [46]	196	S	48	6
Rahm und Hall 1996 [50]	49	R	60	35
Penta et al. 1995 [52]	81	R; MRT	120	32
Lee 1988 [49]	67	S	102	27
Lehmann et al. 1987 [51]	62	R	396	45
Frymoyer et al. 1979 [44]	96	S	164	5

MRT, Magnetresonanztomographie

Arthrodese und der Rate der Nachbarsegmentdegeneration evaluiert wurde. Die Ergebnisse waren widersprüchlich. Rahm und Hall berichteten über die 5-jährige Nachbeobachtung von 49 Patienten, die sich einer posterioren instrumentierten Lumbalfusion unterzogen hatten; sie ermittelten eine Rate von 35% für eine Nachbarsegmentdegeneration und stellten fest, dass die Patienten mit einer Degeneration schlechtere klinische Ergebnisse aufwiesen [50]. Zur Bekräftigung des kausalen Zusammenhangs zwischen Fusion und Erkrankung des Nachbarsegments berichteten die Autoren, dass ihre Patienten, die eine Pseudoarthrose entwickelten, eine geringere Wahrscheinlichkeit für die Entwicklung einer Nachbarsegmentdegeneration hatten. Lehmann et al. [51] präsentierten eine Kohortenstudie mit 62 lumbalen Arthrodesepatienten und einer durchschnittlichen Nachbeobachtung von 33 Jahren. Obwohl 45% der Patienten eine radiologische Degeneration am kaudal zur Arthrodese lokalisierten Segment entwickelt hatten und eine Korrelation zwischen Segmentdegeneration und Stenose bestand, korrelierten die Röntgenbefunde nicht mit den klinischen Symptomen der Patienten.

Mehrere andere Studien präsentieren Daten, die den angenommenen kausalen Zusammenhang zwischen Lumbalfusion und Nachbarsegmenterkrankung nicht erhärten. Eine Studie von Penta et al. [52] mit 10-jähriger Nachbeobachtung berichtete über 81 Patienten mit Bandscheibenfusion am lumbosakralen Übergang; sie fanden keinen Unterschied in der Rate der Nachbarsegmenterkrankung gegenüber den gematchten, nicht operierten Kontrollpatienten. Des Weiteren ergab ihre Studie keinen Zusammenhang zwischen längeren Fusionen und dem Schweregrad der Degeneration.

Throckmorton et al. [53] untersuchten auch das Verhältnis zwischen einer Erkrankung der Nachbaretage und den Ergebnissen der posterioren lumbalen Fusion. Sie verglichen die Patienten, bei denen die Fusion an eine gesunde Bandscheibe angrenzte, mit den Patienten, bei denen die Fusion an eine degenerierte Bandscheibe grenzte. Die Patienten der zweiten Gruppe schnitten bei den SF-36-Fragebögen besser ab, und es gab keinen Unterschied zwischen den beiden Gruppen in Bezug auf einen weiteren Operationsbedarf. Diese Studie ließ darauf schließen, dass das Risiko für die Entwicklung einer klinisch symptomatischen Erkrankung des Nachbarsegments durch die an eine degenerierte Bandscheibe angrenzende Fusion nicht anstieg.

Zu ähnlichen Ergebnissen kamen Ghiselli et al. [54] in einer Kohortenstudie mit 32 Patienten, die sich einer Fusion an S4/L5 unterzogen. Durchschnittlich 7,3 Jahre nach Fusion fanden sie bei 97% ihrer Patienten keine Hinweise für eine symptomatische Degeneration an L5/S1, die eine zusätzliche Dekompression oder Fusion notwendig gemacht hätte. Beim Vergleich zwischen präoperativer und postoperativer Untersuchung zeigte sich jedoch ein Trend zu fortschreitender Arthrose an L5/S1, die Autoren fanden allerdings keinen Zusammenhang zwischen dem präoperativen Arthrosegrad und weiterer Degeneration. Sie kamen zu dem Schluss, dass bei Patienten mit Instabilität oder Stenose an L4/L5 das L5/S1-Segment bei Durchführung einer posterioren Lumbalfusion nicht mit eingeschlossen werden muss, wenn die Symptome nicht auf die lumbosakrale Etage zurückzuführen sind.

Andere Studien regten jedoch an, dass eine Bewegungserhaltung das Risiko für eine Degeneration des Nachbarsegments senken kann. Huang und Kollegen untersuchten retrospektiv die Kontroll-Röntgenbilder von 42 Patienten 8,7 Jahre nach lumbalem Bandscheibenvollersatz [55]. Die meisten Patienten hatten die ProDisc (Synthes, West Chester, Pennsylvania) erhalten, die an L4/L5 oder L5/S1 implantiert wurde (55 von 61). Sie evaluierten den potenziellen Zusammenhang zwischen Bewegungserhaltung und der Entwicklung einer radiologischen Degeneration der Nachbaretage bei diesen Patienten. Bei 24% ihrer Patienten (10 von 42) wurde eine Degeneration der Nachbaretage beobachtet. Die Patienten mit Degeneration des Nachbarsegments besaßen an den Etagen mit Implantat eine durchschnittliche Beweglichkeit von 1,6 ± 1,3°, bei den Patienten ohne Degeneration des Nachbarsegments lag der Wert bei 4,7 ± 4,5°. Dieser Unterschied war statistisch signifikant. Obwohl es keine Unterschiede beim klinischen Ergebnis gab, folgerten die Autoren, dass eine Bewegungserhaltung nach lumbaler Arthroplastik das Risiko einer radiologischen Degeneration des Nachbarsegments reduzieren kann.

Die Nachbeobachtung von 39 ALIF-Patienten nach 20 Jahren ermöglichte kürzlich die Langzeitbeurteilung einer lumbalen Degeneration des Nachbarsegments [56]. Bei den Patienten dieser Serie, die an den Nachbaretagen ein normales präoperatives Diskogramm aufwiesen, wurde zur Bestimmung der Degeneration ein MRT erstellt. Bei 29 Patienten (74,3%) zeigte sich im MRT eine Degeneration. Neun Patienten (23,1%) wiesen eine fortgeschrittene Degeneration auf, die auf die Nachbaretage begrenzt war, und bei 7 (17,9%) Patienten gab es Hinweise für eine fortgeschrittene Degeneration, von der jedoch die an die Fusion angrenzende Etage nicht betroffen war. Die Prävalenz degenerativer Veränderungen ist ähnlich hoch wie in anderen Studien mit normalen asymptomatischen Personen. Die Autoren konnten keinen Zusammenhang zwischen Funktion und radiologischer Degeneration feststellen. Weil die Mehrzahl der degenerativen Veränderungen an mehreren Etagen oder an Etagen auftrat, die nicht an die Fusion angrenzten, mutmaßten die Autoren, dass die Degeneration wahrscheinlich eher mit dem natürlichen Krankheitsverlauf zusammenhängt als mit der durch die Fusion hervorgerufene erhöhte Belastung der Nachbaretage.

1.9.6 Lumbale Degeneration desselben Segments

Bei den lumbalen Fusionsverfahren beschränkt sich das Risiko für eine Erkrankung „desselben Segments" auf die Patienten, die eine Pseudoarthrose entwickeln können. Bewegungserhaltende Behandlungen können jedoch das Risiko für die Entwicklung einer Neuerkrankung an derselben Etage (sog. „Erkrankung desselben Segments") erhöhen. Diese kann an den Facettengelenken, innerhalb des Lig. flavum oder im Falle eines Nukleusersatzes oder einer posterioren Stabilisierung sogar an der Bandscheibe auftreten. Infolgedessen kann es durch chirurgische Veränderung der spinalen Biomechanik mittels bewegungserhaltender Verfahren zur natürlichen Degeneration an der operierten Etage kommen, während eine Fusion die natürliche Degeneration an der Nachbaretage ändern kann.

Auch wenn beispielsweise viele der Bandscheibenprothesen, die derzeit für die Anwendung beim Menschen geprüft werden, versuchen, die natürliche Verbindung zwischen den Wirbelkörpern zu imitieren, so gelingt es doch keiner dieser Prothesen, die wohldefinierten Bewegungscharakteristika der natürlichen Bandscheibe präzise nachzuahmen. Die mangelnde Perfektion der Implantate kann im Vergleich zu einer normalen, gesunden Bandscheibenverbindung mit ihrem sich konstant verändernden Rotationszentrum und ihren komplexen gekoppelten Bewegungen abnorme Kräfte auf die Facettengelenke und die Bandscheibenbänder ausüben.

Bei Bewegungserhaltung kann die Entwicklung einer Facettenarthrose derselben Etage Anlass zur Sorge geben. Eine Zunahme der Facettenbelastung um 14% wurde bei einem humanen osteoligamentären Kadavermodell der CHARITÉ-Bandscheibenprothese (DePuy Spine, Inc., Raynham, Massachusetts) [57] beobachtet. Eine Finite-Elemente-Analyse eines Bandscheibenvollersatzes zeigte zudem hohe Facettendrücke (> 3 MPa) und hohe Bandspannungen (> 500 N) [58]. Über eine signifikante Facettenarthrose bei 41% von 27 Patienten ca. 53 Monate nach lumbalem Bandscheibenersatz durch die CHARITÉ berichtete van Ooij [59]. Ähnliche Beobachtungen über eine progrediente Facettenarthrose bei 11 von 107 Patienten nach lumbalem Bandscheibenersatz machte Lemaire [60]. Eine neuere MRT-Untersuchung von 16 Patienten jeweils 2 Jahre nach Bandscheibenvollersatz mit der CHARITÉ berichtete ebenfalls über eine beschleunigte Facettendegeneration. Insgesamt wiesen 7 von 16 (44%) der Patienten 2 Jahre nach dem Gelenkersatz eine Progression der Facettendegeneration auf. Diese sieben Patienten hatten höhere VAS-Werte als die Patienten ohne Progression [61]. Dieser potenzielle Effekt einer beschleunigten „Erkrankung desselben Segments“ kann auf die Einschränkung der Bewegungscharakteristika des Implantats, welche die Kräfte an die Facettengelenke übertragen, zurückgeführt werden [62]. Sie könnte auch mit dem natürlichen Verlauf einer lumbalen Facettenarthrose – eine bekannte altersbedingte Erkrankung – in Zusammenhang stehen. Zu bedenken ist allerdings, dass es keine hochwertigen kontrollierten Studien gibt, in denen das Risiko einer „Erkrankung desselben Segments“ nach Bandscheibenvollersatz oder anderen bewegungserhaltenden Technologien spezifisch evaluiert worden wäre.

1.9.7 Fazit

Vieles weist darauf hin, dass das Risiko für eine progrediente Degeneration des Nachbarsegments und die Entwicklung einer „Erkrankung desselben Segments“ sowohl mit dem natürlichen Krankheitsverlauf der Spondylose als auch mit dem Vorhandensein einer angrenzenden Fusion in Zusammenhang gebracht werden kann. Das relative Risiko dieser beiden Faktoren ist jedoch noch nicht verstanden, und in der Literatur finden sich widersprüchliche Daten. Zudem gibt es noch keine fundierte Evidenz zur Stützung der Hypothese, dass ein Bandscheibenersatz das Risiko einer Erkrankung des Nachbarsegments reduzieren kann. Jede Prothese für den Bandscheibenvollersatz besitzt spezifische Bewegungscharakteristika mit jeweils relativen Vorzügen und Einschränkungen. Keine Prothese kann die eleganten Bewegungscharakteristika der natürlichen Bandscheibe vollständig wiederherstellen. Es ist nicht bekannt, wie genau ein Gelenkimplantat die normale Bewegungsmechanik imitieren muss, um die Ziele – Erhalt der spinalen Kinematik insgesamt und Erhalt der Nachbaretagen – erfolgreich und dauerhaft erreichen zu können. Ein umfassenderes Verständnis des kausalen Zusammenhangs zwischen Fusion und Erkrankung des Nachbarsegments und zusätzlich zwischen Bandscheibenersatz und Erkrankung des Nachbarsegments (oder desselben Segments) ist für eine erfolgreiche Entwicklung und Durchführung dieser aufkeimenden Bandscheibenersatz-Technologie unerlässlich.

LITERATUR

[1] Eck JC, Humphreys SC, Lim TH, et al: Biomechanical study on the effect of cervical spine fusion on adjacent-level intradiscal pressure and segmental motion. Spine 27: 2.431–2.434, 2002.
[2] Weinhoffer SL, Guyer RD, Herbert M, Griffith SL: Intradiscal pressure measurements above an instrumented fusion. Spine 20: 526–531, 1995.
[3] DiAngelo DJ, Roberston JT, Metcalf NH, et al: Biomechanical testing of an artificial cervical joint and an anterior cervical plate. J Spinal Disord Tech 16: 314–323, 2003.
[4] Lee CK, Langrana NA: Lumbosacral spinal fusion: a biomechanical study. Spine 9: 574–581, 1984.
[5] Boden SD, McCowin PR, Davis DO: Abnormal magnetic resonance scans of the cervical spine in asymptomatic subjects. J Bone Joint Surg Am 72: 1.178–1.184, 1990.
[6] Gore DR, Sepic SB: Anterior cervical fusion for degenerated or protruded discs: a review of 146 patients. Spine 9: 667–671, 1984.
[7] Boden SD, Davis DO, Dina TS, et al: Abnormal magnetic resonance scans of the lumbar spine in asymptomatic subjects: a prospective investigation. J Bone Joint Surg Am 72: 403–408, 1990.
[8] Panjabi MM: Experimental determination of spinal motion segment behavior. Orthop Clin North Am 8: 169–180, 1977.
[9] Ishii T, Mukai Y, Hosono N, et al: Kinematics of the subaxial cervical spine in rotation: in vivo three-dimensional analysis. Spine 29: 2.826–2.831, 2006.
[10] Ishii T, Mukai Y, Hosono N, et al: Kinematics of the cervical spine in lateral bending: in vivo three-dimensional analysis. Spine 31: 155–160, 2006.
[11] Ochia RS, Inoue N, Renner SM, et al: Three-dimensional in vivo measurement of lumbar spine segmental motion. Spine 31: 2.073–2.078, 2006.
[12] Ogston NG, King GJ, Gertzbein SD, et al: Centrode patterns in the lumbar spine: baseline studies in normal subjects. Spine 11: 591–595, 1986.
[13] Pearcy MJ, Bogduk N: Instantaneous axes of rotation of the lumbar vertebral joints. Spine 13: 1.033–1.041, 1988.
[14] Dvorak J, Panjabi MM, Novotny JE, Antinnes JA: In vivo flexion/extension of the normal cervical spine. J Orthop Res 9: 828–834, 1991.
[15] White AA, Panjabi MM: The basic kinematics of the human spine. Spine 3: 12–20, 1978.
[16] Eck JC, Humphreys SC, Lim TH, et al: Biomechanical study on the effect of cervical spine fusion on adjacent-level intradiscal pressure and segmental motion. Spine 27: 2.431–2.434, 2002.
[17] Hilibrand AS, Carlson GD, Palumbo MA, et al: Radiculopathy and myelopathy at segments adjacent to the site of a previous anterior cervical arthrodesis. J Bone Joint Surg Am 81: 519–528, 1999.

1

[18] Park JB, Cho YS, Riew D: Development of adjacent-level ossification in patients with an anterior cervical plate. J Bone Joint Surg Am 87: 558–563, 2005.
[19] Katsura A, Hukada S, Saruhasji Y, Mari K: Kyphotic malalignment after anterior cervical fusion is one of the factors promoting the degenerative process in adjacent intervertebral levels. Eur Spine J 10: 320–324, 2001.
[20] Oda I, Cunningham BW, Buckley RA, et al: Does spinal kyphotic deformity influence the biomechanical characteristics of the adjacent motion segments? An in vivo animal model. Spine 24: 2.139–2.146, 1999.
[21] Weinhoffer SL, Guyer RD, Herbert M, Griffith SL: Intradiscal pressure measurements above an instrumented fusion. Spine 20: 526–531, 1995.
[22] Rao RD, David KS, Wang M: Biomechanical changes at adjacent segments following anterior lumbar interbody fusion using tapered cages. Spine 24: 2.772–2.776, 2005.
[23] Ghiselli G, Wang JC, Bhatia NN, et al: Adjacent segment degeneration in the lumbar spine. J Bone Joint Surg Am 86: 1.497–1.503, 2004.
[24] Emery SE, Bohlman HH, Bolesta MJ, Jones PK: Anterior cervical decompression and arthrodesis for the treatment of cervical spondylotic myelopathy: two to seventeen-year follow-up. J Bone Joint Surg Am 80: 941–951, 1998.
[25] Bohlman HH, Emery SE, Goodfellow DB, Jones PK: Robinson anterior cervical discectomy and arthrodesis for cervical radiculopathy. Long-term follow-up of one hundred and twenty-two patients. J Bone Joint Surg Am 75: 1.298–1.307, 1993.
[26] Davis HL: Increasing rates of cervical and lumbar spine surgery in the United States, 1979–1990. Spine 19: 1.117–1.123, 1994.
[27] Dohler JR, Kahn MR, Hughes SP: Instability of the cervical spine after anterior interbody fusion: a study on its incidence and clinical significance in 21 patients. Arch Orthop Trauma Surg 104: 247–250, 1985.
[28] Wu W, Thomas KA, Hedlund R: Degenerative changes following anterior cervical discectomy and fusion evaluated by fast spine echo MR imaging. Acta Radiol 37: 614–617, 1996.
[29] McGrory BJ, Klassen RA: Arthrodesis of the cervical spine for fractures and dislocations in children and adolescents: a long term follow-up study. J Bone Joint Surg 76: 1.606–1.616, 1994.
[30] Shinomiya K, Okamoto A, Kamikozuru M: An analysis of failures in primary cervical anterior spinal cord decompression and fusion. J Spinal Disord 6: 277–288, 1993.
[31] Baba H, Furusawa N, Imura S, et al: Late radiographic findings after anterior cervical fusion for spondylotic myeloradiculopathy. Spine 18: 2.167–2.173, 1993.
[32] Goffin J, Geusens E, Vantomme N, et al: Long-term follow-up after interbody fusion of the cervical spine. J Spinal Disord Tech 17: 79–85, 2004.
[33] Kellgren JH, Lawrence JS: Osteoarthrosis and disc degeneration in an urban population. Ann Rheum Dis 17: 388–397, 1958.
[34] Gore DR, Sepic SB, Gardner G: Neck pain: a long-term follow-up of 205 patients. Spine 12: 1–5, 1987.
[35] Matsumoto M, Fujimura Y, Suzuki N, et al: MRI of cervical intervertebral discs in asymptomatic subjects. J Bone Joint Surg Br 80: 19–24, 1998.
[36] Gore DR, Sepic SB: Anterior cervical fusion for degenerated or protruded discs: a review of one hundred forty-six patients. Spine 9: 667–671, 1984.
[37] Gore DR, Sepic SB: Anterior discectomy and fusion for painful cervical disc disease: a report of 50 patients with an average follow-up of 21 years. Spine 23: 2.047–2.051, 1998.
[38] Baba H, Furusawa N, Imura S, et al: Late radiographic findings after anterior cervical fusion for spondylotic myeloradiculopathy. Spine 18: 2.167–2.173, 1993.
[39] White AP, Biswas D, Smart LR, et al: Utility of flexion-extension radiographs in evaluating the degenerative cervical spine. Spine 32(9): 975–979, 2007.
[40] Brodke DS, Zdeblick TA: Modified Smith-Robinson procedure for anterior cervical discectomy and fusion. Spine 17: S427–S430, 1992.
[41] Boden SD, McCowin PR, Davis DO: Abnormal magnetic resonance scans of the cervical spine in asymptomatic subjects. J Bone Joint Surg Am 72: 1178–1.184, 1990.
[42] Robertson JT, Papadopoulos SM, Traynelis VC: Assessment of adjacent-segment disease in patients treated with cervical fusion or arthroplasty: a prospective 2-year study. J Neurosurg Spine 3: 417–423, 2005.
[43] West JL III, Bradford DS, Ogilvie JW: Results of spinal arthrodesis with pedicle screw-plate fixation. J Bone Joint Surg Am 73: 1.179–1.184, 1991.
[44] Frymoyer JW, Hanley EN Jr, Howe J, et al: A comparison of radiographic findings in fusion and nonfusion patients ten or more years following lumbar disc surgery. Spine 4: 435–440, 1979.
[45] Kanayama M, Hashimoto T, Shigenobu K, et al: Adjacent-segment morbidity after Graf ligamentoplasty compared with posterolateral lumbar fusion. J Neurosurg 95: 5–10, 2001.
[46] Kuslich SD, Danielson G, Dowdle JD, et al: Four-year follow-up results of lumbar spine arthrodesis using the Bagby and Kuslich lumbar fusion cage. Spine 25: 2.656–2.662, 2000.
[47] Kumar MN, Jacquot F, Hall H: Long-term follow-up of functional outcomes and radiographic changes at adjacent levels following lumbar spine fusion for degenerative disc disease. Eur Spine J 10: 309–313, 2001.
[48] Gillet P: The fate of the adjacent motion segments after lumbar fusion. J Spinal Disord Tech 16: 338–345, 2003.
[49] Lee CK: Accelerated degeneration of the segment adjacent to a lumbar fusion. Spine 13: 375–377, 1988.
[50] Rahm MD, Hall BB: Adjacent-segment degeneration after lumbar fusion with instrumentation: a retrospective study. J Spinal Dis 9: 392–400, 1996.
[51] Lehmann TR, Spratt KF, Tozzi JE, et al: Long-term follow-up of lower lumbar fusion patients. Spine 12: 97–104, 1987.
[52] Penta M, Sandhu A, Fraser RD: Magnetic resonance imaging assessment of disc degeneration 10 years after anterior lumbar interbody fusion. Spine 20: 743–747, 1995.
[53] Throckmorton TW, Hilibrand AS, Mencio GA, et al: The impact of adjacent level disc degeneration on health status outcomes following lumbar fusion. Spine 28: 2.546–2.550, 2003.
[54] Ghiselli G, Wang JC, Hsu WK, Dawson EG: L5-S1 segment survivorship and clinical outcome analysis after L4-L5 isolated fusion. Spine 28: 1.275–1.280, 2003.
[55] Huang RC, Tropiano P, Marnay T, et al: Range of motion and adjacent level degeneration after lumbar total disc replacement. Spine J 6: 242–247, 2006.
[56] Wai EK, Santos ERG, Morcom RA, Fraser RD: Magnetic resonance imaging 20 years after anterior lumbar interbody fusion. Spine 31: 1.952–1.956, 2006.
[57] Goel VK, Grauer JN, Patel TCh, et al: Effects of CHARITÉ Artificial Disc on the implanted and adjacent spinal segments mechanics using a hybrid testing protocol. Spine 30: 2.755–2.764, 2005.
[58] Denoziere G, Ku DN: Biomechanical comparison between fusion of two vertebrae and implantation of an artificial intervertebral disc. J Biomech 39: 766–775, 2006.
[59] Van Ooij A, Oner FC, Verbout AJ: Complications of artificial disc replacement: a report of 27 patients with the SB Charite disc. J Spinal Disord Tech 16: 369–383, 2003.
[60] Lemaire JP, Skalli W, Lavaste F, et al: Intervertebral disc prosthesis: Results and prospects for the year 2000. Clin Orthop 337: 64–76, 1997.
[61] Phillips FM, Diaz R, Pimenta L: The fate of the facet joints after lumbar total disc replacement: a clinical and MRI study. Spine J 5: 75S, 2005.
[62] Huang RC, Wright TM, Panjabi MM, Lipman JD: Biomechanics of nonfusion implants. Orthop Clin N Am 36: 271–280, 2005.
[63] Lunsford LD, Bissonette DJ, Jannetta PJ, et al: Anterior surgery for cervical disc disease. Part 1: Treatment of lateral cervical disc herniation in 253 cases. J Neurosurg 53(1): 1–11, 1980.

KAPITEL

2 Chirurgische Überlegungen zur bewegungserhaltenden Chirurgie der Wirbelsäule

2.1 **Technik zur anterioren Darstellung der Lendenwirbelsäule**
Bauer E. Sumpio . . . 85
2.1.1 Verfahren . . . 85
2.1.2 Kommentar . . . 90

2.2 **Management von Komplikationen bei anteriorer Freilegung der Lendenwirbelsäule**
Kristina Spate und Bauer E. Sumpio . . . 92
2.2.1 Potenzielle Komplikationen . . . 92
2.2.2 Gefäßkomplikationen . . . 92
2.2.3 Urologische Komplikationen . . . 94
2.2.4 Neurologische Komplikationen . . . 95
2.2.5 Sonstige Komplikationen . . . 97
2.2.6 Fazit . . . 98

2.3 **Technik zur lateralen Darstellung der Lendenwirbelsäule: Anterolateraler transpsoatischer Zugang**
Rudolf Bertagnoli . . . 98
2.3.1 Indikationen . . . 99
2.3.2 Einschränkungen . . . 99
2.3.3 Operationstechnik . . . 99
2.3.4 Komplikationen und ihre Vermeidung . . . 102
2.3.5 Fazit . . . 102

2.1 Technik zur anterioren Darstellung der Lendenwirbelsäule

Bauer E. Sumpio

! KERNAUSSAGEN

- Ein retroperitonealer Zugang zur anterioren Wirbelsäule ist eine sichere und schnelle Technik, die eine exzellente anteriore Darstellung der Wirbel L3–S1 erlaubt.
- Zu den Vorteilen eines paramedianen Zugangs gehört, dass ein Eintritt in die Peritonealhöhle vermieden wird und die Bauchwandmuskulatur nicht bewegt werden muss.
- Entsprechende Instrumentierung mit guter Sicht bei optimaler Ausleuchtung und Freilegung des Situs ist der Schlüssel zu einer sicheren und adäquaten Darstellung der lumbalen Bandscheiben.
- Präzise Kenntnis des Zusammenhangs zwischen den lumbalen Wirbelkörpern und den vaskulären, urogenitalen und Nervenstrukturen ist für eine sichere Freilegung der anterioren Oberfläche entscheidend.
- Bei Freilegung der Wirbelkörper L4/L5 wird frühzeitiges Abbinden der aufsteigenden lumbalen (iliolumbalen) Vene empfohlen.

Anteriore lumbale interkorporelle Fusion (ALIF) und Bandscheibenersatz sind zunehmend gebräuchliche Verfahren für die Behandlung einer Vielzahl von Wirbelsäulenproblemen, z.B. Pseudoarthrose, degenerative Gelenkerkrankung und interne Bandscheibenruptur durch Malignität, Infektion oder Trauma. Die Freilegung des anterioren Abschnitts der lumbalen Bandscheiben kann entweder über einen transperitonealen oder extraperitonealen Zugang durch verschiedene Hautschnitte erreicht werden [1–3]. Der retroperitoneale Zugang ist die bevorzugte Methode, denn er kann durch kleine Hautschnitte erreicht werden und vermeidet eine Retraktion der Eingeweide. Da gewöhnlich eine Mobilisierung der Gefäßstrukturen und der Harnleiter notwendig ist, assistieren dem Wirbelsäulenchirurgen beim Freilegen der lumbalen Bandscheiben üblicherweise ein Gefäßchirurg, ein Urologe oder ein Allgemeinchirurg.

2.1.1 Verfahren

Vorbereitung des Patienten

Obwohl ein standardmäßiger röntgendurchlässiger Operationstisch ausreichend ist, haben wir festgestellt, dass die Durchführung des Eingriffs für den Operateur einfacher ist, wenn er zwischen den Beinen des Patienten steht. Wir verwenden deshalb einen strahlendurchlässigen Zystoskopie-Operationstisch der Fa. OSI, der das Anbringen zweier einzeln beweglicher Beinstützen ermöglicht. Nach Einleitung der Anästhesie wird ein Foley-Blasenkatheter gelegt, und der Patient erhält Kompressionsstrümpfe.

Hautschnitt

Obwohl die Positionen der lumbalen Bandscheiben ziemlich konstant sind, verwenden wir zur Markierung der Haut über den entsprechenden Bandscheibenräumen routinemäßig laterale und anteroposteriore Fluoroskopie (➤ Abb. 2.1). Dieses Vorgehen ist hilfreich, um die Länge des Hautschnitts zu minimieren. Für einen retroperitonealen Zugang zur Lendenwirbelsäule setzen wir normalerweise einen linken paramedianen Hautschnitt zur Freilegung von L4/L5 und mehr kranialen Bandscheibenräumen und einen rechten paramedianen Schnitt für die Freilegung der Bandscheibe L5/S1, der auf der Hautmarkierung zentriert ist. Der Zugang zur Bandscheibe L5/S1 ist von jeder Seite möglich. Der Grund dafür, dass zunächst ein rechtsseitiger Hautschnitt gewählt wird, ist die Aussparung des linken Retroperitoneums aufgrund erneuter Erkrankung der L5/S1-Bandscheibe oder nachfolgende Beteiligung einer Bandscheibe an einer höheren lumbalen Etage. Bei den meisten Fällen mit einer Etage und einigen Fällen mit 2 Etagen ist auch ein quer laufender Hautschnitt möglich. Bei dünnen weiblichen Patienten wird normalerweise ein Pfannenstielschnitt durchgeführt, der bei adäquater Retraktion eine exzellente Sicht sowohl auf die Bandscheibe L5/S1 als auch auf L4/L5 liefern kann. Sollte ein transperitonealer Zugang erwogen werden, wird der übliche Mittellinienschnitt verwendet.

Eröffnung des Retroperitonealraums

Für den retroperitonealen Zugang wird die externe schräge Faszie identifiziert und dicht an der Mittellinie inzisiert (➤ Abb. 2.2A). Der Rektusmuskel wird posterior in seinem lateralen Ausmaß über die unteren epigastrischen Gefäße mobilisiert (➤ Abb. 2.2B). Diese Gefäße sollten vorsichtig gehandhabt werden, da Hämatome der Rektusscheide als Ergebnis einer Ruptur der A. epigastrica inferior berichtet wurden [4]. Die Visualisierung der Linea semilu-

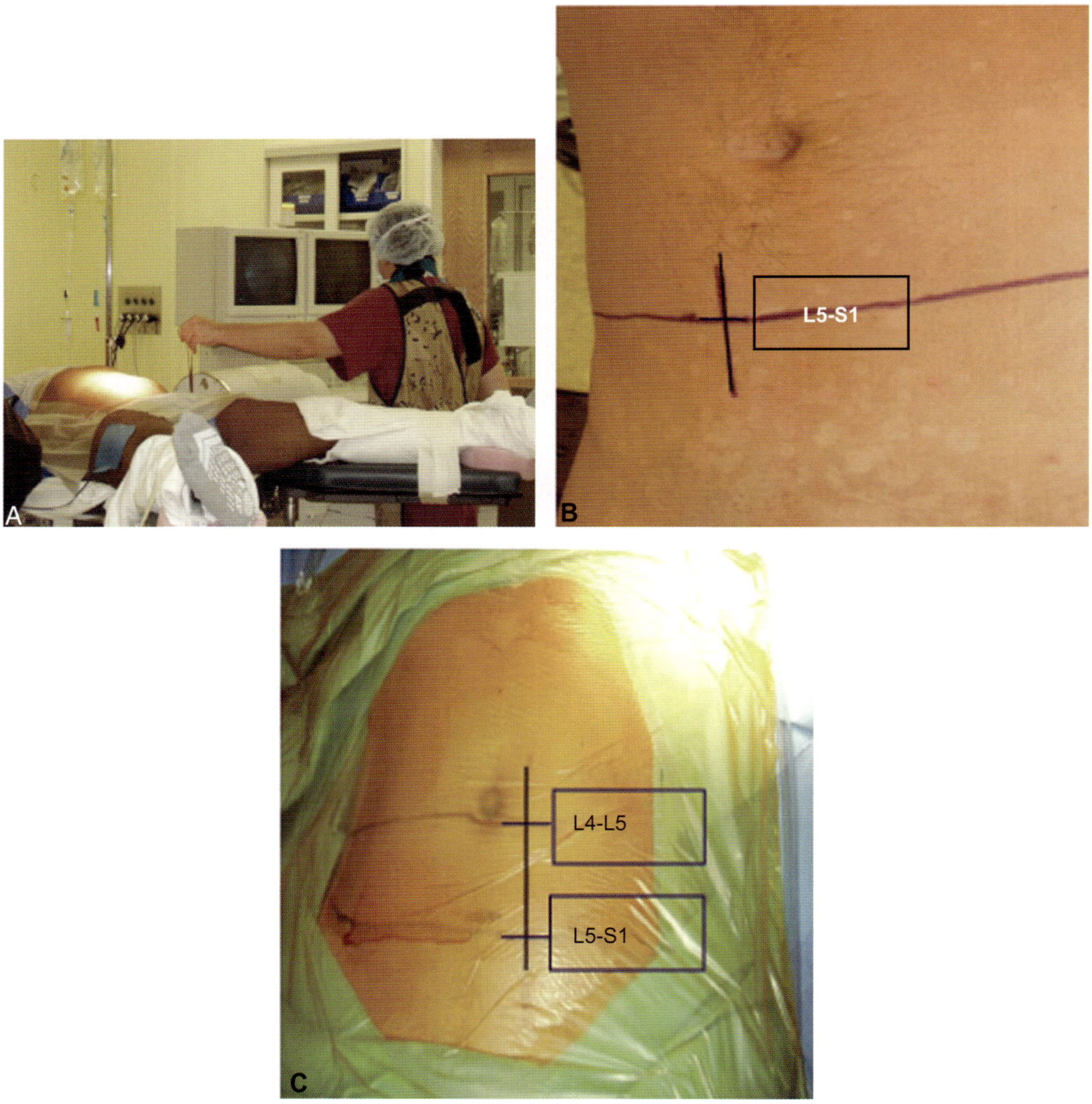

Abb. 2.1 **A:** Verwendung lateraler und anteroposteriorer Fluoroskopie zur Identifizierung der betroffenen Bandscheibenräume. **B:** Hautmarkierungen, welche die geplante rechte paramediane Schnittführung für eine L5/S1-Bandscheibenoperation anzeigen. **C:** Hautmarkierungen für eine linke paramediane Schnittführung für eine kombinierte Operation an L4/L5 und L5/S1.

naris) (Douglas-Linie) (➤ Abb. 2.2C) ist wichtig, da diese den Übergang von der Trennlinie zwischen der Aponeurose des M. transversus obliquus und der posterioren Schicht des M. internus obliquus zu den anterioren Muskelfasern des M. internus obliquus markiert. Kaudal zu dieser anatomischen Linie kann der Retroperitonealraum durch Wegschieben des Peritoneums nach lateral bis medial und weg von der darüber liegenden Rektusscheide in superiorer Richtung leicht dargestellt werden (➤ Abb. 2.3A). Die posteriore Rektusscheide kann dann sicher in vertikaler Ausrichtung inzidiert werden, wobei die Unversehrtheit des Peritoneums gewahrt bleibt und die Bauchorgane leicht weggeschoben werden können. Das Peritoneum und die ipsilateralen Harnleiter lassen sich problemlos vom Psoasmuskel mobilisieren, sodass die ipsilaterale A. und V. iliaca identifiziert werden können (➤ Abb. 2.3B). Verletzungen der Bauchhöhle sollten unverzüglich durch eine entsprechende resorbierbare Naht repariert werden, um eine weitere Vergrößerung des Risses und einen Austritt der Eingeweide in die eröffnete Bauchhöhle zu vermeiden. Eine Verletzung des ipsilateralen Harnleiters ist ungewöhnlich, außer bei Vorhandensein fibrösen Narbengewebes durch frühere Eingriffe [5].

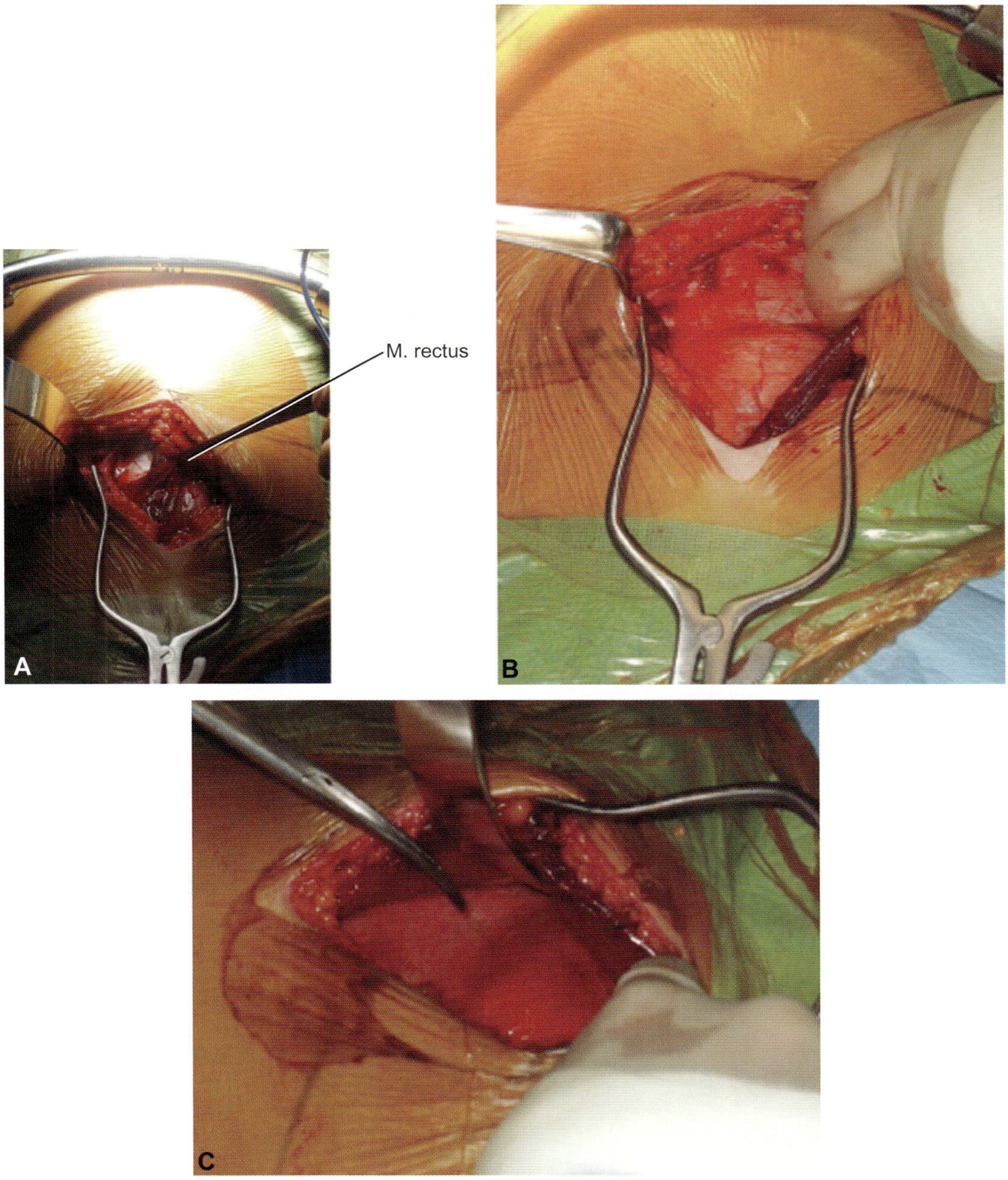

Abb. 2.2 A: Nach Hautinzision und Vertiefung der Inzision durch das Subkutangewebe wird die Faszie des M. obliquus externus identifiziert und dicht an der Mittellinie inzisiert. **B:** Mobilisierung des M. rectus posterior zu seiner lateralen Ausdehnung an den unteren epigastrischen Gefäßen vorbei. **C:** Klemme, die in Richtung der halbmondförmige Douglas-Linie weist.

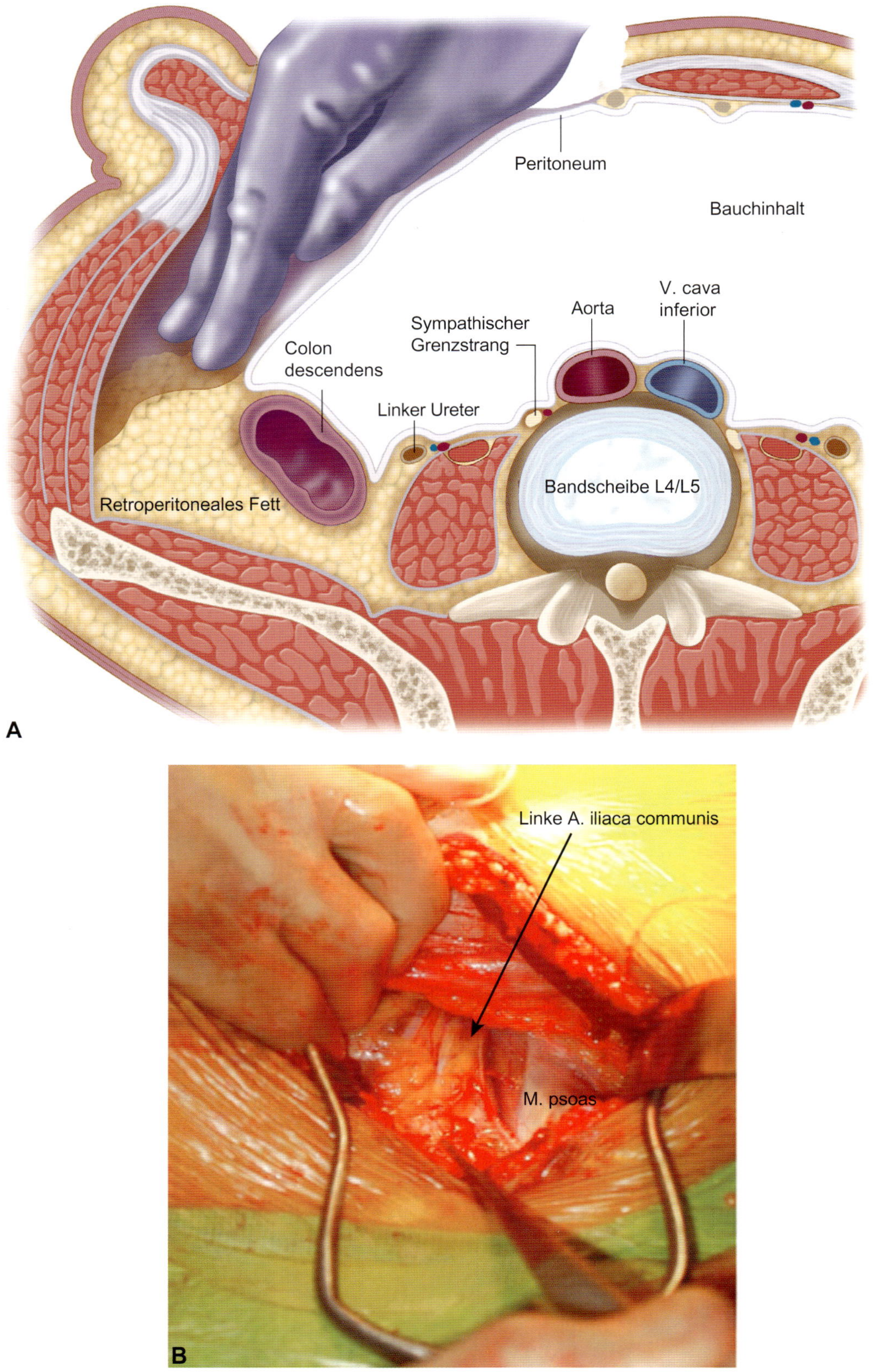

Abb. 2.3 **A:** Schematisch dargestellte Mobilisierung der Bauchhöhle während eines retroperitonealen Zugangs. **B:** Intraoperatives Foto, das den retroperitonealen Raum und den darunter liegenden Psoasmuskel sowie die iliakalen Gefäße zeigt.

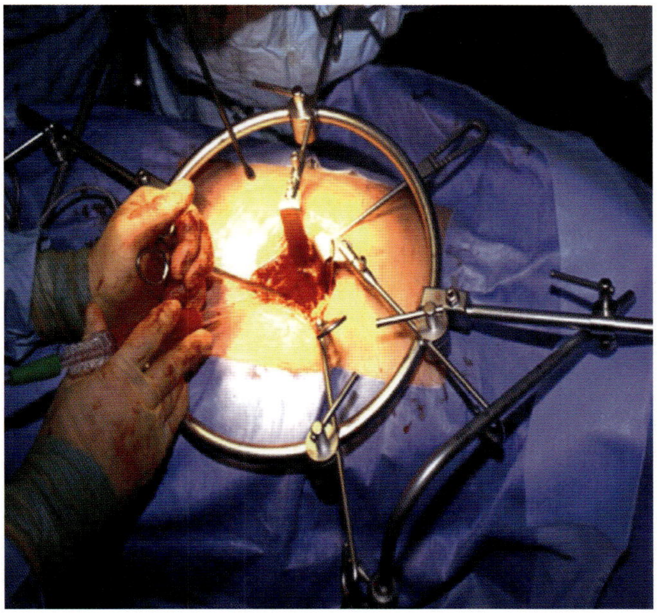

Abb. 2.4 Selbsthaltender Retraktor (SynFrame, Synthes, West Chester, Pennsylvania) mit mehreren, unterschiedlich langen Haken, die an einer auf einem Retraktorring verankerten Drehklemme befestigt sind

Die Freilegung in Retroperitoneum und anteriorer Lendenwirbelsäule wird durch Verwendung eines selbsthaltenden Retraktors, des SynFrame (Synthes, West Chester, Pennsylvania), erleichtert. SynFrame besitzt mehrere Haken unterschiedlicher Länge, die an einer auf einem Retraktorring verankerten Drehklemme befestigt sind (➤ Abb. 2.4). Die Drehklemme ermöglicht mehrere Gelenkachsen der Haken, durch die eine einfache und sichere Visualisierung der tiefen Strukturen ermöglicht wird [6].

Mobilisierung der Blutgefäße

Die Aorta und die V. cava inferior mit ihren jeweiligen Verzweigungen und zufließenden Venen liegen anterior zur Wirbelsäule. Für eine sichere Dissektion der anterioren Oberfläche der lumbalen Wirbelköper ist die Kenntnis ihrer räumlichen Beziehung zu diesen Blutgefäßen wichtig (➤ Abb. 2.5A) [7, 8]. Die Bauchaorta verzweigt sich normalerweise an der linken Seite des Wirbelkörpers L5 in die gemeinsamen Hüftarterien. Die mittlere Kreuzbeinarterie geht hervor aus der Rückseite der Aortenbifurkation und zieht in die Mitte der Wirbel L4–S1. Die rechte A. iliaca communis ist etwas länger als die linke und verläuft mehr schräg über den Wirbelkörper L5 (➤ Abb. 2.5B). Die Arterien sind von den Wirbelkörpern L4 und L5 durch Faserknorpel sowie die gemeinsamen Hüftvenen und die V. cava inferior getrennt. Die rechten Hüftarterien verlaufen genau medial zur V. cava inferior cava und zur V. iliaca communis dextra.

Die V. iliaca communis sinistra liegt teilweise medial zu und teilweise hinter den linken Hüftarterien. Die gemeinsamen Hüftvenen laufen in einem spitzen Winkel am Wirbelkörper L5 zusammen und bilden die V. cava inferior. Die V. iliaca communis sinistra verläuft zunächst auf der medialen Seite der linken Hüftarterie und dann hinter der A. iliaca communis dextra. Jede V. iliaca communis nimmt die V. iliolumbalis und manchmal auch eine V. sacralis lateralis auf. Die V. iliaca communis sinistra ist auch mit der V. sacralis media verbunden. Es muss betont werden, dass venöse Anomalien nicht selten sind [8] und es deshalb wichtig ist, Vorsicht walten zu lassen, wenn anatomische Varianten auftreten (➤ Abb. 2.6).

Zur Freilegung der Bandscheibe L5/S1 ist die Dissektion zwischen den iliakalen Gefäßen normalerweise einfach, um das Promontorium freizulegen (➤ Abb. 2.5B). Denn in ¾ der Fälle befindet sich die Aortenbifurkation unterhalb des Wirbels L4 und nur bei weniger als 10% unterhalb von L5 [7]. Um eine vollständige Freilegung zu ermöglichen, werden die iliakalen Blutgefäße lateral mobilisiert und die medialen sakralen Gefäße geteilt. Normalerweise ist eine stumpfe Dissektion dann alles, was zur Freilegung des über der Bandscheibe liegenden Faserknorpels nötig ist.

Für die Freilegung von Bandscheiben, die oberhalb von L5/S1 liegen, müssen die darüber liegende Aorta und die V. cava inferior medial mobilisiert werden. Da sich die Bifurkation von Aorta und V. cava inferior normalerweise unterhalb des Wirbelkörpers L4 befindet, ist es nahezu unmöglich, die Bandscheibe L4/L5 zwischen den Iliakalgefäßen zu erreichen. Das Risiko einer Thrombose der iliakalen Arterien oder Venen, wenn nicht sogar einer Gefäßzerreißung durch exzessive Retraktion ist extrem hoch und kann für die Gliedmaßen bedrohlich oder sogar lebensbedrohlich sein. Der sicherste Zugang zu den lumbalen Bandscheiben besteht darin, die segmentalen Blutgefäße, die aus der Aorta und der V. cava hervorgehen, zu teilen, um die mediale Retraktion dieser Blutgefäße zu erleichtern. Bei Freilegung der Bandscheibe L4/L5 ist besonders auf die aufsteigende V. iliolumbalis zu achten, einen großen Venenast, der über dem Wirbelkörper L5 liegt und in die V. communis lateralis sinistra drainiert (➤ Abb. 2.7). Wir legen dieses Blutgefäß normalerweise zu einem frühen Zeitpunkt vollständig frei und teilen es. Die L5-Wurzel verläuft häufig dicht an diesem Zweig und sollte identifiziert und gemieden werden. In den seltenen Fällen, in denen der aufsteigende Ast intakt bleibt, muss man bewusst eine unangemessene Traktion auf die V. iliaca sinistra vermeiden, da es selbst bei kleineren Verletzungen zu starken Blutungen kommen kann.

Weitere technische Anmerkungen

Bei der anterioren Freilegung der Lendenwirbelsäule ist akribische Aufmerksamkeit gegenüber den Details der vaskulären, neurologischen und urologischen Strukturen, die potenziell verletzt werden könnten, unerlässlich. Exzessive Retraktion der Arterien oder Venen kann zu Thrombose, wenn nicht sogar zur Gefäßlazeration führen. Die Verwendung eines bipolaren Elektrokauters kann das Risiko einer versehentlichen Schädigung von Nervenfasern reduzieren. Werden retroperitoneale Lymphbahnen gekreuzt, müssen diese abgebunden werden, um ein Auslaufen von Gewebeflüssigkeit zu verhindern, was eine Infektion oder anhaltenden Darmverschluss zur Folge haben kann.

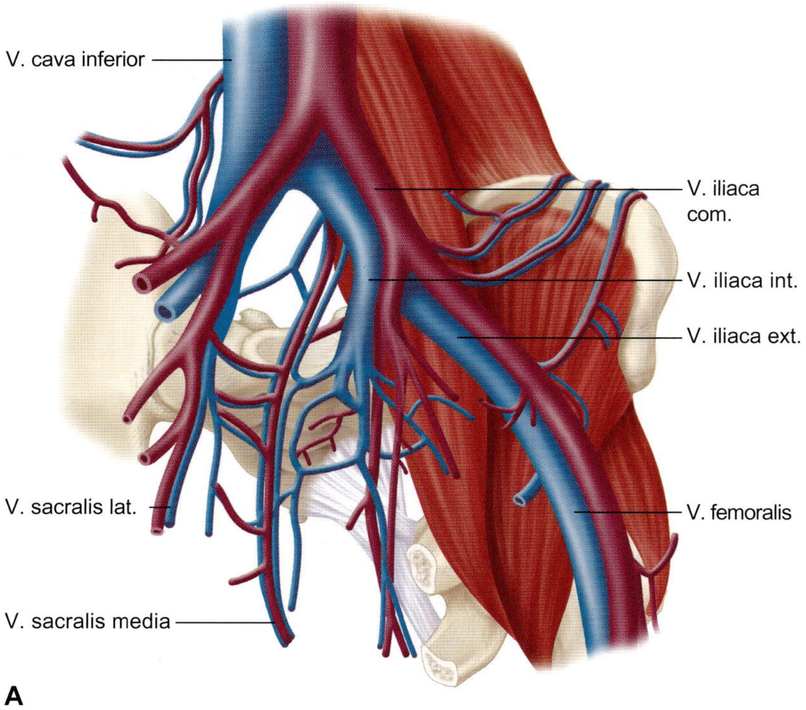

A

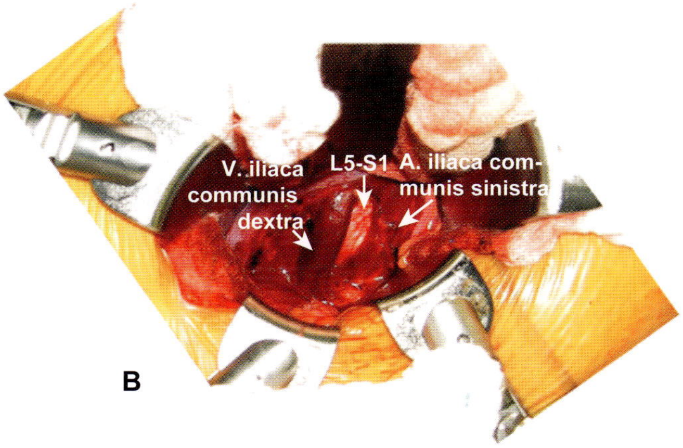

B

Abb. 2.5 A: Anatomische Beziehung zwischen den Iliakalgefäßen [7]. **B:** Freilegung von L5/S1 durch Zugang von einer rechten paramedianen Inzision aus (oberer Bildrand Kopf des Patienten, unterer Bildrand Füße). Die Dissektion für den L5/S1-Bandscheibenraum liegt zwischen der V. iliaca communis dextra und der A. iliaca communis sinistra.

2.1.2 Kommentar

Die anteriore Freilegung der lumbalen Bandscheiben ist eine zunehmend beliebte Methode in der Behandlung von Bandscheibenerkrankungen. Dieses Vorgehen weist gegenüber dem posterioren Zugang einige Vorteile auf, z.B. reduziertes Risiko für Nervenschädigung und Vermeidung paraspinaler Muskelverletzungen, die Möglichkeit einer vollständigeren Bandscheibenexzision und damit Einbringen eines größeren Implantats sowie verkürzten Krankenhausaufenthalt [1, 2, 3, 5].

Aufgrund der anatomischen Strukturen und der technischen Anforderungen können sich beim anterioren Zugang zahlreiche Komplikationen entwickeln; die Vermeidung und Behandlung dieser Komplikationen wird in ➤ Kapitel 2.2 detailliert erörtert. Trotzdem gilt die offene retroperitoneale Freilegung für die anteriore Wirbelsäulenchirurgie als ein sicheres und lohnendes Verfahren. Angesichts der klaren Vorteile, die sich aus dem Zugang zur gesamten Bandscheibe im Vergleich zum posterioren Zugang ergeben, sowie der Entwicklung neuer Verfahren zum Bandscheibenvollersatz wird die Nachfrage nach anterioren lumbalen Verfahren nur noch mehr steigen. Andere Verfahren wie z.B. die Laparoskopie haben keinerlei Vorteile gegenüber den offenen Verfahren gezeigt; für eine abschließende Beurteilung bedarf es jedoch größerer prospektiver randomisierter Studien [9]. Die lumboskopische Technik ist ein vielversprechendes neuartiges Verfahren, um Zugang zum retroperitonealen Raum zu erhalten, wobei die Komplikationsraten ähnlich sind wie beim offenen Verfahren. Der theoretische Vorteil liegt in einer kürzeren Krankenhausverweildauer und einer kürzeren Rekonvaleszenz; die Erfahrungen damit sind jedoch noch begrenzt.

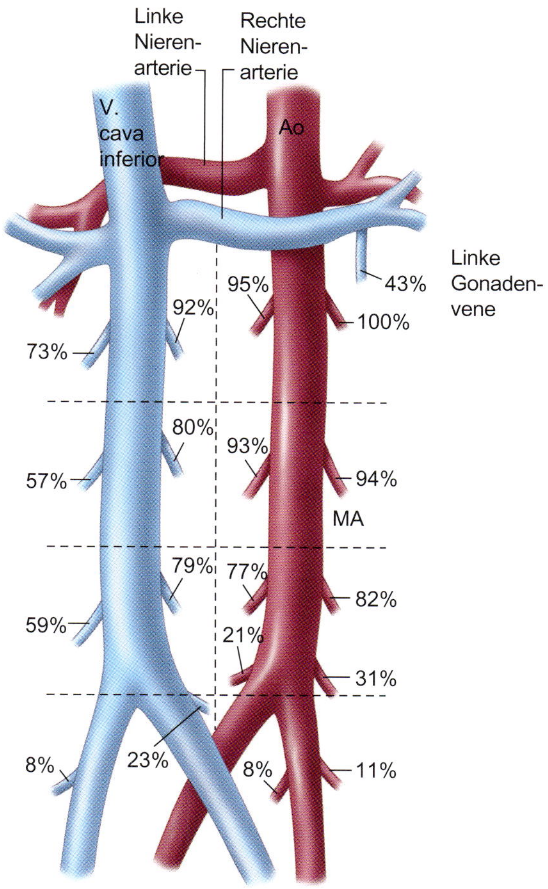

Abb. 2.6 Häufigkeit venöser Anomalien, auf die man bei der Dissektion der anterioren Lendenwirbelsäule gestoßen ist (in Anlehnung an [8])

Eine offene retroperitoneale Freilegung der lumbalen und lumbosakralen Wirbelkörper kann sicher durchgeführt werden und sollte zum Repertoire eines Allgemein- und Gefäßchirurgen gehören. Obwohl an einigen Zentren erfahrene orthopädische Wirbelsäulenchirurgen mit vergleichbaren Komplikationsraten arbeiten, sind wir davon überzeugt, dass ein kombinierter, multidisziplinärer Ansatz die unterschiedlichen chirurgischen Fertigkeiten des orthopädischen Chirurgen und des Gefäß- oder Allgemeinchirurgen maximiert und so die Komplikationsraten bei der anterioren Wirbelsäulenchirurgie reduzieren kann.

2

LITERATUR

[1] Gumbs A, Shah R, Yue J, Sumpio BE: The open anterior paramedian retroperitoneal approach for spine procedures. Arch Surg 140: 339–343, 2005.

[2] Brau S, Delamarter RB, Schiffman ML, et al: Vascular injury during anterior lumbar surgery. Spine J 4: 409–412, 2004.

[3] Bianchi C, Ballard JL, Abou-Zamzam AM, et al: Anterior retroperitoneal lumbosacral spine exposure: Operative technique and results. Ann Vasc Surg 17: 137–142, 2003.

[4] Graham J, Reardon M: Rectus sheath hematoma after anterior lumbar fusion. Spine J 12: 1.377, 1991.

[5] Sumpio B, Gumbs A: Revision open anterior approaches for spine procedures. Spine J 7(3): 280–285.

[6] http://www.synthes.com/html/Anteriore-Stabilisierung.7178.0.html?&L=1 [(letzter Zugriff: 17. Juli 2010)

[7] Gray H: Anatomy of the Human Body. Philadelphia, Lea & Febiger, 1918.

[8] Baniel J, Foster RS, Donohue JP: Surgical anatomy of the lumbar vessels: Implications for retroperitoneal surgery. J Urol 153: 1.422–1.424, 1995.

[9] Zdeblick TA, David SM: A prospective comparison of surgical approach for anterior L4-L5 fusion: Laparoscopic versus minianterior lumbar interbody fusion. Spine 25: 2.682–2.687, 2000.

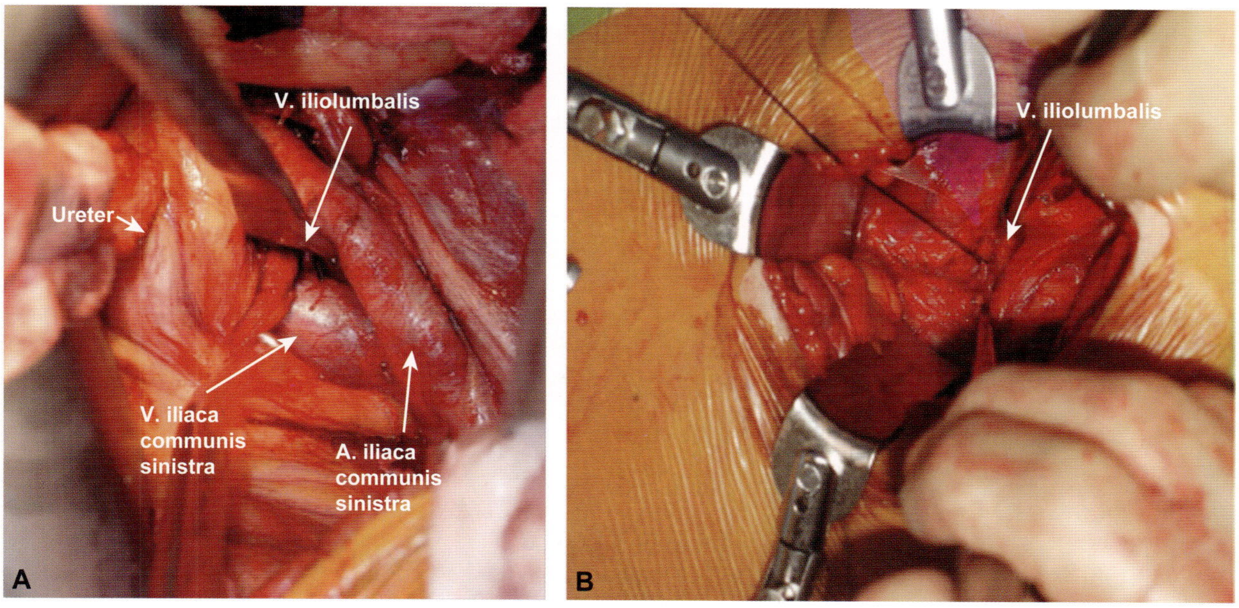

Abb. 2.7 Freilegung von L4/L5 durch einen linken paramedianen Zugang. **A:** Der Kopf des Patienten befindet sich in Richtung der oberen linken Bildecke, seine Füße in Richtung der unteren rechten Ecke. Dargestellt sind die V. iliaca communis sinistra, die linke A. iliaca communis, der Harnleiter und die V. iliolumbalis. Die A. iliaca communis sinistra wird nach lateral retrahiert, damit die V. iliolumbalis von der V. iliaca communis sinistra freigelegt wird. Dabei ist auf die L5-Nervenwurzel zu achten, die lateral zur A. iliaca sinistra verläuft. **B:** Seidenligatur um die V. iliolumbalis.

2

2.2 Management von Komplikationen bei anteriorer Freilegung der Lendenwirbelsäule

Kristina Spate und Bauer E. Sumpio

! KERNAUSSAGEN

- Bei der anterioren Freilegung sind größere Komplikationen selten. Zu den möglichen Komplikationen gehören jedoch Gefäßverletzung, Gefäßthrombose, Verletzung des Urogenitaltrakts und retrograde Ejakulation.
- Eine sorgfältige präoperative Überprüfung der Krankheitsgeschichte und eine körperliche Untersuchung sind notwendig, um Patienten mit einem erhöhten Komplikationsrisiko zu identifizieren.
- Die Kenntnis der anatomischen Zusammenhänge der bei diesem Verfahren beteiligten Vitalstrukturen ist wichtig, um Verletzungen zu vermeiden.
- Das rechtzeitige Erkennen von Komplikationen ist Grundvoraussetzung für ein positives Operationsergebnis.
- Die klinischen Ergebnisse können durch die prompte Behandlung etwaiger Komplikationen verbessert werden.

2.2.1 Potenzielle Komplikationen

Mit der zunehmenden Anzahl lumbaler Wirbelsäulenoperationen steigt der Bedarf an einer effizienten und adäquaten Freilegung der anterioren Wirbelsäule. Im Gegensatz zum traditionellen posterioren Zugang zur Wirbelsäule erfolgt der Zugang bei der anterioren Freilegung entweder transperitoneal oder retroperitoneal [1]. Verfahrensbedingt können u.a. vaskuläre, neurologische und urologische Strukturen von möglichen Komplikationen betroffen sein (➤ Box 2.1 und ➤ Tab. 2.1). Es gibt viele unterschiedliche Strategien für die Handhabung dieser Komplikationen, aber der wichtigste Faktor, um ein positives klinisches Ergebnis zu erhalten, ist das rechtzeitige Erkennen dieser Komplikationen. Dies ist für den Chirurgen nur dann möglich, wenn er das potenzielle Komplikationsrisiko bei einem bestimmten Patienten durch gründliche Erhebung seiner Krankheitsgeschichte, die körperliche Untersuchung und die Durchführung der Operation erkennt und auch in der postoperativen Periode einen starken Verdachtsindex hat, dass es zu Komplikationen kommen könnte.

BOX 2.1

Potenzielle Komplikationen

Vaskuläre Komplikationen
- Arterienverletzungen
- Arterienthrombosen
- Venenverletzungen
- Venenthrombosen

Urologische Komplikationen
- Harnleiterdurchtrennung
- retrograde Ejakulation

Neurologische Komplikationen
- Verletzungen des N. iliohypogastricus
- Verletzungen des N. ilioinguinalis
- Verletzungen des N. genitofemoralis
- Verletzungen des N. femoralis
- Verletzungen des sympathischen Grenzstrangs

Sonstige Komplikationen
- prolongierter Ileus
- Psoasabszess
- Wundinfektionen
- Hernie
- Pseudomeningozele
- Hämatom des Rektusmuskels

2.2.2 Gefäßkomplikationen

Das Auftreten von Gefäßverletzungen während eines anterioren lumbalen Eingriffs kann für den Patienten potenziell lebensbedrohlich sein, wenn das Problem nicht erkannt und sofort wäh-

Tab. 2.1 Komplikationsraten

Komplikation	Brau [2]	Brau [2]	Sumpio [4]	Rajamaran [11]	Sasso [8]	Tiusanen [7]
Arterielle Thrombose	6/1.315 (0,45%)	–	–	–	–	–
Venöse Verletzungen	19/1.315 (1,40%)	–	–	4/60 (6,60%)	–	–
Kompartment-Syndrom	2/1.315 (0,15%)	–	–	–	–	–
TVT	–	7/684 (1,02%)	1/9 (11%)	1/60 (1,60%)	–	–
Verletzung der somatischen Nerven	–	–	1/9 (11%)	3/60 (5,00%)	–	–
Retrograde Ejakulation	–	1/684 (0,14%)	1/9 (11%)	–	6/146 (4,10%)	9/40 (22,50)
Harnleiterdurchtrennung	–	–	1/9 (11%)	–	–	–
Wundinfektion	–	3/684 (0,43%)	–	2/60 (3,30%)	–	–
Postoperativer Ileus	–	4/684 (0,58%)	1/9 (11%)	3/60 (5,00%)	–	–
Hernie	–	2/684 (0,29%)	–	–	–	–

rend oder unmittelbar nach dem Eingriff behoben wird. Neuesten Berichten zufolge liegt die Gesamtwahrscheinlichkeit für eine Gefäßverletzung mit 1,9% relativ niedrig [2]. Die Mobilisierung der Iliakalgefäße während der Dissektion bedeutet für den Patienten ein potenzielles Risiko für einen Arterien- oder Venenriss oder eine Thrombose (➤ Abb. 2.8).

Zur präoperativen Vorbereitung gehören eine sorgfältige Erhebung der Anamnese und eine gründliche körperliche Untersuchung. Die Anamnese sollte dokumentieren, ob der Patient an Symptomen wie beispielsweise Hinken oder Ruheschmerz leidet oder ob er sich in der Vergangenheit Revaskularisierungseingriffen unterziehen musste. Bei der körperlichen Untersuchung des Patienten muss auf das Vorhandensein von Fußpuls, chronischem Beinödem oder bereits länger bestehenden Ulzera, die auf eine periphere arterielle oder venöse Erkrankung hinweisen, geachtet werden. Ergeben sich bei Erhebung der Anamnese oder bei der körperlichen Untersuchung positive Befunde, sind weitere Laboruntersuchungen zur Überprüfung des präoperativen Gefäßstatus des Patienten nötig [3]. Der Knöchel-Arm-Blutdruck-Index (ABPI) ist eine hilfreiche Methode zur Evaluierung des Patienten im Rahmen der ersten körperlichen Untersuchung. Bei einem starken Verdacht auf eine symptomatische periphere arterielle Verschlusskrankheit (pAVK) können weitere diagnostische Tests notwendig werden. Hierzu gehören die vollständige Dopplersonographie, Pulsvolumenmessungen und plethysmographische Aufzeichnungen. Je nach den Ergebnissen dieser diagnostischen Untersuchungen kann der Patient vor dem elektiven lumbalen Eingriff als Risikopatient für Gefäßkomplikationen eingestuft werden.

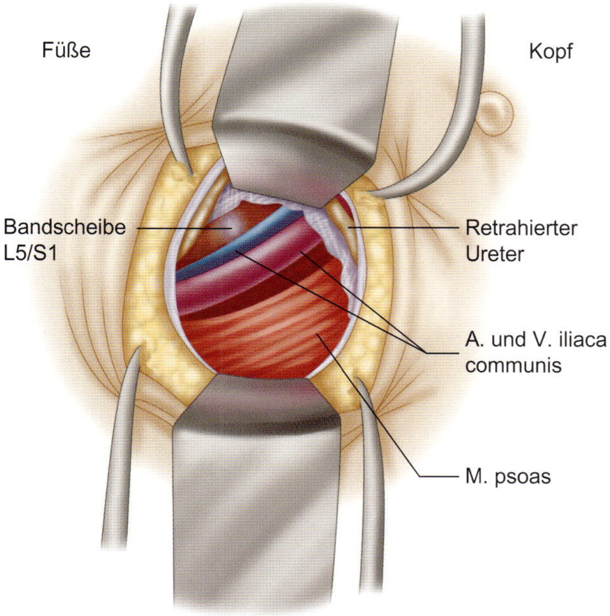

Abb. 2.8 Sicht auf die Bandscheibe L5/S1 im Verhältnis zur A. und V. iliaca communis sinistra. Für die entsprechende Freilegung des Bandscheibenfachs ist eine Retraktion der Gefäße erforderlich.

Alle Patienten müssen sich vor dem Eingriff einer körperlichen Untersuchung unterziehen, die eine Dokumentation der Fußpulse beinhaltet. Dies dient als nützlicher Hinweis bei der Überwachung des Patienten während des Eingriffs und im postoperativen Verlauf. Eine laterale lumbale Röntgenaufnahme hilft bei der Beurteilung von Verkalkungen in der Aorta oder den Iliakalgefäßen, die in einer früheren Studie nicht als Kontraindikation für die Durchführung einer anterioren lumbalen Freilegung angesehen wurden [2]. Im Röntgenbild lassen sich evtl. Osteophyten nachweisen, welche die Dissektion der Gefäße erwiesenermaßen erschweren. Wenn der Patient keine Symptome aufweist, die auf eine pAVK schließen lassen, werden präoperative Ultraschalluntersuchungen oder Röntgenaufnahmen nicht routinemäßig durchgeführt. Unterzieht der Patient sich einem anterioren lumbalen Revisionseingriff, kann es jedoch notwendig sein, ein Arteriogramm oder ein Venogramm zu veranlassen [4]. Narbengewebe könnte möglicherweise die Anatomie verändert haben und für die Gefäße ein höheres Verletzungsrisiko beinhalten, wenn die Operation ohne Kenntnis der aberrierenden Anatomie durchgeführt wird.

Wenn bei Patienten das Risiko einer arteriellen Schädigung besteht, kann zur Kontrolle der Sauerstoffsättigung an den unteren Extremitäten des Patienten ein Monitor angebracht werden, um den arteriellen Fluss zu den unteren Extremitäten kontinuierlich zu überwachen. Dieses Verfahren hat sich bei der Überwachung der Kompression der A. iliaca als effektiv erwiesen [5]. Eine Entsättigung unter 90% gilt als Hinweis für frühe Ischämiezeichen. Das intraoperative Anbringen von Retraktoren an der Lendenwirbelsäule korreliert häufig mit einer Entsättigung der unteren Extremitäten, die jedoch nach Entfernung der Retraktoren wieder vollständig zurückgeht. Geschieht dies nicht, muss der Patient unbedingt auf eine Thrombose der A. iliaca sinistra untersucht werden. Es sollte beachtet werden, dass die meisten Patienten, die Anzeichen für eine Entsättigung aufwiesen, eine vorübergehende Kompression der A. iliaca von bis zu einer Stunde tolerieren konnten [5].

Die Inzidenz für Gefäßverletzungen ist beim anterioren Zugang zu L4/L5 nachweislich am höchsten, wobei darauf geachtet werden muss, dass die V. iliolumbalis identifiziert wird. Dieses auch als V. lumbalis ascendens bezeichnete Gefäß läuft häufig in die linke V. iliaca communis lateralis und sollte sorgfältig identifiziert, abgebunden und geteilt werden (➤ Abb. 2.9). Gelingt es nicht, diesen Ast zu identifizieren und zu teilen, kann es zu exzessiver Traktion an der V. iliaca sinistra und schließlich zum Zerreißen dieser Gefäße kommen. Es wurde darauf hingewiesen, dass auch eine entsprechende distale Mobilisierung der A. iliaca sinistra bis hinunter zum femoralen Kanal die Überdehnung der Arterie verringert und infolgedessen das Auftreten kleiner Intimarisse reduziert. Wenn kleine Arteriotomien auftreten, werden diese häufig primär ohne weitere Spätkomplikationen repariert.

Eine weitere intraoperative Komplikation sind arterielle Thrombosen. In einer früheren Studie wurde für die A. iliaca sinistra eine Thromboseinzidenz von 0,45% beobachtet [2]. Die Diagnose erfolgt klinisch durch Auftreten einer kalten, marmorierten Extremität, das Fehlen tastbarer Pulse sowie eine verminderte Sauerstoffsättigung der betroffenen Extremität. Vor Verschluss des Ab-

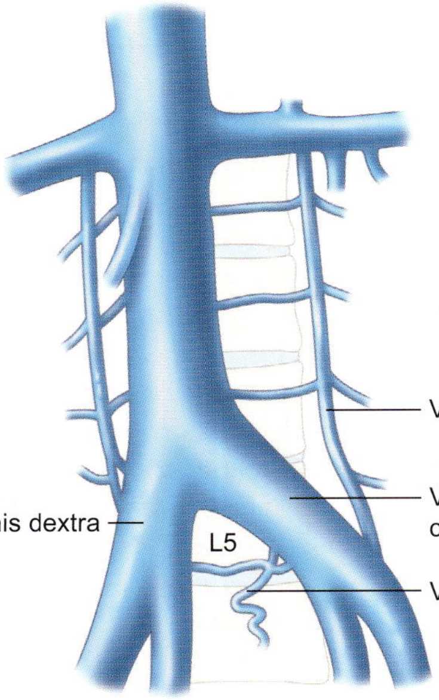

Abb. 2.9 Beziehung zwischen V. lumbalis ascendens (auch als V. iliolumbalis bezeichnet) und V. iliaca communis sinistra. Diese zufließende Vene sollte beim anterioren Zugang identifiziert, ligiert und geteilt werden, um eine übermäßige Traktion zu vermeiden.

domens muss der Puls der A. iliaca communis palpierbar sein. Sollte er nicht mehr tastbar sein, besteht der Verdacht auf ein Blutgerinnsel der A. iliaca communis. In solch einem Fall kann eine Thrombektomie mithilfe eines Fogarty-Ballonkatheters durchgeführt werden. Nach der Thrombektomie muss es wieder zu einem guten Blutfluss kommen und ein Puls palpierbar sein. Bei Bedarf kann nach der Thrombektomie zur weiteren Evaluation eine Angiographie am OP-Tisch durchgeführt werden. Bei Patienten, bei denen die Ischämie länger als 2 Stunden persistiert, können prophylaktische Fasziotomien der Wade erforderlich sein. Die signifikantesten Spätschäden bei diesen Patienten sind bleibende sensorische und muskuläre Defizite der betroffenen Extremität. Eine Verzögerung bei der Diagnose und Behandlung von Patienten mit diesem Krankheitsbild hatte auf die Genesung dieser Patienten nach solchen Komplikationen einen signifikanten Einfluss.

Für größere Venenverletzungen wurde in früheren Studien eine Inzidenz von 1,4–3% berichtet [4, 5]. Die meisten Verletzungen treten an der V. iliaca communis sinistra auf, es wurden jedoch auch intraoperative Verletzungen der V. cava inferior und der Lumbalvenen berichtet. Die bevorzugte Vorgehensweise bei dieser Komplikation ist möglichst eine primäre Reparatur der venösen Verletzung. Im Falle einer Verletzung der V. cava inferior lässt sich die Blutung durch eine Venographie normalerweise kontrollieren. In extremen Fällen müssen die V. cava inferior und die Hüftvenen abgebunden werden. Letzteres kann langfristige Spätkomplikationen wie ein chronisches Beinödem nach sich ziehen, stellt jedoch eine effektive Methode dar, um den Blutverlust sofort zu minimieren.

Nach anteriorer Freilegung der Lendenwirbelsäule kann es zu einer postoperativen tiefen Venenthrombose kommen. Es wurden aber keine Studien durchgeführt, um zu evaluieren, ob die Inzidenz nach dieser Operation höher ist als bei anderen Verfahren. Wenn diese Komplikation eintritt, wird mit Antikoagulation und ggf. mit einem Vena-cava-inferior-(IVC-)Filter behandelt. Viele Chirurgen setzen zur Prävention tiefer Venenthrombosen routinemäßig Kompressionsstrümpfe ein.

2.2.3 Urologische Komplikationen

In Anbetracht der ausgedehnten Dissektion, die während der Freilegung der anterioren Lendenwirbelsäule nötig ist, muss der ausführende Chirurg sich der Möglichkeit urologischer Komplikationen bewusst sein. Urogenitale Komplikationen reichen von einer Durchtrennung des Harnleiters bis hin zu postoperativer retrograder Ejakulation. Wie bei der vaskulären Evaluation ist eine gründliche präoperative Anamneseerhebung entscheidend, um Patienten mit einem höheren Risiko für urologische Komplikationen zu identifizieren. So kann die Anamnese Hinweise auf eine frühere retroperitoneale Operation (z.B. Darmresektion) oder bestimmte gynäkologische Eingriffe und somit für ausgedehntes Narbengewebe im retroperitonealen Raum geben, was für diese Patienten ein höheres Risiko für Urogenitalverletzungen bedeutet. Bei der Erhebung der Anamnese muss auch darauf geachtet werden, ob der Patient vor der Operation Symptome erektiler Dysfunktion gezeigt hat.

Bei vorangegangenen anterioren lumbalen Operationen wird die Verwendung präoperativer Harnleiterstents empfohlen, um Harnleiterverletzungen durch ausgedehntes Narbengewebe zu vermeiden, das bei dieser Art von Eingriff eine Herausforderung für den Chirurgen darstellen kann [4]. Wenn der Harnleiter während der Operation teilweise durchtrennt wird, empfiehlt sich ein primärer Verschluss über dem Harnleiterstent. Bei unkomplizierten Verletzungen im oberen und mittleren Drittel des Harnleiters ist eine Ureteroureterostomie das Verfahren der Wahl. Verletzungen unterhalb des Beckenrandes können eine Ureteroneozystostomie erforderlich machen. In seltenen Fällen wird eine Harnleiterverletzung erst postoperativ festgestellt. Die betroffenen Patienten können Fieber und abdominale Schmerzen oder Flankenschmerzen aufweisen. Eine Ultraschalluntersuchung kann ein nützliches diagnostisches Verfahren mit potenziellen therapeutischen Auswirkungen darstellen, falls ein Urinom festgestellt und eine Drainage erforderlich wird. Viele Autoren empfehlen, nach anfänglicher Drainage bis zur endgültigen Reparatur zur Harnableitung einen perkutanen Nephrostomiekatheter anzulegen [6].

Retrograde Ejakulation ist eine Komplikation, die auf eine iatrogene Verletzung des Plexus hypogastricus superior während eines Eingriffs zurückzuführen ist und im Allgemeinen unterschätzt wird. Die Inzidenz dieser Komplikation wurde mit 0,42–5,9% beziffert [7, 8]. Die Ejakulationsreaktion ist das Ergebnis synchroner Ereignisse, zu der die Kontraktion der Blasenhalsmuskulatur gehört, die vom Plexus hypogastricus superior innerviert wird [8]. Dieses Nervengeflecht befindet sich im retroperitonealen Raum in unmittelbarer Nähe zum lumbosakralen Übergang und überlagert den Anfang der A. iliaca communis, weshalb sie bei Dissektion und Mobilisation verletzungsanfällig ist (➤ Abb. 2.10). Eine Verletzung des Plexus hypogastricus superior führt zu Blasenhalsschwäche während der Ejakulation, sodass Samen in die Harnblase läuft. Eine Studie zur Evaluierung des Auftretens retrograder Ejakulation bei anterioren lumbalen Eingriffen ergab, dass die Komplikationsrate beim transperitonealen Zugang viel höher ist als beim retroperitonealen Zugang [8]. Der transperitoneale Zugang erfordert fast eine Dissektion an der Oberseite des Plexus hypogastricus superior und trägt somit zu einer vermehrten Schädigung dieses Nervengeflechts bei. Im Gegensatz dazu mobilisiert eine Dissektion bei einem retroperitonealen Zugang den Plexus innerhalb des Peritoneums; durch Wegschieben von links nach rechts werden diese empfindlichen Strukturen besser geschützt (➤ Abb. 2.11). Es muss auch erwähnt werden, dass die meisten Patienten, die unter dieser Komplikation litten, einen erheblich größeren intraoperativen Blutverlust hatten als Patienten ohne diese Komplikation. Daraus lässt sich möglicherweise schließen, dass die Dissektion bei diesen Patienten schwieriger war, weshalb sie für diese Komplikation anfälliger waren. Viele Chirurgen befürworten bei jüngeren männlichen Patienten eine präoperative Sameneinlagerung.

2.2.4 Neurologische Komplikationen

Neurologische Komplikationen können bei der Freilegung der anterioren Wirbelsäule auftreten und beim Patienten zu chronischen motorischen oder sensorischen Störungen führen, je nachdem, welcher Nerv beteiligt ist. Die neurologischen Komplikationen, die nach diesem Eingriff beschrieben werden, sind Verletzungen von N. iliohypogastricus, N. ilioinguinalis, N. genitofemoralis, N. femoralis, sympathischem Grenzstrang und Plexus hypogastricus superior (➤ Abb. 2.12). Der N. iliohypogastricus, N. ilioinguinalis, der N. genitofemoralis und der sympathische Grenzstrang sind in erster Linie sensorische Nerven und in der postoperativen Phase von Dysästhesien betroffen. Eine Verletzung des N. femoralis führt dagegen zu motorischen Defiziten der betroffenen Gliedmaße. Auch Radikulopathien können sich nach dem Eingriff entwickeln, sind normalerweise jedoch kein Resultat der Freilegung, sondern entstehen eher durch Kontakt der Nervenwurzel mit den Operationsinstrumenten, weshalb sie in diesem Kapitel nicht erörtert werden.

Nervenverletzungen können durch unterschiedliche Mechanismen verursacht werden, z.B. durch Überdehnung, stumpfe Verletzung, Kompression, Hypoxie und Einklemmung. Mit brennendem Schmerz manifestiert sich in dieser Region normalerweise die Verletzung eines sensorischen Nervs. Die Diagnose wird üblicherweise klinisch gestellt, es können aber auch differenzielle Nervenblockaden angewendet werden, wenn die Diagnose Schwierigkeiten bereitet. Zu den allgemeinen Behandlungsgrundlagen gehören Entlastung des komprimierten Nervs, Rehabilitation und Analgetika. Bei Bedarf können therapeutische Nervenblockaden zum Einsatz kommen, wenn zuvor ein konservativer Behandlungsversuch unternommen wurde, der jedoch fehlgeschlagen ist.

Eine Verletzung des N. iliohypogastricus ist selten, könnte jedoch bei der Freilegung höherer lumbaler Regionen auftreten. Seine Lage macht diesen Nerv verletzungsanfällig, da er durch den Psoasmuskel verläuft und sich diagonal entlang der anterio-

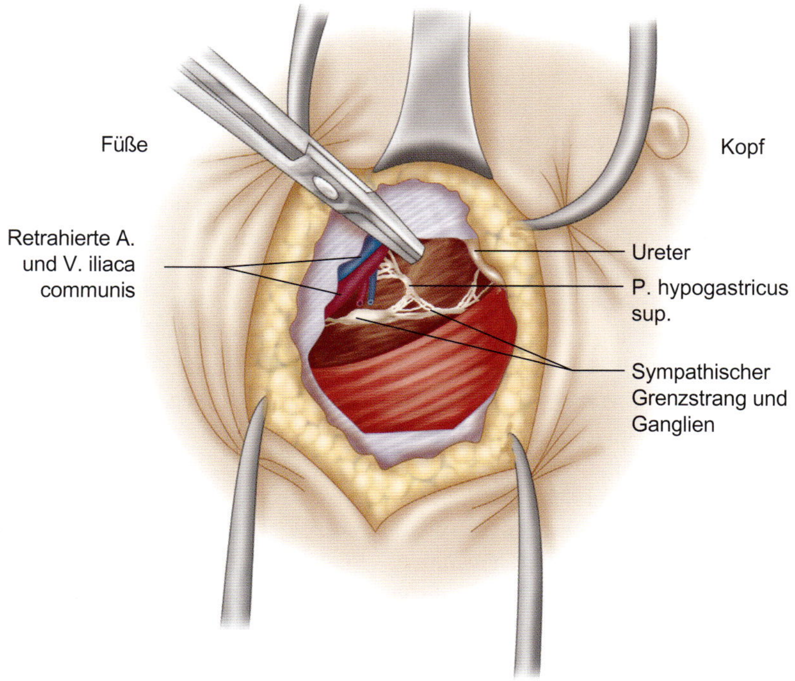

Abb. 2.10 Plexus hypogastricus superior und sympathischer Grenzstrang. Erhaltung des oberen hypogastrischen Plexus verhindert retrograde Ejakulation. Der sympathische Grenzstrang verursacht bei Verletzung eine Temperaturänderung in der unteren Extremität auf der ipsilateralen Seite des verletzten Nervs.

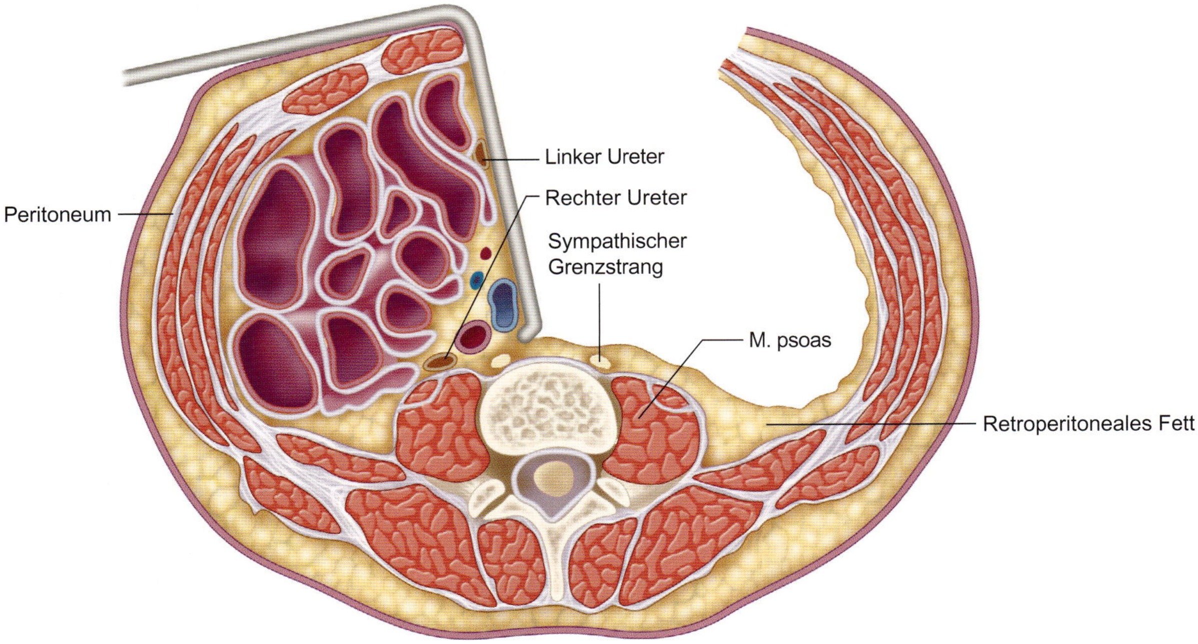

Abb. 2.11 Querschnitt durch den retroperitonealen Raum bei einem anterioren retroperitonealen Zugang. Es muss beachtet werden, dass die Eingeweide mobilisiert und innerhalb des Peritoneums auf eine Seite gezogen werden. Dadurch werden die peritonealen Organe und die Harnleiter geschützt.

ren Oberfläche des M. quadratus lumborum ausdehnt. Dieser Nerv dient als motorische Innervation für den M. transversus abdominis und die Mm. obliqui interni abdominis. Zu seinem sensiblen Versorgungsgebiet gehören die Leistenregion und die Schambeinfuge. Wenn dieser Nerv verletzt wird, beschreiben die Patienten einen ziehenden oder pochenden Schmerz, der viele Jahre nach der Operation auftreten kann. Ihre körperliche Aktivität kann durch diese Nervenverletzung eingeschränkt sein. Wie bereits erwähnt, sollte zuerst konservativ behandelt werden. Bleibt eine konservative Therapie erfolglos, können Nervenblockaden und die Durchtrennung des Nervs im retroperitonealen Raum versucht werden, um die Symptome des Patienten zu lindern.

Das Auftreten ilioinguinaler Nervenverletzungen ist bei anterioren Freilegungen ebenfalls selten, sollte jedoch diskutiert werden, um eine Differenzialdiagnose stellen zu können. Der N. ilioinguinalis nimmt unterhalb des N. iliohypogastricus einen ähnlichen Verlauf wie dieser, bis er ca. 2 cm medial der Spina iliaca anterior superior in den Leistenkanal einmündet und dann genau unterhalb der vorderen Wand des Leistenkanals verläuft; nach dem Austritt aus dem Anulus inguinalis superficialis wird er zu einem sensiblen Nerv der darüber liegenden Haut (➤ Abb. 2.11). Der Nerv versorgt die Haut der Leistenregion und der inneren Oberschenkelseite sensibel. Bestätigt wird die Diagnose durch Nervenblockade mit einem Lokalanästhetikum, das 2,5–3 cm medial etwas unterhalb der Crista iliaca injiziert wird. Dieser Nerv kann durch multiple Nervenblockaden unempfindlich gemacht werden, um den betroffenen Patienten eine langfristige Schmerzlinderung zu verschaffen [9].

Auch der N. genitofemoralis kann während dieses Eingriffs verletzt werden, da er durch den Psoasmuskel zieht und nahe seiner medialen Grenze gegenüber dem dritten und vierten Lendenwirbel austritt (➤ Abb. 2.12). Er zieht nach retroperitoneal und kreuzt hinter dem Harnleiter. Der genitale Ast versorgt die Haut der Genitalregion, der femorale Ast die Haut des Trigonum femorale. Wenn dieser Nerv verletzt wird, klagen die Patienten über brennende Parästhesie sowie Schmerzen in der Leiste und im medialen Oberschenkel [9]. Sollte eine konservative Behandlung erfolglos bleiben, kann dieser Nerv durchtrennt werden.

Ferner kann es während der Freilegung zu Verletzungen am sympathischen Grenzstrang können, die ebenfalls eine neurologische Komplikation darstellen. Der lumbale sympathische Grenzstrang befindet sich auf der lateralen Seite der Wirbelkörper (➤ Abb. 2.10). Infolge des Verlusts der sympathischen Vasokonstriktion zeigt der Patient auf der betroffenen Seite eine wärmere Extremität. Gelegentlich ist auch eine leichte Schwellung und Blässe der betroffenen Seite zu beobachten. Bei der Mehrzahl der Patienten sorgt eine konservative Behandlung für eine Besserung.

Beschrieben ist auch eine Verletzung des N. femoralis während des anterioren Zugangs, da sich dieser Nerv in unmittelbarer Nachbarschaft zum Psoasmuskel befindet, bevor er unterhalb des Leistenbandes zum Oberschenkel zieht. Eine Verletzung des Femoralnervs zeigt sich in einer Abschwächung oder im Verlust des Patellarsehnenreflexes und einer spürbaren Schwäche oder Paralyse des M. quadriceps. In einem Fallbericht wurden zwei Patienten beschrieben, die nach der Operation unter einer Femoralisparese litten [10]. Frühere Berichte beschreiben die Pathogenese dieses Zustands als ein Hämatom des M. iliacus, das eine Nerven-

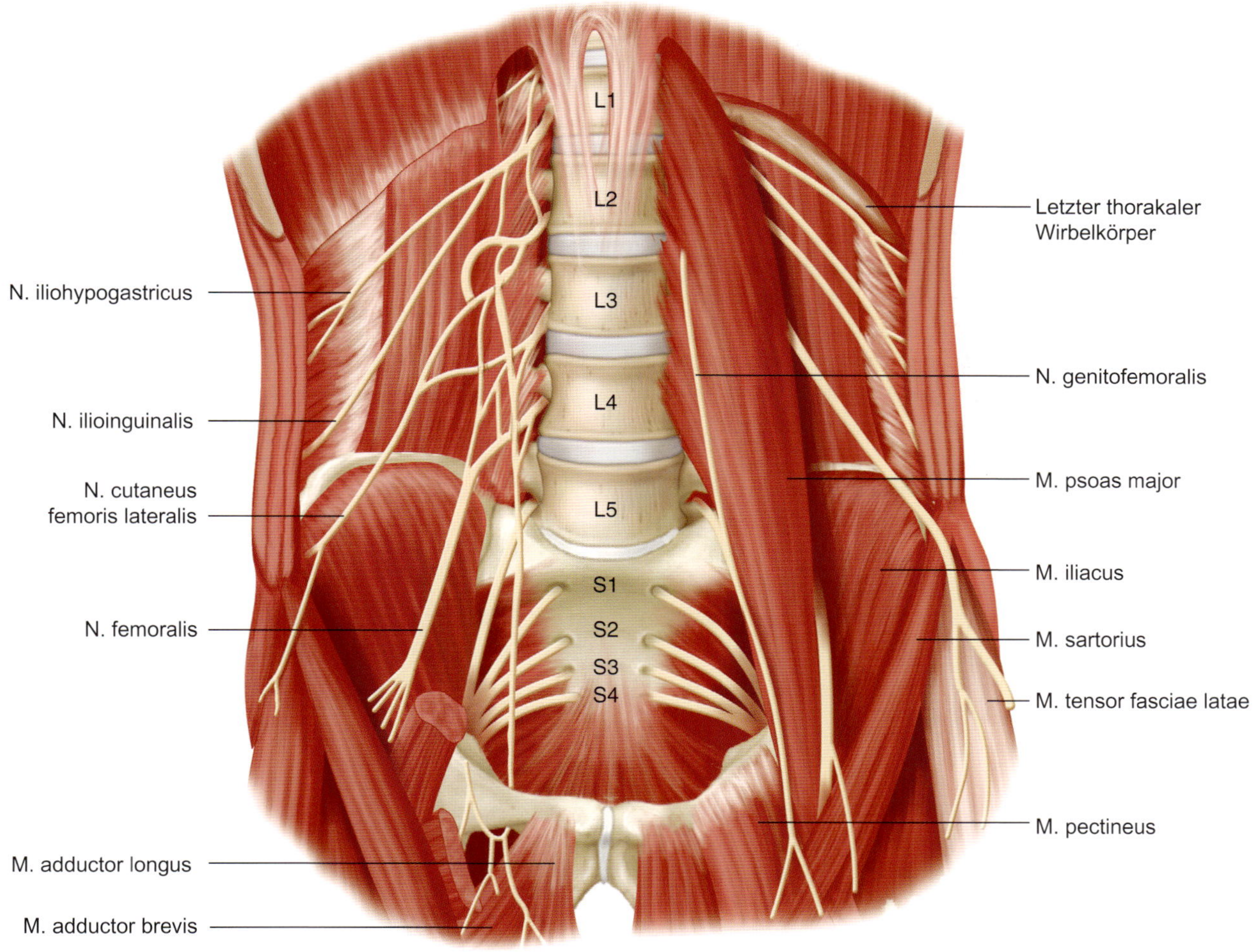

Abb. 2.12 Nervus iliohypogastricus, N. ilioinguinalis, N. genitofemoralis, N. femoralis und Plexus lumbalis. Diese Nerven können während der anterioren Freilegung der Lendenwirbelsäule leicht verletzt werden.

kompression verursacht. Die Chirurgen, die bei ihren Patienten auftretende Komplikationen nach anteriorer lumbaler Fusion (ALIF) beschrieben, führten diese Verletzung auf eine Einklemmung durch einen Abschnitt des M. psoas zurück, da dieser Muskel bei dieser Operation maximal gestreckt wird.

2.2.5 Sonstige Komplikationen

Es gibt eine Reihe anderer Komplikationen, die mit diesem Verfahren in Zusammenhang gebracht werden und die auch diskutiert werden müssen, jedoch in keine spezielle Kategorie passen. Postoperativer Ileus (definiert als ein mehr als 4 Tage andauernder Darmverschluss) wird mit einer Inzidenz von 0,6% beschrieben [12]. Ein persistierender Ileus kann mit vorangegangenen Abdominaleingriffen, extensiver Dissektion, retroperitonealer Hämatombildung, größeren interoperativen Flüssigkeitsverlagerungen oder übermäßiger Anwendung von Narkosemittel in Zusammenhang stehen. Rein intuitiv könnte die Wahrscheinlichkeit für das Auftreten eines postoperativen Ileus beim retroperitonealen Zugang wegen der geringeren Manipulation der peritonealen Organe niedriger sein als beim transperitonealen Zugang (➤ Abb. 2.11). Unabhängig vom Zugangsweg können diese Patienten mit nasogastrischer Dekompression, Infusionen und minimalem Einsatz von narkotisierenden Medikamenten erfolgreich konservativ behandelt werden. Mit zurückkehrender Darmfunktion kann langsam wieder eine normale Nahrungsaufnahme erfolgen.

Als weitere Komplikationen werden Wundinfektionen berichtete. Ihre Inzidenz wird mit 0,4–3,3% beziffert [11, 12]. Dabei handelte es sich meist um unkomplizierte Infektionen, die durch Drainage und Antibiotika gut behandelbar waren. Die Inzidenz postoperativer Hernien wurde mit weniger als 0,3% angegeben [12]. Sie traten in erster Linie bei korpulenteren Patienten auf und waren normalerweise asymptomatisch.

Hämatome der Rektusscheide wurden nach anteriorem Zugang zur Lendenwirbelsäule beschrieben. In einem Fallbericht wurde ein Patient beschrieben, der nach einem schweren Hustenanfall drei Tage nach der Operation tachykard und blass war und eine diffuse Abwehrspannung an der Operationsstelle aufwies [13]. Die chirurgische Abklärung ergab eine Blutung aus einer Ruptur der A. epigastrica inferior. Zur Vermeidung dieser Komplikation sollte sorgfältig darauf geachtet werden, dass die epigastrischen Gefäße geschont werden, falls man während des Eingriffs durch die Rektusscheide auf sie stößt. Bei starker Verletzung dieser Gefäße kann ihr Abbinden notwendig werden.

Die Entwicklung eines Psoasabszesses wurde in den großen Studien nicht angegeben; ein Fallbericht beschrieb jedoch einen Patienten, der nach anteriorer Spinalfusion in der späten postoperativen Phase einen Psoasabszess entwickelte [14]. Zu den klassischen Symptomen eines Psoasabszesses gehören Fieber, Leukozytose sowie Schmerz bei Dehnung und Innenrotation der Hüfte, bekannt als Psoaszeichen. Behandelt wird mit Abszessdrainage, Antibiotika und Entfernen des Implantats.

Bei einer 35-jährigen Patientin wurde nach anteriorer lumbaler Fusion (ALIF) die Entwicklung einer anterioren Pseudomeningozele beschrieben. Die Pseudomeningozele präsentierte sich als große zystisch erscheinende abdominale Masse [15]; die Zystenflüssigkeit erwies sich nach weiterer Untersuchung als Liquor, was eine Pseudomeningozele nahe legte. Es wurde ein zystoperitonealer Shunt angelegt, sodass der Liquor (CSF) allmählich in die Bauchhöhle abfließen und die Zyste sich schrittweise verkleinern konnte.

2.2.6 Fazit

Aufgrund des steigenden Bedarfs an sicherer und effizienter Freilegung der anterioren Lendenwirbelsäule ist die Kenntnis potenzieller Komplikationen für Chirurgen, welche die Operation durchführen, von entscheidender Bedeutung. Der Umgang mit diesen Komplikationen richtet sich nach der Art der Komplikation. Bei Freilegung vaskulärer, neurologischer und urologischer Strukturen ist den Details äußerste Aufmerksamkeit geschuldet, um eine Verletzung dieser Strukturen zu vermeiden. Die klinischen Berichte zeigen, dass durch Umsicht und Vorsicht die Freilegung der Lendenwirbelsäule bei niedrigen Komplikationsraten erfolgen kann.

LITERATUR

[1] Gumbs A, Shah R, Yue J, Sumpio BE: The open anterior paramedian retroperitoneal approach for spine procedures. Arch Surg 140: 339–343, 2005.
[2] Brau S, Delamarter RB, Schiffman ML, et al: Vascular injury during anterior lumbar surgery. Spine J 4: 409–412, 2004.
[3] Collins K, Sumpio B: Vascular Assessment. Clin Podiatr Med Surg 17: 171–191, 2000.
[4] Sumpio B, Gumbs A: Revision open anterior approaches for spine procedures. Spine J 7(3): 280–285, 2006.
[5] Brau S, Spoonamore MJ, Snyder L, et al: Nerve monitoring changes related to iliac artery compression during anterior lumbar surgery. Spine J 3: 351–355, 2003.
[6] Fry D, Milholen L, Harbrecht PJ: Iatrogenic ureteral injury: Options in management. Arch Surg 4: 454–457, 1983.
[7] Tiusanen H, Seitsalo D, Osterman K, Soini J: Retrograde ejaculation after anterior interbody fusion. Eur Spine J 4: 339–342, 1995.
[8] Sasso R, Kenneth Burkus J, LeHuec J-C: Retrograde ejaculation after anterior lumbar interbody fusion: Transperitoneal versus retroperitoneal exposure. Spine J 28: 1.023–1.026, 2003.
[9] Perry CP: Peripheral neuropathies presenting as chronic pelvic pain. J Am Assoc Gynecol Laparosc 7(2): 281–287, 2000.
[10] Papastefanou S, Stevens K, Mulholland R: Femoral nerve palsy: An unusual complication of anterior lumbar interbody fusion. Spine J 19: 2.842–2.844, 1994.
[11] Rajaraman V, Vingan R, Roth P, et al: Visceral and vascular complications resulting from anterior lumbar interbody fusion. J Neurosurg 91: 60–64, 1999.
[12] Brau SM: Mini-open approach to the spine for anterior lumbar interbody fusion: Description of the procedure, results and complications. Spine J 2: 216–223, 2002.
[13] Graham J, Kozak J, Reardon M: Rectus sheath hematoma after anterior lumbar fusion. Spine J 12: 1.377, 1991.
[14] Hresko M, Hall J: Latent psoas abcess after anterior spinal fusion. Spine J 17: 590–593, 1992.
[15] Kolawole T, Patel P, Ur-Rahaman N: Post surgical anterior pseudomeningocele presenting as an abdominal mass. Comp Radiol 11: 237–240, 1987.

2.3 Technik zur lateralen Darstellung der Lendenwirbelsäule: Anterolateraler transpsoatischer Zugang

Rudolf Bertagnoli

! KERNAUSSAGEN

- Der anterolaterale transpsoatische Zugang (ALPA) wurde entwickelt, um die Risiken eines posterioren Zugangs zum lumbalen Bandscheibenraum zu umgehen. Diese Risiken bestehen in einer Schwächung und Entfernung von Band- und Knochenmaterial sowie einer Beeinträchtigung von Nervengewebe.
- Im Vergleich zu traditionellen anterioren und posterioren Zugängen ist dieser Zugang bei einer vollständigen oder teilweisen Bandscheibenprothese sicherer, denn die anterioren (ALL) und die posterioren Längsbänder (PLL) bleiben dadurch erhalten, sodass die Segmentstabilität aufrechterhalten wird. ALPA ist auch nützlich bei Fusionsverfahren. Dieser Zugang ist von der linken und der rechten Seite möglich.
- Eine Einschränkung stellt jedoch die L5/S1-Region dar, bei der ein lateraler Zugang nur durch Osteotomie durch den Beckenkamm möglich ist. An dieser Stelle ist die Gefäßtopographie um die Bandscheibe unterschiedlich und birgt mehr Risiken.

Behandlungsstrategien bei Bandscheibendegeneration sind entweder der teilweise oder der vollständige Gelenkersatz. Derzeit werden zahlreiche unterschiedliche Implantate verwendet. Historisch gesehen war die chirurgische Strategie bei der Implantation dieser Prothesen für den Kernersatz ein offener posteriorer Zugang. Dieser Zugang beinhaltet jedoch mehr verfahrensbedingte Risiken wie beispielsweise eine mechanische Schwächung durch Entfernen von Band- und Knochenmaterial. Eine Schädigung der Facettengelenke erzeugt schmerzhafte facettenbezogene Reaktionen und Nervengewebsschädigungen durch die notwendige Freilegung der Dura, der durchquerenden und austretenden Nervenwurzeln. Epidurale Narbenbildung und Blutung sollten im Auge behalten werden. Es wurden auch Implantatabstoßungen als Konsequenz des Banddefekts beim posterioren Längsband (PLL) und beim posterioren Anulus beobachtet. Der anterolaterale transpsoatische Zugang (ALPA) wurde entwickelt, um die mit einem posterioren Zugang einhergehenden Risiken [1, 2] zu umgehen und Zugang zu einer möglichst großen Fläche der Bandscheibe zu erhalten, ohne wichtige anatomische Strukturen zu verletzen. Mit dem ALPA-Verfahren erfolgt der Zugang zur Bandscheibe lateral durch den Psoasmuskel, wodurch die Gefahr einer Schädigung der osseoligamentösen Bandstrukturen minimiert wird. Insbesondere das PLL und das ALL, die stärksten Bänder, die hauptsächlich die Segmentspannung kontrollieren, werden so überhaupt nicht beeinträchtigt, und deshalb führen Flexion und Extension, die wichtigsten Bewegungsmuster bei der Lendenwirbelsäule, nicht zu einer Dislokation in diese Richtung. Die Entfernung des Nukleus sowie die Implantation der Prothese werden aufgrund der beim lateralen Zugang größeren Freilegung der Bandscheibe erleichtert. Andere Autoren verwenden den Begriff XLIF90° *(eXtreme Lateral Interbody Fusion),* das Verfahren ist jedoch das gleiche wie beim vorangegangenen ALPA-Zugang [3].

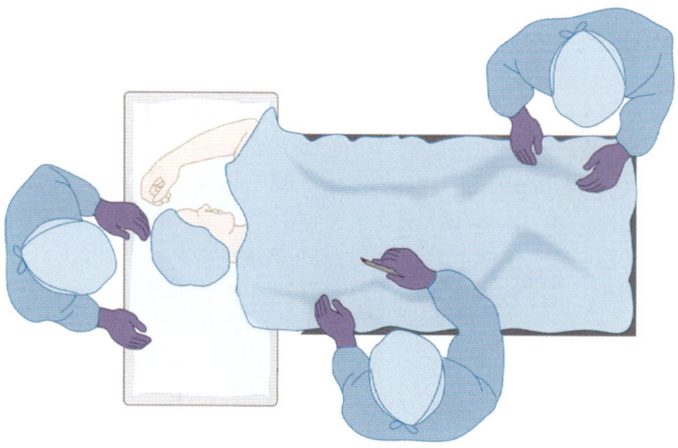

Abb. 2.13 Der Chirurg steht hinter dem Patienten (rechts).

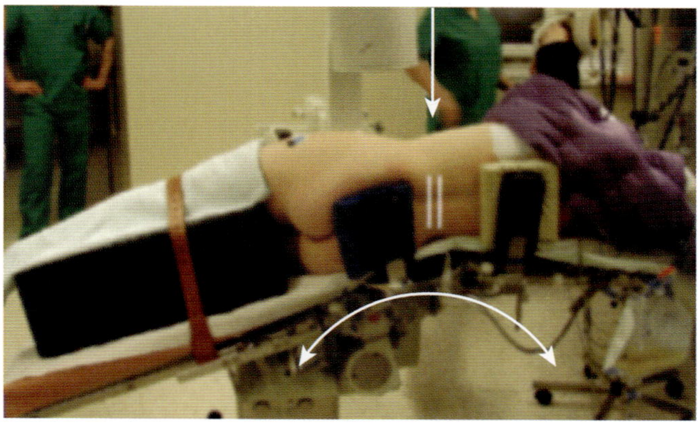

Abb. 2.14 Positionierung des Patienten: 90° laterale Dekubitusposition, senkrechte Einstellung des Segments durch Neigen des OP-Tisches

2.3.1 Indikationen

Obwohl der ALPA-Zugang ursprünglich für den Kernersatz entwickelt wurde, sind durch diesen Zugang auch Verfahren zum Bandscheibenvollersatz und Fusionsverfahren möglich. Dieser atraumatische, muskelschonende Zugang umgeht die Risiken des posterioren Zugangs und vereinfacht gleichzeitig das Implantationsverfahren durch größere Freilegung der Bandscheibe. Es erlaubt eine einfache Implantation der künstlichen Bandscheibe und den Verschluss des Anulus nach der Implantation.

2.3.2 Einschränkungen

Obwohl der ALPA-Zugang für Bandscheibenoperationen an L2–L5 geeignet ist, ist der Zugang zu L5/S1 mittels Osteotomie durch den Beckenkamm möglich [4]. Die Vorteile eines Zugangs zur Bandscheibe ohne Beeinträchtigung wichtiger anatomischer Strukturen sind beim Zugang zu L5/S1 aufgrund der spezifischen Gefäßtopographie leider nicht gegeben, da sich die Iliakalgefäße auf der anterolateralen und lateralen Seite der Bandscheibe befinden.

2.3.3 Operationstechnik

Patientenlagerung

Zur Durchführung eines ALPA-Zugangs sollte der Chirurg idealerweise hinter dem Patienten stehen (➤ Abb. 2.13). Der Patient befindet sich in einer exakten 90° lateralen Dekubitusposition auf einem verstellbaren Operationstisch (➤ Abb. 2.14) – im Unterschied zur anterioren lumbalen Wirbelkörperfusion *(Anterior Lumbal Interbody Fusion)* Mini-ALIF [5], bei welcher der Patient in einem Winkel von 60–70° positioniert wird (➤ Abb. 2.15) und der Chirurg idealerweise vor dem Patienten steht. Eine stabile Fixierung ist notwendig, damit es während des operativen Eingriffs nicht zu Lageveränderungen kommt. Falls nötig, können Arme und Beine des Patienten ebenfalls gestützt werden. Es wird empfohlen, den Operationstisch leicht zu neigen, um den Patienten in eine leicht gekrümmte Position zu bringen und so den Abstand zwischen Beckenkamm und Brustkorb zu vergrößern. Damit im Bandscheibenraum ein exaktes und einfaches Arbeiten gewährleistet ist, wird der OP-Tisch geneigt, solange der bzw. die betroffenen Wirbel sich senkrecht zum Boden befinden (➤ Abb. 2.14). Dadurch können die Instrumente optimal ausgerichtet werden, und das Risiko einer Endplattenschädigung wird reduziert. Diese exakte Position kann nur durch Fluoroskopie erreicht werden. Der senkrechte Vorsprung des Bandscheibenraums zur Haut wird zur besseren Identifizierung durch einen Kirschner-Draht markiert (➤ Abb. 2.16).

2

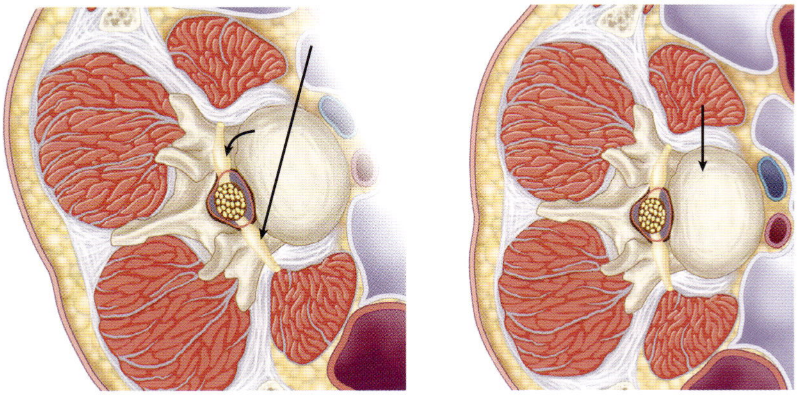

Abb. 2.15 Zugangsrichtung mit konventionellem mini-ALIF (links) und mit ALPA-Zugang (rechts)

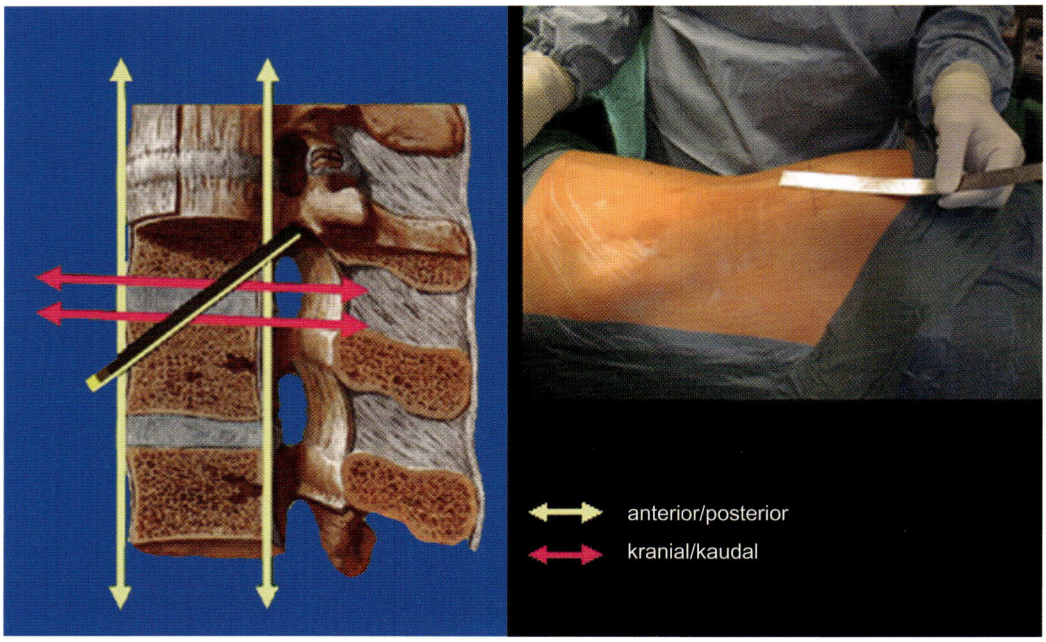

Abb. 2.16 Anteriore und posteriore Segmentgrenzen in Verlängerung zur Hautebene sind mit gelben Linien und die obere und untere Grenze des Bandscheibenraums mit roten Linien markiert; die schräge Hautinzision mittig über dem Bandscheibenraum ist durch eine schwarze Linie gekennzeichnet.

Inzision, Bandscheibenfreilegung

Um den Arbeitswinkel weg vom Spinalkanal zu maximieren, steht der Chirurg hinter dem Patienten (➤ Abb. 2.13). Parallel zu den Fasern des M. obliquus externus erfolgt eine 3–4 cm lange Inzision schräg über der Zielregion. Anschließend erfolgt eine stumpfe Dissektion der drei Schichten der Abdominalmuskeln (äußere schräge, innere schräge und quere Muskeln) in Richtung der Fasern. Es werden selbsthaltende Wundspreizer verwendet, um das Operationsfeld offen zu halten. Anschließend wird der Psoasmuskel retroperitoneal freigelegt.

Die anatomisch sichere Zone mit einer Breite von ungefähr 2–3 cm durch den Psoasmuskel entspricht dem lateralen mittleren Drittel der Bandscheibe (➤ Abb. 2.15, ➤ Abb. 2.17). Eine zu starke Abweichung zum anterioren Rand der Lendenwirbelsäule muss vermieden werden, um das Risiko einer Verletzung des sympathischen Nervs und der größeren Blutgefäße möglichst gering zu halten. Eine zu starke Abweichung in den posterioren Bereich ist ebenfalls ungünstig, da die austretenden Nervenwurzeln der Wirbelsäule sowie der Plexus lumbalis geschädigt werden können (➤ Abb. 2.18). Um das Risiko einer Schädigung der austretenden Nervenwurzeln oder des Plexus lumbalis zu minimieren, kann eine zusätzliche Vorrichtung zum Erkennen der Nervenwurzel verwendet werden (NeuroVision, NuVasive, Inc.). Die Fasern des Psoasmuskels schützen den sympathischen Grenzstrang in seinem anterioren Bereich und die austretenden Nervenwurzeln in ihrem posterioren Bereich, wenn der Zugang korrekt in einer streng lateralen Bahn durch den Muskel in der Mitte der lateralen Seite der

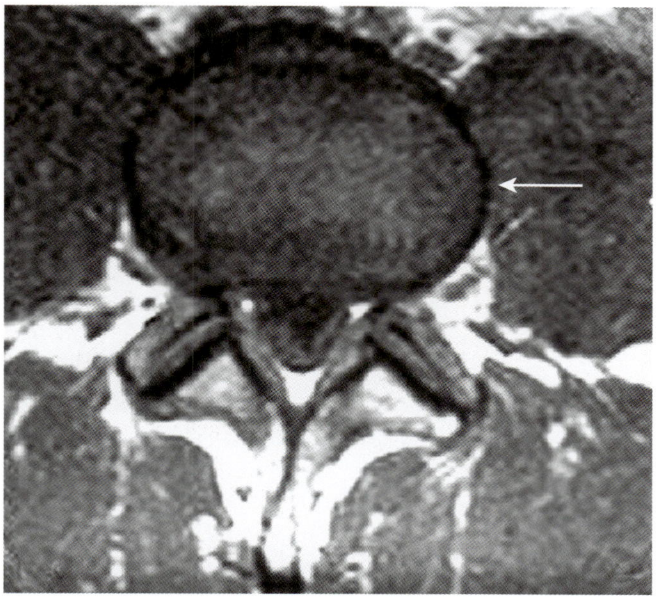

Abb. 2.17 ALPA-Zugangsroute im Vergleich zu mini-ALIF

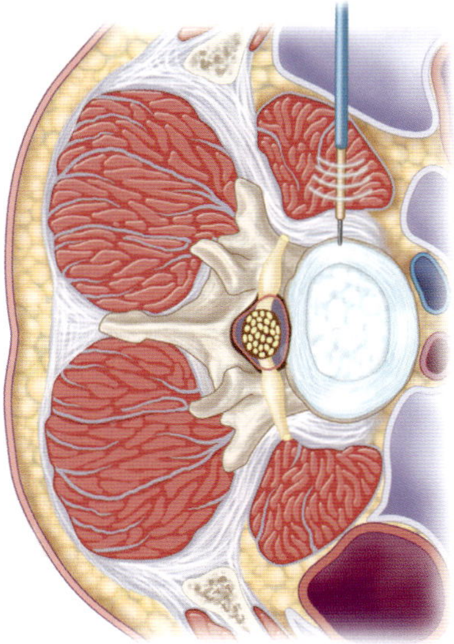

Abb. 2.19 Sequenzielle Dilatation

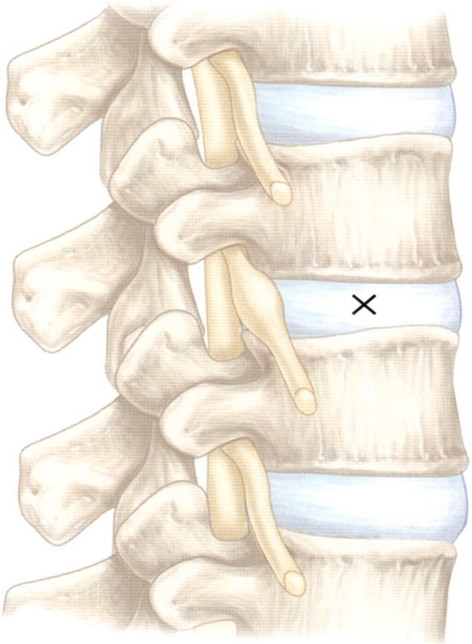

Abb. 2.18 Der Zugang zum Bandscheibenraum erfolgt auf orthograde laterale Weise.

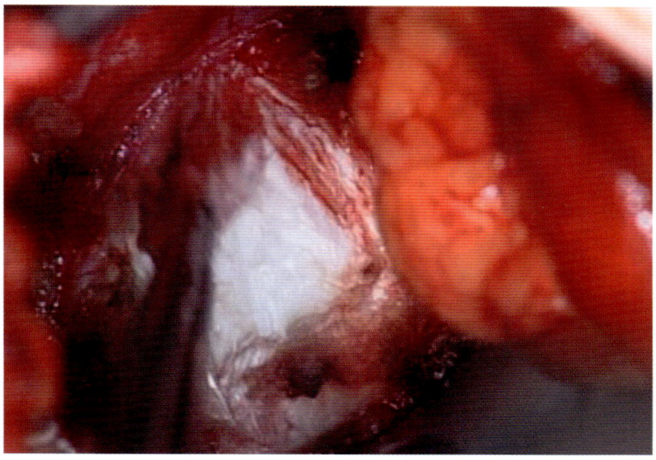

Abb. 2.20 Anulusklappe

Bandscheibe erfolgt (➤ Abb. 2.19). Die Fasern des Psoasmuskels werden durch stumpfe Dissektion in Längsrichtung separiert. Das Operationsfeld wird mit langen selbsthaltenden Systemen offen gehalten (z.B. Synframe, Synthes Inc., West Chester, Pennsylvania; MaXess, NuVasive Inc., San Diego, Kalifornien) (➤ Abb. 2.20). Die Verwendung von Retraktorblättern, die direkt posterior gegenüberliegen, sollte vermieden werden, um das Risiko einer Neuropraxie zu reduzieren. In dieser Hinsicht sind Retraktorblätter in Verbindung mit dem NeuroVision-System sehr hilfreich.

Inzision des Anulus, Anulotomie

Bei der Vorbereitung der Prothesenimplantation wird in den äußeren Schichten des Anulus eine ringförmige Klappe geschaffen. Diese Klappe kann später nach Implantation der Prothese sicher verschlossen werden. Um einen Zugang zum Nukleusraum zu erhalten, wird eine einzige Inzision in der Mitte des Anulus durch die verbleibenden Schichten des Anulus geführt [6].

Entfernung des Nukleus, Wundverschluss

Das Nukleusmaterial wird durch Hypophysenrongeure, Absaugvorrichtungen oder automatische Rasursysteme nach Dilatation der inzisierten lateralen Anulusschichten entfernt. Bei Verwendung von Prothesen für den Kernersatz müssen Schädigungen der knorpeligen Endplatte oder Frakturen des knöchernen Teils der Endplatten unbedingt vermieden werden. Nachfolgend wird das gesamte Material des Nucleus pulposus ausgeräumt, um einen Hohlraum zu schaffen, der groß genug für die endgültig entfaltete Prothese ist.

Die vollständige Ausräumung des Bandscheibenhohlraums ist von höchster Bedeutung für eine erfolgreiche Implantation einer Kernersatzprothese. Um dieses Ziel zu erreichen, muss durch Röntgenkontrolle ermittelt werden, ob noch weiteres Nukleusmaterial entfernt werden muss. Alternativ sollten wasserlösliche Kontrastmittel verwendet werden. Zur Überprüfung der adäquaten Vorbereitung der Bandscheibe können auch Endoskope eingesetzt werden. Die Kernersatzprothese kann schließlich mit speziellen Instrumenten implantiert werden. Der Vorgang wird durch erneute Fixierung der Anulusklappe und Entfernen der Retraktoren abgeschlossen, sodass sich die Psoasmuskeln wieder aneinander anpassen können (➤ Abb. 2.21). Der Wundverschluss erfolgt durch Adaptationsnähte der drei abdominalen Muskelschichten.

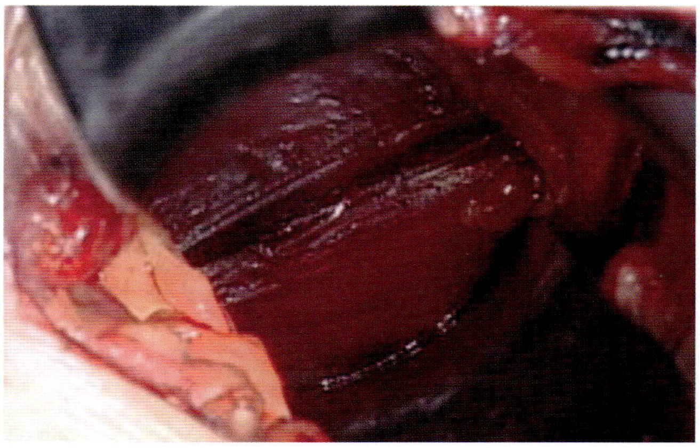

Abb. 2.21 Verschluss des gespaltenen Psoasmuskels

2.3.4 Komplikationen und ihre Vermeidung

Eine mögliche Komplikation des ALPA-Verfahrens ist die Induktion einer Neuropraxie der austretenden Nervenwurzeln oder des Plexus. Diese Verletzung kann auftreten, wenn durch ein posteriores Retraktionsblatt Druck aufgebracht wird und die Nerven zwischen dem Retraktorblatt und dem Dornfortsatz komprimiert werden. Deshalb ist hier äußerste Aufmerksamkeit geboten, damit ein Auftreten dieser Nebenwirkung minimiert werden kann.

2.3.5 Fazit

Das ALPA-Operationsverfahren kann sowohl für den Kernersatz als auch für die Fusion (XLIF90°) verwendet werden. Es weist gegenüber den traditionellen posterioren und anterioren Zugängen mehrere Vorteile auf. Zunächst werden die wichtigen posterioren und anterioren Strukturen beim Zugang zur Bandscheibe nicht beeinträchtigt. ALPA vereinfacht auch die Implantation der Prothese dadurch, dass dieses Verfahren einen lateralen Zugang zum Bandscheibenraum ermöglicht. Die Implantate können parallel zum Kanal eingesetzt werden, wodurch bei der optimalen Ausrichtung der Prothese eine viel geringere Manipulation nötig ist und das Risiko einer Penetration des Spinalkanals reduziert wird. Durch den lateralen Zugang können die starken anterioren/posterioren Bandstrukturen (ALL, PLL) intakt bleiben. Die klassischen Risikofaktoren der anterioren Zugänge wie beispielsweise Gefäßkomplikationen oder retrograde Ejakulation sind fast vollständig vermeidbar. Ein weiterer Vorteil des ALPA-Verfahrens ist die Möglichkeit, die Operation sowohl von der linken als auch von der rechten Seite des Patienten in gleicher Qualität durchführen zu können. Probleme einer erneuten Freilegung durch anteriore Zugänge auf derselben Seite mit einem signifikant höheren Komplikationsrisiko treten also nicht mehr auf.

Durch seine zahlreichen Vorteile stellt das ALPA-Verfahren eine vielversprechende Alternative zum posterioren und anterioren Zugang bei Bandscheibenoperationen dar. Weitere Studien werden zu einem besseren Verständnis des Risiko/Nutzen-Verhältnisses beitragen.

LITERATUR

[1] Bertagnoli R: Anterior mini-open approach for nucleus prosthesis: A new application technique for PDN. Lecture at the 13th annual meeting of the International Intradiscal Therapy Society (IITS), June 8–10, 2000, Williamsburg, Virginia.

[2] Bertagnoli R, Vazquez RJ: The AnteroLateral TransPsoatic approach (ALPA): A new technique for implanting prosthetic disc nucleus devices. J Spinal Disord Tech 16(4): 398–404, 2003.

[3] Ozgur BM, Aryan HE, Pimenta L, Taylor WR: XLIF (eXtreme Lateral Interbody Fusion): A novel surgical technique for anterior lumbar interbody fusion. Spine J 6: 435–443, 2006.

[4] Pimenta L, Filipe F, Schaffa T: The transiliac endoscopic approach for implantation of prosthetic disc-nucleus devices. Presented at the 10th International Conference on Lumbar Fusion and Stabilization, Cancun, Mexico, 2001.

[5] Mayer HM: The ALIF concept. Eur Spine J 9(1): S35–S43, 2000.

[6] Ahlgren BD, Vasvada A, Brower RS, et al: Annular incision technique on the strength and multidirectional flexibility of the healing intervertebral disk. Spine 19: 948–954, 1994.

KAPITEL

3 Zervikale Bandscheibenvollprothesen

3.1 Die wichtigsten Indikationen für die zervikale Bandscheibenarthroplastie und die Präparation des zervikalen Bandscheibenfachs
Jacob M. Buchowski und K. Daniel Riew 103
3.1.1 Indikationen 104
3.1.2 Kontraindikationen 104
3.1.3 Chirurgischer Zugang 105
3.1.4 Fazit 111

3.2 Bryan-Disk
Rick Sasso und Larry Martin Jr. 111
3.2.1 Indikationen und Kontraindikationen 111
3.2.2 Beschreibung des Implantats 112
3.2.3 Hintergrund der wissenschaftlichen Prüfung und klinische Ergebnisse 112
3.2.4 Operationstechnik 113
3.2.5 Postoperative Behandlung 116
3.2.6 Diskussion und Fazit 116

3.3 Prestige ST und LP
Vincent C. Traynelis 117
3.3.1 Indikationen und Kontraindikationen 117
3.3.2 Beschreibung des Implantats 117
3.3.3 Hintergrund der wissenschaftlichen Prüfung und klinische Ergebnisse 118
3.3.4 Klinische Präsentation und Diagnostik 118
3.3.5 Operationstechnik 118
3.3.6 Postoperative Behandlung 119
3.3.7 Komplikationen und ihre Vermeidung 119
3.3.8 Vor- und Nachteile 119
3.3.9 Diskussion und Fazit 119

3.4 ProDisc-C
Rick B. Delamarter und Ben B. Pradhan 119
3.4.1 Indikationen und Kontraindikationen 120
3.4.2 Beschreibung des Implantats 120
3.4.3 Hintergrund der wissenschaftlichen Prüfung und klinische Ergebnisse 121
3.4.4 Operationstechnik 124
3.4.5 Postoperative Behandlung 125
3.4.6 Komplikationen und ihre Vermeidung 125
3.4.7 Diskussion und Fazit 126

3.5 Komplikationen beim anterioren zervikalen Zugang: Zugangsspezifische Betrachtungen der zervikalen Revision
Paul C. McAfee 127
3.5.1 Präoperative Vorbereitungen 127
3.5.2 Operationstechnik 127
3.5.3 Diskussion und Fazit 134

3.1 Die wichtigsten Indikationen für die zervikale Bandscheibenarthroplastie und die Präparation des zervikalen Bandscheibenfachs

Jacob M. Buchowski und K. Daniel Riew

! KERNAUSSAGEN

- Die Indikationen für die Arthroplastie der Halswirbelsäule sind fast identisch mit denen für anteriore zervikale Diskektomie und Fusion, nämlich Radikulopathie und Myelopathie durch bandscheibenbedingte Kompression.
- Arthroplastie sollte nicht bei Myelopathien durchgeführt werden, die durch kongenitale Stenosen, Ossifikation des posterioren longitudinalen Ligaments (OPLL) oder jede andere zu retrospinaler Kompression führende Pathologie verursacht sind. Dasselbe gilt für Patienten mit Spondylitis ankylosans, diffuser idiopathischer Skeletthyperostose, Facettengelenkarthrose, bestehender oder chronischer Infektion der Halswirbelsäule und schwerer Osteoporose sowie für Patienten, bei denen Instabilitäten zu erwarten sind oder bei denen axialer Nackenschmerz die alleinige Symptomatik darstellt.
- Die Neutralposition der Halswirbelsäule ist wichtig für die Präparation der Endplatte und die korrekte Positionierung der Prothese unter Vermeidung von Lordose und Kyphose.
- Eine erfolgreiche Präparation des Bandscheibenfachs erfordert ein leichtes Anfräsen der beiden Endplatten, die Entfernung aller posterioren Osteophyten und eine ausgiebige foraminale Dekompression.
  - Im Vergleich zu Fusionspatienten ist bei Patienten mit einer spondylotischen Radikulopathie bzw. Myelopathie eine gründlichere und ausgedehntere Resektion des Proc. uncinatus und der Spondylophyten notwendig, da sich durch die Bewegung des Segments neue Spondylophyten bilden könnten, was bei einer soliden Fusion unwahrscheinlicher ist.

Ein- oder zweisegmentige anteriore zervikale Diskektomie und Fusion (ACDF) bei spondylophytenbedingter Myelopathie bzw. Radikulopathie hat sich in der Wirbelsäulenchirurgie sowohl klinisch als auch radiologisch als sehr effektiv und erfolgreich erwiesen [1–5]. Trotz des generellen Erfolgs dieses Eingriffs hat die Fusion eines Bewegungssegments signifikante Nachteile. Als Primärrisiko gilt das Induzieren einer beschleunigten Degeneration der Nachbarsegmente, die nach ACDF mit einer Häufigkeit von 2,9% pro Jahr auftritt, wobei 25,6% der Patienten 10 Jahre nach der Operation eine symptomatische Degeneration des Nachbarsegments aufweisen [6]. Die Behandlung solcher degenerierten Segmente kann problematisch sein und macht normalerweise eine Plattenfixation erforderlich, wodurch sich das Risiko für eine Dysphagie und ein Versagen der Instrumentation erhöht [5, 7–9]. Obwohl die mono- bzw. bisegmentale ACDF nach wie vor eine effektive Behandlung von Radikulo- bzw. Myelopathien darstellt, haben ihre Nachteile großes Interesse an der HWS-Arthroplastie geweckt. Sie ist zwar im Vergleich zur ACDF noch eine junge Technologie, hat aber das Potenzial, die Nachteile der ACDF bei gleichen oder sogar besseren klinischen Ergebnissen zu eliminieren. Das Ziel einer Arthroplastie der HWS ist es, die Höhe des Bandscheibenfachs zu erhalten oder wiederherzustellen, für Balance der Wirbelsäule zu sorgen und eine Degeneration der Nachbarsegmente zu verhindern [8, 9].

3.1.1 Indikationen

Die Indikationen für eine Arthroplastie der Halswirbelsäule sind mit denen für anteriore zervikale Diskektomie und Fusion fast identisch, nämlich Radikulopathie und Myelopathie durch bandscheibenbedingte Kompression [5, 8, 10–15]. Genauer gesagt ist die Arthroplastie der HWS indiziert bei Patienten mit degenerierten Bandscheiben und Symptomen oder Zeichen einer Myelopathie bzw. einer Radikulopathie (mit und ohne Nackenschmerzen), die zur Behandlung eines nachgewiesenen Bandscheibenvorfalls oder einer Spondylose einen ein- oder zwei- und manchmal auch dreisegmentigen chirurgischen Eingriff benötigen. Da bei den meisten Patienten mit neu aufgetretenen und durch einen Bandscheibenvorfall verursachten Nacken- und Armschmerzen durch konservative Behandlung innerhalb von 6 Wochen eine Besserung eintritt, muss diese Behandlung bei den Patienten, die sich einer Operation der HWS unterziehen (entzündungshemmende Schmerzmittel, Physiotherapie, Injektionstherapie, Halskrause) länger als 6 Wochen erfolglos gewesen sein. Bei Patienten mit Anzeichen für neurologische Ausfälle oder Anzeichen einer akuten oder progredienten Myelopathie und Muskelschwäche sowie bestätigter Rückenmarkkompression sollte jedoch ohne Verzögerung dekomprimiert werden. Bei der körperlichen Untersuchung sollten Zeichen der Grunderkrankung (abnorme Reflexe, Empfindungsstörungen oder Störungen der Muskelkraft im zugehörigen Dermatom/Myotom) vorhanden sein. Die Röntgenuntersuchung sollte aus a.p., Lateral- sowie Inklinations-/Reklinations- und Schrägaufnahmen bestehen und die weiterführende Bildgebung MRT oder – vor allem bei Patienten mit Kontraindikationen für die MRT-CT mit Myelographie umfassen [5, 8, 10–16]. Der Fokus der Kompressionsläsion(en) (ob durch Bandscheibenvorfall oder durch spondylotische Myelopathie) sollte sich hierdurch problemlos identifizieren lassen. Die Indikationen für Arthroplastie sind in ➤ Box 3.1 zusammengefasst.

BOX 3.1

Klinische Indikationen für die zervikale Bandscheibenarthroplastie

1. Radikulopathie, verursacht durch zervikale Bandscheibendegeneration in einer bis drei Etagen
2. Myelopathie, verursacht durch zervikale Bandscheibendegeneration in einer bis drei Etagen mit retrodiskaler Erkrankung
3. Radiologische Bestätigung eines zervikalen Bandscheibenvorfalls oder einer Spondylose auf einer bis drei Etagen
4. Symptome und Befunde zwischen C3 und Th1
5. Versagen der nichtoperativen Behandlung (mindestens 6 Wochen)

3.1.2 Kontraindikationen

Auf einen Bandscheibenvollersatz sollte verzichtet werden, wenn die Myelopathie durch kongenitale Stenose, Ossifikation des posterioren longitudinalen Ligaments (OPLL) oder jede andere zu retrospinaler Kompression führende Pathologie verursacht ist. Die Arthroplastie ist ein bandscheibenbasiertes Verfahren, mit dem sich anders verursachte Kompressionen nicht behandeln lassen.

Eine Arthroplastie sollte nicht bei Patienten mit Spondylitis ankylosans oder diffuser idiopathischer Skelethyperostose (DISH) erfolgen. Der Grund ist dabei nicht, dass der Eingriff signifikante Probleme bereitet, sondern dass möglicherweise eine Fusion entstehen könnte. Ob dies wirklich eintritt oder nicht, muss erst noch verifiziert werden, es ist aber bekannt, dass Bandscheibenvollprothesen spontan fusionieren können und diese Patientengruppe für eine Autofusion prädisponiert ist. Bei Patienten mit OPLL kann Bewegungserhaltung zur Knochenneubildung hinter dem Implantat und somit zur Kompression des Rückenmarks führen. Daher sind wir der Meinung, dass OPLL eine absolute Kontraindikation darstellt.

Eine andere Kontraindikation für die Bandscheibenvollprothesen der HWS besteht bei Patienten, die sehr wahrscheinlich durch den Eingriff instabil werden, etwa jenen, bei denen zuvor eine zervikale Laminektomie durchgeführt wurde [5, 8, 10–15]. Aus dem gleichen Grund sollten Patienten mit Instabilität der posterioren Strukturen, akuten Frakturen oder Subluxationen ausgeschlossen werden. Hat ein Patient einen traumatischen Bandscheibenvorfall ohne ligamentäre oder knöcherne Instabilität, so ist eine Arthroplastie sehr wahrscheinlich erfolgreich. Ob eine mögliche Instabilität durch Laminektomie zu den Kontraindikationen zählt, muss noch herausgefunden werden. Es ist möglich, dass es mit der Art der durchgeführten Laminoplastie zusammenhängt – unterschiedliche Arten führen zu unterschiedlichen Instabilitäten.

Auch Patienten mit einer akuten oder chronischen Wirbelsäulenentzündung sollten sich dieser Operation nicht unterziehen.

Obwohl eine stabile Fusion für dieses Krankheitsbild oft die beste Behandlung darstellt, würde eine bewegungserhaltende Operation mit einem Fremdkörper die bestehende Infektion nur verstärken.

Die Facettengelenkarthrose wird oft als Kontraindikation für die Arthroplastie angesehen. Wir sind der Meinung, dass dies nur für Facettengelenkarthrosen gelten sollte, die Nackenschmerzen verursachen. Bei Patienten mit Facettengelenkarthrose, die keine oder nur geringfügige Nackenschmerzen haben und einen Bandscheibenvorfall entwickeln, der eine Radikulopathie oder Myelopathie verursacht, wäre eine Arthroplastie unserer Auffassung nach nicht unvernünftig. Das Problem liegt darin, dass die meisten Patienten mit einem Bandscheibenvorfall auch über Nackenschmerzen klagen, wobei unklar ist, zu welchem Teil die Schmerzen dem Bandscheibenvorfall und zu welchem sie den Facettengelenken zuzuschreiben sind.

Eine andere Kontraindikation ist schwere Osteopenie. In diesen Fällen könnte das Implantat einsinken oder sich lockern, weshalb eine Fusion die wahrscheinlich sichere Methode darstellt. Im Gegensatz zu Patienten mit isoliertem mechanischem Rückenschmerz ohne Symptome in den unteren Extremitäten oder neurologische Syndrome, die ideale Kandidaten für die lumbale Arthroplastie sind, eignen sich Patienten mit axialem Nackenschmerz als einzigem Symptom nicht für die zervikale Arthroplastie. Obwohl auch diese Patienten oftmals von einer Arthroplastie profitieren, liegt bisher keine stützende Evidenz vor. Die Kontraindikationen sind in ➤ Box 3.2 zusammengefasst.

BOX 3.2

Klinische Kontraindikationen für die zervikale Bandscheibenarthroplastie

- Vorherige zervikale Laminektomie
- Strukturelle Instabilität des Halswirbelsäule
- Akute Fraktur
- Facettenarthropathie, die Nackenschmerzen verursacht
- Vorhergegangene Infektion der Halswirbelsäule
- Spondylitis ankylosans
- Rheumatoide Arthritis mit Instabilität
- Ossifikation des posterioren longitudinalen Ligaments (OPLL)
- Diffuse idiopathische Skeletthyperostose (DISH)
- Osteoporose und verwandte Knochenstoffwechselerkrankungen
- Myelopathie durch retrovertebrale Kompression
- Morbide Fettleibigkeit, die einen anterioren Zugang ausschließt

3.1.3 Chirurgischer Zugang

Unterschiedliche arthroplastische Systeme verwenden unterschiedliche Methoden, um das Bandscheibenfach vorzubereiten. Manche verwenden ein systemeigenes Distraktionssystem, andere verlangen zuerst die Präparation der Endplatten und dann die Dekompression des Bandscheibenfachs. Hier soll nur die generelle Methode zur Dekompression des Bandscheibenfachs dargestellt werden, die praktisch für alle Arthroplastiesysteme Anwendung findet.

Patientenlagerung

Um den Eingriff durchzuführen, wird der Patient auf einem strahlengängigen Tisch auf dem Rücken gelagert, um die betroffenen Segmente mit dem Fluoroskop in a.p. und lateral zu identifizieren und während des ganzen Eingriffs zu kontrollieren. Ein geschlossener Jackson-Rahmen/-Tisch (OSI, Orthopedic Systems, Inc., Union City, Kalifornien) ist für diesen Zweck gut geeignet.

Die Neutralposition des Nackens ist wichtig für die Präparation der Endplatten. Ist der Nacken überstreckt, muss ein Großteil der posterioren Endplatte entfernt werden, um parallele Oberflächen zu erhalten (➤ Abb. 3.1). Dies kann zu einer Fehlpositionierung (Kyphose) der Prothese führen, insbesondere dann, wenn ungeführte *(unconstrained)* Prothesen wie die Bryan-Prothese (Medtronic Sofamor Danek, Memphis, Tennessee) eingesetzt werden. Dies gilt auch für das Gegenteil: Wird der Nacken kyphotisch gelagert, muss zu viel von der anterioren Endplatte entfernt werden, was zu einer zu lordotischen Positionierung der Prothese führt.

Darstellung

Der anteriore Anteil der Wirbelsäule wird mit einem Standardzugang nach Smith-Robinson dargestellt. Zur Retraktion der Weichteile und Visualisierung der Wirbelsäule wird ein standardmäßiges oder ein spezialisiertes Retraktorensystem verwendet. Nach Freilegung der Wirbelsäule und Identifizierung des betroffenen Segments wird der M. longus colli angehoben. Wir benutzen den Elektrokauter, um den Muskel von Knochen und Bandscheibe zu trennen. Wir benutzen dann einen Penfield-Dissektor Nr. 2, um den M. longus colli weiter lateral anzuheben; dadurch wird die versehentliche Verletzung einer aberranten Wirbelsäulenarterie vermieden. Wir heben den Muskel am Proc. uncinatus vorbei und über das Foramen transversarium. Dies gestattet eine gründliche Dekompression der Region um den Proc. uncinatus und eine genaue Bestimmung der Mittellinie.

Präparation des Bandscheibenfachs

Mit einer Fräse oder einem Laksell-Rongeur entfernen wir dann alle anterioren Osteophyten, damit der hintere Rand des Bandscheibenfachs mit dem Rest des Wirbelkörpers ebenmäßig ist. Jeder verbleibende Rest von Osteophyten kann zu Fehlern bei der Implantation der Prothese führen. Wir stellen oft fest, dass das Abtasten des Fachs der beste Weg ist, um festzustellen, ob die Osteophytenresektion ausreicht.

Als Nächstes wird das Bandscheibenmaterial inzidiert und ein Großteil davon entfernt. Üblicherweise wird ein Skalpell Nr. 15 benutzt, um den gesamten hinteren Anulus zu schneiden. Die ersten Fragmente werden mit einem Hypophysenrongeur entfernt. Vorsicht ist an der lateralen Grenze des Wirbelkörpers geboten, um eine Verletzung der A. vertebralis zu vermeiden. Sobald die initiale Diskektomie durchgeführt ist, identifizieren wir vorsichtig die lateralen Grenzen des Proc. uncinatus. Mit einer kleinen Kürette (typi-

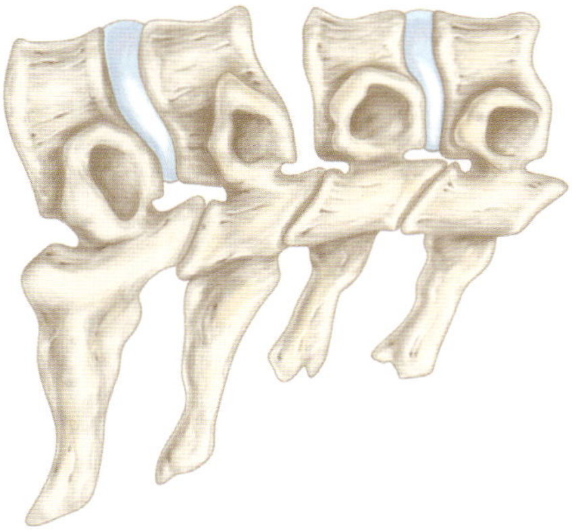

A

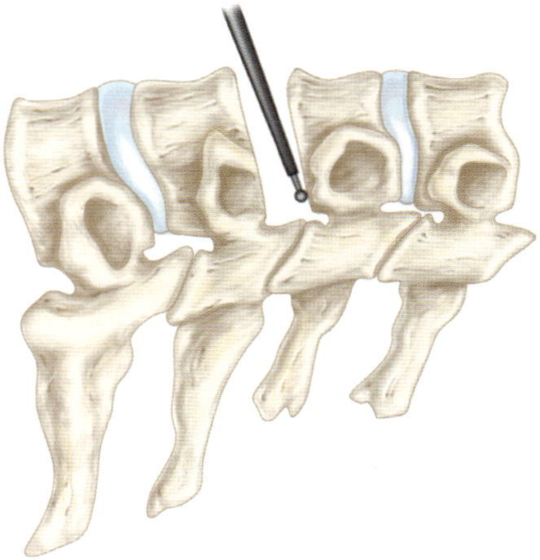

B

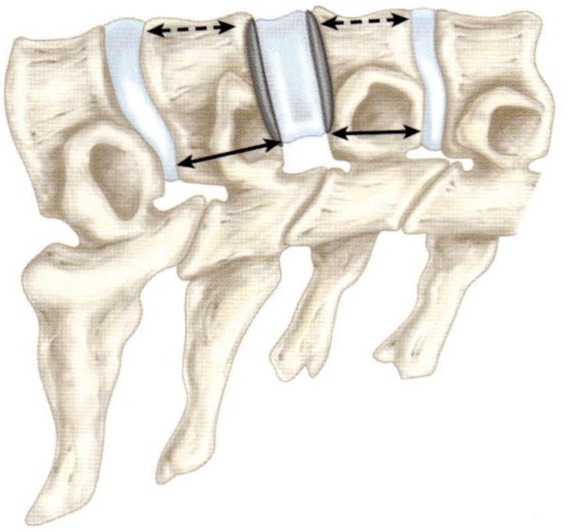

C

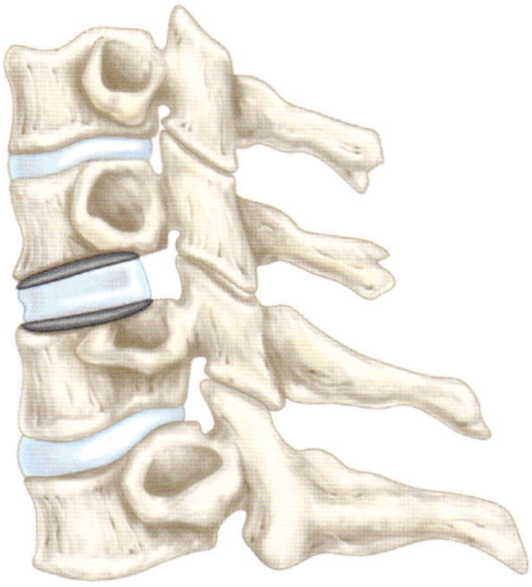

D

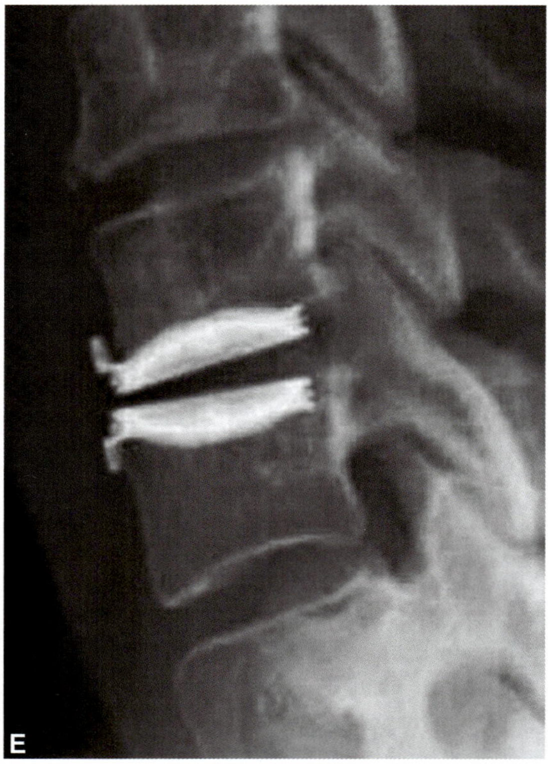

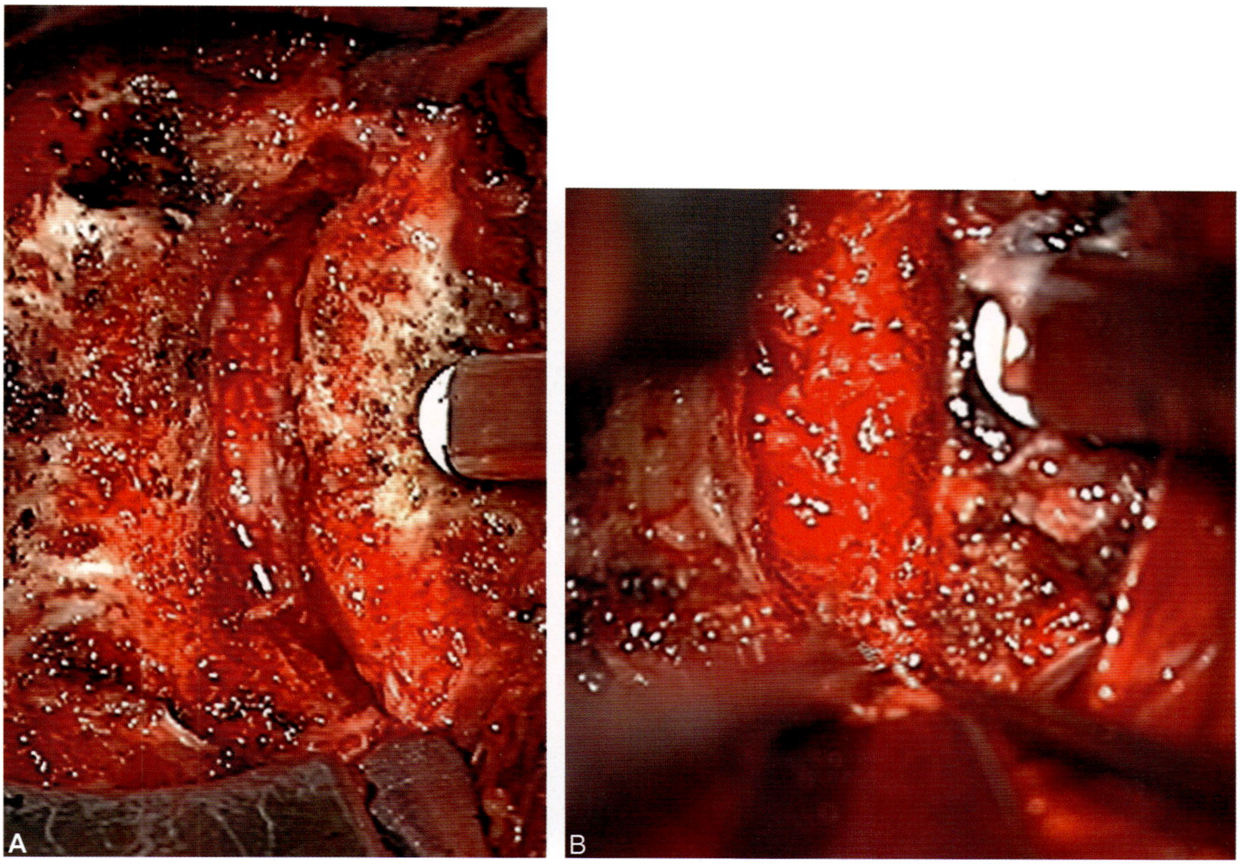

Abb. 3.2 A: Beidseits vom Proc. uncinatus werden Penfield-Dissektoren Nr. 2 platziert, um das laterale Ausmaß der Darstellung zu zeigen. **B:** Die intraoperative Aufnahme zeigt den Gebrauch einer kleinen Kürette, mit der das Unkovertebralgelenk identifiziert und angefräst wird.

scherweise 2 mm) wird das Unkovertebralgelenk identifiziert und von Knorpel befreit. Dabei sollte man aufpassen, um die A. vertebralis nicht versehentlich mit der Kürette oder auch beim Schaben des Proc. uncinatus in lateraler Richtung zu verletzen.

Sobald die Procc. uncinati beidseitig gesäubert sind, lässt sich die Mittellinie des Bandscheibenfachs problemlos bestimmen (➤ Abb. 3.2). Dies erlaubt die präzise Platzierung der Distraktorschrauben. Zudem wird dadurch die präzise Implantation der Prothese in der Mitte des Bandscheibenfachs erleichtert. Eine andere Technik zur Bestimmung der Mittelinie stellt die Markierung des Mittelpunkts mit dem Elektrokauter vor Anheben des M. longus colli dar.

Für einige Implantate ist an dieser Stelle vor der Dekompression eine Präparation der Endplatten erforderlich; bei anderen wiederum erfolgt zuerst die Dekompression. Bei letzteren werden die Pins in die Wirbelkörper gesetzt, um eine Distraktion über den Bandscheibenraum zu ermöglichen. Zur Vermeidung einer asymmetrischen Distraktion über den Bandscheibenraum ist es wichtig, die Pins in der Mittellinie zu platzieren, weil es andernfalls zu einer ungleichen Lastverteilung auf die Bandscheibenvollprothese oder zu einer skoliotischen Deformität kommen könnte.

Der Fräsbohrer wird dann benutzt, um restlichen Knorpel zu entfernen und die untere Endplatte des kranialen Wirbelkörpers anzufräsen, zuerst anterior, dann tiefer in Richtung des posterioren longitudinalen Ligaments, um alle Reste des posterioren Anulus zu entfernen. Die Entfernung des anterioren Anteils dieser Endplatte erlaubt auch eine bessere Darstellung des Bandscheibenfachs. Es ist darauf zu achten, dass von dieser Endplatte nicht

◄

Abb. 3.1 A: Die Abbildung zeigt einen Nacken in Hypoextension. Zu beachten ist, dass der posteriore Aspekt des Bandscheibenfachs enger ist als der anteriore. **B:** Wenn die Endplatten gefräst werden, um Parallelität herzustellen, muss von der posterioren Endplatte mehr abgetragen werden. **C:** Bei implantierter Prothese ist der vordere Anteil des Wirbelkörpers länger (gestrichelte Linie) als der hintere (durchgehende Linie). Die Folgen werden erst beim stehenden Patienten und bei belasteter Prothese erkennbar. **D:** Wenn der Patient steht, wird klar, dass sich die Prothese in einer kyphotischen Position befindet. Dies trifft selbst dann zu, wenn die HWS des Patienten insgesamt in neutraler oder lordotischer Position ausgerichtet ist. **E:** Zu beachten ist, dass diese Prothese minimal kyphotisch ist, weil mehr von der hinteren Endplatte entfernt wurde als von der vorderen. Dennoch ist die Gesamtausrichtung neutral. Ist die Prothese in Kyphose, dann kann sie bestimmen, wie viel Flexion im Bewegungssegment möglich ist.

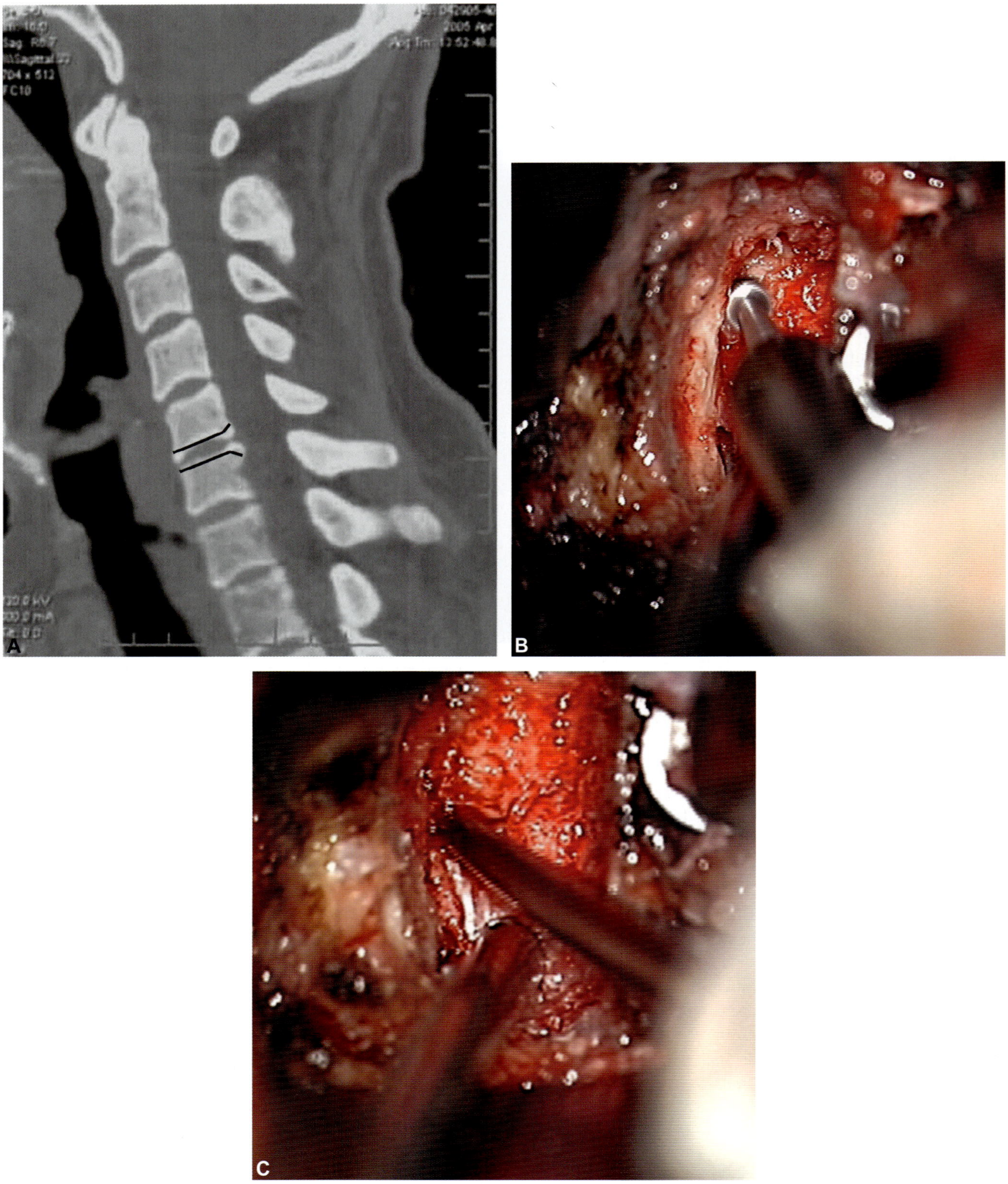

Abb. 3.3 **A:** Die sagittale CT-Rekonstruktion zeigt das für eine gute zentrale Dekompression erforderliche Resektionsausmaß an Endplatten und posterioren Osteophyten. **B:** Das intraoperative Bild zeigt den Einsatz eines Kugelbohrers, mit dem die Endplatten und die Osteophyten angefräst werden. **C:** Intraoperatives Bild, das eine gründliche zentrale Dekompression zeigt. Zu beachten ist, dass nach der Dekompression die posterioren Osteophyten entfernt sind und eine gewinkelte Kürette sicher hinter den Wirbelkörper positioniert werden kann.

zu viel entfernt wird, da die verschiedenen Arthroplastiesysteme diesbezüglich unterschiedliche Anforderungen stellen. Auf dieselbe Weise wird die obere Endplatte des kaudalen Wirbelkörpers leicht angefräst und restlicher Knorpel entfernt. Ziel ist, für das Einsetzen der Prothese parallele und „viereckige" Endplatten zu erhalten, während der Hauptanteil der natürlichen Endplatte erhalten bleibt, um Unterstützung bei den mit Bewegung über den Bandscheibenraum verbundenen Belastungen zu geben und einen Kollaps der Endplatten zu vermeiden.

Dekompression

Alle posterioren vertebralen Osteophyten müssen – vorzugsweise mit einer Fräse – entfernt werden (➤ Abb. 3.3). Bei einer Fusion ist ihre Entfernung nicht unbedingt erforderlich, da sie sich oft mit der Zeit umbilden. Bei zervikalem Bandscheibenvollersatz müssen die Osteophyten jedoch entfernt werden, weil sie bei Bewegungserhalt die Symptome unterhalten bzw. verschlimmern und sogar noch größer werden können. Nach Entfernung der Osteophyten applizieren wir Knochenwachs auf den blutenden spongiösen Knochen, um zum einen die Blutung zu stillen und zum anderen – was noch viel wichtiger ist – die Neubildung von Osteophyten zu verhindern. Bei einem großen Bandscheibenvorfall untersuchen wir auch routinemäßig, ob sich hinter dem posterioren longitudinalen Ligament Fragmente befinden.

Ist die zentrale Dekompression beendet, wendet man sich den verengten Foramina zu (➤ Abb. 3.4). Mit einer Kürette wird verbleibender Knorpel im Unkovertebralgelenk entfernt und der laterale Rand des Proc. uncinatus erkundet. Mit einer Kugelfräse wird das stenotische Foramen dekomprimiert. Der Großteil wird mit einer Hochgeschwindigkeitsfräse abgetragen. Daher kann die Spitze des Bohrers leicht auf dem posterioren longitudinalen Ligament aufliegen und sogar kurz auf der Dura verbleiben, ohne Weichgewebe zu verletzen. Höchste Vorsicht ist geboten, damit die A. vertebralis nicht verletzt wird. Um die laterale Grenze des Wirbelkörpers, hinter dem die A. vertebralis verläuft, zu identifizieren, kann zur Retraktion von Weichteilgewebe und als Orientierungshilfe für den Chirurgen ein Penfield-Dissektor Nr. 4 oder 2 neben den Proc. uncinatus platziert werden (➤ Abb. 3.2A). Gelegentlich ist eine partielle oder subtotale Resektion des Proc. uncinatus nötig, um eine ausreichende Dekompression zu erreichen. Eine bilaterale komplette Unkinektomie versuchen wir zu vermeiden, weil diese Struktur zur Gesamtstabilität und Kinetik der Wirbelsäule beiträgt. Dies ist durch mindestens zwei biomechanische Studien belegt. McAfee et al. [17] haben gezeigt, dass bei einer ungeführten *(unconstrained)* Prothese die Resektion des Proc. uncinatus die Rotationsstabilität erhält, wohingegen die bilaterale Resektion zu Instabilität führen kann.

Obwohl wir für die foraminale Dekompression eine Fräse bevorzugen, kann man auch einen kleinen (1 mm) Kerrison-Rongeur benutzen. Die Gefahr ist hier allerdings gegeben, dass die Spitze des Instruments blind in das Foramen eingeführt und dabei versehentlich die Wurzel oder die Vertebralarterie verletzt wird. Die Gefahr einer Wurzelverletzung mit dem Kerrison-Rongeur nimmt sogar noch zu, wenn der Nacken des Patienten in Extension gelagert ist – eine Position, in der das Foramen weiter eingeengt wird.

Wichtig ist zusammenfassend die Erkenntnis, dass zervikaler Bandscheibenersatz bei Patienten mit spondylitischer Radikulopathie oder Myelopathie eine gründlichere und ausgedehntere Resektion des Proc. uncinatus und der Osteophyten nötig macht als bei Patienten, die eine Fusion erhalten. Durch dauernde Bewegung im Segment kann es, verglichen mit zervikaler Fusion, zu einer erneuten Spondylose kommen, wobei ein Wiederauftreten von Osteophyten bei einer soliden Fusion ungewöhnlich ist.

Nach Beendigung der zentralen und lateralen Dekompression und Präparation der Endplatten wird bei den meisten Systemen zur Größenbestimmung ein Probeimplantat benutzt [13–16]. Generell sollte das Probeimplantat gut in das Bandscheibenfach passen. Ist es zu groß, können die Ligamente, die das Segment umspannen, zu sehr unter Spannung geraten, was Nackenschmerzen auslöst und die Bewegung einschränken kann. Wenn es zu locker ist, kann die Bandscheibenhöhe zu gering sein, sodass es zu einer foraminalen Stenose und zum schlechten Funktionieren der Prothese kommen kann. Sobald die richtige Größe identifiziert wurde, wird das geeignete Implantat in das Bandscheibenfach eingebracht – üblicherweise unter fluoroskopischer Kontrolle. Die finale Position des Implantats wird in a.p. und lateralen Röntgenansichten bestätigt. Die Wunde wird gespült und in der üblichen Weise verschlossen. Eine postoperative Immobilisierung ist nicht erforderlich. Ein klinisches Beispiel zeigt ➤ Abbildung 3.5.

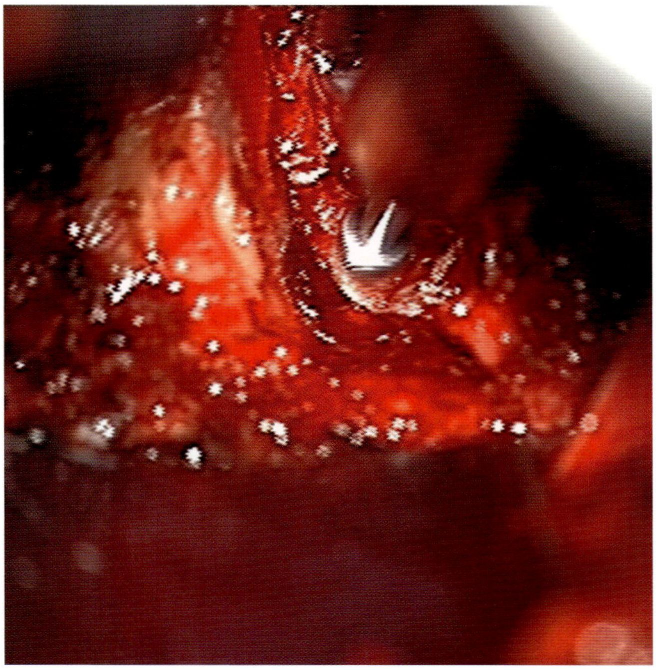

Abb. 3.4 Das intraoperative Bild zeigt, wie mit einer Fräse der Proc. uncinatus verdünnt und das Foramen dekomprimiert wird.

3

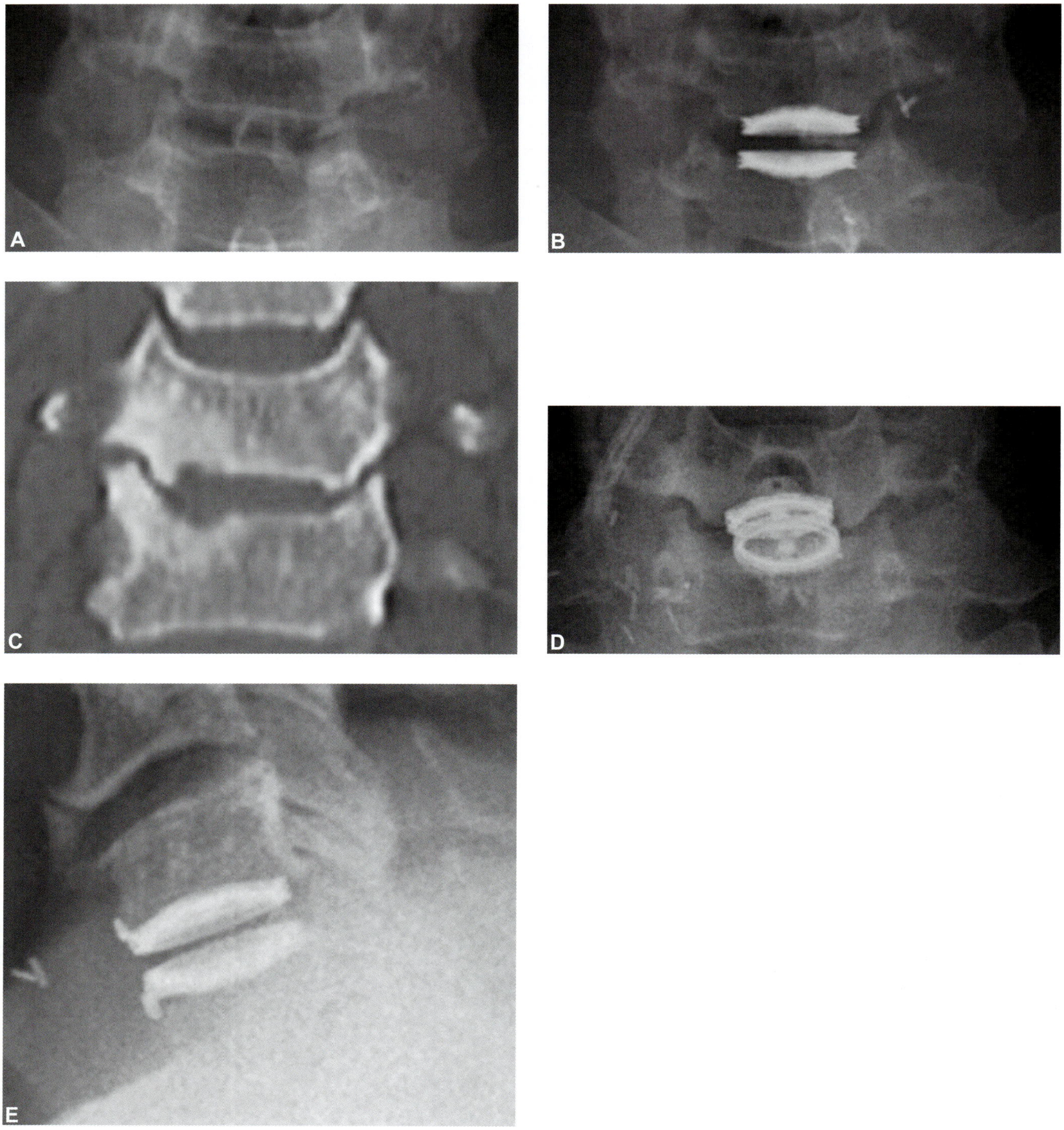

Abb. 3.5 **A:** Anteroposteriore (a.p.) Röntgenaufnahme eines 43 Jahre alten Mannes mit C6/C7-Spondylose und radikulären Symptomen. Zu beachten ist die große Anwachsung am Unkovertebralgelenk. **B:** Postoperatives a.p. Röntgenbild mit zervikaler Arthroplastie C6/C7. Die unkovertebralen Knochenanwachsungen sind jetzt entfernt. **C** und **D:** Das präoperative CT und das postoperative a.p. Röntgenbild zeigen die Dekompression des Proc. uncinatus und die zervikale Arthroplastie C6/C7. Der Proc. uncinatus wurde beidseits rechtwinklig bearbeitet, um ihn zu verdünnen. Anschließend wurde eine bilaterale posteriore Foraminotomie durchgeführt, ohne den Proc. uncinatus ganz zu resezieren. Die Prothese erscheint überlappend, weil es sich nicht um ein reines a.p. Bild handelt. Die posterioren Osteophyten am Wirbelkörper wurden entfernt. **E:** Die laterale Aufnahme zeigt die Resektion der posterioren Osteophyten.

3.1.4 Fazit

Zusammengefasst bietet sich mit der Arthroplastie der Halswirbelsäule eine neue und aufregende Technologie, die vielversprechend ist und eine Alternative zur Fusion darstellt. Obwohl noch viele Fragen bleiben, sind die wichtigsten potenziellen Vorteile die Bewegungserhaltung und die Verhinderung bzw. Verzögerung der Anschlussinstabilität. Trotz dieser potenziellen Vorteile ist es wichtig zu erkennen, dass eine sorgfältige chirurgische Technik nötig ist, um positive klinische Kurzzeit- wie auch Langzeitergebnisse zu erhalten. Genauer gesagt, bedeutet dies eine vorsichtige Präparation der Endplatten und eine ausführliche Dekompression (zentral und foraminal), um die Erfolgschancen zu erhöhen.

LITERATUR

[1] Emery SE, Bolesta MJ, Banks MA, et al: Robinson anterior cervical fusion: comparison of the standard and modified techniques. Spine 19: 660–663, 1994.

[2] Bohlman HH, Emery SE, Goodfellow DB, et al: Robinson anterior cervical discectomy and arthrodesis for cervical radiculopathy. Long-term follow-up of one hundred and twenty-two patients. J Bone Joint Surg Am 75: 1.298–1.307, 1993.

[3] Brodke DS, Zdeblick TA: Modified Smith-Robinson procedure for anterior cervical discectomy and fusion. Spine 17: S427–S430, 1992.

[4] Williams JL, Allen MB, Harnkess JW: Late results of cervical discectomy and interbody fusion: some factors influencing the results. J Bone Joint Surg Am 50: 277–286, 1968.

[5] Acosta FL, Ames CP: Cervical disc arthroplasty: general introduction. Neurosurg Clin N Am 16: 603–607, 2005.

[6] Hilibrand AS, Carlson GD, Palumbo MA, et al: Radiculopathy and myelopathy at segments adjacent to the site of a pervious anterior cervical arthrodesis. J Bone Joint Surg Am 81: 519–528, 1999.

[7] Hilibrand AS, Yoo JU, Carlson GD, et al: The success of anterior cervical arthrodesis adjacent to a previous fusion. Spine 22: 1.574–1.579, 1997.

[8] McAfee PC: The indications for lumbar and cervical disc replacement. Spine J 4: 177S–181S, 2004.

[9] Albert TJ, Eichenbaum MD: Cervical disc replacement: goals of cervical disc replacement. Spine J 4: 292S–293S, 2004.

[10] Durbhakula MM, Ghiselli G: Cervical total disc replacement, part I: rationale, biomechanics, and implant types. Orthop Clin N Am 36: 349–354, 2005.

[11] Bertagnoli R, Duggal N, Pickett GE, et al: Cervical total disc replacement, part II: clinical results. Orthop Clin N Am 36: 355–362, 2005.

[12] Phillips FM, Garfin SR: Cervical disc replacement. Spine 30: S27–S33, 2005.

[13] Traynelis VC: The Prestige cervical disc. Neurosurg Clin N Am 16: 621–628, 2005.

[14] Papadopoulos S: The Bryan cervical disc system. Neurosurg Clin N Am 16: 629–636, 2005.

[15] Chi JH, Ames CP, Tay B: General considerations for cervical arthroplasty with technique for Prodisc-C. Neurosurg Clin N Am 16: 609–619, 2005.

[16] Pimenta L, McAfee PC, Cappuccino A, et al: Clinical experience with the new artificial cervical PCM (Cervitech) disc. Spine J 4: 315S–321S, 2004.

[17] McAfee PC, Cunningham BW, Hayes V, et al: Biomechanical analysis of rotational motion after disc arthroplasty: implications for patients with adult deformities. Spine 31: S152–S160, 2006.

[18] Snyder J, Ghanayem A, Rinella A, et al: Effect of partial versus total uncovertebral joint excision in cervical total disc replacement. Presented at the 34th Annual Meeting of the Cervical Spine Research Society, Palm Beach, Florida, November 30–December 2, 2006.

3.2 Bryan-Disk

Rick Sasso und Larry Martin jr.

! KERNAUSSAGEN

- In einer retrospektiven, randomisierten Studie wies die Gruppe mit Bryan-Disk statistisch signifikante bessere funktionelle Ergebnisse auf als die Gruppe mit zervikaler Fusion.
- Bei der Nachuntersuchung nach zwei Jahren zeigten sich statistisch signifikante Verbesserungen beim *Neck Disability Index* (NDI), bei der visuellen Analogskala (VAS) für Nacken- und Armschmerzen und im SF-36 (physische Dimension).
- In einer retrospektiven Studie gab es in den Bryan-Gruppen weder intraoperative, Gefäß- oder neurologische Komplikationen noch Spontanfusionen, Implantatversagen oder Explantation.
- In der Gruppe der Bandscheibenvollprothese war der Beweglichkeitserhalt an der operierten Etage höher ($p < 0{,}006$ nach 3, 6, 12 und 24 Monaten). In dieser Gruppe lag die Beweglichkeit nach 24 Monaten im Durchschnitt bei 7,9° im Gegensatz zu 0,6° in der Fusionsgruppe.

Die Halswirbelsäule (HWS) ist eine Verbindung aus spezialisierten Gelenken und kann wie auch andere Gelenke, bedingt durch Alter, Trauma oder Degeneration, die Ursache von signifikanten Schmerzen und funktionellen Einschränkungen sein. Anders als bei anderen großen Gelenken ist die traditionelle Sichtweise hier jedoch, dass die Beweglichkeit der HWS nicht unbedingt notwendig ist, weshalb sie zugunsten von Schmerzlinderung und Rückgewinnung der Funktion routinemäßig geopfert wurde. Mehr als 50 Jahre war die anteriore zervikale Diskektomie und Fusion (ACDF) bei zervikaler Bandscheibenerkrankung die Behandlung der Wahl. Zahlreiche Studien belegen die kinematischen und biomechanischen Einschränkungen dieser Methode ebenso wie ihr Potenzial zur Beschleunigung einer Degeneration der Nachbarsegmente. Um diese Nachteile auszugleichen, wurde der Bandscheibenvollersatz entwickelt. Duggal et. al [1] bestätigten den Bewegungserhalt der mit der Bryan-Disk behandelten Bewegungssegmente bei einem mittleren Bewegungsumfang *(Range of Motion,* ROM) nach 24 Monaten von 7,8°. Sasso [2] beschrieb eine normale Flexions-/Extensionsbewegung (6,7°) 24 Monate postoperativ im Vergleich zur ACDF mit 0,6°. Zudem wurde eine abnorme Bewegung an den Nachbarsegmenten zur Fusion nachgewiesen. Eine Zunahme in anteriorer oder posteriorer Translation wurde bei Patienten mit Fusion am kranialen Nachbarsegment festgestellt, während die Arthroplastie mit der Bryan-Prothese eine normale Translation bei gleicher Flexion/Extension am Nachbarsegment aufrechterhielt.

3.2.1 Indikationen und Kontraindikationen

Für die zervikale Bandscheibenvollprothese bestehen Indikationen für Patienten mit einer durch einen fokalen Nucleus-pulposus-Prolaps oder unkovertebrale Osteophyten von C3–C7 verursachten Radikulopathie oder Myelopathie in einem Segment (➤ Abb. 3.6). Der Bandscheibenvollersatz ist als Alternative zur

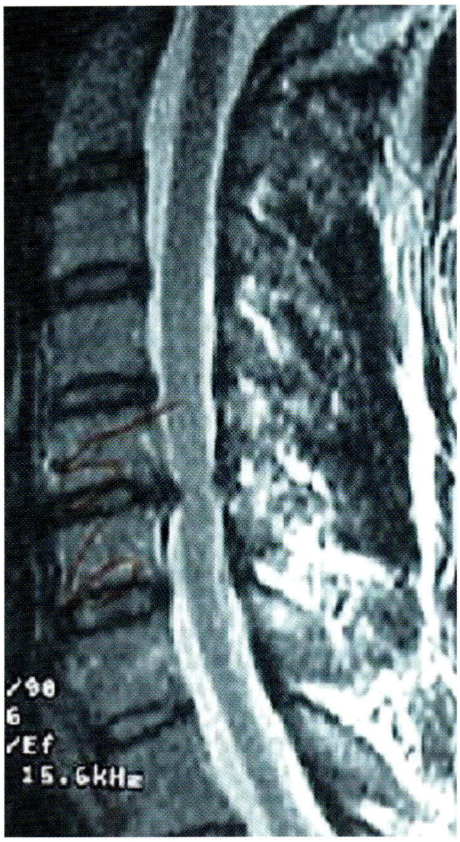

Abb. 3.6 Präoperative MRT-Aufnahme eines fokalen Bandscheibenvorfalls in Höhe von C5/C6, der eine C6-Radikulopathie verursacht.

Fusion nach einer Nervendekompression gedacht. Kontraindikationen sind eine schwere Myelopathie aufgrund retrovertebraler Osteophyten, mehrere betroffene Segmente, chronische Infektion, Osteopenie und posteriore Facettenarthrose.

3.2.2 Beschreibung des Implantats

Die Bryan-Disk (Medtronic Sofamor Danek Memphis, Tennessee) ist ein einteiliges, zweigelenkiges teilgeführtes *(semi-constrained)* Metall-auf-Polymer-Implantat mit variabler, instantaner Rotationsachse (➤ Abb. 3.7) [3, 4]. Das Implantat besteht aus zwei Gehäuseschalen aus einer Titanlegierung mit einer porösen Oberfläche an der Grenzfläche zum Knochen, die das Einwachsen von Knochen und damit die Langzeitstabilität fördert (➤ Abb. 3.8). Jensen [5] berichtet über eine adäquate und reproduzierbare Knocheneinwachsung in die Grundplatten der zervikalen Bryan-Disk. Jede Gehäuseschale hat anterior einen Flansch zur Verbindung mit dem Insertionswerkzeug und zur Verhinderung posteriorer Migration. Der Polyurethankern zwischen den Gehäuseschalen ist von einer Hülle umgeben, die mit der Zeit eine Pseudokapsel bildet. Kochsalzlösung dient als Schmiermittel innerhalb dieser Hülle und sorgt bei axialer Belastung auch für einen hydraulischen Stoßdämpfereffekt (➤ Abb. 3.9).

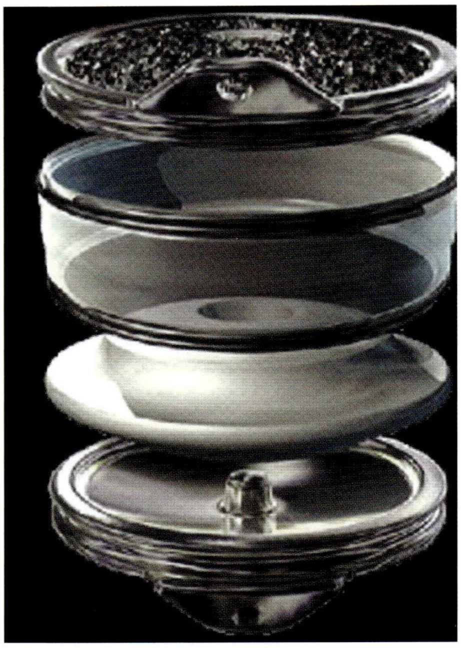

Abb. 3.7 Zervikaler Bryan-Bandscheibenvollersatz: Titanschalen mit inliegenden, von einer Polyurethanhülle umgebenen Polyurethankern

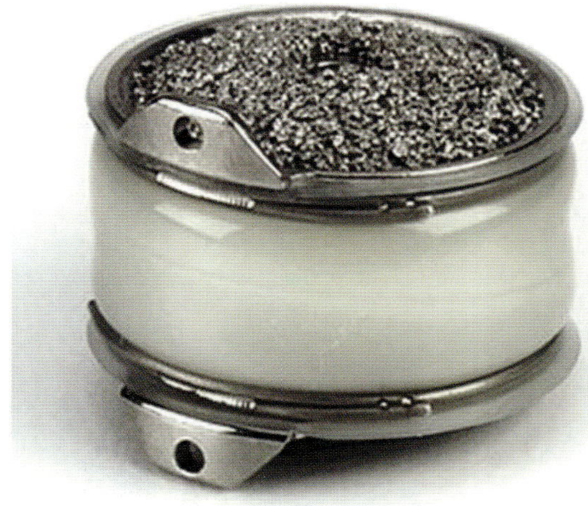

Abb. 3.8 Die porösen Titangrundplatten der zervikalen Bryan-Bandscheibenprothese

3.2.3 Hintergrund der wissenschaftlichen Prüfung und klinische Ergebnisse

Goffin et al. [6] veröffentlichten Ergebnisse einer europäischen Multicenterstudie und gaben die Erfolgsraten der monosegmentalen Bryan-Bandscheibenvollprothese nach 6, 12 und 24 Monaten mit 90%, 86% bzw. 90% an. In einer Studie über die bisegmentale Bryan-Prothese lagen die Erfolgsraten nach 6 und 12 Monaten bei 82% bzw. 96%. Nach einem Jahr betrug die Beweglichkeit in Flexion/Extension im Durchschnitt 7,9° für den monosegmentalen und 7,4° für den bisegmentalen Ersatz (➤ Abb. 3.10).

Die Komplikationen umfassten drei Hämatome, drei nachträgliche Dekompressionen und in einem Fall die Versorgung einer Kehlkopf- und Speiseröhrenverletzung. Bei einem Patienten wurde eine Implantatmigration beobachtet, die aber nicht größer als die röntgenologische Schwelle von 3,5 mm war. Sekhon [7] führte eine Arthroplastie bei 22 Patienten mit Myelopathie sowie 24 Kontrollpatienten durch und stellte in beiden Gruppen eine signifikante Verbesserung der Nacken- und Armschmerzen fest. Die SF-36- und die NDI-Werte zeigen in der Bryan-Gruppe numerisch bessere Werte als in der Kontrollgruppe, die jedoch keine statistische Signifikanz erreichten. Die einzigen Komplikationen waren ein Hämatom und eine nötig gewordene Fusion.

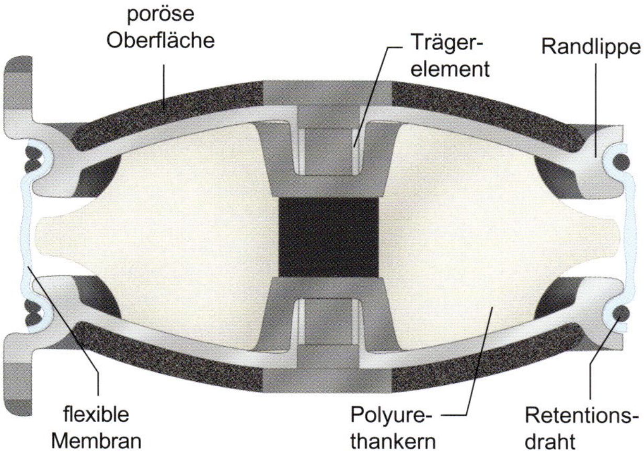

Abb. 3.9 Querschnitt durch eine Bryan-Disk: Die Titanschalen umschließen einen Kern aus Polyurethan in Salzlösung

Anderson et al. [8] berichten in einer Studie mit einer Nachbeobachtungsdauer von mehr als zwei Jahren über 73 Patienten, deren Ergebnisse in 45 Fällen als exzellent, in 7 als gut, in 13 als zufriedenstellend und in 8 als schlecht eingestuft wurden. Die funktionellen SF-36-Werte zeigten vom Zeitpunkt vor der Operation bis 3 Monate nach dem Eingriff eine signifikante Verbesserung, die auch nach 2 Jahren noch anhielt. Es gab keine Hinweise auf ein Einsinken der Prothese, und die Beweglichkeit betrug bei 89% der Patienten mindestens 2°. Es gab einen frühen Fall einer Prothesenmigration, die auf ein nur teilweise gefrästes Prothesenbett zurückzuführen war.

Sasso et al. [9] veröffentlichten Daten von 99 Patienten aus einer randomisierten Multicenterstudie. Bei der Nachuntersuchung nach zwei Jahren wies die Bryan-Gruppe statistisch bessere NDI-Werte auf als die Kontrollgruppe (➤ Abb. 3.11). Auch die VAS-Werte für Arm- und Nackenschmerz waren in der Bryan-Gruppe statistisch besser als in der Kontrollgruppe (➤ Abb. 3.12). Die Flexions- und Extensionsbewegung nach 24 Monaten betrug in der Bryan-Gruppe 6,7° und in der Kontrollgruppe 0,6°.

3.2.4 Operationstechnik

Präoperative klinische und radiologische Untersuchungen sind bei allen chirurgischen Eingriffen essenziell. Mithilfe der präoperativen Computertomographie (CT) können die exakten Dimensionen des Bandscheibenfachs und die Größe des Probeimplantats bestimmt werden, um so die richtige Größe der Bryan-Disk zu ermitteln. Die Patientenlagerung erfolgt in der Neutralposition, wo-

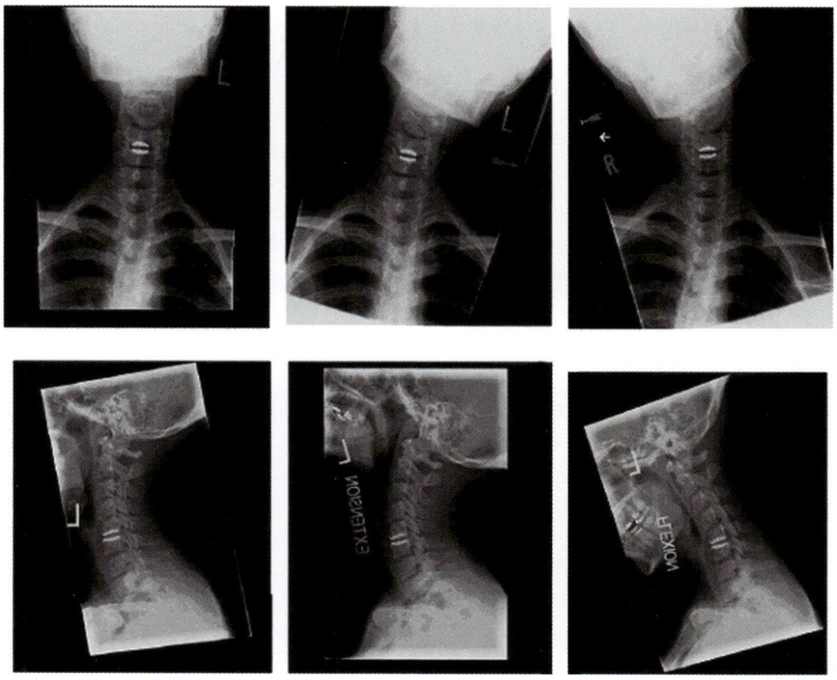

Abb. 3.10 Röntgenaufnahmen in a.p. Lateralbeugung sowie Flexion/Extension nach Implantation einer Bryan-Bandscheibenvollprothese

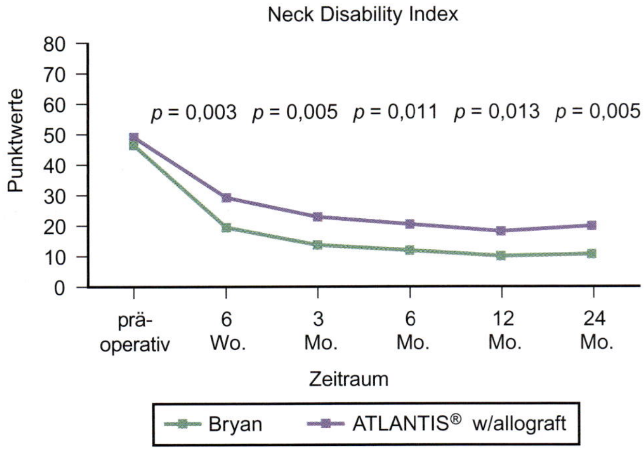

Abb. 3.11 Die postoperativen NDI-Werte in der Bryan-Gruppe zeigen im Vergleich zu den mit Fusion behandelten Kontrollpatienten zu allen Nachuntersuchungszeitpunkten eine statistisch signifikante Verbesserung

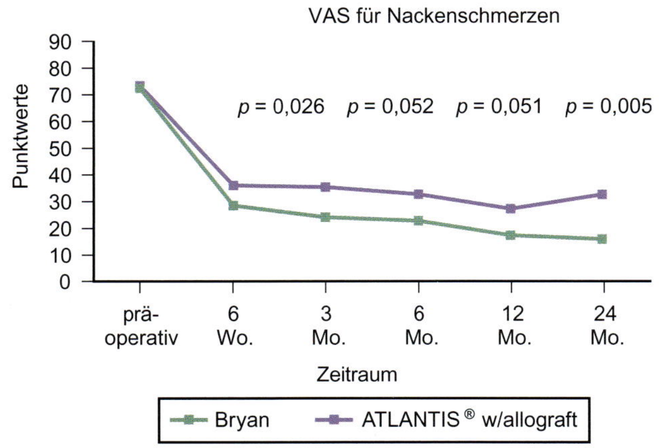

Abb. 3.12 Auch die postoperativen VAS-Werte für Nackenschmerzen zeigen im Vergleich zu den mit Fusion behandelten Kontrollpatienten nach 12 und 24 Monaten eine statistisch signifikante Verbesserung.

bei eine Hyperextension vermieden werden sollte. Bei diesem Verfahren handelt es sich um eine Variante der standardmäßigen anterioren Fusion, bei welcher der Nacken intraoperativ durch eine Rolle unter den Schultern in Hyperextension gebracht wird. Zervikale Bandscheibenprothesen sollten jedoch in Neutralposition implantiert werden. Dies kann am besten dadurch erreicht werden, dass eine Handtuchrolle unter dem Nacken statt den Schultern platziert und der Kopf durch Lagerung auf einem gefalteten Handtuch angehoben wird. Der Patient sollte in einer Position gelagert sein, als würde er im Stehen Rücken und Kopf gegen eine Wand gedrückt halten.

Der Zugang zur Halswirbelsäule erfolgt über einen Standardzugang nach Smith-Robinson. Anschließend wird das betroffene Segment dekomprimiert. Mit einer Fräse in einer Bohrvorrichtung werden an beiden Endplatten konkave Oberflächen erzeugt,

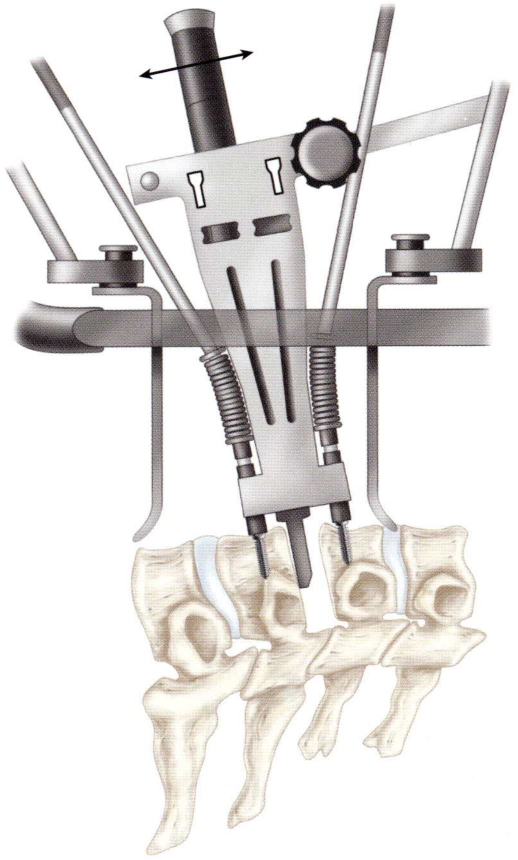

Abb. 3.13 Fräsvorrichtung: Vorbereitung der Endplatten zur Aufnahme der Bryan-Disk

welche die konvexen porösen titanbeschichteten Grundplatten der Bryan-Disk aufnehmen sollen. Die korrekte Größe der Bryan-Disk wird durch eine Kombination von intraoperativen Techniken und präoperativen Röntgenaufnahmen bestimmt. Die Mitte des Bandscheibenfachs wird intraoperativ durch eine Fräsvorrichtung ermittelt, welche die Unkovertebralgelenke definiert, und die Mitte zwischen diesen Strukturen identifiziert. Ein schwerkraftbasiertes Referenzsystem bestimmt den sagittalen Winkel des Bandscheibenfachs. In Kenntnis der Mitte des Bandscheibenfachs wird eine Fräshalterung in den Wirbelkörpern verankert (➤ Abb. 3.13). Diese Halterung kontrolliert die Fräswerkzeuge, mit denen die Endplatten ausgefräst werden, bis sie der genauen Geometrie der Grundplatten des Implantats entsprechen, um sofortige Stabilität zu gewährleisten. Laterale Fluoroskopieaufnahmen helfen bei der Bestimmung des Implantatdurchmessers. Nach Präparation der Endplatten kann die finale Dekompression des Spinalkanals und der Foramina beginnen. Wenn bewegungserhaltende Implantate eingesetzt werden, ist es sehr wichtig, die Nervenstrukturen einschließlich der kontralateralen asymptomatischen Strukturen vollständig zu dekomprimieren. Darin liegt ein relevanter Unterschied zum Standardfusionsverfahren, bei dem die Nervenstrukturen durch Verzicht auf

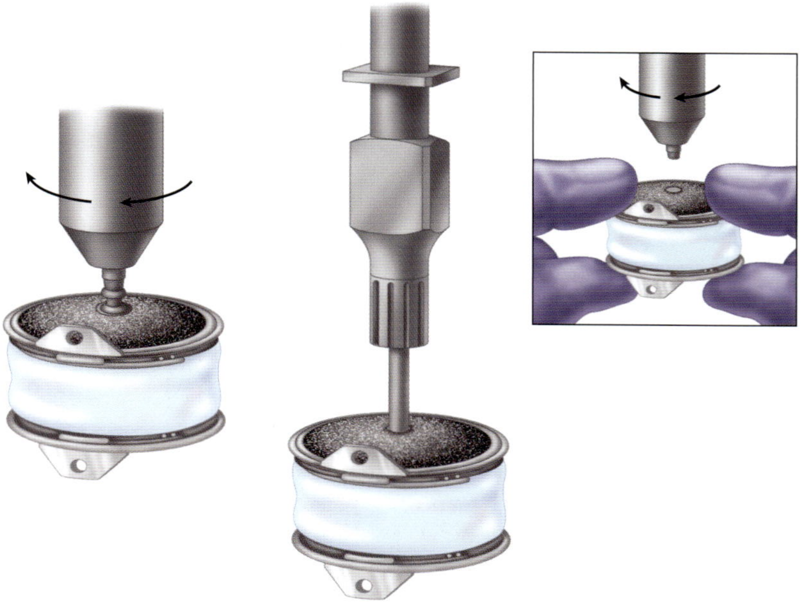

Abb. 3.14 Die Bryan-Disk wird vor der Implantation mit Salzlösung befüllt; Spezialschrauben verschließen die Einfüllöffnung.

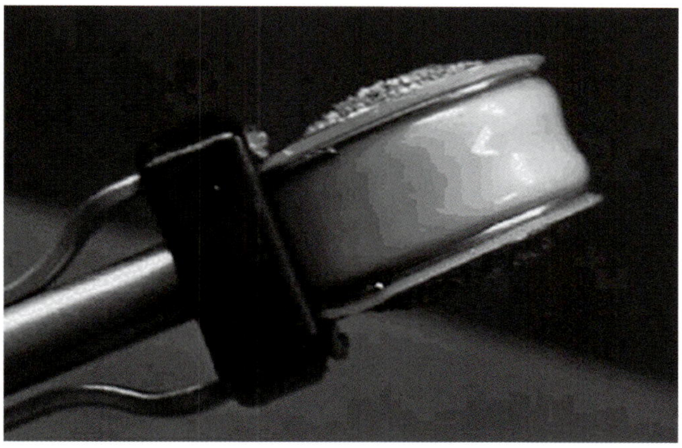

Abb. 3.15 Eine am Einsetzinstrument befestigte Bryan-Disk

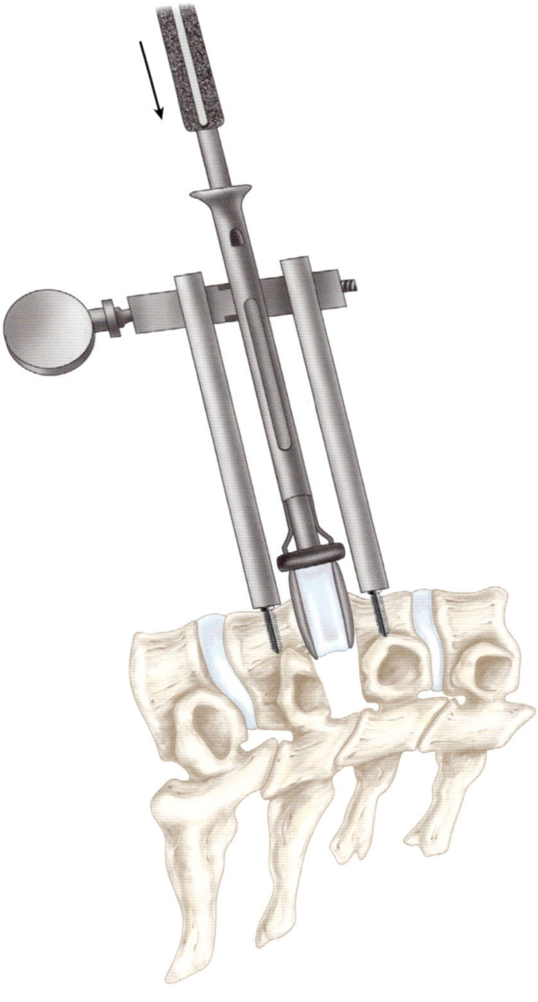

Abb. 3.16 Einführung der Bryan-Disk in das vorbereitete Bandscheibenfach

Beweglichkeit geschützt werden. Die unkovertebralen Strukturen sollten bei künstlichem Bandscheibenersatz nicht geopfert werden, eine aggressive einseitige Dekompression ist jedoch akzeptabel.

Die Bryan-Disk wird mit steriler Salzlösung gefüllt (➤ Abb. 3.14) und auf dem Insertionsinstrument über die Flanken der Titangehäuseschalen befestigt (➤ Abb. 3.15). Ein Zwischenwirbeldistraktor erlaubt das atraumatische Einsetzen der Bryan-Disk (➤ Abb. 3.16). Die korrekte Lage des Implantats wird durch a.p. und laterale Fluoroskopieaufnahmen bestätigt (➤ Abb. 3.17).

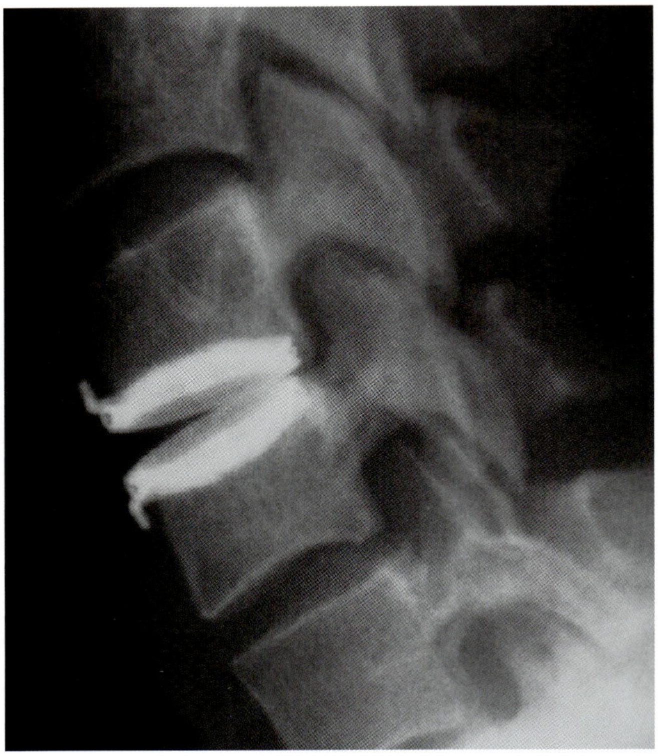

Abb. 3.17 Postoperative laterale Röntgenaufnahme nach Bandscheibenvollersatz mit einer Bryan-Disk

3.2.5 Postoperative Behandlung

Das Tragen einer Halskrawatte ist nach Implantation einer Bryan-Disk nicht erforderlich. Die Patienten werden routinemäßig am Operationstag entlassen. Sie dürfen ihren Nacken sofort mobilisieren und bei Wohlbefinden sofort wieder arbeiten. Wie Traynelis et al. [10] in einer prospektiven, randomisierten Studie feststellten, nahmen Patienten mit einer zervikalen Bryan-Disk ihre Arbeit statistisch gesehen früher wieder auf als Patienten, die nach der Dekompression eine Fusion erhalten hatten.

3.2.6 Diskussion und Fazit

Der Bandscheibenvollersatz wurde entwickelt, um Bewegung zu erhalten und das Risiko einer Degeneration des Nachbarsegments hypothetisch zu verringern. Als weitere Vorteile gelten die frühere Wiederaufnahme von Aktivitäten und die verringerte eingriffbedingte Morbidität. In einer FDA-Studie wurden sechs Implantate geprüft und die Bryan-Disk im Mai 2009 von der FDA zugelassen (www.fda.gov/MedicalDevices/ProductsandMedicalProcedures/DeviceApprovalsandClearances/Recently-ApprovedDevices/ucm162968.htm).
Die unterschiedlichen Auswirkungen von Material, Design und Implantationstechnik auf ihr Verhalten sind noch nicht bekannt. Präklinische Testserien zu Langlebigkeit, Stabilität, Knocheneinwachsung und Entzündungsreaktionen zeigen, dass gegenwärtige Entwicklungskonzepte die etablierten Erfolgskriterien erfüllen.

Die frühen Nachuntersuchungen in Patientenstudien sind ermutigend und zeigen gute Ergebnisse mit dem Vorteil der Bewegungserhaltung. Komplikationen treten kaum auf, sind beherrschbar und haben nicht zu katastrophalen Verletzungen von Nervenstrukturen geführt. Die Revisionsrate ist niedrig. Um die Langzeitfunktionsfähigkeit des Implantats beurteilen und ermitteln zu können, ob es eine Prothese-Patient- oder eine Patient-Prothese-Reaktion gibt, bedarf es längerer Nachuntersuchungszeiträume.

Obwohl noch weit vom akzeptierten Standard entfernt, wird das Konzept der Bandscheibenvollprothese langsam Realität. Die Möglichkeit zur Minimierung einer Anschlussinstabilität ist erfreulich, jedoch sind weitere Zwischen- und Langzeitergebnisse nötig, um den Nachweis zu führen, dass diese Technik den momentanen Goldstandard, die Fusion, ersetzen kann. Biomechanische Studien zeigen, dass Bandscheibenersatz das Nachbarsegment weniger belastet als eine Fusion. Man hofft, dass Langzeitstudien belegen können, dass dies mit einer geringeren Häufigkeit von Nachbarsegmentdegenerationen korreliert.

Abriebuntersuchungen legen die Vermutung nahe, dass das Potenzial für aseptische Implantatlockerung geringer ist als bei einer Arthroplastie der großen Gelenke; aber auch das müssen Langzeitstudien erst noch zeigen. Frühe Erfolgsberichte aus den USA über Bandscheibenvollersatz deuten an, dass die gewünschten Effekte auch eintreten, jedoch gilt auch hier: Endgültige Aussagen über diese Implantate und zervikalen Bandscheibenvollersatz hängen von den Langzeitergebnissen ab.

Prospektive randomisierte Studien zeigen bei Patienten mit zervikaler Myelopathie und Radikulopathie für die Bryan-Disk im Vergleich zum Goldstandard (ACDF) nach 24 Monaten günstige Ergebnisse. Nach zwei Jahren zeigten sich beim Vergleich mit der Kontrollgruppe (Fusion) statistisch signifikante Verbesserungen im NDI, im VAS für Nacken- und Armschmerz und im SF-36 (physische Dimension). Die Zukunft für den zervikalen Bandscheibenvollersatz sieht vielversprechend aus. Allerdings bleiben noch die Langzeitergebnisse abzuwarten.

LITERATUR

[1] Duggal N, Pickett E, Mitsis DK, et al: Early clinical and biomechanical results following cervical arthroplasty. Neurosurg Focus 17: E9, 2004.
[2] Sasso RC, Best NM: Cervical kinematics after fusion and Bryan disc arthroplasty. J Spinal Disord Tech 1: 19–22, 2008.
[3] Anderson PA, Sasso RC, Rouleau JP, et al: The Bryan Disc: Wear properties and early clinical results. Spine J 4: 303S–309S, 2004.
[4] Goffin J, Casey A, Kehr P, et al: Preliminary clinical experience with the Bryan Cervical Disc Prosthesis. Neurosurgery 51: 840–845; discussion 845–847, 2002.
[5] Jensen WK, Anderson PA, Rouleau JP: Bone ingrowth into the Bryan Cervical Disc. Spine 30: 2.497–2.502, 2005.
[6] Goffin J, Casey A, Kehr P, et al: Preliminary clinical experience with the Bryan Cervical Disc Prosthesis. Neurosurgery 51: 840–845; discussion 845–847, 2002.
[7] Sekhon LH: Cervical arthroplasty in the management of spondylotic myelopathy: 18 month results. Neurosurg Focus 17: E8, 2004.
[8] Anderson PA, Sasso RC, Rouleau JP, et al: The Bryan Disc: wear properties and early clinical results. Spine J 4: 303S–309S, 2004.

[9] Sasso RC, Smucker JD, Hacker RJ, Heller JG: Artificial disc versus fusion: a prospective, randomized study with 2-year follow-up on 99 patients. Spine (Phila Pa 1976) 32(26): 2933-40; discussion 2941-42, 2007.

[10] Traynelis V, Sasso RC, Anderson P: Return to Work Analysis of patients treated with an Artificial Cervical Disc or an Arthrodesis. North American Spine Society 21st annual meeting, September 26–30, 2006, Seattle, Washington.

3.3 Prestige ST und LP

Vincent C. Traynelis

! KERNAUSSAGEN

- Die Prestige ST und LP sind Metall-auf-Metall-Bandscheibenvollprothesen, welche die Wirbelsäule anterior stützen und die normale physiologische Segmentbewegung nachbilden.
- Eine sofortige Fixation erfolgt bei der Prestige-ST-Prothese mit Schrauben und bei der Prestige-LP-Prothese mit Kielen.
- Bei allen Patienten muss eine vollständige bilaterale Dekompression erreicht werden, außerdem sollte zwischen den Wirbelkörpern und den Implantaten eine exakte Passung herrschen.
- Patienten, welche die Prestige ST erhalten, haben einen signifikant verbesserten frühen Neck Disability Index (NDI) und können schneller ihre Arbeit wieder aufnehmen als Patienten, bei denen eine Fusion durchgeführt wird.
- Zervikaler künstlicher Bandscheibenersatz ist kontraindiziert bei Patienten mit fortgeschrittener Spondylose, Instabilität und signifikanter Deformität.

Die Prestige-Prothese wurde von Brian Cummins entwickelt, der vor über 20 Jahren versuchte, die Mängel einer zervikalen Fusion auszugleichen und deshalb in Zusammenarbeit mit dem britischen *Department of Medical Engineering* am Frenchay Hospital in Bristol im Jahr 1989 eine künstliche zervikale Bandscheibe entwickelte [1]. Seine bahnbrechenden Bemühungen um die Schaffung einer künstlichen zervikalen Metall-auf-Metall-Bandscheibe legten den Grundstein für die Entwicklung des zervikalen Prestige-ST- und -LP-Bandscheibenersatzes (Medtronic Sofamor Danek, Memphis, Tennessee) [2, 3].

3.3.1 Indikationen und Kontraindikationen

Künstlicher Bandscheibenersatz ist eine Option für Patienten mit normalem zervikalem Alignment sowie normaler Mobilität und einer Radikulopathie, die von einer Wurzelkompression als Folge eines Bandscheibenvorfalls, anteriorer Osteophyten oder einer durch Rückenmarkkompression nach weichem Bandscheibenvorfall bedingten Myelopathie herrührt [4]. Strittig ist derzeit, ob künstlicher Bandscheibenersatz auch bei Patienten mit Myelopathie infolge harter Bandscheibenvorfälle oder zentraler anteriorer Osteophyten geeignet ist.

Kontraindiziert ist künstlicher Bandscheibenersatz bei Instabilität und signifikanter segmentaler oder allgemeiner Deformität. Bei Patienten ohne vorangegangene Mobilität kann nicht erwartet werden, dass diese durch Implantation eines Bandscheibenvollersatzes wieder an Mobilität gewinnen. Ausschlusskriterien für den Einsatz einer Bandscheibenprothese sind eine vorangegangene Infektion oder Osteomyelitis. Zu den weiteren potenziellen Kontraindikationen gehören rheumatoide Arthritis, Niereninsuffizienz, Osteoporose, Krebserkrankung und präoperative Kortikosteroideinnahme.

3.3.2 Beschreibung des Implantats

Die Prestige ST besteht aus Edelstahl und besitzt zwei Gelenkkomponenten, die mit Verriegelungsschrauben an die zervikalen Wirbel angebracht werden (➤ Abb. 3.18) [5, 6]. Die Kugelgelenkpfannen-Bauweise der Prestige ST ermöglicht eine vergleichsweise ungeführte Bewegung, die mit der eines normalen zervikalen Wirbelsäulensegments vergleichbar ist, einschließlich anteroposteriorer (a.p.) Translation, die physiologisch mit der Rotation der sagittalen Ebene gekoppelt ist. Die 2,5 mm dicke anteriore Vorderseite ist vergleichbar mit der Dicke der meisten anterioren zervikalen Platten. Die Oberflächen, die mit den Wirbelendplatten in Kontakt kommen, sind sandgestrahlt, um die Osseointegration zu fördern.

Die Prestige LP (➤ Abb. 3.19) besitzt das gleiche Gelenkprinzip wie die Prestige ST [6]. Sie wird aus einem einzigartigen Titan-Keramik-Verbundwerkstoff hergestellt, der äußerst haltbar und auf CT- und MRT-Aufnahmen gut zu erkennen ist. Die erste Fixie-

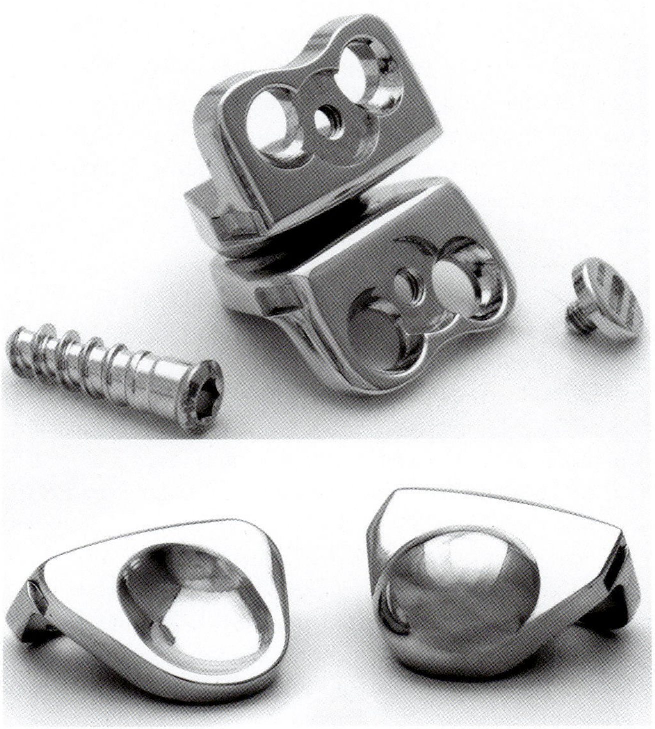

Abb. 3.18 Prestige ST

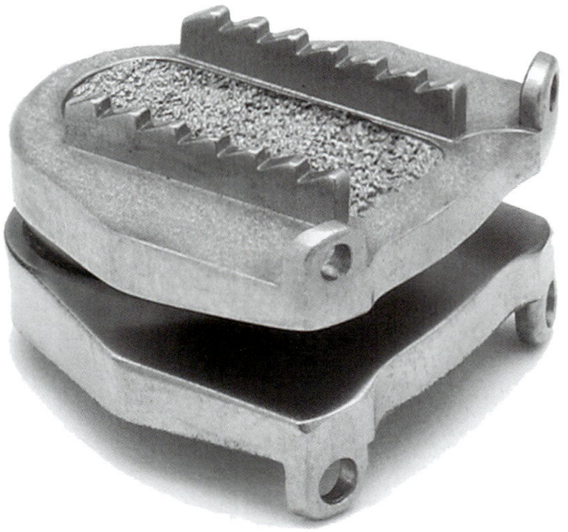

Abb. 3.19 Prestige LP

rung wird durch eine Reihe von vier Kielen erzielt, zwei auf jeder Komponente, welche die Wirbelkörper umfassen. Eine Sprühbeschichtung aus porösem Titanplasma auf der Endplatte, die Kontakt mit den Oberflächen hat, fördert das Einwachsen in den Knochen und eine langfristige Fixation.

Sowohl die Prestige ST als auch die Prestige LP sind in unterschiedlichen Größen erhältlich, und für beide Prothesen wurden spezielle Implantationsinstrumente entwickelt.

3.3.3 Hintergrund der wissenschaftlichen Prüfung und klinische Ergebnisse

Die Sicherheit und Haltbarkeit der Prestige ST und LP wurde in umfassenden Tests geprüft. Die Materialien, aus denen sie gebaut sind, sind nicht toxisch und besitzen ausgezeichnete Verschleißeigenschaften. Die erzeugten Abriebteilchen lösen außerdem keine Entzündungsreaktionen aus. Kadaverstudien und klinische Studien haben gezeigt, dass die Prestige-Prothese die normale physiologische Bewegung der Lendenwirbelsäule aufrechterhält [7, 8]. Prospektiv erhobene Daten weisen darauf hin, dass bei Patienten, die eine Bandscheibenprothese erhalten, seltener eine Degeneration des Nachbarsegments auftritt als bei Patienten, die mit Gelenkversteifung behandelt werden [9]. Patienten, die mit der Prestige ST behandelt werden, haben einen niedrigeren frühen *Neck Disability Index* (NDI) und können ihre Arbeit bedeutend früher wiederaufnehmen als Patienten, die fusioniert wurden [10].

3.3.4 Klinische Präsentation und Diagnostik

Zu den Kandidaten für eine Operation gehören Patienten mit signifikanten neurologischen Symptomen, die entweder auf eine Nervenwurzel- oder eine Rückenmarkkompression infolge einer subaxialen zervikalen Spondylose zurückzuführen sind und bei denen eine konservative Behandlung (z.B. Verhaltensänderung, physikalische und medikamentöse Therapie) erfolglos war. Die Diagnostik sollte bildgebende Studien zur Visualisierung neuraler Kompression sowie dynamische laterale Röntgenaufnahmen der Halswirbelsäule umfassen.

3.3.5 Operationstechnik

Zervikaler Bandscheibenersatz wird in Allgemeinnarkose durchgeführt. Der Patient wird in Rückenlage auf dem Operationstisch gelagert. Die zu operierende Etage der Wirbelsäule muss sich in neutraler Position befinden. Vorzugsweise sollten solche Eingriffe unter Röntgenkontrolle stattfinden, um sicherzustellen, dass die passende Prothesengröße gewählt und die Prothese richtig platziert wird. Die Freilegung der anterioren Halswirbelsäule erfolgt durch einen Standardzugang. Nach Entfernung der Bandscheibe werden anschließend sämtliche Osteophyten reseziert. Besondere Aufmerksamkeit verlangt die Entfernung der Osteophyten, die aus den Proc. uncinati hervorgehen. Beidseits sollte eine vollständige neurale foraminale Dekompression durchgeführt werden.

Anteriore Osteophyten werden reseziert und die Wirbelendplatten von Knorpel befreit und ausgedünnt, bis zwei parallele subchondrale Knochenoberflächen entstanden sind. Dazu wird normalerweise eine Hochgeschwindigkeitsfräse verwendet, für diesen Schritt kann aber auch eine Knochenraspel eingesetzt werden. Eine übermäßige Ausdünnung oder Verletzung der Endplatten sollte unbedingt vermieden werden. Zunächst werden Prestige-Probeprothesen in den Zwischenraum eingesetzt, um die richtige Prothesengröße zu bestimmen. Im Idealfall passt die Probeprothese gut und bedeckt die Oberfläche der Endplatte größtmöglich und sicher. Wenn sie zu eng anliegt, kann dies zu einer übermäßigen Spannung der Bänder führen, die das Segment umgeben, und so die Beweglichkeit einschränken. Die Probeprothese sollte in der korrekten Ausrichtung und in der Mittellinie eingesetzt werden. Wenn die Prothese nicht exakt passt, muss die Endplatte noch besser präpariert werden.

Prestige ST

Der Zwischenraum und die anterioren Wirbeloberflächen werden abschließend durch mediales und laterales Abtasten des anterioren Flächenprofils überprüft. Eventuelle knöcherne Unregelmäßigkeiten, die dabei entdeckt werden, müssen beseitigt werden. Eine passende Prestige-ST-Bandscheibe, die mit der Probeprothese übereinstimmt, wird an der Implantathalterung befestigt und in den Zwischenraum eingebracht. Es werden Löcher gebohrt, mithilfe der Führung in der Implantathalterung Gewinde geschnitten und dann die Knochenschrauben angebracht. Anschließend wird die Implantathalterung von der Prestige ST gelöst. Zwei Verriegelungsschrauben werden angebracht und festgeschraubt.

Prestige LP

Die endgültige Fixation der Prestige LP erfolgt durch eine Reihe von vier Kielen, zwei an jeder Komponente, die in die Wirbelkörper eingreifen. Nach dem Einbringen einer Führung in den Zwischenraum, mit deren Hilfe die Kiellöcher gestanzt werden, werden in jeden Wirbelkörper zwei kleine Löcher gebohrt und durch das Kielstanzgerät mit dem Zwischenraum verbunden. Die Prestige LP wird anschließend in die Implantathalterung eingespannt und vorsichtig in Position gedrückt.

3.3.6 Postoperative Behandlung

Patienten, die den Prestige-Bandscheibenersatz erhalten, werden nach der Operation zwei Wochen mit nichtsteroidalen Antiphlogistika behandelt. Es ist keine Halskrawatte notwendig, und die Patienten können alle gewünschten Aktivitäten ausüben, außer solchen wie z.B. Jogging, Reiten usw., die mit starker Belastung verbunden sind.

3.3.7 Komplikationen und ihre Vermeidung

Patienten mit Instabilität und Deformität sollten mit Fusion behandelt werden. Patienten mit ausgeprägter Osteoporose kann mit einer 360°-Fusion nach Dekompression besser geholfen werden. Es muss darauf geachtet werden, dass sich postoperativ keine kyphotische Deformität entwickelt. Eine Aufrechterhaltung der korrekten Ausrichtung erfordert, dass der Patient so positioniert wird, dass sich das zu operierende Segment in neutraler Position befindet. Auf diese Weise wird eine exakte Passung der Wirbelsäule mit dem Implantat erzielt, da die Prothesenhalterung während der Implantation die künstliche Bandscheibe in neutraler Position hält.

Obwohl es keine Berichte gibt, dass es in Verbindung mit den Prestige-Prothesen zum Auftreten heterotoper Ossifikation kommt, gilt die postoperative zweiwöchige Gabe von nichtsteroidalen Antiphlogistika als optimal, da dies das Ossifikationsrisiko weiter reduziert.

3.3.8 Vor- und Nachteile

Der wichtigste Vorteil eines künstlichen Bandscheibenersatzes der Halswirbelsäule ist die Erhaltung der Segmentbeweglichkeit. Eine Einzelsegment-Rekonstruktion durch die Prestige-Prothese scheint zu einer schnelleren postoperativen Verbesserung zu führen und das Risiko für die Entwicklung einer Erkrankung des Nachbarsegments besser zu senken als eine Gelenkversteifung. Die ST-Prothese lässt sich anfangs sehr gut fixieren, kann jedoch nur schlecht im MRT dargestellt werden. Die Prestige LP lässt sich röntgenologisch leichter darstellen.

3.3.9 Diskussion und Fazit

Die Prothesen Prestige ST und LP für den zervikalen Bandscheibenersatz eignen sich ausgezeichnet zur Aufrechterhaltung der physiologischen Bewegung nach anteriorer zervikaler Dekompression. Langzeitresultate helfen zu bestimmen, inwieweit diese Technologie im Hinblick auf eine Begrenzung der Degeneration des Nachbarsegments von Nutzen ist.

LITERATUR

[1] Cummins BH, Robertson JT, Gill SS: Surgical experience with an implanted artificial cervical joint. J Neurosurg 88 (suppl 6): 943–948, 1998.
[2] Robertson JT, Metcalf NH: Long-term outcome after implantation of the Prestige I disc in an end-stage indication: 4-year results from a pilot study. Neurosurg Focus 17 (suppl 3): E10, 69–71, 2004.
[3] Wigfield CC, Gill SS, Nelson RJ, et al: The new Frenchay artificial cervical joint: Results from a two-year pilot study. Spine 27 (suppl 22): 2.446–2.452, 2002.
[4] Pracyk JB, Traynelis VC: Treatment of the painful motion segment: Cervical arthroplasty. Spine 30 (suppl 16): S23–S32, 2005.
[5] Traynelis VC: The Prestige cervical disc replacement. Spine J 4 (suppl 6): 310S–314S, 2004.
[6] Traynelis VC: The Prestige cervical disc. Neurosurg Clin N Am 16 (suppl 4): 621–628, 2005.
[7] DiAngelo DJ, Robertson JT, Metcalf NH, et al: Biomechanical testing of an artificial cervical joint and an anterior cervical plate. J Spinal Disord Tech 16 (suppl 4): 314–323, 2003.
[8] Wigfield C, Gill S, Nelson R, et al: Influence of an artificial cervical joint compared with fusion on adjacent-level motion in the treatment of degenerative cervical disc disease. J Neurosurg 96 (suppl 1): 17–21, 2002.
[9] Robertson JT, Papadopoulos SM, Traynelis VC: Assessment of adjacent-segment disease in patients treated with cervical fusion or arthroplasty: A prospective 2-year study. J Neurosurg Spine 3 (suppl 6): 417–423, 2005.
[10] Traynelis V, Anderson P, Hacker R, et al: Return to work analysis of patients treated with an artificial cervical disc or an arthrodesis. Spine J 6(5, suppl 1): 63S–64S, 2006.

3.4 ProDisc-C

Rick B. Delamarter und Ben B. Pradhan

! KERNAUSSAGEN

- Die ProDisc-C ist eine zweiteilige teilgeführte künstliche zervikale Bandscheibe, die aus zwei metallischen Endplatten und einem Polyethylen-Inlay besteht, das an der Unterseite der Endplatte befestigt ist.
- Die teilgeführte Mechanik der Prothese ermöglicht es, die Scherkräfte (translational) mit den posterioren Facettengelenken zu teilen.
- Die plasmabesprühte Oberfläche und kleine Kiele auf den Endplatten ermöglichen eine sofortige Fixation sowie ein langfristiges Einwachsen in den Knochen.
- Mit der ProDisc-C ist ein Bandscheibenersatz auf mehreren Etagen möglich, der bereits an zwei und drei Etagen erprobt wurde.

Die Zahl der Veröffentlichungen über die klinischen Ergebnisse zervikaler Bandscheibenprothesen ist begrenzt. Goffin et al. [1] geben für die Bryan-Prothese 90% gute bis ausgezeichnete Ergebnisse 1 bis 2 Jahre nach Implantation an. Wigfield et al. [2] berichteten über eine 46%ige Schmerzverbesserung und eine 31%ige Verbesserung bei der Arbeitsunfähigkeit 2 Jahre nach Implantation der Zervikalprothese Prestige. Unser eigenes Institut [3] berichtete bei den Kurzzeitergebnissen nach Implantation der ProDisc-C über signifikante Verbesserungen auf der visuellen Analogskala und beim *Neck Disability Index*. In diesem Kapitel beschreiben wir die Ergebnisse der Langzeitnachbeobachtung der US-amerikanischen prospektiven randomisierten, kontrollierten IDE-Studie in unserem Zentrum.

3.4.1 Indikationen und Kontraindikationen

Die für die zentralen klinischen Studien der amerikanischen Regulierungsbehörde FDA zusammengestellten Ein- und Ausschlusskriterien für diese Prothese sind ➤ Box 3.3 zu entnehmen. Eine Abweichung von den strengen Vorgaben der Studie wurde von der FDA fallbezogen, nach sorgfältiger Abwägung und auf *Compassionate-usage*-Basis[1] genehmigt, beispielsweise für Bandscheibenersatz an zwei und drei Etagen bei Erkrankung an mehreren Etagen, Bandscheibenersatz neben vorangegangenen Fusionen zur Verhinderung einer Ausdehnung der Fusion usw.

BOX 3.3

Ein- und Ausschlusskriterien für die amerikanischen IDE-Studien zur ProDisc-C

Einschlusskriterien

1. Symptomatische zervikale Bandscheibenerkrankung an nur einer Wirbeletage zwischen C3 und C7, definiert als Nacken- oder Arm- (radikuläre) Schmerzen und/oder funktionelle/neurologische Beeinträchtigung mit mindestens einem der folgenden, durch bildgebende Verfahren (CT-, MRT- oder röntgenologische Befunde) bestätigten Zustände:
   a. Nucleus-pulposus-Prolaps
   b. Spondylose (Vorhandensein von Osteophyten) und/oder
   c. Verlust an Bandscheibenhöhe
2. Alter zwischen 18 und 60 Jahren
3. Erfolglose konservative Behandlung über einen Zeitraum von 6 Wochen oder fortschreitende Symptomatik oder Anzeichen für Nervenwurzel-/Rückenmarkkompression
4. *Neck Disability Index* (NDI) ≥ 15/50 (30%).
5. Patient ist psychosozial, mental und physisch in der Lage, das postoperative Protokoll zu erfüllen
6. Unterschriebene Zustimmungserklärung

Ausschlusskriterien

1. Mehr als ein behandlungspflichtiges Segment
2. Merkliche zervikale Instabilität auf lateralen oder Flexions-/Extensionsröntgenaufnahmen in Ruhelage:
   a. Translation > 3 mm und/oder
   b. > 11° Winkelbeweglichkeit
3. Die zu operierende Etage befindet sich neben einer Etage mit vorangegangener Fusion.
4. Röntgenologische Bestätigung für eine schwerwiegende Facettengelenkerkrankung oder -degeneration
5. Bekannte Allergie auf Kobalt, Chrom, Molybdän, Titan oder Polyethylen
6. Klinisch gefährdete Wirbelkörper an der/den betroffenen Etage(n) durch aktuelle oder frühere Verletzung, z.B. auf dem Röntgenbild zu erkennender Frakturkallus, Fehlheilung oder Nichtheilung
7. Vorangegangene Operation an der zu behandelnden Etage
8. Schwere Spondylose an der zu behandelnden Etage, beispielsweise charakterisiert durch:
   a. sich verbreiternde Osteophyten
   b. Verlust der Bandscheibenhöhe > 50% oder
   c. fehlende Beweglichkeit (< 2°)
9. Nacken- oder Armschmerz unbekannter Ursache
10. Osteoporose: falls ein DEXA-Scan erforderlich ist, wird der Ausschluss definiert als T-Score ≤ −2,5
11. Morbus Paget, Osteomalazie oder eine andere Knochenstoffwechselstörung
12. Schwerer insulinpflichtiger Diabetes mellitus
13. Bestehende Schwangerschaft oder Schwangerschaftswunsch in den nächsten drei Jahren
14. Aktive Infektion – systemisch oder lokal
15. Gleichzeitige Einnahme von Medikamenten, die den Heilungsprozess beeinflussen (z.B. Steroide)
16. Rheumatoide Arthritis oder eine andere Autoimmunerkrankung
17. Systemische Erkrankung wie z.B. AIDS, HIV-Infektion, Hepatitis usw.
18. Aktive Tumorerkrankung

3.4.2 Beschreibung des Implantats

Die ProDisc-C (Synthes, West Chester, Pennsylvania; ➤ Abb. 3.20) und die lumbale Prothese ProDisc-L desselben Herstellers haben zahlreiche gemeinsame physikalische Charakteristika. Die ProDisc-C ist in erster Linie ein Kugelgelenk: Die Endplatten sind aus einer Kobalt-Chrom-Legierung konstruiert, und der konvexe Gelenkeinsatz besteht aus ultrahochmolekularem Polyethylen (UHMW-PE). Beides sind bewährte Materialien mit einer umfassenden Erfolgsgeschichte in der Hüft- und Kniearthroplastik. Sowohl die oberen als auch die unteren Endplatten besitzen gekerbte Kiele und haben eine Titanplasma-Sprühbeschichtung. Diese besondere Bauweise ermöglicht die sofortige Fixation an den Wirbelendplatten sowie eine langfristige Fixation durch Einwachsen in den Knochen.

Der UHMW-PE-Einsatz wird auf der unteren Endplatte angebracht. Auch kinematisch betrachtet ist die ProDisc-C-Prothese derselben Philosophie verpflichtet wie die ProDisc-L. Es handelt sich um eine teilgeführte Prothese mit einer festen Rotationsachse. Die Rotation ist entlang allen drei Achsen möglich, die Translation ist eingeschränkt. Dadurch, dass die Rotationsachse für die Prothese jedoch tatsächlich inferior zum Bandscheibenraum liegt, wird die Translation nicht ausgeschaltet. Eine geringe (~ 1 mm) anteriore und posteriore Verlagerung der Translation ist in Extension/Flexion möglich (➤ Abb. 3.21), wie sie auch physiologischerweise zu beobachten ist. Eine ausgedehnte Translation ist jedoch nicht möglich, um die Facettengelenke beim Fehlen der natürlichen Bandscheibe vor zu starker Belastung zu schützen. Es besteht die Hoffnung, dass dieses Verfahren zur Verlangsamung

[1] Anwendung noch nicht zugelassener Verfahren am Patienten

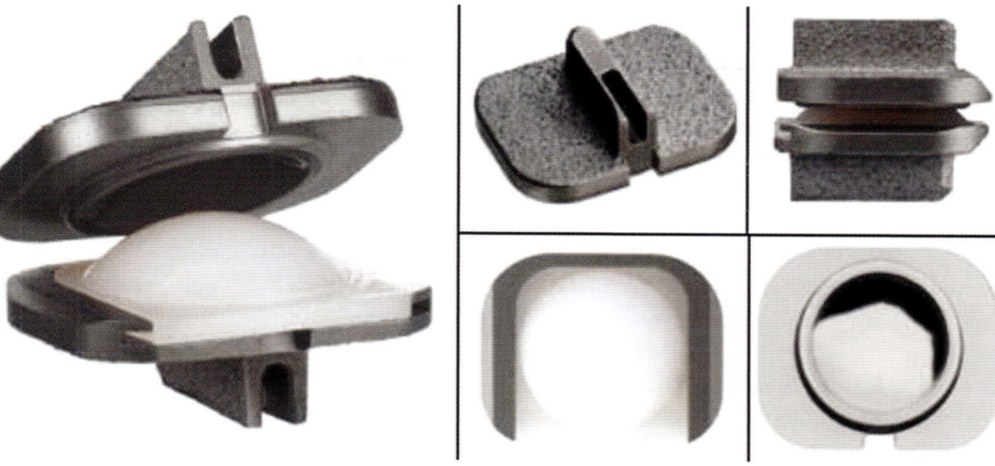

Abb. 3.20 Die künstliche zervikale Bandscheibe ProDisc-C (mit freundlicher Genehmigung von Synthes, Paoli, Pennsylvania)

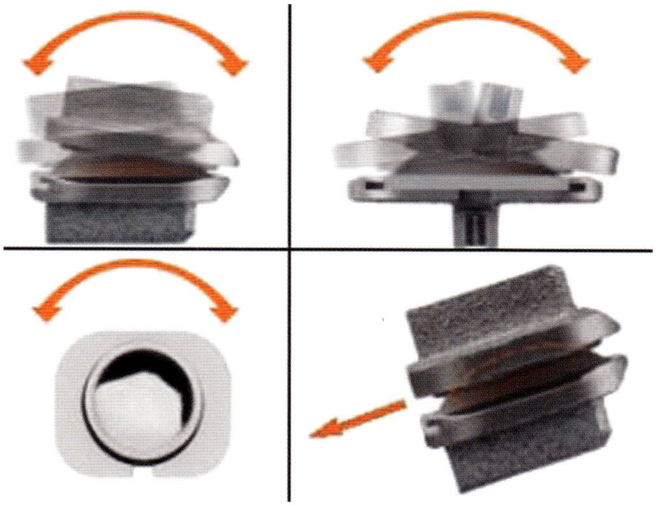

Abb. 3.21 Die Kinematik der ProDisc-C

einer Degeneration der Facettengelenke beiträgt, da die Facettengelenke sonst die Hauptlast der Scherstabilisierung bei einer ungeführten künstlichen Bandscheibe tragen. Die teilgeführte Dynamik verlagert jedoch die Scherbelastung von den Facetten auf die Prothese-Knochen-Grenzfläche; hierin zeigt sich noch einmal die Relevanz der zuvor erwähnten Besonderheiten bei der Prothesenfixation.

Ausgehend von den Ergebnissen humaner anatomischer Studien, sind die Prothesen in vier verschiedenen Bandscheibenhöhen (5–8 mm) erhältlich [4, 5]. Die Wiederherstellung der Bandscheibenhöhe ist der Schlüssel zur Aufrechterhaltung von zervikaler Lordose und Foramenhöhe. Für die Grundfläche sind ebenfalls sechs verschiedene Größen erhältlich. Um die Lastverteilung zu optimieren und um das Risiko eines Einsinkens der Prothese zu reduzieren, muss die größte zulässige Grundfläche gewählt werden. Auch die Winkelbeweglichkeit in der sagittalen, koronaren und axialen Ebene ist an die physiologische Bandscheibenbewegung angepasst. Dies ist relevant, wenn eine abnorme Belastung oder Bewegung der verbleibenden gesunden Segmente vermieden werden soll. Die ProDisc-C ermöglicht – wiederum auf der Grundlage humaner anatomischer Studien – eine maximale Flexion/Extension von 20°, eine Lateralbeugung von 20° und eine axiale Rotation von 12° [6].

3.4.3 Hintergrund der wissenschaftlichen Prüfung und klinische Ergebnisse

Die erste Implantation einer ProDisc-C fand im Dezember 2002 statt. Seitdem wurden weltweit mehr als 25.000 dieser Prothesen implantiert. Der Bandscheibenersatz wurde auch an mehreren Etagen durchgeführt. In den europäischen Originalstudien gibt es keine Berichte über ein prothesenbedingtes Versagen. Die erste Implantation in den Vereinigten Staaten erfolgte im August 2003 in unserem Zentrum. Seitdem wurden an 15 Zentren in ganz Amerika als Teil der US-IDE-Studie mehr als 200 Implantationen und viele weitere mit Genehmigung der FDA unter einem *Continued-access-* und *Compassionate-usage*-Protokoll durchgeführt. Die Registrierungsphase für die Studie ist mittlerweile abgeschlossen; nach Auswertung der Daten aus der zweijährigen Nachbeobachtung hat die FDA die Prothese im Dezember 2007 zugelassen (www.fda.gov/MedicalDevices/ProductsandMedicalProcedures/DeviceApprovalsandClearances/Recently-ApprovedDevices/ucm074813.htm).

Die US-amerikanische IDE-Studie

➤ Box 3.3 enthält die Auswahlkriterien für die US-IDE-Studie zur spinalen Arthroplastie mit der ProDisc-C-Prothese im Vergleich zu anteriorer zervikaler Diskektomie und Fusion. In der Regel wurden Patienten mit monosegmentaler Bandscheibendegeneration zwischen C3 und C7, die hartnäckige Nacken- oder Armschmerzen verursacht, ausgewählt. ➤ Tabelle 3.1 fasst die demographischen Charakteristika der Patienten zusammen, die in unserem Zentrum für monosegmentalen Bandscheibenersatz registriert wurden. Die Ergebnisse für unsere ersten 48 Patienten wurden bei der Jahrestagung der *North American Spine Society* vorgestellt [7]: 14 Patienten mit Bandscheibenersatz aus der randomisierten Studie, 19 Patienten mit monosegmentalem Bandscheibenersatz unter dem *Continued-access*-Protokoll und 15 Patienten aus der randomisierten Studie, bei denen eine Fusion durchgeführt wurde. Die Patienten wurden im Verhältnis 1:1 zum anterioren zervikalen Bandscheibenersatz (ACDR) oder zur anterioren zervikalen Diskektomie mit Fusion (ACDF) randomisiert. Bei der präoperativen Vorstellung der Patienten und den Verlaufskontrollen nach 6 Wochen, 3, 6, 12 und 24 bis 36 Monaten wurden Schmerzen, Grad der Beeinträchtigung und Beweglichkeit evaluiert. Patienten, welche die Nachbeobachtungsdauer von 36 Monaten nicht erreichten, wurden in der Gruppe mit 24-monatigen Verlaufskontrollen berücksichtigt.

Tab. 3.1 Demographische Patientendaten

Patientencharakteristikum	ACDF (Allotransplantat + Platte) (n = 15)	ACDR (ProDisc-C (n = 19)	*p*-Wert*
Altersdurchschnitt (Jahre)	42,5	40.1	NS
Geschlecht (% weiblich: % männlich)	33 : 67	20 : 80	NS
Body-Mass-Index (BMI)	24,9	23,7	NS
Arbeitsunfähigkeitsstatus	27%	20%	NS
Dauer der präoperativen Nackenschmerzen (Monate)	10,5	10,3	NS
Aktiver Raucher	1 (6,6%)	4 (16,7%)	NS

* Als NS (nicht signifikant) gilt ein *p*-Wert > 0,05

Die klinischen Ergebnisse zeigten sowohl bei den ACDR- als auch den ACDF-Patienten signifikante Verbesserungen der VAS-Werte für Nackenschmerzen (➤ Abb. 3.22) und Armschmerzen (➤ Abb. 3.23) sowie der ODI-Werte (➤ Abb. 3.24). Innerhalb von drei Monaten sanken die VAS-Werte (Nacken) bei Bandscheibenersatz- und Fusionspatienten um mehr als die Hälfte. Die Verbesserung der VAS-Werte (Arm) innerhalb dieser 3 Monate zeigte in beiden Gruppen sogar eine noch höhere Signifikanz. Beide Verbesserungen waren auch nach 24 Monaten und später noch signifikant. Ebenso sanken auch die ODI-Werte nach mehr als 24 Monaten bei Bandscheibenersatz- bzw. Fusionspatienten, wobei die Werte bei der abschließenden Verlaufskontrolle gegenüber den präoperativen Werten nur noch die Hälfte oder weniger betrugen. Obwohl alle Größenwerte für die Ergebnisse im Vergleich zum präoperativen Status signifikant sanken ($p < 0{,}05$), gab es zwischen den Behandlungsmodalitäten keinen signifikanten Unterschied in den Werten (Bandscheibenersatz vs. Fusion, $p > 0{,}05$).

Die durchschnittliche Flexions-/Extensionsbewegung sank in der Fusionsgruppe mehr als 24 Monate nach dem Eingriff von 9° präoperativ auf ca. 1° (im Wesentlichen keine Bewegung); in der Bandscheibenersatz-Gruppe blieb sie jedoch mit 12° gut erhalten. Lateralbeugung nahm in der Fusionsgruppe von 6° auf weniger als 2° ab (im Wesentlichen keine Bewegung) gegenüber 5° bei den Bandscheibenersatz-Patienten. In keinem Fall traten schwerwiegende (technisch oder prothesenbedingte) Komplikationen auf. ➤ Abbildung 3.25 demonstriert die sagittale Winkelbeweglichkeit, die am operierten Segment radiologisch ermittelt wurde. Wie erwartet, ist die Beweglichkeit an den fusionierten Etagen effektiv ausgeschaltet, während die Winkelbeweglichkeit bei den Bandscheibenprothesen gut erhalten ist.

Die wichtigste Schlussfolgerung aus der US-IDE-Studie lautete, dass ACDR, verglichen mit dem aktuellen chirurgischen Standard bei ACDF, die Beweglichkeit erhält, ohne die Ergebnisse zu beeinträchtigen. Man hofft, dass der Bewegungserhalt langfristig zu einer Reduktion der Nachbarsegmentdegeneration führt.

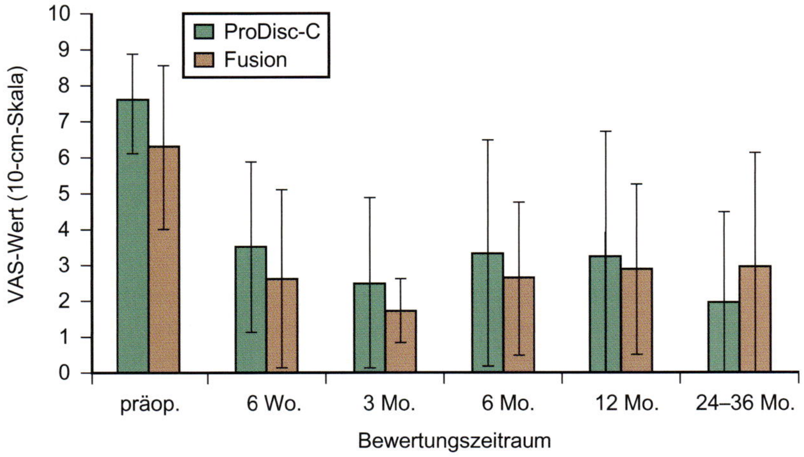

Abb. 3.22 VAS-Werte für Nackenschmerzen

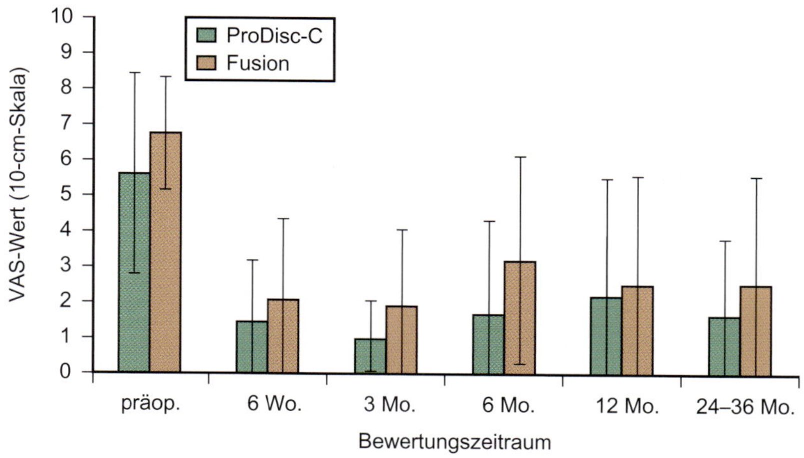

Abb. 3.23 VAS-Werte für Armschmerzen

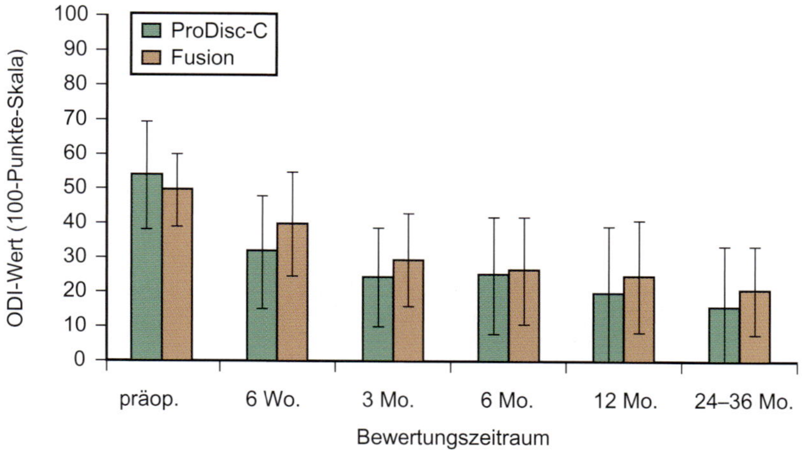

Abb. 3.24 ODI-Werte

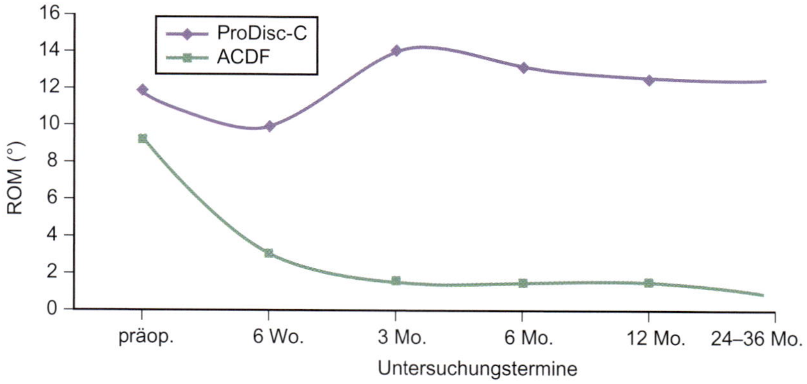

Abb. 3.25 Sagittale Winkelbeweglichkeit (in °)

3.4.4 Operationstechnik

Es wird der standardmäßige anteriore Zugang zur Halswirbelsäule durchgeführt. Geeignet ist jeder Operationstisch, der eine Rückenlage und Fluoroskopie des Nackens erlaubt. Eine externe Traktion der Wirbelsäule ist nicht erforderlich. Nach Lokalisation mittels anatomischer Landmarken oder lateraler Röntgenaufnahme wird oberhalb der zu operierenden Etage ein schräger Hautschnitt gesetzt (für die Dauer der Instrumentation mit der ProDisc-C wird ein Röntgengerät verwendet). Nach dem Schnitt durch Haut, subkutane Faszie, Platysmamuskel und oberflächliche Schicht der tiefen Halsfaszie erfolgt zuerst eine stumpfe Dissektion zwischen den Infrahyoidmuskeln medial und dem M. sternocleidomastoideus lateral und anschließend dem tracheoösophagealen Faszikel medial und der Karotisscheide lateral. Die Fascia praevertebralis wird dann gespalten, um das Bandscheibenfach freizulegen. Vor der Diskektomie wird zur Lokalisation erneut ein Röntgenbild erstellt.

Nach Bestätigung der zu operierenden Etage werden mediolateral und superoinferior selbsthaltende Retraktoren (➤ Abb. 3.26) platziert. Das Röntgengerät wird so positioniert, dass während des Eingriffs a.p. und laterale Aufnahmen möglich sind. Unter Röntgenkontrolle wird in der a.p. Ebene auf den Wirbelkörpern, welche die zu operierende Bandscheibe umspannen, die Mittellinie markiert. Anschließend wird eine manuelle Diskektomie durchgeführt.

Danach werden spezielle Distraktorschrauben in die Wirbelkörper eingebracht und so auf dem Distraktor befestigt, dass daraus eher ein starrer Fixateur (ähnlich einem Fixateur externe) als einfach ein Distraktor wird (➤ Abb. 3.26 und ➤ Abb. 3.27). Dies schafft nicht nur eine Distraktion zur einfacheren Entfernung von Bandscheibengewebe, sondern erzeugt während der Instrumentierung auch eine starre Stabilisierung, sodass die relative Ausrichtung der Wirbelkörper erhalten bleibt. So werden beim Eindrücken des Implantats übermäßige Erschütterungsbewegungen von Wirbelkörpern und Nervenstrukturen vermieden; zudem gewähr-

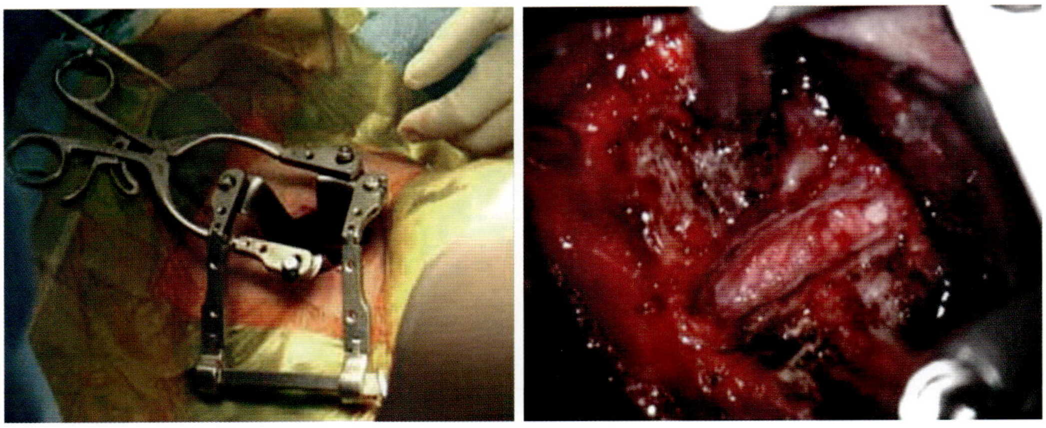

Abb. 3.26 Anteriore Präparation und Diskektomie

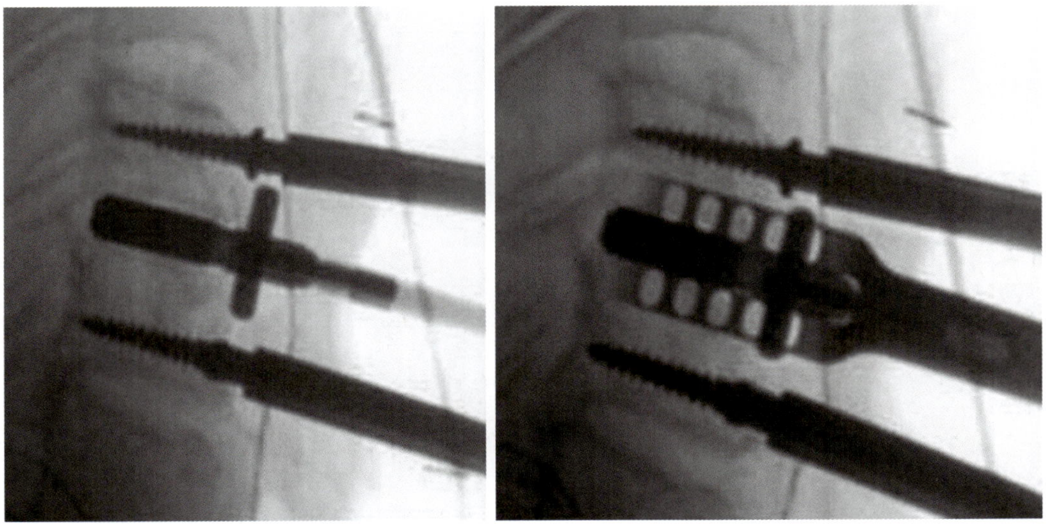

Abb. 3.27 Größenbestimmung und Meißeln unter Röntgenkontrolle

leistet es das sichere und symmetrische Einsetzen der Prothesenkiele innerhalb der beiden Wirbel (jegliche Listhese sollte vermieden werden, ➤ Abb. 3.27).

Die Bandscheibenresektion wird vollständig manuell durchgeführt, wobei die Endplatten nur minimal präpariert werden müssen (z.B. Bohren, Fräsen usw.). Die beiden Kiele und die porös beschichteten Oberflächen der ProDisc-C sorgen für eine ausreichende erste Fixation; auf diese Weise kann man das Fräsen oder die Präparation der Endplatten umgehen, wobei knöcherne Endplatten entfernt werden müssten, mit dem Risiko für den Verlust der segmentalen Lordose und eines Einsinkens des Implantats. Gelegentlich kann die Resektion von Osteophyten oder eine Abflachung der Endplatten mit einem Bohrer oder Kerrison-Rongeur erforderlich werden. Je nach Lage des Bandscheibenvorfalls oder der Osteophyten muss ggf. das posteriore Längsband entfernt werden.

Nach entsprechender Ausräumung der Bandscheibe wird mittels Fluoroskopie probeweise die Implantatgröße bestimmt (➤ Abb. 3.27). Ausgewählt wird die Größe, mit der die Endplatte am besten abgedeckt wird. Die Wahl der passenden Bandscheibenhöhe richtet sich nach der Enge der Passung und den relativen Höhen der nicht betroffenen Nachbarsegmente. Ein zu großes Implantat kann die Stabilität und Beweglichkeit ebenso beeinträchtigen wie ein zu kleines. Nach Wahl der richtigen Implantatgröße wird ein Osteotom über das Probeimplantat geschoben (fungiert als Sperre) und durch die zuvor markierte Mittellinie in die Wirbel getrieben, um einen Kanal für die Kiele zu schaffen (➤ Abb. 3.27). Nach einem scharfen Meißel kommt ein Hohlmeißel zum Einsatz, mit dem die Aussparung für die Kiele ausgeweitet wird. Dadurch lässt sich bei der Implantation der Prothese ein übermäßiger Druck auf die Wirbel sowie die posteriore Migration von Knochenfragmenten vermeiden. Nach dem Ausmeißeln wird das eigentliche Implantat unter Röntgenkontrolle sorgfältig in Position gebracht (➤ Abb. 3.28). Fixateur, Pins und Retraktoren werden entfernt und die Wunde verschlossen.

3.4.5 Postoperative Behandlung

Die ersten ein oder zwei Wochen nach der Operation kann eine weiche Halskrause getragen werden, um die Wunde zu schützen. Ansonsten muss kein spezielles postoperatives Protokoll befolgt werden. Die Patienten können ihre Arbeit baldmöglichst wiederaufnehmen, sollten mit Freizeitsport oder (bei körperlich anstrengender Arbeit) Vollbelastung jedoch sechs Wochen warten.

3.4.6 Komplikationen und ihre Vermeidung

Es wurden keine größeren verfahrens- oder prothesenbedingten Komplikationen beobachtet. ➤ Tabelle 3.2 fasst die bei ACDR- und ACDF-Patienten aufgetretenen Komplikationen zusammen. In jeder Gruppe gab es eine Revisionsoperation. Eine Implantatmigration und ein Einsinken des Implantats, die eine weitere Behandlung notwendig gemacht hätten, wurden bisher nicht beobachtet. Das kann daran liegen, dass Osteoporosepatienten, bei denen ein hohes Risiko für solche Komplikationen bestanden hätte, aus der Studie ausgeschlossen wurden. Das Auftreten prolongierter Schluckstörungen, die vereinfacht als subjektive Schluckbeschwerden über einen Zeitraum von mehr als sechs Wochen definiert wurden, war in jeder Gruppe minimal. Auch Patienten, die über Schluckstörungen klagten, nahmen weiterhin regelmäßig feste Kost zu sich. In keiner Studiengruppe wurden Schluckstudien oder andere postoperative Rachenuntersuchungen wegen weiter persistierender Beschwerden beim Schlucken, Atmen oder Sprechen erforderlich. Neu aufgetretene passagere Symptome wurden bei jeweils zwei Patienten aus der ACDF- und der ACDR-Gruppe beobachtet und als spontane Neuentstehung von Radikulopathie, Taubheitsgefühl oder subjektiver Muskelschwäche definiert. Alle neuen Symptome bildeten sich im Zeitraum von 6 Wochen bis 3 Monate nach der Operation zurück.

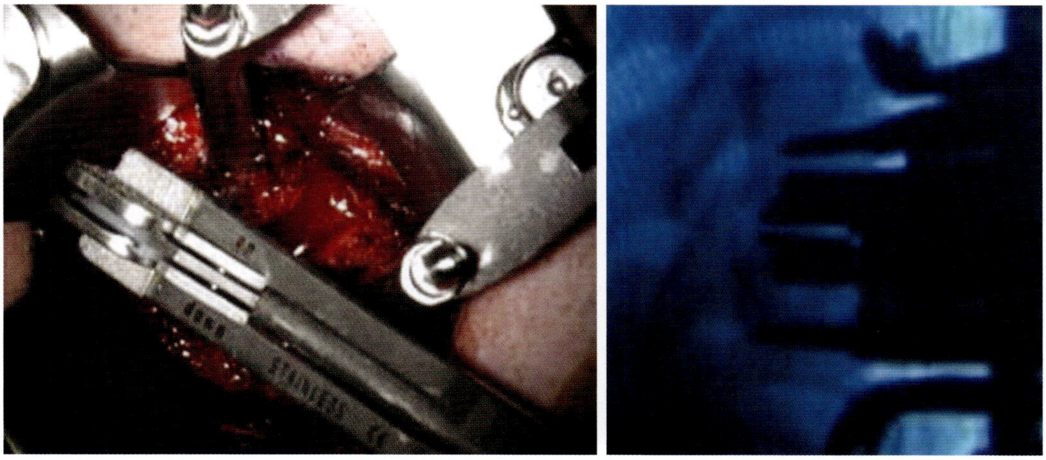

Abb. 3.28 Einsetzen der Prothese unter Röntgenkontrolle

3.4.7 Diskussion und Fazit

Unsere Erfahrungen mit der Bandscheibenprothese ProDisc-C legen nahe, dass der zervikale Bandscheibenersatz bei zervikaler Bandscheibendegeneration und Bandscheibenvorfall eine praktikable chirurgische Alternative zur Fusion darstellt, bei der die Beweglichkeit und die Ausrichtung der operierten Wirbeletagen erhalten bleiben und die klinischen Ergebnisse nicht gefährdet werden. Obwohl es für die US-klinischen Studien noch zu früh ist, um auch den Nutzen bei fortgeschrittener Nachbarsegmentdegeneration definitiv zu belegen, ist die Tatsache, dass eine normale Bandscheibenbewegung am behandelten Segment erhalten bleibt, vielversprechend (➤ Box 3.4). Längerfristige Studien zur Sicherheit und Wirksamkeit sind im Gange.

Tab. 3.2 Angaben zu Komplikationen aus der US-IDE-Studie über ProDisc-C vs. ACDF

Komplikationen	ProDisc-C (%)	ACDF (Allograft + Platte) (%)
Migration/Einsinken des Implantats	0/33 (0)	0/15 (0)
Fehlendes Zusammenwachsen	nicht zutreffend	1/15 (6,7)
Revisionsoperation	1/33 (3)	1/15 (6,7)
Anhaltende Dysphagie	2/33 (6)	1/15 (6,7)
Postoperative Schluckbeschwerden, Laryngoskopie oder weitere Diagnostik zur Rachenuntersuchung	0/33 (0)	0/15 (0)
Oberflächliche Infektion	1/33 (3)	1/15 (6,7)
Tiefe Infektion	0/33 (0)	0/15 (0)
Neue passagere Symptome*	2/33 (6)	2/15 (13,4)

ACDF, anteriore zervikale Diskektomie und Fusion; IDE, *Investigational Device Exemption*
* Die Symptome klangen innerhalb von 6 Wochen bis 3 Monaten ab.

BOX 3.4

Vor- und Nachteile des zervikalen Bandscheibenvollersatzes mit ProDisc-C

Vorteile
- Teilgeführte Bewegung schützt die Facetten
- Gute Fixationscharakteristika (Kiele, Beschichtung)
- Bekannte Kobalt-Chrom- und Polyethylenmaterialien
- Kein Überstehen der Prothese über den Bandscheibenraum
- Vorhandensein klinischer Daten der US-FDA-Klasse I
- Bandscheibenersatz an mehreren Etagen möglich und klinische Daten ebenfalls vorhanden (2 und 3 Etagen)
- Gute Erfahrungen: weltweit wurden seither mehr als 25.000 Prothesen implantiert
- Problemlose Revision möglich (sowohl Zugang als auch Extraktion mit ausgewiesenen Instrumenten)

Nachteile
- Größere Belastung der Prothese-Knochen-Grenzfläche
- Bedenkliches Wirbelfrakturrisiko (insbesondere bei Verwendung an mehreren Etagen)
- Langfristige Klasse-I-Daten (5–10 Jahre) stehen noch aus
- Bedenkliches Risiko von Polyethylenablagerungen

Diese spezielle Prothese wurde ausgiebig auch bei mehreren Etagen angewendet, wobei die klinischen Ergebnisse im Vergleich zu monosegmentalen Operationen genauso gut oder besser sind. Außerdem wurden eine gute Erhaltung der Bewegung und der Wirbelsäulenausrichtung an jeder ersetzten Etage sowie hohe Werte bei der Patientenzufriedenheit (➤ Abb. 3.29) erreicht. Die Technik und die Instrumentation sind einfach und stromlinienförmig, aber die Instrumente werden noch weiter optimiert. Eine der hervorragendsten Verbesserungen ist die Art und Weise, wie die

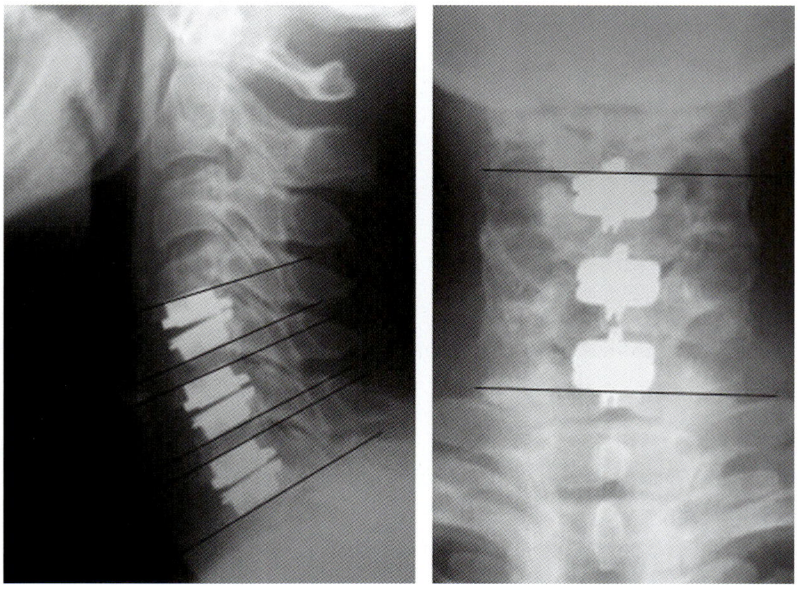

Abb. 3.29 Beispiel für einen künstlichen multisegmentalen Bandscheibenersatz 12 Monate nach dem Eingriff

Kieleinschnitte in die Wirbel erfolgen: Um die Kielkerben übergangslos auf den Knochen zu bohren und somit das Risiko für Wirbelspaltungsbrüche zu minimieren, insbesondere beim Bandscheibenersatz an mehreren Etagen, wurde ein Bohrer mit Schutzführung konstruiert. Die Bohrung minimiert auch die Notwendigkeit des Hämmerns auf die Wirbelsäule.

LITERATUR

[1] Goffin J, van Calenbergh F, van Loon J, et al: Intermediate follow-up after treatment of degenerative disc disease with the Bryan Cervical Disc Prosthesis: single-level and bi-level. Spine 28: 2.673–2.678, 2003.

[2] Wigfield CC, Gill SS, Nelson RJ, et al: The new Frenchay artificial cervical joint: results from a two-year pilot study. Spine 27: 2.446–2.452, 2002.

[3] Delamarter RB, Pradhan BB: Indications for cervical spine prostheses, early experiences with ProDisc-C in the USA. Spine Art 1: 7–9, 2004.

[4] Panjabi M, Duranceau J, Goel V, et al: Cervical human vertebrae: quantitative three-dimensional anatomy of the middle and lower regions. Spine 16: 861–869, 1991.

[5] Yoganandan N, Lumaresan S, Printat F: Biomechanics of the cervical spine, Part 2: Cervical spine soft tissue responses and biomechanical modeling. Clin Biomech 16: 1–27, 2001.

[6] White A, Panjabi M: Clinical Biomechanics of the Spine. Philadelphia, J. B. Lippincott Co., 1990, pp 110–111.

[7] Pradhan BB, Delamarter RB, Bae HW, et al: 2- to 3-Year Results with the ProDisc-C Cervical Disc Replacement from the US Clinical Trials. North American Spine Society annual meeting, Seattle, WA, September, 2006.

3.5 Komplikationen beim anterioren zervikalen Zugang: Zugangsspezifische Betrachtungen der zervikalen Revision

Paul C. McAfee

! KERNAUSSAGEN

- Bisher wurde kein Vergleich zwischen der Komplexität einer Revision bei anterioren Zugängen zur Lendenwirbelsäule, die eine hohe Inzidenz vaskulärer Komplikationen aufweisen, und den vergleichsweise direkten anterioren zervikalen Zugängen bei einer Revision, bei der es nur selten zum Auftreten von Komplikationen kommt, angestellt.
- Eine vorangegangene anteriore zervikale Fusion oder anteriore zervikale Operation sollte eine Revision bei der anterioren zervikalen Arthroplastie nicht ausschließen, selbst wenn diese durch denselben Schnitt oder über dieselbe Halsseite erfolgt.
- Die häufigsten zugangsspezifischen Probleme einer Revision bei anterioren zervikalen Zugängen sind direkt auf eine Adhäsion an die normalen anatomischen Strukturen zurückzuführen; die zugangsspezifischen Komplikationen sind deshalb vorhersehbar.
- Die wichtigsten Überlegungen für eine Revision bei anterioren Zugängen gelten Atemwegsproblemen infolge von Weichteilödem, Stimmbandlähmung, Ösophagusfistel, zu Dysphagie führendem mechanischem Druck auf die Speiseröhre und unangemessener Freilegung zur Durchführung eines zervikalen Bandscheibenersatzes.
- Der wichtigste intraoperative Aspekt, der ein Hindernis für die Durchführung einer Revision beim zervikalen Bandscheibenersatz darstellt, ist eine inadäquate fluoroskopische Darstellung, die normalerweise auf eine störende Röntgendichte der Schultern des Patienten zurückzuführen ist.

3.5.1 Präoperative Vorbereitungen

Der größte Unterschied oder die größte Änderung beim Operationsverfahren für den zervikalen Bandscheibenersatz im Vergleich zu den traditionellen anterioren zervikalen Fusionszugängen, die zwischen 1953 und 2000 von Robbie Robinson und seinen Mitarbeitern am Johns Hopkins Hospital [1–6] entwickelt wurden, ist die Durchführung des Eingriffs unter fluoroskopischer Kontrolle auf einem strahlendurchlässigen OP-Tisch. Viele der Operationsdarstellungen, -verfahren und chirurgisch-anatomischen Betrachtungen, die 1958 [6] von Smith und Robinson veröffentlicht wurden, sind auch heute noch relevant – die wichtigsten Faszienschichten, die Entwicklung des Abstands zwischen der Karotisscheide lateral und dem Ösophagus und der Trachea in der Mittellinie und die Vermeidung von Traktion auf den N. laryngeus recurrens (rückläufiger Kehlkopfnerv) –, wobei der Schnitt an der linken Halsseite des Patienten favorisiert wurde.

Beim zervikalen Bandscheibenersatz sind zu viele Anpassungen in Bezug auf Probeprothesen, Raspel, Wirbelsäulenspacer und Distraktor-Pins erforderlich, um sich auf einmalige Röntgenaufnahmen verlassen zu können. Die Orientierung des Chirurgen und die Präparation des Bandscheibenfachs beim zervikalen Bandscheibenersatz und insbesondere bei einer Arthroplastie-Revisionsoperation sind wichtig, sodass der Patient auf einem strahlendurchlässigen OP-Tisch gelagert werden muss. Zu jedem Zeitpunkt der Operation muss sowohl anteroposteriore (a.p.) als auch laterale Fluoroskopie möglich sein. Das Operationsteam muss zum Schutz vor den Röntgenstrahlen Bleischürzen tragen; außerdem müssen die Dissektion und andere Tätigkeiten vom Chirurgen und von seinen Assistenten häufig um den steril verhüllten Bildverstärker herum ausgeführt werden.

Auch die Lagerung während der Operation ist bei anterioren zervikalen Ersteingriffen und Revisionsoperationen wichtig, da eine übermäßige Dehnung der Halswirbelsäule vermieden werden sollte (➤ Abb. 3.30). Bei Fusionsoperationen kann eine stärkere Dehnung toleriert werden, beim zervikalen Bandscheibenersatz sollte sich der Nacken jedoch in einer neutralen Position befinden. Abbildung 3.30 zeigt eine zu starke Dehnung und einen zu starken Druck auf die Schultern nach unten. In diesem Falle führte dies zu einer brachialen Plexopathie mit Schwäche des unteren Plexus brachialis und Armschmerzen beidseits, die sich aber innerhalb von 24 Stunden spontan zurückbildete und nur beobachtet werden musste.

3.5.2 Operationstechnik

Der Patient sollte auf einem strahlendurchlässigen OP-Tisch auf dem Rücken mit einer zervikalen Traktion von 5 Pfund und einer Rolle unter der Brustwirbelsäule gelagert werden, damit die Schultern inferior mittels Klebeband sanft aus dem Operationsfeld herausgezogen und fixiert werden können. Bevor das Operationsfeld sterilisiert und abgedeckt wird, sollte idealerweise ein laterales C-Arm-Röntgenbild die gute Darstellung der entsprechenden Bandscheibe dokumentieren.

Ein modifizierter Transversal- oder Diagonalschnitt erfolgt entlang der linken Halsseite am anterioren Rand des M. sternocleidomastoideus (➤ Abb. 3.31 und ➤ Abb. 3.32). Ich empfehle für alle Revisionszugänge die linke Halsseite bei C5/C6 oder einen inferioren Zugang, da der rückläufige Kehlkopfnerv weniger anfällig für Traktionsverletzungen ist. Bei C5 oder darüber ist sowohl die linke als auch die rechte Seite akzeptabel, normalerweise gegenüber der Inzision aus dem vorangegangenen Eingriff, um die Dissektion durch unberührte Anatomie zu erleichtern. Die rückläufigen Kehlkopfnerven sind Äste der Vagusnerven [7]. Der linke N. recurrens zieht nach unten in den Thorax und in die Karotisscheide und um den Aortenbogen. Er verläuft direkt nach oben in die tracheoösophageale Grube. Er zieht nach posterior zur inferioren Schilddrüsenarterie. Im Gegensatz dazu ist der rechte N. laryngeus recurrens in seiner Lage variabel, sodass bei einer Revisionsoperation auf der rechten Seite alle Nerven, auf die man stößt, erhalten werden müssen. Der rechte Nerv ist gelegentlich nicht rückläufig und zieht nicht um die A. subclavia. Eine Verletzung des Kehlkopfnervs erzeugt eine Stimmbandlähmung, Heiserkeit und einen charakteristischen „bovinen Husten".

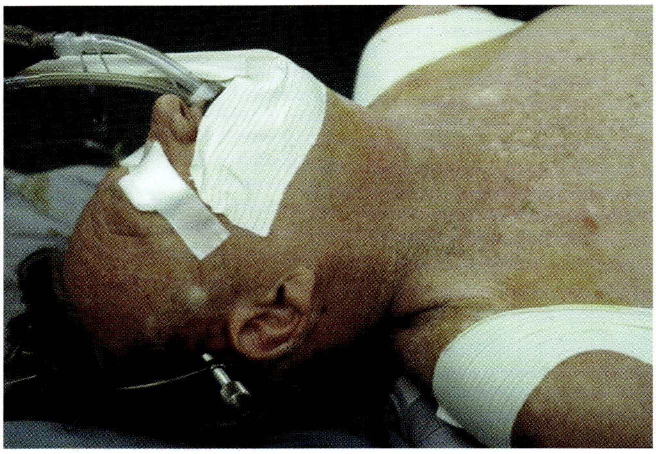

Abb. 3.30 Eine korrekte Lagerung des Patienten während der Operation ist bei zervikalen Revisionsoperationen mit anteriorem Zugang wichtig. Die Abbildung zeigt eine übermäßige Dehnung der Halswirbelsäule. Nach dem Aufwachen litt der Patient unter einer vorübergehenden Schwäche im Truncus inferior des Plexus brachialis, die sich glücklicherweise innerhalb von 24 Stunden von allein zurückbildete.

Wenn die Wirbelsäule nicht zu stark von Weichteilgewebe umschlossen ist, kann das Karotis- oder Chassaignac-Tuberkel vor der Inzision auf dem sechsten Halswirbel palpiert werden. Es handelt sich hierbei um den beständigsten palpierbaren skelettalen Orientierungspunkt in der Halswirbelsäule. Ich überprüfe die Position der Inzision üblicherweise radiologisch, da sich der C-Arm bereits in Position befindet.

Der Chirurg muss mit den vier Faszienschichten des Halses gut vertraut sein. Sie bestehen 1) aus der Fascia superficialis, die dem Platysma aufliegt. Besonders bei Revisionsoperationen ist es wichtig, das Platysma zu erhalten und zu durchtrennen, da diese feste Schicht für den Wundverschluss wichtig ist. 2) Die nächste Schicht ist die oberflächliche Schicht der tiefen Halsfaszie, die den M. sternocleidomastoideus umhüllt; 3) die mittlere Schicht der tiefen Faszie, die den M. omohyoideus, den M. sternohyoideus,

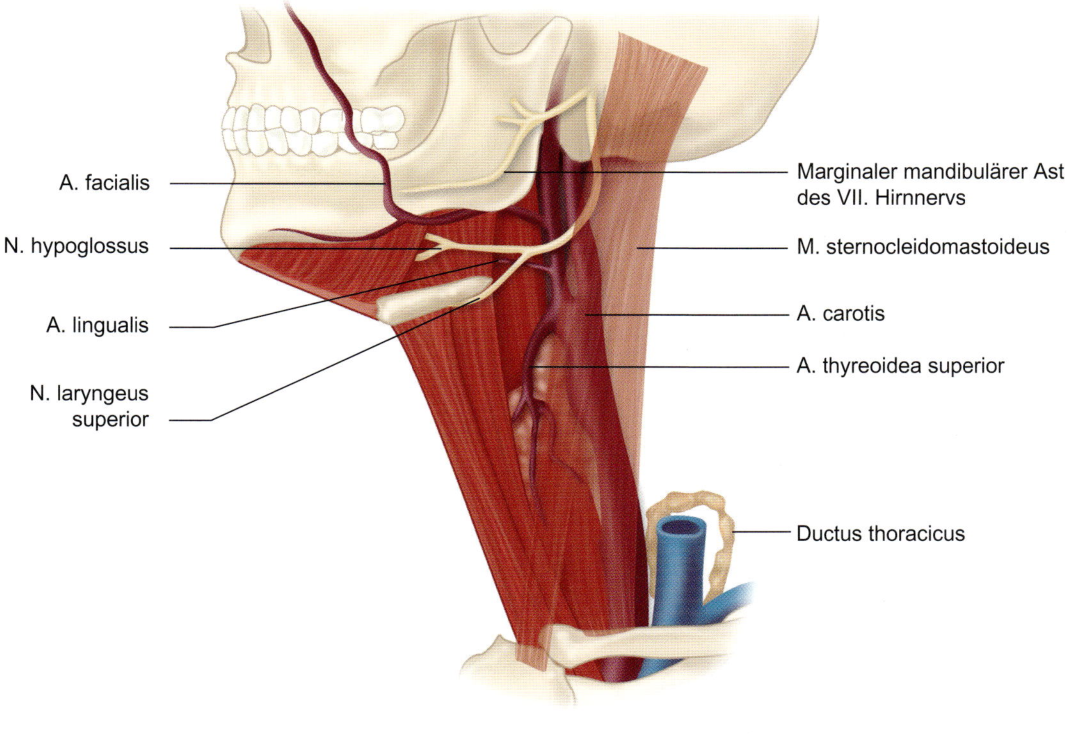

Abb. 3.31 Die wichtigsten Strukturen, auf die bei einer Revisionsoperation mit anteriorem zervikalem Zugang geachtet werden muss

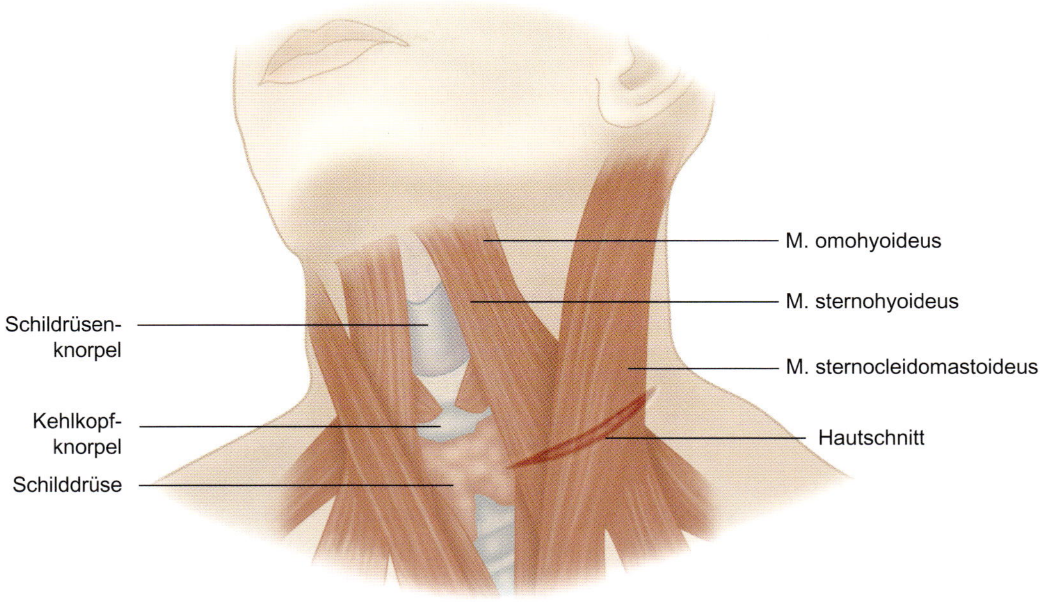

Abb. 3.32 Erstmals 1953 von Robbie Robinson beschriebene Inzisionsstelle. Robinson entwickelte als Erster den anterioren Zugang zur Halswirbelsäule und nutzte dazu den Zwischenraum zwischen Karotisscheide und Ösophagus, der ursprünglich für die chirurgische Resektion von Ösophagusdivertikeln verwendet wurde.

den M. sternothyroideus und den M. thyrohyoideus umgibt, und die Fascia visceralis (Eingeweidefaszie), welche die Trachea, den Ösophagus und den N. recurrens umschließt, und 4) die tiefe Schicht der tiefen Halsfaszie, die sich zusammensetzt aus der Fascia alaris, welche die beiden Karotisscheiden verbindet und mittig mit der Eingeweidefaszie verschmilzt, und der Fascia praevertebralis, die den M. longus colli und die Skalenusmuskeln bedeckt.

Der Ramus marginalis mandibulae des N. fascialis wird mithilfe eines Nervenstimulators identifiziert, indem die retromandibulären Venen ligiert und durchtrennt werden. Wird er durch Traktion oder direkte Verletzung beschädigt, hängen die ipsilaterale Gesichtsseite und der Mund des Patienten postoperativ nach unten (➤ Abb. 3.33).

Der vordere Rand des M. sternocleidomastoideus wird mobilisiert, indem die oberflächliche Schicht der tiefen Halsfaszie der Länge nach durchtrennt wird. Falls eine frühere Operation zu exzessiver Fibrose geführt hat, dann kann der M. omohyoideus durchtrennt werden – dies dient als Zugang zum Zwischenraum zwischen der Karotisscheide lateral und dem Ösophagus medial. Es gibt mehrere potenzielle Gefäßanomalien, auf die man bei Revisionsoperationen treffen kann: ein zervikaler Aortenbogen (➤ Abb. 3.34), ein Aneurysma der Karotisarterie oder ein in die linke V. subclavia oder die V. jugularis interna einmündender Ductus thoracicus. Die Lungenkuppel muss bei inferioren Zugängen stumpf freigelegt werden. Mir gelang einmal ein anteriorer zervikaler Zugang zum T2/T3-Zwischenraum, bei dem sich eine inferiore Darstellung sogar bis zum Bandscheibenraum von C6/C7 gelegentlich schwierig gestaltet – die anatomischen Einschränkungen variieren je nach Körperbau. Das kaudale Ausmaß des anterioren Zugangs hängt größtenteils vom Kyphosegrad der Halswirbelsäule und vom Durchmesser des Weichteilgewebes am Hals des Patienten ab (➤ Abb. 3.35).

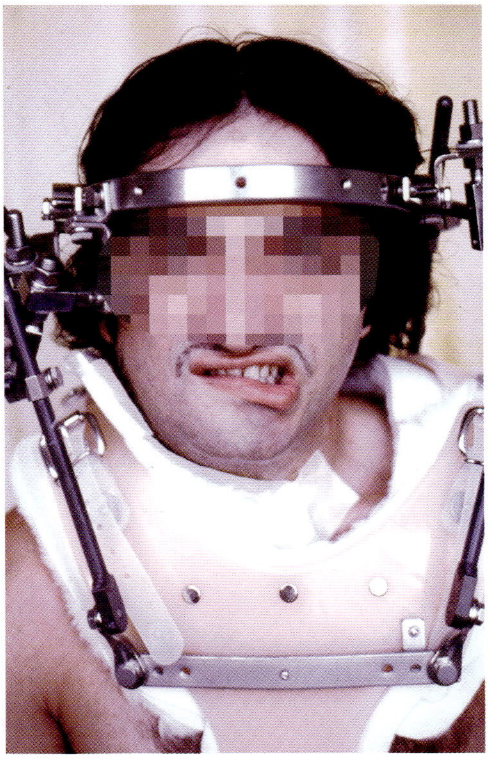

Abb. 3.33 Dieser Patient mit Klippel-Feil-Syndrom unterzog sich einer Revisionsoperation mit anteriorem Zugang und weist eine Verletzung des Ramus marginalis mandibularis des N. fascialis dexter auf.

Der N. hypoglossus hat den gleichen Durchmesser wie die A. thyreoidea superior (obere Schilddrüsenarterie) und befindet sich auch so dicht an dieser, dass die beiden getrennt voneinander identifiziert werden müssen. Der N. hypoglossus muss in seinem transversalen Verlauf hinter dem Hypopharynx gut geschützt und erhalten werden; ein Ausfall des N. hypoglossus kann schwerwiegende Symptome wie unbeabsichtigtes Auf-die-Zunge-Beißen sowie Schluckbeschwerden verursachen. Die herausragende Zunge bewegt sich zur Seite des geschädigten N. hypoglossus (➤ Abb. 3.36).

Bei einem Revisionseingriff ist der Zugang zur Speiseröhre durch die oberen zervikalen Ebenen einfacher, da die hypopharyngeale Wand dünner ist als der Ösophagus. Der Anästhesist kann ein ösophageales Stethoskop in den Ösophagus einführen, um dem Wirbelsäulenchirurgen bei der Palpation des Ösophagus zu assistieren, oder einen stroboskopbeleuchteten Ösophaguskatheter einführen, der die Speiseröhre ausleuchtet. Im Falle einer unbeabsichtigten Verletzung des Ösophagus müssen folgende Schritte unternommen werden, um eine lebensbedrohliche Ösophagusfistel (➤ Abb. 3.37) zu vermeiden:

1. Bevor die Schädigung versorgt wird, muss der Anästhesist eine Nahrungssonde von der Nase in den Magen (nasogastrische Sonde) legen.
2. Der Ösophagus wird mit resorbierbaren Matratzennähten versorgt, wobei der Knoten innerhalb des Ösophagus verborgen wird.
3. Die nasogastrische Sonde verbleibt 7 bis 10 Tage als gastrische Nahrungsleitung, um den reparierten Ösophagus zu schützen und vor einem erneuten Öffnen und Ausdehnen zu bewahren.

Der N. laryngeus superior (oberer Kehlkopfnerv) wird von seinem Ursprung bis zu seiner Einmündung in den Larynx mobilisiert. Dieser Nerv ist für hohe Stimmlagen verantwortlich. Die Fascia alaris und die Fascia praevertebralis werden in der Mittellinie durchtrennt, um die in Längsrichtung verlaufenden Mm. longi colli freizulegen. Normalerweise kann die Schilddrüse palpiert werden, sie wird jedoch medial belassen. Das Ganglion stellatum und der zervikale Halssympathikus befinden sich auf der anterioren Oberfläche des M. longus colli, und eine Verletzung an dieser Stelle führt zum Horner-Syndrom, das durch Pupillenverengung, Anhydrose und Ptosis gekennzeichnet ist (➤ Abb. 3.38).

Wenn der Zugang hoch in der Halswirbelsäule, d.h. oberhalb von C2, erfolgt, kann die Dislokation des Kiefergelenks durchgeführt werden, indem ein Steinmann-Nagel durch die Mandibula eingebracht und der Kiefer auf die entgegengesetzte Seite gezogen wird (➤ Abb. 3.39). Die Ausrichtung der Operation auf die skelettale Mittellinie ist bei Revisionsoperationen oder bei anterioren Osteophyten besonders wichtig. Der Schlüssel zur Orientierung an der

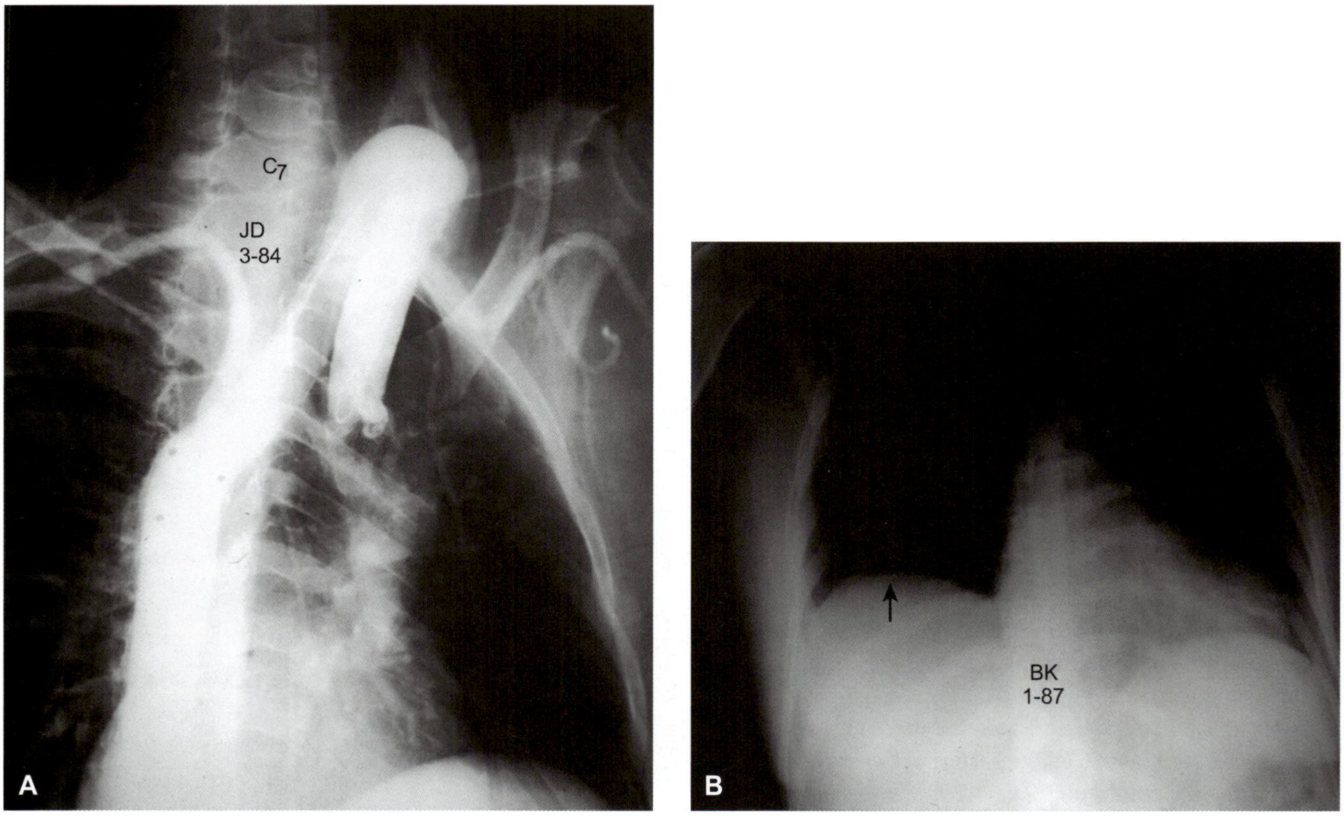

Abb. 3.34 A: Ein hoch verlaufender Aortenbogen sollte bereits präoperativ bekannt sein. **B:** An diesem Patienten wird die Bedeutung einer präoperativen Thoraxaufnahme deutlich, die ein erhöhtes rechtes Hemidiaphragma infolge einer Lähmung der Zwerchfellnerven, ausgelöst durch eine unilaterale Fraktursubluxation und Nervenwurzelverletzung an C3/C4, demonstriert.

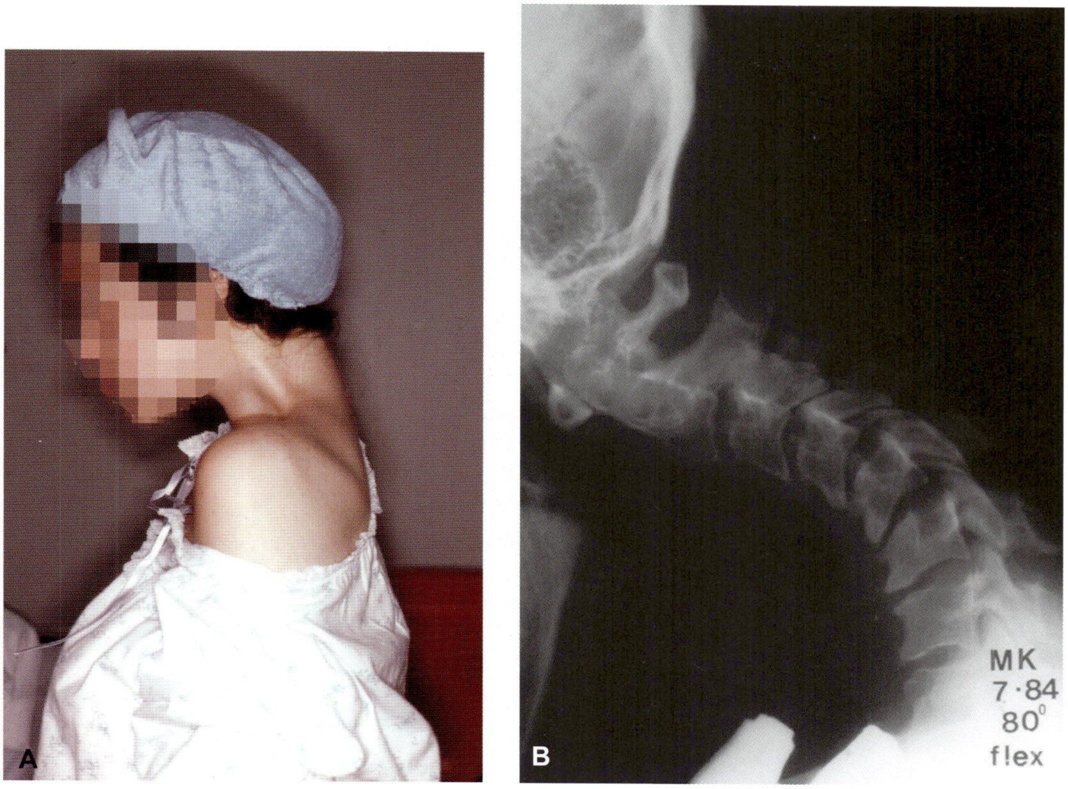

Abb. 3.35 A: Dieses Bild illustriert eine schwerwiegende zervikale Kyphose mit Hypertrophie des Trapezmuskels beim Versuch der Patientin, den muskulären mechanischen Nachteilen einer solchen Kyphose entgegenzuwirken. **B:** Das entsprechende Röntgenbild dokumentiert eine Kyphose von 80° infolge einer ligamentären Instabilität an C4/C5, C5/C6 und C6/C7.

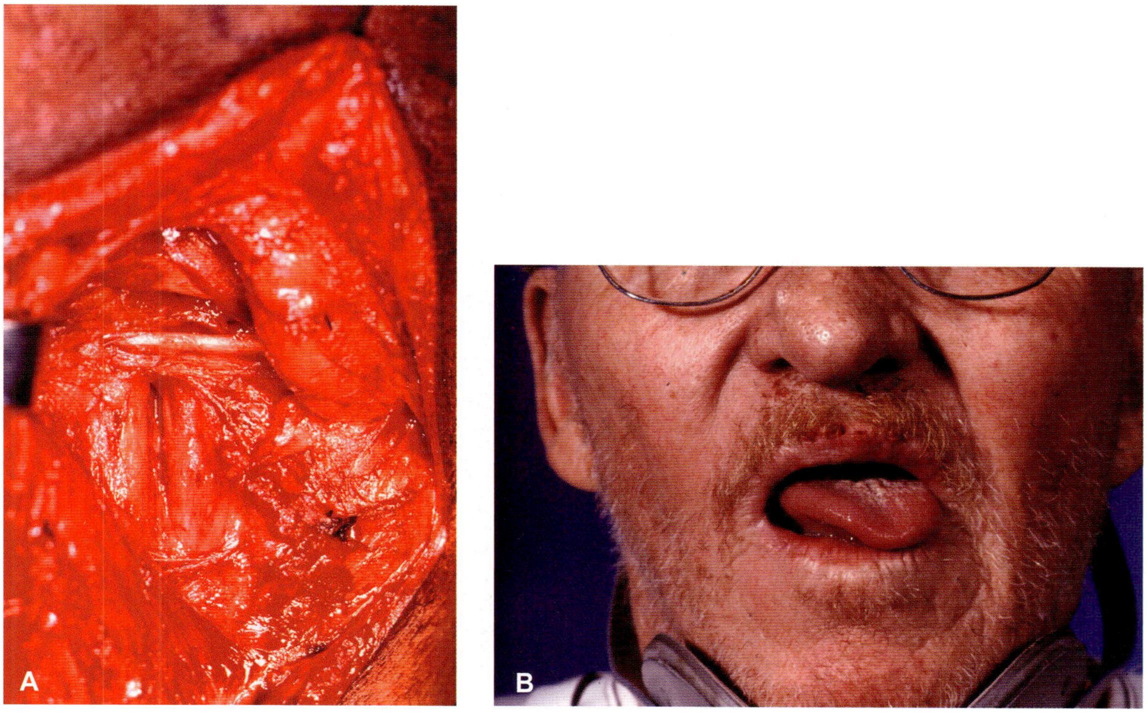

Abb. 3.36 A: Der N. hypoglossus liegt schräg anterior zur Karotisscheide und zieht zur posterioren Seite des Hypopharynx. **B:** Nach einem linksseitigen anterioren zervikalen Zugang erlitt der Patient durch Retraktion eine Lähmung des N. hypoglossus sinister, die sich postoperativ innerhalb von einer Woche zurückbildete.

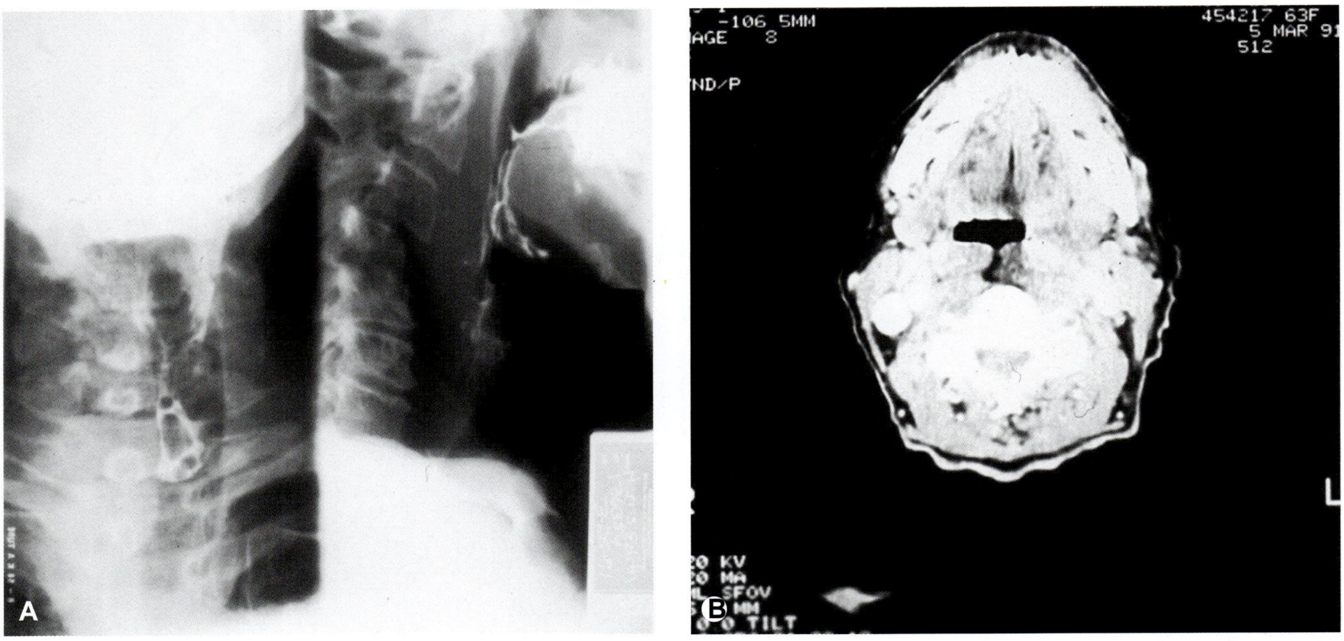

Abb. 3.37 A: Diese 73-jährige Patientin wurde aus einem anderen Krankenhaus mit einer ösophagealen Risswunde nach einem anterioren Zugang zu C4/C5 zu uns überwiesen. Zu beachten ist die riesige Weichgewebeschwellung hinter dem Gastrografin-beschichteten Ösophagus. **B:** Die axiale CT-Aufnahme zeigt Luft in einer Fistel zwischen dem Ösophagus und dem C4/C5-Bandscheibenraum.

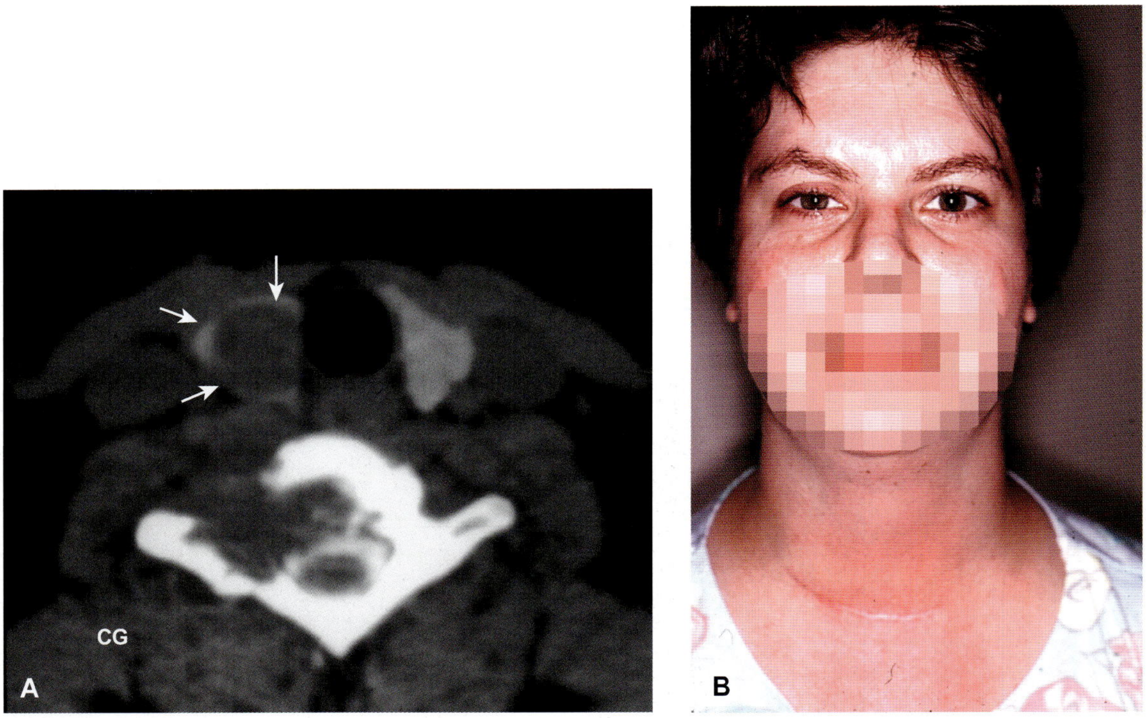

Abb. 3.38 A: Dieser CT-Scan zeigt einen Schilddrüsentumor, der an der rechten Seite des C7-Wirbelkörpers metastasiert und diese Erosion auf dem CT-Myelogramm verursacht. **B:** Nach anteriorer Revisionsresektion der rechten Seite von C7 musste lateral mehr als üblich freigelegt werden, sodass sich ein Horner-Syndrom entwickelte. Die Pupillenverengung (Miosis) und Herabhängen des rechten Augenlids (Ptosis) sind offensichtlich, aber die Anhidrose auf der rechten Gesichtshälfte musste anamnestisch bestätigt werden.

Mittellinie ist die Darstellung der Unkovertebralgelenke auf beiden Seiten. Die Orientierung des Chirurgen an der Mittellinie der Halswirbelsäule wird beibehalten, da die Mm. longi collis von der anterioren Oberfläche der Wirbelkörper abgelöst werden. Es ist wichtig, dass diese Orientierung während der anterioren Dekompression des Rückenmarks aufrechterhalten wird, damit die Dekompression lateral ausreichend genug durchgeführt wird, um das Rückenmark zu dekomprimieren, jedoch nicht so weit lateral, dass die Wirbelarterien gefährdet werden (➤ Abb. 3.40). Die Wirbelarterie, die den ersten Zweig der A. subclavia bildet, tritt normalerweise in das Foramen transversarium von C6 ein und zieht durch die sukzessiven Foramina zu C1. In der Regel empfehle ich den Einsatz eines Hochgeschwindigkeitsbohrers erst nach der Diskektomie. Die Diskektomie ist hilfreich zur Orientierung, führt zu keinem Blutverlust, und zu viele Chirurgen verlieren bei der Entfernung von Knochenbestand mit einem Hochgeschwindigkeitsbohrer die Orientierung. Außerdem trägt übermäßiges Ausfräsen zu postoperativer heterotoper Ossifikation bei. Ich führe die Dekompression und die Knochenentfernung meistens mit Küretten und 1-, 2-, und 3-mm-Kerrison-Rongeurs durch, um den Knochenbestand zu erhalten. Der Blutverlust während der Entfernung von vertebralen Osteophyten und Knochen kann durch die großzügige Verwendung von thrombingetränktem Gelschaum, Knochenwachs und bipolarer Kauterisation der zuführenden Blutgefäße minimiert werden.

Eine bewegungserhaltende Revisionsoperation an der Halswirbelsäule ist schwieriger als vergleichbare Fusionseingriffe, denn sie bietet nicht den Luxus der Ergänzung des anterioren Verfahrens durch eine posteriore Wirbelsäulenstabilisierung (➤ Abb. 3.41). Außerdem kann ein einmal entfernter Wirbelknochen nicht durch ein Knochentransplantat oder einen Prothesenkeil ersetzt werden. Die „Friseurregel“ trifft auch auf die Revision eines zervikalen Bandscheibenersatzes zu: Erhalte zu Beginn der Diskektomie den Knochenbestand; weiteren Knochen kann man später immer noch entfernen!

Im Regelfall wird der Nacken bei Revisionsfusionen gedehnt, wodurch sich der Bandscheibenraum öffnet und der Chirurg einen guten Zugang hat. Den Bandscheibenraum „zu dicht zu packen“ und das Implantat zu anterior zu belassen, sodass es wie ein Käfig für die Gelenkversteifung wirkt, stellt den häufigsten Fehler bei einer Bandscheibenersatz-Revision dar. Der zweithäufigste Fehler

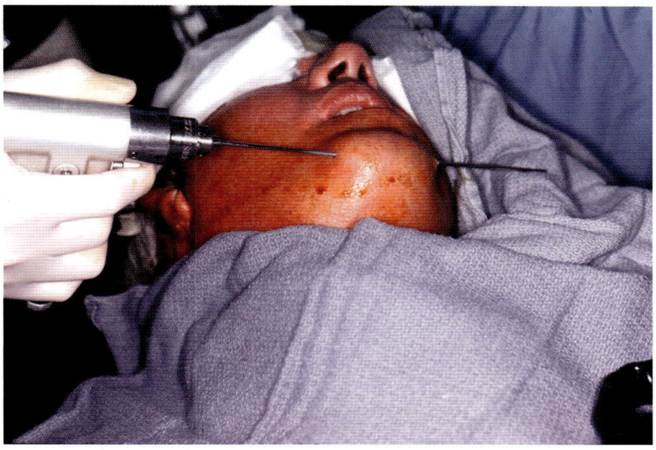

Abb. 3.39 Steinmann-Nagel im Unterkiefer zur Dislokation des Kiefers und zur Verbesserung des Zugangs zur oberen Halswirbelsäule

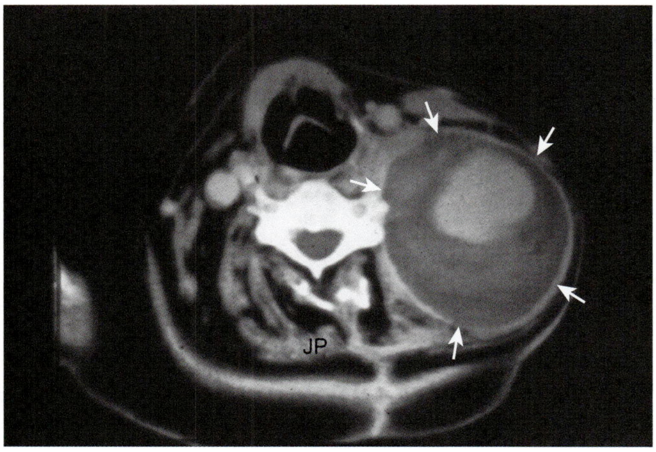

Abb. 3.40 Anteriorer zervikaler Revisionszugang: Der Patient entwickelte postoperativ eine 10 cm × 10 cm pulsierende Masse infolge einer Penetration der linken A. vertebralis. Diese Kontrastmitteluntersuchung belegt, dass die Blutung immer noch aktiv ist, da das arterielle Kontrastmittel in das Hämatom der A. vertebralis sickert.

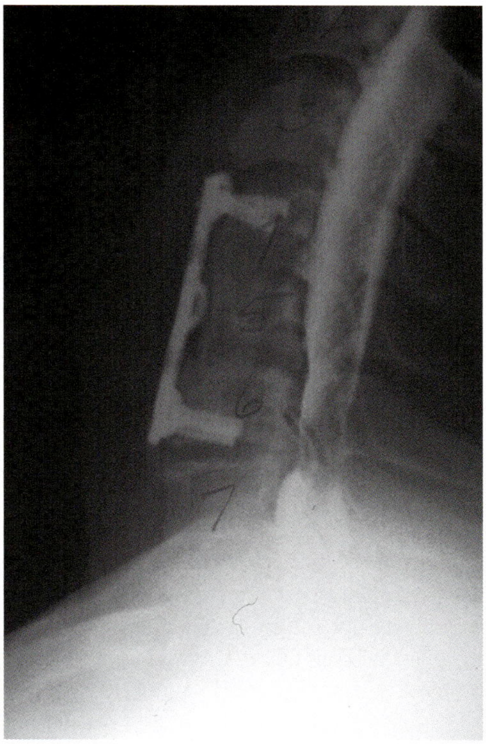

Abb. 3.41 Der Bandscheibenzwischenraum C6/C7 wurde durch falsch angebrachte Schrauben geschädigt, sodass die Knochenendplatte, an die der zervikale Bandscheibenvollersatz an C6/C7 befestigt werden sollte, beeinträchtigt ist.

ist, dass zu viel Knochenmaterial weggefräst wird, wobei die Endplatte entfernt wird, weil es die Chirurgen gewöhnt sind, 8 bis 10 mm große Knochentransplantate oder Spacer einzubringen. Bei zervikalen Bandscheibenersatz-Revisionen müssen die vertebralen Endplatten erhalten bleiben, um ein Einsinken der Prothese zu vermeiden; das bedeutet, dass die gängigste Prothesendicke insgesamt nur 5–6,5 mm beträgt.

Wenn die Prothese eingesetzt ist, müssen die Caspar-Nägel entfernt und die Lage und Stabilität der Prothese überprüft werden, indem der Anästhesist Kopf und Nacken des Patienten umfasst und fünf vollständige Flexions-/Extensionsbewegungen ausführt. Zum einen weiß jeder Chirurg, der Knie- oder Hüftvollprothesen einsetzt, wie wichtig es ist, Probebewegungen durchzuführen, um die ligamentäre Balance zu prüfen. Zum anderen kann auf dem Operationstisch, wenn der Hals des Patienten noch geöffnet ist, viel einfacher überprüft werden, ob ein „Flexionsspalt" vorhanden ist oder ob sich die Prothese bei Extension hin- und herbewegt oder ob die Beweglichkeit eingeschränkt ist. Die Grenzfläche zwischen Prothese und Knochen kann auf diese Weise direkt untersucht werden, und das ist vorteilhafter, als ein Problem erst dann festzustellen, wenn die Wunde verschlossen ist und sich der Patient bereits im Aufwachraum befindet. Und schließlich ist der Anästhesist am besten geeignet, Kopf und Nacken des Patienten für eine fluoroskopische Untersuchung der Beweglichkeit zu umgreifen, weil er während eines solchen Vorgangs die Luftwege des Patienten zu schützen weiß. Ich führe seit über 20 Jahren intraoperativ eine fluoroskopisch erweiterte Überprüfung der Beweglichkeit der Halswirbelsäule durch (mehr als 5.000 Eingriffe an der Halswirbelsäule) und nie ist bei dieser Untersuchung eine Atemwegskomplikation eingetreten.

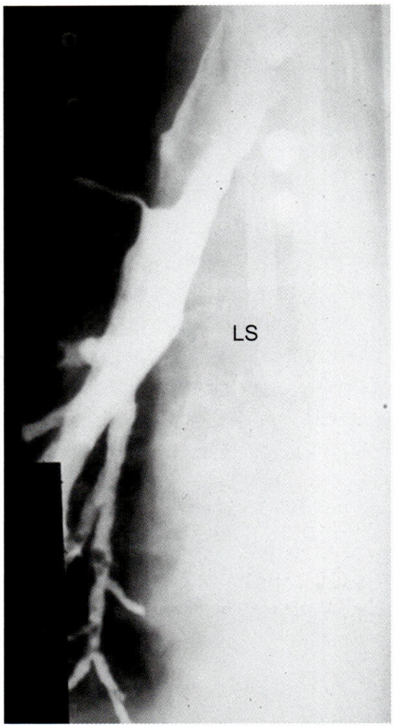

Abb. 3.42 Dieser Patient unterzog sich zur Abklärung einer Dysphagie nach anteriorem zervikalem Zugang einer Kontrastmitteluntersuchung mit Gastrografin. Nach Ansicht des behandelnden Radiologen handelte es sich um ein „normales Bronchogramm", das eine normale Anatomie indizieren würde. Tatsächlich lässt es jedoch auf eine schwere Schluckstörung des Patienten schließen. Der Patient konnte 3 Wochen lang nur Flüssignahrung zu sich nehmen, bis sich die Weichteilmuskeln des Halses so weit erholt hatten, dass er wieder normal essen konnte.

3.5.3 Diskussion und Fazit

Für anteriore Revisionszugänge bei Patienten mit vorangegangener anteriorer zervikaler Diskektomie und Fusion, die sich einem zervikalen Bandscheibenvollersatz unterziehen, haben wir die postoperative Nachsorge bis jetzt nicht geändert. Die Patienten benötigten keine anderen Orthesen, Halskrawatten oder physikalischen Therapien als bei den Primäreingriffen. Auch bezüglich der postoperativen Instabilität oder beim Schmerzmittelbedarf gibt es keine Unterschiede. Generell hätte ich eine höhere Komplikationsrate erwartet, was jedoch nicht der Fall war. Ich bin hinsichtlich eventueller postoperativer Atemwegsprobleme einfach nur wachsamer. Zur Vermeidung postoperativer Ödeme lasse ich das Kopfteil des Patientenbetts prophylaktisch um 30° nach oben einstellen und viele Patienten nach anterioren zervikalen Revisionszugängen auch postoperativ 24 Stunden auf der Intensivstation überwachen. Bei Revisionseingriffen an der oberen Halswirbelsäule, die eher die C2- und mehr kraniale Etagen betreffen, lasse ich die Patienten auch häufig über Nacht intubiert, um Atemwegsprobleme infolge eines Luftröhrenödems zu vermeiden.

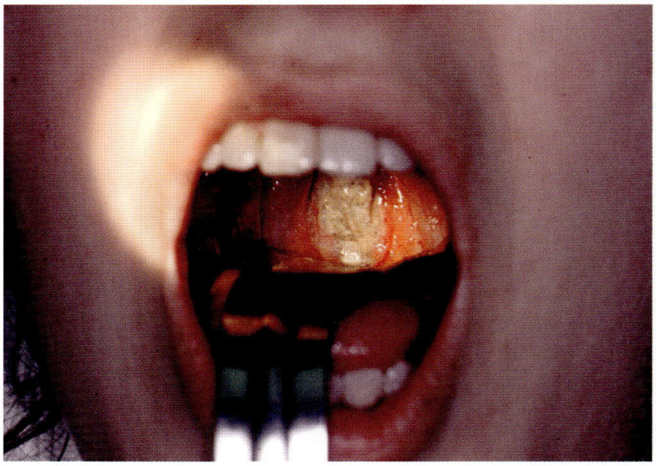

Abb. 3.43 Dieses Bild zeigt eine 30 Jahre alte Frau nach anteriorer zervikaler Fusion mit einem ungleichmäßig geformten Knochentransplantat. Das in die Rückseite ihres Mundes ragende Knochentransplantat musste transoral entfernt werden.

Zu den häufigsten Komplikationen gehören Halsschmerzen, Schluckbeschwerden und Heiserkeit; sie können durch vorsichtige Retraktion minimiert werden. Eine zu Atemwegsobstruktion führende Hämatombildung lässt sich durch akribische Inspektion aller Wundaspekte vor Verschluss auf ein Minimum begrenzen. Sämtliche persistierend blutenden Gefäße werden koaguliert. Wenn noch Zweifel hinsichtlich adäquater Hämostase bestehen oder noch

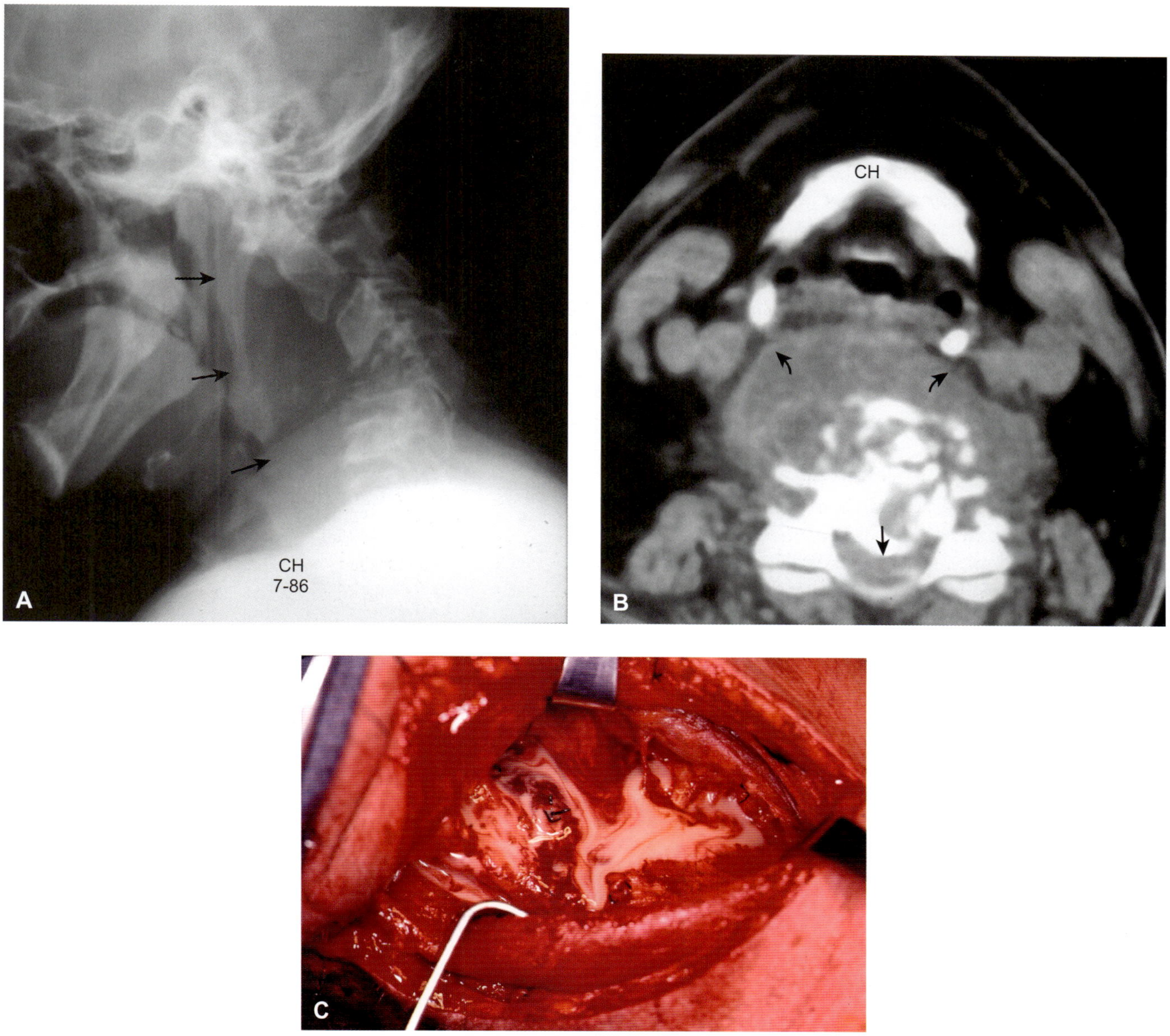

Abb. 3.44 A: Retropharyngeale Weichgewebeschwellung infolge einer Infektion des anterioren Halses mit *Staphylococcus aureus.* **B:** Das CT zeigt die Zerstörung von Knochen und das Ausmaß der Weichgewebeschwellung, die vom aufnehmenden HNO-Arzt irrtümlich als Neoplasie gedeutet wurde. **C:** Beim anterioren zervikalen Zugang wurde das eitrige Sekret sichtbar, und das orthopädische OP-Team behandelte die Infektion mittels Dekompression und Stabilisierung durch ein iliakal gewonnenes Knochentransplantat.

Restblutungen der Spongiosa vorhanden sind, wird postoperativ für 24 Stunden eine Weichgewebedrainage im Nacken gelegt.

Wenn Reparaturen von größeren Ästen der Karotisarterie oder der Drosselvene notwendig waren, sollte ebenfalls eine Drainage gelegt werden. Gefäßprobleme sind im Wesentlichen nicht auf eine direkte Verletzung, sondern auf falsch gesetzte Zähne an selbsthaltenden Retraktoren zurückzuführen, weshalb ich selbst handgeführte Retraktoren verwende (➤ Abb. 3.42), die zur besseren radiologischen Darstellung strahlendurchlässig sein können. Selbsthaltende Retraktoren, die anhaltenden Druck auf den Ösophagus ausüben, sind auch für eine späte postoperative Ösophagusperforation verantwortlich. Aus anderen Krankenhäusern wurden Patienten zu uns überwiesen, die zur Behandlung ösophagealer Perforationen infolge anhaltenden Drucks der selbsthaltenden Nackenretraktoren gastrische Nahrungssonden benötigten. Ich verwende solche Retraktoren nicht.

Der letzte Schritt, den ein Chirurg vor Verschluss eines anterioren Zugangs durchführen sollte, ist die Abtastung der anterioren Oberfläche der zervikalen Rekonstruktion mit den Fingern, ganz gleich, ob es sich um ein Knochentransplantat, zervikale Platten oder einen zervikalen Bandscheibenersatz handelt. Der Chirurg sollte die Wunde nicht verschließen, wenn Metall- oder Knochenprotuberanzen zu spüren sind, die anterior in den Hypopharynx oder den Ösophagus hineinragen (➤ Abb. 3.43), sondern mit einem Hochgeschwindigkeitsbohrer sämtliche Metall-, Knochen- oder Gewebezacken glätten, die in die Schleimhaut des Nahrungstrakts hineinragen.

Jeder anteriore Zugang oder jede anteriore Operation kann durch eine Infektion kompliziert werden. ➤ Abbildung 3.44 zeigt eine pyogene vertebrale Osteomyelitis, die sich als partieller Rückenmarkausfall manifestierte, und eine große anteriore zervikale Weichteilmasse. Bei anstehenden anterioren zervikalen Revisionszugängen sollten ein großes Blutbild, die Bestimmung der Leukozyten mit Differenzialblutbild und Blutkörperchensenkungsgeschwindigkeit sowie Routine-Laboruntersuchungen veranlasst werden, um sicherzustellen, dass die Ursache nicht eine Infektion ist. Dieses Röntgenbild zeigt, dass dieser Prozess, im Vergleich zu einem neoplastischen Verlauf, dessen Ursache zunächst eher vom Wirbelknochen herrührt, seinen Ursprung im Bandscheibenraum hat und eine Erosion verursacht.

Die schwerwiegendste Komplikation bei anterioren zervikalen Revisionszugängen sind neurologische Rückenmarkverletzungen. Die genaue Inzidenz dieser Komplikationen bei Revisionsoperationen ist nicht bekannt, es gibt jedoch zwei Studien über alle Zugänge. Flynn befragte Mitglieder der *American Association of Neurological Surgeons* und ermittelte für 36.657 Fälle eine neurologische Komplikationsrate von 0,28%. Eine Myelopathie trat in 107 Fällen und eine Radikulopathie in 138 Fällen auf. Die *Cervical Spine Research Society* befragte ihre Mitglieder und ermittelte bei 5.356 Fällen eine Inzidenz von 0,64%. Zusammenfassend bleibt festzustellen, dass man die genaue Inzidenz für neurologische Rückenmarkverletzungen bei Revisionszugängen nicht kennt; ich selbst jedoch lasse das Rückenmark intraoperativ kontinuierlich überwachen, um jedwede Sicherheitsmaßnahme ergreifen zu können.

LITERATUR

[1] McAfee PC: The indications for lumbar and cervical disc replacement. Spine J 4: 177S–181S, 2004.

[2] McAfee PC: The advantages of cervical disc replacement for the treatment of degenerative disc disease. Curr Opin Orthop 17: 233–239, 2006.

[3] McAfee PC, Bohlman HH: Combined anterior decompression and posterior stabilization with circumferential spinal fusion: An analysis of twenty-four cases. J Bone Joint Surg 71A: 78–88, 1989.

[4] McAfee PC, Bohlman HH, Ducker TB, et al: One-stage anterior cervical decompression and posterior stabilization: A study of 100 patients with a minimum of two years of follow-up. J Bone Joint Surg (Am) 77A: 1.791–1.800, 1995.

[5] McAfee PC, Bohlman HH, Riley LH Jr, et al: Anterior retropharyngeal approach to the upper cervical spine (clivus to C-2). The evolution of the procedure at the Johns Hopkins Hospital representing a twenty-five year experience. J Bone Joint Surg 69A: 1.371–1.383, 1987.

[6] Smith GW, Robinson RA: The treatment of certain cervical spine disorders by anterior removal of the intervertebral disc and interbody fusion. J Bone Joint Surg 40A: 607–624, 1958.

[7] Heller JG, Pedlow FX: Anatomy of the cervical spine. In: Clark C (ed): The Cervical Spine. Philadelphia, Lippincott-Raven Publishers, 1998, pp 3–36.

KAPITEL

4 Lumbale Bandscheibenvollprothesen

4.1 Techniken zur Präparation des lumbalen Bandscheibenfachs für Bandscheibenvollersatz
Jorge Jaramillo und James J. Yue ... 138
4.1.1 Präparation des Bandscheibenfachs ... 138
4.1.2 Fazit ... 141

4.2 CHARITÉ Scott L. Blumenthal und O. Ohnmeiss ... 142
4.2.1 Entwicklung ... 142
4.2.2 Indikationen und Kontraindikationen ... 142
4.2.3 Beschreibung des Implantats ... 143
4.2.4 Klinische Ergebnisse ... 144
4.2.5 Bewegungsumfang (ROM) ... 145
4.2.6 Operationstechnik ... 146
4.2.7 Postoperative Behandlung ... 146
4.2.8 Komplikationen und ihre Vermeidung ... 146
4.2.9 Diskussion und Fazit ... 149

4.3 ProDisc-L
Rick B. Delamarter und Ben P. Pradhan ... 151
4.3.1 Entwicklung ... 151
4.3.2 Indikationen und Kontraindikationen ... 151
4.3.3 Beschreibung des Implantats ... 152
4.3.4 Hintergrund der wissenschaftlichen Prüfung und klinische Ergebnisse ... 152
4.3.5 Operationstechnik ... 153
4.3.6 Postoperative Behandlung ... 155
4.3.7 Komplikationen und ihre Vermeidung ... 155
4.3.8 Diskussion und Fazit ... 158

4.4 FlexiCore
Jonathan R. Stieber und Thomas J. Errico ... 158
4.4.1 Beschreibung des Implantats ... 159
4.4.2 Indikationen ... 159
4.4.3 Kontraindikationen ... 159
4.4.4 Operationstechnik ... 160
4.4.5 Postoperative Behandlung ... 164
4.4.6 Klinische Daten ... 164
4.4.7 Komplikationen und ihre Vermeidung ... 165
4.4.8 Diskussion und Fazit ... 166

4.5 Activ-L
James J. Yue und Rolando Garcia ... 167
4.5.1 Entwicklung ... 167
4.5.2 Indikationen und Kontraindikationen ... 167
4.5.3 Beschreibung des Implantats ... 167
4.5.4 Hintergrund der wissenschaftlichen Prüfung und klinische Ergebnisse ... 168
4.5.5 Operationstechnik ... 172
4.5.6 Diskussion und Fazit ... 173

4.6 Maverick Matthew F. Gornet ... 173
4.6.1 Indikationen und Kontraindikationen ... 174
4.6.2 Beschreibung des Implantats ... 175
4.6.3 Hintergrund der wissenschaftlichen Prüfung und klinische Ergebnisse ... 177
4.6.4 Klinische Daten und Evaluation ... 177
4.6.5 Operationstechnik ... 179
4.6.6 Postoperative Behandlung ... 181
4.6.7 Komplikationen und ihre Vermeidung ... 182
4.6.8 Diskussion und Fazit ... 182

4.7 Lumbale anteriore Revision: Präoperative Vorbereitung und Zugangsüberlegungen
Samer Saiedy und P. Justin Tortolani ... 183
4.7.1 Präoperative Vorbereitung ... 183
4.7.2 Überlegungen zum Zugang ... 186

4.8 Allgemeine lumbale Revisionsstrategien
Matthew Scott-Young und Frank Daday ... 187
4.8.1 Zeitpunkt, Verfahren, Komplikationssystem ... 187
4.8.2 Überblick ... 188
4.8.3 Indikationen ... 188
4.8.4 Kontraindikationen ... 190
4.8.5 Klinische Präsentation und Diagnostik ... 190
4.8.6 Operationstechnik ... 191
4.8.7 Postoperative Behandlung ... 192
4.8.8 Komplikationen und ihre Vermeidung ... 193
4.8.9 Diskussion und Fazit ... 193

4.9 Revisionsstrategien nach Komplikationen beim lumbalen Bandscheibenvollersatz
Luiz Pimenta, Thomas Schaffa, Juliano Lhamby, Carlos Fernando Arias Pesántez und Ihab Gharzeddine ... 193
4.9.1 Allgemeine Überlegungen ... 194
4.9.2 Anschauliche Fallbeispiele ... 194
4.9.3 Diskussion ... 198
4.9.4 Fazit ... 198

4.1 Techniken zur Präparation des lumbalen Bandscheibenfachs für Bandscheibenvollersatz

Jorge Jaramillo und James J. Yue

! KERNAUSSAGEN

- Die präoperative Evaluation von Bandscheibenfach, Höhenminderung und Segmenthöhe sowie Patientenparameter wie Knochendichte und Body-Mass-Index sind essenziell.
- Chirurgen, die mit Operationen zum Bandscheibenvollersatz und zur Wiederherstellung der Beweglichkeit keine Erfahrung haben, sollten mit Eingriffen beginnen, in denen die Bandscheibenhöhe noch mindestens 50% beträgt.
- Die Mobilisation des Bandscheibenfachs kann ein vorsichtiges Lösen des posterioren longitudinalen Ligaments erfordern.
- Die Verwendung des David-Paralleldistraktors (Depuy Spine, Inc., Raynham, Massachusetts) bei der langsam progredienten und sequenziell unterstützten Distraktion ist eine vergleichsweise sichere und zeiteffiziente Methode zur Mobilisierung des Bandscheibenfachs.

4

4.1.1 Präparation des Bandscheibenfachs

Einleitung: Präoperative Überlegungen

Eine gründliche Vorbereitung des Bandscheibenfachs mit Mobilisation ist für die lumbale Bandscheibenarthroplastie unabdingbar [1–7]. Unabhängig davon, ob der Operateur eine Bandscheibenvoll- oder -teilprothese einsetzt, sind Distraktion und Mobilisation unerlässliche Schritte, die erfolgreich durchgeführt werden müssen, um die korrekte Funktion des jeweiligen Implantats zu gewährleisten. Können diese Schritte nicht realisiert werden, müssen andere chirurgische Optionen erwogen werden. Der Chirurg sollte akzeptieren, dass ein Implantat in einem Wirbelsäulensegment keine Bewegung herstellt. Ein Implantat kann nur Bewegung erhalten, die der Chirurg wiederhergestellt hat.

Die Präparation des Bandscheibenfachs beginnt vor dem eigentlichen chirurgischen Eingriff. Die Körperparameter des Patienten wie Body-Mass-Index, Knochendichte, Voroperationen am Abdomen oder eine gynäkologische Erkrankung sollten genau beurteilt werden. So ist z.B. ein Patient mit Osteopenie und einem komplett kollabierten Bandscheibenfach kein idealer Kandidat für einen Eingriff zum Bandscheibenvollersatz. Auch eine abnorme Segmentation sollte beachtet werden, da diese Anomalien oft von einer abweichenden Gefäßanatomie begleitet sind. Schließlich sollte der Chirurg die Endplattenmorphologie nach dem Vorhandensein von posterioren Endplattenbuckeln (Typ II), konkaven Endplatten (Typ III), konvexen Endplatten (Typ IV) oder Kombinationen dieser Endplattentypen (Typ V) betrachten. Dies kann die Dauer des Eingriffs sowie die Wahl des Prothesentyps (Kiel oder Spikes) beeinflussen (➤ Abb. 4.1).

Perioperative Vorbereitungen

Alle Patienten sollten perioperativ Antibiotika sowie einen Foley-Katheter erhalten. Vor dem sterilen Abdecken sollten anteroposteriore (a.p.) und laterale Fluoroskopaufnahmen erstellt werden. Die a.p. Aufnahme sollte mit dem C-Arm in der 0°-Position gemacht werden, da sich der Dornfortsatz genau in der Mitte der Pedikel befindet. Haben die Pedikel nicht den gleichen Abstand, muss das Gesäß des Patienten angehoben werden, um eine echte a.p. Aufsicht auf die Wirbelsäule bei neutraler Stellung des C-Arms zu ermöglichen. Nach lateraler Platzierung des C-Arms werden über dem betroffenen Segment entsprechende Hautmarkierungen angebracht. Wenn keine Bildgebung möglich ist, sollte der Eingriff nicht fortgesetzt werden. Auch ein Pulsoxymeter kann eingesetzt werden, um den Durchblutungsstatus zu bestimmen. In Fällen mit erheblichen Verengungen des Zwischenwirbelraums kann das betroffene Segment über der Bogensektion des Operationstisches platziert werden, um den Zugang zum Zwischenwirbelraum zu unterstützen. Ein anteriorer Zugang kann durch Absenken des Fußendes des Tisches erleichtert werden (➤ Abb. 4.2). Wenn der anteriore Zugang zum Zwischenwirbelraum und die teilweise Dis-

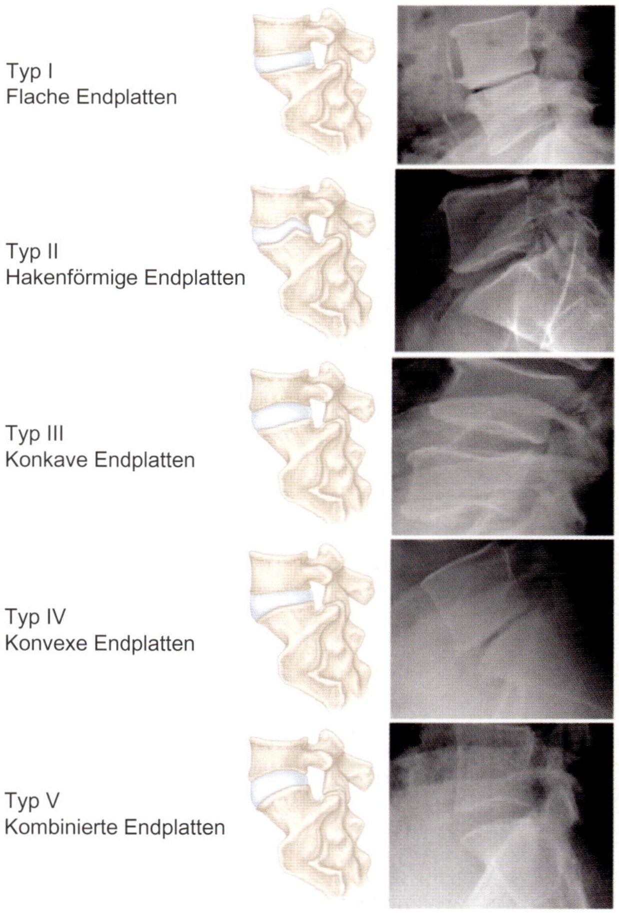

Abb. 4.1 Endplattenkonfiguration nach Yue-Bertagnoli (VEYBR)

traktion durchgeführt sind, kann der Bogen des Bettes wieder zurückgenommen und der posteriore Zwischenwirbelraum in der neutralen Position angegangen werden.

Freilegung des Zwischenwirbelraums

Nach einem entsprechenden anterioren, retro- oder transperitonealen Zugang zur Lendenwirbelsäule und der Darstellung des Zwischenwirbelraums sollte dieser mit a.p. und lateralen Fluoroskopieaufnahmen erneut bestätigt werden. Entscheidend ist eine adäquate mediale und laterale sowie kaudale und kraniale Darstellung des Bandscheibenfachs. Weichteilstrukturen sollten mit Tüchern und selbsthaltenden, vorzugsweise an einem festen Haltering befestigten Retraktorsystemen geschützt werden. Dann wird die Mittelinie des Wirbelkörpers im echten a.p. Strahlengang identifiziert und in den benachbarten Wirbelkörpern mit einem monopolaren Elektroskalpell, einem Meißel oder durch das Setzen selbstschneidender Schrauben in den kranialen Wirbelkörper 5 mm über der anterioren Kante markiert, um Verletzungen der Endplatte zu verhindern (➤ Abb. 4.3). Dies muss sofort nach dem Zugang und vor der Diskektomie erfolgen.

Diskektomie

Eine komplette Diskektomie ist erfolgskritisch für die adäquate Implantation der Prothese. Dieser Teil des Eingriffs beginnt mit der anterioren Anulektomie oder Anulotomie. Die Anulektomie erfolgt mit einem 15er-Skalpell oder einem monopolaren Elektroskalpell an der Grenze zwischen Anulus und Endplatte. Bei Männern sollte auf das Elektroskalpell verzichtet werden, um das Risiko einer retrograden Ejakulation weitgehend zu verringern. Wird eine anteriore Anulotomie vorgezogen, beginnt man mit einem H-förmigen mittigen Einschnitt, um den Anulus zu öffnen. Anschließend werden seitlich die oberen und unteren Adhäsionen des Anulus über die Breite des Wirbelkörpers gelöst. Auf beiden Seiten wird eine buchklappenartige Öffnung des Anulus erzeugt (➤ Abb. 4.4). Die Klappen können genutzt werden, um die seitlichen Blutgefäße zu schützen, indem man sie anschlingt und den Faden außerhalb des Zugangstunnels mit einer Arterienklemme fixiert. Bei Abschluss der Implantation können die beiden Klappen mit einer 1,0 resorbierbaren Naht wieder geschlossen werden, obwohl gezeigt wurde, dass dies keinen biomechanischen Vorteil bringt.

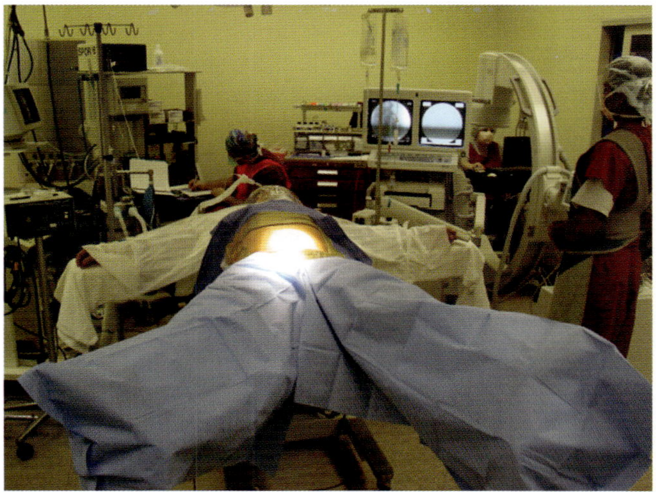

Abb. 4.2 Patientenlagerung

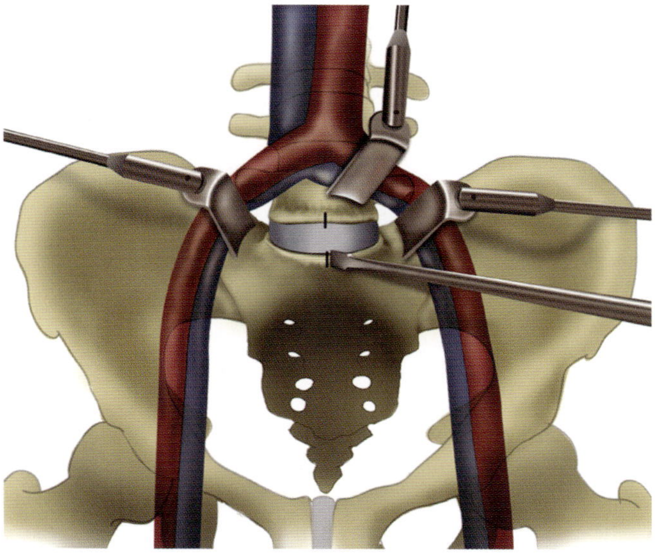

Abb. 4.3 Markierung der Mittellinie

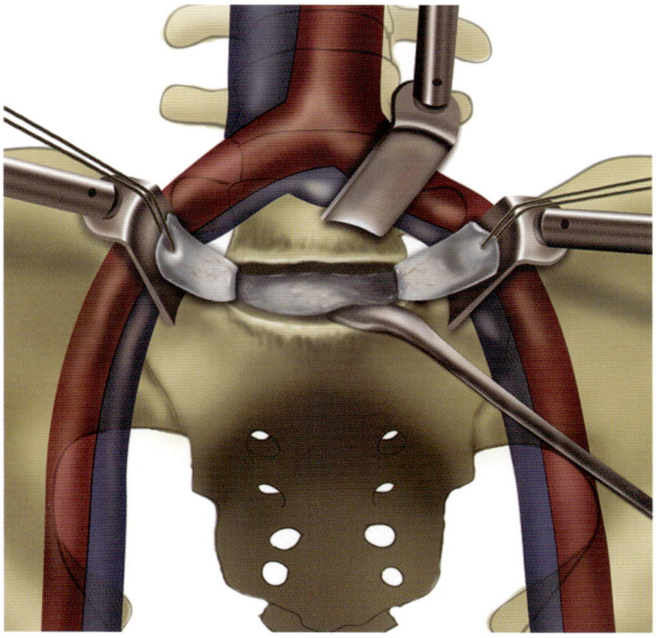

Abb. 4.4 Buchklappenartige Öffnung des Anulus und Entfernung der knorpeligen Endplatte

4

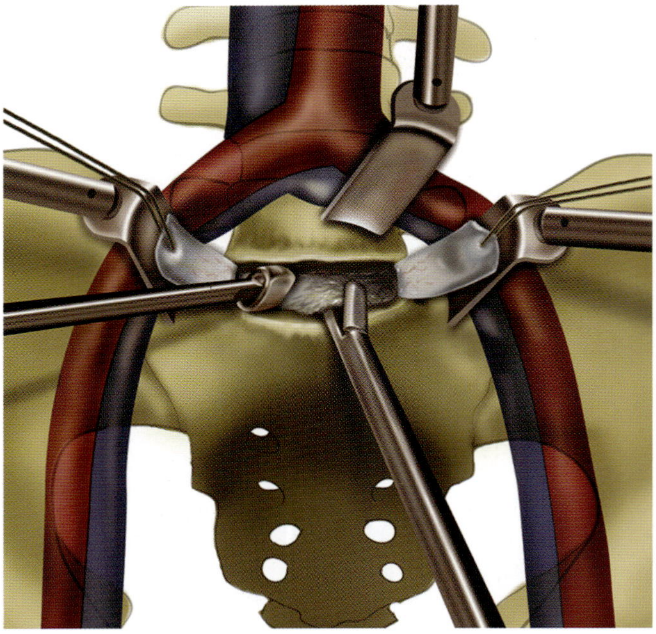

Abb. 4.5 Distanzspreizer zum Offenhalten des Bandscheibenfachs

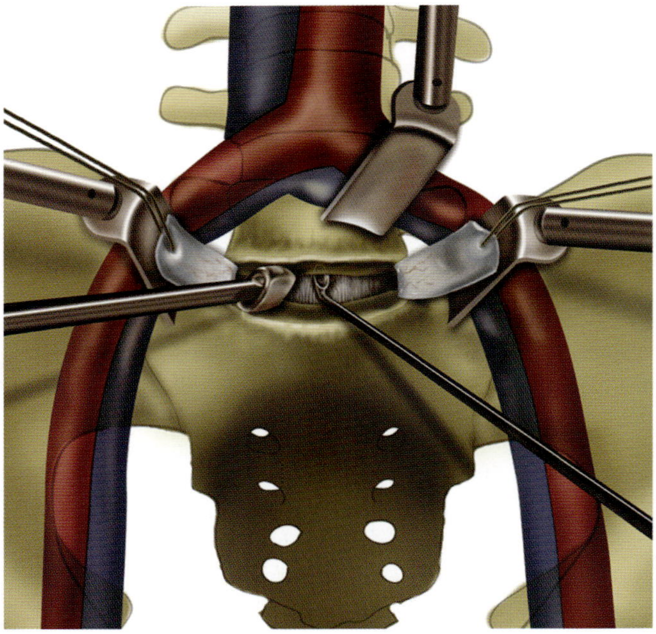

Abb. 4.6 Freilegung des posterioren longitudinalen Ligaments

Nach der Anulotomie wird die knorpelige Endplatte mit einem Endplattenelevator von der knöchernen Endplatte abgehoben. Dabei darf die knöcherne Endplatte nicht zerstört werden, um ein Einsinken der Prothese zu verhindern. Anschließend wird das verbleibende Bandscheibenmaterial mit Standard- und Ringküretten, Hypophysen- und Kerrison-Rongeuren von anterior nach posterior fortschreitend entfernt, wobei auch nach lateral die Epiphysis anularis dargestellt wird und der laterale Anteil des Anulus unberührt bleibt.

Remobilisation/Spreizung des Bandscheibenfachs

Nach Entfernung der Bandscheibe wird das Bandscheibenfach schrittweise mit einem Distraktor aufgespreizt. Um eine einfachere Visualisierung des posterioren Bandscheibenfachs zu erleichtern, kann man auf der kontralateralen Seite einen selbsthaltenden Distanzspreizer einsetzen (➤ Abb. 4.5). Der letzte Schritt bei der Mobilisierung ist die Entfernung des posterioren Anulus und des posterioren longitudinalen Ligaments (PLL). Die posteriore Dekompression wird bis zum Schluss aufgehoben, da durch die Entfernung von posteriorem Anulus und PLL eine epidurale Blutung auftreten kann. Obwohl der posteriore Anulus eröffnet werden sollte, um das Bandscheibenfach auszuräumen und eine gute Wiederherstellung der Bandscheibenhöhe zu erlauben, muss das PLL nicht immer entfernt werden, sondern nur, wenn eine zusätzliche Mobilisierung nötig wird oder ein extrudierter Teil der Bandscheibe entfernt werden muss. Die Entfernung des PLL kann in drei Schritten geschehen. Zuerst wird eine kleine, nach oben gebogene Kürette hinter den oberen und unteren Hinterrand des Wirbelkörpers geschoben (➤ Abb. 4.6). Das so gelöste PLL wird zu einem „freien“ Band. Dann geht man mit einem entsprechend dimensionierten Kerrison-Rongeur hinter das PLL und schneidet von einer Seite zur anderen. In dieser Phase kann es zu einer Epiduralblutung kommen, die mit einer kleinen Menge Floseal oder Gelschaum normalerweise gut beherrschbar ist. Das Ziel der Mobilisierung ist es, den Zwischenwirbelraum mit einem Distraktor und der Kraft von zwei Fingern zu spreizen (➤ Abb. 4.7).

In bestimmten Fällen wie etwa bei einem hyperlordotischen L5/S1-Segment kann das PLL bei einem vertikalen Kollaps des hinteren Segments nicht mobilisiert werden, was in einer „Fischmaul“-Geometrie mit großer anteriorer und kleiner posteriorer Distraktion des Zwischenraums resultiert. Dies erschwert das posteriore Einbringen der Prothese und erhöht das Risiko einer posterioren Endplattenfraktur bei der Implantation. Bei signifikanter Verringerung der Bandscheibenhöhe, bei der die Routinemobilisation keine befriedigende Remobilisation erbringt, kann sich der David-Paralleldistraktor (Depuy Spine, Inc., Raynham, Massachusetts) als nützliches Zusatzwerkzeug erweisen (➤ Abb. 4.8). Das Instrument eignet sich für die beiden Endplattengrößen Nr. 2 und 4. Dabei sollte die größte in den Zwischenwirbelraum passende Größe benutzt werden. Eine kontinuierliche und zunehmende Spreizung erfolgt durch Einsetzen eines Distanzhalters und simultane Kraftausübung mit dem Distraktor.

Wenn es durch Einsetzen des 8- oder 9-mm-Distanzhalters noch nicht zur Remobilisierung kommt, wird die Mobilisation des Zwischenwirbelraums sehr unwahrscheinlich. Die Spreizung sollte dann abgebrochen und eine Fusion durchgeführt werden.

Die posteriore Distraktion sollte die normale Bandscheibenhöhe der Segmente darüber nicht überschreiten. Sobald das Segment aufgespreizt ist, kann das möglicherweise im gebuckelten Ligament enthaltene Bandscheibenmaterial mit einem Kerrison- oder

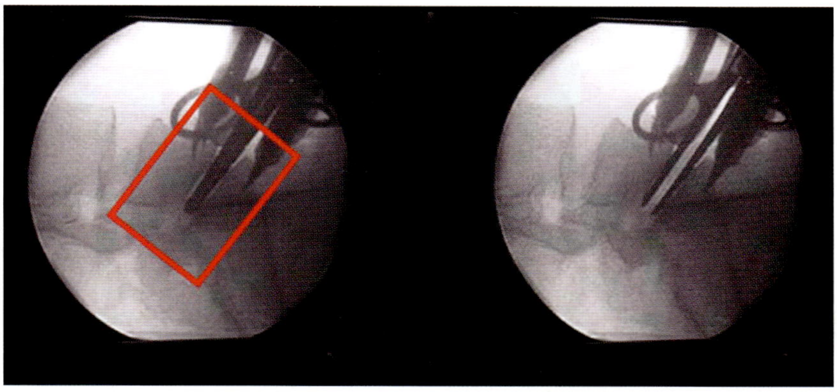

Abb. 4.7 Mobilisierung des Bandscheibenfachs

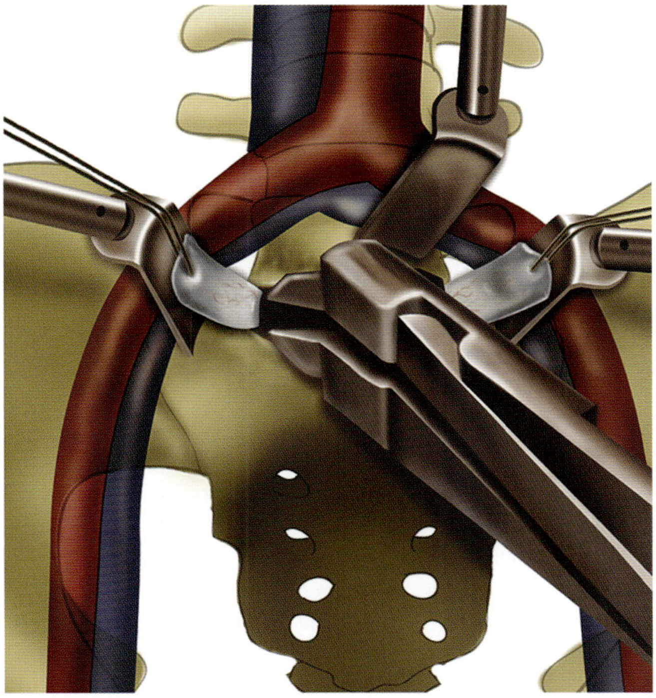

Abb. 4.8 Spreizung mit dem David-Distraktor

Bandscheibenrongeur entfernt werden. Der laterale Anulus sollte in allen Fällen intakt belassen werden.

Präparation der Endplatte

Es ist wichtig, die Integrität der subchondralen knöchernen Endplatten zu erhalten, insbesondere wenn das präoperative MRT Schmorl'sche Knoten oder andere Veränderungen der vertebralen Endplatten zeigt. Wenn die Endplatten extrem konkav sind, kann eine Fräse oder Kürette benutzt werden, um etwaige Unregelmäßigkeiten der Endplatten zu glätten, wobei so viel knöcherne Endplatte wie möglich erhalten bleiben soll. Sorgfalt sollte man bei der kortikalen Endplatte des Wirbelkörpers walten lassen, um eine stabile Grundlage für die mechanische Stabilität nach Implantation der Prothese zu erhalten und das Risiko des Einsinkens zu verringern.

4.1.2 Fazit

Eine geeignete Patientenselektion und sorgfältige chirurgische Technik sind von höchster Bedeutung, um das klinische und chirurgische Ergebnis positiv zu beeinflussen [8, 9]. Die Präparation der Bandscheibe beginnt vor dem eigentlichen Eingriff. Präoperativ sollte die Bandscheibenhöhe des betroffenen Segments sowie der benachbarten Segmente bestimmt werden, um die Wahrscheinlichkeit einer Remobilisation abzuschätzen. Informationen über körperliche Merkmale des Patienten, z.B. (gynäkologische) Voroperationen, sollten verfügbar sein. Intraoperativ muss der Zwischenwirbelraum von allem Bandscheibenmaterial befreit und eine kontinuierliche und zunehmende Spreizung erreicht werden. Der Erhalt der knöchernen Endplatte ist essenziell. Das PLL sollte entfernt werden, wenn eine zusätzliche Spreizung oder Entfernung von Bandscheibenfragmenten aus dem Kanal nötig oder wenn ein hyperlordotisches „Fischmaul"-Segment vorhanden ist. Der laterale Anulus sollte in allen Fällen erhalten bleiben. Bei schwieriger Spreizung sollte der vorsichtige Einsatz eines David-Distraktors erwogen werden.

LITERATUR

[1] Aryan HE, Acosta FL Jr, Ames CP: The Charite Artificial Disc: insertion technique. Neurosurg Clin N Am 16: 637–650, 2005.

[2] Aryan HE, Acosta FL Jr, Ames CP: The ProDisc artificial disc: insertion technique. Neurosurg Clin N Am 16: 651–656, 2005.

[3] Bertagnoli R, Yue JJ, Shah RV, et al: The treatment of disabling multilevel lumbar discogenic low back pain with total disc arthroplasty utilizing the ProDisc prosthesis: a prospective study with 2-year minimum follow-up. Spine 30: 2.192–2.199, 2005.

[4] Bertagnoli R, Yue JJ, Shah RV, et al: The treatment of disabling single-level lumbar discogenic low back pain with total disc arthroplasty utilizing the Prodisc prosthesis: a prospective study with 2-year minimum follow-up. Spine 30: 2.230–2.236, 2005.

[5] Delamarter RB, Bae HW, Pradhan BB: Clinical results of ProDisc-II lumbar total disc replacement: report from the United States clinical trial. Orthop Clin North Am 36: 301–313, 2005.

[6] Delamarter RB, Fribourg DM, Kanim LE, et al: ProDisc artificial total lumbar disc replacement: introduction and early results from the United States clinical trial. Spine 28: S167–S175, 2003.
[7] Geisler FH: Surgical technique of lumbar artificial disc replacement with the Charite Artificial Disc. Neurosurgery 56 (suppl 1): 46–57, 2005.
[8] Geisler FH, Blumenthal SL, Guyer RD, et al: Neurological complications of lumbar artificial disc replacement and comparison of clinical results with those related to lumbar arthrodesis in the literature: results of a multicenter, prospective, randomized investigational device exemption study of Charite intervertebral disc. J Neurosurg Spine 1: 143–154, 2004.
[9] Tropiano P, Huang RC, Girardi FP, et al: Lumbar total disc replacement. Surgical technique. J Bone Joint Surg Am 88 (suppl 1): 50–64, 2006.

4.2 CHARITÉ

Scott L. Blumenthal und Donna D. Ohnmeiss

4

! KERNAUSSAGEN

- Die CHARITÉ wurde 1984 zum ersten Mal implantiert und gilt als die erste weit verbreitete Bandscheibenvollprothese.
- Es gibt positive europäische Langzeitdaten, die für die Sicherheit und positive klinische Ergebnisse sprechen.
- Die Ergebnisse der randomisierten Studien unter Leitung der amerikanischen Regulierungsbehörde FDA zeigen, dass die Sicherheit und Effektivität der CHARITÉ zur Behandlung bandscheibenbedingter Schmerzen genauso gut bzw. besser ist als eine Fusion.
- Das Implantat ist auch in Langzeitstudien im operierten Segment bewegungserhaltend.
- Der Schlüssel für positive Ergebnisse ist die Einhaltung geeigneter Selektionskriterien.

4.2.1 Entwicklung

Das Konzept der CHARITÉ-Prothese wurde von Karin Büttner-Janz und Kurt Schellnack, die zusammen an der Berliner Charité arbeiteten, in den frühen 1980er-Jahren entwickelt. Sie haben die Mechanik der menschlichen Bandscheibe sorgfältig untersucht und versucht, diese Eigenschaften auf das Implantat zu übertragen. Bewegung wurde durch eine Gelenkverbindung von konkaven und konvexen Oberflächen erreicht. Der Kern war beweglich und konnte durch Gleiten die anteroposteriore Bewegung in Flexion und Extension ermöglichen. Das Design umfasste zwei Metallplatten mit kleinen Verankerungszähnen am Rand, zwischen denen sich ein bikonvexer Kern aus Polyethylen befindet. Das Implantat wurde ausführlichen mechanischen Tests unterzogen.

1984 wurde dieser Bandscheibenvollersatz in 13 Patienten implantiert [1]. Berichten zufolge sank das Implantat manchmal in den Wirbelkörper ein. Um dieses Problem zu umgehen, wurden den Grundplatten in der zweiten Generation „Flügel" hinzugefügt, um die Traglastoberfläche zwischen Implantat und Wirbelkörper zu erhöhen. Der Entwurf war vielversprechend und wurde in 36 Patienten implantiert; es kam jedoch zu Brüchen an den Stellen, wo die Flügel an der Metallplatte einsanken. An der Entwicklung der dritten und jetzigen Prothese war Helmut Link beteiligt. Bei diesem Design werden ovale Platten mit einem kreisförmigen Zentrum verwendet. Die einzige Änderung am Design seit 1987 betraf die Oberflächenbehandlung mit bioaktiven Substanzen, um die knöcherne Verwachsung zu fördern und die Gefahr einer Implantatmigration zu verringern. Außerdem wurde der ursprüngliche Sterilisationsprozess für den Polyethylenkern geändert, weil er mit erhöhtem Abrieb verbunden war, und es gab einige Änderungen bei der Instrumentation und größere Auswahlmöglichkeiten bei den Prothesengrößen und Lordosewinkeln. Bei der Beurteilung der Mechanik und der klinischen Ergebnisse des Bandscheibenvollersatzes mit der CHARITÉ (DePuy Spine, Inc., Raynham, Massachusetts) muss man sich die verschiedenen Konstruktionen vor Augen halten. Die Ergebnisse der beiden ersten Prothesengenerationen haben für das jetzige Design nur geringe Aussagekraft.

4.2.2 Indikationen und Kontraindikationen

Die Indikationen und Kontraindikationen für die CHARITÉ stützen sich auf biomechanische Prinzipien, das Implantatdesign und die klinischen Erfahrungen. Die Patientenselektion zielt darauf, Komplikationen zu vermeiden und das klinische Ergebnis zu optimieren. Die primäre Indikation für den Bandscheibenvollersatz ist eine schmerzhafte Bandscheibendegeneration oder ein schmerzhafter Bandscheibenschaden. Die Symptome sollten mindestens 6 Monate bestehen, und der Patient sollte an einem aktiven Rehabilitationsprogramm teilgenommen haben.

Die Diagnostik sollte eine gründliche klinische Untersuchung, ein MRT und in den meisten Fällen auch eine Diskographie umfassen.

Die Kontraindikationen umfassen z.B. Faktoren wie Sicherheit oder Funktionstüchtigkeit der Prothese. Die Patienten sollten keinen Wirbelkörperbruch in der entsprechenden Etage aufweisen und Patienten mit Osteoporose keinen Bandscheibenvollersatz erhalten. Die abnehmende Knochendichte kann zu Wirbelkörperfrakturen oder zum Einsinken der Prothese in den Wirbelkörper führen. Eine weitere Kontraindikation sind signifikante Veränderungen der Facettengelenke, da dies die Funktion des Bewegungssegments und damit des Implantats gefährden kann. Außerdem können abnorme Facettengelenke Symptome auslösen, die nicht mit einem Bandscheibenvollersatz behandelbar sind. Dies kann das Behandlungsergebnis beeinträchtigen, wenn diskogene Schmerzen mit der CHARITÉ behandelt werden, die Schmerzen der Facettengelenke aber persistieren. Bei zweifelhaftem Zustand der Facettengelenke empfehlen sich präoperativ Facettengelenkinjektionen, um diese als Schmerzgenerator auszuschließen. Im Zusammenhang mit den Facettengelenken sollte dem Vorhandensein von Osteophyten nach Auffassung von Karin Büttner-Janz besonderes Interesse geschenkt werden [2]. Osteophyten könnten bei der Aufweitung des Bandscheibenfachs für das Implantat in die Nervenwurzeln gelangen. In einer Studie zum Einfluss des Facettengelenkzustands auf das Ergebnis des Bandscheibenvollersatzes fanden Elders et al. [3] keinen Unterschied zwischen klinischem Ergebnis und dem Grad der Facettengelenkarthrose. Jedoch merkten die Autoren an, dass die Gruppe der Patienten mit moderater bzw. schwerer Arthrose klein war und weitere Untersuchungen mit größeren Patientenzahlen nötig sind, um diese Beobachtung zu untermauern.

Wie bei jedem anterioren Wirbelsäuleneingriff bestehen zudem Bedenken bei Patienten mit vorangegangenen Abdominaloperationen, deren genaue Lokalisation für den Zugang auf Höhe der Implantation ausschlaggebend ist. Wie bei jeder Operation sind Patienten, deren chronische Schmerzen eine starke psychische Komponente aufweisen, schlechte Kandidaten für einen Bandscheibenvollersatz. Sinnvoll ist daher eine Voruntersuchung durch einen Psychologen, der Erfahrung mit Patienten mit chronischen Rückenschmerzen hat [4].

Auch eine vorherige Wirbelsäulenoperation sollte berücksichtigt werden, wenn die Struktur der Wirbelsäule noch intakt und nicht durch Eingriffe wie z.B. eine Diskektomie geschwächt ist. Wenn ein solcher Patient Kandidat für eine Bandscheibenvollprothese ist, kann man diese Operation durchaus in Betracht ziehen. Leahy berichtet für die ProDisc, dass zwischen Patienten mit und ohne Diskektomie kein Unterschied besteht [5]. Die Erfinder der CHARITÉ halten Postdiskektomie-Patienten für sehr gute Implantationskandidaten [6]. Ihre Ergebnisse belegen, dass die Beinschmerzen bei 83% dieser Patienten abklangen und der Lasègue-Test in 93% der Fälle negativ war.

4.2.3 Beschreibung des Implantats

Fundamental für jedes Implantat ist seine Biomechanik. Nach dem grundlegenden Designkonzept sollte die CHARITÉ die Eigenschaften der normalen Bandscheiben nachahmen und sie mit dem Konzept der Bewegungserhaltung mittels konkaver und konvexer Oberflächen verbinden (➤ Abb. 4.9). Das Implantat wurde ausgedehnten mechanischen Tests unterzogen. Die ersten Tests wurden an frühen Modellen vorgenommen, um zu testen, ob die Prothese unter Belastungen, wie sie im Körper auftreten, akzeptabel funktioniert. Zusätzliche Versuche wurden an daraufhin modifizierten Modellen durchgeführt, um die Sicherheit der Prothesen unter physiologischer Last zu beobachten.

Das Bewegungsmuster der Prothese wurde untersucht und mit dem von Fusionskäfigen und Cages plus Pedikelschrauben verglichen [7]. In Flexion/Extension erhöhte sich die Beweglichkeit der Wirbelsäule gegenüber der intakten Wirbelsäule um 3%. Die Beweglichkeit wurde durch Cages um 57% und durch zusätzliche Pedikelschrauben um 93% reduziert. Das Rotationszentrum befindet

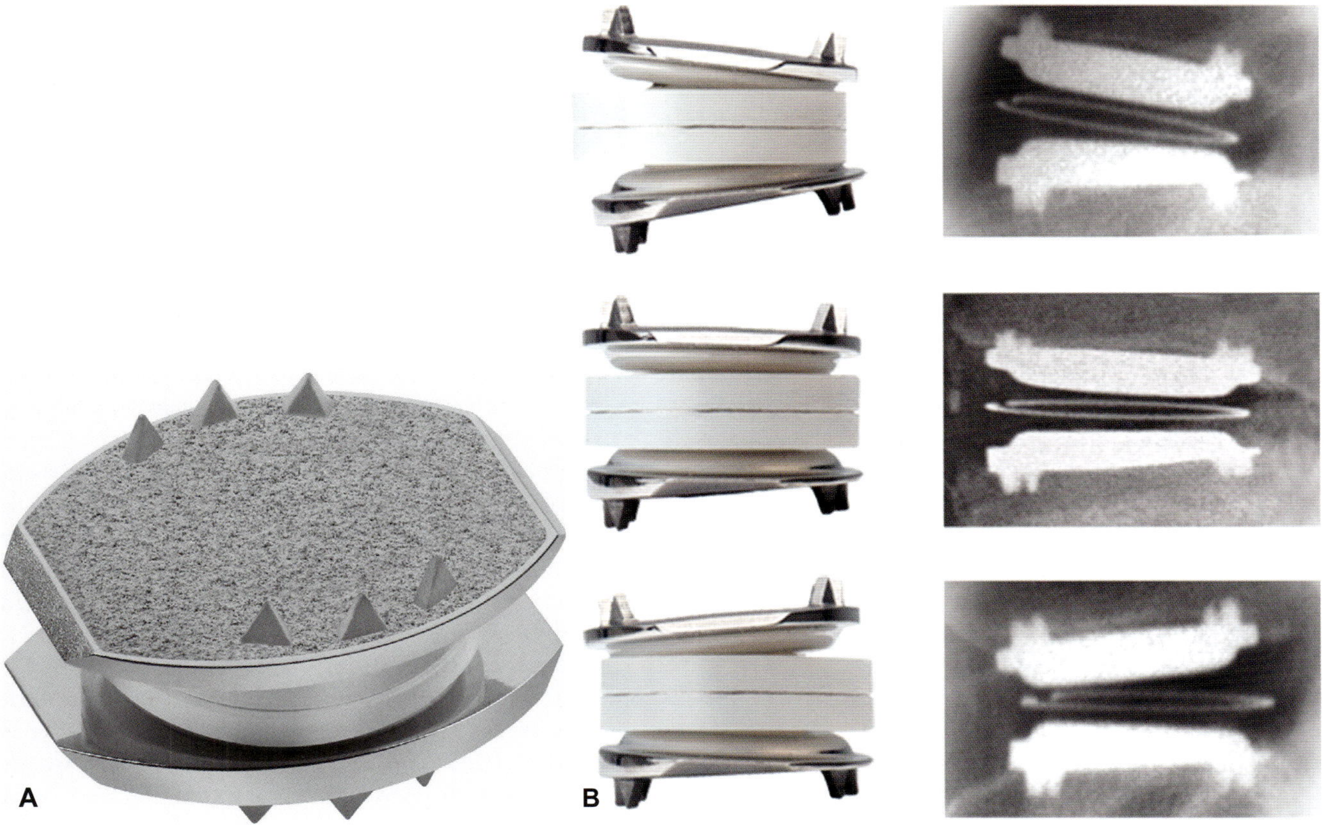

Abb. 4.9 **A:** Zusammengesetzte CHARITÉ-Prothese. **B:** Translation durch den beweglichen Kern der Prothese; dargestellt auch in Flexions-/Extensionsröntgenaufnahmen

sich sowohl bei der intakten Wirbelsäule als auch bei der CHARITÉ im posterioren Drittel des operierten Segments, wobei das Implantat das bei der intakten Wirbelsäule zu beobachtende elliptische Muster des Rotationszentrums nachahmt. Mit dem Implantat nimmt die axiale Rotation um 44% zu. Die Cages reduzierten sie um 29%, zusätzliche Pedikelschrauben um 90%.

In einer biomechanischen Studie wurden die Funktion einer bisegmentalen CHARITÉ-Implantation sowie mögliche chirurgische Revisionen untersucht [8]. Mono- und bisegmentale CHARITÉ-Implantationen erhielten die Beweglichkeit im operierten Segment und erlaubten mehr Beweglichkeit als Bandscheibenvollersatz (BSVP) plus Pedikelschrauben oder Pedikelschrauben plus Knochenautotransplantat, das eine 360°-Fusion simuliert. Im Hinblick auf die Revisionsstrategie gab es keinen signifikanten Unterschied zwischen BSVP plus Schrauben und Pedikelschrauben plus Knochenautotransplantat. Beide Konstrukte erlaubten deutlich weniger Bewegung als die alleinige CHARITÉ. Bei der Analyse des Nachbarsegments L5/S1 führten beide Pedikelschraubensysteme im Gegensatz zur BSVP zu einer Zunahme der Segmentbeweglichkeit.

Serhan et al. [9] führten verschiedene Versuche mit verschiedenen Kombinationen von mono- und bisegmentalen CHARITÉ-Implantationen und Fusionen durch und untersuchten das Bewegungsmuster der operierten und ihrer Nachbarsegmente. Sie fanden heraus, dass die einsegmentige BSVP die physiologische Bewegung erhält und sich die Bewegung bei zweisegmentiger BSVP nur auf Höhe von L4/L5 veränderte. Bei der ein- und zweisegmentigen Fusion änderte sich die Beweglichkeit signifikant. Eine Fusion auf Höhe von L5/S1 in Kombination mit BSVP auf L4/L5 hatte den gleichen Effekt wie eine monosegmentale Fusion auf Höhe von L5/S1. Dies stützt die Anwendung von Hybridkonstruktionen, also Fusionen auf dem unteren Segment und darüber eine BSVP, bei Patienten mit bisegmentaler symptomatischer Bandscheibendegeneration.

In einer Kadaverstudie wurde der Einfluss einer Erhöhung des Bandscheibenfachs auf die Facettengelenke untersucht [10]. Die Autoren fanden heraus, dass ein durch die CHARITÉ vergrößertes Bandscheibenfach das Überlappen der Facetten signifikant verminderte und den Facettengelenkspalt vergrößerte. Nach Auffassung der Autoren würde eine Vergrößerung des Bandscheibenfachs zu einer Subluxation der Facettengelenke führen.

Eine weitere Kadaverstudie untersuchte den Effekt der Positionierung des Implantats auf den Bewegungsumfang (ROM) [11]. Die Autoren stellten fest, dass ein posterior der Mittellinie eingebrachtes Implantat den Bewegungsumfang in Höhe von L4/L5 und L5/S1 um ca. 3° erhöht, während eine Positionierung anterior der Mittellinie die Beweglichkeit von L5/S1 um 3° und bei L4/L5 um 6° verringert.

4.2.4 Klinische Ergebnisse

Seit ihrer Einführung in den 1980er-Jahren gab es viele klinische Berichte über die Ergebnisse der Behandlung mit der CHARITÉ, die sich mit Schmerzreduktion, der Funktionsfähigkeit des Implantats und dem Bewegungsumfang (ROM) auseinandergesetzt haben. Im europäischen Schrifttum sind Langzeitdaten zu Ergebnissen und Komplikationen verfügbar, und mit der IDE*(Investigational Device Exemption)*-Studie der amerikanischen Zulassungsbehörde FDA steht eine prospektive randomisierte Studie zur Verfügung, in der das Implantat mit einer Fusion verglichen wird.

Langzeitergebnisse wurden von Lemaire veröffentlicht [12]. Er berichtet von 100 Patienten mit 10- bis 13,4-jähriger Nachbeobachtung. Für 62% der Patienten wird ein exzellentes und für 28% ein gutes Ergebnis berichtet. David et al. [13] berichten für einen Zeitraum von mindestens 10 Jahren (Bereich 10–16 Jahre) über 226 Patienten und insgesamt 301 Implantate. 78,8% der Patienten hatten ein gutes oder exzellentes Ergebnis. Eine Degeneration der Nachbarsegmente machte in 2,7% der Fälle eine Reoperation erforderlich. In 1,3% der Fälle war eine Reoperation durch eine akute Subluxation nötig geworden, in 8,4% der Fälle musste wegen anhaltender Schmerzen eine posteriore Fusion bzw. eine andere Instrumentation durchgeführt werden. Eine Arthrose der Facettengelenke wurde bei 10 Patienten (2,3%) beobachtet und bei 4 Patienten ein Versagen des Polyethylenkerns, das dem Sterilisationsverfahren vor 1997 (Sterilisation an Luft) zugeschrieben wurde. Die Reoperation fand mehr als 9 Jahre nach der ersten Operation statt; 2 Patienten erhielten eine neue Prothese. Putzier et al. [14] berichten über eine Nachuntersuchung nach 17 Jahren bei 51 Patienten, die 84 Implantate erhalten hatten. Bei 11% der Patienten war eine Reoperation nötig geworden. Diese Ergebnisse lassen sich aber nicht auf die jetzige Prothese übertragen, da hier alle drei Prothesengenerationen beschrieben werden. Auch die Instrumentation zur Implantierung hat sich in den letzten 20 Jahren geändert.

Es gibt aber auch einige Studien mit kürzerer Beobachtungszeit. Einer der früheren Berichte zu 46 Patienten mit zweijähriger Nachbeobachtung stammt von Cinotti et al. [15], die eine Erfolgsrate von 63% angeben. Als Faktoren für ein ungünstigeres Ergebnis wurden zweisegmentige im Vergleich zu einsegmentigen Fällen genannt, vorherige Wirbelsäulenoperation und Bezug von Frührente. Zeegers et al. [16] berichten bei 70% aller Patienten von einem guten Ergebnis nach 2 Jahren (nach dem Stauffer/Coventry-Score), obwohl die ersten 50 Patienten eine hohe Komplikationsrate und Reoperationsrate aufwiesen.

Die wohl umfassendste Untersuchung zur CHARITÉ stellt die IDE-Studie der US-amerikanischen Zulassungsbehörde FDA dar. Sie umfasst 304 Patienten in 14 Zentren, die zur Behandlung mit der CHARITÉ oder zur anterioren lumbalen interkorporellen Fusion (ALIF) mit Knocheneigenspende aus der Hüfte und einem BAK-Cage randomisiert wurden. Es wurde eine 2:1-Randomisierung vorgenommen: CHARITÉ (205 Patienten) und Fusion (99 Patienten). Ausgehend von den VAS-, ODI- und SF-36-Werten ging es beiden Patientengruppen im Vergleich zu ihrem präoperativen Zustand deutlich besser. Bei allen postoperativen Kontrollterminen waren die VAS-/ODI-Werte in der CHARITÉ-Gruppe signifikant besser als in der Fusionsgruppe (außer bei der Untersuchung nach 24 Monaten). Bei der Nachuntersuchung nach 12 und 24 Monaten zeigte die CHARITÉ-Gruppe deutlich bessere Zufriedenheitswerte als die Fusionsgruppe. Später führten Geisler et al. [18] mit den klinischen Ergebnissen der Patientengruppe aus der randomisierten IDE-Studie und weiteren 71 Trainingsfällen aus verschiedenen Studienzentren weitere statistische Analysen durch. Dabei wendeten sie einen nichtparametrischen Test an, weil sich nach Beurteilung der Datenverteilung herausstellte, dass die Daten, anders als im Original-Studienprotokoll für einen *t*-Test gefordert, nicht normalverteilt waren. Nach der neuen Auswertung und der Ergänzung um weitere 71 Patienten zur Vergrößerung des Stichprobenumfangs stellten die Autoren fest, dass die VAS- und die ODI-Werte in der CHARITÉ-Gruppe zu allen Untersuchungszeitpunkten niedriger waren als in der ALIF-Gruppe [18].

Die Sorge, dass die Ergebnisse nach der Zulassung durch die FDA schlechter werden und die Komplikationen zunehmen, wenn diese Implantate für den breiten Gebrauch verfügbar werden, ist berechtigt. Das hängt mit verschiedenen Faktoren zusammen, unter anderem damit, dass einige Chirurgen vielleicht nicht so erfahren bzw. mit dem Zugang nicht so vertraut sind wie die Chirurgen, die für die klinischen Studien ausgewählt wurden. Zudem wurden die Ein- und Auschlusskriterien in den Studien streng eingehalten. Dies könnte die Ergebnisse beeinträchtigt haben. Um diesen Bedenken hinsichtlich einer Zunahme der Komplikationen nach der Zulassung Rechnung zu tragen, wurden die CHARITÉ-Patienten registriert. Nach Blumenthal et al. [19] zeigt sich bezüglich Migration, falscher Dimensionierung bzw. Positionierung, Einsinken, Gefäßverletzung und Tod im ersten Jahr nach der Zulassung (ca. 4.000 Prothesen) eine ähnliche Inzidenz wie in der IDE-Studie.

Ein relevanter, aber oft übersehener Parameter ist die Arbeitssituation des Patienten – nicht nur für den Patienten selbst, sondern auch für die Gesellschaft. In der Studie von Lemaire [12] mit 100 Patienten in einer 10-Jahres-Nachbeobachtung nahmen 91,5% von 95 Patienten ihre Arbeit wieder auf. In Zeegers Studie [16] mit einer Nachbeobachtung von 2 Jahren waren 81% der Patienten wieder berufstätig. In einer Untergruppe der IDE-Studie wurden die Arbeitssituation und die Dauer bis zur Wiederaufnahme der Arbeit in der BSVP- und in der Fusionsgruppe untersucht [20]. In der BSVP-Gruppe verbesserte sich die Anzahl an Patienten, die arbeiteten, von 42,9% auf 65,7%, wohingegen sie in der Fusionsgruppe von 50% auf 41,7% abnahm. Die Zeit bis zur Wiederaufnahme der Arbeit nach der Operation betrug in der BSVP-Gruppe 105,5 Tage und in der Fusionsgruppe 163,9 Tage.

Einflussfaktoren

Die wohl wichtigste und größte Herausforderung in der Wirbelsäulenchirurgie ist die Bestimmung der Faktoren, die das Operationsergebnis beeinflussen. Unabhängig von Operation oder Implantat wird es immer Patienten geben, denen es nicht so gut geht wie eigentlich erwünscht. Man hofft, dass mit der wiederholten Bewertung der Operation die Indikationen und Kontraindikationen kontinuierlich verfeinert werden können, um so die Rate der günstigen Patientenergebnisse zu erhöhen.

In einer Studie, in der die extremen, sprich: die 20 besten und die 20 schlechtesten Ergebnisse mit einer CHARITÉ oder einer ProDisc-L (Synthes West Chester, Pennsylvania) untersucht wurden, berichteten Siddiqui et al. [21], dass es nur einen Faktor gab, der mit dem Ergebnis signifikant korrelierte, und zwar die Dauer der Arbeitsunfähigkeit vor der Operation. Auch andere Variablen wie Alter, Geschlecht, Body-Mass-Index, Positionierung des Implantats, Beruf, Art der Beschäftigung, Art der Versicherung, operiertes Segment, präoperative VAS- und ODI-Werte, Tabakkonsum oder eine vorherige lumbale Operation wurden untersucht. Keiner dieser Faktoren korrelierte mit dem jeweils besten bzw. schlechtesten Ergebnis. Bemerkenswert ist, dass es bei VAS und ODI keinen Unterschied zwischen den Patientengruppen gab, die nur sehr kurz oder gar nicht arbeitsunfähig waren, und denen, die sehr lange arbeitsunfähig waren. Es scheint so, als wiesen die Patienten, die länger arbeitsunfähig und wahrscheinlich in der Gruppe mit dem schlechteren Ergebnis waren, nicht mehr Schmerzen bzw. Beeinträchtigungen auf als die andere Gruppe. Den Autoren zufolge bestätige die Studie nur das, was bereits bekannt ist, dass nämlich psychische Faktoren und Verhaltensweisen das Ergebnis einer Operation signifikant beeinflussen. Ein Punkt, der in klinischen Studien selten bedacht wird, ist die Erfahrung der an klinischen Studien teilnehmenden Operateure und Krankenhäuser. Aus den Daten der IDE-Studie geht hervor, dass die Zentren mit hohem Patientendurchsatz signifikant reduzierte Krankenhausaufenthalte, Operationszeiten und Komplikationen aufwiesen [22]. Die Daten der IDE-Studie wurden auch bezüglich der Positionierung (ideal, suboptimal und schlecht) der Prothese ausgewertet, um herauszufinden, ob dieser Faktor für das Ergebnis eine Rolle spielt [26]. Es wurde zwar in allen drei Untergruppen eine allgemeine Verbesserung der VAS- und ODI-Werte festgestellt, aber je besser die Positionierung des Implantats war, umso besser waren die Ergebnisparameter. Das erklärt vielleicht die Ergebnisse der oben diskutierten Studie [22], in der erfahrenere Operateure die Prothese genauer in der Mitte des Bandscheibenfachs positionierten.

4.2.5 Bewegungsumfang (ROM)

Die Ziele von Bandscheibentotalersatz sind Schmerzlinderung und Bewegungserhalt. ➤ Tabelle 4.1 fasst die ROM-Angaben einiger Studien zusammen. Sogar in Studien mit einer Laufzeit von mehr als 10 Jahren waren die Prothesen noch beweglich, so etwa 87,4% von 301 Implantaten in 226 Patienten [14]. Verschiedene Faktoren beeinflussen den ROM. Als Faktoren, die für einen signifikant größeren ROM verantwortlich sind, nennt Cinotti [15]: Beginn der Rehabilitationsmaßnahme eine Woche nach der Operation; zentrale bis posteriore Positionierung der Prothese und maximale flächige Abdeckung der Endplatte des Wirbelkörpers. Nach den Ergebnissen der IDE-Studie ist der ROM signifikant von der Positionierung der Prothese abhängig [23]. In Segmenten, in denen das Implantat mehr als 5 mm von der Mittellinie abweichend implantiert wurde (a.p. oder laterale Röntgenaufnahmen, n = 18), betrug der mittlere ROM nur 3,1°.

Tab. 4.1 ROM-Daten aus verschiedenen CHARITÉ-Studien

Studie	n	Nachbeobachtung	L3/4 (Grad)	L4/5 (Grad)	L5/1 (Grad)
Cinotti et al. [15]	46 Patienten; 56 Etagen	3,2 Jahre (2–5 Jahre)	NZ	16	9
David et al. [13]	236 Patienten; 301 Etagen	≥ 10 Jahre	NZ	10,2	7,4
Lemaire et al. [12]	100 Patienten; 147 Etagen	11,3 Jahre (10–13,4 Jahre)	12,0	9,6	9,2
			Alle Etagen kombiniert		
Zeegers et al. [16]	50 Patienten; 75 Etagen	2 Jahre	9		
McAfee et al. [23]	276 Patienten; 276 Etagen	2 Jahre	ca. 7,5		

NZ, nicht zutreffend

4.2.6 Operationstechnik

Das Vorgehen bei der Implantation der CHARITÉ wurde an anderer Stelle beschrieben [24]. Es gibt einige technische Aspekte, die das Ergebnis optimieren und Komplikationen vermeiden helfen. Dazu muss die Wirbelsäule so gelagert werden, dass die Wirbelfortsätze im Lot mit den Endplatten des Wirbelkörpers sind. Die Deckplatte des Implantats sollte die Endplatte des Wirbelkörpers möglichst großflächig abdecken (➤ Abb. 4.10). Ein zu kleines Implantat könnte zum Einsinken führen. Das Implantat sollte parallel zu den Endplatten des Wirbelkörpers und so weit posterior wie möglich implantiert werden. Ferner sollte man darauf achten, dass die Verankerungszähne im Knochen greifen, damit Migration verhindert wird.

4.2.7 Postoperative Behandlung

Einer der potenziellen Vorteile des Bandscheibenvollersatzes gegenüber einer Fusion ist, dass der Patient schneller an aktiver Rehabilitation teilnehmen kann. Wie viele OP-Kandidaten sind die Patienten rückenschmerzbedingt zu lange zu wenig aktiv gewesen. Patienten mit einer Fusion müssen längere Zeit warten, bis der Knochenspan einwächst. Die einzige Einschränkung beim Bandscheibenvollersatz nach Ausheilung der Naht ist eine zu starke Extension. Dies erlaubt die frühere Teilnahme an einem etwas anstrengenderen postoperativen Rehabilitationsprogramm wie z.B. dem von Kellner [25]. Die Patienten beginnen mit Dehnübungen und gehen dann zu anspruchsvolleren Kräftigungsübungen über. Teil des Bewegungsprogramms ist eine Grundstabilisierung. Insgesamt ist auch eine allgemeine physische Stärkung für diese Patienten wichtig.

4.2.8 Komplikationen und ihre Vermeidung

Prothesenmigration

Eine potenzielle Komplikation bei Bandscheibenvollprothesen ist die anteriore oder posteriore Wanderung oder Lageveränderung der Prothese. Anteriores Verrutschen ist auf der Etage L5/S1 wahrscheinlicher, weil hier das Bandscheibenfach winkelig geöffnet ist. Das Verrutschen der Prothese ist ein schwerwiegendes Problem und kann zu ernsthaften Komplikationen führen, z.B. zu Gefäß- oder Nervenverletzungen. Um dies zu verhindern, ist die CHARITÉ auf der anterioren und posterioren Seite der Deckplatten mit je drei Zähnen ausgestattet. Wenige Fälle von Dislokationen sind berichtet worden [26]. Eine mögliche Strategie ist das Beschichten mit Substanzen, die das Einwachsen von Knochen fördern. Die CHARITÉ ist mit zwei Lagen Titan und Hydroxylapatit beschichtet. Das Einwachsen in solche Oberflächen wurde in einer Studie mit 6 Pavianen untersucht [27]. Nach 6 Monaten ergab die histopathologische Untersuchung ein hervorragendes knöchernes Einwachsen in beide Endplatten ohne Bindegewebe. Etwa 48% der gesamten Deckplatte zeigte bessere Einwachsungen als bei Hüft- und Kniegelenkimplantaten. Die Autoren schrieben diese hohe Rate der axialen Belastung auf dem Wirbelsäulenimplantat zu.

Kurtz et al. [28] analysierten 16 CHARITÉ-Implantate, die den Patienten 3 bis 16 Jahre nach der Implantation explantiert wurden: 4 der 16 Implantate waren beschichtet, die restlichen 12 hatten glatte Deckplatten. In der Gruppe mit Beschichtung gab es kein angelagertes Kalziumphosphat, und eines der vier Implantate zeigte (auf weniger als 10% der Oberfläche) anhaftenden Knochen. In der Gruppe ohne Beschichtung wurde Bindegewebe auf dem Implantat entdeckt. Die Autoren empfahlen zur Vermeidung von Implantatmigration die Verwendung beschichteter Implantate.

Abrieb

Ausgehend von den Erfahrungen mit Hüfte und Knie wurden Bedenken geäußert, dass Abrieb des Polyethylenkerns schädlich sein könnte. Jedoch unterscheiden sich Größe, Last, Bewegungsumfang und -muster deutlich von denen bei Hüfte und Knie. In einer Pavianstudie wurde der Abrieb untersucht: Nach Implantation einer CHARITÉ fanden sich nach 6 Monaten keine Anzeichen für Abrieb. McAfee, Serhan und andere führten nach den US-amerikanischen ASTM-Standards biomechanische Testzyklen mit der CHARITÉ durch. Die Prothesen wurden in 10 Millionen Zyklen mit 7,5° bewegt. Sie fanden minimalen Abrieb und einen Höhenverlust der Prothese um nur 0,2 mm. Auch in den europäischen Langzeitstudien mit mindestens 10 Jahren Laufzeit wurden keine signifikanten Abriebprobleme festgestellt [12].

Berichte über Komplikationen

Der anteriore Zugang zur Wirbelsäule für die CHARITÉ ist der gleiche wie für die anteriore Fusion (ALIF). Daher sind die poten-

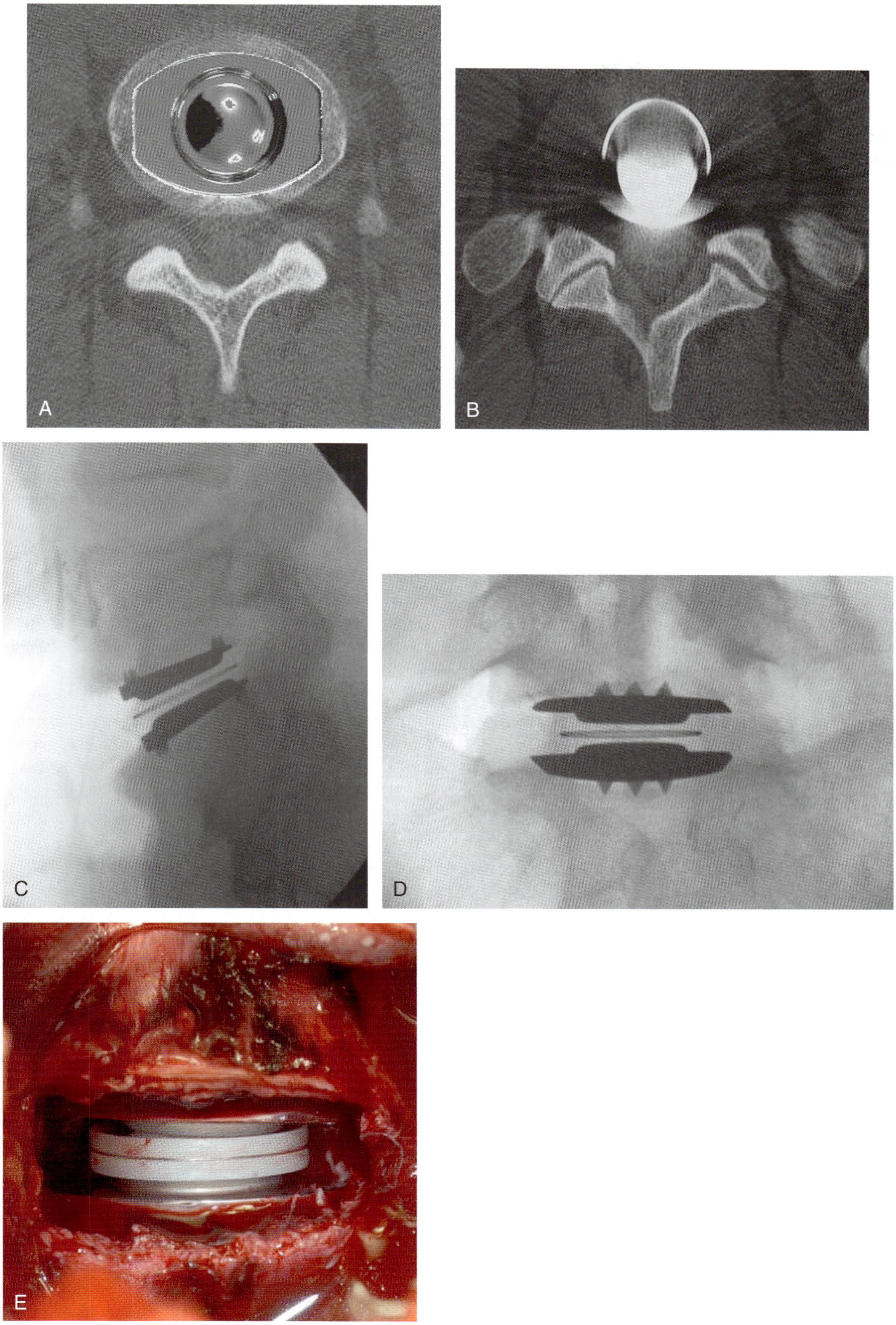

Abb. 4.10 CT-, postoperative Fluoroskopie- und intraoperative Aufnahmen, in denen die Beziehung zwischen dem knöchernen Ring und der Grundplatte deutlich wird (Nachdruck mit freundlicher Genehmigung von DePuy Spine, Raynham, Massachusetts)

ziellen Zugangsprobleme ähnlich. Die offensichtlichste und zugleich schwerwiegendste Komplikation sind Gefäßprobleme. Ferner besteht die Möglichkeit einer Verletzung des Harnleiters oder sympathischen Grenzstrangs, die manchmal zu retrograder Ejakulation führt. Wie bei jeder Wirbelsäulenoperation besteht die Gefahr neurologischer Verletzungen. Es gibt auch potenzielle Komplikationen durch das Implantat selbst. Van Ooji et al. [26] beschreiben in ihrer Studie die möglichen Arten von Komplikationen bei 27 CHARITÉ-Implantaten. Obwohl von den Autoren nicht angegeben, wird angenommen, dass es sich um eine Serie von 500 Patienten handelt, woraus sich eine Komplikationsrate von 5,4% ergibt. Beispiele für Komplikationen waren Prothesendislokation, Bruch des Drahtes um den Polyethylenkern, erektile Dysfunktion, Hämatome, Facettengelenkarthrose, Degeneration der Nachbarsegmente, spontane Fusion auf Höhe der Prothese, Einsinken der Prothese, anteriore Migration, Anzeichen von Abrieb sowie Hyperlordose des operierten Segments. In einem Kommentar zu diesem Artikel [30] stellte McAfee fest, dass in der Serie lediglich zwei Probleme implantatbedingt waren, und zwar die beiden Fälle einer langsamen anterioren Migration des Implantats im 10-Jahres-Verlauf. Die anderen Komplikationen waren hauptsächlich einer ungünstigen Patientenauswahl oder mangelhaften Operationstechnik zuzuschreiben, z.B. die Wahl einer zu kleinen Prothese, die letztlich einsank. Alle Komplikationen jeder einzelnen Operation umfassend darzustellen ist normalerweise schwierig. Es mag Unterschiede geben, wie die Untersucher eine Komplikation definieren. In den streng überwachten prospektiven klinischen Studien aus den USA sieht das Protokoll eine umfassende Erfassung aller unerwünschten Ereignisse und Komplikationen vor. Dadurch sind Daten für eine große Anzahl von Patienten verfügbar, an denen sich die Komplikationen untersuchen lassen. In der von der FDA überwachten Multicenterstudie wurden die neurologischen Komplikationen analysiert [31]. Diesbezüglich ergaben sich beim Vergleich zwischen der CHARITÉ- und der ALIF-Gruppe keine signifikanten Unterschiede. Schwerwiegendere Ereignisse (brennender Beinschmerz, Nervenwurzelschmerz, Verankerungsprobleme im operierten Segment) traten in der CHARITÉ-Gruppe in 4,9% der Fälle auf, verglichen mit 4% in der Fusionsgruppe. Zu geringfügigeren neurologischen Komplikationen kam es bei 9,8% in der CHARITÉ-Gruppe und bei 8,1% in der Fusionsgruppe: Taubheit der Nervenwurzeln im operierten Segment und, in einem Fusionsfall, Taubheit der sakralen Nervenwurzeln. Andere neurologische Probleme wurden in der CHARITÉ-Gruppe bei 3,9% und in der Fusionsgruppe bei 8,1% beobachtet. Sie umfassten Taubheit der Nervenwurzeln an nicht operierten Segmenten, positive Waddell-Zeichen, Reflexänderungen und positiver Lasègue-Test. Darunter waren drei Fälle (1,5%), in denen diese Probleme mit der CHARITÉ-Prothese zusammenhingen.

Nichtneurologische Komplikationen in dieser Studiengruppe wurden von Blumenthal et al. berichtet [17]. Dazu gehörten reoperationspflichtiges Implantatversagen bei 5,4% sowie zugangsbedingte Komplikationen bei 9,8% der Patienten. Die Komplikationsraten von CHARITÉ- und ALIF-Gruppe waren vergleichbar.

Berichte zu Komplikationen, die während der Langzeitnachbeobachtung von mindestens 10 Jahren auftraten, finden sich im europäischen Schrifttum [12]. Lemaire fand ein leichtes Einsinken bei zwei Patienten, das keine weitere Operation erforderte. Es gab keine Subluxation des Implantats und keine Fälle von spontaner Arthrodese. Von 100 Patienten erhielten 5 eine posteriore Fusion. Andere Komplikationen waren in seiner Studie schmerzhafte Facettengelenke (4%), bewegungseinschränkende Ossifikation (2%), Verschleiß der Nachbarsegmente, neurologische Verletzung (2%), sexuelle Dysfunktion (1%), Gefäßverletzung (1%) und akute Beinischämie (1%).

In einer Serie von 79 Patienten mit zweisegmentigem Bandscheibenvollersatz beschreibt Scott-Young keine größeren intraoperativen Komplikationen, eine neurologische Komplikation, zwei Revisionsprozeduren und kein Implantatversagen [32].

Die höchste Reoperationsrate berichtet Zeegers in einer Serie von 50 Patienten mit zweijähriger Nachbeobachtung [16]. Hier waren bei 12 Patienten (24%) 24 Reoperationen nötig. 11 Patienten wurden an einem Nachbarsegment wegen Schmerzen operiert, 7 davon erhielten eine Prothese. 6 Patienten unterzogen sich einer posterioren Wirbelsäulenoperation auf gleicher Ebene, und 3 Patienten unterzogen sich 7 Reoperationen wegen Komplikationen. Der schwerste Fall war ein Patient, bei dem man einen Repositionierungsversuch unternahm, dann aber schließlich eine Fusion durchführte und bei dem 3 Gefäßoperationen nötig wurden. In derselben Studie gab es bei 30 Patienten 44 passagere und 8 permanente Komplikationen.

In einem Bericht über Komplikationen in der FDA-IDE-Studie gaben Holt et al. [33] sowohl für die BSVP- als auch die Fusionsgruppe zugangsbedingte Komplikationen in 10% und neurologische Komplikationen in 16–17% der Fälle an; die Infektionsrate war in der BSVP-Gruppe leicht erhöht (12,7% vs. 8,1%, was auf eine höhere Rate an oberflächlichen Wundinfektionen zurückzuführen war), „andere Komplikationen" wurden mit 4% beziffert. Die Rate der implantatbedingten Komplikationen war mit 3,9% (vs. 1%) in der BSVP-Gruppe höher, was hauptsächlich einem Einsinken zuzuschreiben war. Die Notwendigkeit einer Operation am behandelten Segment war in der BSVP-Gruppe mit 5,4% niedriger als in der Fusionsgruppe (9,1%), und in der Fusionsgruppe hatten 27,3% der Patienten fusionsbedingte Komplikationen (Pseudoarthrose 9,1%, Schmerz an der Knochenspanentnahmestelle 18,2%).

Um das Langzeitverhalten der CHARITÉ zu beurteilen, veröffentlichten McAfee et al. [34] eine Überlebensanalyse mit 359 Patienten bei einer durchschnittlichen Nachbeobachtungsdauer von 25,4 Monaten (Bereich 1–68 Monate). Versagen war definiert als Revision des Implantats oder eine posteriore Operation. In der BSVP-Gruppe kam es bei 4,6% zum Implantatversagen, in der Fusionsgruppe bei 13%. Ein Kaplan-Meyer-Überlebensmodell sagte für die Nachuntersuchung nach 5 Jahren einen signifikanten Unterschied zwischen den beiden Operationen voraus. Die Autoren berichten auch, dass die Rate einer erneuten Operation am Nachbarsegment in der BSVP-Gruppe mit 0,6% signifikant geringer war als in der Fusionsgruppe (5,6%).

Ein grundlegendes Problem mit Bandscheibenvollprothesen ist das Risiko ihres Einsinkens in die Wirbelkörper. Dazu können verschiedene Faktoren beitragen, weshalb es wichtig ist, dass ein möglichst großer Teil der Oberfläche der Wirbelkörperendplatte überdeckt wird. Damit liegt das Implantat auf dem äußeren, stärkeren Rand des Wirbelkörpers auf. Das vergrößert die Kontaktfläche des Implantats mit den dichteren Knochenregionen des Wirbelkörpers und erhöht die Belastbarkeit. Eine zu kleine Prothese würde im Bereich des weniger festen Knochens liegen und einsinken. Ebenso führt die außermittige Implantation zu einer ungleichmäßigen Belastung, was ebenso zum Einsinken der Prothese führen kann. Osteoporotische Patienten sind keine guten Kandidaten für eine Bandscheibenvollprothese, da auch hier die Gefahr des Einsinkens und Wirbelkörperbruchs besteht. In der FDA-Studiengruppe betrug die mittlere Abnahme der Bandscheibenhöhe, die direkt sowie 2 Jahre nach der Operation gemessen wurde, nur 0,54 mm bei L4/L5 und 0,43 mm bei L5/S1 [23]. Isaza et al. [35] untersuchten die Häufigkeit eines Einsinkens bei 51 Patienten, das als postoperatives Einsinken in den Wirbelkörper um 3 mm definiert war und in dieser Gruppe bei 13,7% beobachtet wurde. In allen Fällen wurde das Einsinken innerhalb von Wochen nach der Operation entdeckt; in 6 von 7 Fällen war das Implantat in den oberen Wirbelkörper gewandert. Den Autoren zufolge war eine außermittige Implantation von mehr als 7 mm signifikant mit Implantateinsinken korreliert.

Facettengelenke

Bedenken wurden hinsichtlich des Effekts von Bandscheibenvollprothesen auf die Facettengelenke geäußert. Selbstverständlich sind Patienten mit Facettengelenkarthrose keine guten Kandidaten für eine Bandscheibenvollprothese. Dahinter steht die Überlegung, dass bei zu starker Überdehnung des Bandscheibenfachs auch die Facettengelenke überdehnt werden. Ein anderes Problem ist, dass sich das Bewegungsmuster und die Belastung der Facettengelenke durch die Prothese ändern und zu Arthrose führen könnten. Bis heute gibt es hierfür aber keine stichhaltige Evidenz. Es gab einige Studien, in denen die Facettengelenke in Zusammenhang mit Bandscheibenvollersatz untersucht wurden. In der Studie mit einer Nachbeobachtung von 10–16 Jahres beobachtete man eine Facettengelenkarthrose im operierten Segment nur bei 2,3% der Patienten [13]. Da Knochenbelastung zur Erhöhung der Knochendichte und Entlastung zur Abnahme der Knochendichte führt, untersuchten Troullier et al. [36] bei 13 Patienten die Facettengelenke vor und nach Implantation einer Bandscheibenvollprothese mittels CT-Osteoabsorptiometrie. Bei keinem der Patienten hatte die Knochendichte der Facetten nach einem Bandscheibentotalersatz zugenommen, was darauf schließen lässt, dass die Last auf den Facettengelenken nicht erhöht war. Tatsächlich nahm die Knochendichte in der Mehrzahl der untersuchten Regionen ab, was eine Entlastung des Knochens nahelegt. Die Autoren nahmen an, dass die zuvor über- und nun normal belastete Knochenstruktur wieder normalere Dichtewerten angenommen hatte.

Erweiterte Indikationen

Kim et al. [37] stellten 5 Patienten vor, bei denen die CHARITÉ in das Segment über einer vorherigen Fusion implantiert wurde, um die Degeneration dieses Segments im Durchschnitt 4,9 Jahre nach der Fusion zu behandeln. Bereits einen Monat nach Implantation der Bandscheibenvollprothese sanken die mittleren ODI-Werte von 64 präoperativ auf 31. Danach verbesserten sich die Werte noch leicht. Vier der Patienten hatten vor der Implantation der CHARITÉ neurologische Probleme, und alle 4 zeigten während ihres Krankenhausaufenthalts eine deutliche Verbesserung, die auch weiterhin bestehen blieb.

Eine andere Einsatzmöglichkeit der CHARITÉ ist die Kombination mit einer Fusion in einer Operation. Diese Technik kann bei Patienten mit einer zweisegmentigen symptomatischen Bandscheibendegeneration zum Einsatz kommen, bei denen in einem Segment eine Kontraindikation für BSVP besteht, z.B. eine signifikante Änderung der Facettengelenke oder ein stark kollabiertes Bandscheibenfach. Über diese Applikation ist nur wenig berichtet worden. In einem neueren Beitrag mit 13 Patienten ergab sich nach dieser kombinierten BSVP-Fusionsoperation eine Reduktion der ODI- und VAS-Schmerzwerte um ca. 50% [38]. Geisler et al. [39] berichteten ebenfalls über positive Ergebnisse mit dieser Hybridmethode, bei 36 Patienten aus 10 Zentren. Ähnlich berichten Anouble et al. [40] über 45 Patienten mit einer Fusion an L5/S1 und einer CHARITÉ an L4/L5 bei einer mittleren Nachbeobachtung von 16 Monaten. Sie bemerkten keine Pseudoarthrose bei L5/S1, dessen Beweglichkeit bei 8,4° lag. Der ODI verbesserte sich um 29,6% und der VAS-Wert um 39,1%, auch der SF-36-Score verbesserte sich deutlich.

Obwohl in den USA nur die monosegmentale Anwendung zugelassen ist, hat wahrscheinlich auch der bisegmentale Einsatz bei Patienten mit schmerzhafter Bandscheibendegeneration an Nachbarsegmenten seine Berechtigung. Scott-Young [32] berichtete über 79 zweisegmentige CHARITÉ-Implantationen. Verglichen mit den präoperativen VAS-Werten verringerten sich die Rückenschmerzen um 77% und die Beinschmerzen um 85,7%. Die ODI-Werte verbesserten sich um 68,1%, und 87% der Patienten nahmen ihre Arbeit wieder auf. Frühere Operationen und Versicherungsleistungen zum Lebensunterhalt hatten keinen negativen Einfluss auf die Ergebnisse, obwohl bei Patienten mit Anspruch auf Versicherungsleistungen ein Trend zu einer langsameren Wiederaufnahme der Berufstätigkeit bestand als bei Patienten ohne.

Angesichts der momentanen Entwicklungen auf dem Gebiet der dynamischen posterioren Stabilisierungssysteme wurde auch auf das Potenzial einer kombinierten anteroposterioren bewegungserhaltenden Operation hingewiesen. Biomechanische Untersuchungen einer Kombination aus einer CHARITÉ und einem posterioren TOPS-Implantat (Impliant Spine, Princeton, New Jersey) haben Ergebnisse erbracht, die mit denen der intakten Wirbelsäule vergleichbar sind [41]. Unseres Wissens gibt es bisher keine klinische Anwendung.

4.2.9 Diskussion und Fazit

Die erste CHARITÉ wurde 1984 implantiert. Die klinischen Ergebnisse für das Implantat waren sehr positiv und die Komplikationen (bei Behandlung der gleichen Problematik) ähnlich oder geringer als bei Fusionen. Es gab keine Berichte über signifikante Probleme mit Polyethylenabrieb oder Implantatversagen. Bei einigen Patienten wurde die Rolle der CHARITÉ bei erweiterten Indikationen wie z.B. der mono-/bisegmentalen Implantation in Kombination mit einer Fusion in einem Nachbarsegment mit vielversprechenden Ergebnissen untersucht. Noch nicht genügend Beachtung erfährt die Eigenschaft des Implantats, das Auftreten einer Anschlussdegeneration zu reduzieren. Hierzu bedarf es der Langzeitergebnisse (7–10 Jahre) der randomisierten IDE-Studie, die erst in einigen Jahren zu erwarten sind (www.clinicaltrial.gov/ct2/show/NCT00215332).

Die CHARITÉ war der erste Bandscheibenvollersatz, der einer großen Anzahl von Patienten eingesetzt wurde. Die europäischen Langzeitergebnisse sind durchweg positiv. Die Ergebnisse der prospektiven randomisierten Studien aus den USA zeigen, dass die Behandlung zumindest genauso effektiv wie eine Fusion und bei einigen klinischen Parametern sogar besser ist. Durch die Kombinationsmöglichkeiten mit anderen Behandlungsoptionen wie z.B. einer Fusion an einem anderen Segment oder mit dynamischer posteriorer Stabilisierung wird sich der Einsatz des Bandscheibenvollersatzes ggf. noch ausweiten.

LITERATUR

[1] Büttner-Janz K: History and development of the LINKW SB CHARITÉ™ Intervertebral Prosthesis. In Büttner-Janz K, Hochschuler SH, McAfee PC (eds): The Artificial Disc. Berlin, Springer Verlag, 2003, pp 1–10.

[2] Büttner-Janz K: The Development of the Artificial Disc SB CHARITÉ. Dallas, TX, Hundley & Associates, 1992.

[3] Elders GJ, Blumenthal SL, Guyer RD, et al: Effect of facet joint arthrosis on outcome after artificial disc replacement. Spinal Arthroplasty Society, New York, May 2005.

[4] Block AR, Gatchel RJ, Deardorff WW, Guyer RD: The Psychology of Spine Surgery. Washington, D.C., American Psychological Association, 2003.

[5] Leahy M, Zigler JE, Ohnmeiss DD, Rashbaum RF, Sachs BL: Comparison of results of total disc replacement in postdiscectomy patients versus patients with no previous lumbar surgery. Spine (Phila Pa 1976) 33(15): 1690-3; discussion 1694-5, 2008.

[6] Büttner-Janz K: History and development of the CHARITÉ Artificial Disc. In Guyer RD, Zigler JE (eds): Spinal Arthroplasty: A New Era in Spine Care. St. Louis, MO, Quality Medical Publishing, Inc., 2005, pp 79–90.

[7] Cunningham BW, Gordon JD, Dmitriev AE, et al: Biomechanical evaluation of total disc replacement arthroplasty: An in vitro human cadaveric model. Spine 28: S110–S117, 2003.

[8] Cunningham BW, Hu N, Beatson HJ, et al: Multidirectional flexibility properties of single versus multi-level CHARITÉ total disc arthroplasty – an emphasis on revision strategies. Spine Society of Australia. Auckland, New Zealand, April 2005.

[9] Serhan HA, Malcolmson G, Teng E, et al: Hybrid testing for adjacent and other-level effects following arthroplasty with the CHARITÉ Artificial Disc vs. simulated fusion. International Meeting on Advance Spine Technologies. Athens, Greece, July 2006.

[10] Liu J, Ebraheim NA, Haman SP, et al: Effect of the increase in the height of lumbar disc space on facet joint articulation area in sagittal plane. Spine 31: E198–E202, 2006.

[11] Lorenz M, O'Leary P, Nicolakis M, et al: Effect of placement variability on the motion response of total disc replacement under physiologic loads. Spine Arthroplasty Society. Montreal, Canada, May 2006.

[12] Lemaire JP, Carrier H, Sariali el-H, et al: Clinical and radiological outcomes with the CHARITÉ artificial disc: a 10-year minimum follow-up. J Spinal Disord Tech 18: 353–359, 2005.

[13] David T, Lemaire J-P, Moreno P, Bitan F: A long-term multi-center retrospective study of 226 patients with the Charite artificial disc: Minimum 10-year follow-up. International Society for the Study of the Lumbar Spine. Bergen, Norway, June 2006.

[14] Putzier M, Funk JF, Schneider SV, et al: Chairte total disc replacement – clinical and radiographical results after an average follow-up of 17 years. Eur Spine J 15: 183–195, 2006.

[15] Cinotti G, David T, Postacchini F: Results of disc prosthesis after a minimum follow-up period of 2 years. Spine 21: 995–1.000, 1996.

[16] Zeegers WS, Bohnen LM, Laaper M, et al: Artificial disc replacement with the modular type SB Charite III: 2-year results in 50 prospectively studied patients. Eur Spine J 8: 210–217, 1999.

[17] Blumenthal SL, McAfee PC, Guyer RD, et al: A prospective, randomized, multi-center FDA IDE study of lumbar total disc replacement with the CHARITÉ™ Artificial Disc vs. lumbar fusion: Part I – Evaluation of clinical outcomes. Spine 30: 1.565–1.575, 2005.

[18] Geisler FH, Hochschuler SH, Guyer RD, et al: Alternative statistical testing demonstrates superiority of lumbar arthroplasty clinical outcomes at 2 years vs. fusion for the treatment of one-level lumbar degenerative disc disease at L4-5 or L5-S1. International Meeting on Advance Spine Technologies. Athens, Greece, July 2006.

[19] Blumenthal SL, Guyer RD, Geisler FH, et al: The First Year Following FDA Approval of the CHARITÉ Artificial Disc: „Real World" Adverse Events Outside an IDE Study Environment. International Meeting on Advanced Spine Techniques (IMAST). Athens, Greece, July 2006.

[20] Jenis LG, Banco RJ, Tromanhauser SG, et al: Return-to-work following treatment with CHARITÉ™ Artificial Disc versus anterior lumbar interbody fusion in patients with degenerative disc disease. International Meeting on Advance Spine Technologies. Athens, Greece, July 2006.

[21] Siddiqui S, Guyer RD, Zigler JE, et al: Lumbar Spinal Arthroplasty: Analysis of One Center's 20 Best and 20 Worst Clinical Outcomes. Spine Arthroplasty Society, Montreal, Canada, May 2006.

[22] Regan JJ, McAfee PC, Blumenthal SL, et al: Evaluation of surgical volume and the early experience with lumbar total disc replacement as part of the investigational device exemption study of the CHARITÉ Artificial Disc. Spine 31: 2.270–2.276, 2006.

[23] McAfee PC, Cunningham B, Holtsapple G, et al: A prospective, randomized, multi-center FDA IDE study of the CHARITÉ™ Artificial Disc: A radiographic outcomes analysis, correlation of surgical technique accuracy with clinical outcomes, and evaluation of the learning curve. Spine 30: 1.576–1.583, 2005.

[24] Brau SA: Mini-open approach to the spine for anterior lumbar interbody fusion: Description of the procedure, results and complications. Spine J 2: 216–223, 2002.

[25] Keller J: Rehabilitation following total disc replacement surgery. In: Büttner-JanzK, Hochschuler SH, McAfee PC (eds): The Artificial Disc. Berlin, Springer-Verlag, 2003, pp 175–182.

[26] Van Ooji A, Oner FC, Verbout AJ: Complications of artificial disc replacement: A report of 27 patients with the SB Charite disc. J Spinal Disord Tech 16: 369–383, 2003.

[27] McAfee PC, Cunningham BW, Orbegoso CM, et al: Analysis of porous ingrowth in intervertebral disc prostheses: A nonhuman primate model. Spine 28: 332–340, 2003.

[28] Kurtz S, van Ooij A, Ciccarelli L, Villarraga M: Analysis of textured endplates and bone ongrowth in retrieved CHARITÉ total disc replacements. Spine Arthroplasty Society. Montreal, Canada, May 2006.

[29] McAfee PC, Cunningham BW, Orbegoso CM, et al: Analysis of porous ingrowth in intervertebral disc prostheses: A nonhuman primate model. Spine 28: 332–340, 2003.

[30] McAfee PC: Comments on the van Ooij article [letter]. J Spinal Disord Tech 18: 116–117, 2005.

[31] Geisler FH, Blumenthal SL, Guyer RD, et al: Neurological complications of lumbar artificial disc replacement and comparison of clinical results with those related to lumbar arthrodesis in the literature: results of a multicenter, prospective, randomized investigational device exemption study of Charite intervertebral disc. From the Joint Section Meeting on Disorders of the Spine and Peripheral Nerves, March 2004. J Neurosurg Spine 1: 143–154, 2004.
[32] Scott-Young M: Two level lumbar disc replacement: retrospective study of 79 patients with minimum follow-up period of 1 year. Spine Society of Australia. Auckland, New Zealand, April 2005.
[33] Holt R, Majd M, Isaza J, et al: Complications of lumbar artificial disc replacement vs. fusion. Spine Arthroplasty Society. New York, New York, May 2005.
[34] McAfee PC, Geisler FH, Blumenthal SL, et al: Predicted 5-year survivorship of the CHARITÉ Artificial Disc vs. anterior lumbar interbody fusion: A Kaplan-Meyer analysis. International Meeting on Advance Spine Technologies. Athens, Greece, July 2006.
[35] Isaza JE, Guillory SA, Janani J: Incidence of subsidence in the Charite III lumbar disc replacement. International Meeting on Advance Spine Technologies. Athens, Greece, July 2006.
[36] Trouillier H, Kern P, Refior HJ, Müller-Gerbl M: A prospective morphological study of facet joint integrity following intervertebral disc replacement with the CHARITÉ™ Artificial Disc. Eur Spine J 15: 174–182, 2006.
[37] Kim WJ, Lee S-H, Kim SS, Lee C: Treatment of juxtafusional degeneration with artificial disc replacement (ADR): Preliminary results of an ongoing prospective study. J Spinal Disord Tech 16: 390–397, 2003.
[38] Lhamby J, Guyer R, Zigler J, et al: Patients undergoing total disc replacement with spinal fusion at different lumbar levels. International Society for the Study of the Lumbar Spine. Bergen, Norway, June 2006.
[39] Geisler FH, Banco RJ, Cappuccino A, et al: Lumbar total disc replacement combined with fusion at an adjacent level: Early results from a multi-center retrospective review of a hybrid procedure for multi-level degenerative disease. International Meeting on Advance Spine Technologies. Athens, Greece, July 2006.
[40] Aunoble S, Le Huec J-C, Gornet M, Tournier C: Hybrid surgery for DDD: Fusion L5-S1 and disc prosthesis L4-L5. Spine Arthroplasty Society. Montreal, Canada, May 2006.
[41] Cunningham BC, Hu N, Beatson H, McAfee PC: Biomechanical evaluation of a posterior dynamic stabilization system combined with total disc replacement. International Meeting on Advance Spine Technologies. Athens, Greece, July 2006.

4.3 ProDisc-L

Rick B. Delamarter und Ben P. Pradhan

! KERNAUSSAGEN

- Die ProDisc-L ist eine dreiteilige teilgeführte künstliche lumbale Bandscheibe, die aus zwei metallischen Grundplatten und einem Polyethylen-Inlay besteht, das in der Unterseite der Grundplatte verankert ist.
- Die teilgeführte Mechanik der Prothese ermöglicht es, die Scherkräfte (translational) mit den posterioren Facettengelenken zu teilen.
- Die kleinen Kiele und die plasmabehandelte Oberfläche der Grundplatten ermöglichen eine sofortige Fixation sowie ein längerfristiges Knocheneinwachsen.
- Die ProDisc-L ist die zweite künstliche Bandscheibe, die nach erfolgreichem Abschluss der klinischen IDE *(Investigational Device Exemption)*-Studien von der US-amerikanischen Bundesbehörde zur Überwachung von Nahrungs- und Arzneimitteln (FDA) für die Implantation zugelassen wurde. Mehrere Aspekte der Studienergebnisse zeigen, dass die ProDisc-L einer Fusion nicht nur ebenbürtig, sondern ihr sogar überlegen ist.
- Mit der ProDisc-L ist ein Bandscheibenersatz an mehreren Etagen möglich und wurde bereits an zwei und drei Etagen durchgeführt: Bandscheibenersatz an zwei Etagen war auch Teil der klinischen IDE-Studien; seine FDA-Zulassung wird derzeit geprüft. Die Zulassung für die einsegmentige Anwendung erfolgte im August 2006

4.3.1 Entwicklung

Thierry Marnay entwickelte 1989 in Montpellier (Frankreich) die erste Bandscheibenprothese ProDisc-L (oder ProDisc-I), die erstmals 1990 einem Patienten implantiert wurde. Nachdem er zusammen mit seinem Mitarbeiter Dr. Louis Villette 64 Patienten 93 Implantate eingesetzt hatte, evaluierte er die Langzeitergebnisse seiner Prothese, die er schließlich 2001 nach 8- bis 10-jähriger Verlaufskontrolle veröffentlichte [1, 2]. Sämtliche Implantate blieben intakt, es kam weder zu Migration noch zum Einsinken des Implantats. Die Beweglichkeit der Wirbelsäulensegmente blieb erhalten. Es kam zu einer signifikanten Reduktion von Rücken- und Beinschmerzen, und nahezu 93% der Patienten waren zufrieden und hätten sich erneut für eine Operation entschieden. Die vielversprechenden Ergebnisse seiner Erfahrung ebneten zentralen klinischen Studien den Weg, die in den USA mittlerweile abgeschlossen sind. Von 1999 bis 2006 wurden weltweit mehr als 16.000 ProDisc-L-Prothesen implantiert.

Die lumbale künstliche Bandscheibe ProDisc-L (Synthes, West Chester, Pennsylvania) erhielt im August 2006 ihre endgültige FDA-Zulassung für die Implantation. Klasse-I-Daten aus der *US Investigational Device Exemption*(IDE)-Studie – einer multizentrische prospektive randomisierte, kontrollierte Studie – belegten, dass die ProDisc-L hinsichtlich der klinischen Ergebnisse der Fusion nicht nur ebenbürtig, sondern ihr in mehreren Aspekten wie beispielsweise Patientenzufriedenheit, schnellerer Genesung und früherer Arbeitsaufnahme sogar überlegen war. Die beiden größten Registrierungszentren, das Spine Institute in Santa Monica und das Texas Back Institut, veröffentlichten ihre Zwischenergebnisse vor der Publikation der vollständigen multizentrischen Daten [3–6].

4.3.2 Indikationen und Kontraindikationen

Die für die zentralen klinischen Studien der amerikanischen Regulierungsbehörde FDA zusammengestellten Ein- und Ausschlusskriterien für diese Prothese sind ➤ Box 4.1 zu entnehmen. In diesen Studien wurden Operationen an einem und an zwei Segmenten durchgeführt, wobei die Zulassung für den monosegmentalen Bandscheibenersatz bestand, während die FDA-Zulassung für den Bandscheibenersatz an zwei Etagen wahrscheinlich noch erfolgt. Eine Abweichung von den strengen Vorgaben der Studie wurde von der FDA fallbezogen, nach sorgfältiger Abwägung und auf *Compas-*

sionate-usage-Basis[1] genehmigt, beispielsweise für den Bandscheibenersatz an drei Etagen bei einer mehr als zwei Etagen betreffenden Erkrankung, Bandscheibenersatz neben vorangegangenen Fusionen, um eine Ausdehnung der Fusion zu verhindern, usw.

BOX 4.1

Kriterien für die Patientenregistrierung in den klinischen FDA-Studien zur ProDisc-L

Einschlusskriterien
- Degenerative Bandscheibenerkrankung an einer oder an zwei angrenzenden Etagen zwischen L3 und S1, Rücken- und/oder Beinschmerzen
- Erfolglose konservative Behandlung über einen Zeitraum von mindestens 6 Monaten
- *Oswestry Disability Index* (ODI) > 20/50 (> 40%)
- Der Patient ist in der Lage, das Protokoll einzuhalten und die Nachuntersuchungen wahrzunehmen.
- Unterschriebene Zustimmungserklärung
- Röntgenologische Bestätigung der Bandscheibenerkrankung:
  - Abnahme der Bandscheibenhöhe um mindestens 2 mm
  - Instabilität, die sich durch eine Translation > 3 mm oder > 5° Winkelbildung zeigt, Gleitbewegung jedoch < Grad I
  - im MRT sichtbare Verdickung des Anulus und Austrocknung der Bandscheibe
  - Nucleus-pulposus-Prolaps
  - Vakuumphänomen

Ausschlusskriterien
- Degenerative Bandscheibenerkrankung an mehr als zwei Etagen
- Endplatten-Abmessungen < 34,5 mm Breite oder 27 mm Länge
- Bekannte Allergie auf Metall und/oder Polyethylen
- Vorangegangene lumbale Fusion
- Klinisch gefährdete Wirbelkörper durch vorangegangene Verletzung
- Klinisch signifikante degenerative Facettenerkrankung
- Lytische Spondylolisthese > Grad I
- Rücken- oder Beinschmerzen unbekannter Ursache
- Objektive Diagnose einer Osteoporose (DEXA-Scan)
- Vorliegen einer Stoffwechselerkrankung (z.B. Morbus Paget, Osteomalazie)
- Krankhafte Fettsucht (Body-Mass-Index > 40)
- Schwangerschaft oder Schwangerschaftswunsch in den nächsten drei Jahren
- Aktive Infektion
- Einnahme von Medikamenten, die den Heilungsprozess verzögern (z.B. Steroide)
- Autoimmunerkrankungen (z.B. rheumatoide Arthritis)
- Systemische Erkrankungen (z.B. AIDS, HIV-Infektion, Hepatitis)
- Aktive Tumorerkrankung

4.3.3 Beschreibung des Implantats

Die erste Generation der ProDisc-L (ProDisc-I) besaß Titan-Grundplatten und einen doppelten Kiel. Im Jahre 1999 wurde sie durch Kobalt-Chrom-Grundplatten mit einem einzigen Kiel verbessert (➤ Abb. 4.11). Sofortige Stabilität erhält das Implantat durch den einzelnen gezahnten Kiel über jeder Grundplatte, zwei kleine laterale Zapfen sowie die plasmabesprühte Oberfläche, die das Einwachsen in den Knochen fördern. Das Inlay besteht aus ultrahochmolekularem Polyethylen (UHMWPE), das in die inferiore Grundplatte einschnappt und somit nur eine artikulierende konvexe Seite aufweist. Die Prothese ist teilgeführt, sodass die Last, insbesondere bei Scherbelastung, mit kollateralen Strukturen (z.B. Facettengelenken, Bänder, Sehnen und Muskeln) geteilt wird. Dadurch kommt es zu einer höheren Belastung der Verbindung zwischen Prothese und Knochen, die Facettengelenke werden jedoch geschützt. Die Axialrotation ist ungeführt; die Rotationsachse der superioren Grundplatte ist durch die intradiskale Lordose der Prothese in neutraler Position posterior abgewinkelt und so im Einklang mit der physiologischen Rotationsachse [7].

4.3.4 Hintergrund der wissenschaftlichen Prüfung und klinische Ergebnisse

Die erste Implantation der ProDisc-L wurde 1999 durchgeführt. Bis 2006 wurden weltweit mehr als 16.000 Prothesen implantiert, auch an mehreren Etagen (➤ Abb. 4.12). In den europäischen Originalstudien gibt es keine Berichte über ein prothesenbedingtes Versagen. Der Abschluss der in den Vereinigten Staaten durchgeführten und von der FDA überwachten multizentrischen klinischen Studien mit einer Nachbeobachtung von mehr als 2 Jahren zog im August 2006 die vollständige FDA-Zulassung für die Implantation beim Menschen nach sich.

Die US-IDE-Studie (Investigational Device Exemption)

➤ Box 4.1 listet die Auswahlkriterien für die US-IDE-Studie zur spinalen Arthroplastie mit der ProDisc-L im Vergleich zur lumbalen Fusion auf. ➤ Tabelle 4.2 (S. 155) nennt einige der demographischen Charakteristika der in der multizentrischen US-IDE-Studie registrierten Patienten. Die 2-Jahres-Ergebnisse dieser Studie wurden erstmals auf dem Jahrestreffen der *American Academy of Orthopaedic Surgeons* vorgestellt [8]. Die Studie umfasste 162 Patienten, die sich einem Bandscheibenersatz unterzogen, und 80 Patienten mit Fusionsoperation. Die Patienten wurden im Verhältnis 1:1 zum Bandscheibenersatz oder zur peripheren Fusion randomisiert. Bei der präoperativen Vorstellung der Patienten und den Verlaufskontrollen nach 6 Wochen, 3, 6, 12 und 24 bis 36 Monaten wurden Schmerzen, Grad der Beeinträchtigung und Beweglichkeit evaluiert.

➤ Tabelle 4.3 fasst die Ergebnisse im Hinblick auf die Richtlinien der FDA zusammen. Obwohl die Werte auf der visuellen Analogskala (VAS) sowohl beim Bandscheibenersatz als auch bei der Fusion signifikant sanken, gab es keine bestimmten Erfolgskriterien, die nur auf Schmerzlinderung alleine basierten. Auf der Basis einer Abnahme der Werte um 15% auf der ODI-Skala *(Oswestry Disability Index)* betrug die Erfolgsrate beim Bandschei-

[1] Anwendung noch nicht zugelassener Verfahren am Patienten

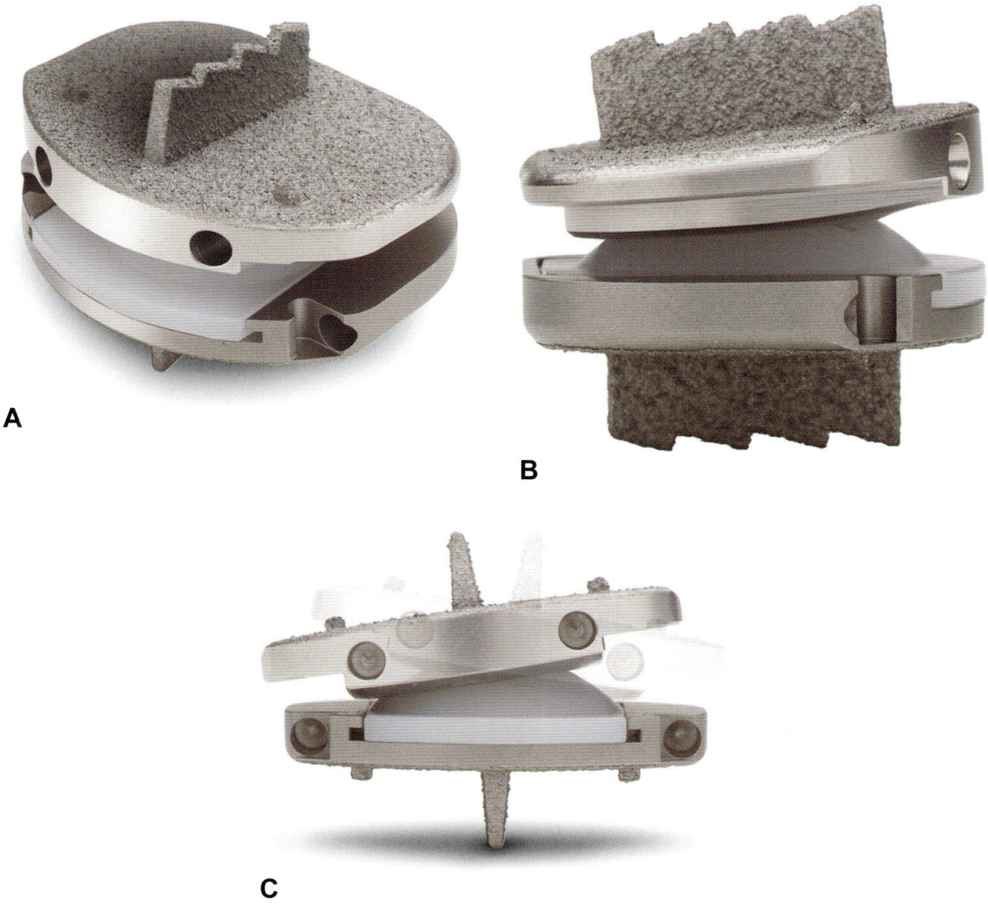

Abb. 4.11 Die künstliche lumbale Bandscheibe ProDisc-L

benersatz 77% gegenüber 65% bei Fusion. Obwohl die Studie zumindest die Ebenbürtigkeit der beiden Verfahren nachweisen wollte, stellte sich heraus, dass Patienten mit der ProDisc-L signifikant bessere Ergebnisse erzielten. Auf der Grundlage einer Abnahme des ODI um 15 Punkte betrug die Erfolgsrate der ProDisc-L 68% versus 55% bei Fusion. Die Versagerquote, definiert durch Reoperationen, Revisionen und Entfernen oder Einsetzen von Prothesen, war niedrig, und es gab keinen Unterschied zwischen ProDisc-L und Fusion. Ein als Verbesserung beim Gesundheitsfragebogen SF-36 definierter Erfolg ergab eine Rate von 79% bei der ProDisc-L gegenüber 70% bei Fusion – eine weitere Bezugsgröße, die beinahe statistische Signifikanz erreichte. Schließlich betrug die Rate eines radiologisch definierten Erfolgs (keine Migration, kein Einsinken, kein Verlust an Bandscheibenhöhe und Beweglichkeit) bei der ProDisc-L 92% versus 86% bei Fusion.

Bei diesen Klasse-I-Daten, mit denen sich die Ebenbürtigkeit der Verfahren und in einigen Fällen sogar eine Überlegenheit der ProDisc-L gegenüber Fusion belegen lässt, darf nicht vergessen werden, dass diese Technologie zur Bewegungserhaltung entwickelt wurde, mit dem langfristigen Nutzen, eine beschleunigte Nachbarsegmentdegeneration zu verzögern. ➤ Tabelle 4.4 stellt die sagittale Beweglichkeit (Flexion/Extension) zu den verschiedenen Nachbeobachtungszeitpunkten dar. Nach 24 Monaten wiesen 94% der Patienten eine Beweglichkeit im physiologischen Bereich auf. Die wichtigste Schlussfolgerung aus der IDE-Studie der FDA lautete, dass die ProDisc-L die Beweglichkeit erhält, ohne die Ergebnisse zu gefährden, im Gegensatz zur Fusion, dem gegenwärtigen Operationsstandard, bei dem potenziell die Gefahr einer Nachbarsegmentdegeneration besteht.

4.3.5 Operationstechnik

Es wird ein standardmäßiger anteriorer linksseitiger Zugang zur Lendenwirbelsäule durchgeführt. Es kann jeder Operationstisch, der eine Rückenlage und Fluoroskopie der Lendenwirbelsäule erlaubt, verwendet werden. Zur Anpassung an die Lordose während der Operation und zur anterioren Eröffnung des Bandscheibenfachs kann der Lendenwirbelbereich des Patienten mit einer kleinen Erhöhung oder einer aufblasbaren Auflage unterlagert werden. In unserem Institut führen wir eine Mini-Inzision von weniger als 6 cm für einsegmentige Fälle und ungefähr 8 cm

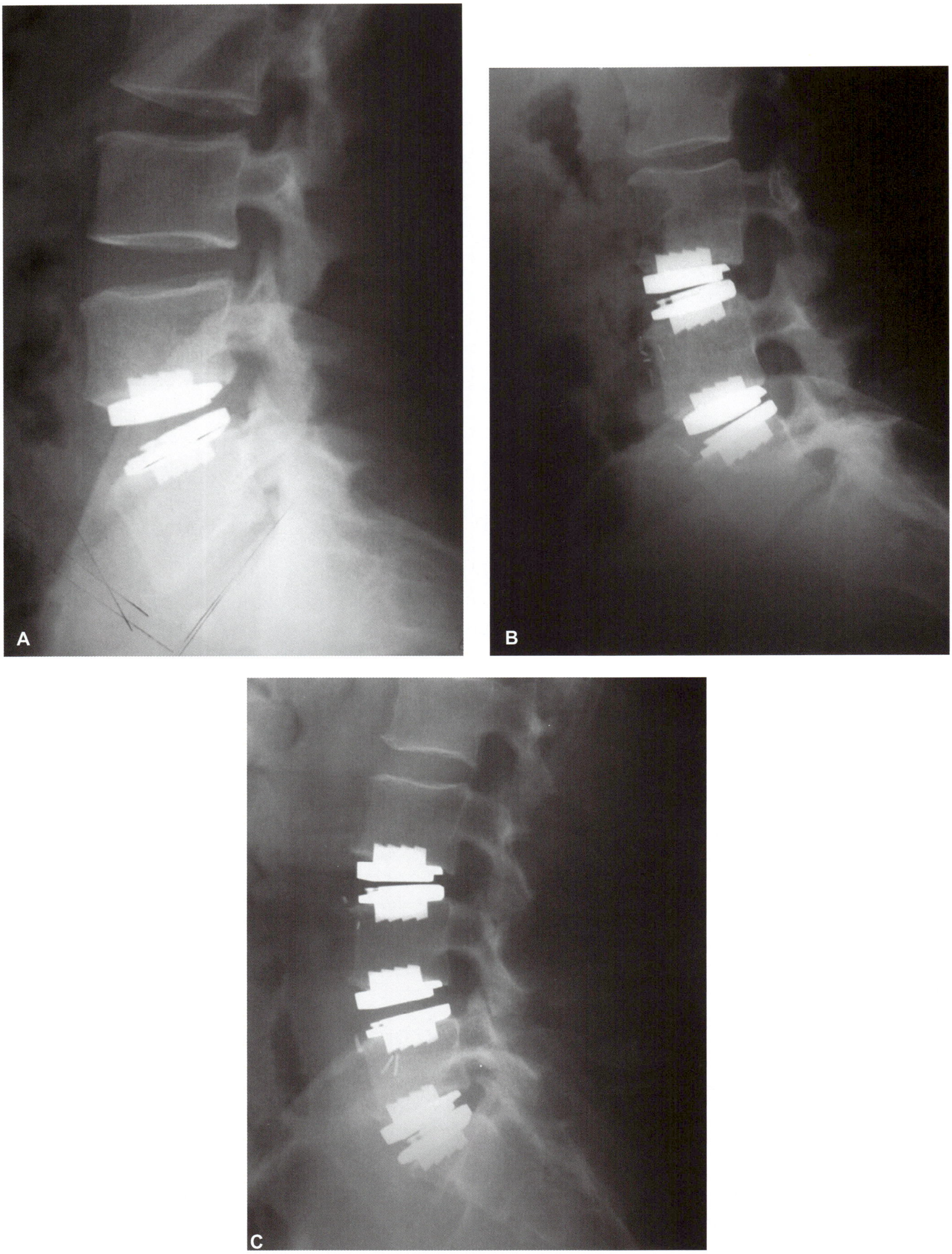

Abb. 4.12 Lumbaler Bandscheibenersatz mit der ProDisc-L an einer **(A)**, zwei **(B)** oder drei Etagen **(C)**

Tab. 4.2 Demographische Patientendaten

Patientencharakteristika	Fusion (n = 80)	ProDisc-L (n = 162)	*p*-Wert*
Altersdurchschnitt in Jahren (SA)	40,2 (7,6)	39,6 (8,0)	NS
Geschlecht (% männlich: % weiblich)	46 : 54	51 : 49	NS
Body-Mass-Index (SA)	27,4 (4,3)	26,7 (4,2)	NS
Präoperativer ODI (SA)	62,9 (13,4)	63,4 (12,6)	NS
Zieletage beim Screening	10,5	10,3	NS
L3/L4	3 (2,8%)	3 (1,9%)	NS
L4/L5	27 (33,8%)	54 (33,3%)	NS
L5/S1	50 (62,5%)	105 (64,8%)	NS

* NS: als nicht signifikant gilt $p > 0,05$
SA, Standardabweichung; ODI, *Oswestry Disability Index*

Tab. 4.3 Inhalte des durch die FDA vorgegebenen Gesamterfolgs nach 24 Monaten

	Fusion	ProDisc-L
Verbesserung der ODI-Werte	46/71	115/149
Verbesserung um 15%	(64,8%)	(77,2%)
Verbesserung der ODI-Werte	39/71	101/149
Verbesserung um 15%	(54,9%)	(67,8%)
Reoperationen/Revisionen/Entfernung/zusätzliche Fixation	2/75 (2,7%)	6/161 (3,7%)
Aufrechterhaltung oder Verbesserung des neurologischen Status	57/70 (81,4%)	135/148 (91,2%)
Verbesserung SF-36-Werte (gegenüber den Ausgangswerten)	49/70 (70,0%)	118/149 (79,2%)
Radiologisch bestätigter Erfolg (Fusion oder > 5° ROM an L3/L4, L4/L5 und > 4° an L5/S1)	59/69 (85,5%)	131/143 (91,6%)

FDA, *Food and Drug Administration;* ODI, *Oswestry Disability Index*; ROM, *Range of Motion* (Bewegungsumfang)

Tab. 4.4 Zeitlicher Verlauf des durchschnittlichen Bewegungsumfangs (ROM) in Flexion/Extension

	Nach 3 Monaten	Nach 6 Monaten	Nach 12 Monaten	Nach 18 Monaten	Nach 24 Monaten
Fusion	1,0	0,9	0,9	0,8	0,7
ProDisc-L	6,3	6,1	7,0	7,1	7,7

für zweisegmentige Fälle durch. Wir verwenden intraoperative Fluoroskopie während des gesamten Eingriffs, um die Lage der Prothese zu verifizieren. Nach dem Zugang bestätigt eine anteroposteriore (a.p.) Aufnahme die Etage und bestimmt die Mittellinie, die anschließend mit dem Kauter oder Osteotom markiert wird (➤ Abb. 4.13A). Danach wird eine vollständige Diskektomie durchgeführt (➤ Abb. 4.13B, C). Von den vertebralen Endplatten wird Knorpel entfernt. Wenn im präoperativen MRT prolabiertes Bandscheibenmaterial identifiziert wurde, kann es durch den anterioren Zugang entfernt werden. In einigen Fällen hat sich das posteriore Längsband eventuell kontrahiert und verhindert somit eine erneute Expansion des Bandscheibenfachs. In diesem Fall muss es mithilfe einer nach vorne abgewinkelten Kürette vom posterioren Wirbelkörper gelöst werden. Sobald die normale anatomische Höhe durch Distraktion unter Fluoroskopie wiederhergestellt ist, wird eine Probeprothese eingesetzt, um die richtige Bandscheibengröße, den richtigen Winkel und die richtige Höhe auszuwählen (➤ Abb. 4.13D). Danach wird mit einem Meißel, der über die Probeprothese geführt wird, ein sagittaler Schlitz in die exakte Mittellinie der Wirbelendplatten geschnitten. Die Probeprothese wird entfernt und das endgültige Implantat mit einem Einsetzinstrument in Position gedrückt (➤ Abb. 4.13F). Das Einsetzinstrument erlaubt eine Distraktion des Bandscheibenfachs zum Einbringen der UHMWPE-Einlage, die in Position in der inferioren Endplatte einrastet (➤ Abb. 4.13G). Nach Entfernen des Einsetzinstruments erfolgt eine ausführliche Inspektion, um sicherzustellen, dass die UHMWPE-Einlage bündig mit der inferioren Endplatte abschließt (➤ Abb. 4.13H). Abschließend werden noch Röntgenaufnahmen angefertigt, um die korrekte Lage der Prothese zu bestätigen.

4.3.6 Postoperative Behandlung

Die ersten ein oder zwei Wochen nach der Operation kann ein weiches Rückenkorsett getragen werden, um die Wunde zu schützen. Ansonsten muss kein spezielles postoperatives Protokoll befolgt werden. Die Patienten können ihre Arbeit baldmöglichst wiederaufnehmen, sollten mit Freizeitsport oder (bei körperlich anstrengender Arbeit) Vollbelastung jedoch sechs Wochen warten.

4.3.7 Komplikationen und ihre Vermeidung

Es wurden keine verfahrens- oder prothesenbedingten Komplikationen berichtet. ➤ Tabelle 4.5 fasst die bei ProDisc-L- und Fusionspatienten beobachteten Komplikationen zusammen. In der ProDisc-L-Gruppe gab es vier Fälle von Implantatmigration, Einsinken des Implantats oder Lockerung des Polytethylen-Inlays, die eine Revisionsoperation erforderten. Es gab auch vier Fälle mit motorischen Defiziten an der mit der ProDisc-L behandelten Etage. Dies kann mit dem im Vergleich zur femoralen Allograft-Ringeinlage präziseren Zugang und der Retraktion zusammenhängen, die bei dieser Prothese vonnöten sind. Die Rate retrograder Ejakulation war in beiden operierten Gruppen niedrig.

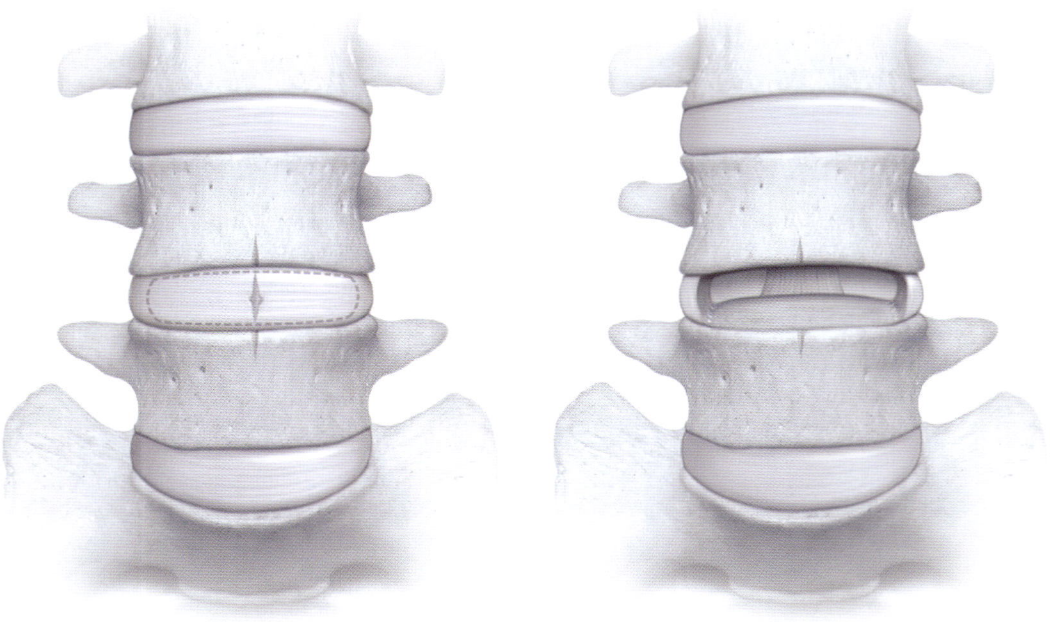

A B

Abb. 4.13 **A:** Markierung der Mittellinie. **B:** Diskektomie bis zurück zum posterioren Längsband.

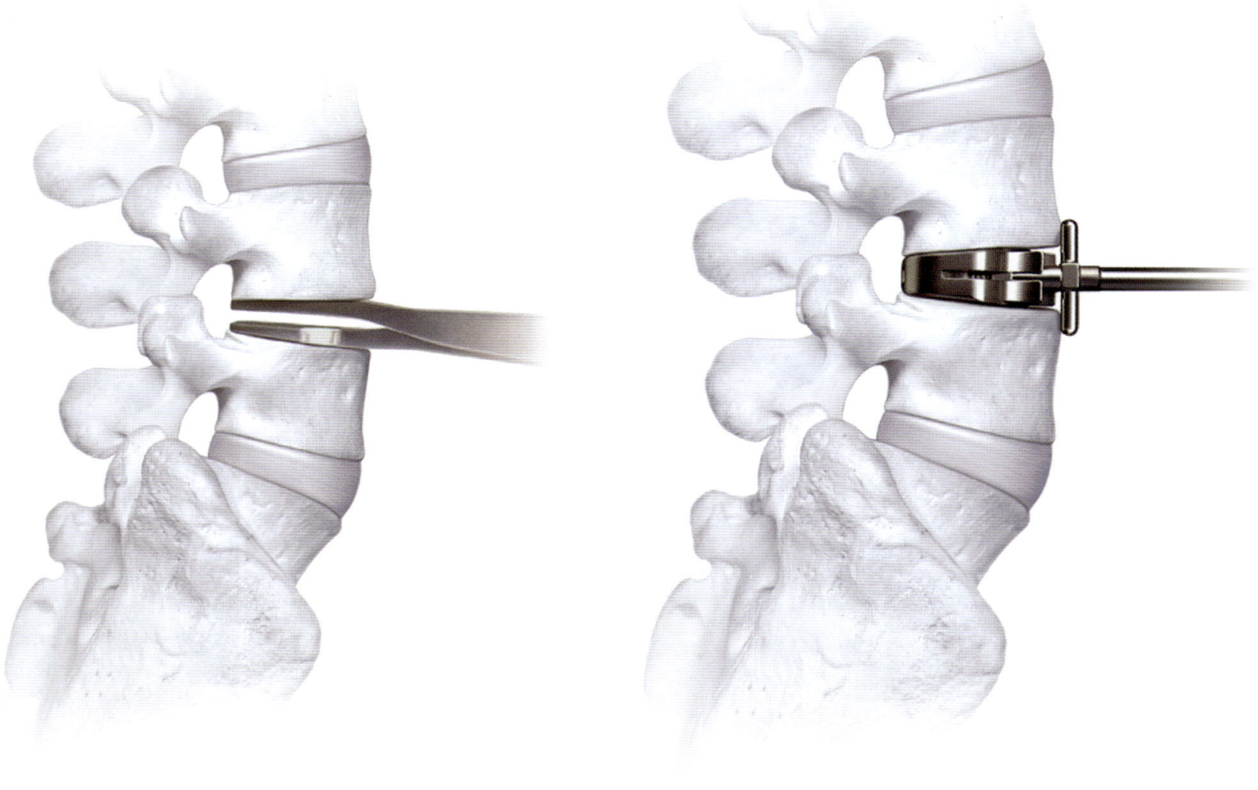

C D

Abb. 4.13 *(Fortsetzung)* **C:** Spreizzange am hinteren Rand des Wirbelkörpers zur schrittweisen Mobilisierung des Segments. **D:** Bestimmung von Größe, Höhe und Lordose.

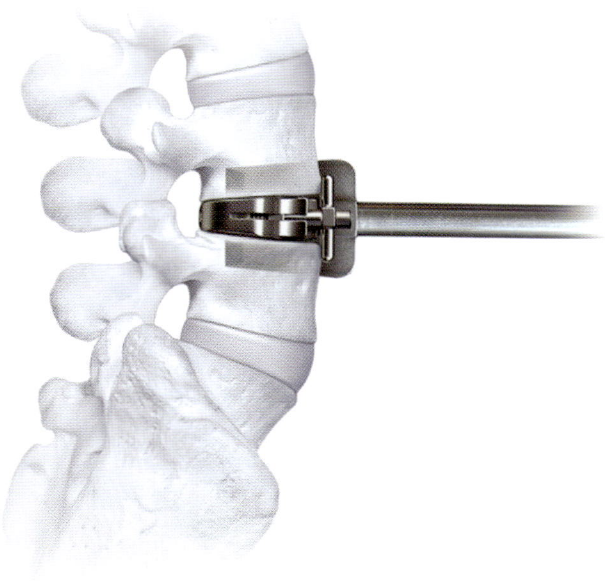

E

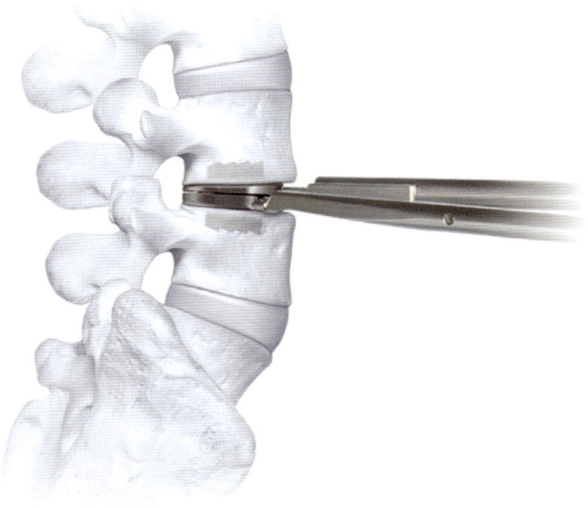

F

Abb. 4.13 *(Fortsetzung)* **E:** Ausmeißeln der Kiele. **F:** Platzieren der Grundplatten in kollabierter Form.

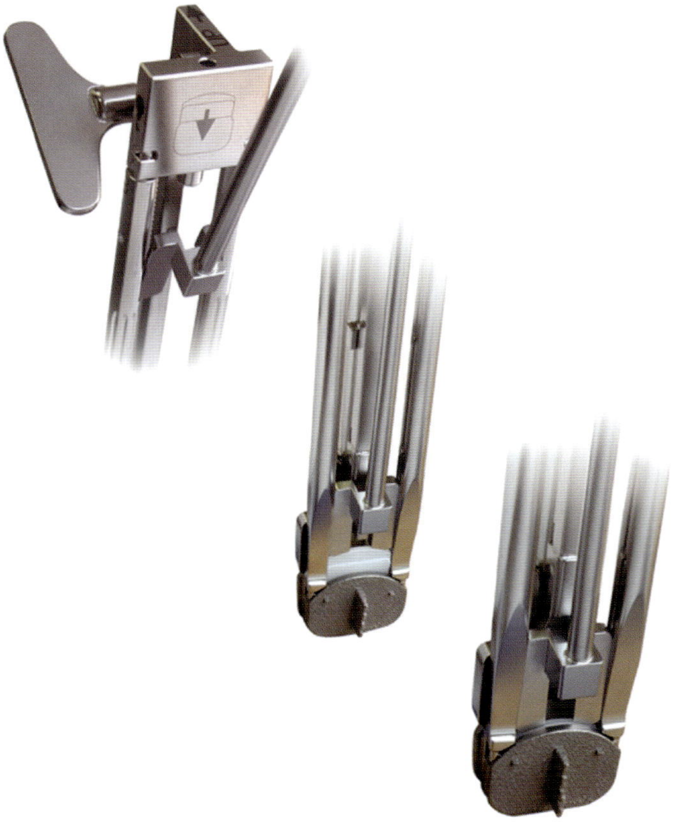

G

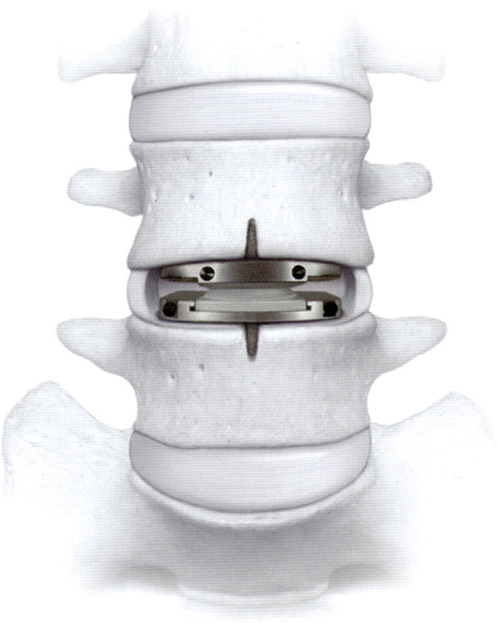

H

Abb. 4.13 *(Fortsetzung)* **G:** Distraktion der Grundplatten und Arretieren der Polyethyleneinlage. **H:** Das Konstrukt wird inspiziert, um sicherzustellen, dass es zwischen der Polyethyleneinlage und der inferioren Grundplatte keinen Absatz und keinen Spalt gibt.

Tab. 4.5 In der US-IDE-Studie über ProDisc-L vs. Fusion aufgezeigte Komplikationen

Komplikation	Fusion	ProDisc-L
Klinisch signifikanter Blutverlust (> 1.500 ml)	2 (2,5%)	0 (0,0%)
Durariss	2 (2,5%)	0 (0,0%)
Ödembildung	3 (3,8%)	8 (4,9%)
Gastrointestinal (z.B. Ileus)	22 (27,5%)	32 (19,8%)
Urogenital	4 (5,0%)	14 (8,6%)
Infektion (nur oberflächlich)	2 (2,5%)	0 (0,0%)
Migration, die keine Operation erfordert	1 (1,3%)	3 (1,9%)
Operationspflichtige Migration	0 (0,0%)	4 (2,5%)
Motorisches Defizit an der operierten Etage	0 (0,0%)	4 (2,5%)
Gefühllosigkeit an der operierten Etage	1 (1,3%)	0 (0,0%)
Reflexveränderung	0 (0,0%)	1 (0,6%)
Retrograde Ejakulation	1 (1,3%)	2 (1,2%)
Einsinken, das keine Operation erfordert	1 (1,3%)	2 (1,2%)
Operationspflichtiges Einsinken	0 (0,0%)	0 (0,0%)
Tiefe Venenthrombose	1 (1,3%)	2 (1,2%)
Blutgefäßverletzung/Blutung	6 (7,5%)	5 (3,1%)

IDE, *Investigational Device Exemption*

4.3.8 Diskussion und Fazit

Diese spezielle Prothese wurde sehr oft für mehrere Etagen verwendet, wobei die klinischen Ergebnisse im Vergleich zu Operationen an einer Etage genauso gut oder besser sind. Außerdem wurden eine gute Erhaltung der Bewegung und der Wirbelsäulenausrichtung an jeder ersetzten Etage sowie hohe Werte bei der Patientenzufriedenheit erreicht. Die Technik und die Instrumentation sind einfach und stromlinienförmig.

Die Erfahrungen mit der künstlichen Bandscheibenprothese ProDisc-L und die von der FDA publizierten Klasse-I-Daten legen nahe, dass der lumbale Bandscheibenersatz eine praktikable chirurgische Alternative zur Fusion darstellt, bei der die Beweglichkeit und die Ausrichtung der operierten Wirbeletagen erhalten bleiben und die klinischen Ergebnisse nicht gefährdet werden (➤ Box 4.2). Obwohl es für die US-klinischen Studien noch zu früh ist, um auch den Nutzen bei fortgeschrittener Nachbarsegmentdegeneration definitiv zu belegen, ist die Tatsache, dass eine normale Bandscheibenbewegung am behandelten Segment erhalten bleibt, vielversprechend. Längerfristige Studien zur Sicherheit und Wirksamkeit sind im Gange.

BOX 4.2

Vor- und Nachteile des Bandscheibenvollersatzes mit Prodisc-L

Vorteile
- Teilgeführte Bewegung schützt die Facetten
- Gute Fixationscharakteristika (Kiele, Beschichtung) – bleibt an Ort und Stelle; um sie zu entfernen, bedarf es nur einer posterioren Fusion
- Bewährte Kobalt-Chrom- und Polyethylenmaterialien
- Kein Überstehen der Prothese über das Bandscheibenfach
- Vorhandensein klinischer Daten der Klasse I US-FDA
- Bandscheibenersatz an mehreren Etagen möglich und klinische Daten ebenfalls vorhanden (2 und 3 Etagen)
- Gute Erfahrungen: weltweit sind zum Zeitpunkt der Erstellung dieses Kapitels (August 2006) mehr als 6.000 Prothesen implantiert

Nachteile
- Größere Belastung der Prothese-Knochen-Grenzfläche
- Entfernung würde sich, was den Zugang bei einer Revision wie auch die Fixation betrifft, schwierig gestalten
- Langfristige (7–11 Jahre) Daten sind verfügbar (www.synthesprodisc.com/html/fileadmin/user_upload/content/medical_community/pdfs/036.000.401.pdf); langfristige Klasse-I-Daten (5–10 Jahre); stehen noch aus.
- Bedenkliches Risiko von Polyethylenablagerungen
- Einzelne Berichte über Wirbelbrüche (bei kleinen Patienten)

LITERATUR

[1] Marnay T: Lumbar disc arthroplasty: 8–10 year results using titanium plates with a polyethylene inlay component. American Academy of Orthopaedic Surgeons Annual Meeting, San Francisco, CA, 2001.

[2] Marnay T: Lumbar disc replacement. Spine J 2: 94S, 2002.

[3] Delamarter RB, Fribourg DM, Kanim LE, Bae H: ProDisc artificial total lumbar disc replacement: Introduction and early results from the United States clinical trial. Spine 28: S167–S175, 2003.

[4] Delamarter RB, Bae HW, Pradhan BB: Clinical results after lumbar total disc replacement: An Interim Report from the United States Clinical Trial for the ProDisc-II Prosthesis. Orthop Clin North Am 36: 301–313, 2005.

[5] Zigler JE: Clinical results with ProDisc: European experience and U.S. investigation device exemption study. Spine 28: S163–S166, 2003.

[6] Zigler JE: Lumbar spine arthroplasty using the ProDisc II. Spine J 4: 260S–267S, 2004.

[7] White AA, Panjabi MM: Clinical Biomechanics of the Spine, 2nd ed. Philadelphia, Lippincott Williams & Wilkins, 1990.

[8] Delamarter RB, Zigler J, Spivak JM, et al: The US Multi-Center IDE Results of the ProDisc-L Artificial Lumbar Disc versus Fusion. American Academy of Orthopaedic Surgeons Annual Meeting, Chicago, IL, 2006.

4.4 FlexiCore

Jonathan R. Stieber und Thomas J. Errico

! KERNAUSSAGEN
- Bei der Bandscheibenvollprothese FlexiCore handelt es sich um einen lumbalen Bandscheibenersatz, genauer um ein Ein-Komponenten-System mit einer Metall-auf-Metall-Konstruktion.
- Sie weist eine spannungstragende Konstruktion auf, um eine Ablösung und/oder Verlagerung zu vermeiden.

- Es wurde ein fixes Rotationszentrum verwendet, um die relative Translation der Implantatkomponenten zu minimieren.
- Auflageflächen aus einer Metall-auf-Metall-Verbindung (Kobalt-Chrom-Legierung) verhindern Abrieb und Fließdehnung des Polyethylens.
- Die Implantation erfolgt über einen anterioren oder anterolateralen Zugang und intraoperative Positionierung.

Bei der FlexiCore (Stryker Spine, Allendale, New Jersey) handelt es sich um einen mechanischen Metall-auf-Metall-Bandscheibenvollersatz für die Behandlung axialer Rückenschmerzen, die auf eine degenerative Bandscheibenerkrankung zurückgehen. Dieses Implantat soll die schmerzhafte Bandscheibe ersetzen. Gleichzeitig soll sie die Beweglichkeit der erkrankten funktionellen Wirbelsäuleneinheit erhalten oder wiederherstellen und so die natürliche Physiologie der Bandscheibe nachahmen, um dadurch einer Kaskade von degenerativen Erkrankungen vorzubeugen.

4.4.1 Beschreibung des Implantats

Die FlexiCore Intervertebral Disc ist eine Vollmetallprothese aus einem Bauteil. Sie besteht aus superioren und inferioren Grundplatten, die um ein zentrales, stationäres Rotationszentrum ein Gelenk bilden (➤ Abb. 4.14). Die Grundplatten werden mit einer Titanplasmabeschichtung besprüht, um bei langfristiger Fixation das Einwachsen von Knochen zu fördern. Beide Grundplatten sind von kurzen Spikes flankiert, die eine anfängliche Stabilität gewährleisten. Die Morphologie der Grundplatte weist eine zentrale Kuppel auf, die so konstruiert ist, dass sie sich den konkav geformten natürlichen Wirbelkörper-Grundplatten angleicht. Dadurch kommt es zu einem optimalen Oberflächenkontakt, ein Einsinken der Prothese wird minimiert und die Stabilität verbessert. Dieses Design fördert auch die Fixation an den Knochen und eine Optimierung des Rotationszentrums der Prothese. Die beiden Grundplatten sind durch ein zentrales Kugelgelenk verbunden, wodurch die Rotationsachse der Prothese in der Mitte zwischen den Rundungen der Grundplatten entsteht. Das geführte Design ermöglicht eine physiologische Beweglichkeit bei gleichzeitiger Verhinderung einer Translation der superioren und inferioren Wirbelkörper und minimiert somit die Kräfte, die auf die posterioren Elemente der Wirbelsäule übertragen werden. Das Gelenk ermöglicht Flexion/Extension und laterales Beugen von ± 15° und übertrifft somit die normale physiologische Beweglichkeit des lumbalen Bewegungselements. Ein interner Rotationsstopp soll durch Vermeidung einer supraphysiologischen Axialrotation von mehr als 5° eine pathologische Facettenbelastung verhindern. Die FlexiCore ist in sechs unterschiedlichen Höhen (13–18 mm, Zunahme jeweils um 1 mm) und in zwei unterschiedlichen Grundplatten-Größen (Tiefe × Breite 28 × 35 mm und 30 × 40 mm) erhältlich.

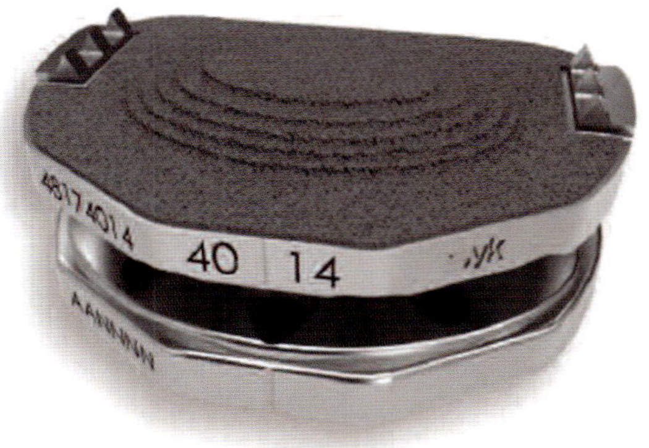

Abb. 4.14 Bandscheibenersatz FlexiCore

Die kugelige Metall-auf-Metall-Lageroberfläche des Gelenks, die aus hochpoliertem Kobaltchrom besteht, soll die Haltbarkeit maximieren, den Abrieb minimieren, für allgemeine Festigkeit sorgen und die Prothesenstandzeit erhöhen. Aus den orthopädischen Veröffentlichungen zum Gelenkersatz geht hervor, dass Kobaltchrom im Vergleich zu anderen Lageroberflächen, einschließlich Polyethylen, einen niedrigeren Reibungskoeffizienten und einen geringeren Verschleiß aufweist [1, 2]. Des Weiteren sind die Metall-auf-Metall-Lageroberflächen nicht dem „Fließdehnungsphänomen" ausgesetzt, das bei Metall-auf-Polyethylen-Grenzflächen beobachtet wird. Während des Herstellungsprozesses befindet sich die Kugel des Gelenks permanent in der künstlichen Gelenkpfanne, sodass eine einteilige Gelenkprothese entsteht. Dadurch wird eine Verlagerung oder eine Ablösung der Prothese unter Zugspannung verhindert, und die Prothese kann bei Implantation in das Bandscheibenfach vom Chirurgen als Einheit gehalten, gehandhabt und eingesetzt werden.

Spezielle Instrumente erleichtern das Einsetzen der Prothese, auch über unterschiedliche anteriore Zugänge. Durch die Instrumente und die Einsetzverfahren werden eine falsche Ausrichtung und andere technische Fehler, die mit der modularen Anordnung und der Implantation zusammenhängen, minimiert. Eine Repositionierung nach Einsetzen der Prothese in das Bandscheibenfach ist mittels entsprechender Instrumente möglich. Die Prothese lässt sich mithilfe von Repositions-/Extraktionsinstrumenten wieder entfernen.

4.4.2 Indikationen

- Skelettreife
- Mindestens 6 Monate erfolglose Therapie einer degenerativen Bandscheibenerkrankung
- Lumbale Bandscheibenerkrankung auf einer Etage (L1-S1), die zu axialen Rückenschmerzen diskogenen Ursprungs führt
- Röntgenologische Evidenz einer degenerativen Bandscheibenerkrankung

4.4.3 Kontraindikationen

- Vorangegangene lumbale Fusion oder bilaterale offene Dekompressionsverfahren
- Schlechte Knochenqualität oder klinisch komprimierte Wirbelkörperstruktur

- Signifikante Endplattenbeeinträchtigung an der zu behandelnden Etage (z.B. Schmorl'sche Knoten oder Wirbelendplatten-Prolaps)
- Betroffene Wirbelendplatte weist einen koronaren Durchmesser < 37 mm oder einen sagittalen Durchmesser < 30 mm auf
- Instabilität an der zu behandelnden Etage (definiert als jegliche degenerative Spondylolisthese Grad 1 oder stärker; Translation > 4 mm [vollständige Abweichung] bei Flexion und Extension; Spondylolyse oder isthmische Spondylolisthese)
- Lumbale Deformität, die sich als Skoliose > 15° darstellt
- Signifikante Facettengelenkerkrankung
- Moderate bis schwere Spinalstenose an der zu behandelnden oder einer benachbarten Etage
- Bekannte Infektion, Hepatitis, rheumatoide Arthritis, Autoimmunerkrankung oder maligne Tumorerkrankung sowie Einnahme von Medikamenten, die sich negativ auf die Knochen- oder Gewebeheilung auswirken können
- Krankhafte Fettsucht oder Schwangerschaft
- Allergie gegenüber einem Implantatmaterial

4

4.4.4 Operationstechnik

Präoperative Planung und operativer Zugang

Präoperativ sollten Querschnittsaufnahmen, die computer- oder magnetresonanztomographisch erhalten wurden, noch einmal bewertet werden, um die entsprechende Auflagefläche für die FlexiCore bestimmen zu können. Die Endplattendeckung darf weder 90% der anterioren zur posterioren Tiefe noch 90% der lateralen Breite der Endplatte überschreiten. Die entsprechende Implantathöhe wird später intraoperativ durch Einsatz von Distraktionsspacern ermittelt.

Die Implantation der FlexiCore erfolgt in Allgemeinanästhesie; der Eingriff wird in Rückenlage in der Trendelenburg-Position durchgeführt, um einen anterioren oder anterolateralen Zugang zur Lendenwirbelsäule zu erhalten. Eine leichte Erhöhung der Lendenwirbelsäule durch ein aufblasbares Kissen kann zur Verbesserung der lumbalen Lordose und zur leichteren Distraktion der Bandscheibe, insbesondere bei einem kollabierten Bandscheibenfach, hilfreich sein. Im Allgemeinen erfolgt ein offener oder ein minimal-offener retroperitonealer Zugang. Bei einem Bandscheibenersatz an einer Etage von L3–S1 kann durch Minilaparotomie ein Pfannenstielquerschnitt (normalerweise 5–8 cm lang) vorgenommen werden. Bei Vorhandensein einer Narbe an der Mittellinie durch eine vorangegangene Operation kann ein Längsschnitt erfolgen. Der notwendige Zugang zum Bandscheibenfach erfordert normalerweise eine entsprechende Identifikation, ein Abbinden und eine Mobilisierung der vaskulären Strukturen. Zur Darstellung des L5/S1-Bandscheibenzwischenraums werden die A. und V. sacralis media identifiziert und abgebunden. Zur Darstellung des L4/L5-Bandscheibenzwischenraums sollte die V. iliolumbalis freigelegt und abgebunden werden, damit die A. und V. iliaca medial mobilisiert werden können. Das gesamte Bandscheibenfach muss von allen lateralen Rändern zugänglich sein, damit die Prothese zentral eingesetzt werden kann.

Vor der Diskektomie muss die Mittellinie des Bandscheibenfachs intraoperativ ermittelt und markiert werden, indem ein Metallmarker in den Wirbelkörper platziert und seine Position in Bezug auf die Dornfortsätze durch eine anteroposteriore (a.p.) fluoroskopische Darstellung verifiziert wird. Für das L5/S1-Bandscheibenfach ermöglicht die Ferguson-Darstellung u.U. eine verbesserte Visualisierung.

Diskektomie und Endplattenpräparation

Nach Erstellung einer Röntgenaufnahme zur Identifizierung des richtigen Bandscheibenfachs erfolgt eine zentrale Anulotomie, die in etwa der Breite des Implantats entspricht. Die Anwendung von Bandscheibenfach-Distraktion zu einem frühen Zeitpunkt des Eingriffs kann die notwendige Bandscheibenresektion, die Dekompression (falls indiziert) sowie die Anulusentfernung erleichtern, um eine entsprechende Distraktion zu ermöglichen. Die Bandscheibe und der Endplattenknorpel werden operativ entfernt und somit der subchondrale Knochen mit leichter Blutung freigelegt. Die lateralen Dornfortsätze und der posteriore Rand des Bandscheibenfachs sollten von Osteophyten oder Weichgewebe befreit werden, da diese eine vollständige Distraktion des posterioren Bandscheibenfachs sowie eine korrekte Positionierung der Prothese erschweren. Der posteriore Rand der S1-Endplatte kann einen knöchernen Grat aufweisen, der eventuell erst geglättet werden muss, bevor das Implantat korrekt eingesetzt werden kann. Das posteriore Längsband und der verbliebene posteriore Anulus können so lange erhalten bleiben, bis eine entsprechende Distraktion des Bandscheibenfachs erzielt ist. Um das posteriore Bandscheibenfach zu erhöhen und zu mobilisieren, kann eine Resektion des Anulus und des posterioren Längsbandes erforderlich werden. Eine Operationslupe oder ein Operationsmikroskop können die Präparation des Bandscheibenfachs erleichtern und je nach Ermessen des Chirurgen zur Anwendung kommen.

Distraktion (Wiederherstellung der Bandscheibenhöhe)

Nachdem die Endplatten freigelegt sind, besteht der nächste Schritt bei der Vorbereitung des Bandscheibenfachs in der Wiederherstellung der Bandscheibenhöhe. Eine adäquate Mobilisierung des posterioren Bandscheibenfachs ist für einen erfolgreichen Eingriff unerlässlich. Die Wiederherstellung des Bandscheibenfachs sollte langsam erfolgen und unter Einsatz geeigneter Verfahren, die normalerweise für die parallele Distraktion eines kollabierten Bandscheibenfachs Anwendung finden. Eine serielle Distraktion kann mit großen, dünnen periostalen Elevatoren und einer vorsichtigen Drehbewegung erfolgen. Wenn eine ausreichende Bandscheibenhöhe erreicht ist, können die runden Distraktionsspacer verwendet werden. Sie haben eine zylindrische Form und sind in Höhen von 8–18 mm erhältlich, wobei die Zunahme in 1-mm-Schritten erfolgt (➤ Abb. 4.15). Die runden Distraktionsspacer werden für eine allmähliche Erhöhung des Band-

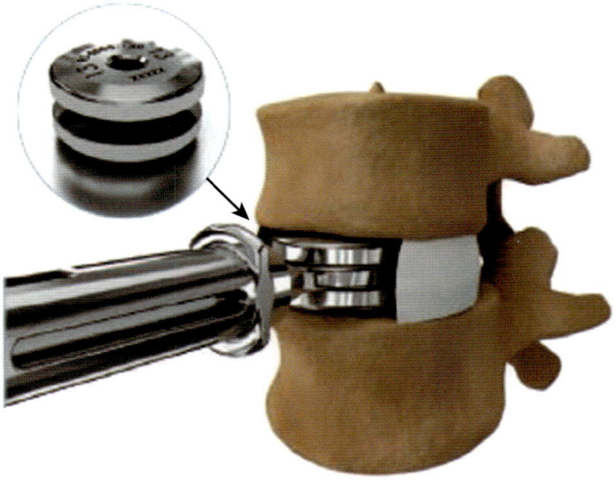

Abb. 4.15 Einsetzen des runden Distraktionsspacers mithilfe des Griffs

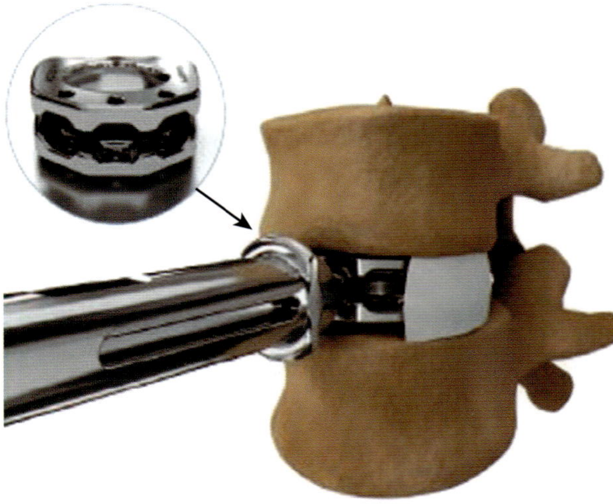

Abb. 4.16 Einsetzen des statischen Distraktionsspacers mithilfe des Griffs

scheibenfachs bei gleichzeitigem Erhalt der Endplattenintegrität verwendet. Ihre abgeschrägte Geometrie ermöglicht zusammen mit dem langen Hebelarm des Distraktorgriffs gleichzeitig eine kraftvolle und sanfte Distraktion des Bandscheibenfachs durch Kippen des Spacers in eine kranial-kaudale Richtung.

Das Instrumentenset für die FlexiCore beinhaltet auch Distraktionsspacer, die eingesetzt werden können, sobald das Bandscheibenfach auf 13 mm gespreizt ist, und auch zur weiteren Spreizung des Bandscheibenfachs und zur Bestimmung der geeigneten Implantatgröße geeignet sind (➤ Abb. 4.16). Diese Spacer sind breiter und ähneln in ihrer Form mehr den Wirbelkörperendplatten als die runden Distraktionsspacer. Das Design der statischen Distraktionsspacer unterstützt die Lastverteilung während der Distraktion. Die Distraktionsspacer reichen in der Höhe von 12–18 mm (Zunahme in 1-mm-Schritten) und sind in den Grundflächen der Grundplatten erhältlich, d.h. sie haben eine Abmessung von 28 × 35 mm und 30 × 40 mm. Jeder Distraktionsspacer weist einen Lordosewinkel von 5° auf, sodass die posteriore Höhe des Spacers 1,8 mm geringer ist als die angegebene Höhe, und er besitzt eine schräge posteriore Kante zum leichteren Einsetzen der Prothese zwischen die Wirbelendplatten.

Der 12-mm-Distraktionsspacer wird vorsichtig in das Bandscheibenfach eingeführt und geneigt, um die umgebenden Bänder zu lösen, und dann entfernt. Beim Einführen sollte jeder Distraktor innerhalb von 2–3 mm des anterioren Randes der Wirbelendplatte sowie innerhalb von 1–2 mm des posterioren Randes zentriert und positioniert werden. Die schrittweise Distraktion erfolgt durch sequenzielles Einführen und Entfernen der Distraktionsspacer, deren Größe in 1-mm-Schritten zunimmt, bis die entsprechende Höhe des Bandscheibenfachs wiederhergestellt ist. Auch die schrittweise Resektion des verbliebenen lateralen Anulus kann die Wiederherstellung der Höhe des Bandscheibenfachs unterstützen. Dieser Schritt sollte nach Entfernen des jeweiligen Distraktionsspacers erfolgen. Die Höhe des Bandscheibenfachs sollte maximal wiederhergestellt werden, ohne den verbleibenden Anulus und die Bänder zu überdehnen oder die Wirbelendplatten zu schädigen.

Die Position der Grundfläche des Spacers im Verhältnis zu den Wirbelkörperendplatten sollte sowohl in der koronaren als auch sagittalen Ebene unter Röntgenkontrolle verifiziert werden. Zur Erleichterung der Röntgenkontrolle kann der statische Distraktionsspacer vom Griff des Einsetzinstruments entfernt werden. Die entsprechende Breite und Tiefe des Spacers sollte erneut 90% der Tiefe oder Breite der Endplatten nicht überschreiten. Die Wölbungen der Grundplatten sollten sich innerhalb der Wölbung der Wirbelendplatten befinden. Bei manchen Patienten kann sich die superiore Endplatte des inferioren Wirbelkörpers durch sklerotische Veränderungen abgeflacht haben. Es muss unbedingt darauf geachtet werden, dass die inferiore Oberfläche des Distraktionsspacers bündig mit der Endplatte abschließt. Wenn sich bei der intraoperativen Röntgenkontrolle ein Spalt zwischen dem Bandscheibenfach und der Endplatte zeigt, kann die Endplatte mit einem Bohrer so profiliert werden, dass sie mit der Wölbung des Distraktionsspacers und anschließend mit der FlexiCore übereinstimmt.

Nach Entfernen des Distraktionsspacers, mit dessen Hilfe die geeignete Bandscheibenhöhe und die Spannung des Anulus wiederhergestellt wurden, wird der dynamische Distraktor (➤ Abb. 4.17) eingesetzt, um die endgültige Implantatgröße zu bestätigen und sicherzustellen, dass das Bandscheibenfach eine ausreichende Höhe besitzt, um die Spikes der Grundplatte aufnehmen zu können. Er wird zwischen die Wirbelkörper eingeführt und auf die Höhe des letzten Distraktors ausgedehnt, indem nach Bedarf der distale Knopf gedreht wird. Der dynamische Distraktor liefert ein taktiles Feedback für die Beurteilung der Laxheit der Ligamente und bestätigt die optimale Höhe des Implantats. Nach Ermittlung der optimalen Höhe wird der dynamische Distraktor eingesetzt, um das Bandscheibenfach zusätzlich um 1,5–2,0 mm zu spreizen, damit die Spikes der Implantatgrundplatte passieren können. Diese abschließende Distraktion dient auch zur Vorbereitung der natürlichen Wirbelendplatten für die Aufnahme der ge-

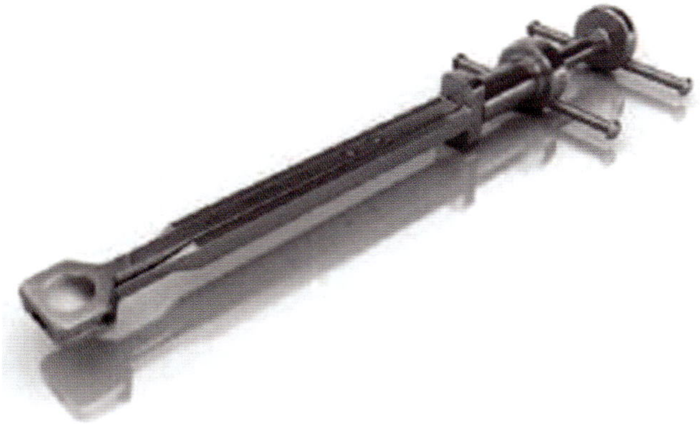

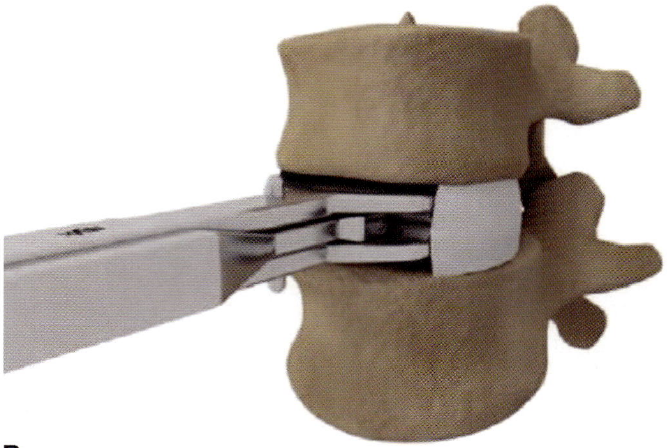

A B

Abb. 4.17 **A:** Dynamischer Distraktor. **B:** Dynamischer Distraktor *in situ*

wölbten Grundplatten der FlexiCore. Die Distraktion des Bandscheibenfachs muss mit Sorgfalt erfolgen, da eine exzessive oder aggressive Distraktion die Endplatten, die Facettengelenke oder das Weichgewebe schädigen kann.

Einsetzen der FlexiCore

Wenn die geeignete Implantatgröße ausgewählt ist, wird die FlexiCore an einen Impaktor montiert (➤ Abb. 4.18). Es gibt zwei Einsetztechniken, jeweils mit einem eigenen Impaktor. Die FlexiCore kann mit oder ohne Insertionsrampe eingesetzt werden. Bei Einsetzen der Prothese ohne Rampe wird ein Festwinkelimpaktor gewählt, an dessen Kopf sich eine Halteleiste befindet, die beide Grundplatten sicher in einem festen Lordosewinkel hält und ein verfrühtes Einsetzen der Spikes in die Grundplatte verhindert. Zudem verfügt der Festwinkelimpaktor oben und unten am Kopf auch über einen aktiven Tiefenstopper, der ein zu tiefes Einführen des Implantats verhindert. Der Festwinkelimpaktor sollte nicht zusammen mit der Insertionsrampe verwendet werden; andernfalls könnte das Implantat zu tief eingeführt werden.

Will man bei der Implantation der FlexiCore die Rampen benutzen, um die Prothese beim Einsetzen zu führen, wird der flache Plattenimpaktor gewählt. Seine flache Oberfläche hält engen Kontakt mit der unteren Grundplatte des Implantats und ermöglicht, dass die obere Grundplatte beim Einsetzen der Prothese ein Gelenk bildet. Die obere Grundplatte kann während des Einsetzens dem Winkel der Rampen folgen und dadurch die zum Einsetzen der Prothese benötigte Distraktion des Bandscheibenfachs minimieren. Der flache Plattenimpaktor weist einen Tiefenstopper an der Unterseite des Kopfes auf, um ein zu weites Einführen zu verhindern.

Um einen der speziellen Impaktoren zu beladen, wird der J-Haken des Instruments auseinander gezogen, sodass er in eines der drei Löcher in der Grundplatte des Implantats greift. Dieses eine Loch wird gewählt, um das Einsetzen im gewünschten Winkel zu

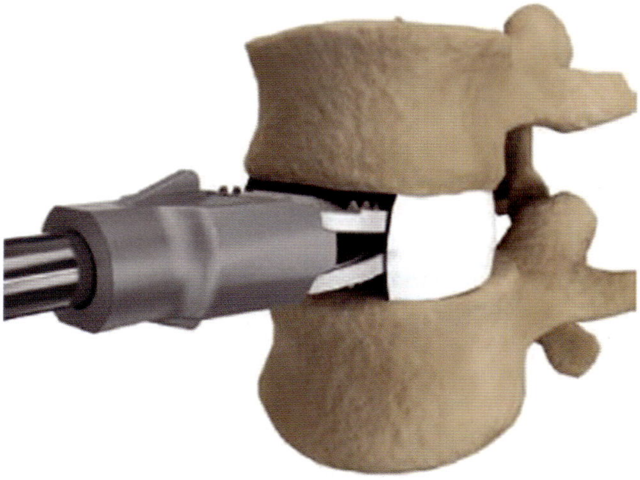

Abb. 4.18 Einsetzen der FlexiCore-Prothese mit dem Festwinkelimpaktor

erleichtern. Das zentrale Loch ist für den direkten anterioren operativen Zugang bestimmt, die Löcher daneben für anterolaterale Zugänge. Bei Entriegelung klappt sich der J-Haken, der eine Federvorspannung aufweist, ein und drückt die schräge Umfassung der Grundplatten gegen die eingepasste Öffnung des Impaktorkopfes; somit wird beim Einsetzen der Prothese eine axiale Rotation verhindert. Beide Impaktoren haben am Griffschaft eine Sicherungsmutter, die festgezogen wird, damit sich das Implantat beim Einsetzvorgang nicht vom Impaktor löst.

Der Festwinkelimpaktor kann allein zum Einsetzen des Implantats in das Bandscheibenfach verwendet werden, so wie ein femorales Ring-Allotransplantat während einer anterioren lumbalen Fusion eingesetzt wird. Die posterioren Kanten der Grundplatten werden zwischen die Wirbelendplatten positioniert und das Implantat in den Zwischenraum vorgeschoben. Die Sicherungsmutter wird gelöst und der Flansch vorgeschoben, um den J-Haken zu

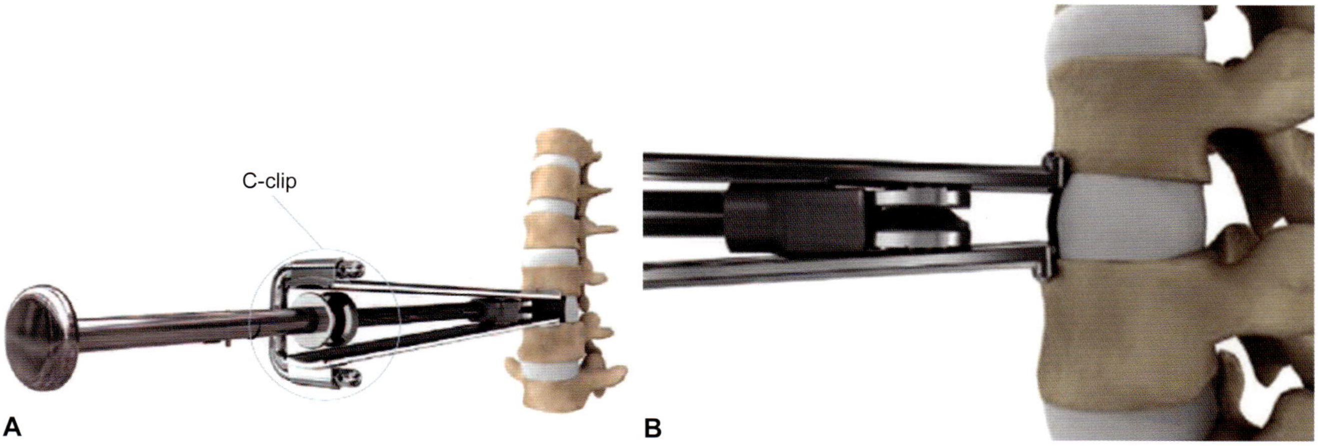

Abb. 4.19 Einsetzen der FlexiCore mithilfe der Einsetzrampen

entriegeln. So kann eine mäßige Kraft gegen den Impaktorgriff eingesetzt werden, um das Implantat in die entsprechende anteroposteriore Tiefe einzuführen. Positive Stopper an den Impaktorköpfen verhindern ein übermäßig posteriores Einsetzen der Prothese. Die Wölbungen der Grundplatten sollten innerhalb der natürlichen Wölbungen der Wirbelendplatten sitzen. Die endgültige Position der FlexiCore muss anschließend durch Röntgenkontrolle überprüft werden.

Alternativ können die Rampen eingesetzt werden, um beim Einsetzen des Implantats das Bandscheibenfach zu spreizen (➤ Abb. 4.19). Die Rampen sind in zwei Größen erhältlich, deren Breite den 35- und den 40-mm-Grundplatten entspricht. Das Rampenpaar ist an den proximalen Enden mit einem C-Clip-Konnektor gekoppelt. Die Rampen laufen aufeinander zu, sodass ihre proximalen Enden geöffnet sind und das (zuvor auf dem flachen Plattenimpaktor montierte) Implantat aufgenommen werden kann. Die distalen Enden laufen aufeinander zu, treffen sich im Wirbelzwischenraum und werden zwischen die Wirbelendplatten eingeführt. Das Implantat wird zwischen den Rampen eingesetzt und in den Wirbelzwischenraum vorgeschoben. Die Implantat-Spikes laufen auf den inneren Flächen der Rampen in Nuten und führen so das Implantat linear. Beim Vorschieben des Implantats werden die distalen Enden der Rampen durch die Implantathöhe auseinander gezogen, sodass der Wirbelzwischenraum gespreizt wird, um die benötigte Höhe für das Einsetzen des Implantats zu erreichen. Nach Einsetzen der Prothese werden die Rampen nacheinander wieder entfernt.

Verifizierung von Größe und Position des Implantats

Die FlexiCore ist richtig positioniert, wenn sich die Wölbungen der Grundplatten in den Höhlungen der Endplatten der benachbarten Wirbelkörper befinden (➤ Abb. 4.20). Die Position des Implantats sollte durch Röntgenkontrolle überprüft werden, um sicherzustellen, dass sich das Implantat mittig in der sagittalen

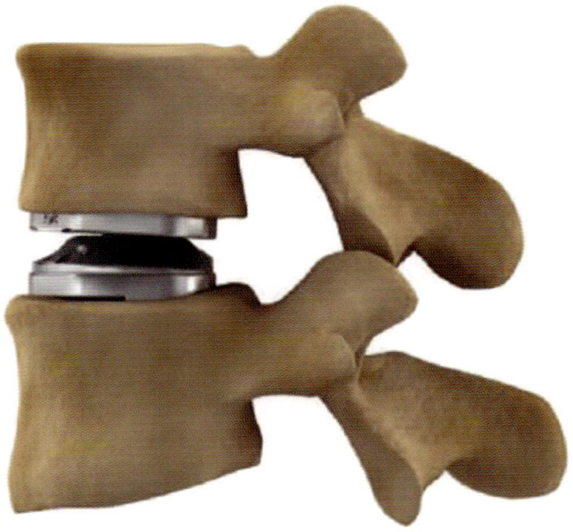

Abb. 4.20 Seitenansicht der FlexiCore *in situ*

Ebene, 2–3 mm innerhalb des anterioren Randes und 1–2 mm innerhalb des posterioren Randes der Endplatte befindet. Das Implantat sollte nicht über den anterioren Rand der Wirbelendplatten hinausragen. Eine ideale Positionierung bedeutet eine Positionierung der Prothese am posterioren Anulus, eine parallele Ausrichtung der Grundplatten zu den benachbarten Endplatten und eine im Verhältnis zu den Wirbelkörpern zentrale Position. Die Endplatten sollten einer Sichtprüfung auf Frakturen unterzogen werden. Beim Vorhandensein von Frakturen sollte überlegt werden, ob nicht besser eine Fusion durchgeführt werden sollte.

Repositionierung (oder Extraktion) der FlexiCore

Falls die lateralen oder a.p. Röntgenaufnahmen eine suboptimale Positionierung des Implantats zeigen, kann es unter Zuhilfenahme des Repositionierers/Extraktors repositioniert werden (➤ Abb. 4.21 und ➤ Abb. 4.22). Es sind anteriore, rechts abgewinkelte und links abgewinkelte Instrumente erhältlich, die alle am distalen Ende ein Paar Pins besitzen, die in jedes Lochpaar der oberen oder unteren Grundplatten eingeführt werden können und dadurch mehrere Winkel für einen operativen Zugang zur Verfügung stellen. Repositionierer/Extraktoren können einzeln oder nacheinander zum Greifen der oberen oder unteren Grundplatten des Implantats verwendet werden. Wenn die Pins gegriffen haben, kann die Prothese in der lateralen und a.p. Ebene repositioniert sowie axial gedreht werden. Die Repositionierer/Extraktoren können auch zur Extraktion der Prothese eingesetzt werden, indem sie in die Grundplatten der Prothese greifen und den Griffflansch herausziehen.

Wundverschluss

Für den Wundverschluss bei anteriorer oder anterolateraler Wirbelsäulenchirurgie kommen Standardverfahren zum Einsatz.

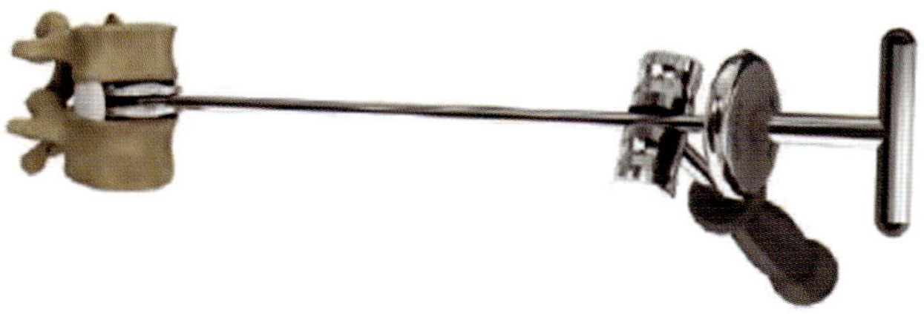

Abb. 4.21 Extraktion der FlexiCore mit dem Repositioner/Extraktor und Schlitzhammer

4.4.5 Postoperative Behandlung

Ziel der postoperativen Rehabilitation ist die möglichst rasche Wiederaufnahme der normalen Aktivitäten, ohne den Heilungsprozess zu gefährden. Der Patient sollte über einen Zeitraum von 2 bis 3 Wochen ein Lendenwirbelsäulenkorsett tragen, um die Heilung des Abdominalschnitts zu unterstützen, je nachdem, ob dies für den Patienten angenehm ist. Das Rehabilitationsprogramm sollte individuell auf den Patienten zugeschnitten sein und sein Alter, den Heilungsprozess, seinen Allgemeinzustand und seine körperliche Verfassung berücksichtigen. Eine Wiederaufnahme der Arbeit hängt von der Art der Tätigkeit ab. Die Patienten sollten bis zur vollständigen Rehabilitation, die normalerweise 8 bis 12 Wochen dauert, keine schweren Lasten tragen.

4.4.6 Klinische Daten

Vier der Studienzentren unter dem IDE-Protokoll lieferten klinische Daten zu 103 von 400 Patienten, die nach dem Zufallsprinzip (randomisiert) für die Behandlung symptomatischer lumbaler Bandscheibendegeneration ausgewählt worden waren. Die Patienten wurden im Verhältnis 2 : 1 (FlexiCore : Fusion) randomisiert; danach wurden 66 Patienten mit der FlexiCore (F) behandelt und 37 Patienten mit anteroposteriorer Fusion (C). Beeinträchtigung und Schmerzen wurden anhand des *Oswestry Disability Index* (ODI) bzw. der visuellen Analogskala (VAS) bewertet (➤ Abb. 4.23 und ➤ Abb. 4.24). Prospektive Daten wurden präoperativ sowie 6 Wochen, 3, 6, 12 und 24 Monate postoperativ erhoben. Zu allen Untersuchungszeitpunkten spra-

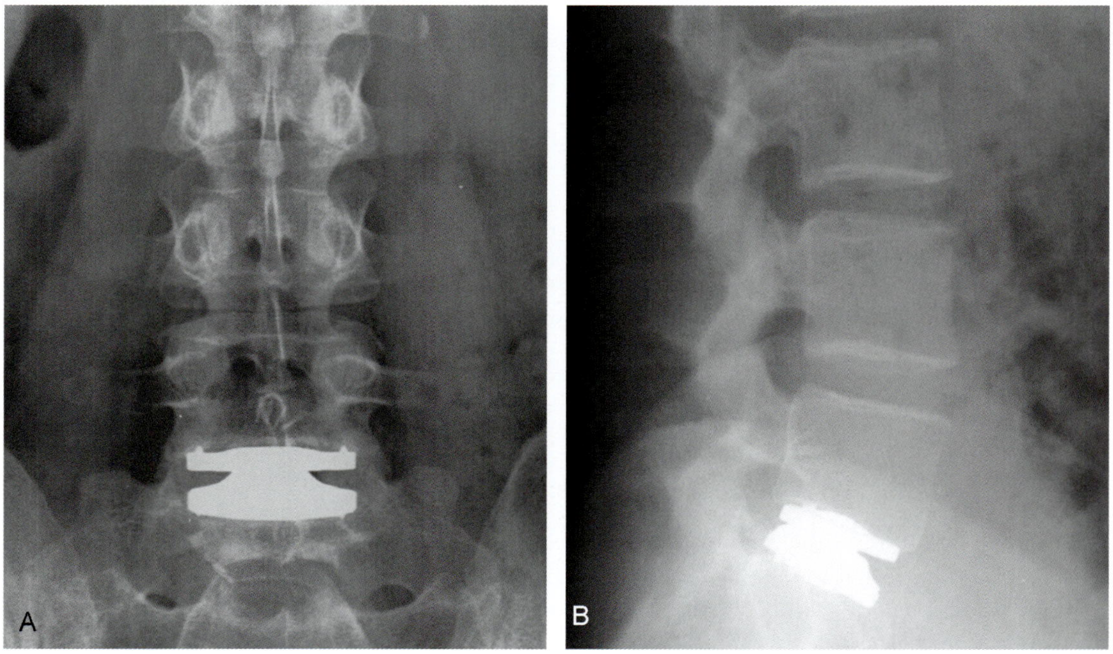

Abb. 4.22 Die FlexiCore in a.p. und lateralen Röntgenaufnahmen

chen die durchschnittlichen ODI-Werte für die FlexiCore; die durchschnittlichen VAS-Werte favorisierten die FlexiCore bei den Untersuchungen nach 12 und 24 Monaten. Die durchschnittlichen ODI-Werte betrugen 60 (F) bzw. 60 (C) präoperativ, 37 (F) bzw. 30 (C) nach 6 Monaten, 25 (F) bzw. 32 (C) nach 12 Monaten und 22 (F) bzw. 28 (C) nach 24 Monaten. Die durchschnittliche Operationsdauer lag in der FlexiCore-Gruppe bei 82 Minuten und in der Fusionsgruppe bei 170 Minuten. Der durchschnittliche Blutverlust betrug 76 ml (FlexiCore) bzw. 99 ml (Fusion). Der durchschnittliche Krankenhausaufenthalt dauerte in der FlexiCore-Gruppe 2,5 Tage und in der Fusionsgruppe 3,3 Tage [3].

4.4.7 Komplikationen und ihre Vermeidung

Komplikationen können von einer falschen Auswahl der Operationskandidaten herrühren. Patienten ohne Rückenschmerzen, die tatsächlich diskogener Ursache sind, bei denen eine nicht erkannte Instabilität besteht oder die an einer symptomatischen Bandscheibendegeneration an mehreren Etagen leiden, sind schlechte Kandidaten für einen Bandscheibenersatz. Trotz optimaler Patientenauswahl bestehen wie bei allen größeren Operationen auch bei einem Bandscheibenersatz Risiken und Bedenken. Zu den möglichen Risiken einer Bandscheibenersatzoperation gehören Komplikationen, die traditionell bei anteriorer lumbaler Fusion auftreten. Intraoperative Komplikationen beinhalten unbeabsichtigte Ver-

4

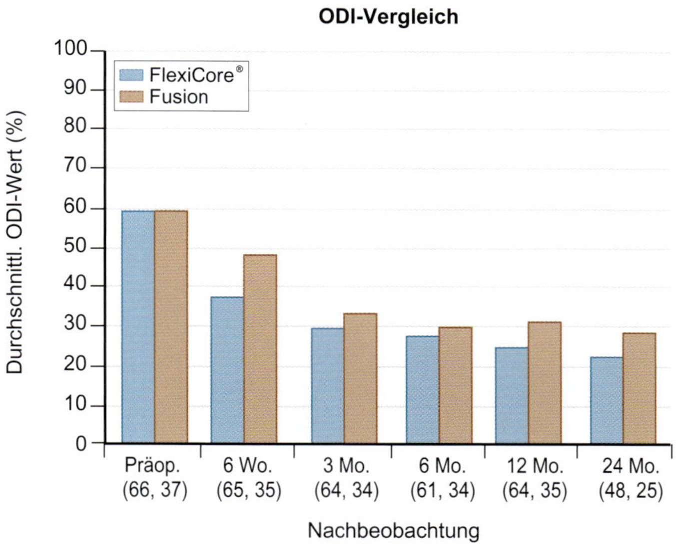

Abb. 4.23 Vergleich anhand des *Oswestry Disability Index* (ODI)

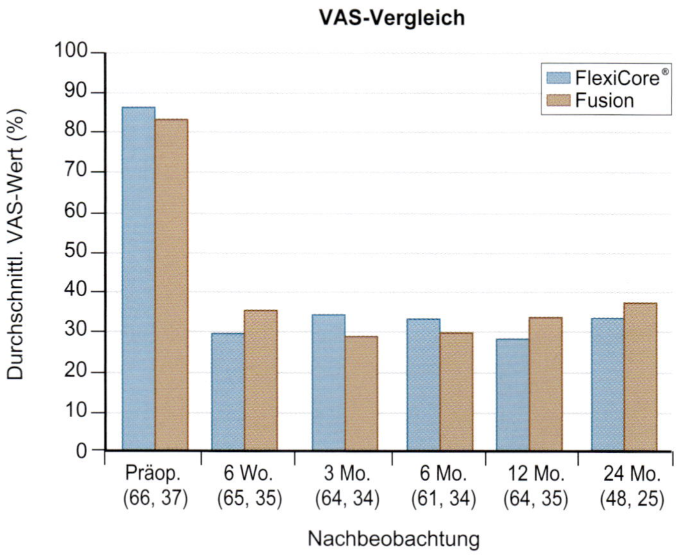

Abb. 4.24 Vergleich anhand der visuellen Analogskala (VAS)

letzung des Peritoneums sowie Gefäßverletzungen. Die Iliakalgefäße, die Aorta, die V. iliolumbalis und die V. cava inferior sind durch die Freilegung, die Retraktion oder das Lösen der Ligatur verletzungsgefährdet. In einer großen, neueren Untersuchungsreihe von Patienten, die sich einer anterioren lumbalen Wirbelsäulenoperation unterzogen, wurde mit 1,9% ein relativ geringes Risiko für größere Gefäßverletzungen ermittelt [4]. Die Manipulation der großen Blutgefäße kann zu einer tiefen Venenthrombose führen und erfordert eine Antikoagulationstherapie. Bei Männern führte eine Verletzung des Plexus hypogastricus superior durch Dissektion oder Verwendung eines Elektrokauters während des chirurgischen Zugangs in 0,4–17,5% der berichteten Fälle zu retrograder Ejakulation [5–7]. Dies kann für einen Mann im zeugungsfähigen Alter eine ernsthafte Komplikation darstellen. Aus diesem Grunde wird häufig eine präoperative Samenspende empfohlen. Ein transabdominaler oder retroperitonealer Zugang kann zu einem anhaltenden postoperativen Darmverschluss führen, der das Einführen einer transnasalen Magensonde erfordert. Wie bei vielen Bauchoperationen bestehen auch bei diesem Zugang das Risiko einer Durchtrennung der Bauchwandnerven mit daraus resultierender muskulärer Atonie sowie das Risiko einer Narbenhernie. Wie bei allen Operationen, insbesondere bei solchen mit implantierbaren Instrumenten, kann eine Infektion auftreten, die jedoch durch perioperative Antibiotikagabe und sorgfältige sterile Verfahren minimiert werden kann.

Des Weiteren können bei einer Bandscheibenersatzoperation prothesenspezifische Komplikationen auftreten. Die Bedeutung der Röntgenkontrolle sowohl in der a.p. als auch in der lateralen Ebene zur Überprüfung der endgültigen Prothesenposition kann gar nicht oft genug betont werden. Eine falsche Positionierung der Prothese kann die Imitation der normalen Wirbelsäulenkinematik stören. Mangelnde Imitation der physiologischen Kinematik der Lendenwirbelsäule kann beim Patienten eine Veranlagung für eine vorzeitige Facettengelenkdegeneration schaffen. Eine falsche anteriore Positionierung kann durch eine mangelhafte Resektion des posterioren Bandscheibenanulus oder der posterioren Osteophyten verursacht sein. Umgekehrt kann eine falsche posteriore Positionierung durch Exzision oder Reißen des posterioren Längsbandes verursacht werden, wodurch eine posteriore Implantation möglich wird. Eine zu große oder zu kleine Prothese kann an der jeweiligen Etage unzureichende oder übermäßige Bewegung zulassen. Ohne echte Bewegungserhaltung, sei es durch heterotope Ossifikation oder andere Ursachen, können diese Prothesen kaum als Zwischenwirbelspacer wirken und führen zu spontaner Fusion. Das Implantat kann durch eine übereifrige Endplattenpräparation oder eine nicht erkannte Instabilität auch einsinken oder wandern. Migration oder Durchdrücken der Prothese kann zu einem Versagen der Prothese und zu ernsthaften Gefäßkomplikationen führen.

4.4.8 Diskussion und Fazit

Die FlexiCore weist eine Anzahl neuartiger Charakteristika auf. Dem Ein-Komponenten-Prinzip verdankt dieser Bandscheibenvollersatz etliche Vorteile. Die lasttragende Struktur ist so ausgelegt, dass eine Ablösung der Auflageflächen sowie eine Verlagerung oder Extrusion der tragenden Oberflächenelemente vermieden werden. Im Gegensatz zu anderen Bauarten, bei denen modulare Komponenten verwendet werden, die dazu neigen, sich zu lösen, muss sich bei einem Einzelbauteil die gesamte Prothese lockern, bevor es zu Migration oder Extrusion kommen kann. Die Implantation als Einzelbauteil erleichtert eine korrekte Ausrichtung und reduziert technische Fehler bei der Implantation. Die Einzelbauteil-Konfiguration sollte auch den Bedarf an den benötigten Instrumenten verringern.

Die Wölbungen der Grundplatten und das zentrale Kugelgelenk sind so konstruiert, dass ein stationäres Rotationszentrum erzeugt wird, das sich zentral zwischen den Endplatten und leicht posterior zur Mittellinie befindet und dadurch dem Rotationszentrum einer gesunden, natürlichen, nativen Bandscheibe sehr nahe kommt. Es ist ein interner Stopper angebracht, der eine über die natürliche Beweglichkeit hinausgehende axiale Rotation begrenzt. Dadurch werden eine übermäßige Rotation und eine pathologische Facettenbelastung vermieden. Von den Metall-auf-Metall-Auflageflächen aus hochpoliertem Kobaltchrom wird angenommen, dass sie während der gesamten Lebensdauer der Prothese die Rundung aufrechterhalten und Abrieb minimieren. Dadurch, dass die Prothese frei von Polyethylen ist, wird das theoretische Risiko für eine Osteolyse minimiert. Die titanplasmabesprühten Wölbungen für das Einwachsen sind so konstruiert, dass sie bündig in die Aushöhlungen der Wirbelendplatten passen und so eine optimale frühe und späte Knochenfixation unterstützen. Die anfängliche Fixation wird durch kurze Spikes, welche die zentrale Wölbung flankieren, erreicht. Dieses Charakteristikum dient einer maximalen Erhaltung der Endplatte und der Wirbelkörper, um ein Einsinken der Prothese zu vermeiden und, falls nötig, eine Revision zu erleichtern.

Wenn der Bandscheibenvollersatz bei einem Patienten mit entsprechender Indikation durchgeführt wird, hat er gegenüber der Wirbelsäulenfusion eine Vielzahl von Vorteilen. Beide Verfahren können axiale Rückenschmerzen lindern oder eliminieren. Die Bandscheibenarthroplastie dient insbesondere der Wiederherstellung der funktionellen Biomechanik der Wirbelsäule und dem Erhalt der Wirbelsäulenbewegung. Durch den Erhalt oder die Wiederherstellung der Beweglichkeit der funktionellen Wirbelsäuleneinheit sind die Ziele zweifacher Art: Zum einen wird die lumbale Flexion/Extension erhalten oder verbessert, zum anderen kann die Kaskade benachbarter Segmentdegeneration erschwert oder möglicherweise sogar vollständig verhindert werden. Nach der Implantation bildet ein Bandscheibenersatz sofort ein Gelenk, wobei die Rekonvaleszenz nur in der Heilung der Bauchwunde und des Gewebes besteht. Diese Rekonvaleszenzphase ist beträchtlich kürzer als bei der Wirbelsäulenfusion. Im Gegensatz zu vielen Wirbelsäulenfusionen, die einen posterioren Zugang anstelle oder zusätzlich zu einer anterioren Freilegung erfordern, ist die Bandscheibenersatzoperation zudem ein unabhängiges anteriores Verfahren. Es ist deshalb keine zusätzliche Erholung von einem posterioren Verfahren nötig, und der Patient muss auch keine postoperative Orthose tragen. Der Bandscheibenvollersatz stellt eine vielversprechende Entwicklung in der lumbalen Wirbelsäulenchirurgie für die Behandlung degenerativer Bandscheibenerkrankungen dar. In der FlexiCore sind eine Reihe wichtiger Fortschritte in der bewegungserhaltenden Technologie vereint.

LITERATUR

[1] Chan FW, Bobyn JD, Medley JB, et al: The Otto Aufranc Award: Wear and lubrication of metal-on-metal hip implants. Clin Orthop Relat Res 36: 10–24, 1999.
[2] Dorr LD, Wan Z, Longjohn DB, et al: Total hip arthroplasty with use of the Metasul metal-on-metal articulation: Four to seven-year results. J Bone Joint Surg Am 82: 789–798, 2000.
[3] Tibbs R, Sasso R, Miz G, Theofilos C: Prospective, randomized trial of lumbar metal-on-metal total disc replacement: Initial treatment of degenerative disc disease. IMAST 14th Annual International Meeting on Advanced Spinal Techniques, Paradise Island, Bahamas 2007.
[4] Brau SA, Delamarter RB, Schiffman ML, et al: Vascular injury during anterior lumbar surgery. Spine J 4: 409–412, 2004.
[5] Flynn JC, Price CT: Sexual complications of anterior fusion of the lumbar spine. Spine 9: 489–492, 1984.
[6] Mayer HM: A new microsurgical technique for minimally invasive anterior lumbar interbody fusion. Spine 22: 691–699; discussion 700, 1997.
[7] Tiusanen H, Seitsalo S, Osterman K, Soini J: Retrograde ejaculation after anterior interbody lumbar fusion. Eur Spine J 4: 339–342, 1995.

4.5 Activ-L

James J. Yue und Rolando Garcia

! KERNAUSSAGEN

- Biomechanisch gesehen handelt es sich bei der Activ-L um ein teilgeführtes Implantat.
- Es erlaubt eine Translation in anteroposteriore Richtung.
- Die Endplatten besitzen entweder Spikes oder Kiele und sind sowohl mit Titan als auch mit Kalziumphosphat beschichtet.
- Bei einer minimalen Bandscheibenhöhe von 8,5 mm ist anteriores oder schräges Einsetzen möglich.
- Die Revisionsinstrumente sind an das Implantat angepasst.

4.5.1 Entwicklung

Der lumbale Bandscheibenvollersatz entwickelt sich immer weiter [1–9]. Vom biomechanischen Standpunkt aus gesehen gibt es drei Haupttypen beim künstlichen Bandscheibenersatz: 1) ungeführt, 2) teilgeführt ohne Translation und 3) in der nächsten Generation teilgeführt mit Translation. Die Activ-L (Aesculap, Tuttlingen, Deutschland) (➤ Abb. 4.25) ermöglicht eine teilgeführte Bewegung mit Translation in anteroposteriore (AP) Richtung. Weitere innovative Charakteristika sind eine verbesserte Stabilität und Variabilität des Implantats, eine unkomplizierte Implantation der Prothese sowie Revisionsinstrumente.

Der künstliche lumbale Bandscheibenersatz der nächsten Generation sollte so optimiert werden, dass Abrieb minimiert und ein einfaches Einsetzen über mehrere Winkel möglich wird; ferner

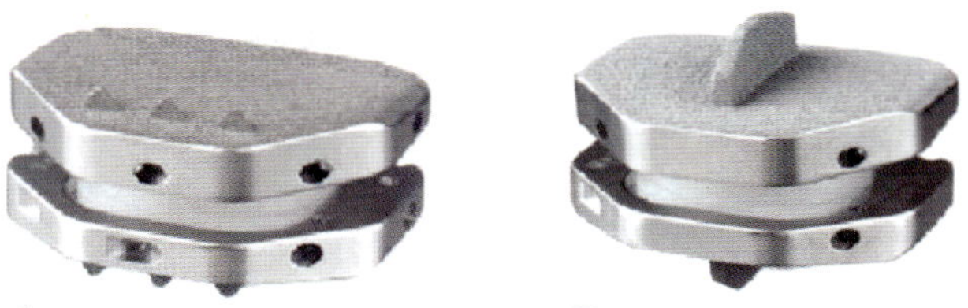

Abb. 4.25 Die drei Komponenten des Activ-L-Bandscheibenersatzes: **A:** Version mit Spikes; **B:** Gekielte Version

sind auch chirurgische Instrumente für eine Revision wünschenswert. Zusätzlich sollte das Implantat über eine maximale Endplattenabdeckung mit minimaler oder gar keiner Endplattenkontur verfügen und sich an unterschiedliche Endplattenformen anpassen können. Es sollte an einer oder an mehreren Etagen problemlos einsetzbar sein. All diese Anforderungen zu erfüllen, war das Ziel bei der Konstruktion der Activ-L-Prothese.

4.5.2 Indikationen und Kontraindikationen

Zu den Indikationen für die lumbale Bandscheibenarthroplastie mit der Activ-L gehören schwerwiegende lumbale Rückenschmerzen diskogener Ursache, die durch lumbale Spondylose mit oder ohne Radikulopathie bedingt sind. Die klinischen Ergebnisse sollten stark mit den röntgenologischen Befunden korrelieren, zu denen auch MRT, Röntgenaufnahmen in Stehen, Diskographie und CT gehören. Andere Ursachen für Rückenschmerzen (z.B. Facettenerkrankung, myofasziale Syndrome, entzündliche arthritische Zustände und „akute“ Schmerzursachen) sollten ausgeschlossen werden. Der Patient sollte mindestens 6 Monate eine konservative Therapie erhalten haben, bevor ein Bandscheibenvollersatz in Betracht gezogen wird.

Zu den Kontraindikationen für dieses Verfahren gehören chronische Infektionen (z.B. lokale oder entfernte Infektionsquellen), ein BMI > 35, eine Knochendichte < −1,0, eine aktive maligne Tumorerkrankung, Facettendegeneration, Spondylose mit oder ohne Spondylolisthese und periphere Spinalstenose.

4.5.3 Beschreibung des Implantats

Das Activ-L-Implantat besteht aus drei Komponenten (➤ Abb. 4.25). Die superioren und inferioren Komponenten sind aus einer Metalllegierung (Kobalt, Chrom und Molybdän) hergestellt. Die superiore Komponente besteht aus einer einzelnen Konstruktion mit einem zentralen Kiel oder drei anterioren Spikes und ist in zwei Lordosewinkeln von 6 und 11° erhältlich. Die superiore Komponente besitzt eine konkave polierte Oberfläche, die mit der zweiten Komponente ein Gelenk mit ultrahochmolekularem Polyethylen-Inlay bildet. Dieses Inlay ist gegenwärtig in den Größen 8,5, 10, 12 und 14 mm erhältlich. Es sitzt in der dritten, d.h. der inferioren, Komponente, die aus einem soliden Einzelbauteil mit einem zentralen Kiel oder drei anterioren Spikes besteht (➤ Abb. 4.26). Die inferiore Komponente besitzt ebenfalls eine hochglanzpolierte Oberfläche, die eine Translation in a.p. Richtung nur während Flexion und Extension ermöglicht. Die „S"-Größe ermöglicht eine Translation des Polyethylen-Inlays in a.p. Richtung von 1,5 mm. Die Größen „M", „L" und „XL" erlauben eine a.p. Translation von 2 mm. Keines der Implantate lässt eine mediolaterale Translation des Inlays zu (➤ Abb. 4.27, ➤ Abb. 4.28). Es sind vier Implantatgrößen erhältlich: S, M, L und XL (➤ Abb. 4.29). Sowohl die superioren als auch die inferioren Komponenten sind plasmagesprüht und sowohl mit einer reinen Titanbeschichtung als auch mit einer dünnen (20 µm) Schicht aus Dikalziumphosphatdihydrat (µ-CaP) versehen.

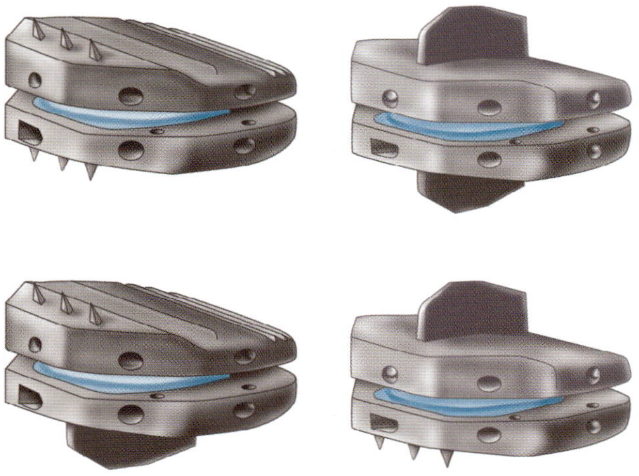

Abb. 4.26 Optionen zur Fixierung der Endplatten beim lumbalen Bandscheibenersatz mit der Activ-L

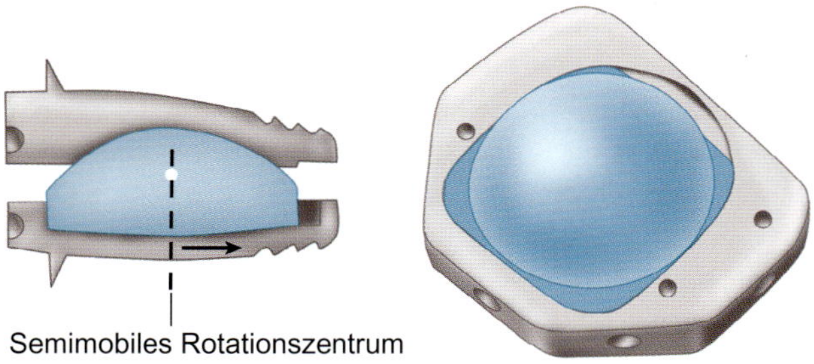

Abb. 4.27 Das Polyethylen-Inlay überträgt 2 mm in anteroposteriore Richtung und erzeugt so eine Freisetzung des Facettengelenks in Flexion.

Für die Größenbestimmung der Endplatten stehen Probeimplantat-Endplatten zur Verfügung, die direkt an einen mechanischen Distraktor und ein Instrument zur Größenbestimmung des Bandscheibenfachs montiert werden können (➤ Abb. 4.30). Wenn ein schräges Einsetzen gewünscht ist, kann ein strahlendurchlässiger Marker mit röntgenstrahlenundurchlässigen Mittelpunktmarkierungen zur Ausrichtung verwendet werden, um die Markierung der Mittellinie in a.p. und lateralen Projektionen zu unterstützen (➤ Abb. 4.31). Wenn eine kielförmige Implantattechnik gewünscht ist, kann die Kielnut mit einem geschützten Meißel gefräst werden (➤ Abb. 4.32). Den Meißel gibt es als Doppel- oder Einzelkonstruktion. Die Instrumente für das chirurgische Verfahren für die Activ-L umfassen auch ein Instrumentenset zur Vorbereitung des Wirbelzwischenraums.

Das Instrumentenset enthält auch Revisionsinstrumente, die, falls erwünscht, eine Translation des Implantats in anteriore Richtung ermöglichen (➤ Abb. 4.33). Mit dem gleichen Instrumentenset ist auch eine vollständige Entfernung des Implantats möglich. Zum Entfernen und Ersatz des Polyethyleneinsatzes wird ein separates Revisionsinstrument geliefert.

4.5.4 Hintergrund der wissenschaftlichen Prüfung und klinische Ergebnisse

Die künstliche Bandscheibe Activ-L wurde umfassenden mechanischen Tests unterworfen. In allen Fällen wurden die entsprechenden Standards für die Testung künstlicher Bandscheiben der Amerikanischen Gesellschaft für Werkstoffprüfung (ASTM) sowie ISO-

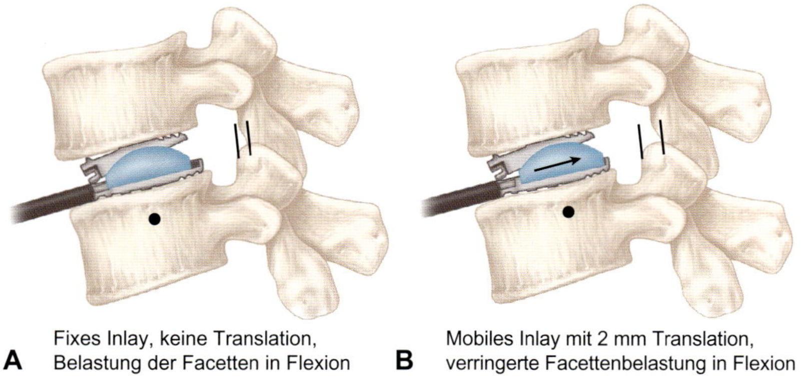

Abb. 4.28 **A** und **B:** Kombinierte Translation und Rotation gleicht einer Mobilisierung.

Normen eingehalten. Bei allen Tests wurden fertige Produkte verwendet. Die Prothese wurde auf alle *Worst-case*-Bedingungen und Belastungen getestet, die *in vivo* auftreten können.

Statikprüfung

Die Activ-L wurde in Kombination von Kompression/Abscheren bei einem Winkel getestet, der die zu erwartende Belastung in der Lendenwirbelsäule repräsentiert; das bedeutet eine Platzierung der Prothese in Lordose mit Kompression. Bei der Kompressions-/Scherprüfung wird ein gewinkelter Versuchsaufbau von 10° verwendet, um die resultierenden Scherkräfte zu berücksichtigen, die *in vivo* zusätzlich zu den Axialkräften auf die Prothese wirken. Der gleiche Testaufbau kam auch vorher schon bei der Prüfung der ProDisc-L (Synthes, West Chester, Pennsylvania) zur Anwendung.

Sämtliche Prothesen widerstanden den Kompressions-/Scherkräften, die höher waren als die Belastungen beim *Worst-case*-Sze-

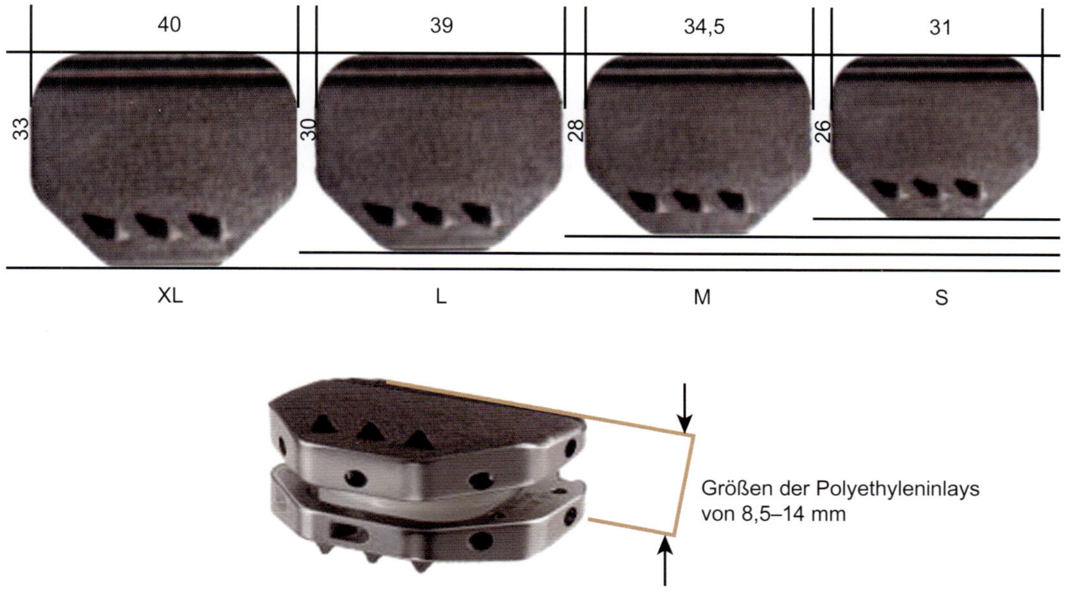

Abb. 4.29 Erhältliche Maße für die Komponenten der Activ-L-Prothese

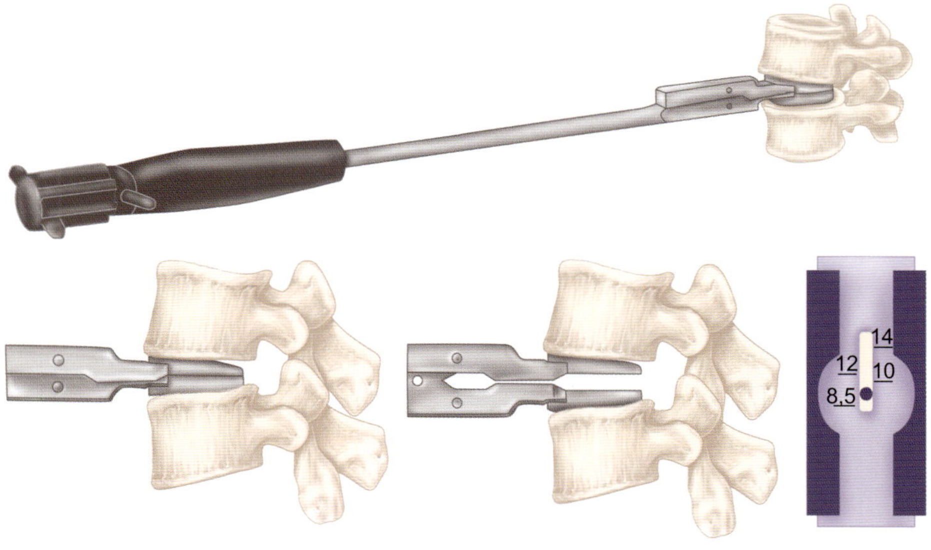

Abb. 4.30 Parallele Distraktion, Probeimplantat und Instrument zur Größenverifizierung

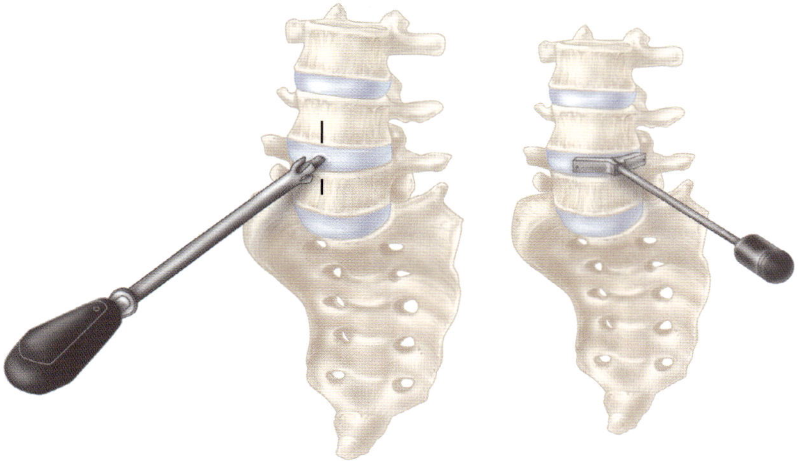

Abb. 4.31 Mittellinienmarker für anteriore und laterale Zugänge

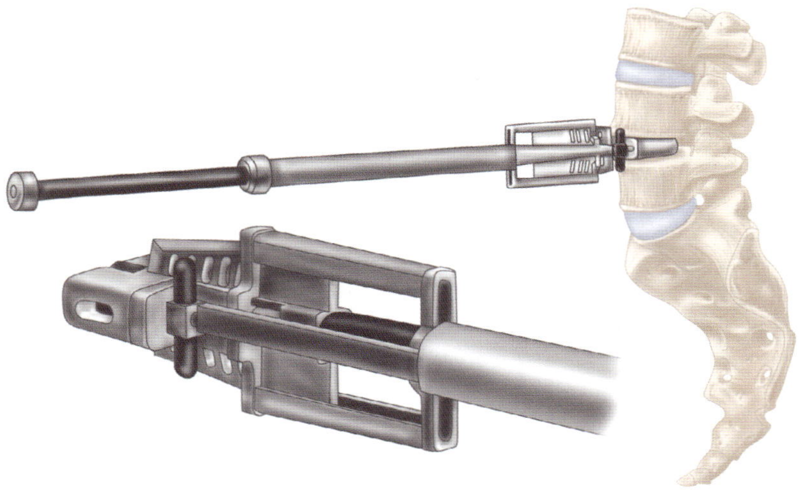

Abb. 4.32 Schutzhülse für den Meißel

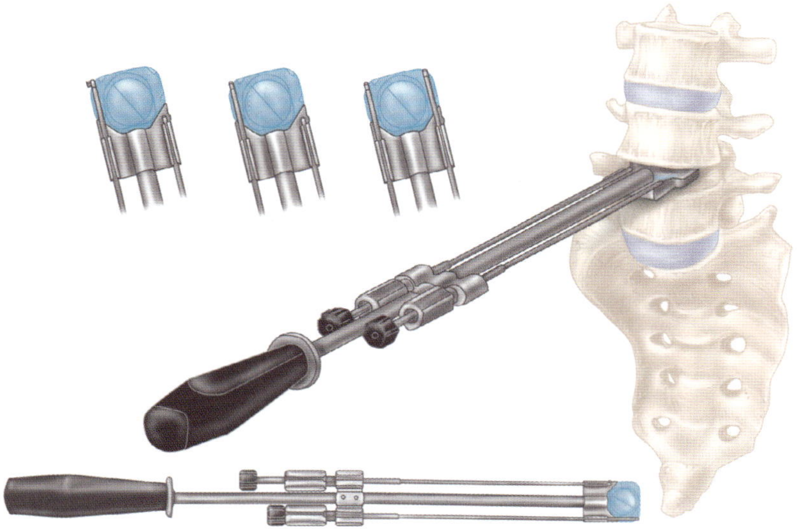

Abb. 4.33 Instrumente zur Revision/Repositionierung,

nario *in vivo*. Die durchschnittlich erzielte Belastung für die Activ-L mit Spikes betrug 6,6 kN und für die Activ-L mit Kiel 6,9 kN. Das einzige beobachtete Versagen war eine plastische Deformation des Inlays. Die erzielte Belastung für die ProDisc-L war ähnlich und lag bei 7,9 kN. Dieser Unterschied ist klinisch nicht signifikant, da die erzielte Belastung in allen drei Fällen die Bruchbelastung des L5-Wirbelkörpers übersteigt. Diese beträgt 5,5 kN und geht über die physiologischen *Worst-case*-Belastungszustände hinaus, wobei die berichteten maximalen axialen Kompressionskräfte in der Lendenwirbelsäule ungefähr 3–3,4 kN betrugen, was beträchtlich war. Folglich liefern beide Konfigurationen der Activ-L eine adäquate Festigkeit in der statischen Kompression/Abscherung und widerstehen so den *Worst-case*-Bedingungen in der klinischen Anwendung.

Deshalb wurde eine Statikprüfung durchgeführt, um den Widerstand der Activ-L-Endplatten gegenüber Verlagerung unter Abscheren zu evaluieren. Eine Druckbelastung von 450 N wurde aufgebracht, um die Endplatte zur Simulation einer *In-vivo*-Belastungssituation gegen den Testblock zu halten. Anschließend wurde eine Scherkraft gegen die Endplatte von 5 mm/min appliziert.

Die Ergebnisse zeigen, dass die durchschnittliche maximale Scherkraft für die Activ-L-Endplatte mit Spikes 1,26 kN, für die Activ-L-Endplatte mit Kiel 494 kN und für die ProDics-L 933 N betrug. Die Verlagerung bei maximaler Belastung war bei allen drei Endplatten ähnlich und lag zwischen 0,33 und 0,44 mm. Beide Konfigurationen der Activ-L und der ProDisc-L wiesen ausreichenden Scherwiderstand auf, um den *in vivo* zu erwartenden *Worst-case*-Belastungen standzuhalten. Zur Vorbeugung gegen eine Verlagerung des Implantats verfügt die Activ-L über einen Sicherheitsfaktor von $d = 1{,}24–1{,}98$ Scherwiderstand.

Dynamische Ermüdungsprüfung

Es wurde eine Prüfung nach zwei Methoden durchgeführt. Bei der ersten Prüfung wurde eine Activ-L mit Spikes einer Anfangsbelastung von 300–3.000 N bei 5 Millionen Zyklen und einer Frequenz von 5 Hz unterworfen. Während des Testvorgangs wurde die Temperatur überprüft, um zu verifizieren, dass diese Zyklusgeschwindigkeit zu keinem signifikanten Temperaturanstieg führt. Während des Prüfverfahrens wurde die Temperatur bei 2 °C gehalten. Die Belastung wurde dann in Intervallen von 1 Million Zyklen um 1.000 N auf bis zu 8.000 N erhöht. Die Testproben widerstanden den Belastungen in 9,75 Millionen Zyklen ohne Versagen. Nach 757.000 Zyklen kam es jedoch zu einem Versagen infolge der extremen Fließdehnung des Polyethylen-(PE-)Inlays nach Luxation der superioren Platte bei maximaler Belastung (800–8.000 N). Dieser erste Test wurde auch mit einem Exemplar Probe der Activ-L mit Kiel durchgeführt. Dabei wurden ähnliche Testergebnisse erzielt, wobei das Implantat 8,15 Millionen Zyklen widerstand und erst bei einer Belastung von 700–7.000 N versagte. Diese Ergebnisse waren bei Anwendung des gleichen Testprotokolls mit den Ergebnissen der ProDisc-L identisch, abgesehen davon, dass das Versagen bei der ProDisc-L als Bruch der inferioren Platte definiert war; bei der Activ-L brach die Platte in keiner Testprobe.

Beim zweiten Test wurde eine Probe während 10 Millionen Zyklen bei 5 Hz einer Belastung von 300–3.000 N ausgesetzt; bei vier zusätzlichen Proben wurde während 10 Millionen Zyklen eine Belastung von 400–4.000 N appliziert. Sämtliche Proben überlebten den Auslauf ohne Versagen. Ähnliche Ergebnisse wurden bei der ProDisc-L-Probe beobachtet. Eine ProDisc-L wurde nach dem gleichen Protokoll bei einer Belastung von 300–3.000 N getestet, eine zweite bei 400–4.000 N. Hier kam es zu einem Versagen durch Bruch der inferioren Endplatte. Folglich liegt die Dauerfestigkeit der Activ-L bei Kompression/Scherung bei mindestens 4.000 N, wobei dieser Wert die *in vivo* zu erwartenden *Worst-case*-Belastungen um 3–3,4 kN übersteigt. Diese Ergebnisse ähneln auch den entsprechenden Ergebnissen für die ProDisc-L oder sind sogar geringfügig besser.

Verschleißtestsimulation und Partikelcharakterisierung

Der Verschleißtest wurde im Serum neugeborener Kälber (Protein 30 g/l) bei 37 °C und einer Zyklusgeschwindigkeit von 1 Hz nach dem ISO-Verfahren ISO/CD 18192-1, 2004-04-30, mit kombinierten Bewegungen bei Flexion/Extension, Lateralbeugung und axialer Rotation durchgeführt. Die anfängliche Testperiode betrug 10 Millionen Zyklen. Der Gewichtsverlust wurde während des Tests in Intervallen von 0,5 Millionen Zyklen ermittelt.

Der Test ergab einen relativ beständigen Gewichtsverlust von 1–2 mg pro Messintervall bei durchschnittlich 2,7 (± 0,3) mg pro 1 Million Zyklen. Der durchschnittliche Gesamtverschleiß bei 10 Millionen Zyklen betrug 25,3 mg bei einer sehr geringen Variabilität der Proben (± 2,3 mg). Eine vorherige, von Aesculap durchgeführte Prüfung der ProDisc-L zeigte eine sehr ähnliche Verschleißrate von weniger als 1,0 mg pro 1 Million Zyklen. Die Verschleißrate der Activ-L ist beträchtlich niedriger als die berichteten Verschleißraten für Hüft- und Kniegelenkprothesen und gleich hoch oder niedriger als bei anderen künstlichen Bandscheiben, die unter ähnlichen Parametern getestet wurden. Eine Sichtprüfung der Prothese nach dem Verschleißtest zeigte keine unerwarteten großen Schäden. Zu den wichtigsten Abriebmechanismen zählten Abrasionsverschleiß und plastische Deformation. Es gab keinen Hinweis auf Rissbildung oder Lochfraß des Inlays nach 10 Millionen Zyklen. Die Höhenveränderung der Inlaykomponente betrug nach 10 Millionen Zyklen weniger als 0,5 mm, was deutlich unterhalb der täglichen Höhenvariation der natürlichen Bandscheibe von 1,5 mm liegt. Diese Ergebnisse belegen also die Fähigkeit der Activ-L, den *Worst-case*-Belastungszuständen *in vivo* bei multiaxialer Bewegung standzuhalten, ohne dass übermäßiger Verschleiß auftritt.

Dieselben Prothesen wurden unter den Bedingungen der Richtlinie 2.423 der Amerikanischen Gesellschaft für Werkstoffprüfung (ASTM) in weiteren 5 Millionen Zyklen geprüft. Im Vergleich zur Verschleißrate von 2,7 mg pro 1 Million Zyklen bei den ersten 10 Millionen Zyklen lag die Verschleißrate bei 10–15 Millionen Zyklen bei nur 0,13 mg pro 1 Million Zyklen. Die Testbedingungen wurden für die letzten 0,5 Millionen Zyklen an die ISO-Parameter angepasst und die Verschleißrate fiel für die ersten 10 Millionen Zyklen von ca. 3,5 mg pro 1 Million Zyklen auf ein ähnliches Niveau zurück. Die gesamte Verschleißrate blieb also nach insgesamt 15,5 Millionen Testzyklen mit 27,7 mg bei beiden Verfahren niedrig.

Nach Vollendung von 10 Millionen Zyklen wurden die Abriebteilchen charakterisiert. Die Ergebnisse der Teilchencharakterisierung zeigten für alle Implantate eine sehr ähnliche Größenverteilung der Partikel und der Morphologie. Die Partikelzahl reichte von 1×10^7 bis $3{,}5 \times 10^8$ Partikel/ml Serum. Der durchschnittliche Partikeldurchmesser nahm im Verlauf der Verschleißprüfung leicht zu. Zu Beginn der Prüfung betrug er 0,17–0,20 μ und am Ende des Tests 0,3–0,5 μ. Die größten Partikel mit einem ungefähren Durchmesser von 5 μ machten weniger als 5% der analysierten Partikel aus. Die kleinsten Partikel hatten einen Durchmesser von ca. 0,05 μ. Die Partikelmorphologie war im Allgemeinen gekörnt und stabil.

Klinische Daten

In Europa wird die Activ-L seit 2005 kommerziell angewendet; mittlerweile wurden mehr als 1.000 künstliche Bandscheiben implantiert (➤ Abb. 4.34). Die Erfahrung war positiv und zeigte eine niedrige Komplikationsrate. In den Hersteller-Datenbanken wurden bisher keine implantatbedingten Komplikationen oder schwerwiegenden unerwünschten Ereignisse dokumentiert. Die niedrige Komplikationsrate bei der kommerziellen Verwendung der Activ-L liefert einen weiteren Nachweis für die Sicherheit der Prothese. 2005 wurde in drei deutschen Zentren eine klinische Studie gestartet, deren primäres Ziel eine postoperative Reduzierung der funktionellen Einschränkungen war, die definiert war als eine 24 Monate nach der Operation zu beobachtende Verbesserung des durchschnittlichen ODI-Wertes gegenüber den Ausgangswerten um 15%. Die bisher berichteten durchschnittlichen ODI-Werte zeigen eine mit diesem Endpunkt in Einklang stehende Verbesserung. Sie belegen eine durchschnittliche Verbesserung des ODI-Wertes um 17 Punkte (35%) nach 3 Monaten und um 19 Punkte (39%) nach 18 Monaten. Zudem zeigten die Patienten wesentliche Verbesserungen der durchschnittlichen VAS-Werte nach 3 und nach 18 Monaten. Nach 3 Monaten erfüllte oder überstieg die durchschnittliche Verbesserung der VAS-Werte für Rückenschmerzen (28 mm) und Beinschmerzen (20 mm und 27 mm) die vermutete 20-mm-Verbesserung. Eine im Januar 2007 in den USA begonnene IDE-Studie vergleicht die künstliche Bandscheibe Activ-L mit der ProDisc oder dem CHARITÉ-Implantat (DePuy Spine, Inc., Raynham, Massachusetts).

4.5.5 Operationstechnik

Schritt 1: Lagerung des Patienten Die Patienten werden auf einem röntgendurchlässigen OP-Tisch gelagert. Es sollten Röntgenaufnahmen erstellt werden, bei denen sich der C-Arm in einer Null-Grad-Rotation (a.p. Sicht) der Wirbelsäule befindet. Der Dornfortsatz sollte gleich weit entfernt von den Rändern des medialen Pedikels sein. Auf der lateralen Abbildung sollten die anterioren und posterioren Kortizes der Wirbelkörper leicht identifiziert werden können.

Schritt 2: Vorbereitung des Bandscheibenfachs Zugang und Freilegung werden durch Einsatz eines selbsthaltenden Retraktors erleichtert. Anschließend wird ein retroperitonealer oder transperitonealer Standardzugang zur Wirbelsäule durchgeführt. Sobald die anteriore Bandscheibe freigelegt und die entsprechende Dissektionsetage verifiziert ist, wird unter Röntgenkontrolle der Mittelpunkt des Bandscheibenfachs markiert. Anschließend wird der

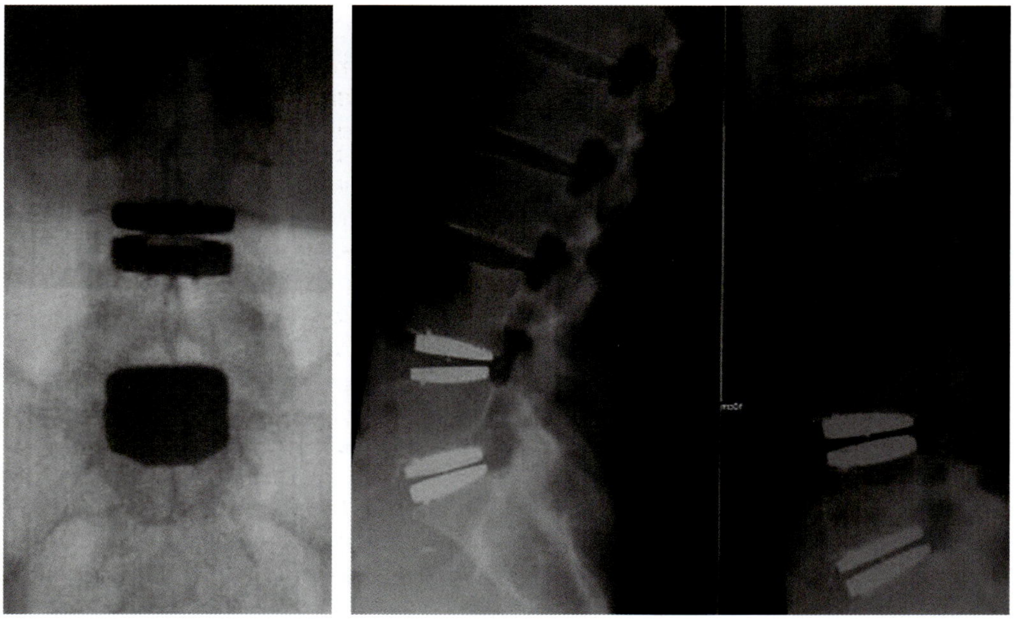

Abb. 4.34 Bisegmentale Activ-L *in situ*

Pin für die Markierung der Mittellinie platziert. Nun erfolgt eine vollständige Diskektomie und Mobilisierung. Eine kleine gekrümmte Kürette sollte ständig entlang dem posterioren Grat der beiden Wirbelkörper platziert werden; sie hilft ggf. beim Lösen des posterioren Längsbandes sowie beim Entfernen der extrudierten Bandscheibenfragmente und des posterioren entzündlichen Granulationsgewebes. Der subchondrale Knochen muss erhalten bleiben. Es muss nicht unbedingt das gesamte posteriore Längsband entfernt werden, es sei denn, es muss extrudiertes Bandscheibenmaterial entfernt und/oder eine größere Mobilisierung des Wirbelzwischenraums vorgenommen werden.

Schritt 3: Chirurgisches Verfahren/Technik Probeweises Einsetzen des Implantats und Ausmeißeln: Nach der Endplattenvorbereitung und Bandscheibenfachmobilisierung wird ein Probeimplantat eingesetzt. Die Höhe des Bandscheibenfachs und die Lordosewinkel sollten wiederhergestellt werden. In allen Fällen sollte die größtmögliche Endplatte gewählt werden.

Je nach Endplattenkonfiguration und Vorliebe des Chirurgen erfolgt die Entscheidung für ein Implantat mit Kiel oder Spikes. Dann wird der Distraktor/Dimensionsbestimmer im Bandscheibenfach platziert und das Bandscheibenfach gleichzeitig gespreizt und ausgemessen, indem der Griff dieses Instruments gedreht wird. Wenn ein gekieltes Implantat gewählt wird, wird der Probemeißel sorgfältig in die Mittellinie des Bandscheibenfachs platziert; danach erfolgt das Ausmeißeln. Das Probeimplantat muss unbedingt korrekt positioniert werden. Beim schrägen Einsetzen ist kein gekieltes Implantat verwendbar. Das Ausmeißeln erfolgt unter Röntgenkontrolle. Bei einem Implantat mit Spikes ist kein Ausmeißeln erforderlich.

Schritt 4: Einsetzen des Implantats Wenn das endgültige Implantat ausgewählt ist, wird es an den Griff des Einsetzinstruments angebracht. Alle drei Implantatteile (zwei Endplatten und das PE-Inlay) werden sicher am Einsetzinstrument befestigt und das Implantat anschließend *en bloc* eingesetzt. Wenn ein schräges Einsetzen gewünscht ist, müssen mehrere Schritte befolgt werden. Zunächst wird eine vaskuläre Mobilisierung ungefähr 2 cm an der Mittellinie des Wirbelzwischenraums empfohlen, obwohl ein schräges Einsetzen durchgeführt werden soll. Anschließend wird das röntgenstrahlendurchlässige Probeimplantat vor der Diskektomie auf dem Bandscheibenfach platziert, auf dem superioren Wirbel eine kleine Einkerbung angebracht und dadurch der Einsetzwinkel für die endgültige Prothese definiert.

Wenn überhaupt, sollte der anteriore Anulus vollständig gelöst werden, um zur Vermeidung einer iatrogenen Skoliose das richtige Ausbalancieren der Wirbelsäule zu ermöglichen. Das Implantat sollte zunächst in der endgültigen mediolateralen Position positioniert werden. Ist es erst einmal im anatomischen Zentrum des Zwischenraums in der a.p. Ebene positioniert, wird es dann unter lateraler Röntgenkontrolle posterior eingesetzt.

4.5.6 Diskussion und Fazit

Erste Ergebnisse zeigen, dass das Activ-L-Implantat eine sichere und wirksame Balance zwischen Bandscheibenbewegung und Implantatstabilität herstellt. Das Activ-L-Implantat ermöglicht eine teilgeführte Flexion/Extension, Rotation und Translation. Wir definieren diese kombinierte Bewegung als Mobilisierung. Wir glauben, dass eine Mobilisierung mehr physiologische Bewegung sowie geringere Bandscheibenhöhen bei der Wiederherstellung des erkrankten Bandscheibenfachs erlaubt. Die primäre Stabilität wird durch die Konstruktion mit Kiel oder Spikes erreicht, die sekundäre Stabilität durch die knöcherne Integration der Titan- und Dikalziumphosphatdehydrat-Beschichtung. Das Activ-L-Implantatsystem fördert eine harmonische Synergie zwischen Implantatdesign und Einsetztechnik.

LITERATUR

[1] Tortolani PJ, Cunningham BW, Eng M, et al: Prevalence of heterotopic ossification following total disc replacement: A prospective, randomized study of two hundred and seventy-six patients. J Bone Joint Surg Am 89: 82–88, 2007.
[2] Siepe CJ, Wiechert K, Khattab MF, et al: Total lumbar disc replacement in athletes: clinical results, return to sport and athletic performance. Eur Spine J 16: 1.001–1.013, 2007.
[3] Tropiano P, Huang RC, Girardi FP, et al: Lumbar total disc replacement: Surgical technique. J Bone Joint Surg Am 88 (suppl 1, Pt 1): 50–64, 2006.
[4] Tournier C, Aunoble S, Le Huec JC, et al: Total disc arthroplasty: Consequences for sagittal balance and lumbar spine movement. Eur Spine J 16: 411–421, 2006.
[5] Regan JJ, McAfee PC, Blumenthal SL, et al: Evaluation of surgical volume and the early experience with lumbar total disc replacement as part of the investigational device exemption study of the Charite Artificial Disc. Spine 31: 2.270–2.276, 2006.
[6] Bertagnoli R, Yue JJ, Nanieva R, et al: Lumbar total disc arthroplasty in patients older than 60 years of age: a prospective study of the Pro-Disc prosthesis with 2-year minimum follow-up period. J Neurosurg Spine 4: 85–90, 2006.
[7] Bertagnoli R, Yue JJ, Kershaw T, et al: Lumbar total disc arthroplasty utilizing the ProDisc prosthesis in smokers versus nonsmokers: A prospective study with 2-year minimum follow-up. Spine 31: 992–997, 2006.
[8] Bertagnoli R, Yue JJ, Fenk-Mayer A, et al: Treatment of symptomatic adjacent-segment degeneration after lumbar fusion with total disc arthroplasty by using the prodisc prosthesis: A prospective study with 2-year minimum follow up. J Neurosurg Spine 4: 91–97, 2006.
[9] Tropiano P, Huang RC, Girardi FP, et al: Lumbar total disc replacement: Seven to eleven-year follow-up. J Bone Joint Surg Am 87: 490–496, 2005.

4.6 Maverick

Matthew F. Gornet

! KERNAUSSAGEN

- Bewegungserhaltung hat nachweislich Vorteile gegenüber einer Fusion.
- Patientenselektion ist für jede erfolgreiche Bandscheibenvollprothese essenziell.
- Maverick ist die erste lumbale Prothese mit einer zweiteiligen Metall-Metall-Gleitpaarung.
- Das fixe posteriore Rotationszentrum verbessert die postoperative Beweglichkeit und reduziert die Belastung der Facettengelenke.
- Hauptmerkmale dieses Implantats sind seine Dauerhaltbarkeit und die einfache Implantation.

4

4

Fusionen der Wirbelsäule bleiben für Patienten mit fortgeschrittener Bandscheibendegeneration auch weiterhin die häufigste chirurgische Option. Eine Fusion erzielt durch Eliminierung der Beweglichkeit Stabilität des erkrankten Segments, in der Hoffnung, den durch die Instabilität verursachten Schmerz dadurch zu eliminieren. Mittlerweile werden andere Formen der Wiederherstellung des Segments entwickelt und untersucht, darunter auch die der Arthroplastie der Bandscheiben, die auf eine mehr als 20-jährige Geschichte mit einer Vielzahl an Prothesen und Implantationstechniken zurückblicken kann. Die Maverick versucht den Schmerz durch Stabilisierung des erkrankten Segments zu nehmen, ohne es zu immobilisieren, und die natürliche Lordose wiederherzustellen, da nach dem Bandscheibenvollersatz eine rasche Genesung des Patienten eintritt.

Mit der CHARITÉ III (DePuy Spine Raynham, Massachusetts) und der ProDisc (Synthes, West Chester, Pennsylvania) werden zwei in den USA zugelassene Konzepte in ➤ Kapitel 4.2 und ➤ Kapitel 4.3 vorgestellt. Beide basieren auf Kobalt-Chrom-Molybdän-(CoCrMo-)Grundplatten, die durch ultrahochmolekulares Polyethylen (UHMWPE) verbunden sind. Dieses Kapitel befasst sich mit einem neuen Produkt dieser Kategorie, der Maverick-Bandscheibenvollprothese (Medtronic Sofamor Danek, Memphis, Tennessee), die seit 2003 in einer IDE-Studie *(Investigational Device Exemption)* der amerikanischen Regulierungsbehörde FDA untersucht wird. Das Design der Maverick unterscheidet sich deutlich von alternativen Produkten; wenn man an die Rolle und Funktion einer gesunden, funktionsfähigen Bandscheibe denkt, dann hat die Maverick durchaus das Potenzial, wie eine asymptomatische Bandscheibe zu funktionieren.

4.6.1 Indikationen und Kontraindikationen

Das Wichtigste bei einer erfolgreichen Wirbelsäulenarthroplastie ist die richtige Auswahl der Patienten. Je mehr dieser Implantate zugelassen werden, desto besser muss der Chirurg über die allgemeinen Ein- und Ausschlusskriterien für Bandscheibenvollersatz Bescheid wissen und die produktspezifischen Faktoren kennen, die den Langzeiterfolg für den Patienten beeinflussen. Die Patientensymptome bilden zusammen mit den MRT- oder CT-Untersuchungen die Grundlage, auf der die Pathologie des Segments bestimmt und die Eignung des Patienten für Bandscheibenvollersatz erwogen wird. Für die IDE-Studie zur Maverick-Prothese mussten alle folgenden Einschlusskriterien erfüllt werden:

- Bandscheibenbedingter Rückenschmerz mit oder ohne Beinschmerzen, einsegmentige Bandscheibendegeneration auf L4–S1 mit funktionalem oder neurologischem Defizit und folgenden Bildgebungsdiagnosen:
  - Modic-Veränderungen
  - Hochintensive Zone im Anulus
  - Verlust an Bandscheibenhöhe
  - Verminderte Hydratation der Bandscheibe (➤ Abb. 4.35)
- Bekannte Anuluspathologie
- Intakte Facettengelenke im betreffenden Segment (bestätigt durch MRT oder CT)
- Ein präoperativer *Oswestry Disability Index* (ODI) ≥ 30 und ein VAS-Wert > 20 auf dem Rücken- und Beinschmerzfragebogen
- > 6-monatige erfolglose konservative Therapie, darunter Bettruhe, Physiotherapie, Medikamente, transkutane elektrische Nervenstimulation (TENS), Manipulation oder Injektionstherapie

Genauso wichtig wie die Patientenselektion ist die strenge Einhaltung der Kontraindikationen, von denen in der Maverick-Studie jede einzelne zum Ausschluss eines ansonsten geeigneten Operationskandidaten führte:

- Diagnose einer anderen Wirbelsäulenerkrankung als einer Bandscheibendegeneration im betroffenen Segment
- Eine vorherige posteriore lumbale Fusion oder eine anteriore lumbale Operation im betroffenen Segment
- Notwendigkeit eines multisegmentalen Eingriffs
- Erhebliche Pathologie der Facettengelenke
- Insuffizienz der posterioren Elemente wie z.B. Resektion der Facettengelenke, Spondylolyse oder Bruch des Pars interarticularis
- Spondylolisthese, Spinalkanalstenose oder Rotationsskoliose im betroffenen Segment
- Mit einer Osteoporosediagnose assoziierte Risikofaktoren
- Bekannte Metallallergie oder Intoleranz gegen Titan- oder CoCrMo-Legierungen

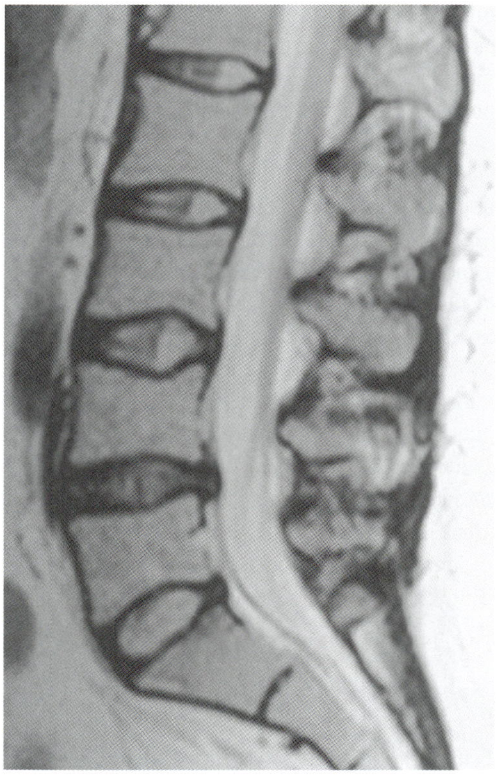

Abb. 4.35 Das MRT dieses 38-jährigen Mannes zeigt eine Ausbuchtung des Anulus an L4/L5 mit zentralem Bandscheibenvorfall.

4.6.2 Beschreibung des Implantats

Die Maverick ist eine Zwischenwirbelprothese (➤ Abb. 4.36), die Anfang der 1990er-Jahre aus einem von Larry Boyd, Richard Salib und Ken Pettine bei Danek Medical entwickelten Keramik/Keramik-Konstrukt entstand. Die grundlegenden Konstruktionsprinzipien dieses frühen Konzepts wie posteriores Rotationszentrum, zweiteiliges Kugelgelenk, Verhinderung der Expulsion bzw. Migration bildeten Anfang 2001 auch die Grundlage für die Weiterentwicklung der Prothese durch ein Team von Ingenieuren und Ärzten bei Medtronic Sofamor Danek [1].

So wie eine gesunde Bandscheibe das Bewegungssegment stabilisiert, eine stoßdämpfende Funktion erfüllt, Lasten verteilt und die Facettengelenke schützt, so sollte auch eine künstliche Bandscheibe Bewegungsstabilisierung und Schutzfunktion im behandelten Segment möglichst gut nachahmen. Dies war die Designgrundlage für dieses Dauerimplantat, das wichtige biomechanische Eigenschaften beinhaltete und dabei Langlebigkeit und Implantationstechnik nicht vernachlässigte. Das Ergebnis, die Maverick, ist eine Prothese mit einem fixen Rotationszentrum, welche die Funktion mit einem Metall/Metall-Kugelgelenk wiederherstellt. Die heutigen Konfigurationen wie die A-MAV (direkte anteriore Implantation, ➤ Abb. 4.37) und O-MAV (seitliche Implantation, ➤ Abb. 4.38) sind im klinischen Einsatz.

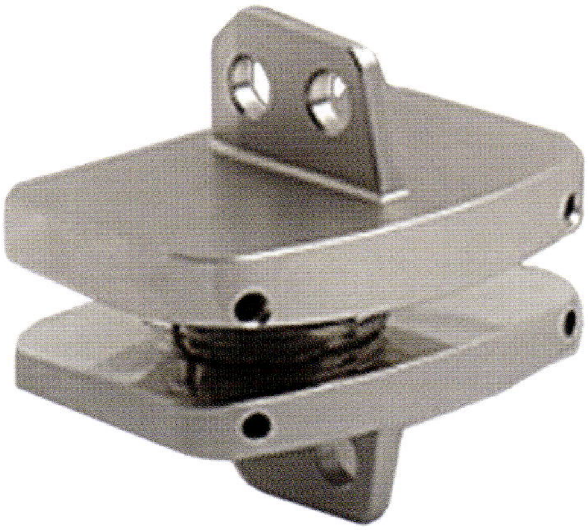

Abb. 4.36 Maverick-Bandscheibenvollprothese (Medtronic Sofamor Danek, Memphis, Tennessee)

Durch Verwendung einer CoCrMo-Gleitpaarung verspricht man sich das gleiche gute Abriebverhalten und eine ähnliche Haltbarkeit wie bei Hüfttotalprothesen. Da jede anteriore Revisionsoperation einer Bandscheibenvollprothese risikoreich ist, war eine grundlegende Konstruktionsüberlegung, dass die Prothese lebenslang haltbar sein sollte und die mit herkömmlichem Polyethylen verbundenen Probleme vermieden werden sollten. Bei Hüfttotalprothesen mit einer Metall/Metall-Gleitpaarung werden zweimal weniger Abriebpartikel beobachtet als bei UHMWPE/Metall-Gleitpaarungen, bei denen Abrieb mit Osteolyse und Fremdkörperreaktionen assoziiert ist [2]. In einer Bandscheibenprothese sollte das gute Verhalten von Metall auf Metall übertroffen werden, da hier anatomisch bedingt während Alltagsaktivitäten andere Kräfte auf die Prothese wirken als bei Knie oder Hüfte [1]. Da die Maverick den erkrankten vorderen Wirbelsäulenteil ersetzen soll, muss das fixe Rotationszentrum die Kinematik der natürlichen Bandscheibe nachahmen, sodass die Balance und die Lastpunkte in der neutralen Achse liegen. Liegt das Rotationszentrum zu weit anterior, werden potenziell die Facetten überlastet, was Schmerz verursacht und zur Degeneration der Nachbarsegmente führen kann [3]. Bei einem Rotationszentrum im hinteren Drittel der Maverick-Prothese (➤ Abb. 4.39) hat der Chirurg einen gewissen Spielraum, falls die Prothese nicht so weit posterior platziert worden sein sollte wie gewünscht. Dadurch, dass die Translation auf 3 mm oder weniger begrenzt ist, werden Scherkräfte und das Potenzial für Facettendegeneration oder durch Translationsinstabilität verursachte Syndrome auf ein Minimum reduziert.

Die untere Grundplatte ist in nur einer Höhe erhältlich und wird im unteren Wirbelkörper, ihr Gegenstück am oberen Wirbelkörper positioniert (➤ Abb. 4.40). Ein aus den Grundplatten herausragender Kiel bietet Stabilität, nachdem der Operateur sie in den vorbereiteten Schlitz platziert hat. In einer aktuelleren Version der ursprünglichen A-MAV wurde die Höhe dieses Kiels verringert, um einen kleineren Schlitz in den Wirbelkörper schlagen

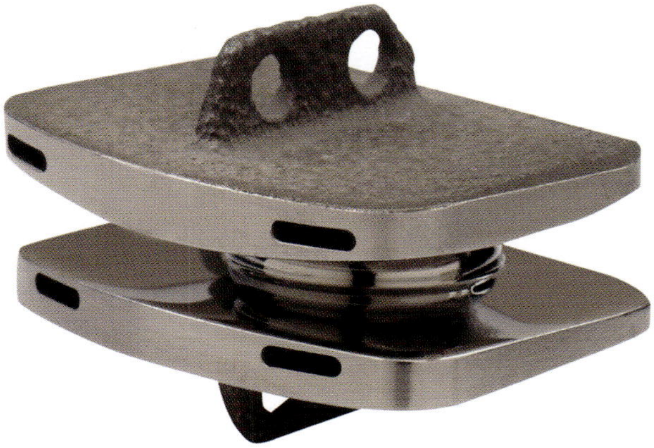

Abb. 4.37 A-MAV, die aktuelle Version für den direkten anterioren Zugang zur Bandscheibenvollprothese

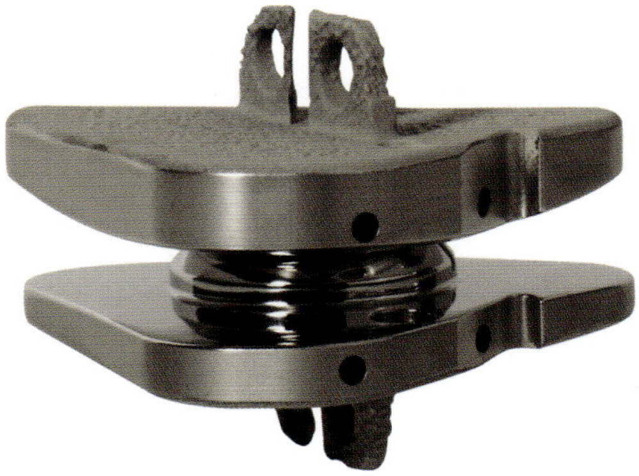

Abb. 4.38 O-MAV, die Version für den schrägen Zugang

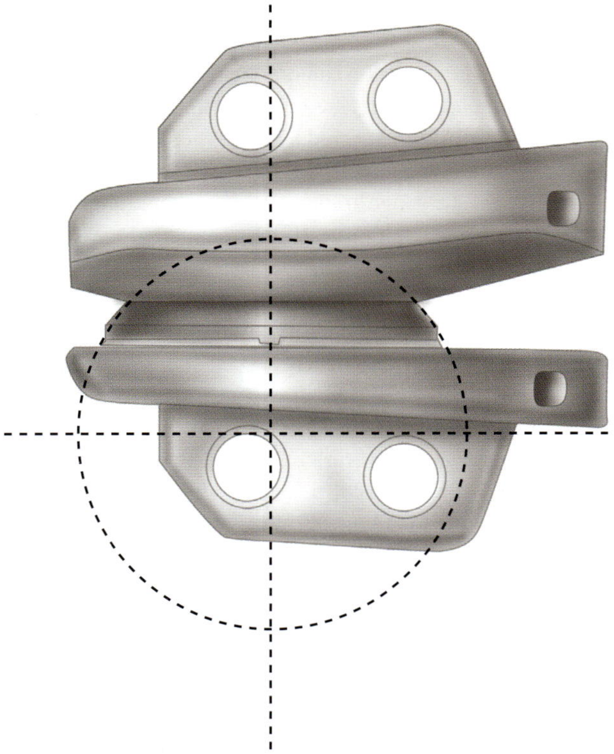

Abb. 4.39 Posteriores Rotationszentrum entspricht eher der Anatomie des Patienten

zu können. Die Kontaktfläche zum Knochen ist nach vorheriger Aufrauung der Oberfläche zur besseren Haftung mit Hydroxylapatit plasmabeschichtet, einem hochkristallinen osteokonduktiven synthetischen Knochenmaterial, das in der Arthroplastie seit Jahrzehnten verwendet wird (➤ Abb. 4.41). Es sorgt für hervorragende Stabilität und raschen Einwuchs von Knochen.

Die untere Grundplatte hat eine domartige Vorwölbung, die sich mit dem konkaven Teil der oberen Grundplatte deckt und die (gemessen am hinteren Teil) in verschiedenen Höhen erhältlich ist. Zusammengesetzt wird sie in einem einzigen Schritt implantiert und bietet von der neutralen Position ausgehend 16° an Bewegung. Im zusammengesetzten Zustand bilden die Endplatten drei verschiedene Winkel: 6°, 9°, 12°. Beide Grundplatten sind in drei Größen (klein, mittel und groß) erhältlich, um bei unterschiedlichen Endplattendimensionen die beste Flächendeckung zu gewährleisten (➤ Abb. 4.42). Dabei sind die Komponenten untereinander austauschbar; für eine optimale Passung, Balance und Lordose kann so die richtige Konfiguration zusammengestellt werden. Im Gegensatz zu anderen Prothesen ist die Maverick bei der Lordose passiv, sie passt sich der vom Patienten postoperativ entwickelten Lordose an.

Eine weitere Herausforderung war die Entwicklung einer einfachen Implantationstechnik, welche die meisten Operateure schnell lernen konnten. Dem Operateur steht ein kompletter Instrumentensatz für die Diskektomie zur Verfügung sowie eine Führungslehre, mit der man Bandscheibenhöhe, anteroposteriore Tiefe,

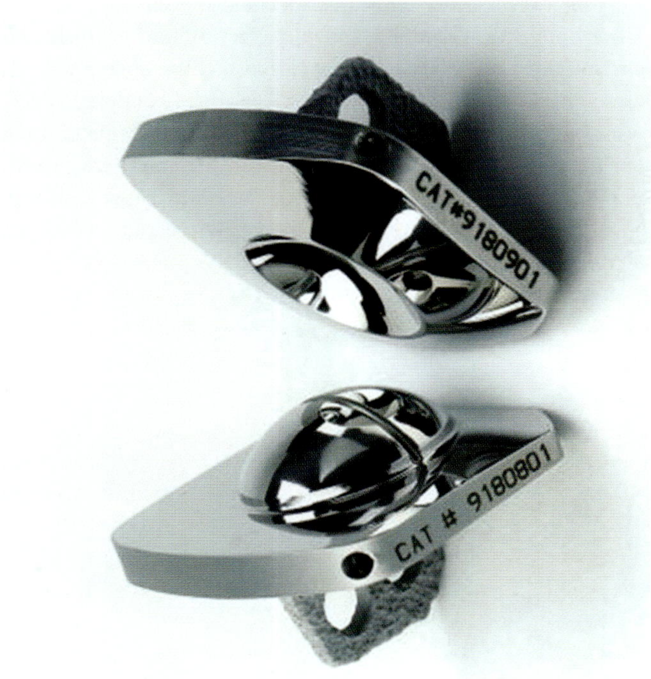

Abb. 4.40 Maverick-Kugelgelenkdesign, Metall-auf-Metall-Grundplatten (CoCrMo)

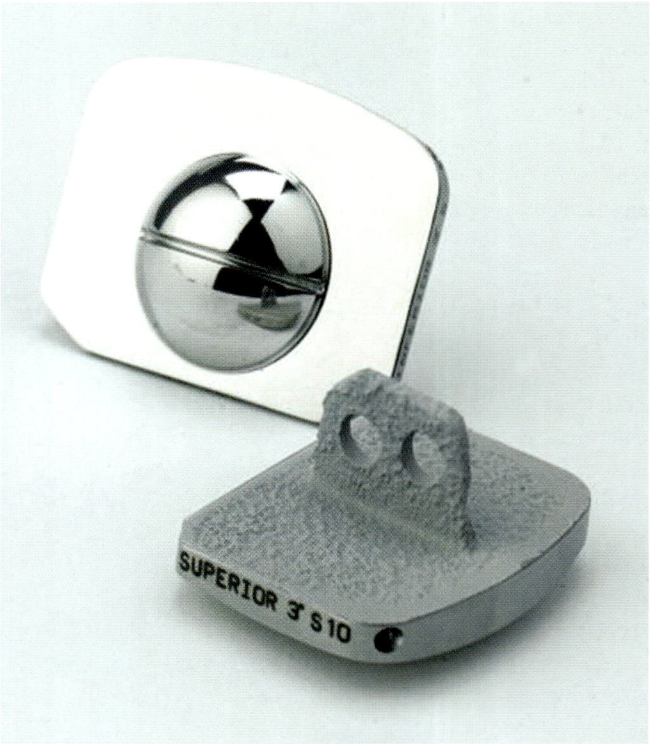

Abb. 4.41 Die Hydroxylapatitbeschichtung und eine chemisch aufgeraute Oberfläche erlauben das Einwachsen von Knochen in die Maverick und gewährleisten erhöhte Reibung für den Press-Fit.

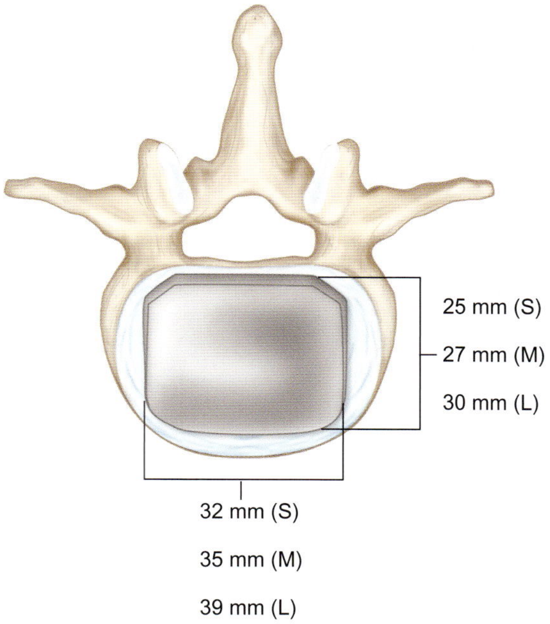

Abb. 4.42 Der Maverick-Bandscheibenvollersatz mit auswechselbaren Grundplattengrößen, variabler Höhe und Lordose erlaubt dem Operateur die optimale Anpassung.

Lordose und Mittellinie bestimmen kann und die als Führung für den Meißel dient (➤ Abb. 4.43).

Zusammengefasst ist die Maverick eine zweiteilige Prothese, die als Einheit implantiert wird und die normale Kinematik wiederherstellt, Scherkräften Widerstand bietet und die Facettengelenke durch ein fixes posteriores Rotationszentrum entlastet. Dieses Metall/Metall-Implantat mit Kielfixierung und Hydroxylapatitbeschichtung fixiert sich optimal; seine außergewöhnlichen Abriebeigenschaften gewährleisten eine erhöhte Standzeit.

4.6.3 Hintergrund der wissenschaftlichen Prüfung und klinische Ergebnisse

Bei der Entwicklung einer Prothese für den Bandscheibenersatz ist eine Analyse der Biomechanik einer gesunden Wirbelsäule unerlässlich [4]. Die Maverick ist als Dauerimplantat konzipiert, um für optimale Bewegungsstabilisierung im behandelten Segment zu sorgen. Dazu wurden Design und Materialeigenschaften wie z.B. Lebensdauer und Abrieb, Scher- und Kompressionskräfte, Stoßdämpfung, Kinematik, Biokompatibilität und Toxizität untersucht.

Eine wichtige Analyse zum Rotationszentrum bei einer Kugelgelenkprothese stammt von Dooris et al. [3]. Hier zeigte sich, dass sich die Belastung der Facettengelenke um das 2,5fache erhöht, wenn man die Prothese zu weit anterior platziert; weiter posteriores Positionieren sorgt für eine vergleichbare Lastverteilung, ohne jedoch die Facettengelenke zu belasten. Ebenso zeigte sich, dass sich die Beweglichkeit mit einem posterior platzierten Implantat im Vergleich zu einer anterioren Positionierung erhöht [3].

Die Vorteile einer Metall/Metall-Gleitpaarung haben sich durch intensives Testen mit 10 Millionen Belastungszyklen bestätigt. Das Implantat hat mechanisch nicht versagt, und der Abrieb blieb innerhalb der für Hüftimplantate angegebenen Mengen. Eine typische Metall/Metall-Hüfttotalprothese erzeugt elfmal so viel Abrieb wie eine Maverick [5, 6]. Die Maverick ist die einzige Prothese, bei der ein Vergleich zwischen einer gleichen *In-vitro*-Testprothese und einer explantierten Prothese in Bezug auf Abrieb durchgeführt wurde [7]. Die Ergebnisse belegen, dass Abrieb in den intensiven Tests die Menge an tatsächlich generiertem Abrieb im implantierten Zustand weit übersteigt.

Um der Auffassung, dass eine lumbale Bandscheibenprothese neben geringem Abrieb stoßdämpfende Eigenschaften und vibrationsdämpfende Eigenschaften aufweisen müsse, entgegenzutreten, wurden eine Maverick und eine ProDisc miteinander verglichen. Die Ergebnisse zeigen, dass es zwischen den beiden Prothesen statistisch keinen signifikanten Unterschied in Bezug auf diese Parameter gibt [8]. Der größte Nachteil einer Metall/Metall-Gleitpaarung bei Prothesen ist die erhöhte Serumkonzentration an Metallionen. In einer Kaninchenstudie wurden in die Wirbelsäule CoCrMo-Partikel in Konzentrationen injiziert, die der Abriebdauer einer Maverick von 10–60 Jahren entsprechen. Bei der Untersuchung von Injektionsstelle, Leber, Nieren, Milz und Lymphknoten wurden sowohl in der Kontroll- als auch in der Untersuchungsgruppe keine signifikanten histologischen Veränderungen entdeckt [8].

4.6.4 Klinische Daten und Evaluation

In einer prospektiven nichtrandomisierten Studie von LeHuec et al. [10], die im Januar 2002 in Europa gestartet wurde, gaben 80% der Patienten nach 6 und nach 24 Monaten postoperativ eine Verminderung um mindestens 15 Punkte auf der ODI-Skala an. Dies ist wichtig, da die FDA für eine IDE-Studie eine Verbesserung um 15 Punkte als Erfolgskriterium definiert hat. Zusätzlich gab es kein Einsinken um mehr als 2 mm. Der mittlere Bewegungsumfang betrug 6° in Flexion und 4° in Extension. Wichtiger noch: Es wurden keine signifikanten Änderungen der Sakral- und Hüftneigung sowie der Gesamtlordose berichtet, was auf eine stabile sagittale Balance schließen lässt [11].

Die FDA-IDE-Studie begann im April 2003 mit 577 Patienten an 31 Institutionen. Bei der Planung dieser Studie wurde entschieden, nur den besten Behandlungsstandard als Kontrollstandard für die Maverick zuzulassen. Die Wahl fiel auf ein LT-Cage/INFUSE-Knochenspansystem (Medtronic, Memphis, Tennessee) als bestes anteriores statisches Stabilisierungssystem. 2006 wurden noch die 2-Jahres-Ergebnisse erhoben. Jedoch zeigten sich im Trend schon potenziell bessere Ergebnisse als bei LeHuec et al. [10]. Obwohl dies an Unterschieden in der Patientenselektion, Demographie oder anderen Faktoren liegen kann, sind die ersten Trends positiv.

Ein Bericht über die 24-Monats-Ergebnisse von sechs teilnehmenden Institutionen der Maverick-IDE-Studie enthielt Angaben

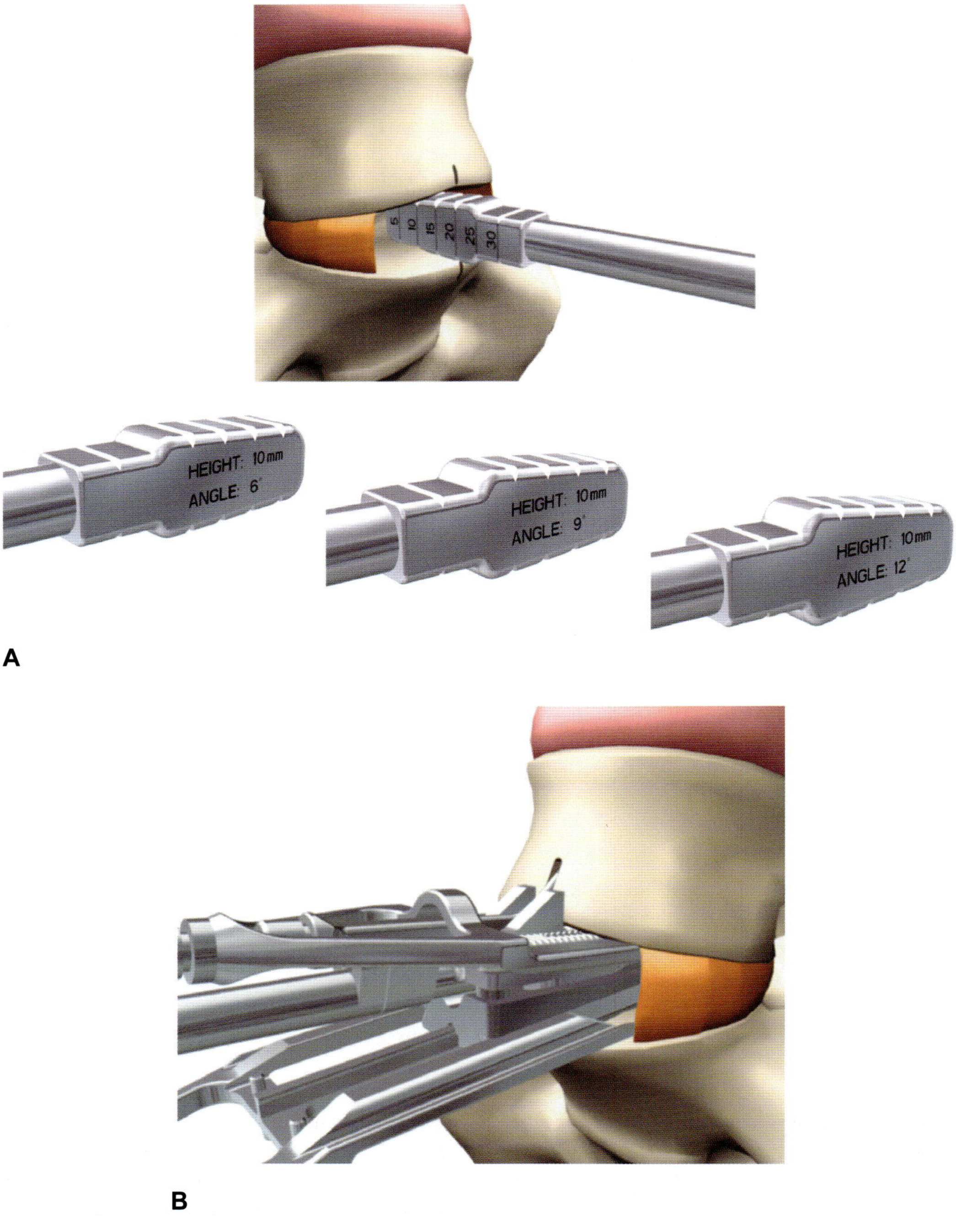

Abb. 4.43 A: Ausmessen mit dem Kombinationsführungsinstrument zur Bestimmung von Mittellinie, Lordosewinkel und Grundplattengröße. **B:** Schlagen der Schlitze mit dem Kombinationsführungsinstrument

zu insgesamt 160 Patienten (46% Männer, 54% Frauen) mit einem Durchschnittsalter von 40,1 Jahren und einem Durchschnittsgewicht von 79,5 kg. 35% waren Raucher, 51% waren präoperativ berufstätig und 23% strebten Frührente an. Diese Demographie entsprach auch der in der LT-Cage/INFUSE-Kontrollgruppe.

Die Patienten wurden präoperativ sowie nach 1, 3, 5, 6, 12 und 24 Monaten postoperativ befragt. Das klinische Ergebnis wurde anhand von ODI-Werten, Rücken- und Beinschmerzfragebögen, SF-36 und neurologischem Status ermittelt. Von den 160 Patienten aus sechs Institutionen beendeten 50 die 2-Jahres-Nachbeobachtung. Der mittlere ODI betrug 20,0 – eine Verbesserung gegenüber dem präoperativen Wert von 35,7 Punkten ($p < 0{,}001$) (➤ Tab. 4.6). Der ODI zeigte im Mittel eine statistisch signifikante Verbesserung und zu den Befragungsterminen, beginnend bei 6 Wochen, sequenziell immer bessere Werte. Nach 24 Monaten hatten 82% der Maverick-Patienten eine ODI-Verbesserung um

Tabelle 4.6 Verlauf der klinischen Ergebnisse im Vergleich zu den präoperativen Werten

Zeitraum	Variable	ODI	Kreuzschmerzen	Beinschmerzen	SF-36 PCS
Präoperativ	*n*	160	160	160	160
	Mittelwert	54,1	71,7	52,3	27,3
Nach 6 Wochen	*n*	154	154	154	154
	Mittelwert	34,1	22,7	26,1	35,1
Verbesserung gegenüber präoperativen Werten	*n*	154	154	154	154
	Mittelwert	−19,9	−48,7	−26,0	7,7
	p-Wert*	< 0,001	< 0,001	< 0,001	< 0,001
Nach 3 Monaten	*n*	153	153	153	153
	Mittelwert	25,7	19,7	22,8	39,9
Verbesserung gegenüber präoperativen Werten	*n*	153	153	153	153
	Mittelwert	−28,2	−51,7	−30,8	12,6
	p-Wert*	< 0,001	< 0,001	< 0,001	< 0,001
Nach 6 Monaten	*n*	150	150	150	150
	Mittelwert	22,3	19,5	19,1	42,1
Verbesserung gegenüber präoperativen Werten	*n*	150	150	150	150
	Mittelwert	−38,1	−51,9	−34,0	14,6
	p-Wert*	< 0,001	< 0,001	< 0,001	< 0,001
Nach 12 Monaten	*n*	148	148	148	148
	Mittelwert	219,8	17,7	16,6	43,5
Verbesserung gegenüber präoperativen Werten	*n*	148	148	148	148
	Mittelwert	−33,8	−53,0	−36,6	15,9
	p-Wert*	< 0,001	< 0,001	< 0,001	< 0,001
Nach 24 Monaten	*n*	50	50	50	50
	Mittelwert	20,0	17,7	17,7	45,1
Verbesserung gegenüber präoperativen Werten	*n*	50	50	50	50
	Mittelwert	−35,7	−54,8	−39,5	17,7
	p-Wert*	< 0,001	< 0,001	< 0,001	< 0,001

* Die *p*-Werte für die Änderung gegenüber den präoperativen Werten stammen aus einem gepaarten *t*-Test.
ODI, *Oswestry Disability Index;* PCS, physische Komponente

mindestens 15 Punkte (das Erfolgskriterium der FDA) erreicht. Im Vergleich dazu zeigten 73% Patienten mit dem LT-CAGE/INFUSE Verbesserungen im ODI [13]. Die physische Komponente des SF-36 verbesserte sich um 17,7 Punkte ($p < 0{,}001$) auf 45,1 und ergab eine kontinuierliche, statistisch signifikante ($p < 0{,}001$) Besserung der Rücken- und Beinschmerzen bis zu 24 Monaten.

4.6.5 Operationstechnik

Nur ausgewählte, gut geeignete Patienten kommen für eine Bandscheibenvollprothesenoperation in Betracht; dabei wird auch besonders darauf geachtet, Patienten mit schwerer Facettendegeneration und signifikanten Knochenanomalien, die zum Einsinken der implantierten Prothese führen können, auszuschließen. In der präoperativen Planung sollte versucht werden, die größtmögliche, zur Anatomie des Patienten passende Prothesengrundplatte auszuwählen, um die tragende Endplattenfläche zu maximieren. Dies kann präoperativ durch MRT- oder CT-Axialschnitte geschehen. Wenn der Chirurg genügend Erfahrung mit der Implantation der Maverick hat, kann die Größenbestimmung intraoperativ erfolgen; die präoperative CT-Bewertung erfolgt dann optional. Eine detaillierte Planung einschließlich Instrumentierung und Wahl der Anästhesie ist vor einer anterioren lumbalen Operation empfehlenswert. Da diese einen fachmännisch gelegten Zugang durch einen erfahrenen Chirurgen erfordert, sollte ein entsprechendes Komplikationskontingent vorgehalten werden, das die Verfügbarkeit einer Anästhesie auf Abruf, einen Gefäßchirurgen sowie Intensivpersonal mit entsprechenden Gerätschaften beinhaltet. Bei einem anterioren Zugang zur Wirbelsäule ist eine allgemeine endotracheale Anästhesie die Norm. Ein Foley-Katheter wird vor dem sterilen Abdecken eingeführt; prophylaktisch werden vor dem Eingriff intravenöse Antibiotika verabreicht. Pneumatische Kompressionsgeräte kommen während des ganzen Eingriffs an den unteren Extremitäten zum Einsatz. Auch für die Fluoroskopie sollten entsprechende Vorbereitungen (hochwertiger C-Arm, strahlendurchlässiger Tisch, Schutzwesten) getroffen werden. Die Instrumentation für die Implantation der Maverick-Prothese beinhaltet:

- Zentrierungspin für die Bestimmung der Mittellinie mittels Fluoroskop
- Schablone für die Anulotomie des anterioren longitudinalen Ligaments
- Instrumente zur Entfernung von knorpeliger Endplatte und Bandscheibenmaterial
- Küretten und Rongeure für das posteriore Kompartiment
- Elevator zum Anheben und Lösen des posterioren longitudinalen Ligaments
- Spreizer für den Zwischenwirbelraum
- Distanzspreizer
- Probe zur Winkelbestimmung
- Probe zur Endplattengrößenbestimmung
- Kombinationsführungsinstrument mit Schablonen für 6°, 9° und 12°
- Instrument zur Vorbereitung des Implantatbetts für die obere und untere Grundplatte sowie ein Meißel zum Schlagen der Schlitze für die Kiele
- Prothesenhalter und -insertionsinstrumente

Um die Prothese präzise positionieren zu können, sollte der OP mit einem verstellbaren, strahlungsdurchlässigen und für den Einsatz eines Fluoroskops geeigneten OP-Tisch ausgestattet sein. Zur genauen Positionierung wird der Patient in Rückenlage auf dem Tisch gelagert, sodass Fluoroskopie in a.p. und lateral sicher möglich ist. Das Becken des Patienten kann mit einem Polster unterlagert werden, um den Zugang zu erleichtern, den anterioren Rand zu öffnen und damit einen größeren Zugang zum Bandscheibenfach zu ermöglichen.

Je nach Anatomie des Patienten und Präferenz des Chirurgen wird ein anteriorer Zugang zur lumbalen Wirbelsäule entweder retroperitoneal oder transperitoneal begonnen. Die Bauchorgane werden zur Seite geschoben, um den Zugang zum erkrankten Segment freizulegen. Beim Zugang zu L4/L5 ist es wichtig, alle iliolumbalen Gefäße zu identifizieren, welche die Immobilisation der linken V. iliaca communis behindern. Nach entsprechender Freilegung werden nach visueller Identifizierung der Mittellinie direkt anterior Marker gesetzt. Das Maverick-Set enthält einen Zentrierungspin zur Identifizierung der Mitte des Bandscheibenfachs. Nachdem sich die Gefäße wieder sicher über den Mittelpin zurückgezogen haben, wird das Fluoroskop in a.p. Stellung gebracht. Eine a.p. Aufnahme bestätigt nicht nur die Mittellinie, die für die erfolgreiche zentrierte Implantation der Prothese essenziell ist, sondern auch jegliche durch die Lage des Patienten oder Position des Operateurs relativ zur Position der Wirbelsäule des Patienten verursachte unabsichtliche Rotation des Wirbelkörpers. Ich markiere die Position mit einem Elektrokauter und bringe den C-Arm in eine laterale Position, um nochmals die Segmenthöhe und die korrekte lotrechte Position zur Wirbelsäule zu markieren. Nach der Durchleuchtung wird der C-Arm entfernt und kopfwärts gefahren.

Nachdem die richtige Eingriffsetage bestätigt und der Zugang geschaffen ist, wird die Diskektomie vorgenommen (➤ Abb. 4.44). Hierbei ist darauf zu achten, dass nicht mehr Anulus als nötig entfernt wird, da seine lateralen Anteile eine wichtige Stabilisierung in der Arthroplastie bieten. Bandscheibenmaterial wird bis auf die knorpelige Endplatte entfernt, wobei die knöcherne Oberfläche nicht verletzt werden darf. Dies könnte zu einer Destabilisierung führen und ein Einsinken der Prothese begünstigen. Bei Bedarf können das Bandscheibenfach mobilisiert und Osteophyten bei der Präparation des Implantatbetts entfernt werden.

Die Mobilisierung des Zwischenraums sollte durch progressives Spreizen erfolgen. Ich halte verschiedene zentrale Dilatatoren, wie sie üblicherweise bei der anterioren lumbalen Fusion verwendet werden, für gut geeignet. Wenn die Öffnung des Zwischenraums am posterioren Anulus „hängt", sollte man zuerst mit der posterioren Dilatation beginnen, bis er freikommt, oder man versucht, die Anhaftung des Anulus mit einer Kürette zu lösen. Nun kann unter lateraler fluoroskopischer Kontrolle die symmetrische Spreizung des Segments erfolgen.

Bei einem frei beweglichen Segment wird versucht, mit Proben die korrekte Bandscheibenhöhe zu bestimmen, beginnend mit einem Passdilatator, der um 1–2 mm kleiner ist als der, den ich bei lumbalen Fusionen benutze. Die Facettengelenke und der laterale Anulus sollten nicht durch Wahl einer zu großen Bandscheibenhöhe überlastet werden, damit die Prothese nicht einsinkt oder an Beweglichkeit einbüßt. Als Richtlinie strebe ich eine gute Passung an, die sich aber leichter lösen lässt als mit Standarddistraktoren für die anteriore lumbale Fusion. Im Gegensatz zu den meisten Operateuren, welche die Bandscheibenhöhe mit dem Kombinationsführungsinstrument herstellen, bevorzuge ich diese Methode.

Die Abschätzung der korrekten Lordose stellt eine größere Herausforderung dar, da die Lagerung des Patienten die intraoperativ gesehene Lordose beeinflusst. Anders als bei der Fusion ist eine Prothese frei beweglich, sodass sich die intraoperativ ermittelte und eingestellte Lordose notwendigerweise ändert, wenn der Patient postoperativ steht. Ziel des intradiskalen Abmessens ist es, für

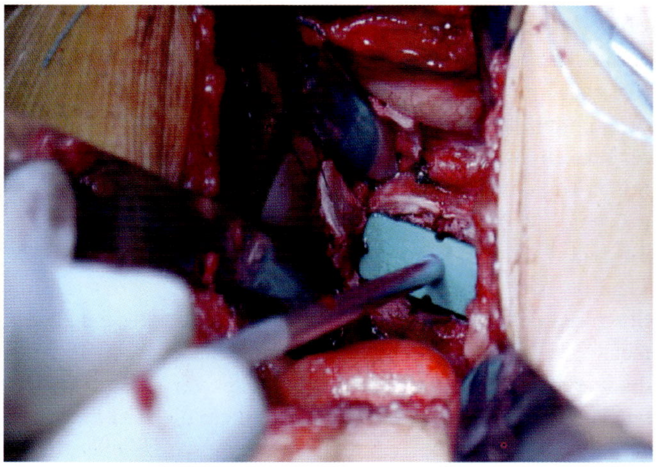

Abb. 4.44 Die Diskektomie bereitet den Zwischenraum für die Platzierung der Prothese vor.

eine Parallelität der oberen und unteren Endplatte zu sorgen und dabei die maximale Lordose des Bandscheibenfachs zu bestimmen, ohne dabei eine destruktive Kraft auf die Wirbelkörper auszuüben. Sind beim Ausmessen noch Lücken sichtbar, dann sollte die nächste Größe probiert werden, bis man den korrekten Winkel abschätzen kann, sodass letztendlich der mittlere Bewegungsumfang zwischen Flexion und Extension bestimmt werden kann. Wir verringern dann den gemessenen Winkel um 3°, um segmentale Beweglichkeit zuzulassen. Etage L5/S1 hat normalerweise einen Winkel von 9–12°, in höheren Etagen ist der Winkel kleiner. Der festgelegte Winkel wird mit dem Kombinationsführungsinstrument verwendet, um die Größenbestimmung durchzuführen, die fluoroskopisch bestätigt wird. Das Instrument wird nun unter Orientierung an der Mittellinie so weit wie möglich posterior platziert. Dadurch werden die Facettengelenke am stärksten entlastet. Die Gefahr einer Beschädigung der hinteren Wand durch den Meißel besteht nicht, da in dem Kombinationsführungsinstrument bei 10 mm ein Stopp eingebaut ist. Das Instrument erlaubt das gleichzeitige Schlagen der oberen und unteren Schlitze, was einen guten Sitz des Implantats gewährleistet. Üblicherweise tritt nach Entfernen des Meißels rasch eine Blutung ein, die normalerweise mit Flowseal oder Surgiseal gestoppt werden kann.

An diesem Punkt des Eingriffs hat der Operateur ein Gefühl für die richtigen Abmessungen der benötigten Prothese entwickelt, d.h. für Bandscheibenhöhe, Lordose und Grundplattengröße, die möglichst groß gewählt werden sollte. Die Erfahrung des Autors zeigt, dass das Einsinken bei der Maverick kein Problem darstellt. Am häufigsten haben wir bei unseren Patienten bisher die kleine 10-mm-Höhe mit 6° Lordose verwendet; selten wird eine Größe von mehr als 12 mm benötigt.

Frühe Versionen der Maverick gab es in Winkelschritten von 3° Lordose; die neueren Insertionsinstrumente erlauben die Implantation in 6°, 9° oder 12° Lordose. Die optimale Lordose spiegelt die natürliche Balance des Patienten wider, durch welche die Wirbelsäuleneinheit postoperativ stabilisiert wird.

Das Kombinationsführungsinstrument kann auch benutzt werden, um Ecken zu beschneiden, wenn die Endplattengeometrie dies verlangt, und so eine bessere Positionierung der Prothese zu ermöglichen; erfahrungsgemäß ist dies aber nur selten nötig. Wenn doch, dann sollte man auf die Entfernung der beim Schneiden angefallenen Knochenfragmente achten.

Das Bandscheibenfach ist jetzt für die Aufnahme der Prothese bereit. Um Blutungen zu minimieren, sollte die Prothese schon bereitliegen, bevor man die Schneidwerkzeuge vom Kombinationsinstrument entfernt. Einmal eingebracht, sollte man die Prothese unverzüglich einschlagen und ihre Tiefe mittels Fluoroskop plus Bildverstärker auf größtmögliche posteriore Lage, die durch die Tiefe der geschlagenen Schlitze vorgegeben wird, überprüfen. Beim Einschlagen verbreitert sich der Zwischenwirbelraum automatisch, im Gegensatz zu anderen Prothesen, bei denen er aufgedehnt werden muss, um das Polyethylen-Inlay einsetzen zu können. Dieses Aufdehnen birgt das Risiko eines Überdehnens, was zu Beschädigungen der Endplatte und zukünftig somit zum Einsinken der Prothese führen kann. Die Prothese sollte nicht zu weit posterior vom Operateur eingeschlagen werden, da eine Repositionierung nach anterior schwierig ist. Sollte dies nötig sein, kommen Spezialinstrumente zum Einsatz, mit denen man die Prothese selbst aufspreizen kann.

Wird die Prothese zu weit eingeschlagen, kann es durch den lateralen Prothesenrand zu einer Beeinträchtigung der Neuroforamina kommen. Mit dem Bildverstärker sollte man die Prothesenlage während des Einschlagens überprüfen und die Prothesenendlage in a.p. und lateral nochmals dokumentieren (➤ Abb. 4.45). Nun wird der Situs ausgiebig gespült, die Prothese überprüfen, und ein letztes Mal zum Ausschluss einer unabsichtlichen Rotation des Wirbelkörpers Fluoroskopaufnahmen gemacht. Mit der Naht wird wie bei einer normalen anterioren Fusion begonnen, bei Bedarf mit Antibiotikaspülung und Drainagen.

4.6.6 Postoperative Behandlung

Die Nachbehandlung von Patienten mit einem transperitonealen oder retroperitonealen Zugang ist zwar eine Herausforderung, ähnelt aber der Behandlung nach anteriorer Fusion. Die Anwendung minimal-invasiver Techniken reduziert zwar die Morbidität, jedoch bestehen hinsichtlich Darm, Blase und Hautschnitt die gleichen Bedenken wie nach einer anterioren Fusionsoperation. Das Tragen eines Bauchkorsetts nach der Operation kann den Patienten unterstützen und die Weichteile schützen. Posteriore und anteriore Eispackungen können Schmerzen lindern, insbesondere während des Mobilisierungsprozesses. Die Patienten werden er-

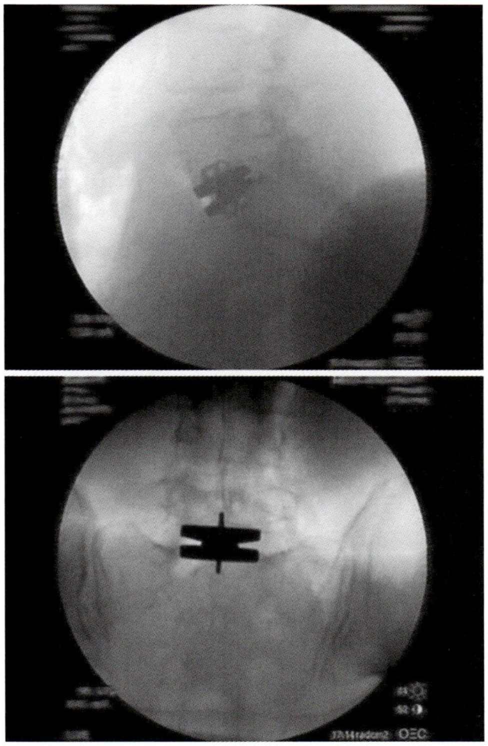

Abb. 4.45 Anteroposteriore und laterale Fluoroskopaufnahmen bestätigen die korrekte Implantatlage.

mutigt, sich weniger als 24 Stunden nach dem Eingriff wieder zu bewegen. Die Nahrungsaufnahme wird eingeschränkt, bis wieder normale Darmgeräusche vorhanden sind. Der Katheter wird am Morgen nach der OP entfernt und der Patient normalerweise entlassen, solange keine Anzeichen von Übelkeit oder Erbrechen bestehen und er ohne Hilfe laufen kann.

Patienten mit Bandscheibenvollprothesen wird dringend empfohlen, sich zu bewegen, soweit die schnittbedingten Schmerzen dies zulassen, und ihre Aktivitäten zu steigern, sobald Schmerzfreiheit eingetreten ist. Um der Gefahr einer Schnittstellenhernie vorzubeugen, sollten die Patienten 2 Wochen nach der Operation schwere körperliche Tätigkeiten noch meiden, auch wenn sie schon früher aktiv werden könnten.

Die Aktivität kann nach 2–6 Wochen gesteigert werden, wobei Golf, Tennis und andere Kontaktsportarten in den ersten 6 Wochen nicht zu empfehlen sind. Letztlich richtet sich der Zeitplan nach der Toleranzschwelle des Patienten und der Wundheilung. So können die Patienten nach einer Woche schon wieder ihre Berufstätigkeit aufnehmen, wenn sie dies tolerieren.

4.6.7 Komplikationen und ihre Vermeidung

Komplikationen für diesen (trans- oder retroperitonealen) anterioren Zugang sind bei anterioren Fusionen gut dokumentiert und können auch für Patienten mit einer Bandscheibenvollprothese als typisch erachtet werden. Die Risiken eines solchen Zugangs wurden bereits beschrieben, und wie wichtig Übung und Fachkompetenz bei der anterioren lumbalen Durchführung eines Bandscheibenvollprotheseneingriffs sind, kann gar nicht oft genug betont werden.

Wie zuvor erwähnt, kommt der richtigen Auswahl der Patienten im Hinblick auf erfolgreiche klinische Ergebnisse mit Bandscheibenvollprothesen (BSVP) ein äußerst wichtiger Stellenwert zu. Auch eine perfekt implantierte Prothese birgt bei schlechter Patientenselektion das Risiko eines klinischen Versagens. Patienten mit einer anterioren Voroperation sind als Kandidaten für das derzeitige Maverick-System nicht geeignet. Fettleibigkeit könnte ein zusätzliches Risiko darstellen und einen möglichen Kandidaten für eine BSVP disqualifizieren. Das Hauptrisiko bestünde sicherlich im Knochenzustand des Patienten, da in einem solchen Falle das Einsinken der Prothese das größte Problem darstellen könnte. Der beste Weg zum Erfolg ist eine gründliche Patientenbeurteilung sowie die Aufklärung des Patienten über mögliche Risiken und Komplikationen.

Folgende Probleme sind mit der Implantation einer lumbalen Bandscheibenvollprothese assoziiert:

- Schlechte Bildgebung/insuffiziente diagnostische Interpretation
- Unerfahrener Operateur oder Zugangschirurg
- Schlechte Präparation des Bandscheibenfachs
- Inadäquate Visualisierung mit dem Fluoroskop
- Überspreizen des Zwischenwirbelraums während der Präparation
- Unvermögen, das Bandscheibenfach vollständig zu mobilisieren
- Beeinträchtigung des Spinalkanals/Verletzung von Nerven
- Falsche Bestimmung der Mittellinie, die in einer schlechten Prothesenlage resultiert
- Epidurale Blutung
- Übergroßes Implantat, was postoperativ zu Schmerzen führt
- Wahl der falschen Größe mit dem Risiko des Einsinkens
- Ungenaues Positionieren des Implantats am hinteren Rand (Rotationszentrum zu weit anterior)
- Bruch des hinteren Anteils des Wirbelkörpers durch zu starke Kraftausübung bei der Implantation

4.6.8 Diskussion und Fazit

In diesem frühen Entwicklungsstadium der Bandscheibenvollprothetik müssen wir noch viel über den Stellenwert lernen, der diesem Eingriff als Behandlungsoption bei Patienten mit gut definierten Indikationsparametern zukommt. Vergleiche sind notwendiger Bestandteil der fortgesetzten Suche nach alternativen Behandlungsmodalitäten für Patienten mit degenerativer Bandscheibenerkrankung, um die Vor- und Nachteile der jeweiligen Techniken, Implantate und Instrumentierungen klar voneinander abgrenzen zu können.

In diesem Zusammenhang wird sich auch die Debatte um Fusion und Bandscheibenvollprothetik weiterentwickeln. Einerseits sorgt die Fusion für Schmerzlinderung und nachweisliche Stabilisierung des erkrankten Segments. Bei der Langzeitbeobachtung dieser Patienten stellt sich aber die Frage, welchen Effekt diese komplette Ausschaltung der Beweglichkeit auf das Nachbarsegment hat, die in der Literatur als Anschlussinstabilität und Verminderung der Schmerzlinderung beschrieben wird. Auf der anderen Seite kann man von einer erfolgreichen Fusion erwarten, dass sie lebenslang hält, während hingegen die Frage nach der endgültigen Lebensdauer der Bandscheibenvollprothesen noch offen bleibt. Obwohl Bandscheibenvollersatz kurzfristige Verbesserungen bei Schmerzbekämpfung und Bewegungserhaltung zeigt, sind Langzeitbeobachtungen nötig, um die Aussagen der frühen Studien zu bestätigen. Hier sind die klinischen Ergebnisse der BSVP-Patienten denen der Fusionspatienten möglicherweise überlegen.

Nach der FDA-Zulassung von CHARITÉ und Prodisc und den ermutigenden frühen Ergebnissen mit der Maverick wird auch die Zahl der Vergleiche zwischen den Implantaten in diesem rasch wachsenden Therapiebereich zunehmen. Dabei werden sich Unterschiede ergeben, die letztlich den Patienten, die diese Behandlung benötigen, zugute kommen werden. Das Design der Maverick bietet einzigartige Charakteristika, mit denen sie sich von anderen momentan verfügbaren Implantaten unterscheidet. Ein CoCrMo-auf-CoCrMo-Konstrukt mit minimalem Abrieb ohne Beeinträchtigung der stoß- oder vibrationsdämpfenden Eigenschaften bildet eine wichtige Grundlage dieses für lebenslange Haltbarkeit ausgelegten Implantatdesigns. Das feste Rotationszentrum der Maverick soll die Bewegung im betroffenen Segment verbessern und dabei die Facetten von zusätzlicher Last befreien. Auf diesen Konstruktionsunterschied hat das Entwicklerteam großen Wert gelegt.

Das Zwei-Komponenten-Konstrukt ist problemlos implantierbar und begünstigt ein rasches Einwachsen – ein weiterer Unterschied zu anderen Produkten (➤ Box 4.3). Erst die Fortführung der Langzeitbeobachtung über viele weitere Jahre wird zeigen, wie sich die Unterschiede in Design, Material, Implantationstechnik und anderen Faktoren, welche die langfristigen Ergebnisse der Patienten beeinflussen, tatsächlich auswirken.

BOX 4.3

Vor- und Nachteile der Maverick-Bandscheibenvollprothese

Vorteile

Schlüsselelemente im Design, die einen Vorteil gegenüber anderen Implantaten aufweisen:

- Festes posteriores Rotationszentrum, um eine Entlastung der Facettengelenke zu optimieren
- Wiederherstellen der Bewegung durch kontrollierte Translation zur Gelenkstabilisierung
- Zweiteiliges Metall-Metall-Design und Langlebigkeit
- Hydroxylapatit-(HA-)Beschichtung zur optimalen Fixierung und Knocheneinwachsung
- Einstufige Implantationstechnik

Nachteile

- Keine Langzeitergebnisse, welche die Sicherheit und Langlebigkeit bestätigen könnten

LITERATUR

[1] Mathews H, LeHuec JC, Friesem T, et al: Design rationale and biomechanics of Maverick Total Disc arthroplasty with early clinical results. Spine J 4 (suppl 6): 268S–275S, 2004.
[2] Chan FW, Bobyn JD, Medley JB, et al: Engineering issues and wear performance of metal on metal hip implants. Clin Orthop Relat Res 333: 96–107, 1996.
[3] Dooris AP, Goel VK, Grosland NM, et al: Load-sharing between anterior and posterior elements in a lumbar motion segment implanted with an artificial disc. Spine 26: E122–E129, 2001.
[4] Bao QB, McCullen GM, Higham PA, et al: The artificial disc: Theory design and materials. Biomaterials 17: 1.157–1.167, 1996.
[5] Chan FW, Bobyn JD, Medley JB, et al: Engineering issues and wear performance of metal on metal hip implants. Clin Orthop Relat Res 333: 96–107, 1996.
[6] Goldsmith AA, Dowson D, Isaac GH, Lancaster JG: A comparative joint simulator study of the wear of metal-on-metal and alternative material combinations in hip replacements. Proc Inst Mech Eng [H]; 214: 39–47, 2000.
[7] Chan F, Pare P, Buchholz P, et al: Is unidirectional motion clinically relevant for wear testing of artificial disc implants? International Meeting on Advanced Spine Technology, E-Poster #235, July 7–9, 2005, Banff, AB, Canada.
[8] LeHuec JC, Kiaer T, Friesem T, et al: Shock absorption in lumbar disc prosthesis: A preliminary mechanical study. J Spinal Disord Tech 16: 346–351, 2003.
[9] Mathews H, High W, McLay C, et al: Evaluation of wear debris in the rabbit spine. Study presented at Spinal Arthroplasty Society (SAS) 3, The Journey of the Spine: Global Symposium on Intervertebral Disc Replacement and Non-Fusion Technology, May 3, 2003, Scottsdale, AZ.
[10] LeHuec JC, Mathews H, Basso Y, et al: Clinical results of Maverick Total Disc Replacement: Two year prospective follow-up. Orthop Clin North Am 36: 315–322, 2005.
[11] LeHuec JC, Basso Y, Mathews H, et al: The effect of single-level, total disc arthroplasty on sagittal balance parameters: a prospective study. Eur Spine J 14: 480–486, 2005.
[12] Gornet MF, Mathews H, Burkus JK, et al: Maverick Total Disc Replacement: Initial report of 24-month clinical outcomes from six investigational centers (abstract). Spine J 6 (suppl 5): 66S, 2006.
[13] Burkus JK, Gornet MF, Dickman CA, Zdeblick TA: Anterior lumbar interbody fusion using rhBMP-2 with tapered interbody cages. J Spinal Disord Tech 15: 337–349, 2002.

4.7 Lumbale anteriore Revision: Präoperative Vorbereitung und Zugangsüberlegungen

Samer Saiedy und P. Justin Tortolani

! KERNAUSSAGEN

- Seit Einführung der ersten IDE-Studien der US-amerikanischen Bundesbehörde zur Überwachung von Nahrungs- und Arzneimitteln (FDA) zum lumbalen Bandscheibenersatz wurden mehrere tausend künstliche lumbale Bandscheiben eingesetzt.
- Die Vermeidung von Revisionsoperationen erhält eine noch größere Bedeutung, wenn man bedenkt, dass bei Revisionsoperationen mit Zugang zur anterioren Wirbelsäule ein ungefähr sechsmal so großes Risiko für größere Blutungen oder Thrombosekomplikationen besteht wie bei der Erstoperation.
- Wird nach der ursprünglichen Operation innerhalb von 10–14 Tagen ein zweiter chirurgischer Eingriff notwendig, kann dieser als normaler initialer Eingriff durchgeführt werden. Nach 10–14 Tagen gilt ein zweiter Eingriff als Revision.
- In den meisten Fällen kann ein Versagen beim lumbalen Bandscheibenersatz auf chirurgenspezifische Faktoren zurückgeführt werden, z.B. unvollständige Diskektomie, unsachgemäßes Einsetzen der Prothese (Positionierung und Größe) oder ungeeignete Indikationen.
- Der verwendete Zugang variiert je nach Etage der ursprünglichen Operation und Art der ersten Schnittführung.

4.7.1 Präoperative Vorbereitung

Einführung

Seit den ersten IDE-Studien der FDA zum lumbalen Bandscheibenersatz wurden mehrere tausend künstliche lumbale Bandscheiben eingesetzt. Seitdem kommt der anteriore retroperitoneale Zugang zur Lendenwirbelsäule in den USA bei praktisch jeder Implantation zur Anwendung. Trotz der im Hinblick auf Sicherheit und Wirksamkeit vielversprechenden Ergebnisse des lumbalen Bandscheibenvollersatzes (BSVP) gab es auch Fehlschläge, die eine Revisionsoperation mit anteriorer Freilegung erforderten [1, 2]. Da sich immer mehr Patienten einem lumbalen Bandscheibenvollersatz unterziehen, nehmen natürlich auch die Versagensquoten zu, und aus diesem Grund ist ein Verständnis der Vorteile und

Schwierigkeiten des Revisionszugangs zur Lendenwirbelsäule von höchster Bedeutung, um die perioperativen Komplikationen zu reduzieren und die Patientensicherheit zu erhöhen.

Daher ist es unerlässlich, das Konzept von BSVP-Revisionen zu verstehen und, was noch wichtiger ist, zu lernen, wie sie vermieden werden können. Eine noch größere Bedeutung erhält die Vermeidung von Revisionen, wenn man bedenkt, dass Revisionszugänge zur anterioren Wirbelsäule mit einem ungefähr sechsmal so hohen Risiko für größere Blutungs- oder Thrombosekomplikationen behaftet sind wie der Primäreingriff. Faktoren, die zu diesen Risiken beitragen, sind ungenügende Visualisierung der Gewebeebenen, Unvermögen, die großen Blutgefäße zu mobilisieren, und lagebedingte Probleme bei der Bergung der Prothese (➤ Abb. 4.46).

Trotz der dem Revisionsszenario innewohnenden Risiken bleibt die anteriore retroperitoneale Freilegung der Lendenwirbelsäule aus vielen Gründen ein exzellenter erstmaliger Zugang:

1. Minimale Muskeldissektion reduziert Morbidität der Rumpfwand, erlaubt eine kürzere Erholungszeit und vermeidet posteriore spinale Muskelablösung.
2. Uneingeschränkte Visualisierung des Bandscheibenfachs ermöglicht eine vollständige Diskektomie und korrekte Größenbestimmung des Implantats.
3. Die Notwendigkeit, in die Nervenstrukturen im Wirbelkanal einzudringen oder sie zu retrahieren, entfällt.
4. Dieses Territorium ist vielen Wirbelsäulen- und Gefäßchirurgen vertraut.

Obwohl die mit einem Bandscheibenvollprothesenzugang verbundenen Risiken beim Primärverfahren niedrig sind, gilt bei Revisionsoperationen das Gegenteil:

1. Die Operation weist eine höhere Morbiditätsrate auf.
2. Die Visualisierung gestaltet sich äußerst schwierig.
3. Das vertraute Territorium ist aufgrund dichter und fibrotischer Narbenbildung nicht mehr erkennbar.

Wenn eine Revision erwogen wird, muss der Zeitpunkt des zweiten Eingriffs berücksichtigt werden. Sollte ein Zweiteingriff vor Ablauf von 10–14 Tagen erforderlich sein, kann er wie der Indexeingriff durchgeführt werden. Nach Ablauf von 10–14 Tagen muss ein Zweiteingriff als Revision betrachtet werden.

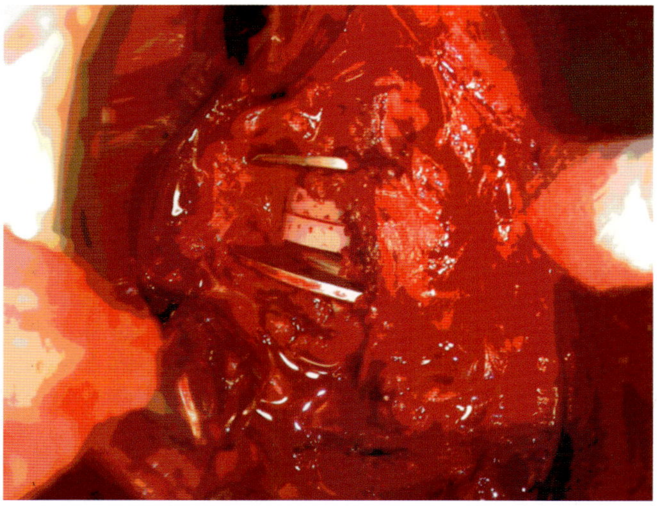

Abb. 4.46 Intraoperative Aufnahme mit Identifizierung von Schlüsselstrukturen

Wie man sieht, birgt eine Revisionsoperation viele potenzielle Komplikationen [3–5]. Obwohl europäische Chirurgen seit 20 Jahren Bandscheibenvollprothesen implantieren, steht eine umfassende, detaillierte Analyse zum Prozentsatz der erforderlich gewordenen Revisionsoperationen oder zu den revisionspflichtigen Komplikationen nach dem Ersteingriff noch immer aus. Mittlerweile liegen aber aus der amerikanischen IDE-Studie einige Daten vor [6–8].

Indikationen für eine Revision

Zu den Indikationen für die Revision einer Bandscheibenvollprothese gehören durch Verlagerung der Prothese bedingte neurologische Defizite, die zu einer Nervenreizung oder einer vaskulären Beeinträchtigung durch Kompression der Prothese oder des Rückenmarks führen. Auch das Vorliegen einer Infektion erfordert eine Revision.

Vermeidung einer Revision

Bei einem optimalen Szenario bleibt natürlich die ursprüngliche Operation die einzige Operation. Wie also lässt sich eine Revision vermeiden? Die meisten Fehler beim lumbalen Bandscheibenersatz können auf chirurgenspezifische Faktoren zurückgeführt werden, beispielsweise unvollständige Diskektomie, unsachgemäßes Einsetzen der Prothese (Lage und Größe) oder ungeeignete Indikationen. Unser vorrangiges Ziel ist es also, das verwendete chirurgische Verfahren zu perfektionieren, sodass sich eine weitere Operation erübrigt. Zweitens müssen wir bei Vorliegen einer Indikation zur Revision das Verfahren so sicher wie möglich machen. Wenn wir uns mit diesen Überlegungen befassen, muss der Fokus auf der prä- und intraoperativen Betreuung des Patienten liegen, der sich einer Revision unterziehen muss.

Vorbereitung des Patienten

Präoperativ

Unverzichtbar sind eine vollständige Anamneseerhebung und eine körperliche Untersuchung; des Weiteren muss der OP-Bericht zum Ersteingriff gründlich studiert werden. Die potenziellen Risiken des Revisionsverfahrens müssen mit dem Patienten besprochen werden.

Bei Durchsicht der Krankengeschichte ist unbedingt auf etwaige vorangegangene Bauchoperationen sowie auf sämtliche Komplikationen nach dem Ersteingriff (z.B. retrograde Ejakulation, tiefe Venenthrombose (TVT) oder Infektionen) zu achten.

Bei der körperlichen Untersuchung müssen die Lage der vorangegangenen Inzision sowie das Vorhandensein von Ödemen der unteren Extremität und die Qualität der Pulse der unteren Extremität, darunter auch der posterioren tibialen (PT), anterioren tibialen (AT) und peritonealen Gefäße, dokumentiert werden.

Zu den Informationen, die dem Operationsbericht entnommen werden können, gehören die Ligatur der V. iliolumbalis bei einer Operation an L4/L5, sämtliche Gefäßschäden, die repariert werden mussten, sowie ungewöhnliche anatomische Verhältnisse wie beispielsweise eine niedrige oder hohe Bifurkation der Vena cava inferior.

Ganz gleich, welche Inzision beim Ersteingriff gewählt wurde, wird der Chirurg, der die Revision durchführt, wahrscheinlich feststellen, dass Retroperitoneum und Harnleiter Adhäsionen entwickelt haben, die eine Visualisierung extrem schwierig machen. Aus diesem Grunde müssen bei der Revision Verletzungen in diesem Bereich unbedingt vermieden werden. Zu diesem Zweck könnte ein Urologe z.B. unmittelbar vor dem Revisionseingriff, was für den Patienten angenehmer ist, oder einige Tage vor der Operation einen Harnleiterstent legen.

Je nach Revisionsgrund können ein Angiogramm und ein Venogramm angezeigt sein. Wenn sich die Prothese anterior verlagert hat, muss an eine Schädigung des arteriellen oder venösen Systems gedacht werden (➤ Abb. 4.47). In meiner Praxis führen wir routinemäßig beide Gefäßdarstellungen durch, sodass wir die Lage der Bandscheibe zu den großen Blutgefäßen bestimmen können. Denkbar ist alternativ auch eine Angio-Computertomographie, die eine dreidimensionale Sicht des Bandscheibenareals ermöglicht.

Infolge der starken Manipulation des venösen Systems während der Revisionsoperation kommt es zu einer Schädigung der Intima der Vene, was wiederum ein hohes Risiko für die Entwicklung einer tiefen Venenthrombose birgt. Da sich die meisten Blutgerinnsel im Bereich der V. iliaca bilden, wird im Beinultraschall keine tiefe Venenthrombose erkennbar sein. Aus diesem Grunde setzen wir routinemäßig einen Vena-cava-Filter ein. Man kann dazu einen Filter wie z.B. den G2 (Abbott Spine, Inc., Austin, Texas) verwenden, der sich auf Wunsch des Patienten zu einem späteren Zeitpunkt wieder entfernen lässt.

Sobald die Ergebnisse der Voruntersuchungen, die Krankenakte und sämtliche erforderlichen diagnostischen Ergebnisse vorliegen, muss der Patient über die Operationsrisiken aufgeklärt werden. Er muss sich darüber im Klaren sein, dass das Risiko aus den oben erwähnten Gründen nun deutlich höher ist als beim Ersteingriff.

Unmittelbar vor dem Eingriff

Für jeden Patienten sollten mindestens vier Einheiten Erythrozytenkonzentrat auf Abruf bereitstehen. Im OP muss ein Cellsaver verfügbar sein. Dem Patienten müssen zwei große intravenöse Zugänge oder ein zentraler Zugang gelegt werden für den Fall, dass große Flüssigkeitsvolumina, Blut oder beides verabreicht werden müssen. Gleichzeitig mit dem Stent sollte zur Entlastung der Blase ein Foley-Katheter eingesetzt werden. Zudem muss eine nasogastrische Sonde gelegt werden, um den Magen zu dekomprimieren.

Eine Option, von der ich persönlich keinen Gebrauch mache, ist die Verwendung eines Pulsoxymeters an der Großzehe des Patienten. Jeder Abfall der Sauerstoffsättigung während der Operation zeigt, dass auf dem arteriellen System zu viel Retraktion liegt und der Chirurg den Druck unbedingt lindern sollte. Bei uns ist dieser Schritt nicht nötig, da unser Team handgeführte Retraktoren verwendet und wir bei jeder sich bietenden Gelegenheit den Druck entlasten, um den Blutfluss durch die großen Gefäße zu begünstigen.

Die sterile Abdeckung sollte vom Xiphoid bis zum Knie reichen, mit Zugang zu beiden Leisten. Vor der Eröffnung des Bauchraums schiebe ich einen Führungsdraht in beide Leisten, der sich bis zur oberen Seite der Vena cava inferior erstreckt (➤ Abb. 4.48). Diese Drähte sind in vielerlei Hinsicht hilfreich. Sie sind nützlich, wenn

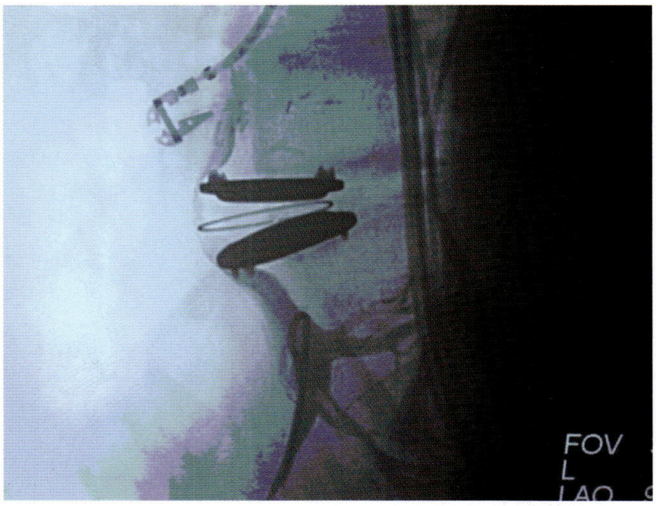

Abb. 4.47 Das Venogramm zeigt, dass sich die Prothese nach vorne bewegt hat und nun die V. iliaca communis sinistra beeinträchtigt (Anzeichen einer ersten Gerinnselbildung).

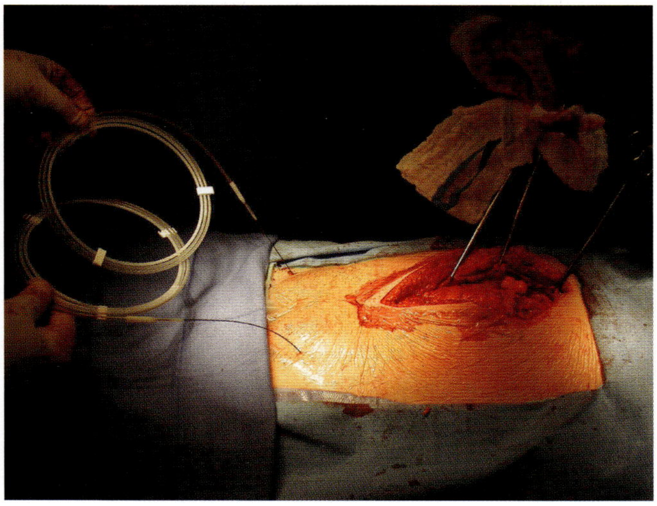

Abb. 4.48 Intraoperative Aufnahme der in die beiden Femoralvenen eingeschobenen Führungsdrähte

4

die Vene bei der intraoperativen Identifizierung palpiert wird, und können auch verwendet werden, um vor oder nach dem Eingriff den Vena-cava-Filter zu platzieren. Für den Fall einer Verletzung der Vene, die zu einem übermäßigen Blutverlust führt, kann der Draht als Führung verwendet werden, um einen großen umhüllten, automatisch ausdehnbaren Stent einzubringen, der die Verletzung verschließen und die Blutung stoppen kann. Wenn sich die Drähte bereits vor der Operation im venösen System befinden, kann man davon ausgehen, dass man sich im richtigen Lumen des Gefäßes befindet.

4.7.2 Überlegungen zum Zugang

Die Überlegungen im vorangegangenen Abschnitt galten der präoperativen Evaluation und der Vorgehensweise bei Patienten, die eine lumbale anteriore Revisionsoperation benötigen. In diesem Abschnitt konzentrieren wir uns auf die Wahl des für den Patienten optimalen Zugangs und die Gründe für unsere Entscheidung. Diese Art von Eingriff ist, wie bereits weiter oben erwähnt, extrem anspruchsvoll. Ein innovativer und kreativer Zugang ist für eine Risikominderung und ein verbessertes Ergebnis für den Patienten von entscheidender Bedeutung.

Präoperative Voraussetzung sind, wie gesagt, zwei große (Nr. 16 oder größer) intravenöse Zugänge, die in den oberen Extremitäten gelegt werden; es muss noch eine Kreuzprobe der vier Einheiten Erythrozytenkonzentrat durchgeführt werden, wobei mindestens zwei davon im OP bereitstehen müssen; die Harnleiterstents müssen gelegt sein. Auch ein Vena-cava-Filter sollte eingesetzt werden (dies kann, falls gewünscht, auch am Ende des Eingriffs erfolgen).

Der Zugang richtet sich nach der Etage der Indexoperation und der Art der ursprünglichen Inzision.

Revision von L5/S1

Auch wenn in Europa bei der Indexoperation für L5/S1-Zugänge neuerdings ein Paramedianschnitt auf der rechten Seite bevorzugt wird, um den linken Paramedian für Revisionsverfahren zu reservieren, entscheidet man sich in den Vereinigten Staaten bei der ersten Inzision noch vorwiegend für den Paramedianschnitt links.

Wenn sich die ursprüngliche Inzision auf der linken Seite befindet, ist der Paramedianschnitt rechts am besten, da er einen schnellen Zugang zu L5/1 gewährleistet. Trotz eines relativ leichten Zugangs zum Promontorium ossis sacri wird man immer noch auf Adhäsionen treffen. Dank der Harnleiterstents und venösen Führungsdrähte (➤ Abb. 4.49) ist der Eingriff aber weniger risikobehaftet. Die Position der relevanten anatomischen Landmarken muss zu jedem Zeitpunkt bekannt sein.

Die anfängliche tiefe Dissektion beginnt am Sakrum in der Mittellinie und schreitet weiter nach lateral. Der Chirurg sollte sich dabei immer bewusst sein, dass er jederzeit auf die V. iliaca communis oder interna treffen kann und diese ggf. ligiert werden muss. Über dem Sakrum in der Mittellinie befinden sich meist weniger Adhäsionen (beim Indexeingriff nicht berührtes Areal) als mehr proximal über den großen Blutgefäßen. Durch diesen Zugang erhalte ich normalerweise eine Vorstellung von der Anatomie des Patienten. Von hier aus führe ich den Schnitt weiter zur sakralen Knochenregion, wobei ich die fibrotische Narbe über der Bandscheibe nutze, um die großen Blutgefäße zu schützen. Anschließend stoße ich vorsichtig weiter vor, visualisiere die Bandscheibe und fahre lateral auf beiden Seiten fort, während ich die fibrotische Narbe als Schutz verwende. Obwohl eine Kombination aus stumpfer und scharfer Dissektion nötig ist, kann die Verwendung eines Kittner-Dissektors sehr hilfreich sein, da er eine stumpfe Dissektion erlaubt.

Wenn sich die Inzision weiter lateral erstreckt, nimmt auch das Risiko, auf die großen Blutgefäße zu treffen, und damit die Gefahr ihrer Verletzung proportional zu. Daran muss stets gedacht werden! Eine tiefe Bifurkation der V. cava inferior stellt die größte Herausforderung dar. Die präoperative Identifizierung ihrer Lage und der Bifurkation mittels Venographie hilft, die wichtigsten Venenstrukturen im Verhältnis zur Wirbelsäule zu ermitteln.

Auch der transperitoneale Zugang zur Freilegung von L5/S1 ist praktikabel; bei dieser Methode muss jedoch der Dünndarm retrahiert werden. Bei einem ohnehin bereits schwierigen Vorgang kann dies von der eigentlichen Aufgabe ablenken. Man darf nie vergessen, dass immer noch Adhäsionen auftreten können.

Sollte es zu einer Verletzung der großen Blutgefäße kommen, müssen 6/0-Prolene-Nähte verwendet werden. Falls die Verletzung schwerwiegend und schwierig zu erreichen ist, bleibt noch die Option, einen ummantelten Stent in die Vene einzubringen. Dadurch kann die Blutung sicher kontrolliert werden. Wenn diese Situation eintritt, muss unbedingt die Bifurkation der V. cava inferior identifiziert werden, damit diese nicht mit erfasst wird (➤ Abb. 4.49).

Revision von L4/L5

Wenn die Inzision für den Indexeingriff auf der linken Seite gesetzt wurde (der am häufigsten verwendete operative Zugang), dann bleibt der Zugang links, er erfolgt nur höher und führt langsam von der bekannten in die unbekannte Region.

Eine zweite Option ist ein rechtsseitiger Zugang. Die Schwierigkeit bei diesem Zugang besteht darin, dass man zuerst auf die V. cava inferior trifft und deshalb das Risiko, diese zu verletzen, extrem hoch ist. Aus diesem Grunde favorisiere ich immer noch die linke paramediane Inzision.

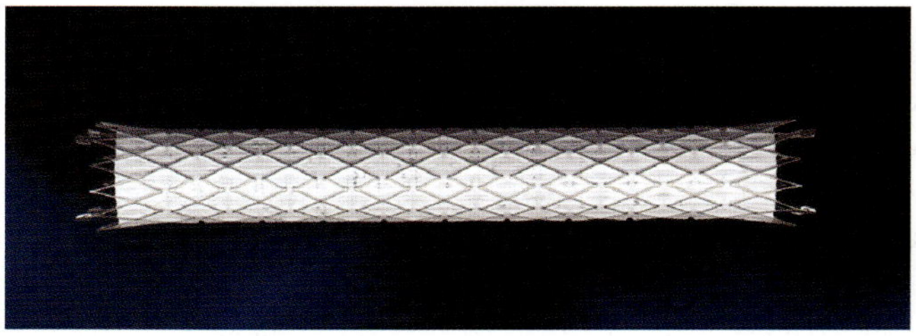

Abb. 4.49 Mit Transplantat ummantelter Stent

Ich beginne mit diesem Eingriff, indem ich eine Inzision durch die ursprüngliche Stelle durchführe, diese jedoch viel höher bis oberhalb des Nabels erweitere. Anschließend führe ich den Schnitt nach unten bis in Höhe der anterioren Faszie. Nach Eröffnung dieser Faszie kann ich mich zur Höhe der posterioren Faszie bewegen und durchtrenne sie, soweit dies möglich ist. Ich führe die Dissektion sehr hoch weiter und beginne den Darm nach rechts zu mobilisieren. Dieser Zugang ist stärker lateral lokalisiert als der ursprüngliche Eingriff. Da der Psoasmuskel erreicht wird, trifft man auch auf die Iliolumbalgefäße der oberen Etage. Der Psoas kann vom lateralen Rand von L4/L5 gelöst werden. Das oberhalb der Bandscheibe befindliche Narbengewebe kann die großen Blutgefäße jetzt vor Verletzungen schützen. Das Bandscheibenfach kann sowohl mit stumpfer als auch scharfer Dissektion freigelegt werden. Alternativ kann man, um einen besseren Schutz zu erzielen, einen Teil des Knochens mit dem fibrotischen Gewebe entfernen. Beiden Verfahren sind jedoch durch die jeweilige Dehnungsfähigkeit der V. iliaca communis sinistra und der tiefen Hohlvene Grenzen gesetzt. Die Dehnung muss sehr vorsichtig erfolgen, da sie eine größere Verletzung der Venen und einen starken Blutverlust nach sich ziehen kann. Wie immer, muss jederzeit der Ureter identifizierbar sein. In dieser Situation kann das Einführen von Harnleiterstents von Vorteil sein.

Revision an einer anderen als der ursprünglichen Etage

Revision an L5/S1, wenn der Indexeingriff an L4/L5 stattfand

Wenn sich die ursprüngliche Inzision an der linken Seite befindet, dann bietet sich eine rechte paramediane Inzision an, da sie den schnellen Zugang zu L5/S1 gestattet. Trotz eines relativ leichten Zugangs zum Promontorium ossis sacri wird man immer wieder auf geringfügige Adhäsionen treffen. Die Position der relevanten anatomischen Landmarken muss zu jedem Zeitpunkt bekannt sein. Falls der Indexeingriff über einen rechten paramedianen oder intraperitonealen Zugang erfolgte, sollte ein linker paramedianer Zugang gewählt werden. Mit Harnleiterstents und venösen Führungsdrähten (➤ Abb. 4.49) ist der Eingriff weniger risikobehaftet.

Revision an L4/L5, wenn der Indexeingriff an L5/S1 stattfand

Wenn sich die ursprüngliche Inzision an der linken Seite befindet, dann ist eine erneute linke paramediane Inzision am günstigsten, da sie einen schnellen Zugang zu L4/L5 ermöglicht. Die Inzision muss allerdings höher geführt und die Dissektion lateral zur V. iliaca communis sinistra begonnen werden. Auch hier muss die Position der relevanten anatomischen Landmarken jederzeit bekannt sein. Harnleiterstents und venöse Führungsdrähte (➤ Abb. 4.49) verringern das Eingriffsrisiko.

LITERATUR

[1] Bertagnoli R, Yue JJ, Shah RV, Nanieva R, Pfeiffer F, Fenk-Mayer A, Kershaw T, Husted DS: The treatment of disabling single-level lumbar discogenic low back pain with total disc arthroplasty utilizing the Prodisc prosthesis: a prospective study with 2-year minimum follow-up. Spine (Phila Pa 1976). 30(19): 2230–6, 2005.
[2] Scott-Young M: Revision strategies for lumbar disc replacement. Spine J 4: 115, 2004.
[3] Matthews HH: Complications and revision considerations of total disc arthroplasty: MAVERICK metal-on-metal prosthesis. Roundtables in Spine Surgery, Complications and Revision Strategies in Lumbar Spine Arthroplasty 1: 109–116, 2005.
[4] David T: Revision of a Charite artificial disc 9.5 years in vivo to a new Charite artificial disc: case report and explant analysis. Eur Spine J 14: 507–511, 2005.
[5] Brau SA, Delamarter RB, Schiffman ML, et al: Vascular injury during anterior lumbar surgery. Spine 4: 409–412, 2004.
[6] McAfee PC, Geisler FH, Saiedy S, et al: Revisability of the CHARITÉ Artificial Disc Replacement: Analysis of 347 patients enrolled in the U.S. IDE Study of the CHARITÉ Artificial Disc. Roundtables in Spine Surgery, Complications and Revision Strategies in Lumbar Spine Arthroplasty 1: 73–96, 2005.
[7] McAfee PC, Cunningham BW, Holtsapple G, et al: A prospective, randomized, multi-center FDA IDE study of lumbar total disc replacement with the CHARITÉ™ Artificial Disc vs. lumbar fusion, part II: Evaluation of radiographic outcomes and correlation of surgical technique accuracy with clinical outcomes. Spine 30: 1.576–1.583, 2005.
[8] Van Ooij A, Oner FC, Verbout AJ: Complications of artificial disc replacement: A report of 27 patients with the SB CHARITÉ disc. J Spinal Disord Tech 16: 369–383, 2003.

4.8 Allgemeine lumbale Revisionsstrategien

Matthew Scott-Young und Frank Daday

! KERNAUSSAGEN

- Beim lumbalen Bandscheibenvollersatz muss mit Revisionseingriffen gerechnet werden.
- Die Revisionsrate beim lumbalen Bandscheibenvollersatz liegt deutlich unter der Revisionsrate anderer häufig durchgeführter Wirbelsäulenoperationen.
- Ungefähr 90% der Revisionen treten infolge fehlerhafter Indikationen und falscher Technik auf.
- Patientenauswahl und präoperative Planung sind für die Durchführung einer effektiven Revisionsstrategie unerlässlich.
- Für Revisionseingriffe stehen zuverlässige Operationsstrategien zur Verfügung, mit denen zufriedenstellende Ergebnisse erhalten werden können.

4.8.1 Zeitpunkt, Verfahren, Komplikationssystem

Reoperationen beim Bandscheibenvollersatz lassen sich nach dem TPC-System *(Time, Procedure, Complication)* klassifizieren, das in den folgenden Abschnitten beschrieben wird.

Zeitpunkt

Die Revision erfolgt entweder:
E: early (< 7 Tage) oder
R: remote (> 7 Tage)

Verfahren

Typ A: Prothese muss entfernt werden
A.1. Erfolgreich (erfolgreiche Entfernung der Prothese)
A.1.1. Konversion zu neuer Prothese
A.1.2. Konversion zu anteriorer lumbaler interkorporeller Fusion (ALIF)
A.1.3. Konversion zu posteriorer spinaler Fusion (PSF) und ALIF
A.2. Erfolglos (erfolgloser Versuch zur Entfernung der Prothese)
A. 2.1. Konversion zu PSF
A. 2.2. Konversion zu posteriorer dynamischer Stabilisierung
Typ B. Keine Entfernung der Prothese
B.1 Nur Dekompression
B.2 Dekompression plus dynamische PSF
B.3 Dekompression und posteriore spinale Fusion
B.4 Posteriore dynamische Stabilisierung
B.5 Nur PSF

Komplikationen

C.0 Keine
C.1 Infektion
C.2 Lungenembolie (PE) – tiefe Venenthrombose (TVT)
C.3 Verlagerung
C.4 Neurologische Komplikation
C.5 Vaskuläre (venöse) Komplikation
C.6 Vaskuläre (arterielle) Komplikation
C.7 Liquorverlust
C.8 Mängel bei der Fixierung
C.9 Pseudoarthrose
C.10 Harnleiterverletzung
C.11 Sonstige Komplikationen

4.8.2 Überblick

Für eine Revision beim Bandscheibenvollersatz (BSVP) gibt es viele Gründe, beispielsweise persistierende Schmerzen, neu auftretende Schmerzen, progrediente Deformität, Subluxation der Prothese, Migration der Prothese, unakzeptable Platzierung, neurologische Folgekrankheiten und Infektion. Die zugrunde liegende Ursache für ein Versagen beim Bandscheibenvollersatz ist in der Regel eine mangelhafte Indikation, eine falsche Technik oder beides. Nach meiner Erfahrung machen diese beiden Faktoren 90% der praktischen Gründe für Revisionen bei BSVP aus.

Wenn sich der Patient einer Wirbelsäulenoperation ohne klinische Verbesserung unterzogen hat, spricht man von einem *Failed-back-surgery*-Syndrom (FBSS). Es impliziert, dass die Symptome als Ergebnis und nicht trotz der Operation persistieren. Aber nicht immer bedeutet das auch, dass die Operation nicht korrekt durchgeführt wurde oder dass die Diagnose falsch war. Auch sehr erfahrene Chirurgen mit guter Technik haben Patienten, die als geeignete Kandidaten erscheinen, bei denen sich dann aber doch ein FBSS entwickelt. Das liegt daran, dass wir noch zu wenig über die exakte Natur der Schmerzgeneratoren in der Wirbelsäule wissen und es den radiologischen Untersuchungen noch an Vollkommenheit mangelt. Folglich bleiben auch die Diagnose und die geeignete operative Lösung noch unvollkommen. So wird es immer wieder auch zu Ergebnissen kommen, die nicht ideal sind.

Der Chirurg, der die Revision durchführt, muss sicherstellen, dass der Patient an den Folgen der erfolglosen Durchführung eines chirurgischen Verfahrens, d.h. an einem *Refractory-back-surgical*-Syndrom (RBSS), leidet, das einer Revisionsoperation möglicherweise zugänglich ist. Es muss die vernünftige Erwartung bestehen, dass die Revision die optimale Therapie für diese Pathologie darstellt. Da sich eine Revisionsoperation an der ursprünglichen Operationsstelle als schwierig erweisen kann, muss sich der Chirurg sicher sein, dass es keine Alternativen zu einer anterioren Revision gibt. Der Patient muss über die Vor- und Nachteile des Revisionsverfahrens aufgeklärt werden, sodass er eine informierte Entscheidung treffen kann.

Ich habe 12 Revisionen durchgeführt (8 Frauen, 4 Männer). Nach dem TPC-System wurden vier Fälle als R.A.1.2.C.0 klassifiziert, einer als R.A.1.2.C.2, einer als R.B.5.C.0, einer als R.A.1.3.C.0, einer als R.B.4.C.0 und einer als E.A.1.1.C.0.

4.8.3 Indikationen

Patienten, die sich einer Bandscheibenarthroplastie unterzogen haben, können sich bei neu auftretenden Symptomen ihrem Operateur oder einem anderen Chirurgen vorstellen. Aus Sicht des Patienten handelt es sich dabei normalerweise um persistierende, rezidivierende oder neue Rücken- oder Beinschmerzen oder eine Kombination derselben. Oder aber die Patienten werden mit radiologischen Befunden wie z.B. Migration, Subluxation, Einsinken, inakzeptabler Positionierung oder sogar Verschleiß vorstellig (zu den spezifischen Versagensmodi siehe Brau [1]).

Die Revisionsrate für eine Operation nach BSVP wird mit 2,7–8,8% beziffert [2] und fällt im Vergleich zu Revisionsoperationen bei anderen Wirbelsäulenoperationen günstig aus: z.B. Fusion (6–36%) [3], Dekompressionslaminektomie (9–17%) [4] und Diskektomie (2–19%) [5, 6].

Eine Revisionsoperation ist häufig nicht erfolgreich und daher nur indiziert, wenn die Schmerzquelle oder die Art des Schmerzes eindeutig identifiziert werden können. Bei der Behandlung des FBSS oder RBSS ist eine exakte Diagnose des Problems unabdingbar. Trotz Operation persistierende chronische Kreuz- und Beinschmerzen sind eine therapeutische Herausforderung. Eine falsche Indikation und ein technisches Versagen sind zwei Aspekte, die sich nicht gegenseitig ausschließen und häufig voneinander abhängig sind. Die Herausforderung liegt in den vielen möglichen Erklärungen für die Symptompersistenz.

Die Indikationen können absolut oder relativ sein. Eine absolute Indikation umfasst solche Bedingungen, unter denen die Folgen für den Patienten ohne Intervention ungünstig wären. Beispiele hierfür sind arterielle oder venöse Beeinträchtigungen, die von anteriorer Subluxation, Migration oder Verlagerung einer Prothese auf eine venöse oder arterielle Struktur herrühren können. Diese Indikationen machen eine anteriore Entfernung der störenden Prothese zwingend erforderlich.

Zu elektrophysiologischen Schädigung führende neurologische Beeinträchtigungen sind eine weitere absolute Indikation, die eine Revision der Prothese möglichst nah an der ursprünglichen Operationsstelle erforderlich macht. Je nach dem Grund für die Schädigung der Nervenstrukturen kann die Revision anterior oder posterior durchgeführt werden.

In den meisten Fällen stellt eine tiefe Infektion (die sowohl früh als auch später beginnen kann) eine absolute Indikation für eine Revision der Prothese dar. Eine Suppressionstherapie ist selten von Nutzen. Abszesse im Bandscheibenfach neigen zur Ausbreitung in den Psoasmuskel und posterior in den Epiduralraum. Daher wäre die günstigste Revision ein umlaufendes Verfahren mit Entfernung des Abszesses, Débridement des nekrotischen Materials und Stabilisierung des Bewegungssegments.

Mechanische Probleme mit anteriorer Subluxation der gesamten Prothese oder Verlagerung des Prothesenkerns können gelegentlich in einer absoluten Indikation zur Revision einer Prothese resultieren (➤ Abb. 4.50). Ein zufrieden stellendes Ergebnis ist in diesem mechanischen Umfeld nicht zu erwarten.

Zu den relativen Indikationen gehören die unterschiedlichen Folgeerkrankungen, die aus einer falschen Technik resultieren: exzentrische Positionierung, Einsinken und Migration von weniger als 5 mm. Unter diesen Umständen entsteht eine ungünstige Kinematik der funktionellen Wirbelsäuleneinheit. Neurologische Symptome können – eher als offensichtliche Zeichen – ebenfalls eine relative Indikation zur Revision darstellen. Bei Patienten, die sich einer BSVP-Operation unterzogen haben, sind Restsymptome üblich, aber ihre Erwartungen hinsichtlich der Ergebnisse können unrealistisch sein. Diese Patienten müssen sorgfältig beurteilt und ihre Optionen besprochen werden. Sind sich Arzt und Patient in Bezug auf eine Revision einig, muss der Patient verstehen, dass es sich bei einem Revisionseingriff um ein kalkuliertes Risiko und nicht um eine Heilung persistierender Symptome handelt.

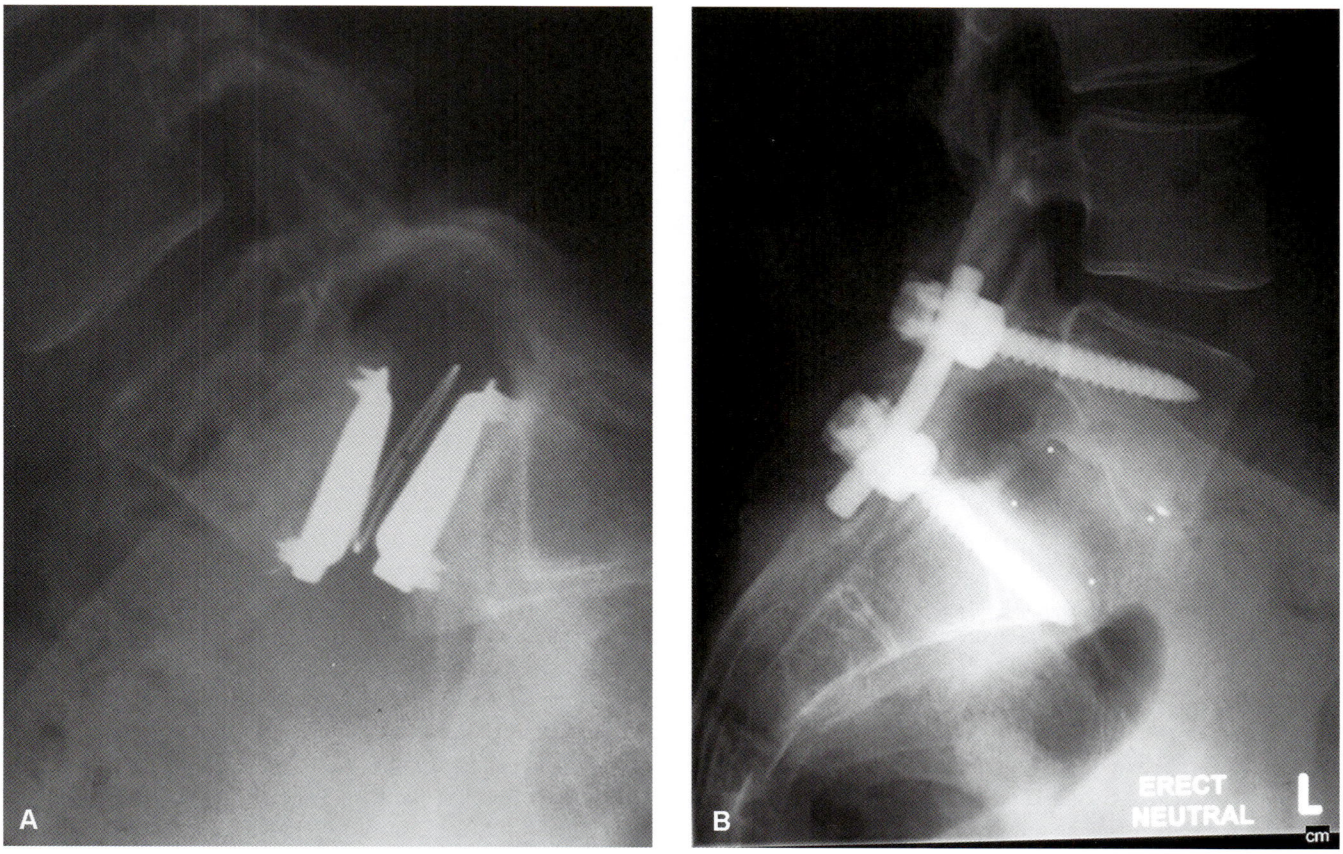

Abb. 4.50 A: Patient mit vorangegangener Laminektomie und Implantation einer CHARITÉ-Prothese (DePuy Spine; Raynham, Massachusetts). Ein Jahr nach der Erstimplantation wurde eine infolge zu schwacher posteriorer Strukturen fortschreitende Instabilität beobachtet. **B:** Revision mit Entfernung der Prothese und anschließender ALIF/PSF.

4.8.4 Kontraindikationen

Wenn nach Betrachtung der Krankengeschichte des Patienten, nach gründlicher körperlicher Untersuchung, Durchsicht der radiologischen Befunde und Auswertung sämtlicher psychologischer Screeningtests definitiv kein mechanisches oder neurologisches Problem gefunden werden kann, dann ist eine Revisionsoperation bei BSVP-Operationen generell kontraindiziert. Wie bei jeder Wirbelsäulenoperation ist der wichtigste Faktor für ein erfolgreiches Ergebnis die Auswahl der Patienten. Bolger und Frazer [7] haben versucht, eine Orientierungshilfe für den Entscheidungsfindungsprozess zu geben, mit der sich das wahrscheinliche Ergebnis wiederholter Operationen in einem gewissen Rahmen abschätzen lässt. Sie schlagen ein Punktesystem vor, mit dem sich bei Vorhandensein eines bestimmten Faktors vorhersagen lässt, um wie viel dieser Faktor prozentual reduziert werden müsste, um ein zufrieden stellendes Ergebnis zu erreichen. Zu diesen Faktoren gehören: Symptomfreiheit < 6 Monaten, eine dritte Operation oder Folgeoperationen, psychische Probleme, Schadensersatz, die Art der vorangegangenen Operation und die vorgeschlagene Operation, sei es eine posteriore Fusion, eine Dekompression oder eine Narbenentfernung. Sie heben hervor, wie wichtig große Sorgfalt und Vorsicht bei der Durchführung jedweder Verfahren bei einem Patienten sind, der sich bereits einer lumbalen Operation unterzogen hat.

Eine absolute Kontraindikation wäre ein ungünstiges psychologisches Profil. Weitere Kontraindikationen umfassen Rechtsstreitigkeiten oder Schadenersatzforderungen. Sollte eine durch eine vorangegangene Operation bedingte starke Narbenbildung eine Blutgefäßverletzung sehr wahrscheinlich machen, ist ein anteriorer Zugang kontraindiziert. Eine Revision ist jedoch weiterhin durch posteriore Zugänge möglich.

Es ist wichtig, dass die Chirurgen ihre Expertise nutzen, um die Ursachen für ein wahrscheinliches Versagen zu identifizieren, und der Versuchung widerstehen, einen Patienten nur deshalb zu operieren, weil sie sich gezwungen sehen, einem tatsächlich erwerbsunfähigen Patienten Hoffnung auf eine chirurgische Lösung zu geben.

4.8.5 Klinische Präsentation und Diagnostik

Wenn nach einer BSVP eine Revisionsoperation in Betracht gezogen wird, ist die Gründung einer aus einem multidisziplinären Team bestehenden Konsensusgruppe empfehlenswert. Fachleute, die große Erfahrung auf dem Gebiet der Wirbelsäulenchirurgie, des Schmerzmanagements und des kognitiven Rehabilitationsverhaltens besitzen, können helfen, das Geflecht aus Schmerz und Behinderung zu entwirren. Wurde die Operation von einem anderen Chirurgen durchgeführt, muss unbedingt sichergestellt sein, dass die ursprünglichen klinischen Befunde und Aufzeichnungen eingeholt werden. Patienten, die sich für eine potenzielle Revisionsoperation vorstellen, berichten im Allgemeinen über drei Hauptprobleme:

1. Rücken- und/oder Beinschmerzen – Die Röntgenbilder zeigen eine gute Lage und Beweglichkeit des Implantats
2. Rücken- und/oder Beinschmerzen – Die Röntgenbilder zeigen eine ungünstige Lage und Funktion des Implantats.
3. Nur geringe oder gar keine Schmerzen oder Dysfunktion – Die Röntgenbilder zeigen eine ungünstige Lage des Implantats und geben einen Hinweis darauf, dass es langfristig zu einer Beeinträchtigung der mechanischen und neurologischen Stabilität kommen kann.

Häufiger ist es jedoch der Fall, dass Schmerzen vorhanden sind, obwohl die Röntgenbilder ein zufriedenstellendes Ergebnis zeigen. Die Schmerzen können neurogen, mechanisch oder psychisch bedingt sein (oder auch durch eine Kombination dieser drei Faktoren). Neurogener Schmerz umfasst *per definitionem* eine Verletzung des Nervengewebes. Mechanische Schmerzen werden durch nichtneurale Verletzungen wie z.B. Schädigung des Facettengelenks, der Bandscheibe und des Muskels verursacht. Der Chirurg muss die Krankengeschichte des Patienten studieren, sein klinisches Urteilsvermögen bemühen und weitere röntgenologische Untersuchungen veranlassen. In diesem Stadium sollte er sämtliche präoperativen Faktoren wie z.B. falsche Diagnose, falscher Patient, falsches Verfahren und falscher Chirurg analysieren. Er muss die Krankengeschichte des Patienten erneut auswerten, um die Entwicklung und die Art des Schmerzes zu bestimmen. Dadurch kann der Chirurg herausfinden, ob die Schmerzen bereits vor der Operation bestanden, ob der Patient jemals symptomfrei war, ob die Schmerzen neu aufgetreten sind und ob die Schmerzen im Rücken oder im Bein lokalisiert sind (und in welcher Kombination).

Es wird eine klinische Untersuchung durchgeführt. Die gesamte Wirbelsäulenausrichtung des Patienten wird sowohl in der sagittalen als auch in der koronaren Ebene ermittelt. Der Bewegungsumfang wird erfasst. Dazu gehört die Beobachtung des Gangs, wie der Patient aus dem Sitzen aufsteht, wie er sich auszieht, wie er sich bückt, sowie eine neurologische Untersuchung. Des Weiteren kann der Chirurg, während er die Krankengeschichte aufnimmt und die klinische Untersuchung durchführt, die wichtigen Aspekte des psychologischen Profils des Patienten beurteilen. Schmerzen bei der Flexion deuten auf Probleme mit der Bandscheibe hin, vielleicht auf eine Instabilität. Extension mit einer Stakkatobewegung beim Stehen ist ein Indiz für eine mögliche Instabilität. Schmerzvolle Extension kann durch arthritische Facettengelenke verursacht sein. Bei der neurologischen Untersuchung lässt sich eine Nervenspannung oder ein Nervenverlust feststellen, deren Muster auf eine bestimmte Nervenwurzel hinweisen kann.

Radiologische Untersuchungen sind von größter Bedeutung. Anteroposteriore und laterale Aufnahmen im Stehen sowie laterale Flexions-/Extensionsaufnahmen sind sehr wichtig. Ein MRT-Scan ist für die Diagnose neurologischer Probleme an der zu operierenden Etage ungeeignet, da es zu Metallartefakten kommt. Elektrophysiologische Studien (Elektromyelogramme und Reizleitungsuntersuchungen) können bestimmen helfen, ob die in das Bein projizierten neurologischen Symptome das Ergebnis einer Radikulopathie oder eines Übertragungsschmerzes sind. Ein Feinschnitt-CT-Myelogramm wäre das Verfahren der Wahl bei postoperativen neurologischen Symptomen. Es ermöglicht eine Visualisierung der Nervenstrukturen und klärt ihren Verlauf durch das Bandscheibenfach und die lateralen Dornfortsätze.

4.8.6 Operationstechnik

Bei Patienten, die sich innerhalb von 7 Tagen nach der ursprünglichen Operation erneut an derselben Etage operieren lassen müssen, wird empfohlen, die ursprüngliche Inzision zu verwenden und diese zu vergrößern. Eine Dissektion durch die Schichten ist nicht unmöglich, denn der Raum ist nicht durch Fibrose oder Narbenbildung obliteriert.

Erfolgt die Revision mehr als 7 Tage nach der ursprünglichen Operation, können eine Fibrose und die Erkennung der Gefäße den Eingriff schwieriger gestalten. Brau [1] hat verschiedene Zugänge zu den unterschiedlichen Etagen empfohlen. Aus meiner Sicht eignet sich eine dehnbare Inzision an der Mittellinie, ganz gleich, ob die Revision an L3/L4, L4/L5 oder L5/S1 durchgeführt werden soll. Bei der Revision der anterioren Lendenwirbelsäule ist minimal-invasive Chirurgie fehl am Platz. Nach den grundlegenden Prinzipien der Revision ist der bestmögliche Zugang ein ganz neuer Zugang ober- oder unterhalb der ursprünglichen Etage.

Anästhesie bei Revision von BSVP

Um die relevante medizinische und operative Vorgeschichte des Patienten kennen zu lernen, ist die präoperative Evaluation für den Anästhesisten unverzichtbar. Der Chirurg muss ihm außerdem mitteilen, welche Ziele der Eingriff verfolgt und welche Probleme auftreten können. Es ist eine Allgemeinanästhesie mit Muskelrelaxation notwendig. Auf eine Epiduralanästhesie sollte verzichtet werden, da die Nachwirkungen der Lokalanästhesie schwerwiegende neurologische Folgeerscheinungen in der postoperativen Periode verschleiern können. Ein großer venöser Zugang ist obligatorisch. Für den Fall, dass der Patient für ein posteriores Stabilisierungsverfahren in die Bauchlage gerollt werden müsste, sollte ein verstärkter endotrachealer Tubus gelegt werden.

Zusätzlich zur Standardüberwachung der Vitalfunktionen wird noch ein Harnröhrenkatheter gelegt, um die stündliche Urinausscheidung zu überwachen, und eine bispektrale Indexüberwachung ermöglicht die Aufrechterhaltung einer entsprechenden Anästhesietiefe. Es besteht die Möglichkeit einer großen Flüssigkeitsverlagerung, sodass ein arterieller Zugang und ein zentraler venöser Zugang indiziert sein können.

Ein Kardiotechniker ist für die intraoperative Blutaufbereitung verantwortlich. Obwohl wir gekreuztes Blut bereithalten, können wir so ca. 60% des Blutverlustes durch Reperfusion zurückführen. Während dieses langen Eingriffs ist die Verwendung von Wärmedecken und gewärmten Flüssigkeiten unabdingbar.

Die präoperative Verwendung von elastischen Kompressionsstrümpfen, sequenziellen Kompressionswadenpumpen und niedermolekularem Heparin (ich verwende Enoxaparin [Clexane], beginnend einen Tag vor der Operation) ist angesichts der vaskulären Manipulation, die damit verbunden sein kann, unverzichtbar. Eine Antibiotikaprophylaxe mit Cephalothin (Keflin) wird postoperativ weitergeführt. Postoperative Analgesie erfolgt durch Dauerinfusion eines Lokalanästhetikums wie beispielsweise Ropivacain durch einen Katheter in die Wunde und durch patientenkontrollierte intravenöse Opioidgabe.

Typ A: Prothese muss entfernt werden

Der verwendete Revisionszugang hängt letztendlich von der ursprünglichen Operation ab, der seitdem vergangenen Zeit und davon, ob der Chirurg, der die Revision durchführt, auch die erste Operation durchgeführt hat. Der Chirurg hat bei Durchführung einer anterioren Revision beim BSVP drei Optionen: einen linken retroperitonealen Zugang, einen rechten retroperitonealen Zugang oder einen transperitonealen Zugang. In einem gewissen Maße diktiert der beim Indexeingriff gewählte Zugang auch den Zugang für den nächsten Eingriff. Es ist jedoch wichtiger, die Entscheidung aufgrund der Etage und nicht aufgrund der vorhandenen Narbe oder des vorherigen Zugangs zu treffen.

Bei L5/S1 ist bei der Erstoperation ein linker retroperitonealer Zugang üblich. Wenn an dieser Etage ein Revisionseingriff nötig wird, fällt die erste Wahl auf den rechten retroperitonealen Zugang; ein transperitonealer Zugang ist wegen der hohen Inzidenz an retrograder Ejakulation bei männlichen Patienten das letzte Mittel. An dieser Etage ist eine gute Freilegung zu erwarten, und die Revision der Bandscheibe ist normalerweise auch durchführbar.

Bei L4/L5, insbesondere wenn die erste Operation ausschließlich an dieser Etage durchgeführt wurde, besteht häufig die Möglichkeit, ober- oder unterhalb des vernarbten Peritoneums in unberührtem Raum zu operieren und somit eine Dissektion auf- und abwärts der zu operierenden Bandscheibe durchzuführen. Gefährdete Strukturen sind der Harnleiter, der präoperativ durch einen Stent geschützt werden kann, der sympathische Grenzstrang, der oft schwierig zu erkennen ist, sowie die großen Gefäße. Der Schlüssel für einen Zugang zu L4/L5 ist normalerweise die Schaffung von Raum zwischen dem Psoasmuskel und der anterioren Wirbelsäule; eine Freilegung durch dieses Fenster kann die Entfernung oder Revision einer künstlichen Bandscheibe erleichtern. Eine Revisionsoperation an dieser Etage kann undurchführbar sein, wenn es bereits frühzeitig zu einem Venenriss kommt. In solch einem Falle ist es am besten, diesen Eingriff abzubrechen und eine posteriore Stabilisierung durchzuführen. Jede Verletzung einer venösen Struktur wird potenziell durch Blutungen, tiefe Venenthrombose und Lungenembolie kompliziert.

Die zweite Option an L4/L5 ist ein transperitonealer Zugang. Der Chirurg muss lateral zum Colon sigmoideum gehen, um erneut durch das Peritoneum in die retroperitoneale Ebene zu gelangen. Auch hier ist unbedingt daran zu denken, dass dieselben Strukturen gefährdet und auch die Adhäsionen nach der Laparotomie nicht ohne Probleme sind.

Die dritte Option an L4/L5 ist ein retroperitonealer Zugang. Dadurch, dass die Vene nicht von rechts freigelegt wurde, ist ein Zu-

4

gang zu einem etwas größeren Fenster möglich. Vor der Operation sollte man sich mit der Gefäßanatomie an dieser Etage vertraut machen.

Für L3/L4 eignet sich ein linker retroperitonealer Zugang, wobei der Zugang zum retroperitonealen Raum ober- oder unterhalb der Bandscheibe erfolgt. Ähnliches gilt für die Lokalisierung des Psoasmuskels und der anterioren Wirbelsäule. Der Operationssitus sollte radiologisch verifiziert und auf Strukturen wie den Harnleiter, den sympathischen Grenzstrang usw. geachtet werden. An dieser Etage kann man oft die vaskulären Strukturen nach rechts mobilisieren, sodass eine Revision des Implantats in einen BSVP oder eine ALIF möglich ist. Ich empfehle, die segmentalen Gefäße an L3/L4 und L4/L5 zu identifizieren und zu ligieren, um eine Retraktion nach rechts zu ermöglichen.

Ein allgemeiner Hinweis: Wenn die Gefäßligatur nicht problemlos möglich ist, kann eine subperiostale Freilegung durchgeführt werden, indem das Peritoneum und Reste des Bandscheibenanulus anterior als Klappe von der Seite mit der geringsten Gefährdung zur Seite mit der größten Gefährdung angehoben werden. Dabei sollte man unter der Klappe bleiben und frühzeitig in das Bandscheibenfach eindringen.

Ich habe die Erfahrung gemacht, dass die künstliche Bandscheibe CHARITÉ besonders gut für eine Revision geeignet ist, da es sich hierbei um eine dreiteilige Prothese handelt. Das Polyethylen lässt sich stückweise oder durch Traktion einfach entfernen. Anschließend wird der Raum zwischen dem subchondralen Knochen und der Prothesenendplatte osteotomiert. Sobald die Endplatten der Prothese innerhalb des Bandscheibenfachs gelockert sind, kann die Prothese problemlos entfernt werden.

Für Prothesen mit Kiel sind spezielle Revisionsinstrumente erhältlich. Das richtet sich danach, ob sich das Gewebe vollständig über die Bandscheibe zurückziehen lässt. Meine Erfahrung hat gezeigt, dass dies häufig nicht möglich ist.

Wenn kein Distraktionssystem verfügbar ist, kann man mit verschiedenen, sehr feinen Osteotomen eine Ebene zwischen der Prothese und der knöchernen Endplatte schaffen. Dadurch wird das Implantat allmählich gelockert, sodass man es entfernen kann. Gelegentlich ist vorher aber noch eine partielle Vertebrektomie durch einen anterolateralen Zugang erforderlich. In solchen Fällen wird die Region mit Knochentransplantat stabilisiert und anschließend mit einer posterioren pedikelschraubenbasierten Lösung stabilisiert.

Obwohl es sehr verlockend ist, ein TPC R.A.1.1 anzustreben, sieht es in der Realität oft so aus, dass bei der Revision die Wahl auf TPC R.A.1.2 oder R.A.1.3 fällt.

Typ B: Prothese wird nicht entfernt

In Situationen, in denen die Prothese nicht entfernt werden kann, gibt es je nach Art der Primärerkrankung mehrere Optionen. Wenn das Krankheitsbild eine Dekompression des Kanals erfordert, um ein Bandscheibenfragment oder ein Knochenstück zu entfernen, das durch die Prothese abgebrochen wurde, dann kann eine alleinige Dekompression ausreichend sein. Bei Durchführung einer bilateralen partiellen Facettektomie wird eine zusätzliche posteriore dynamische Stabilisierung oder eine Fusion mit Pedikelschrauben empfohlen.

Eine asymmetrische Anulusresektion kann zu einer Neigung der Prothese in der koronaren Ebene führen. Dieser Effekt wird beim multisegmentalen BSVP verstärkt, und man hat festgestellt, dass die axiale Rotationsinstabilität erheblich zunehmen kann [8]. Eine leichte Neigung ist normalerweise ohne Bedeutung. Beim Bandscheibenersatz an mehreren Etagen kann eine segmentale Skoliose auftreten. Möglicherweise kann eine posteriore dynamische Stabilisierung die Integrität des Anulus ersetzen.

Bei Instabilität einer Prothese, exzentrischer Platzierung und Facettenarthropathie (TPC E/R.B.5) kann eine posteriore Spinalfusion durchgeführt werden. Dies kann durch einen minimal-invasiven Zugang mit einer intertransversalen Fusion eines selbsteinpflanzenden Transplantats und durch ein knochenmorphogenetisches Protein erfolgen.

4.8.7 Postoperative Behandlung

Es ist ratsam, dass der Revisionspatient die ersten 24 Stunden auf der Intensivstation verbringt. Dort kann der Patient ununterbrochen von Spezialisten überwacht werden, die Erfahrung auf dem Gebiet der komplexen Wirbelsäulenrekonstruktion besitzen. So können eventuelle postoperative Komplikationen früh erkannt und sofort entsprechende Maßnahmen eingeleitet werden.

In der postoperativen Phase sollte eine Schmerztherapie eingeleitet werden. In Verbindung mit patientenkontrollierter Analgesie wird über eine Infusionspumpe ein Lokalanästhetikum in die Wunde verabreicht. Es muss unbedingt auf Lungenprobleme geachtet werden, die nach einer ausgedehnten anterioren Operation auftreten können. Eine Spirometrie sollte routinemäßig durchgeführt werden. In den ersten 24–48 Stunden nach einer Revision müssen unbedingt Blutdruck oder zentralvenöser Druck und die Urinausscheidung überwacht werden. Da die Inzidenz für eine tiefe Venenthrombose nach jedem größeren rekonstruktiven Eingriff bis zu 10% betragen kann, kommt der Anwendung von elastischen Kompressionsstümpfen sowie Wadenpumpen in den ersten 24 bis 48 Stunden eine große Bedeutung zu. Es können auch verschiedene gastrointestinale Probleme und Ernährungsstörungen auftreten, z.B. Ileus, Darmträgheit und gelegentlich Durchfall. Deshalb wird der Patient postoperativ proteinarm ernährt, wodurch die Wahrscheinlichkeit von Komplikationen (z.B. Wundinfektion) zunimmt. In manchen Fällen ist die Verwendung intravenöser Hyperalimentation indiziert.

Nach dem Eingriff sind die Patienten infolge der chronischen Schmerzen vor der Operation und der Unfähigkeit, ihren Alltagaktivitäten nachzugehen, physisch und emotional erschöpft. Die meisten Patienten benötigen Hilfe beim Wiedererlangen ihrer Kraft, Rumpfmobilität und kardiovaskulären Fitness. In der Anfangsphase ist ein Rehabilitationsprogramm zur Erlangung von Haltung und Gleichgewicht im Sitzen, Stehen und Liegen und zur Unterstützung beim Gehen, Treppensteigen und bei den Alltagsaktivitäten zwingend erforderlich. Nach der Entlassung aus dem Krankenhaus beginnt ein Rehabilitationsprogramm, dessen

BOX 4.4

Vor- und Nachteile allgemeiner Revisionsstrategien

Vorteile
- Schmerzreduzierung.
- Wiederherstellung der Funktionsfähigkeit
- Rückkehr in den Beruf
- Dauerhafte Korrektur der Erkrankung

Nachteile
- Komplexe Operation
- Erhöhtes Komplikationsrisiko
- Schmerzreduzierung ist fragwürdig, Schmerzen können sich sogar evtl. verschlimmern
- Weitere funktionelle Verschlechterung
- Keine Rückkehr in den Beruf möglich

Schwerpunkt auf Kernstabilität, Flexibilität und aerober Fitness liegt. Kontrolluntersuchungen durch den Chirurgen finden nach 2 Wochen sowie nach 3, 6 und 12 Monaten postoperativ statt.

4.8.8 Komplikationen und ihre Vermeidung

Bei jeder Revision können die gleichen Komplikationen und unerwünschten Ereignisse eintreten wie beim Primäreingriff, allerdings mit erhöhter Inzidenz. Der Wundverschluss sollte schichtweise erfolgen, um das Risiko für Hernien zu minimieren. Bei linksseitigem Zugang sollten mit dem Patienten vor dem Eingriff mögliche Schädigungen von Milz, Niere, Harnleiter, sympathischem Grenzstrang und Plexus hypogastricus superior erörtert werden. Es besteht auch die Möglichkeit, dass der Plexus lumbalis durch übermäßige Retraktion auf den Psoasmuskel verletzt wird. Zudem können patellofemorale Nervenneurome oder Neuropraxie auftreten. Die venösen und arteriellen Gefäße können fibrotisch geworden und schwierig zu identifizieren sein und bei dem Versuch, sie freizulegen, gedehnt oder zerrissen werden. Dies kann eine tiefe Venenthrombose oder Lungenembolie nach sich ziehen.

Die große Mehrzahl der Patienten, die sich einem Bandscheibenvollersatz unterziehen, ist relativ jung und fit und besitzt deshalb auch eine geringe Komorbidität. Nichtsdestotrotz ist es äußerst wichtig, diese Komorbiditäten vor dem Revisionseingriff in Betracht zu ziehen.

4.8.9 Diskussion und Fazit

Zu wissen, wann operiert werden soll, ist eine Wissenschaft, und zu wissen, wann nicht operiert werden soll, eine Kunst. Eine Revisionsoperation ist anspruchsvoll, technisch schwierig und birgt ein beträchtliches Morbiditäts- und auch ein gewisses Mortalitätsrisiko (➤ Box 4.4). Von einer Revision sind neurologische und vaskuläre Strukturen betroffen, die verletzt werden und beim Patienten zu einer signifikanten Morbidität führen können. Die Entscheidung, wann reoperiert werden soll, kann nur nach ernsthafter Erwägung der Alternativen zur Operation erfolgen und hängt davon ab, ob der Patient von der Revision profitieren würde. Der Patient muss sich über das Risiko-Nutzen-Verhältnis einer Revision im Klaren sein.

Selbst wenn das Risiko besteht, dass eine Revisionsoperation zu einem weniger als günstigen Ergebnis führt, gibt es Fälle, in denen eine Revision zwingend erforderlich ist bzw. die beste Option für den Patienten darstellt. Dann kann eine Revisionsstrategie in Gang gesetzt werden, die Kollateralschäden und Komplikationen minimiert und das Ergebnis maximiert. Die Voraussetzungen für ein bestmögliches Ergebnis sind eine ausreichende Kenntnis des Verfahrens, eine akribische Planung und eine exakte chirurgische Ausführung des Behandlungsplans.

LITERATUR

[1] Brau S: Complications in revision strategies in lumbar spine arthroplasty: Roundtables in Spine Surgery 1(No. 2, Part 1): 3–11, 2005.
[2] McAfee P, Geisler FH, Saiedy SS, et al: Revisability of the CHARITÉ Artificial Disc Replacement: Analysis of 688 patients enrolled in the U.S.IDE study of the CHARITÉ Artificial Disc. Spine 31: 1.217–1.226, 2006.
[3] Gillet P: The fate of the adjacent motion segments after lumbar fusion. Spine 28: 338–345, 2004.
[4] Hopp E, Tsou PM: Post decompression of lumbar instability. Clin Orthop 227: 143–151, 1988.
[5] Weir BKA, Jacobs GA: Reoperation rate following lumbar discectomy: Analysis of 662 discectomies. Spine 5: 366–370, 1980.
[6] Cavanagh S, Stevens J, Johnson JR: High resolution MRI in investigation of recurrent pain after lumbar discectomy. J Bone Joint Surg 4: 524–528, 1993.
[7] Bolger C, Frazer RD: Revisions: Outcome studies. In: Marguiles JY, Aebi M, and Farcy J-P (eds): Revision Spine Surgery, St. Louis, Mosby, 1999, pp 1–10.
[8] McAfee P, Cunningham BW, Hayes V, et al: Biomechanical analysis of rotational motions after disc arthroplasty: Implications for patients with adult deformities. Spine 31(19): S152–S160, 2006.

4.9 Revisionsstrategien nach Komplikationen beim lumbalen Bandscheibenvollersatz

Luiz Pimenta, Thomas Schaffa, Juliano Lhamby, Carlos Fernando Arias Pesántez und Ihab Gharzeddine

! KERNAUSSAGEN
- Nach einem lumbalen Bandscheibenvollersatz können Komplikationen auftreten, die die Explantation und Revision der BSVP-Prothese zu einem Fusionskonstrukt notwendig machen.
- Eine ausschließlich posteriore Fusion ist bei einer instabilen anterioren Wirbelsäule ggf. nicht wirksam.
- Bei einer anterioren Revision besteht ein signifikantes Risiko für eine Verletzung viszeraler und vaskulärer Strukturen.
- Der XLIF-*(Extreme Laterale Interbody Fusion-)*Zugang zur Explantation und Revision beim BSVP ist sicherer und weniger invasiv als der traditionelle anteriore Zugang, da hier das Risiko vaskulärer und viszeraler Komplikationen minimiert wird, während sich der Patient wieder schnell erholen und zu seinen normalen Aktivitäten zurückkehren kann.
- Bei Prothesen mit und ohne Endplattenkiele kann die Revision lateral mit minimaler Zerstörung der Wirbelkörper durchgeführt werden.

4.9.1 Allgemeine Überlegungen

Die meisten Prothesen für den Bandscheibenvollersatz (BSVP) erfordern einen anterioren abdominalen Zugang, der technisch anspruchsvoll sein kann, insbesondere an L4/L5, da an dieser Etage die großen Gefäße mobilisiert werden müssen. Angesichts der Einschränkungen beim Zugang sind großes Geschick und Erfahrung erforderlich, um eine optimale Freilegung und Platzierung der Prothese zu erreichen. Komplikationen lassen sich trotzdem nicht vermeiden, und bei einigen Prothesen kann dann eine Revision nötig werden [1–6].

In vielen Fällen ist die erste Option bei einer Revision, die Prothese in ihrer Position zu belassen und zu versuchen, sie mit einer zusätzlichen posterolateralen Fusion und einer Fixation mit Pedikelschrauben zu stabilisieren [1, 3, 4]. Eine posterolaterale Fusion kann jedoch bei einer instabilen posterioren Wirbelsäule schwierig zu realisieren sein, sodass die Prothese manchmal entfernt werden muss. Von den 8,8% der Fälle mit einem CHARITÉ-BSVP, bei denen in der amerikanischen IDE-Studie eine Reoperation erforderlich war, musste die Prothese in etwa in der Hälfte der Fälle entfernt werden [3]. Die anteriore Entfernung einer Prothese und Revision zu einer anterioren lumbalen interkorporellen Fusion (ALIF) ist, insbesondere nach den ersten zwei postoperativen Wochen, infolge von Narbenbildung und einem erhöhten Risiko für Gefäßverletzungen schwierig [1, 3, 4]. Die amerikanischen IDE-Daten für die CHARITÉ zeigen, dass die vaskuläre Komplikationsrate von 3,4% beim Primäreingriff bei den Revisionsfällen auf 16,7% anstieg [3].

Ein alternativer Zugang für die Entfernung und Revision einer lumbalen Prothese, bei dem keine anteriore Mobilisierung der Gefäße erforderlich ist, wird von den Autoren selbst verwendet. Die minimal-invasive extreme laterale interkorporelle Fusion (XLIF, NuVasive, Inc., San Diego, Kalifornien) wird erfolgreich für Fusionen an einer und mehreren Etagen oberhalb von L5 durchgeführt [7–10]. Es handelt sich um einen direktlateralen, retroperitonealen, transpsoatischen Zugang unter Anwendung stumpfer Fingerdissektion des Retroperitonealraums, stimulierter Elektromyographie-(EMG)-Führung (Neuro-Vision, JJB, NuVasive, Inc., San Diego, Kalifornien) durch den Psoasmuskel und Vorschieben eines Retraktorsystems mit gespaltenem Blatt (MaXcess, NuVasive, Inc., San Diego, Kalifornien) zur illuminierten direkten Visualisierung des lateralen Teils der Wirbelsäule. Zusätzlich zu primären Fusionsvorgängen wird der XLIF-Zugang neuerdings auch erfolgreich angewendet, um fehlerhaft platzierte Prothesen zu entfernen und zu korrigieren [11].

4.9.2 Anschauliche Fallbeispiele

Fall 1: Pars-Fraktur

Einer 39-jährigen Patientin mit degenerativer Bandscheibenerkrankung an L4/L5 wurde eine 31 mm breite künstliche Bandscheibe CHARITÉ Nr. 5 (DePuySpine, Raynham, Massachusetts) implantiert. 15 Tage nach der Operation traten erneut Rückenschmerzen auf, und die Röntgenbilder zeigten eine durch eine unerkannte isthmische Fraktur der Pars interarticularis an der implantierten Etage verursachte Instabilität. Daher wurde eine instrumentierte posterolaterale Fusion mit autologem Knochentransplantat durchgeführt. Einen Monat später entzündete sich die posteriore Fusionsstelle, und es wurde eine intravenöse Antibiotikatherapie eingeleitet. Die Rückenschmerzen der Patientin persistierten weitere 18 Monate, und eine Röntgenaufnahme offenbarte das Versagen eines der Fixationsstäbe (➤ Abb. 4.51).

Prothesenentfernung und Revision erfolgten durch einen linksseitigen XLIF-Zugang über eine ca. 5 cm große laterale Inzision. Die laterale Seite der Prothese war durch eine Anulusdiskektomie leicht zugänglich. Bei einer lateralen Dekubitusposition der Patientin und dem geöffneten Bandscheibenfach war der Polyethylenkern leicht zu fassen und wurde mithilfe einer Kocher-Klemme entfernt (➤ Abb. 4.52). Die Endplatten der Prothese wurden ohne großen Kraftaufwand mit einem Osteotom aus ihrer Knochenverankerung gestemmt. So konnten die Endplatten erfasst und

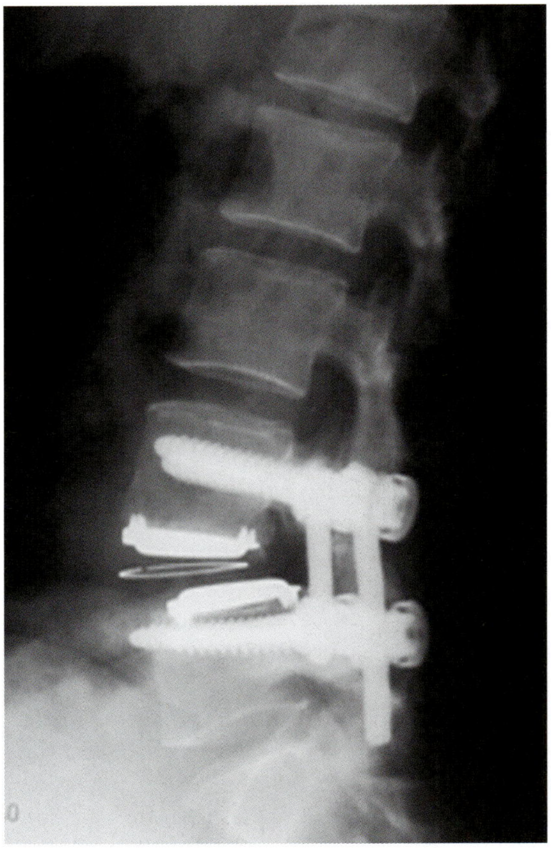

Abb. 4.51 Fall 1 vor der Revision: Implantierter CHARITÉ-Bandscheibenvollersatz mit unerkanntem isthmischem Defekt der Pars interarticularis, der eine Stabilisierung erforderlich machte. Es wurde eine posterolaterale Fusion versucht, ohne dass dies zur Linderung der Rückenschmerzen geführt hätte. Die Röntgenaufnahmen zeigen das Versagen des rechten Fixationsstabes.

aus dem Bandscheibenfach mit einer Kocher-Klemme entfernt werden (➤ Abb. 4.53). Das Lösen und Entfernen der Endplatte wurde dann an der zweiten Fläche wiederholt (➤ Abb. 4.54).

Es wurde ein 50 mm langer, 18 mm breiter und 12 mm hoher, mit Trikalziumphosphat und Knochenmarkaspirat aus dem Beckenkamm gefüllter Polyetheretherketon-(PEEK-)Käfig implantiert und eine posteriore Revision durch ein offenes Verfahren mit Repositionierung des weggerutschten Stabes durchgeführt (➤ Abb. 4.55). In der postoperativen Phase traten weder eine Infektion noch neurologische Zeichen/Symptome auf, und bei der Nachuntersuchung nach einem Jahr war die Patientin beschwerdefrei.

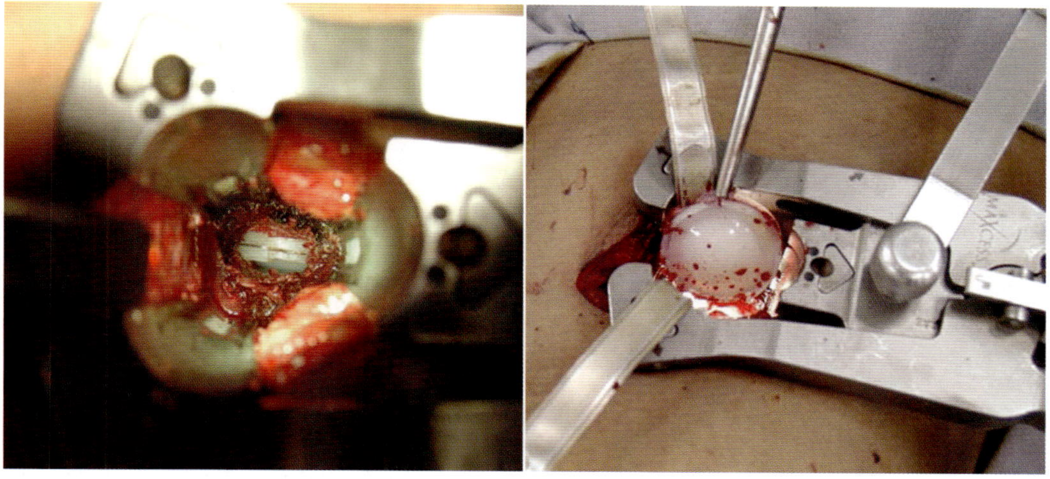

Abb. 4.52 Der Polyethylenkern kann leicht gegriffen und mithilfe einer Kocher-Klemme entfernt werden.

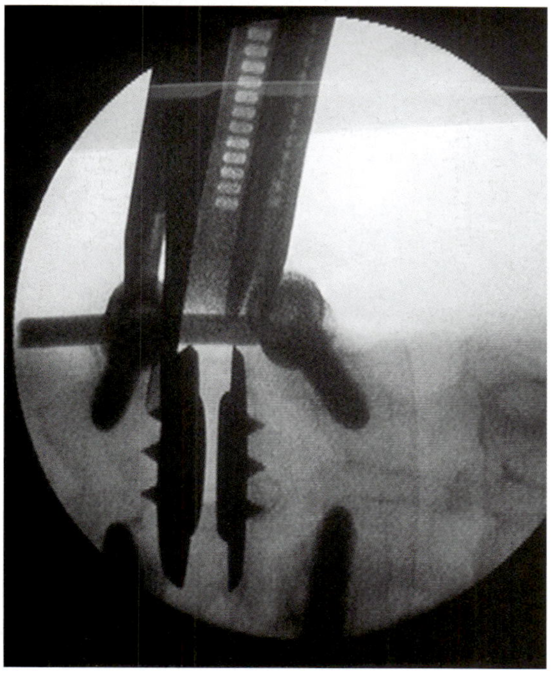

Abb. 4.53 Die metallischen Endplatten werden ohne großen Kraftaufwand mit einem Osteotom aus ihrer Knochenverankerung gestemmt und können dann mit einer Kocher-Klemme gefasst und aus dem Bandscheibenfach entfernt werden.

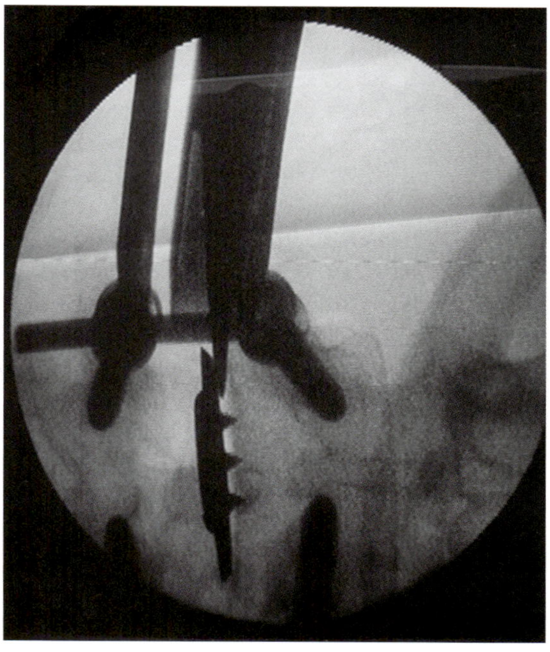

Abb. 4.54 Das Lösen und Entfernen der Endplatte wird mithilfe von Osteotom und Kocher-Klemme an der zweiten Fläche wiederholt.

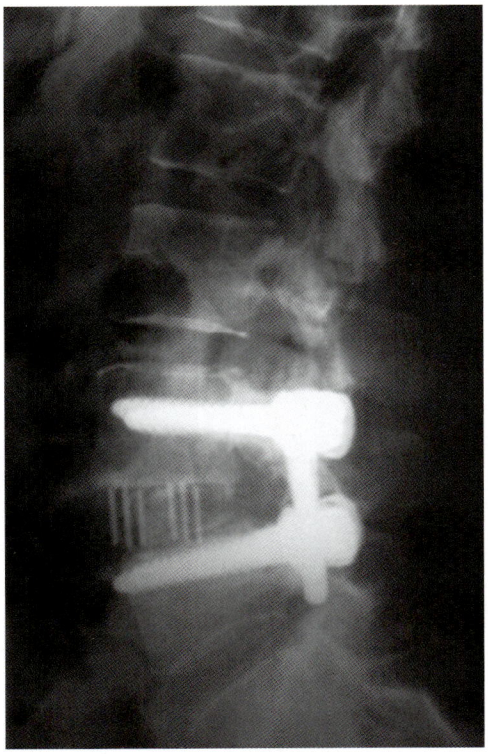

Abb. 4.55 Fall 1 nach der Revision: Entfernung des Bandscheibenvollersatzes und Revision wurden durch eine linksseitige extreme laterale interkorporelle Fusion (XLIF) durchgeführt und der Stab posterior repositioniert.

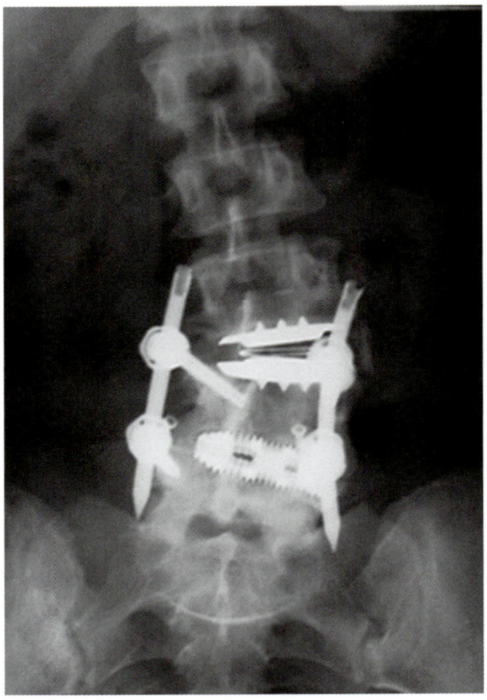

Abb. 4.56 Fall 2 vor der Revision: CHARITÉ-Bandscheibenvollersatz mit lateraler Implantation der Prothese und iatrogener segmentaler Skoliose sowie persistierenden Schmerzen zwei Monate nach der Operation

Fall 2: Fehlerhaft positioniertes Implantat ohne Kiele

Eine 50-jährige Patientin mit einer vorangegangenen Fusion an L4/L5 unterzog sich einem Bandscheibenvollersatz mit einer 29 mm breiten CHARITÉ-Bandscheibe Nr. 4. Sekundär hatte sich eine symptomatische Erkrankung der Nachbaretage an L3/L4 entwickelt. Postoperative Röntgenbilder nach zwei Monaten zeigten eine laterale Implantation der Prothese und eine iatrogene segmentale Skoliose (➤ Abb. 4.56). Bei der Nachuntersuchung nach 12 Monaten berichtete die Patientin über lumbale Schmerzen und ein CT zeigte eine linke laterale Implantation der Bandscheibe und heterotope Ossifikation. Die Patientin war zu diesem Zeitpunkt neurologisch intakt und wurde einer medizinischen Behandlung und einer Rehabilitation zugeführt, ohne dass eine signifikante Besserung eintrat. Zwei Jahre nach der Operation wurde die künstliche Bandscheibe entfernt und unter Anwendung der XLIF-Technik eine Revision mit einem PEEK-Käfig (45 mm lang, 18 mm breit, 12 mm hoch) durchgeführt, der mit Knochenautotransplantat aus dem Beckenkamm gefüllt war. Zusätzlich wurden posteriore Pedikelschrauben perkutan angebracht (➤ Abb. 4.57). In der postoperativen Phase wurde eine vorübergehende Schwäche (3/5) beim Anheben des Knies beobachtet, die innerhalb von 3 Tagen abklang. Es wurden keine weiteren neurologischen Zeichen oder Symptome beobachtet. Bei einer Nachuntersuchung nach 10 Monaten berichtete die Patientin über Symptomfreiheit.

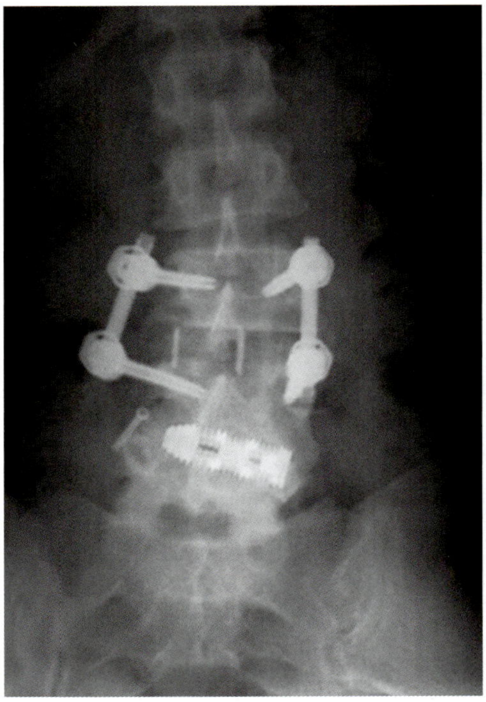

Abb. 4.57 Fall 2 nach der Revision: Entfernung der künstlichen Bandscheibe und Revision wurden unter Anwendung der XLIF-Technik und zusätzlichen perkutanen Pedikelschrauben durchgeführt.

Fall 3: Fehlerhaft positioniertes gekieltes Implantat

Ein ansonsten gesunder 38-jähriger Mann erhielt aufgrund einer degenerativen Bandscheibenerkrankung an L4/L5 einen Maverick-Bandscheibenvollersatz. Seine unerträglichen Rückenschmerzen persistierten auch postoperativ. Ein Jahr nach der Primäroperation war der Mann weiterhin arbeitsunfähig und bat um eine Entfernung der Prothese. Röntgenaufnahmen offenbarten, dass die Prothese leicht exzentrisch und leicht anterior platziert war (➤ Abb. 4.58).

Entfernung und Revision erfolgten durch einen XLIF-Zugang, wobei die laterale Wirbelsäule durch die üblichen Techniken freigelegt wurde. Die Entfernung einer gekielten Prothese erfordert zumindest eine partielle Korpektomie, und in Vorbereitung dieses Schrittes wurden die L4-segmentalen Gefäße unmittelbar nach lateraler Freilegung der Wirbelsäule abgeklemmt. Mit einem Osteotom wurde selektiv eine Ecke des Wirbelkörpers weggemeißelt, um den Kiel freizulegen (➤ Abb. 4.59). Das Knochenfragment wird mithilfe einer Schraube, die darin fixiert wird, extrahiert (➤ Abb. 4.60). Anschließend wurde die superiore Endplatte der Prothese aufgestemmt (➤ Abb. 4.61). Sobald sich die superiore Endplatte nicht mehr in ihrer Position befand, war ausreichend Platz für das Aufstemmen der inferioren Endplatte. Das vertebrale Knochenfragment wurde wieder eingesetzt, indem es in die defekte Stelle zurückimplantiert und die Schraube bikortikal nach vorne geschoben wurde (➤ Abb. 4.62). Nach Implantation eines großen PEEK-Käfigs in den Zwischenraum wurde eine zweite Schraube in den L5-Wirbel platziert und zur zusätzlichen lateralen Fixation des Fusionskonstrukts ein Stab eingesetzt (➤ Abb. 4.63). Am Tag nach der Operation konnte der Patient bereits laufen und nach Hause entlassen werden. Drei Wochen nach dem Revisionseingriff kehrte der Patient an seinen Arbeitsplatz zurück und hat seitdem keine Rückenschmerzen mehr.

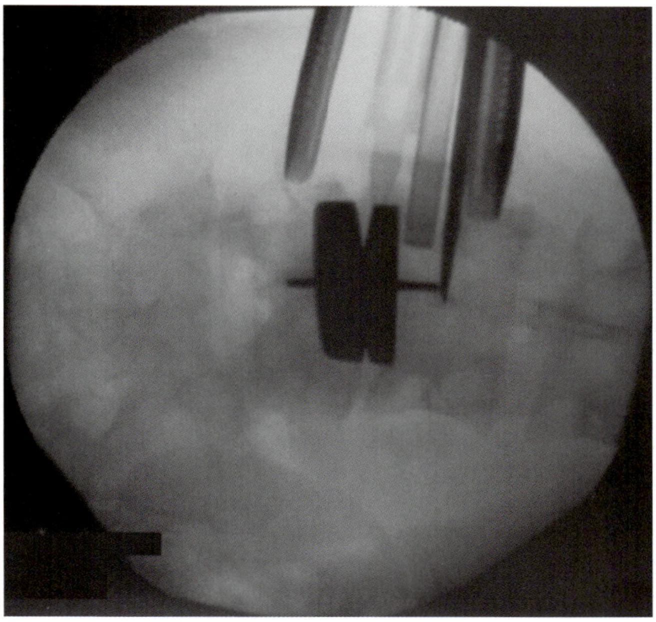

Abb. 4.59 Die Entfernung der gekielten Maverick-Prothese erforderte eine partielle Korpektomie. Um den Kiel freizulegen, wurde mit einem Osteotom eine Ecke des Wirbelkörpers selektiv herausgemeißelt.

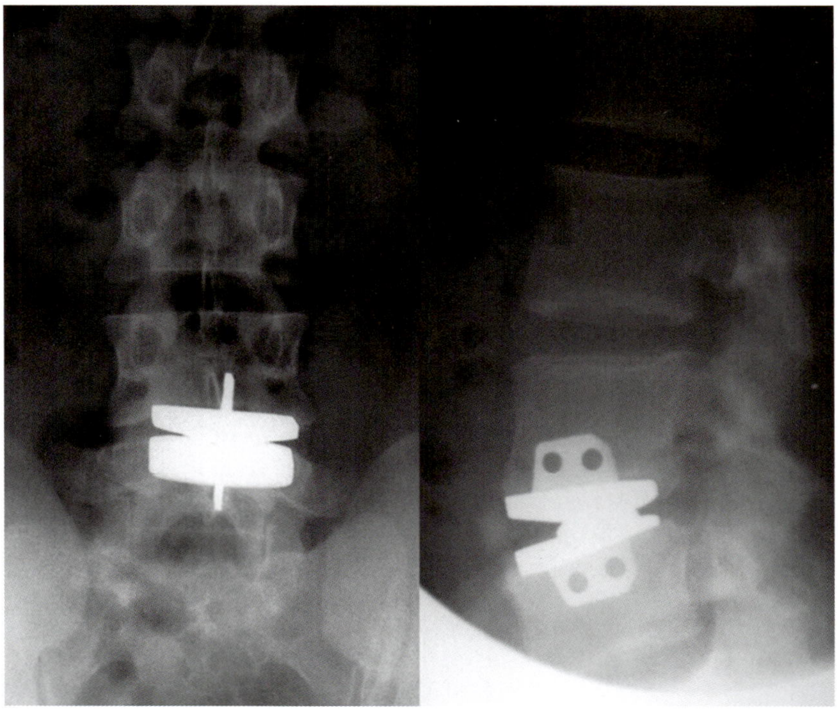

Abb. 4.58 Fall 3 vor der Revision: Implantation des Maverick-Bandscheibenvollersatzes; die Prothese ist leicht exzentrisch und anterior, was 1 Jahr nach der Operation zu persistierenden Schmerzen führte.

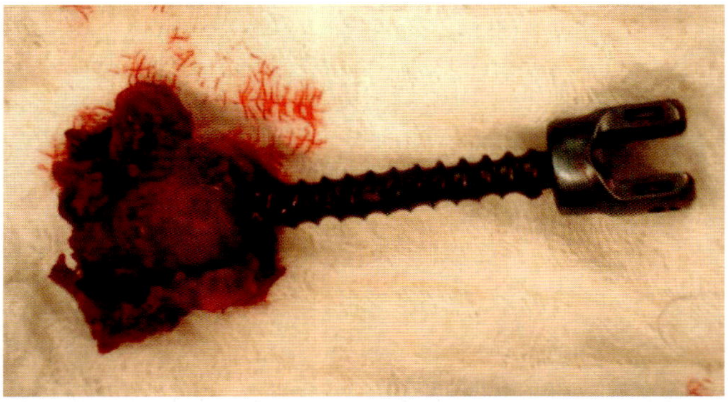

Abb. 4.60 Das Knochenfragment wurde mit einer Pedikelschraube extrahiert.

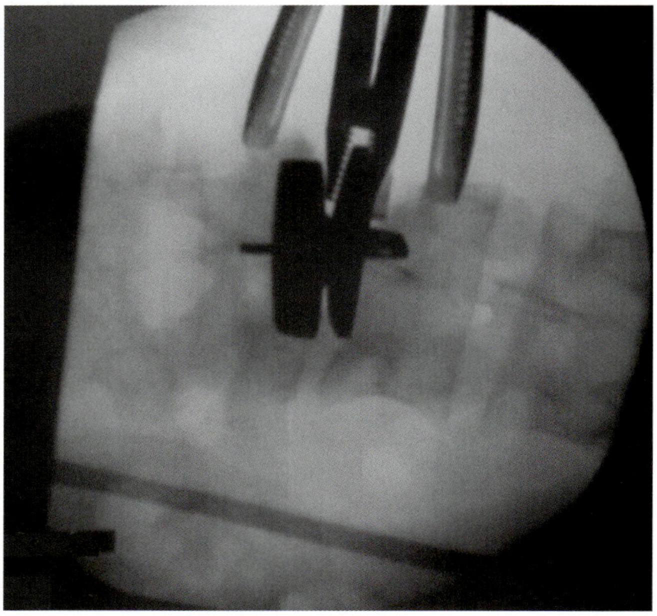

Abb. 4.61 Da sich der Defekt im superioren Wirbel befand, konnte der superiore Teil der Maverick-Prothese herausgemeißelt werden.

4.9.3 Diskussion

Der laterale retroperitoneale transpsoatische Zugang vermeidet viele der mit einer anterioren Revisionsoperation assoziierten Risiken. In keinem der Fälle traf man auf Fibrosen oder Narbengewebe im Retroperitonealraum. Das Einwachsen von Knochen in die Endplatten war oberflächlich und sporadisch, sodass die Endplattenbefestigungen ohne großen Kraftaufwand mit einem Osteotom vom Knochen abgetrennt werden konnten. Die Fixation durch die Löcher im Maverick-Kiel war mehr fibrös als ossär. Die Vorbereitung des Bandscheibenfachs für die Fusion ist unkompliziert, umfasst jedoch eine kontralaterale Ablösung des Anulus, um die symmetrische Distraktion der Bandscheibe sicherzustellen und das Einsetzen und die Platzierung eines großen Implantats durch die periphere Ringapophyse zu ermöglichen. Dadurch entstehen eine gute Abstützung der Endplatten und eine koronare und sagittale Ausrichtung.

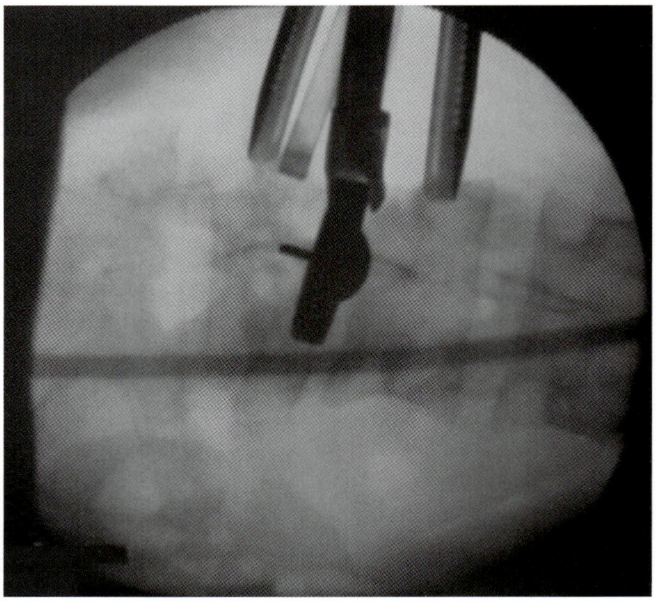

Abb. 4.62 Nach Entfernen der superioren Prothesenendplatte war genügend Platz, um die inferiore Endplatte herauszumeißeln.

4.9.4 Fazit

Eine anterior eingesetzte Prothese kann durch einen XLIF-Zugang erfolgreich und sicher korrigiert werden. Die direkte laterale Trajektorie vermeidet durch den Primäreingriff bedingte anteriore Adhäsionen und erfordert keine Mobilisierung der großen Gefäße. Außerdem sorgt er durch sorgfältige EMG-gesteuerte Dilatation des Psoasmuskels für eine ausreichende Freilegung, um die Prothese zu entfernen. Ein Polyethylenkern lässt sich unmittelbar nach der lateralen Anulotomie ohne Probleme entfernen. Gekielte Prothesen erfordern zur Entfernung der Prothese eine Korpektomie, jedoch nur an einem Ende, und der Knochen kann erhalten bleiben. Das begrenzte Einwachsen in den Knochen bei beiden Prothesen ist kein Hindernis für eine Revision zur Fusion. Ein großes stabilisierendes Fusionsimplantat nutzt die biomechanisch gesündere Ringapophyse an der Peripherie der Knochenendplatten, die vom Primäreingriff normalerweise nicht betroffen ist, durch Korrektur und Wiederherstellung der richtigen sagittalen und koronaren Balance. Eine sorgfältige Auswahl der geeigneten Patienten, gutes Training der Chirurgen und exzellente Implantattechniken sind für ein optimales Ergebnis unabdingbar.

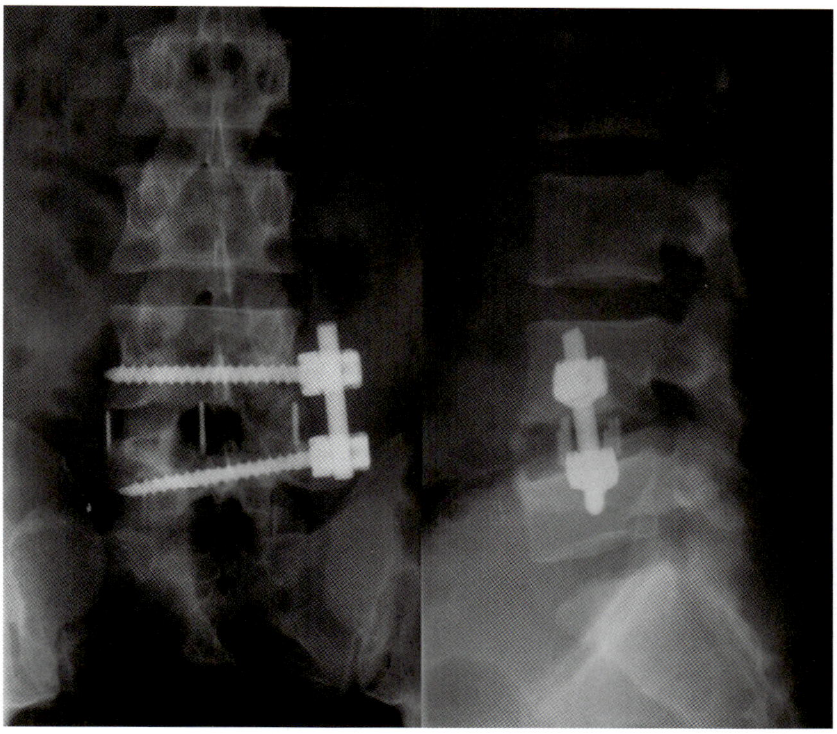

Abb. 4.63 Fall 3 nach der Revision: Das Knochenfragment wurde in den Defekt reimplantiert, wobei die Pedikelschraube durch den Wirbelkörper geschoben, ein interkorporeller Käfig eingesetzt und das Konstrukt durch laterale Fixation zusätzlich stabilisiert wurde.

LITERATUR

[1] Bertagnoli R, Zigler J, Karg A, Voigt S: Complications and strategies for revision surgery in total disc replacement. Orthop Clin N Am 36: 389–395, 2005.

[2] Kostuik J: Complications and surgical revision for failed disc arthroplasty. Spine J 4: 289S–291S, 2004.

[3] McAfee P, Geisler F, Saiedy S, et al: Revisability of the CHARITÉ Artificial Disc replacement: Analysis of 688 patients enrolled in the U.S. IDE Study of the CHARITÉ Artificial Disc. Spine 31: 1.217–1.226, 2006.

[4] Scott-Young M: Strategy for revision disc replacement surgery. In: McAfee P, Geisler F, Scott-Young M (eds): Roundtables in Spine Surgery, 1(2):23–71, 2005.

[5] Tropiano P, Huang R, Girardi F, et al: Lumbar total disc replacement: Seven- to eleven-year follow-up. J Bone Joint Surg Am 87: 490–496, 2005.

[6] Van Ooij A, Oner FC, Verbout AJ: Complications of artificial disc replacement: A report of 27 patients with SB Charite Disc. J Spinal Disord 16: 369–383, 2003.

[7] Diaz R, Phillips F, Pimenta L: Minimally invasive XLIF fusion in the treatment of symptomatic degenerative lumbar scoliosis. Proceedings of the NASS 20th Annual Meeting. Spine J 5(4): 131S–132S, 2005.

[8] Ozgur B, Aryan H, Pimenta L, Taylor W: Extreme lateral interbody fusion (XLIF): A novel surgical technique for anterior lumbar interbody fusion. Spine J 6: 435–443, 2006.

[9] Pimenta L, Schaffa T, da Silva Martins M, et al: Extreme lateral interbody fusion. In: Perez-Cruet M, Khoo L, Fessler R (eds): An anatomical approach to minimally invasive spine surgery. St. Louis, MO, Quality Medical Publishing, 2006, pp 641–652.

[10] Wright N: Instrumented extreme lateral interbody fusion (XLIF) through a single approach. Proceedings of the NASS 20th Annual Meeting. Spine J 5: S177–S178, 2005.

[11] Pimenta L, Diaz R, Guerrero L: Charite lumbar artificial disc retrieval: Use of a lateral minimally invasive technique. J Neurosurg Spine 5: 556–561, 2006.

KAPITEL

5 Lumbale Bandscheibenteilprothesen

5.1 PDN-SOLO und HydraFlex-Kernersatzsystem
Reginald J. Davis ... 201
5.1.1 Hintergrund ... 201
5.1.2 Indikationen und Kontraindikationen ... 202
5.1.3 Beschreibung des Implantats ... 202
5.1.4 Hintergrund der wissenschaftlichen Prüfung und klinische Ergebnisse ... 203
5.1.5 Klinische Präsentation und Diagnostik ... 203
5.1.6 Operationstechnik ... 204
5.1.7 Postoperative Behandlung ... 204
5.1.8 Komplikationen und ihre Vermeidung ... 204
5.1.9 Diskussion und Fazit ... 204

5.2 Perkutaner Nukleusersatz TranS1
Roberto Diaz, Luiz Pimenta, Hazem Nicola, Larry T. Khoo, Rick Sasso, Bradley J. Wessman und Andrew H. Cragg ... 205
5.2.1 Hintergrund ... 205
5.2.2 Indikationen und Kontraindikationen ... 205
5.2.3 Beschreibung der Prothese ... 206
5.2.4 Wissenschaftliche Tests ... 207
5.2.5 Klinische Ergebnisse ... 207
5.2.6 Vorbereitung des Patienten und Operationstechnik ... 208
5.2.7 Postoperative Behandlung ... 208
5.2.8 Komplikationen und ihre Vermeidung ... 208
5.2.9 Diskussion und Fazit ... 211

5.1 PDN-SOLO und HydraFlex-Kernersatzsystem

Reginald J. Davis

! KERNAUSSAGEN

- Zu den einzigartigen Charakteristika der Bandscheibe gehört die Fähigkeit des Nucleus pulposus zu hydratisieren, an der Verteilung der mechanischen Lasten beteiligt zu sein und gleichzeitig einen Kanal für den Transport von Nährstoffen und Abfallprodukten darzustellen.
- Diese auf Hydrogel basierende Technologie repräsentiert eine Optimierung der klinisch bewährten PDN-SOLO-Prothese, wobei die HydraFlex ein größeres Hydrogelvolumen ermöglicht, was zu einer besseren räumlichen Anpassung der Prothese führt.
- Die HydraFlex ist indiziert bei Erwachsenen mit einem ausgereiften Skelett und einem Alter zwischen 25 und 70 Jahren, mit symptomatischer degenerativer Bandscheibenerkrankung (DDD) an einer Etage von L2–S1.

5.1.1 Hintergrund

Der Ersatz des erkrankten Teils des Nucleus pulposus einer Bandscheibe stellt eine praktische chirurgische Lösung für ein bekanntes klinisches Problem dar. Obwohl das Konzept einfach erscheint, hat es sich sehr viel schwieriger erwiesen, eine ideale Lösung zu definieren [1].

Viele der Herausforderungen, die mit der Behandlung von Rückenproblemen in Zusammenhang stehen, haben ihre Ursache in der komplexen Struktur der Bandscheibe selbst. Die unverwechselbare Struktur und Physiologie der Bandscheibe gestalten einen chirurgischen Eingriff oft schwierig. Dies ist größtenteils darauf zurückzuführen, dass für Form und Funktion der Bandscheibe sowohl biochemische als auch biomechanische Prozesse eine Rolle spielen.

Zu den einzigartigen Charakteristika der Bandscheibe gehört die Fähigkeit des Nukleusgewebes zu hydratisieren, an der Verteilung der mechanischen Lasten beteiligt zu sein und gleichzeitig einen Kanal für den Transport von Nährstoffen und Abfallprodukten darzustellen. Das natürliche hygroskopische Glykosaminoglykan-Nukleusgewebe ist nicht reproduzierbar, und mechanische Mittel können nur sehr schwer an diese Eigenschaften heranreichen [2, 3].

Die HydraFlex (Raymedica, Inc., Minneapolis, Minnesota) bietet eine innovative Lösung für die Komplexitäten bei der Behandlung degenerativer Bandscheibenerkrankungen (DDD). Diese hydrogelbasierte Technologie stellt eine Optimierung der klinisch bewährten PDN-SOLO-Prothese (Raymedica, Inc., Minneapolis, Minnesota) dar. Sie ermöglicht ein größeres Hydrogelvolumen, was zu einer räumlich besser angepassten Prothese führt (➤ Abb. 5.1). Implantatdesign und Materialauswahl vereinigen neben umfassenden Kenntnissen der Biomechanik von Bandscheibe und Nukleus und der Physiologie auch die Ergebnisse der Forschung auf diesem Gebiet in sich [4].

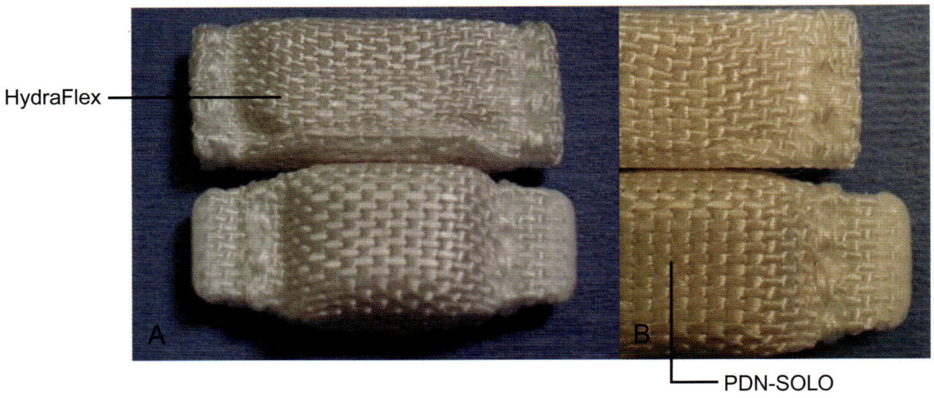

Abb. 5.1 HydraFlex **(A)** vs. PDN-SOLO **(B)**. Die HydraFlex-Prothese ermöglicht ein größeres Hydrogelvolumen, sodass sich die Prothese räumlich besser anpassen kann.

5.1.2 Indikationen und Kontraindikationen

Die HydraFlex-Prothese ist indiziert bei Erwachsenen mit einem ausgereiften Skelett und einem Alter zwischen 25 und 70 Jahren mit symptomatischer degenerativer Bandscheibenerkrankung (DDD)[1] an einer Etage von L2–S1. Traditionell werden betroffene Patienten mit Kreuzschmerzen oder Beinschmerzen oder beidem vorstellig. Die Symptome treten bei Alltagsaktivitäten auf und bestehen seit mindestens 6 Monaten, ohne auf eine konservative Behandlung anzusprechen.

Zu den Kontraindikationen für die Prothese gehören schwere symptomatische zentrale spinale, foraminale oder Recessus-lateralis-Stenosen. Weitere Kontraindikationen sind dynamische degenerative Spondylolisthese > Grad 1 oder lytische Spondylolisthese, gebrochene und/oder symptomatisch degenerierte Facettengelenke, ausgeprägte Schmorl'sche Knoten an der betroffenen Etage, Anulusschwäche, eine Bandscheibenhöhe an der betroffenen Etage < 6 mm, signifikante Osteoporose oder Osteomalazie, Rückenmarktumoren, maligne Tumoren der Wirbelsäule, maligne oder benigne Tumoren an der benachbarten oder betroffenen Etage sowie vorangegangene Operation an der betroffenen oder Nachbaretage.

Zu den Kontraindikationen gehören ferner eine symptomatische DDD, die eine Operation an mehr als einer lumbalen Etage erfordert, aktive systemische oder lokalisierte Infektion an der Etage, an der die Operation durchgeführt werden soll, jegliches Trauma, das eine Fraktur des Knochenelements an der zu operierenden oder benachbarten Etage verursacht, oder ein spinales, zu einem neurologischen Defizit führendes Trauma, angeborene Knochenanomalien an der betroffenen Etage sowie kongenitale Rückenmarkanomalien, starkes Übergewicht, eine Bandscheibenhöhe < 6 mm sowie eine Allergie auf Polyacrylamid, Polyethylen oder Platin-Iridium.

[1] Bandscheibendegeneration ist definiert als ein durch Anamnese und körperliche Untersuchung einschließlich röntgenologisch erwiesener Degeneration bestätigter Rückenschmerz diskogener Ursache.

5.1.3 Beschreibung des Implantats

Die HydraFlex besteht aus drei Komponenten: einem inneren Copolymer-Hydrogel-Pellet, das so konstruiert ist, dass es eine bikonvexe Form einnimmt, sobald es hydratisiert ist (➤ Abb. 5.2), eine äußere gewebte Hülle aus ultrahochmolekularen Polyethylen-(UHMWPE-)Fasern und Drahtmarkern aus Iridium zur radiologischen Identifikation [4].

Der Kern der HydraFlex-Prothese besteht aus physiologisch inertem geschütztem Polyacrylnitril-Polyacrylamid-Copolymer. Die Polymerkomponenten werden unter Druck in eine vorgegebene Form gepresst und anschließend dehydriert. Diese kontrollierte Dehydratation reduziert das Profil der Prothese, um sie leichter einsetzen zu können, bei gleichzeitiger Aufrechterhaltung ihres Formgedächtnisses. Dank der Hydrogel-Polymer-Formel kann die HydraFlex bis zu 80% ihres Trockengewichts schneller im Wasser absorbieren als die PDN-SOLO-Prothese (➤ Abb. 5.3). Dadurch entsteht eine anpassungsfähige Prothese, die den Dehnungs- und Hebekräften standhält. Auch andere Rezepturen wurden gründlich getestet, doch keine davon wies die nötigen Eigenschaften auf. Die Rehydrationsausdehnung beginnt sofort nach dem Einsetzen und verlangsamt sich exponentiell über einen Zeitraum von 7 bis 10 Tagen.

Die äußere Hülle der locker gewebten UHMWPE-Fasern ermöglicht eine rasche Rehydratation des Hydrogelkerns bei gleichzeitiger Kontrolle der Prothesenausdehnung, um mögliche Schäden an den Endplatten zu vermeiden. Die Hülle erleichtert auch das Einsetzen und die chirurgische Handhabung.

In die Enden des Pellets werden kleine kurze Platin-Iridium-Drähte eingeführt; sie machen die Position der Prothese durch gewöhnliche C-Arm-Fluoroskopie oder einfache Röntgenaufnahmen sichtbar.

Wenn die Prothese innerhalb des luftleeren Kernhohlraums rehydriert wird, füllt sie genau den Raum. Dieser Prozess hält die Höhe und die mechanische Stabilität der Bandscheibe aufrecht oder stellt sie wieder her bei gleichzeitiger Aufrechterhaltung einer angemessenen segmentalen Flexibilität.

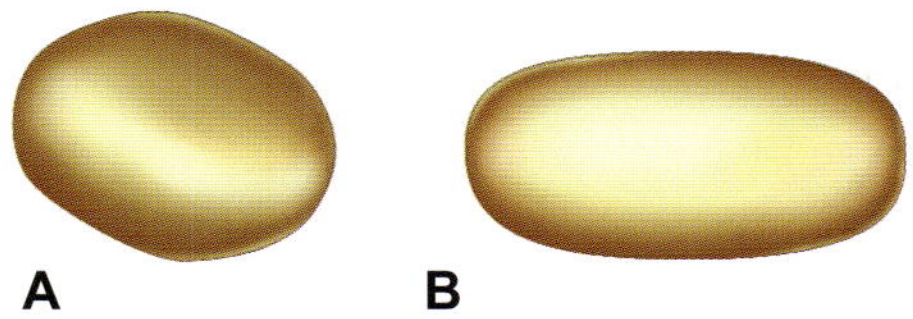

Abb. 5.2 Das innere Pellet aus Copolymer-Hydrogel **(A)** ist so konstruiert, dass es nach der Hydratation eine bikonvexe Form **(B)** annimmt.

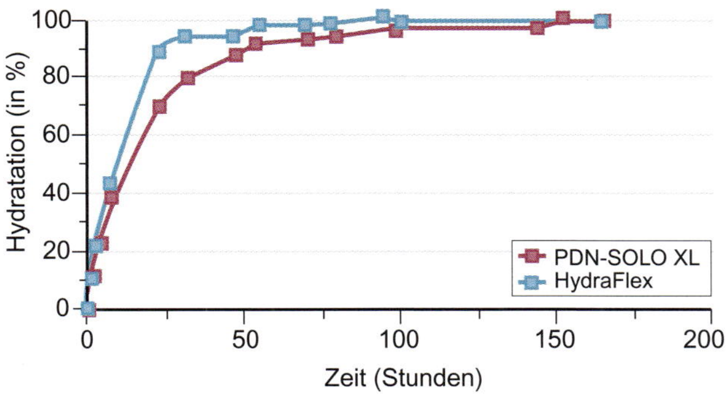

Abb. 5.3 Hydratation der HydraFlex-Prothese im zeitlichen Verlauf

5.1.4 Hintergrund der wissenschaftlichen Prüfung und klinische Ergebnisse

Der Polymerkern und die Hülle wurden ausgedehnten Labortests und Tierversuchen unterzogen. Hierfür wurden wissenschaftliche Testmethoden und bewährte Richtlinien der amerikanischen Bundesbehörde zur Überwachung von Nahrungs- und Arzneimitteln (FDA) für Langzeit-Implantatmaterialien verwendet. Im Hinblick auf Tierversuche sowie zytologische und toxische Prüfung haben die HydraFlex-Prothesen und ihre einzelnen Komponenten alle von der FDA und der ISO geforderten Tests bestanden. Die Testergebnisse weisen die biologische Sicherheit und mechanische Haltbarkeit der HydraFlex nach und gaben auch Anhaltspunkte für Verbesserungen an den nachfolgenden Prototypen.

Tierstudien wurden nach ethischen Grundsätzen in standardmäßigen, zugelassenen Versuchen mit großen Mischlingshunden, großen Ziegen und transgenen Mäusen sowie in Gewebekulturpräparaten durchgeführt. Zusätzlich erfolgte eine Pavianstudie zur Beurteilung der Langzeit-Histopathologie. Keiner dieser Tests und keine dieser Prüfungen ergaben eine negative Reaktion auf irgendeine der Komponenten, Kugeln, Hüllen oder intakten miniaturisierten Implantate.

Hinsichtlich der Mechanik wurden das Pellet und die Hülle einer standardmäßigen Ermüdungsprüfung mit bis zu 50 Millionen Kompressionszyklen im normalen Bereich und bis zu 10 Millionen Kompressions-Translations-Zyklen unterworfen. Alle Komponenten bestanden die Tests ohne sichtbare Alterung. Nach ausgedehnten zyklischen Tests überstieg die abschließende Druckfestigkeit der intakten Implantate die 6-kN-Grenze des Prüfgeräts.

In biomechanischen Kadaversegmentstudien zeigten entkernte Segmente einen Verlust der normalen Festigkeit und eine verringerte Stabilität im Vergleich zu den anfänglich intakten Segmenten. Durch Einsetzen und nachfolgende Rehydratation der HydraFlex-Prothese wurde die normale Festigkeit und Stabilität wiederhergestellt [4–6].

5.1.5 Klinische Präsentation und Diagnostik

Das klinische Syndrom der degenerierenden lumbalen Bandscheibe hat durch präzisere Magnetresonanztomographie erhöhte Aufmerksamkeit sowie Bedeutung erlangt und zu einem besseren Verständnis der Bandscheibenphysiologie geführt. Strittig sind nach wie vor die präzise Natur der Erkrankung im Hinblick auf Faktoren wie Ursprung der Schmerzgeneratoren *(pain generators)*, mechanisch vs. chemisch begründete Pathologie, Interpretation der diagnostischen Daten und angemessene Interventionen. Es ist weithin anerkannt, dass die degenerierte Bandscheibe eine Kaskade mit vielen Faktoren durchläuft, zu denen eine geänderte Perfusion, Verlust der zellulären und Glykosaminoglykan-Komponenten, Austrocknung sowie beeinträchtigte Lastverteilungsfunktionen gehören. Die beobachteten Veränderungen beinhalten den charakteristischen kollabierten Bandscheibenraum, wodurch die Bandscheibe im CT dunkel oder schwarz erscheint, sowie im CT und auf Röntgenaufnahmen sichtbar veränderte Endplatten. In Fällen mit einer Indikation für eine Nukleusarthroplastie wird in der milden bis gemäßigten Krankheitsphase interveniert. Die Patienten stellen sich normalerweise mit axialen Rückenschmerzen mit oder ohne begleitenden Beinschmerz vor, die auf konservative Maßnahmen nicht ansprechen. Bei der neurologischen Untersuchung werden diskrete motorische oder sensorische Defizite oft nicht erkannt. Die Diagnose wird bestätigt, wenn im CT eine Austrocknung der Bandscheibe, ein Verlust der Bandscheibenhöhe sowie Modic-Veränderungen sichtbar sind. Die symptomatischen Etagen werden häufig durch provokative Diskographie bestätigt.

Kennzeichen des klinischen Erfolgs ist Schmerzlinderung. Die amerikanische Bundesbehörde zur Überwachung von Nahrungs- und Arzneimitteln (FDA) fordert eine Reduzierung der Schmerzwerte um 25%, wenn eine Prothese als wirksam anerkannt werden soll. In einer internationalen prospektiven Multicenterstudie ergab sich für die PDN-SOLO-Prothese, den Vorläufer der HydraFlex, eine Reduzierung beim *Oswestry Disability Index* (ODI) um 74% im Vergleich zu veröffentlichten Berichten über eine Schmerzreduktion von 41% und 42% für zwei marktführende Fusionskäfige bzw. um 50% für einen marktführenden Bandscheibenvollersatz. Darüber hinaus sanken die VAS-Werte 12 Monate nach der Operation von präoperativ 7,5 auf 2,7; dies entspricht einer Reduktion um 64%. Schließlich belegt eine Studie zur Patientenzufriedenheit, die unter beinahe 300 Empfängern einer PDN-SOLO an mehreren internationalen Zentren durchgeführt wurde, bei 87% der Patienten ein deutlich besseres oder besseres Ergebnis, und 88% der Patienten sagten aus, dass sie sich definitiv wieder der gleichen Operation unterziehen würden.

5.1.6 Operationstechnik

Das chirurgische Verfahren für die Implantation der HydraFlex-Kernersatzprothese ist relativ unkompliziert und viel weniger invasiv als alternative Behandlungen wie beispielsweise Bandscheibenvollersatz (BSVP) oder Fusion. Ein typischer Eingriff kann in nur einer Stunde durchgeführt werden.

Der Eingriff erfolgt unter allgemeiner endotrachealer Anästhesie. Der Patient befindet sich in Rückenlage mit einem lumbalen Polster, um die normale segmentale Lordose zu verstärken. Alternativ kann ein OP-Tisch mit der Möglichkeit zu Flexion und Extension eingesetzt werden. C-Arm-Fluoroskopie ist notwendig, was bei der Lagerung des Patienten zu berücksichtigen ist. Ein neurologisches Monitoring ist optional, wird jedoch dringend empfohlen, falls beim Zugang der Psoasmuskel tatsächlich durchtrennt werden sollte.

Für das Einsetzen der HydraFlex wird ein anteriorer retroperitonealer Zugang (ARPA) zur Bandscheibe unter Einsatz der mitgelieferten Instrumentierung empfohlen. Die PDN-SOLO-Prothese wurde auch über einen anterolateralen Transpsoas-Zugang (ALPA) und den traditionellen posterioren Zugang implantiert. Der posteriore Zugang führte aufgrund einer Vielzahl von Faktoren, die auf die ARPA-Instrumentierung und das chirurgische Verfahren zurückzuführen sind, nur zu einer suboptimalen Erfolgsrate.

Bei Anwendung von ARPA erfolgt der Zugang zum Bandscheibenraum durch die Schaffung einer Klappe im anterolateralen Anulus unmittelbar neben dem anterioren Längsband. Die Integrität dieser Klappe wird für den Wundverschluss am Ende der Implantation bewahrt. Der Nukleus wird standardmäßig vollständig ausgeräumt. Eine Verletzung der Endplatten ist möglichst zu vermeiden, da es sonst zu einem Endplattenödem, zu einer Entzündung und somit zu einem schlechten Ergebnis kommen könnte. Ebenso sollten Schäden oder Verletzungen des posterioren Anulus vermieden werden. Wenn die Integrität des posterioren Anulus nicht gewahrt wird, kann eine posteriore Extrusion der Prothese auftreten.

Nachdem überprüft wurde, ob der Anulus vollständig ausgeräumt ist, wird der innere Bandscheibenraum mit den mitgelieferten Instrumenten ausgemessen und das geeignete System für die Implantatgröße und das Einsetzen der Prothese ausgewählt. Der Bandscheibenraum, der sich bereits in leichter Lordosestellung befindet, wird behutsam gespreizt. Das Spreizinstrument dient auch als Einführinstrument vorbei an den äußeren Kanten der Wirbelkörper. Dadurch wird das Einführen erleichtert, sodass potenzielle Schäden an den Endplatten und der Prothese auf ein Minimum beschränkt bleiben.

Das Implantat wird dann mithilfe der entsprechenden Instrumente an die korrekte Position geführt, die sich in lateraler Projektion im posterioren Drittel des Raumes und in anteroposteriorer Projektion im mittleren schrägen Abschnitt des Raumes befindet. Nach endgültiger Positionierung wird die Rehydratation der Prothese mit Kochsalzlösung begonnen. Zuletzt wird die Anulusklappe wieder fixiert.

5.1.7 Postoperative Behandlung

Die Nachsorge ist für ein erfolgreiches klinisches Ergebnis entscheidend und so gestaltet, dass eine potenzielle Implantatmigration minimiert wird. Eine Hydratation der Prothese in der frühen postoperativen Phase resultiert in einer verstärkten Ausdehnung der Prothese sowohl in vertikaler als auch in horizontaler Ebene, wodurch sie die Wirbelsäulenbelastung aufnehmen kann. Für sechs Wochen sind eine Einschränkung der Aktivitäten des Patienten und eine Rückenbandage erforderlich, um die Gleichgewichtseinstellung und den Heilungsprozess zu fördern.

5.1.8 Komplikationen und ihre Vermeidung

Neben den üblichen operationsbedingten Komplikationen können speziell durch die Anwendung der HydraFlex bedingte Komplikationen auftreten. Am bedeutsamsten ist dabei die Extrusion der Prothese, die sich am ehesten durch strikte Einhaltung der Patientenauswahlkriterien, durch eine sorgfältige Operationstechnik sowie eine angemessene Nachsorge und Rehabilitation vermeiden lässt [7, 8].

5.1.9 Diskussion und Fazit

Abschließend bleibt festzuhalten, dass sich die PDN-Technologien seit mehr als einem Jahrzehnt zunehmender klinischer Erfolge erfreuen (➤ Box 5.1). Ihre Sicherheit und Wirksamkeit sowie weit verbreitete Akzeptanz werden durch weltweite Erfahrungen gestützt. Aktuelle Verbesserungen versprechen sogar noch günstigere Ergebnisse und werden in prospektiven, randomisierten Multicenterstudien evaluiert.

BOX 5.1

Vor- und Nachteile des PDN-SOLO- und HydraFlex-Kernersatzsystems

Vorteile
- Erhalt der physiologischen Bewegung
- Erlaubt alle sekundären chirurgischen Optionen

Nachteile
- Neuer/unbekannter Zugang
- Abhängigkeit von einem intakten Anulus

LITERATUR

[1] Lee CK, Langrana NA, Parsons JR, et al: Development of a prosthetic intervertebral disc. Spine 16 (suppl 6): S253–S255, 1991.

[2] White AA, Panjabi MM: Clinical Biomechanics of the Spine. Philadelphia, Lippincott Williams & Wilkins, 1990.

[3] Pope MH: Disc biomechanics and herniation. In: Gunzburg R, Szapalski M (eds): Lumbar Disc Herniation. Philadelphia, Lippincott Williams & Wilkins, 2002, pp 3–21.

[4] Ray CD, Schönmayr RS, Kavanaugh SA, Assell R: Prosthetic disc nucleus implants. Revista di Neurorad 12 (suppl 1): 157–162, 1999.

[5] Ray CD: The artificial disc: Introduction, history and socioeconomics. In: Weinstein, JN (ed): Clinical Efficacy and Outcome in the Diagnosis and Treatment of Low Back Pain, pp 205–225.
[6] Ray CD: The PDN prosthetic disc-nucleus device. Eur Spine J Suppl 2: S137–S142, 2002.
[7] Shim CS, Lee SH, Park CW, et al: Partial disc replacement with the PDN Prosthetic Disc Nucleus Device. J Spinal Disord Tech 16: 324–330, 2003.
[8] Jin D, Qu D, Zhao L, et al: Prosthetic disc nucleus (PDN) replacement for lumbar disc herniation. J Spinal Disord Tech 16: 331–337, 2003.
[9] Bertagnoli R: Review of modern treatment options for degenerative disc disease. In Kaech DL, Jinkins JR (eds): Spinal Restabilization Procedures. Amsterdam, Elsevier Science, 2002, pp 365–375.

5.2 Perkutaner Nukleusersatz TranS1

Roberto Diaz, Luiz Pimenta, Hazem Nicola, Larry T. Khoo, Rick Sasso, Bradley J. Wessman und Andrew H. Cragg

! KERNAUSSAGEN

- Der perkutane Nukleusersatz (PNR) dient der Wiederherstellung der Bandscheibenfunktion durch Wiederherstellung der Bandscheibenhöhe und des inneren Bandscheibendrucks durch einen transsakralen Zugang.
- Nukleotomie, mechanische Distraktion und das Einsetzen der PNR erfolgen über eine einzige kleine Inzision.
- Korrekte Vorspannung des erhaltenen Anulus fibrosus erlaubt eine Kraftverteilung durch die Wirbelendplatten unter Verwendung eines krafttragenden Elastomerpolymers.
- Der PNR wird vom Anulus aufgenommen und funktioniert biomechanisch deshalb auf ähnliche Weise wie eine intakte Bandscheibe.
- Frühe Ergebnisse deuten darauf hin, dass der TranS1-PNR eine sichere und verlässliche Schmerzlinderung diskogener Schmerzen an L5/S1 gewährleistet.

5.2.1 Hintergrund

Die Technik des minimal-invasiven axialen Zugangs zum L5/S1-Bandscheibenraum wurde von Cragg et al. [1] beschrieben. Bei diesem Verfahren wird ein kleiner Schnitt in der parakokzygealen Region gesetzt und eine Sonde durch den präsakralen Raum nach vorne geschoben, bis sie auf dem anterioren Sakrum mit einem Punkt in der Mitte des L5/S1-Zwischenraums ausgerichtet ist. Im Bandscheibenraum wird ein axialer Arbeitskanal geschaffen, über den die Instrumente für die Diskektomie und, im Falle einer Fusion, knöchernes Füllmaterial und ein axialer Distraktions- und Fixationsstab eingebracht werden können.

Dieser Zugang zur Wirbelsäule für einen Fusionseingriff wurde sowohl experimentell als auch klinisch validiert. Tobler [2] evaluierte 25 Erstpatienten. Der durchschnittliche präoperative Wert auf der visuellen Analogskala (VAS) betrug 66 mm, der durchschnittliche präoperative *Oswestry Disability Index* (ODI) lag bei 49%. Bei der Nachuntersuchung nach 3 Monaten betrug der durchschnittliche VAS-Wert 42 mm und der durchschnittliche ODI-Wert 30%. Nach 6 Monaten waren der VAS- und der ODI-Wert weiter auf 35 mm bzw. 29% gesunken. Den Angaben des Studienleiters zufolge war bei 19 von 21 Personen, bei denen nach 6 Monaten ein CT erstellt wurde, eine Fusion zu erkennen oder sie befanden sich in einem Stadium der Fusion, z.B. Überbrückung und/oder Bildung von Knochen.

Bei der lumbosakralen Fusion bietet der axiale Bandscheibenzugang einige entscheidende Vorteile gegenüber posterolateralen oder stärker anterior ausgerichteten minimal-invasiven Zugängen.

Der perkutane Nukleusersatz (PNR) TranS1 (TranS1, Wilmington, North Carolina) wird auf die gleiche axiale Art und Weise eingesetzt wie das Fusionskonstrukt. Diese bewegungserhaltende Prothese soll die Funktion des Bewegungssegment-Komplexes durch Instandsetzung von Bandscheibenhöhe und Bandscheibeninnendruck wiederherstellen, was zu einer korrekten Spannung des Bandscheibenanulus und damit zu normalen Belastungsmustern und normaler Mechanik des Bewegungssegments führt.

Die Wahrung der Integrität des Anulus geht möglicherweise mit einer geringeren Morbidität beim Einsetzen und einem geringeren Extrusionsrisiko einher, und es kommt zu keiner Destabilisierung des Bandscheibenkomplexes. Eine radiale Diskektomie durch einen transsakralen Zugang kann auch die vollständige Entfernung des Nukleus einfacher gestalten als bei minimal-invasiven posterolateralen Zugängen. Da die Distraktion der Bandscheibenhöhe während des Einsetzens der Prothese erfolgen kann, wird die Platzierung passender und wirksamerer Kernersatzprothesen möglich.

In diesem Kapitel stellen wir unsere ersten Erfahrungen mit dem TranS1-PNR (➤ Abb. 5.4) vor.

5.2.2 Indikationen und Kontraindikationen

Eine Indikation für die Wirbelsäulenarthroplastie mit PNR besteht bei Patienten mit ausgereiftem Skelett und degenerativer Bandscheibenerkrankung (DDD) an L5/S1 oder gleichzeitig an den Etagen L5/S1 und L4/L5. DDD ist definiert als diskogener Rückenschmerz mit Degeneration der Bandscheibe, die durch die Krankengeschichte

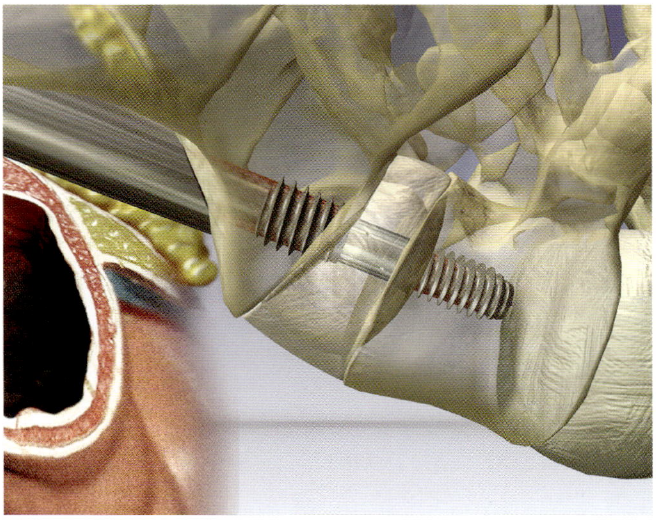

Abb. 5.4 Perkutaner Nukleusersatz (PNR) TranS1 an L5/S1

des Patienten und röntgenologische Befunde bestätigt wird. Bei Patienten mit DDD sollten die Rückenschmerzen stärker ausgeprägt sein als die Beinschmerzen, es sollte ein mindestens 6-monatiger konservativer Behandlungsversuch unternommen worden sein, ohne dass eine effektive Schmerzlinderung eingetreten ist.

Ein PNR ist kontraindiziert bei Patienten mit einer Spondylolisthese > Grad 1 oder einer Skoliose > Grad 10. Der PNR sollte nicht bei degenerierten Facetten oder Nervenwurzelkompression durch Bandscheibenvorfall zur Anwendung kommen und bei Patienten mit Anulusruptur zurückhaltend eingesetzt werden. Eine Kontraindikation besteht auch bei Patienten mit einer bekannten Allergie oder Überempfindlichkeit gegenüber Implantatmaterialien.

5.2.3 Beschreibung der Prothese

Die PNR-Prothese besteht aus zwei Titan-Wirbelkörperverankerungen mit Gewinde, die durch eine zylindrische Silikongummimembran miteinander verbunden sind (➤ Box 5.2, ➤ Abb. 5.5). Nach der Diskektomie, die mit dem PNR-Zugang und den Diskektomie-Instrumenten unter Erhalt der Endplatten durchgeführt wurde, wird das Konstrukt auf eine Einsetzvorrichtung aus Edelstahl und Titan montiert und axial implantiert, wobei die gleichen Techniken zur Anwendung kommen wie beim bewährten AxiaLIF-Fusionskonstrukt.

Die Einsetzvorrichtung hält die Verankerungen in einer fixierten axialen und radialen Position und überträgt gleichzeitig das Drehmoment, um die Verankerungen für die Positionierung innerhalb der Wirbelkörper vorzutreiben. Die Distraktion des Bandscheibenraums erfolgt durch eine differenzielle Gewindesteigung zwischen den proximalen und distalen Verankerungen der Wirbelkörper.

Die kanülenartige Einfüllvorrichtung und gefensterte Spitze der Führung ermöglichen die Infusion eines fließfähigen, *in situ* härtenden Silikongummis in die expandierbare Silikonmembran innerhalb des Bandscheibenraums (➤ Abb. 5.6). Dieser Silikongummi besteht aus zwei separaten Polymeren und einem Katalysator, der die Vernetzung der Polymere zu einem dauerelastischen Silikongummi vermittelt. Die Substanzen besitzen eine niedrige Viskosität und werden durch die Einfüllvorrichtung so lange in die expandierbare Membran innerhalb der Bandscheibe eingebracht, bis der entkernte und angehobene Bandscheibenraum gefüllt ist.

Das Substanzgemisch vernetzt sich und bildet in ca. 5 Minuten bei Körpertemperatur einen elastomeren Silikongummi aus. Die Vernetzungsreaktion ist nicht exotherm und führt nicht zur Bildung anderer Stoffe (keine Entgasung). Die entstandene Substanz ist ein röntgendichter Gummi mit niedriger Härte, der sich durch gute mechanische Eigenschaften (Zugfestigkeit, Zugdehnung und Verschleißfestigkeit) und einen hervorragenden Widerstand gegenüber Abflachung und Dauerverformung auszeichnet.

BOX 5.2

Beschreibung der Prothese für den perkutanen Nukleusersatz (PNR)

- Die PNR-Prothese besteht aus zwei Titan-Wirbelkörperverankerungen, die durch eine Silikonmembran miteinander verbunden sind. Die Prothese ist in Gesamtlängen von 40, 45 und 50 mm erhältlich.
- Der Durchmesser der Verankerungen der distalen und proximalen Wirbelkörper beträgt 11 bzw. 14 mm. Die Verankerung für den proximalen Wirbelkörper ist entweder in einer Gewindesteigung von 9 oder 10 TPI *(Threads per Inch)* erhältlich.
- Die Verankerung für den distalen Wirbelkörper ist in Gewindesteigungen von 10, 11 und 12 TPI erhältlich.
- Bei Verwendung einer Prothese mit einer differenziellen Gewindesteigung können beim Einsetzen der Prothese Distraktionen des Bandscheibenraums erzielt werden.
- Das Implantat ist in neun Konfigurationen mit variierenden Längen und unterschiedlichen Gewindesteigungen erhältlich.

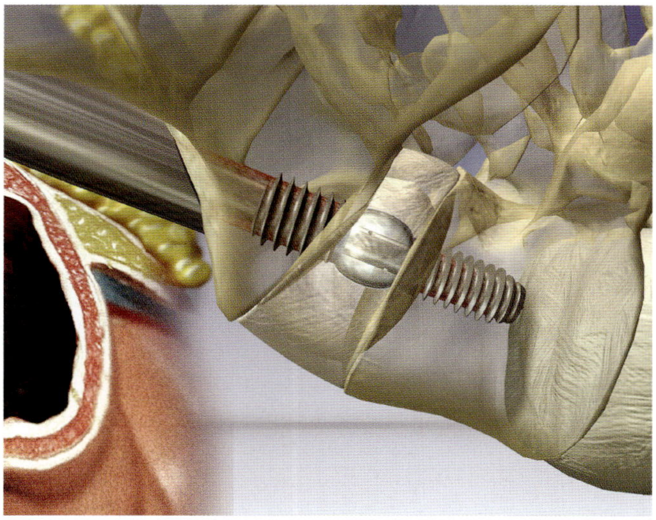

Abb. 5.5 Perkutaner Nukleusersatz TranS1 mit noch nicht expandiertem Kernersatz

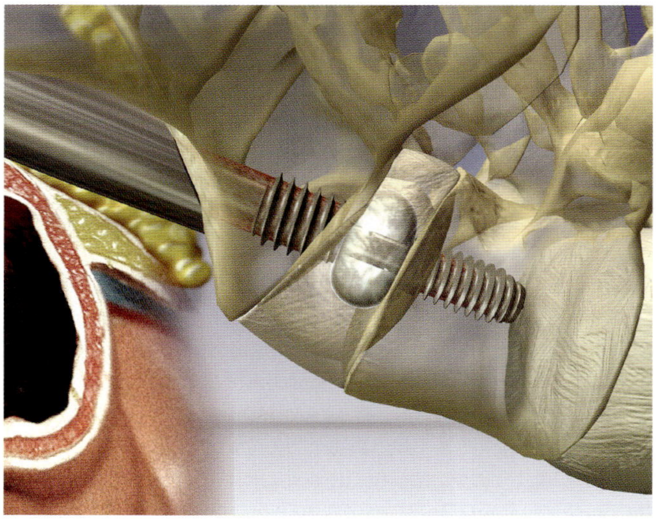

Abb. 5.6 Infusion eines fließfähigen *in situ* härtenden Silikongummis in die expandierbare Silikonmembran innerhalb des Bandscheibenraums

Wenn die Prothese implantiert ist, sind die Verankerungen für die Wirbelkörper nur bis zu dem Ausmaß der äquivalenten Querschnittsfläche der Endplatte krafttragend. Es gibt keine festgelegte Form oder Größe für das Silikonimplantat; das Material füllt das gesamte, während der Diskektomie und der nachfolgenden Distraktion geschaffene Volumen aus, ungeachtet der Form. Das Silikonmaterial hat eine niedrige Festigkeit und wirkt als nichtkomprimierbare Flüssigkeit innerhalb des intakten Anulus. Das Material überträgt Druckbelastungen auf der Bandscheibe in Zugbelastungen (Ringspannung) auf den Anulus; dadurch kommt es über den Wirbelkörperendplatten zu einer gleichmäßigen Lastverteilung. Dies war die Funktion des natürlichen Anulus; durch Hydratationsverlust in der Bandscheibe sinkt jedoch das Volumen des Nukleus und führt dazu, dass der Anulus mehr axiale Kraft tragen muss als in einer gesunden Bandscheibe.

5.2.4 Wissenschaftliche Tests

Um die Auswirkungen des PNR-Implantats auf die Kinematik des spinalen Bewegungselements an L5/S1 zu evaluieren, wurde eine biomechanische Studie durchgeführt. Humane lumbale Kadaver-Wirbelsäulensegmente (L4/S1) wurden mit einem Spiel von 6° für die Wirbelsäulenbewegung in maßangefertigten Prüfvorrichtungen befestigt. Die Vorbelastung betrug 400 N Axialdruck unter Verwendung einer Folgelast. Die Testproben wurden mit 7,5 N in axialer Rotation, lateraler Beugung und Flexion/Extension belastet. Die Wirbelsäulenproben wurden zunächst intakt getestet, um Ausgangswerte für Bandscheibenhöhe und Bewegungsumfang (ROM) zu erhalten und um die neutrale Zone zu charakterisieren. Anschließend wurden die Proben nach der Diskektomie getestet, um eine degenerative Bandscheibenerkrankung zu simulieren, und dann schließlich nach Implantation des PNR. Dieser Test bewies, dass der PNR imstande ist, Bandscheibenhöhe und Kinematik wie bei einer intakten Bandscheibe wiederherzustellen.

Am Kernersatzmaterial wurde eine Ermüdungsprüfung durchgeführt, um seine Haltbarkeit unter physiologischen Belastungszuständen zu evaluieren. Der PNR ist so ausgelegt, dass er geführt innerhalb eines intakten Anulus mit einer maximalen Axialkompression von ungefähr 2–3 mm funktioniert. Um das *Worst-case*-Szenario zu simulieren, wurden die Proben ungeführt bis zu einer Axialkompression von 50% (d.h. 5 mm) während 10 Millionen Zyklen in physiologischer Kochsalzlösung getestet [3–5]. Dieser Test soll mindestens 10 Jahre normale Aktivität simulieren. Bei dieser Ermüdungsprüfung kam es zu keinerlei Ermüdungserscheinungen.

Eine Biokompatibilitätsprüfung wurde gemäß den Richtlinien der *International Organization for Standardization* (ISO) 10993 durchgeführt. Der PNR gilt als Klasse-III-Prothese für die langfristige (d.h. > 30 Tage) Wirbelsäulenimplantation, bei der Kontakt zu Gewebe und Knochen besteht. Getestet werden Zytoxizität, akute systemische Toxizität, subchronische Toxizität, chronische Toxizität, Sensibilisierung, Irritation, Genotoxizität sowie Implantation.

Zusätzlich zu den Testanforderungen nach ISO 10993 werden die Silikonmaterialien durch Anwendung von Kochsalzlösung, Isopropylalkohol und Rinderserum als Extraktionsmedium auf extrahierbare und auswaschbare Bestandteile geprüft.

Da diese Prothese nahe zum Wirbelkanal implantiert wird, sollen Tierstudien durchgeführt werden, um die Reaktion auf Teilchenabrieb in Kontakt mit der Dura zu evaluieren. Dadurch, dass diese Prothese keine gelenkbildenden Oberflächen aufweist, entsprechen die für diese Studie ausgewählte Quantität und Größenverteilung der Teilchen den Studien, die an anderen Wirbelsäulenprothesen durchgeführt wurden [6–8].

5.2.5 Klinische Ergebnisse

Verfahren

Zwischen 2005 und 2006 wurde bei 26 Patienten ein lumbaler Bandscheibenteilersatz unter Verwendung des PNR durchgeführt. Sämtliche Auswertungen, Operationsberichte, präoperative und postoperative Röntgenbilder, MRT-Befunde und Nachuntersuchungsergebnisse aller Patienten wurden sorgfältig geprüft. Zur Bestimmung des klinischen Ergebnisses und der röntgenologischen Nachbeobachtung wurden die VAS-, SF-36- und ODI-Werte erhoben. Die Patienten wurden postoperativ in Abständen von 1, 3, 6, 9 und 12 Monaten untersucht. Die radiologischen Kontrolluntersuchungen wurden von einem unabhängigen Radiologen ausgewertet. Die Daten wurden mithilfe eines Tests für unverbundene Stichproben (*t*-Test nach Student) analysiert. p-Werte < 0,05 galten als statistisch signifikant.

5

Ergebnisse

Zwischen September 2005 und Juni 2006 erhielten 26 Patienten, bei denen radiologisch und klinisch eine degenerative Bandscheibenerkrankung diagnostiziert worden war, einen PNR. Bei allen Patienten wurden klinische, funktionelle und radiologische Nachuntersuchungen durchgeführt. Die Studienteilnehmer (12 Frauen, 14 Männer) waren durchschnittlich 43 Jahre alt (Bereich: 29–62). Die Operationsdauer betrug durchschnittlich 78 Minuten und der durchschnittliche Blutverlust weniger als 50 ml. Die Testpersonen konnten ca. 11 Stunden (Bereich: 7–13) nach der Operation ohne fremde Hilfe gehen.

Für die klinischen Ergebnisse wurden Schmerzen (VAS) und schmerzbedingte Beeinträchtigung (ODI) erfasst. Bei allen Patienten hatte die Schmerzstärke bei der Entlassung aus dem Krankenhaus abgenommen (89–52 mm). Bei einer Nachuntersuchung nach 3 Wochen war der durchschnittliche VAS auf 31 mm gesunken, und der durchschnittliche präoperative ODI-Wert hatte sich von 56% auf postoperativ 27% verbessert.

Diese Ergebnisse belegen, dass die PNR-Prothese bei der Mehrzahl der Patienten, die sich der Operation unterzogen, effektiv war. Nach der Implantation empfanden die meisten Patienten eine Schmerzlinderung. Fünf Patienten hatten nach Implantation der PNR persistierende Schmerzen und unterzogen sich ohne weitere Zwischenfälle einer antero- oder posterolateralen interkorporellen

Fusion. Schmerzintensität, Gehstrecke, lumbale Mobilität und neurologische Schwäche, ODI-Werte, Bandscheibenhöhe und segmentale Beweglichkeit besserten sich. Ein Unterschied im Arbeitsstatus wurde nach Implantation der PNR nicht festgestellt. Die Bandscheibenhöhe nahm gegenüber den präoperativen Werten um 18,3% zu ($p < 0,05$). Im Gegensatz zu anderen Technologien für den Kernersatz waren 12 Monate nach der Operation bei Röntgenkontrollen keine Modic-Veränderungen sichtbar [9]. Die Langzeitergebnisse nach Implantation des PNR müssen jedoch weiterhin ausgewertet werden. Eine repräsentative Fallstudie wird in ➤ Abbildung 5.7 präsentiert.

5.2.6 Vorbereitung des Patienten und Operationstechnik

Zusätzlich zur standardmäßigen Vorbereitung für eine Wirbelsäulenoperation und Darmvorbereitung mit einem Bariumeinlauf sollten die folgenden Schritte beachtet werden. Der Eingriff erfolgt in Allgemeinanästhesie, wobei sich der Patient in Bauchlage auf einem strahlendurchlässigen OP-Tisch befindet. Ein 20-French-Katheter wird optional in das Rektum eingeführt und 30 ml Luft insuffliert, um während der lateralen Fluoroskopie eine Visualisierung des Rektums zu ermöglichen. Dieser Schlauch wird mit einem okklusiven Verbandmaterial isoliert, sodass er vom parakokzygealen Arbeitsbereich abgetrennt ist.

Dann wird ein fluoroskopischer C-Arm in das Operationsfeld gebracht, um während des gesamten Eingriffs laterale und anteroposteriore Echtzeitaufnahmen zu liefern. Das Operationsgebiet wird unter den üblichen sterilen Kautelen vorbereitet und abgedeckt (Hautabklebung). Eine 15-mm-Inzision wird 20 mm kaudal zur linken oder rechten parakokzygealen Kerbe gesetzt. Nachdem ein Lokalanästhetikum, das 25% Bupivacain (Marcaine) enthält, mit 1:200.000 Adrenalin in die Region eingebracht wurde, wird mit einem Skalpell Nr. 15 die Haut und die darunter liegende Faszie inzidiert. Durch stumpfe Fingerdissektion durch die Öffnung wird geprüft, ob die Faszie richtig eröffnet wurde. Der weitere Zugang erfolgt in Anlehnung an die von Pimenta und Khoo [10] beschriebene AxiaLIF-Technik.

Im nächsten Schritt wird mithilfe einer Vielzahl firmenspezifischer Schneidklingen und Bandscheibendistraktoren, die speziell für einen transsakralen Zugang entwickelt wurden, eine partielle volumetrische Diskektomie durchgeführt. Die Instrumente sind aus Nitinol-Memory-Metall (mit Formgedächtnis) gefertigt, das ihre gerade und koaxiale Einführung durch eine Arbeitshülse erlaubt. Sobald das Metall aus der Einführhülse austritt, nimmt die Schlinge wieder einen voreingestellten Winkel und Bogen ein und ermöglicht so eine Vielzahl von Schneidewinkeln und Längen. Diese Schneideschlingen werden nacheinander unter Röntgenkontrolle in den L5/S1-Bandscheibenraum eingeführt; anschließend wird eine rotationsartige Diskektomie durchgeführt. Die Schneideschlaufen sind zudem so ausgerichtet, dass sie nur Bandscheibenmaterial schneiden und die Endplatte intakt lassen: Auf diese Weise kann die Integrität des größeren Teils der Bandscheibe erhalten und die natürliche Biomechanik des Wirbelsäulensegments wiederhergestellt werden. Nach dem Abschluss der volumetrischen Bandscheibenentfernung wird ein 7,5-mm-Bohrer durch die Arbeitshülse in den Bandscheibenraum eingeführt. Dieser Bohrer dringt unter Röntgenkontrolle direkt in den L5-Wirbelkörper ein. Nach erneuter Bestätigung der Trajektorie wird mit dem 7,5-mm-Bohrer bis zu 1 cm in die superiore Endplatte hineingebohrt. Dann wird die zuvor eingeführte Reibahle entfernt; durch die Dilatationshülse wird ein letzter Führungsstift eingeführt und die Hülse anschließend entfernt. Über den letzten Führungsstift wird eine größere Einführkanüle geschoben, um die Platzierung des PNR zu ermöglichen.

Bevor das Implantat in das Kreuzbein und weiter in den L5/S1-Bandscheibenraum geschoben wird, wird ein 11-mm-Dilatator durch den Kreuzbeintrakt eingeführt. Das Gewindedifferenzial des Implantats führt, wenn das Implantat in Position gebracht wird, zur Distraktion der Wirbelkörper. Das PNR-Implantat wird unter Röntgenkontrolle weiter eingeführt, bis die Membran innerhalb des L5/S1-Bandscheibenraums zentriert ist. Der Führungsdraht wird entfernt und der distale Verankerungsanschluss eingeführt.

Durch die PNR-Einführvorrichtung wird das Kernersatzmaterial mithilfe einer 50-ml-Doppelkolbenspritze in die expandierbare Membran im entkernten L5/S1-Bandscheibenraum eingebracht. Das Material dehnt die Membran und füllt den gesamten entkernten und gespreizten Bandscheibenraum aus.

5.2.7 Postoperative Behandlung

Der Patient darf bereits 4 Stunden nach der Operation aufstehen, und nach 8 Stunden kann eine uneingeschränkte Nahrungsaufnahme erfolgen. Der Patient wird 24 Stunden lang im Krankenhaus überwacht und bekommt Antibiotika und Schmerzmittel verabreicht. 12 Stunden nach der Operation werden frontale und laterale Röntgenuntersuchungen erstellt.

Die Patienten werden mit einem Rezept für nichtsteroidale Antiphlogistika, die sie eine Woche lang oral einnehmen müssen, entlassen. Auf Aktivitäten wie Autofahren und das Tragen schwerer Gegenstände sollte 10 Tage lang verzichtet werden.

Nachuntersuchungen finden nach 1 und 3 Wochen, nach 3, 12 und 24 Monaten mit frontalen, lateralen und Ferguson-Röntgenaufnahmen sowie Flexion/Extensions-Röntgenaufnahmen statt.

5.2.8 Komplikationen und ihre Vermeidung

Die Auswahl eines Patienten mit degenerativer Bandscheibenerkrankung (DDD) und diskogenem Schmerz an der zu operierenden Etage sollte durch provokative Diskographie bestätigt werden. Um die Facettengelenke als primären Schmerzverursacher auszuschließen, kann ein Facettenblock erwogen werden. Durch Auswertung der MRT-Aufnahmen und der Krankengeschichte des Patienten kann das Risiko einer Anulusruptur oder das Risiko für das Auftreten von Komplikationen aufgrund einer vorangegangenen Diskektomie eliminiert und der relative Grad der Rückenschmerzen im Verhältnis zu den Beinschmerzen beurteilt werden.

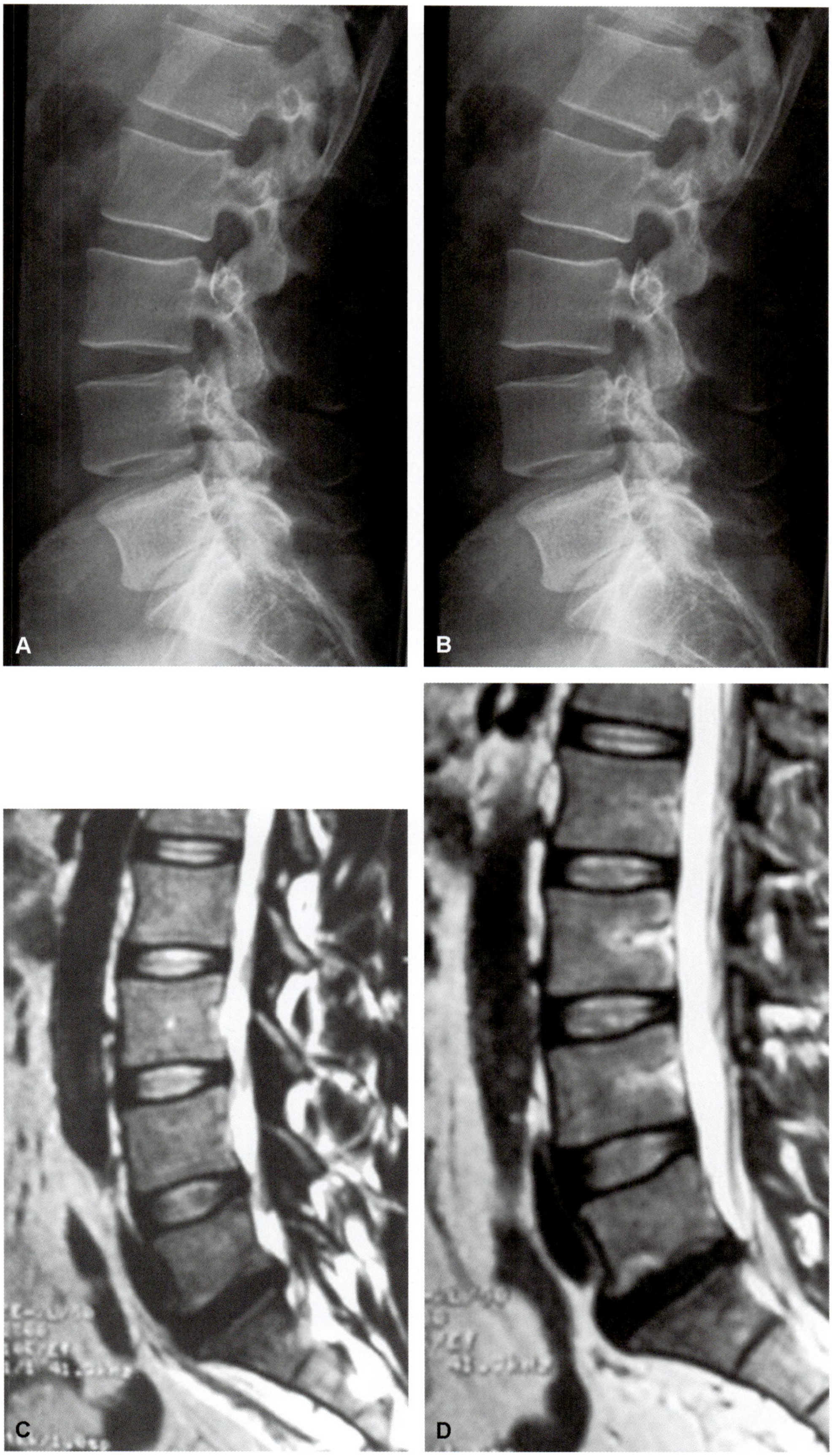

Abb. 5.7 Fallstudie: 37-jähriger Mann, der sich 1 Jahr zuvor wegen persistierender Kreuzschmerzen einer Diskektomie an L5/S1 unterzog. **A–D:** Präoperative Aufnahmen.

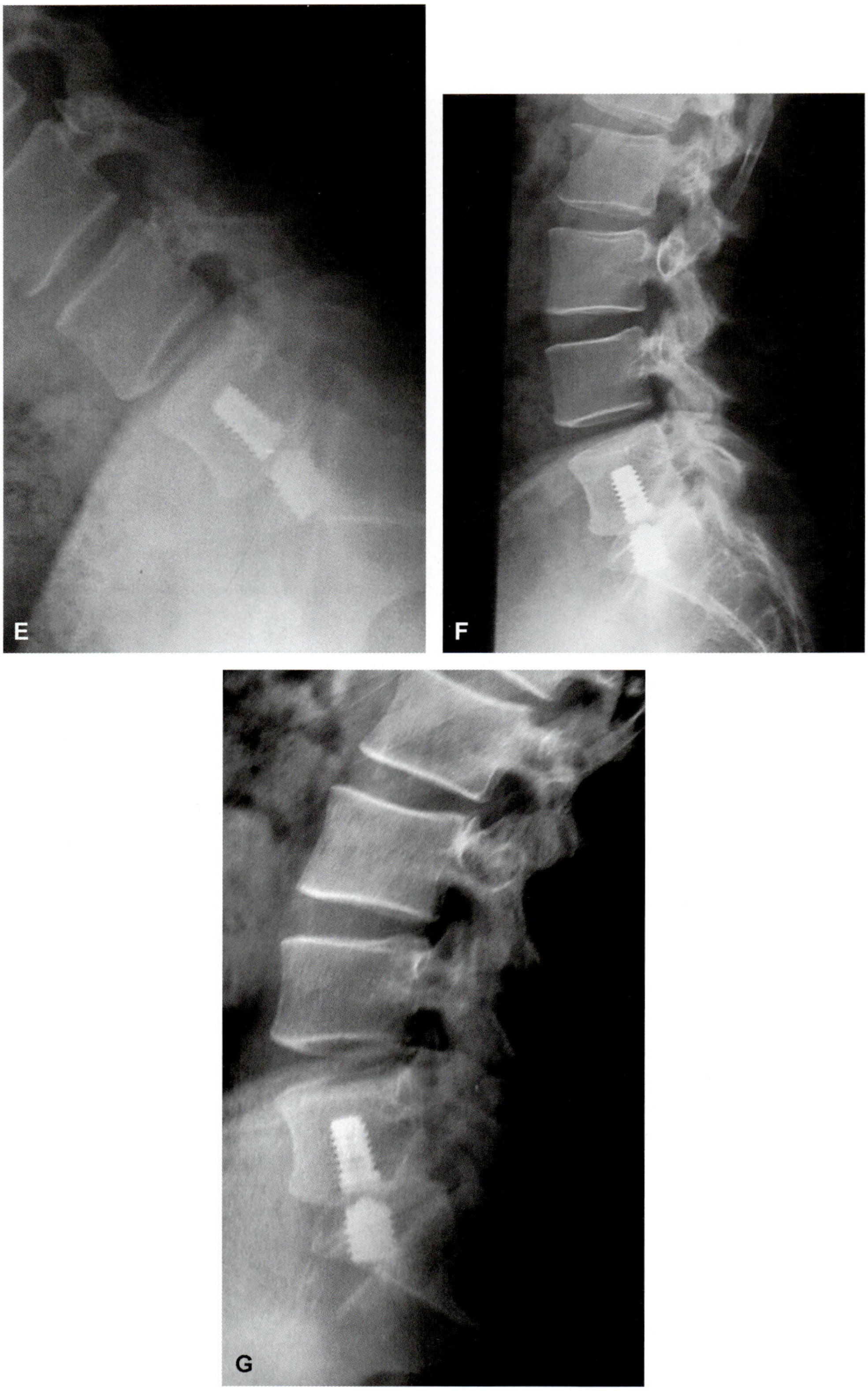

Abb. 5.7 *Fortsetzung* **E–G:** Aufnahmen sechs Wochen nach der Operation mit implantiertem PNR

Der großzügige Einsatz von Röntgenkontrolle während des Zugangs zur Mittellinie sollte das Risiko für eine Nerven-, Gefäß- oder Darmverletzung senken. Bei sehr dünnen Patienten muss besonders vorsichtig vorgegangen werden.

Um das Infektionsrisiko zu reduzieren, muss eine präoperative Darmvorbereitung durchgeführt werden, und der prophylaktische Einsatz von Antibiotika zur Spülung des entkernten Bandscheiben- und präsakralen Raums sollte in Erwägung gezogen werden. Die Instrumente dürfen für einen anderen Zugang beim selben Eingriff nicht noch einmal verwendet werden.

Bei der Nukleusentfernung muss anterior ein Saum von 6 mm und posterior ein Saum von 3 mm zum Anulus erhalten bleiben. Die Endplatten dürfen nicht bis zum Knochen abgetragen werden, und es dürfen nur endplattenschonende und gezackte PNR-Cutter verwendet werden. Die korrekte Größe des Implantats muss mit der vorgegebenen Technik ermittelt und eine Distraktion durchgeführt werden, um eine Höhe zu erreichen, die der des nächsten gesunden Nachbarsegments entspricht.

5.2.9 Diskussion und Fazit

Das Einsetzen des TranS1-PNR erfolgt über den neuartigen axialen transsakralen Zugang zur Lendenwirbelsäule. Dieser Zugang, der bei sehr vielen Patienten angewendet wird, die sich einer Fusion unterziehen, hat sich als sicher und reproduzierbar erwiesen.

Die TranS1 ist eine einzigartige Prothese zur Bewegungserhaltung, welche die Höhe und Funktion eines erkrankten Bewegungssegments wiederherstellen kann, ohne paraspinales Gewebe und den Anulus zu verletzen. Das Verfahren eignet sich für die Anwendung an L5/S1 alleine, sowohl an L5/S1 als auch L4/L5 sowie an beiden Etagen in Verbindung mit einer transsakralen Fusion.

Der PNR ist geeignet für Patienten mit DDD-bedingten diskogenen Rückenschmerzen oder für Patienten mit Rücken- und Beinschmerzen, aber dominantem Rückenschmerz. Ungeeignet ist das Verfahren für Patienten mit primären Beinsymptomen, Patienten mit Bandscheibenvorfall und Nukleusextrusion sowie für Patienten, die sich zuvor einer Diskektomie unterzogen haben.

Das PNR-Instrumentarium ermöglicht einen reproduzierbaren transsakralen Zugang, der eine komplette Rekonstruktion des lumbalen Bandscheibenkomplexes erlaubt. PNR-spezifische Instrumente zur Nukleusentfernung lösen und entfernen den Nukleus effizient ohne Schädigung der knorpeligen Endplatten. Die Nukleusentfernung erfolgt unter fluoroskopischer Kontrolle.

Ein entscheidender Vorteil des Implantats ist die mechanische Wiederherstellung der Bandscheibenhöhe und damit die exakte Ausrichtung des Foramens und der Facetten sowie die Wiederherstellung der Anulusspannung vor Einführung des *in situ* aushärtenden elastomeren Kernersatzmaterials.

Während der Pilotstudie entdeckten die Autoren auch, dass das Implantat vollständig revisionsfähig und in eine lumbale Fusion umwandelbar ist, ohne die übliche Morbidität, die das Umgehen eines früheren operativen Zugangs (z.B. ALIF, PLIF oder TLIF) nach sich zieht.

Abschließend kann festgehalten werden, dass der PNR unter allen Prothesen für die Bandscheibenarthroplastie im Hinblick auf die vollständige Wiederherstellung eines degenerierten lumbalen Bewegungssegmentkomplexes einzigartig ist (➤ Box 5.3). Er führt zu einer normalen Mechanik der Bandscheibenbewegung und zu einer physiologischen Belastung von Endplatten, Anulus und Facettengelenken.

Bisher wurde die klinische Funktion des PNR in einer kleinen Gruppe von Patienten validiert. Erste Erfahrungen lassen auf eine relativ niedrige Komplikationsrate, signifikante Verbesserungen der VAS- und ODI-Werte sowie auf eine frühe Mobilität und hohe Patientenzufriedenheit unter ambulanten Patienten schließen. Es sind aber weitere klinische Erfahrungen und randomisierte Studien notwendig.

BOX 5.3

Vor- und Nachteile des perkutanen Nukleusersatzes (PNR) Trans1

Vorteile
- Schonung von Weichgewebe und Anulus
- Wiederherstellung der Bandscheibenhöhe, des Neuroforamens und der Facettenausrichtung
- Ermöglicht vollständige physiologische L5/S1-Beweglichkeit
  - 15° Flexion
  - 10° Extension
  - 5° Laterales Beugen L/R
  - 2° Axialrotation L/R
  - Mobile instantane Rotationsachse
- Sorgt für eine Dämpfung des Bewegungselements
- Hydrostatische Druckübertragung innerhalb des Nukleusraums in dehnbare „Ringspannungen" im Anulus
- Hat keinen nachteiligen Einfluss auf die Festigkeit des Bewegungssegments oder benachbarter Etagen
- Erlaubt Revision, Entfernung und Umwandlung in Fusion
- Das Material ist sicher, frei von Abriebteilchen und besitzt einen Elastizitätsmodulus, der den natürlichen Nukleus imitiert

Nachteile
- Ungeeignet bei Stenose, Instabilität oder Facettenarthrose
- Nicht geeignet für Patienten mit Anulusruptur
- Isolierter PNR an L4/L5 nicht möglich
- Facettenerkrankung wird nicht gelindert
- Nicht möglich bei bekannter Allergie oder Überempfindlichkeit auf Implantatmaterialien

LITERATUR

[1] Cragg A, Carl A, Casteneda F, et al: New percutaneous access method for minimally invasive anterior lumbosacral surgery. J Spinal Disord Tech 17: 21–28, 2004.

[2] Tobler WT: AxiaLIF: A percutaneous, minimally invasive fusion technique for anterior interbody fusion at L5-S1 (unveröffentl. Manuskript).

[3] Crawford NR, Dickman CA, Sonntag VKH: Principals of spinal biomechanics. In Crockard A, Hayward R, Hoff JT (eds): Neurosurgery: The Scientific Basis of Clinical Practice, 3rd ed. Oxford, England, Blackwell Science Ltd., 2000, pp 1073–1092.

[4] Eijkelkamp MF, van Donkelaar CC, Veldhuizen AG, et al: Requirements for an artificial intervertebral disc. Int J Artif Organs 24: 311–321, 2001.
[5] ASTM F2346-05: Standard Test Methods for Static and Dynamic Characterization of Spinal Artificial Discs.
[6] Cunningham BW: Basic scientific considerations in total disc arthroplasty. Spine J 4: 219S–230S, 2004.
[7] Rivard CH, Rhalmi S, Coillard C: In vivo biocompatibility testing of PEEK polymer for a spinal implant system: A study in rabbits. J Biomed Mater Res 62: 488–498, 2002.
[8] Claes JE, Ludwig J, Margeviciu KJ, Durselen L: Biological response to ligament wear particles. J Appl Biomater 6: 35–41, 1995.
[9] Bertagnoli R, Schonmayr R: Surgical and clinical results with the PND prosthetic disc-nucleus device. Eur Spine J 11(2): S143–S148, 2002.
[10] Khoo L, Marotta N, Cosar M, Pimenta L: A novel minimally-invasive presacral approach and instrumentation technique for anterior L5-S1 intervertebral discectomy and fusion: Technical description and case presentations. Neurosurg Focus 20: E9, 2006.

KAPITEL

6 Lumbale posteriore dynamische Stabilisierung: Pedikelschraubenbasiert

6.1 **Dynesys**
Reginald J. Davis ... 213
6.1.1 Indikationen und Kontraindikationen ... 213
6.1.2 Beschreibung des Implantats ... 215
6.1.3 Hintergrund der wissenschaftlichen Prüfung und klinische Ergebnisse ... 215
6.1.4 Operationstechnik ... 217
6.1.5 Postoperative Behandlung ... 218
6.1.6 Komplikationen und ihre Vermeidung ... 219
6.1.7 Fazit ... 220

6.2 **Stabilimax NZ**
James J. Yue, George Malcolmon und Jens Peter Timm ... 221
6.2.1 Hintergrund ... 221
6.2.2 Entwicklungs- und biomechanische Prüfung ... 222
6.2.3 Indikationen und Kontraindikationen ... 223
6.2.4 Beschreibung des Implantats ... 224
6.2.5 Operationstechnik ... 225
6.2.6 Klinische Daten ... 226
6.2.7 Diskussion ... 226

6.3 **Cosmic**
Archibald von Strempel ... 226
6.3.1 Hintergrund ... 227
6.3.2 Wann ist eine Korrektur notwendig? ... 227
6.3.3 Kontraindikationen ... 230
6.3.4 Beschreibung des Implantats ... 230
6.3.5 Hintergrund der wissenschaftlichen Prüfung und klinische Ergebnisse ... 232
6.3.6 Operationstechnik ... 233
6.3.7 Postoperative Behandlung ... 233
6.3.8 Komplikationen und ihre Vermeidung ... 233
6.3.9 Diskussion und Fazit ... 233
6.3.10 Zusammenfassung ... 235

6.1 Dynesys

Reginald J. Davis

! KERNAUSSAGEN

- Dynamische Stabilisierung ist ein noch junges, aber sich rasch weiterentwickelndes Konzept in der Wirbelsäulenchirurgie.
- Das Dynesys-Wirbelsäulensystem ist die am meisten verwendete Prothese zur dynamischen Stabilisierung.
- Dynesys besteht aus Titanschrauben, PCU-Spacern und PET-Bändern.
- Der posteriore Zugang minimiert bei der Dynesys-Chirurgie die Lernkurve.
- Dynesys verteilt die Belastung aktiv und liefert Energie in das Wirbelsäulensegment.

Das Wirbelsäulensystem Dynesys (DYnamic NEutralization SYStem; Zimmer Spine, Inc., Warsaw, Illinois) ist ein auf Pedikelschrauben basierendes System zur dynamischen Stabilisierung der Lendenwirbelsäule. Dynamische Stabilisierung stellt ein noch junges, sich aber rasch entwickelndes Konzept in der Behandlung von Rücken- und Beinschmerzen dar. Sie nutzt den vertrauten chirurgischen Zugang des traditionellen, auf Pedikeln basierenden Systems bei gleichzeitiger Verwendung von flexiblen Materialien und unter Erhalt der anatomischen Strukturen. Das Ziel ist eine Wiederherstellung der Stabilität und eine Verbesserung der klinischen Ergebnisse ohne die traditionelle starre Fixierung.

Dynesys wurde von Dr. Gilles Dubois erfunden und entwickelt [1]. Sie wurde erstmals 1994 implantiert und erhielt 1999 das CE-Zeichen *(Conformité Européenne)* als ein Stabilisierungssystem ohne Fusion. 2005 wurde die Dynesys von der US-amerikanischen Bundesbehörde zur Überwachung von Nahrungs- und Arzneimitteln (FDA) als ein im Wesentlichen äquivalentes Pedikelschraubensystem zugelassen und wird in einer IDE-Studie als Stabilisierungssystem ohne Fusion evaluiert. Weltweit wurden seitdem mehr als 25.000 Prothesen implantiert.

6.1.1 Indikationen und Kontraindikationen

Das Dynesys-Spinalsystem ist im Allgemeinen für die Behandlung von Erkrankungen der Lendenwirbelsäule indiziert, die durch eine milde bis gemäßigte Segmentinstabilität charakterisiert sind. Speziell fünf Indikationen wurden weltweit berichtet: Spinalstenose mit gemäßigter Instabilität, Spondylolisthese Grad 1, Nachbarsegmentdegeneration nach vorangegangener Fusion, rezidivierender Bandscheibenvorfall oder Bandscheibenvorfall in Verbindung mit Bandscheibendegeneration und degenerative Bandscheibenerkrankung (DDD) [2–9].

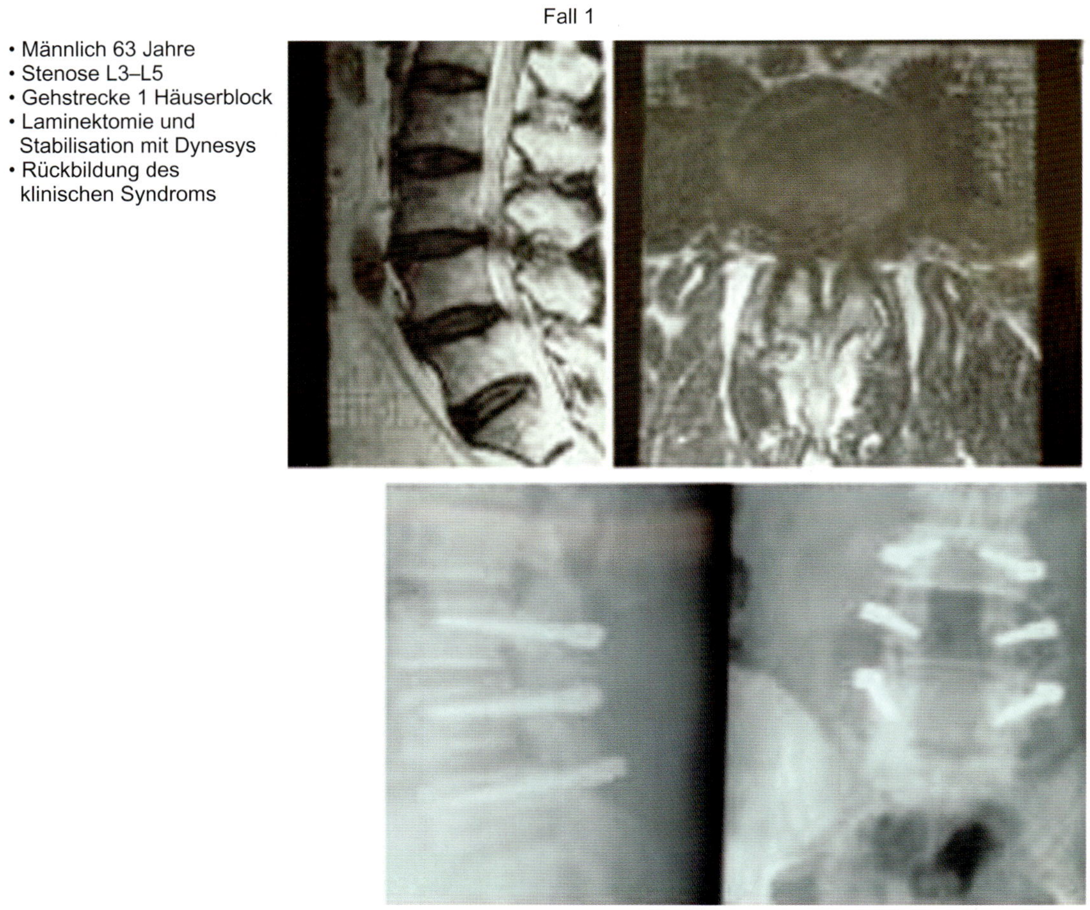

Abb. 6.1 Lumbalstenose, behandelt mit Laminektomie und Dynesys-Stabilisierung

Eine lumbale Spinalstenose kann mit Degeneration und Laxheit der stützenden Bänder in Zusammenhang stehen. Die Patienten leiden nicht nur an dem typischen neurogenen Hinken, sondern auch an signifikanten mechanischen Rückenschmerzen. Die daraus resultierende Instabilität kann nicht allein mit Kompression behandelt werden, sondern erfordert auch eine weitere Stabilisierung. Stabilisierung mit dem Dynesys-Spinalsystem führt, in Kombination mit chirurgischer Dekompression einer Lumbalstenose mit gemäßigter Instabilität, zu statistisch signifikanten klinischen Verbesserungen (➤ Abb. 6.1). Die Patienten zeigten Verbesserungen beim *Oswestry Disability Index* (ODI) und bei den Werten für die visuelle Analogskala (VAS-Werte) für Rücken- und Beinschmerzen sowie die Prolo-Skala[1] [10].

Eine lumbale Spondylolisthese Grad 1 ist normalerweise ein Hinweis auf eine milde Instabilität der stützenden lumbalen Bänder. In solchen Fällen kann die zusätzliche Erhöhung der Stabilität, die vom Dynesys-Spinalsystem geleistet wird, zu signifikanter Schmerzreduzierung und funktioneller Verbesserung führen [10].

Am Wirbelsäulensegment neben einer vorangegangenen Fusion kommt es gelegentlich zu Destabilisierung und weiterer Degeneration. In Fällen milder bis gemäßigter symptomatischer Nachbarsegmentdegeneration stabilisiert Dynesys das betroffene Gelenk. Durch Verwendung flexibler Materialien und den Erhalt eines Großteils der normalen anatomischen Struktur vermeidet das Dynesys-Spinalsystem die Auswirkungen der herkömmlichen starren Fixation auf das Nachbarsegment.

Die Manifestation und klinische Rückbildung rezidivierender und mit Degeneration assoziierter Bandscheibenvorfälle gestalten sich komplex. Routinemäßige akute Bandscheibenvorfälle lassen sich mit einfachen Dekompressionsverfahren gut behandeln. Komplexere Formen können nur selten mit einfachen Diskektomieverfahren alleine behandelt werden. Eine einfache Diskektomie führt in diesen Fällen häufig zu einem Fortschreiten der Erkrankung und zu einem Wiederauftreten der Symptome. Eine Stabilisierung mit Dynesys nach der Bandscheibenentfernung führte zu besseren klinischen Langzeiterfolgen (➤ Abb. 6.2). Der ODI-Wert war deutlich besser, ebenso der VAS-Wert und die ra-

[1] Ursprünglich für die Lendenwirbelsäule von Prolo et al. (1986) entwickelte Skala mit den beiden Kategorien E (= economic) und F (= functional) zur Ermittlung der Leistungsfähigkeit des Patienten im Hinblick auf berufliche oder vergleichbare Tätigkeiten (E) sowie zum Schmerzschweregrad und der daraus resultierenden Beeinträchtigung der Aktivitäten des Patienten (F).

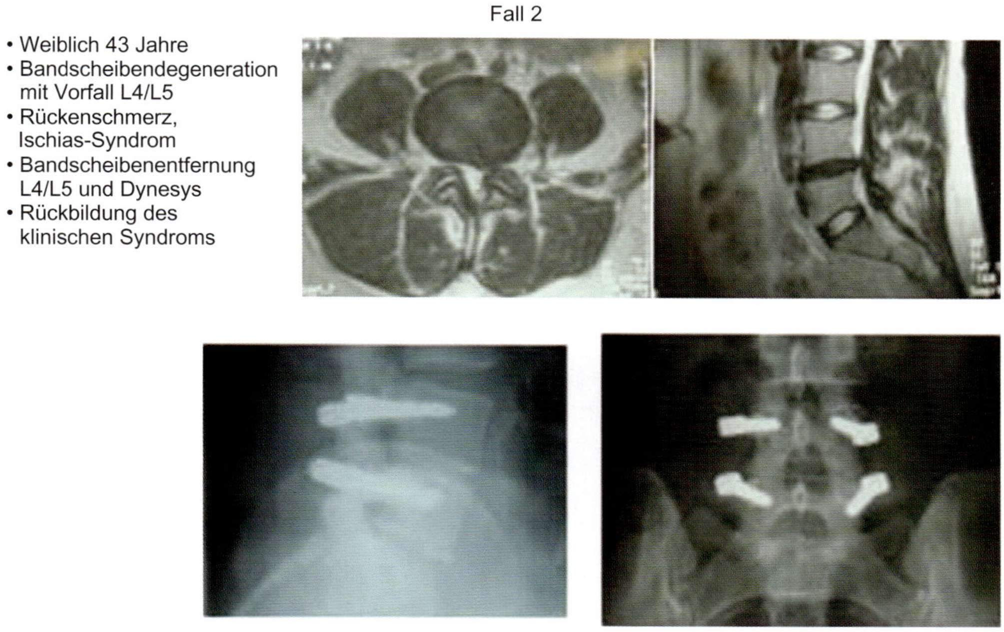

Abb. 6.2 Bandscheibenvorfall und -degeneration, behandelt mit Diskektomie und Dynesys-Stabilisierung

diologischen Parameter. Ein Fortschreiten der degenerativen Bandscheibenerkrankung, Verfettung, sklerotische Knochenreaktion oder Spondylarthrose wurden nicht beobachtet [5].

Die degenerative Bandscheibenerkrankung bleibt eine kontroverse Entität. Obwohl die einzelnen Auffassungen variieren, ist allgemein akzeptiert, dass abnorme lastaufnehmende Charakteristika der degenerierten Bandscheibe eine Schlüsselkomponente dieses klinischen Syndroms darstellen. Diese umschreibt eine relative Instabilität des Bewegungssegments, die schmerzhaft ist. Die beobachtete Instabilität lässt sich mit dem Dynesys-Spinalsystem, das die fehlerhafte Bandscheibe entlastet, klinisch erfolgreich behandeln.

Das Dynesys-System ist nicht für alle Patienten indiziert. Zu den Kontraindikationen gehören aktive systemische oder lokale Infektion, schwerwiegende Osteomalazie, Osteoporose/Osteopenie, Knochenstoffwechselstörung, chronische Steroideinnahme, Spondylolisthese > Grad 1, isthmische Spondylolisthese oder Spondylolyse, Pedikelfraktur, totale Facettektomie, unreifes Skelett, Skoliose > 10° sowie Allergie auf Metalle, Polymere, Polyethylen, Polycarbonaturethan und Polyethylenterephthalat.

6.1.2 Beschreibung des Implantats

Das Dynesys-Spinalsystem besteht aus drei Komponenten: Pedikelschraube, Band und Spacer (➤ Abb. 6.3).

Die **Pedikelschraube** besteht aus der Titanlegierung Protasul 100. Der kleinere konische Schaftdurchmesser und das Gewinde mit konstant größerem Durchmesser ermöglichen bei der endgültigen Verankerung eine Presspassung im Pedikel. Die Oberfläche ist strukturiert oder optional HA-beschichtet, um die knöcherne Verbindung zu maximieren. Die Pedikelschraube hat einen festen ösenförmigen Schraubenkopf mit Arretiermöglichkeit.

Das **Band** besteht aus Sulen-Polyethylen-Terephthalat (PET). Es ist in drei Zonen eingeteilt. Die Einfädelzone ist eng, konisch und verformbar. Sie ermöglicht ein leichtes Einführen in Spacer und Schrauben. Die Arbeitszone ist mit grünen Bändern markiert und kann während des Einsetzens manipuliert werden. Die funktionelle Zone ist der Teil, der im Patienten verbleibt, und darf bei der Manipulation nicht beschädigt werden.

Der **Spacer** besteht aus Sulen-Polycarbonat-Urethan (PCU). Die Spacer besitzen eine Universalgröße und müssen auf patientenspezifische Dimensionen zugeschnitten werden.

Wenn das System implantiert ist, sind die Schrauben fest im Pedikel verankert. Der Spacer wird zwischen die Schrauben gepresst und übt so ein Biegungsmoment aus. Das Band, das zwischen den Schrauben und durch den Spacer verläuft, steht unter Spannung und übt ein Dehnungsmoment aus. Das resultierende Gleichgewicht ermöglicht eine dynamische Stabilisierung am Bewegungssegment. Das gespannte Band dient auch dazu, eine exzessive Flexion so stark einzuschränken, wie der gestauchte Spacer eine exzessive Extension blockiert. Dies erweist sich für die Aufrechterhaltung einer neutralen Position des Wirbelsäulenelements als vorteilhaft [3].

6.1.3 Hintergrund der wissenschaftlichen Prüfung und klinische Ergebnisse

Das Ziel der biomechanischen Prüfung war der Nachweis, dass das System unter Bedingungen, die eine klinische Verwendung simulieren, funktioniert und besteht. Die Komponenten wurden indivi-

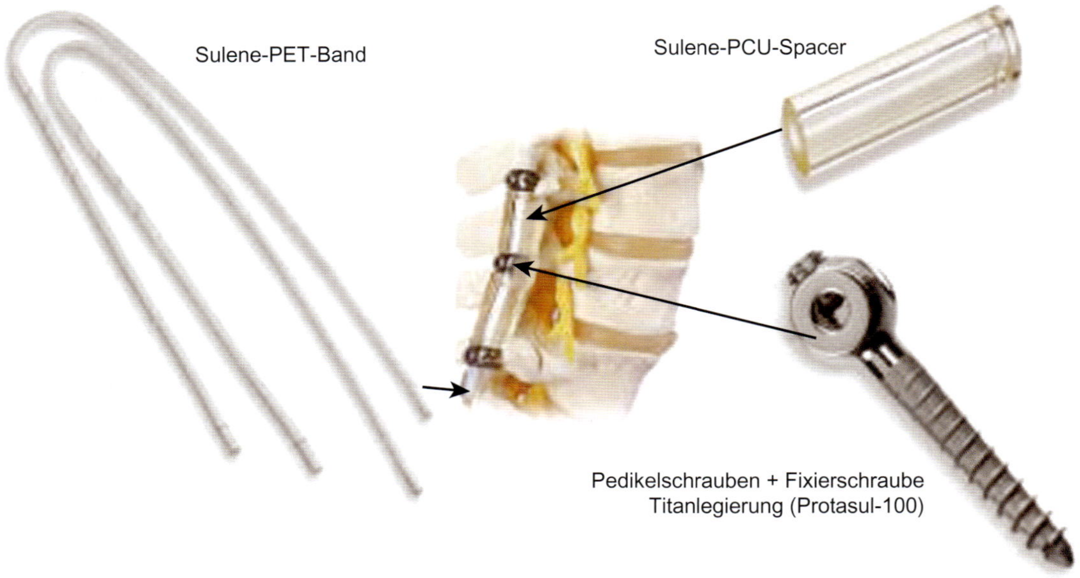

Abb. 6.3 Bestandteile und Materialien des Dynesys-Spinalsystems

duell getestet; zur Verifizierung der *In-vitro*-Funktion wurden Bauteile und Konstruktionen getestet.

Die Pedikelschrauben wurden einer zyklischen Belastung zwischen 100 und 800 N unterzogen. Die kleinste Schraubengröße (5,2 mm × 35 mm) widerstand erfolgreich 5 Millionen Belastungszyklen ohne Ermüdungsbruch.

Das PET-Band widerstand 5 Millionen Belastungszyklen zwischen 100 und 800 N. Nach 20 Stunden betrug die Fließdehnung 1,24% der ursprünglichen Bandlänge und die statische Zugfestigkeit durchschnittlich 3.000 N. Es kam nicht zum Zerreißen des Bandes.

Die PCU-Spacer wurden unter Bedingungen getestet, die eine *In-situ*-Umgebung simulierten. Es wurde keine erwähnenswerte Kriechverformung beobachtet. Die Formsteifigkeit betrug 243 N/mm bei Raumtemperatur und 136 N/mm bei Körpertemperatur.

Die Schrauben/Band-Konstruktionen wurden mit statischen Dehnbelastungen getestet, um die Auszugfestigkeit des Bandes zu quantifizieren. Die statische Auszugfestigkeit betrug 1.060 N bei einem nominalen Drehmoment der Stellschraube (4 Nm).

Schrauben/Band-Bauteile wurden zyklisch mit 100–800 N belastet. Nach 5 Millionen Zyklen wurde kein Nachgeben beobachtet.

Schrauben/Band/Spacer-Bauteile durchliefen 10 Millionen Zyklen einer Scherverlagerung von 5 mm oder 3° axialer Rotation in einer Lipidumgebung bei Körpertemperatur, ohne dass es zu einem Versagen des Bandes kam. Der Bandabrieb nach 10 Millionen Zyklen war belanglos.

Zusammenfassend bleibt festzuhalten, dass Schrauben und Bänder eine adäquate statische und zyklische Festigkeit besitzen. Bänder und Spacer weisen entsprechende Kriech- und Spannungsabbaucharakteristika auf. Das montierte System verfügt über robuste statische und zyklische Verbindungsfestigkeit, die bei Montageprüfungen zu anfänglicher und langfristiger Stabilität führte.

Klinische Erfahrung

Durch die Implantation von weltweit mehr als 25.000 Dynesys-Systemen wurden beträchtliche klinische Erfahrungen gesammelt. Bei der Mehrzahl der Patienten ist eine segmentale Instabilität Teil des klinischen Syndroms, das zur Operation führte. Die meisten bis dato behandelten und wissenschaftlich berichteten Fälle fallen in eine von mehreren Kategorien.

Die Lumbalstenose (Fall 1) ist ein häufiges Krankheitsbild, das mit Dynesys behandelt wird. In einer ersten Studie mit 83 Patienten, die nachfolgend auf 150 Patienten ausgeweitet wurde und bei der nach 4 Jahren eine Nachuntersuchung stattfand, berichteten Stoll et al. [10] über einen signifikanten klinischen Erfolg. Patienten, die nach dekompressiven Laminektomien eine dynamische Stabilisierung erhielten, zeigten statistisch signifikante Verbesserungen bei den VAS-Werten für Rücken- und Beinschmerzen sowie bei den ODI-Werten und der Prolo-Skala. Die vorherrschenden Komplikationsraten, insbesondere für das Lösen der Schrauben, waren niedriger als die bei der traditionellen starren Fixation.

Eine degenerative Spondylolisthese vom Grad 1 oder weniger ist ein weiteres, häufig mit Dynesys-Stabilisierung behandeltes Krankheitsbild. Diese Diagnose erforderte traditionell eine Fusion in Fällen, die auf konservative Behandlungen nicht ansprachen. Dynesys bietet eine praktikable Nonfusion-Option. Vorläufige Ergebnisse einer amerikanischen IDE-Studie, in der die dynamische Stabilisierung mit Dynesys im Vergleich zur starren posterioren instrumentierten Fusion untersucht wurde, zeigten für diese Patienten eine Verbesserung aller klinischen Parameter, die mit einer hohen Zufriedenheit einherging [11].

Lumbale DDD wird in zunehmendem Maße erfolgreich mit dem Dynesys-Stabilisierungssystem behandelt. Bandscheibendegeneration kann zu vertikaler und translationaler Instabilität führen, die für eine Stabilisierung empfänglich ist. Sowohl eine reine DDD als auch eine Bandscheibenerkrankung in Verbindung mit einer Nucleus-pulposus-Hernie (HNP), vorangegangener Operation und Nachbarsegmentdegeneration wurden mit guten klinischen Ergebnissen behandelt (Fall 2). Putzier [4] berichtete über 35 Patienten mit HNP in Verbindung mit symptomatischer DDD. Im Vergleich zu einer Kohorte, die ausschließlich mit Diskektomie behandelt wurde, hatten diese Patienten, die sich zusätzlich zur Diskektomie einer dynamischen Stabilisierung unterzogen, nach 34 Monaten statistisch gesehen bessere klinische Ergebnisse. Die VAS-Schmerzwerte und die ODI-Werte waren signifikant besser, und es wurde keine Progression von Spondylarthrose oder sklerotischen Knochenveränderungen beobachtet. In der Kontrollgruppe war dies nicht der Fall.

In Fällen mit einer Erkrankung des Nachbarsegments und vorangegangener Operation wurde ebenfalls von einer erfolgreichen Behandlung durch Dynesys-Implantation berichtet [2, 6, 7].

6.1.4 Operationstechnik

Das Dynesys-Spinalsystem wird durch einen posterioren oder posterolateralen Zugang platziert. Dieser Zugang ist allen Wirbelsäulenchirurgen vertraut und minimiert deshalb die Lernkurve. Es wird eine allgemeine endotracheale Anästhesie verwendet und neurophysiologisches Monitoring empfohlen.

Der Patient wird in Bauchlage positioniert; dabei sollte die normale Lordose aufrechterhalten werden. Dies kann mit einem Andrew-Rahmen, Jackson-Tisch, Wilson-Rahmen oder Rollen erreicht werden. Um eine präzise und effiziente Platzierung der Schrauben zu gewährleisten, wird der Einsatz von Röntgenkontrolle oder einer anderen Navigationshilfe dringend empfohlen.

Die Pedikel können mit jedem standardmäßigen Zugang erreicht werden. Am gebräuchlichsten ist die einfache Mittellinieninzision mit lateraler Geweberetraktion. Die Präparation sollte bis in die Spitzen der schrägen Dornfortsätze erfolgen, um einen exakten Zugang und Bewegungsablauf sicherzustellen.

Gepaarte paraspinale Inzisionen wie etwa der Wiltse-Zugang bieten die Vorteile eines minimalen chirurgischen Traumas und eine stärker konvergente Trajektorie durch die Pedikel. Weniger invasive Verfahren mit rohrförmigen oder dehnbaren Retraktoren sind ebenfalls möglich. Bei der Wahl des operativen Zugangs sollten Präferenzen und Erfahrungen des Chirurgen den Ausschlag geben. Unabhängig vom Zugang befindet sich die gewünschte Zugangsstelle in das Pedikel lateral zur Facette. Die Facettenkapsel bleibt während der Freilegung erhalten.

Die Pedikelschrauben sollten lateral zu den Facetten in einer konvergierend verlaufenden Trajektorie zur Mittellinie des Wirbelkörpers platziert werden (➤ Abb. 6.4). Diese laterale Platzierung vermeidet nicht nur Trauma und Aufprall auf die Facetten, sie platziert auch die Kraftvektoren näher an die Rotationsachse. Die konvergierende Bahn gewährleistet den längstmöglichen Weg, um Schraubenlänge und Halt zu maximieren.

Die Facetten dürfen nicht zerstört werden. Intakte Facetten und Kapselbänder sorgen für maximale posteriore Stabilität. Die Spacer-Schablone ermöglicht die Bestimmung des korrekten Winkels der Pedikelschrauben und garantiert, dass sich der Spacer im lateralen Spaltraum befindet, ohne auf die Facetten zu treffen.

Sobald der entsprechende Zugang und die Bewegungsbahn bestätigt worden sind, erfolgt die Pedikeleröffnung. Dieser Vorgang kann mit einem Hochgeschwindigkeitsbohrer oder einer Ahle erfolgen. Der Kanal für die Pedikelschraube wird mit der Pedikelsonde erzeugt. Es sollten keine gekrümmten Sonden verwendet werden, damit der erzeugte Kanal nicht zu groß wird und den Halt der Schrauben beeinträchtigt. Fluoroskopie oder ein anderes bildgebendes Verfahren sind unbedingt zu empfehlen. Die Integrität des Pedikelkanals wird mit der Pedikelsonde bestätigt. Während dieses kritischen Augenblicks ist der Einsatz von Neuromonitoring sinnvoll.

Es wird die längste Schraube mit dem größtmöglichen Durchmesser ausgewählt. Alle Schrauben werden eingesetzt (➤ Abb. 6.4A). Die Schrauben werden so weit vorgeschoben, bis sie an den Knochen stoßen. Die Ösen der Schraubenköpfe müssen parallel zur Wirbelsäule ausgerichtet sein und sich gegenüberliegen. Dadurch wird eine korrekte Passage des Bandes gewährleistet. Es wird empfohlen, die Schrauben beim anfänglichen Einsetzen hervorstehend zu platzieren. Die endgültige Feinjustierung erfolgt, indem die Schrauben nach vorne geschoben werden. Ein Zurückziehen der Schrauben führt zu einem Verlust des Halts und kann die Lockerung der Schrauben nach sich ziehen. Bei idealer Platzierung besetzen die Schrauben zwei Drittel des Wirbelkörpers auf dem lateralen Röntgenbild, konvergieren zur Mittellinie auf dem anteroposterioren (a.p.) Röntgenbild und sind parallel zum kontralateralen Partner.

Anschließend wird für alle Zwischenräume die Spacerlänge ermittelt (➤ Abb. 6.4B). Das Pedikel-Abstandsmessgerät wird zwischen die Pedikelschraubenköpfe nahe der Ösenmitte platziert. Es wird eine Distraktionskraft aufgebracht und der Abstand ausgemessen. Eine angemessene Kraft wird angewendet, um parallele Endplatten oder eine neutrale Position des Facettengelenks zu erreichen. Es muss darauf geachtet werden, dass keine Kyphose erzeugt wird. Vor der Implantation muss für beide Seiten die Spacerlänge ermittelt werden; die Spacer werden dann mit dem Spacer-Schneidegerät auf die entsprechende Länge zugeschnitten.

Das PET-Band wird ausgewählt. Das 100-mm-Band wird für eine oder zwei Etagen verwendet, das 200-mm-Band für zwei oder mehr Etagen.

Das 200 mm lange PET-Band besitzt zwei Einführzonen, sodass ein Eintritt von beiden Enden möglich ist. In ein- oder zweisegmentigen Fällen wird das Band durch die kaudale und in zwei- und mehrsegmentigen Fällen durch die mittlere Schraube eingesetzt. Es wird bis in die Mitte der funktionellen Zone und anschließend weiter durch den entsprechend angepassten Spacer und durch die Öse der nächsten Schraube geführt. Das Instrument zum Spannen des Bandes wird eingesetzt, um den Spacer in die richtige Position zu bringen (➤ Abb. 6.4C). Das Band wird mit der Stell-

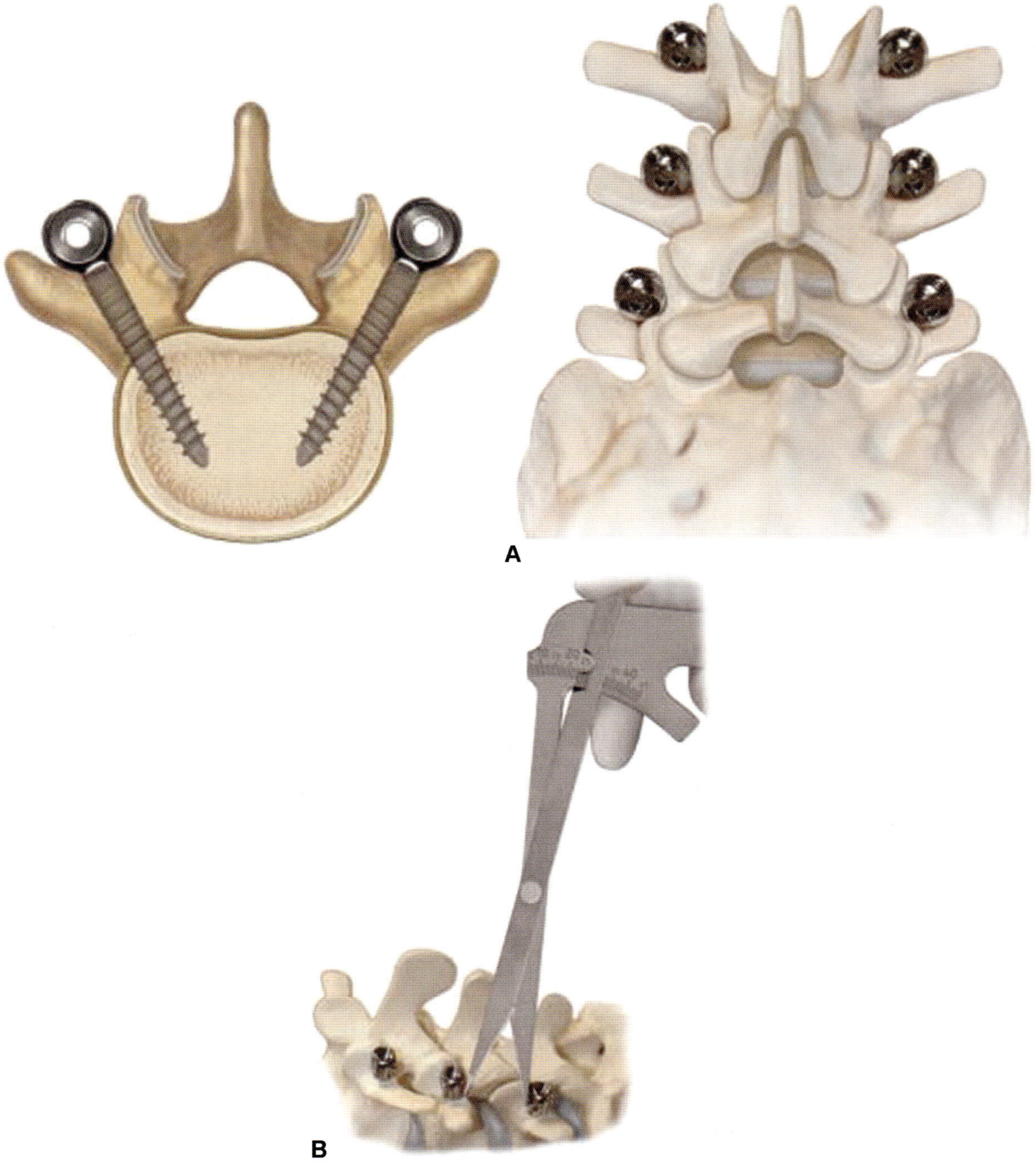

Abb. 6.4 Die Dynesys-Pedikelschrauben sollten lateral zu den Facetten platziert werden, damit die Facettengelenke intakt bleiben. **A:** Alle Schrauben sind korrekt platziert und ausgerichtet. **B:** Spacerlängen werden bestimmt.

schraube an der kaudalen Schraube befestigt. Es wird eine entsprechende Spannung aufgebracht, während das Band an der nächsten Schraube fixiert wird (➤ Abb. 6.4D). Der Vorgang wird für die kontralaterale Seite wiederholt und dann an der nächsten Etage weitergeführt, bis das System vollständig implantiert und gespannt ist (➤ Abb. 6.4E).

6.1.5 Postoperative Behandlung

Die postoperative Behandlung folgt den üblichen Richtlinien für die Pedikelschraubenfixierung. Schmerzmittel, Antibiotika- sowie Thromboseprophylaxe werden je nach Indikation verabreicht. Bei Wiltse-Zugängen muss man mit vermehrten Muskelspasmen rechnen und diese entsprechend behandeln. Es werden eine früh-

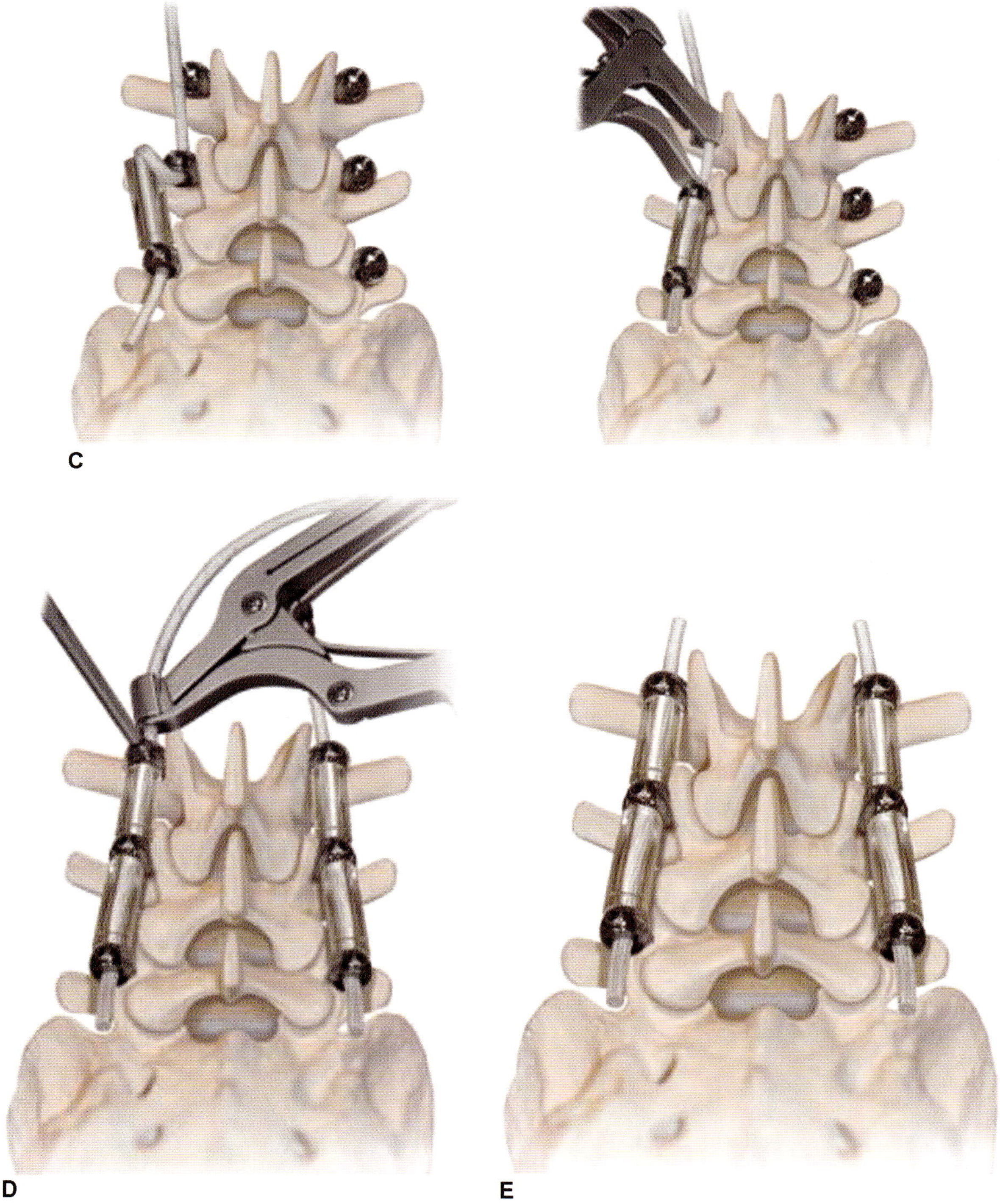

Abb. 6.4 *Fortsetzung* **C:** Das Band wird gespannt und der Spacer somit korrekt positioniert. **D:** Die Stellschrauben werden der Reihe nach angezogen, während das Band gespannt wird. **E:** Vollständig gespanntes Implantat.

zeitige Physiotherapie und das Tragen eines lumbosakralen Korsetts empfohlen, um die Heilung der Knochen-Schrauben-Grenzfläche zu fördern.

6.1.6 Komplikationen und ihre Vermeidung

Wie bei jedem chirurgischen Eingriff können Komplikationen auftreten. Bei Eingriffen mit der Dynesys treten die allgemeinen Probleme in ähnlicher Häufigkeit auf wie bei allen posterioren Zugängen und der Platzierung von Pedikelschrauben.

Die Lockerung der Schrauben stellt bei Verwendung des Dynesys-Spinalsystems ein besonderes Problem dar. Eine Pedikelschraubenfixierung ohne feste Fusion eines Bewegungssegments führt unter Verwendung traditioneller Systeme zu einer hohen Versagerquote bei den Instrumenten. Wenn man diese Erfahrung auf die Dynesys hochrechnet, würde man ein häufiges Versagen der Instrumente erwarten. Die insgesamt berichtete Rate für eine Schraubenlockerung beträgt 3,6%. Dieser Wert liegt stark unter den für Schrauben in starren Systemen berichteten Werten, die von 5,7–27,5% reichen [2]. Eine Lockerung der Schrauben ist durch strenge Einhaltung der Operationsrichtlinien vermeidbar. Insbesondere das entsprechende Screening auf potenzielle Osteomalazie, die Verwendung der größtmöglichen Schraube entlang der längstmöglichen Bewegungsbahn, die fluoroskopische Überwachung der Schraubenplatzierung und die Vermeidung eines Herausdrückens der Schrauben erhöhen den Erfolg. Zu den weiteren Risikofaktoren gehören Rauchen, Übergewicht, Diabetes, Immunsuppression und angeborene Anomalien.

Ein weiteres Problem mit dem Dynesys-Spinalsystem ist eine möglicherweise erhöhte Infektionsrate oder ein Systemversagen aufgrund des PET-Bandes. Die beobachtete Infektionsrate ist mit anderen instrumentierten Wirbelsäulenverfahren vergleichbar, und es wurden keine Beispiele für eine Bandruptur oder ein Versagen des Bandes berichtet.

6

6.1.7 Fazit

Das Spinalsystem Dynesys bietet eine statistisch signifikante Schmerzreduktion und funktionelle Verbesserung in einem breiten Spektrum klinischer Syndrome (➤ Box 6.1). Die Implantation gelingt mit geringer chirurgischer Morbidität und geringem Instrumentenversagen. Mit der Dynesys bleiben jedoch, wie bei allen bewegungserhaltenden Technologien, entscheidende Fragen unbeantwortet. Führt die Vermeidung starrer Fusion zu weniger Nachbarsegmenterkrankungen? Gibt es einen langfristigen nachweislichen Vorteil durch einen Verzicht auf eine Bandscheibenfusion? Wie wirkt sich die Wiederherstellung oder Aufrechterhaltung der Bewegung auf die alternde oder sich versteifende Wirbelsäule aus? Kann eine Prothese die unterschiedlichen Bedürfnisse eines breiten Patientenspektrums ausreichend erfüllen, oder ist eine Maßanfertigung notwendig?

Diese und weitere Fragen können im Laufe der Zeit nur durch genaue Untersuchungen, klinische Erfahrungen und weitere Studien beantwortet werden.

BOX 6.1

Vor- und Nachteile des dynamischen Stabilisierungssystems Dynesys

Vorteile

- Durch Erhalt der Facettenkapsel und der natürlichen anatomischen Strukturen ist das Verfahren reversibel. Das System kann ohne signifikante Spätkomplikationen entfernt oder in eine traditionellere starre Fusion ungewandelt werden.
- Das System ist vielseitig. Es ist für ein breites Spektrum lumbaler Erkrankungen indiziert. Es ist effektiv als Ergänzung zur Fusion und kann in Verbindung mit posteriorer lateraler und Zwischenkörperfusion verwendet werden. Folglich können unterschiedliche Segmente derselben Wirbelsäule unabhängig voneinander mit einem System behandelt werden.
- Die Verwendung flexibler Materialien mindert die Auswirkungen der Stabilisierung auf Nachbarsegmente.
- Vermeidung von Fusion mindert das operative Trauma und alle physiologischen Auswirkungen.

Nachteile

- Das System weist Einschränkungen hinsichtlich der Verwendung flexibler Materialien auf. Es ist nicht angezeigt bei Trauma, vollständiger Facettektomie, isthmischer oder hochgradiger Spondylolisthese.

LITERATUR

[1] Dubois G, de Gemany B, Schaerer N, Fennema P: Dynamic neutralization: A new concept for restabilization of the spine. In: Szpalski M, Gunzburg R, Pope MH (eds): Lumbar Segment Instability. Philadelphia, Lippincott Williams & Wilkins, 1999, pp 233–240.

[2] Cakir B, Ulmar B, Koepp H, et al: Posterior dynamic stabilization as an alternative for instrumented fusion in the treatment of degenerative lumbar instability with spinal stenosis. Z Orthop 141: 418–424, 2003.

[3] Schmoelz W, Huber JF, Nydegger T, et al: Dynamic stabilization of the lumbar spine and its effects on adjacent segments: An in vitro experiment. J Spinal Disord Tech 16: 418–423, 2003.

[4] Putzier M, Schneider SV, Funk J, Perka C: Die Anwendung eines dynamischen Pedikelschraubensystems (DYNESYS™) bei lumbalen Segmentdegenerationen – ein Vergleich klinischer und radiologischer Ergebnisse bei unterschiedlichen Indikationen. Z Orthop Ihre Grenzgeb 142:166–173, 2004.

[5] Putzier M, Schneider SV, Funk J, et al: The surgical treatment of the lumbar disc prolapse: Nucleotomy with additional transpedicular dynamic stabilization versus nucleotomy alone. Spine 30: E109–E114, 2005.

[6] Grob D, Benini A, Junge A, Mannion AF: Clinical experience with the Dynesys semirigid fixation system for the lumbar spine: Surgical and patient-oriented outcome in 50 cases after an average of 2 years. Spine 30: 324–331, 2005.

[7] Nockels R: Dynamic stabilization in the surgical management of painful lumbar spinal disorders. Spine 30: S68–S72, 2005.

[8] Schwarzenbach O, Berlemann, Ustoll T, Dubois G: Posterior dynamic stabilization systems: Dynesys. Orthop Clin North Am 36: 363–372, 2005.

[9] Bordes M, Bordes V, Rodrigo F, Saez D: A dynamic neutralisation system for the spine: Dynesys System: Experience in 94 cases. Neurocirugia 16: 499–506, 2005.

[10] Stoll TM, Dubois G, Schwarzenbach O: The dynamic neutralization system for the spine: A multi-center study of a novel nonfusion system. Eur Spine J 11(2): S170–S178, 2002.

[11] Davis R, Delamarter RB, et al: Dynesys US Clinical IDE: Preliminary data from six investigative sites. Podium presentation at CNS, 2006.

6.2 Stabilimax NZ

James J. Yue, George Malcolmon und Jens Peter Timm

! KERNAUSSAGEN

- Die lumbale posteriore dynamische Stabilisierungsprothese ist insbesondere bei Veränderungen in der neutralen Zone indiziert.
- Ein Doppelfedermechanismus gestattet eine kontrollierte Bewegung in Flexion und Extension.
- Ein Kugellagersystem, das auf Pedikelschrauben basiert, erlaubt eine Rotation.
- Es ist an einer oder mehreren Etagen anwendbar.
- Die Prothese kann kombiniert oder vorwiegend als Fusionsprothese unter Verwendung nichtdynamischer Konnektoren eingesetzt werden.

6.2.1 Hintergrund

Eine potenzielle Ursache für Kreuzschmerzen ist eine Veränderung der normalen Kinematik eines bestimmten oder mehrerer lumbaler Bewegungssegmente. Panjabi et al. [1–5] haben das Prinzip der neutralen Zone (NZ) entwickelt, einer Region mit einer hohen Flexibilität in Flexion wie auch Extension im Bereich der neutralen Körperhaltung, bei der nur geringer Widerstand gegenüber Bewegung besteht (➤ Abb. 6.5). Eine Degeneration oder Verletzung der Wirbelsäule erhöht die NZ und verursacht Schmerzen. Dynamische Stabilisierungssysteme sind so ausgerichtet, dass sie die Wirbelsäule stützen und stabilisieren, während im Idealfall gleichzeitig die Beweglichkeit erhalten bleibt.

Um das Prinzip der neutralen Zone zu verstehen, muss man die drei Subsysteme der Wirbelsäulenstabilität verstanden haben. Die Stabilisierungssysteme der Wirbelsäule sind das aktive Subsystem (Muskel-Skelett-System), das passive Subsystem (die Wirbelsäule) und das Neuralsystem (Aktivierung des aktiven Systems durch neurologische Kontrolle). Unter normalen Bedingungen halten die drei Subsysteme die mechanische Stabilität aufrecht. Bei Schädigung oder Dysfunktion eines Subsystems müssen die beiden anderen Subsysteme dies kompensieren.

Panjabi fand heraus, dass die Entfernung des Nukleus einer Bandscheibe zu erhöhter Flexion, lateralem Beugen und Axialrotation führte [6]. Auch andere Forscher, die ähnliche Modelle mit Wirbelsäulenverletzungen verwendeten, beobachteten, dass Degeneration und Trauma zu multidirektionaler Laxheit in der Wirbelsäule führte (➤ Abb. 6.6) [7–14].

Panjabi untersuchte auch den Anteil der Wirbelsäulenmuskeln (aktives Subsystem) an der Stabilität der Wirbelsäule. Nach jeder Verletzung reduzierten simulierte Muskelkräfte, die auf den Dornfortsatz aufgebracht wurden, die NZ nahezu auf ihren intakten Wert, ohne die Beweglichkeit entscheidend zu beeinflussen. Diese Ergebnisse lassen die Vermutung zu, dass die Mehrarbeit, welche die Muskeln in einer verletzten Wirbelsäule verrichten, vorwiegend zur erneuten Stabilisierung der neutralen Zone dient und nicht der Einschränkung der gesamten Beweglichkeit.

Die Abhängigkeit des dritten spinalen Stabilisierungssubsystems (neurales Kontrollsystem) wurde ermittelt, indem eine Patientenkohorte mit Rückenschmerzen und Patienten ohne Rückenschmerzen verglichen wurden. Marras [15] hat gezeigt, dass Patienten, bei denen Rückenschmerzen auftreten, ein höheres Muskelaktivitätsniveau aufweisen. Die erhöhte Muskelaktivität wird durch die Verantwortung des neuralen Subsystems für die Aufrechterhaltung der mechanischen Stabilität ausgelöst, was durch das degenerierte passive Subsystem nicht gewährleistet wird.

Neueste Forschungen auf dem Gebiet der Wirbelsäulenbiomechanik haben die Beteiligung der muskuloskelettalen und neuralen Elemente an der Aufrechterhaltung der Wirbelsäulenstabilität untersucht. Die wichtigste Beobachtung dieser Studien ist, dass eine Degeneration oder Verletzung der Wirbelsäulenstrukturen zu einer Erhöhung der NZ führt. Wenn Muskeln beteiligt werden, um die Laxheit der Wirbelsäule zu kompensieren, kommt es zu Dysfunktion und Kreuzschmerzen [16–19].

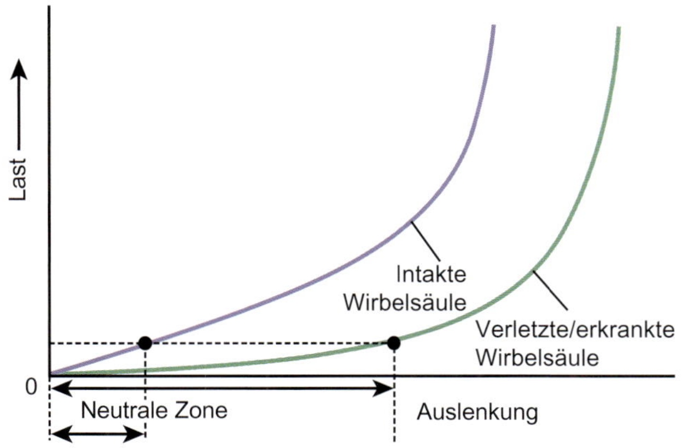

Abb. 6.5 Veränderungen bei der Lastverschiebungskurve und der neutralen Zone bei Verletzungen der Wirbelsäule

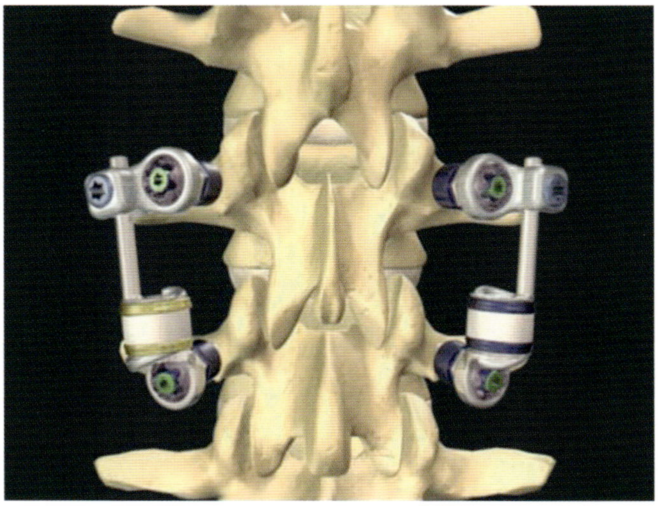

Abb. 6.6 Stabilimax NZ-System

6

Die Stabilimax NZ (Applied Spine Technologies, New Haven, Connecticut) wurde entwickelt, um Panjabis Prinzipien der Wirbelsäulenmechanik zu ergänzen. Die Stabilimax NZ, ein posteriores auf Pedikelschrauben basierendes dynamisches Stabilisierungssystem, weist doppelt-konzentrische Federn in Verbindung mit einem Kugelgelenk auf, um die Wirbelsäulenstabilität im Bereich einer neutralen Körperhaltung zu erhöhen (➤ Abb. 6.7). Die Stabilimax dient zur Erhöhung des Widerstands des passiven Wirbelsäulensystems im Bereich einer neutralen Körperhaltung (NZ) bei gleichzeitiger Aufrechterhaltung der maximalen Beweglichkeit. Wie in den nachfolgenden Abschnitten zu zeigen sein wird, sind die wichtigsten Komponenten die Pedikelschraube, ein ein- oder mehrstufiger dynamischer Konnektor und ein Endkonnektor. Das System ist für die Anwendung an L1–S1 in ein- oder mehrsegmentigen Konfigurationen ausgelegt.

6.2.2 Entwicklungs- und biomechanische Prüfung

Die ursprüngliche Entwicklungsprüfung der Stabilimax NZ wurde von Panjabi zur Bestimmung der optimalen Prothesenparameter für die Festigkeit der Feder und die interpedikuläre Migration durchgeführt. In Folgestudien sollte verifiziert werden, dass die durch die Stabilimax NZ auf den Knochen-Schrauben-Übergang aufgebrachte Kraft niedriger war als bei anderen Systemen. Zusätzliche Untersuchungen erfolgten zur Beurteilung der Auswirkung der Prothese auf die NZ und den ROM nach progressiven Destabilisierungsverfahren.

Im Hinblick auf eine Optimierung der Prothesencharakteristika wurde eine Studie zur Ermittlung der optimalen Festigkeit der Fe-

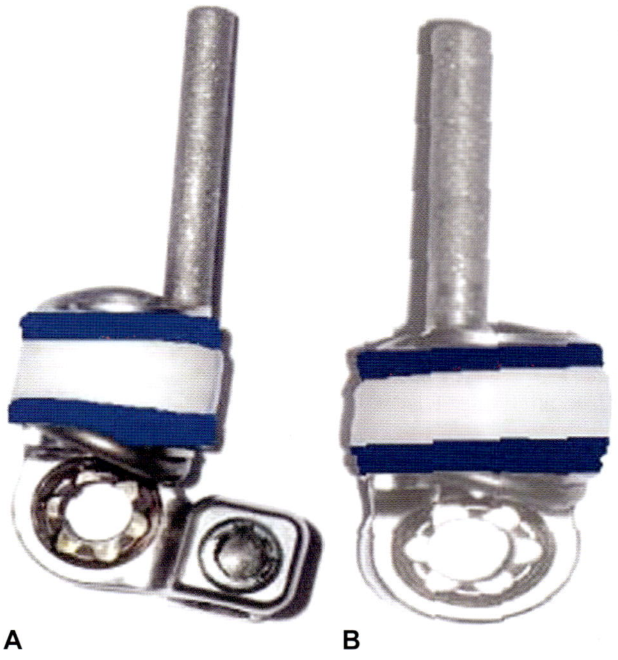

Abb. 6.8 Zweistufige **(A)** und einstufige **(B)** dynamische Konnektoren

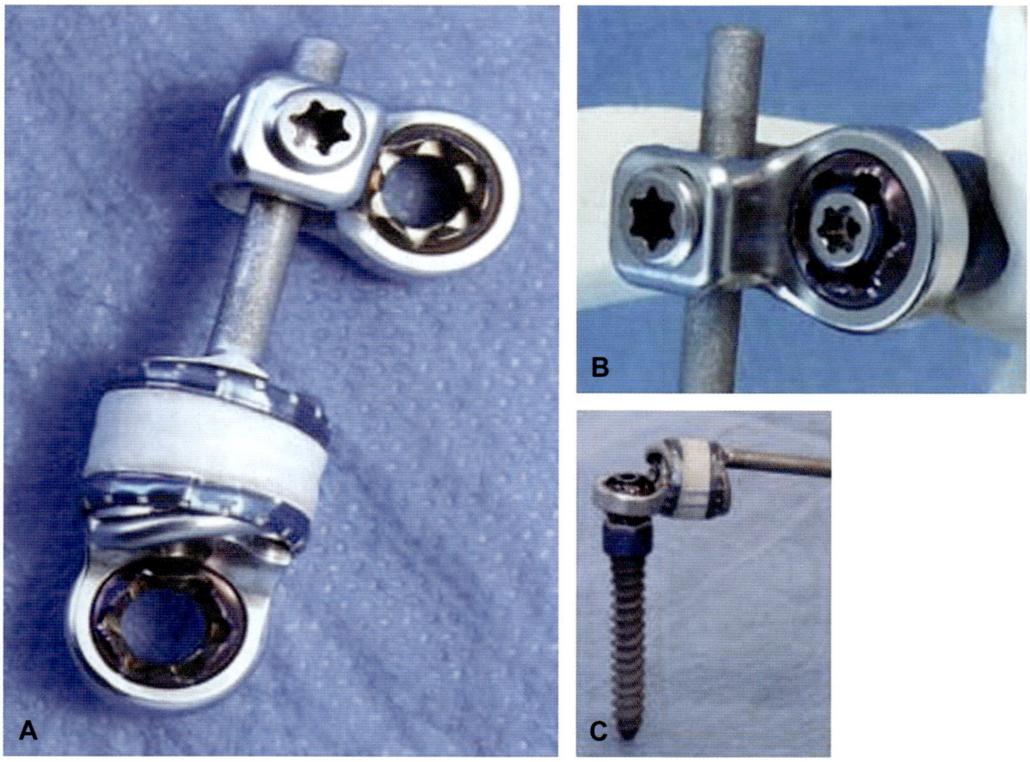

Abb. 6.7 Einstufiger dynamischer Konnektor, befestigt am Endkonnektor **(A)**. Endkonnektor **(B)**. Dynamischer Konnektor, befestigt an der Pedikelschraube **(C)**.

der der Prothese bei intakten und destabilisierten Wirbelsäulenpräparaten durchgeführt. Die optimale Federfestigkeit für die Prothese wurde in intakten Wirbelsäulen und in durch Nukleotomie und Laminektomie mit teilweiser Facettektomie (LPF) destabilisierten Wirbelsäulen untersucht. Eine optimale interpedikuläre Bewegung der Prothese wurde sowohl für Kompression (Wirbelsäulenextension) als auch Extension (Wirbelsäulenflexion) erhalten. Ferner wurden eine Verschleißprüfung und *In-vivo*-Tierversuche durchgeführt, um die Biokompatibilität zu verifizieren.

Um die Prothese auf NZ und ROM bei intakten und destabilisierten Wirbelsäulen zu evaluieren, wurde eine Verifizierungsstudie durchgeführt, in der NZ und ROM während der Wirbelsäulenbelastung sowie vor und nach Anbringen der Prothese an die Lendenwirbel ermittelt wurden. Die Implantation der Stabilimax NZ reduzierte die NZ bei Flexion/Extension und lateralem Beugen in allen Zuständen. Die Studie beinhaltete auch eine Messung der NZ und des ROM bei progressiver spinaler Destabilisierung, die durch Nukleotomie und LPF hervorgerufen worden war. Sowohl Nukleotomie als auch LPF erhöhten die NZ und den ROM der Wirbelsäule, was auf eine Wirbelsäulenverletzung bzw. -degeneration hinweist. Eine Befestigung der Stabilimax NZ an der Wirbelsäule verminderte die NZ, während die Auswirkung auf den ROM nur minimal war. Die Ergebnisse bestätigen, dass sowohl ROM als auch NZ mit progressiver Wirbelsäulenverletzung zunehmen und dass eine Implantation der Stabilimax NZ die NZ vermindert, während der gesamte ROM erhalten bleibt. Damit ist ein wichtiges Konstruktionsziel erreicht worden.

6.2.3 Indikationen und Kontraindikationen

Das Stabilimax NZ wurde durch die FDA in einer klinischen IDE-Studie *(Investigational Device Exemption)* geprüft. Zu den Indikationen gehören mäßige bis schwere degenerative Spinalstenose der Lendenwirbelsäule in Verbindung mit neurogenem Hinken. Diskogener Kreuzschmerz als Indikation wird gegenwärtig in Kliniken außerhalb der Vereinigten Staaten geprüft. Zu den Kontraindikationen gehören Spondylolisthese oder Retrolisthese

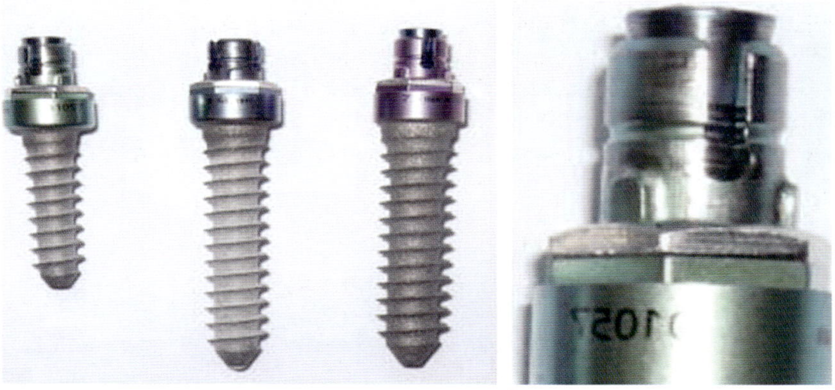

Abb. 6.9 5,5, 6,5 und 7,5 mm breite Pedikelschrauben mit einer Länge von 35–50 mm

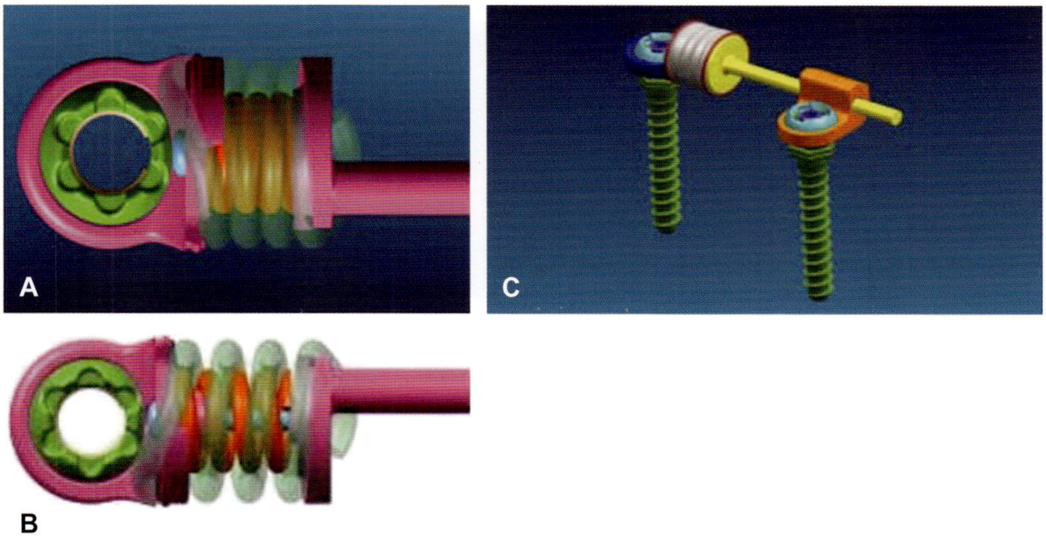

Abb. 6.10 Doppelfedermechanismus: Extension **(A)**, Flexion **(B)** und Neutralstellung **(C)**

< Grad 1, Skoliose oder degenerative Skoliose > Grad 10, Osteoporose mit einem T-Wert < 2,5, Fraktur oder Komorbidität an den behandelten Etagen, welche die Knochenintegrität beeinträchtigen würden, schwerwiegende Instabilität, definiert als Bewegung von mehr als 3 mm in Flexions-/Extensionsuntersuchungen oder Spondylolisthese.

6.2.4 Beschreibung des Implantats

Das Stabilimax NZ setzt sich zusammen aus Pedikelschrauben, einem entweder dynamischen oder einstufigen dynamischen Konnektor und einem Endkonnektor (➤ Abb. 6.7, ➤ Abb. 6.8, ➤ Abb. 6.9, ➤ Abb. 6.10). Die Pedikelschrauben haben eine Länge von 35–50 mm und sind 5,5, 6,5 und 7,5 mm breit. Die Schrauben bestehen aus einer Titanlegierung (TiAlV), die festen Teile des dynamischen Konnektors und der Endkonnektor aus einer Kobalt-Chrom-Molybdän-Legierung und die Federkomponenten des dynamischen Konnektors aus Elgiloy.

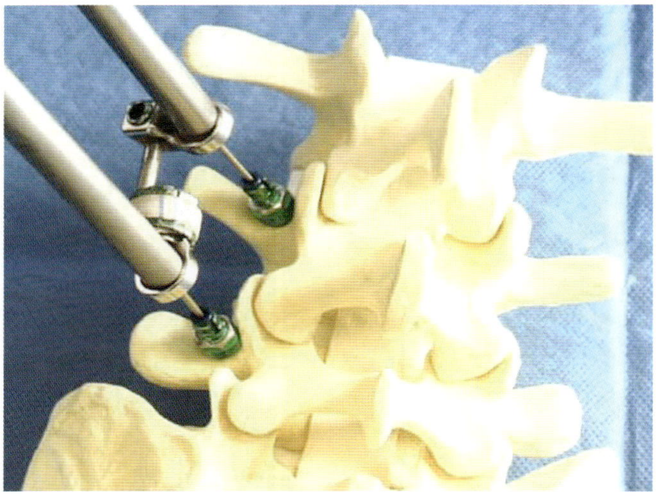

Abb. 6.11 Anbringung der Konnektoren an die Pedikelschrauben

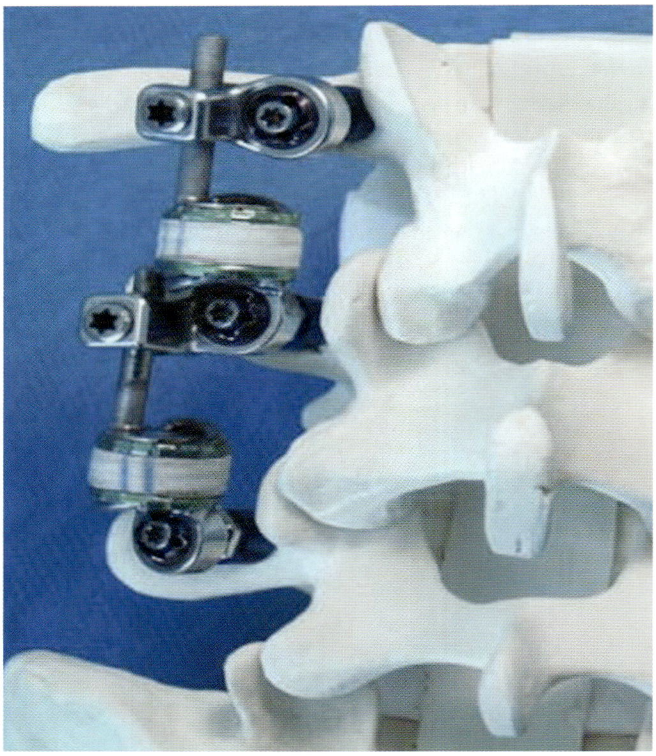

Abb. 6.13 Endgültige Positionierung des L3–L5-Konstrukts

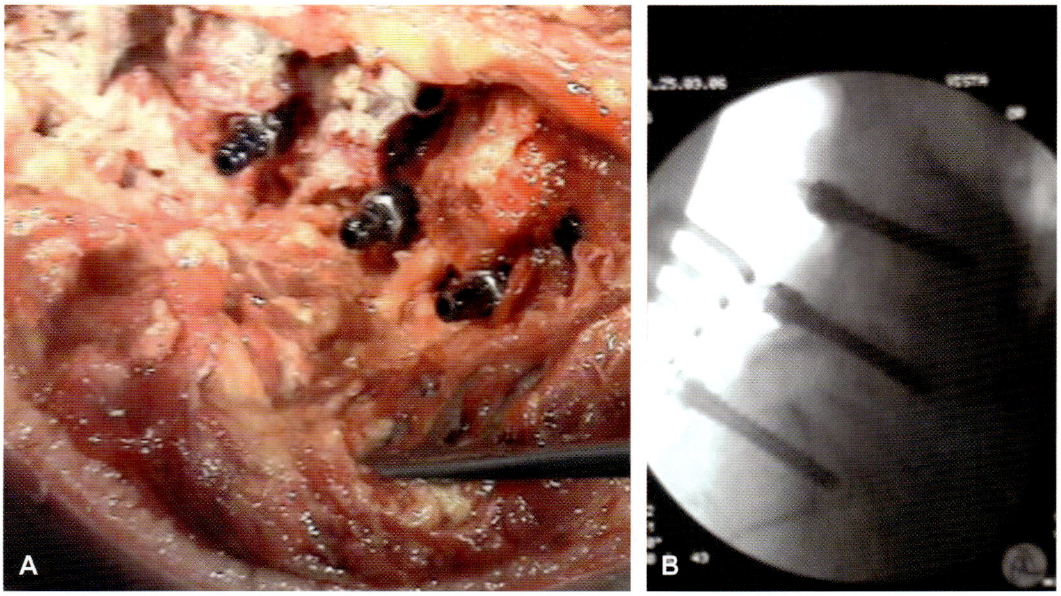

Abb. 6.12 Platzierung der Pedikelschraube lateral zu den Facetten **(A)** und parallel in sagittaler Ebene **(B)**

6.2.5 Operationstechnik

Schritt 1 – Positionierung Der Patient befindet sich in Bauchlage auf einem OP-Tisch mit Möglichkeit zur intraoperativen Fluoroskopie. Die Wirbelsäule des Patienten sollte in neutraler Position gelagert werden, um die Kyphose zu begrenzen. Nach der Positionierung sollte mittels Fluoroskopie die zu operierende Etage verifiziert und eine entsprechende Visualisierung der Wirbelelemente sichergestellt werden.

Schritt 2 – Freilegung Die Platzierung der Pedikelschrauben kann entweder durch eine Mittellinien-Freilegung oder einen paramedianen Zugang mittels rechter und linker Inzisionen und einen intermuskulären Zugang erfolgen. Der Einsatz von Röntgenkontrolle ist zwingend erforderlich, um die korrekten Etagen für das Einsetzen und eine korrekte Ausrichtung der Pedikelschrauben in den anteroposterioren und lateralen Projektionen zu gewährleisten.

Schritt 3 – Platzierung der Prothese Die Startlöcher für die Pedikelschrauben sollten sich lateral zu den Facettengelenken an je-

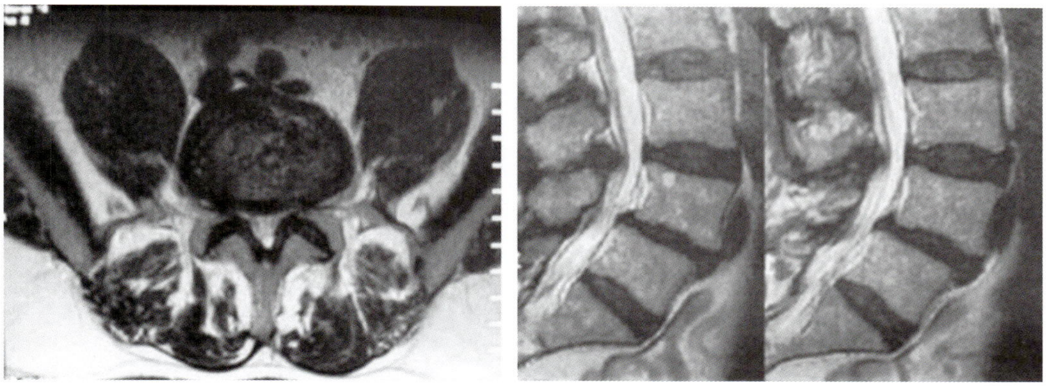

Abb. 6.14 Präoperative MRT-Aufnahmen eines Patienten mit Stenose an L4/L5

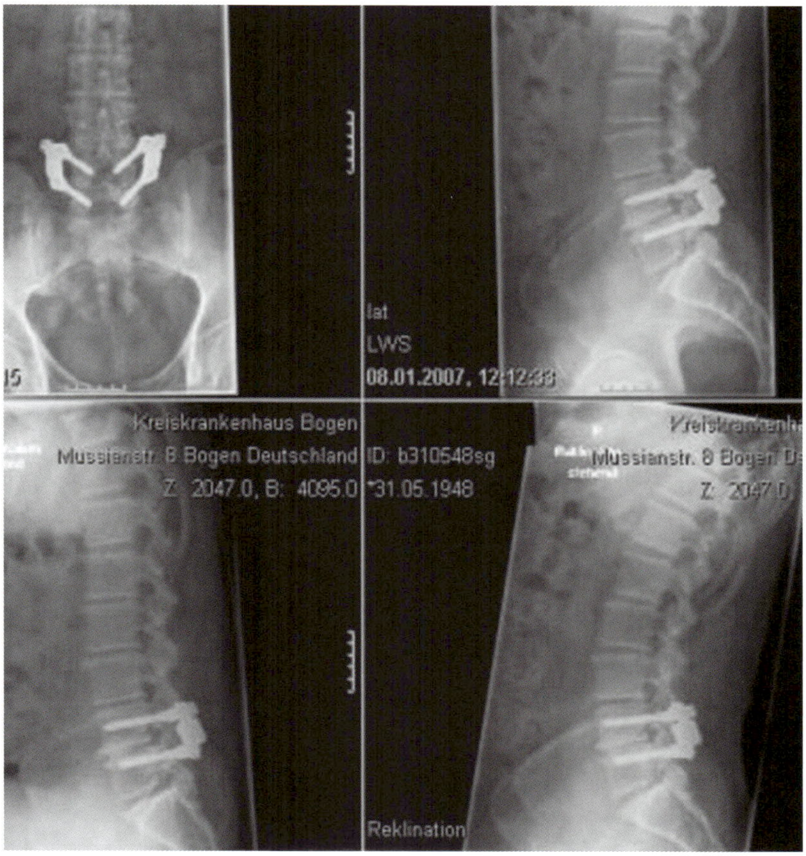

Abb. 6.15 Postoperative Röntgenaufnahmen

dem Startloch befinden (➤ Abb. 6.11). Die Schrauben sollten möglichst parallel in lateraler Projektion positioniert werden (➤ Abb. 6.12). Es erfolgt eine standardmäßige Pedikelkanalbildung entweder mit einer festen Pedikelsonde oder einer kanülierten Sonde. Die Kortikalis wird angebohrt und die Schraube platziert. Als Erstes sollte mithilfe des interpedikulären Schraubenschlüssels die L5-Schraube und dann entweder die S1- oder die L4-Schraube eingesetzt werden, um einen Abstand von mindestens 30 mm zu gewährleisten. Nachdem alle Schrauben platziert sind, wird der Abstand zwischen den Schrauben gemessen und der Stab auf dem dynamischen Konnektor auf eine geeignete Länge zugeschnitten. Der Endkonnektor wird auf dem dynamischen Konnektorstab angebracht, und anschließend wird das Konstrukt auf die Pedikelschrauben platziert (➤ Abb. 6.12, ➤ Abb. 6.13).

6.2.6 Klinische Daten

Zum Zeitpunkt der Erstellung dieses Manuskripts wurden sowohl europäische als auch amerikanische Studien gestartet. Diese anfängliche Evaluation der Stabilimax-NZ-Prothese zeigt anscheinend eine frühe Validierung des intraoperativen Prozesses und der postoperativen Ergebnisse bei unseren beiden Patienten. Eine weitere Evaluation wird notwendig sein, um die frühen Ergebnisse sowie die Zwischenergebnisse der Prothese aus klinischer Sicht zu validieren (➤ Abb. 6.14, ➤ Abb. 6.15).

6.2.7 Diskussion

Veränderungen in der NZ werden mit dem Vorliegen von Kreuzschmerzen in Verbindung gebracht. Eine Korrektur übermäßiger Bewegung als Ergebnis einer Erhöhung der NZ kann theoretisch die damit verbundenen Symptome von Kreuzschmerzen lindern. Die Stabilimax-NZ-Prothese dient zur Remodulierung der NZ und schafft somit einen normaleren ROM im Bereich einer neutralen Körperhaltung. Mehrere Laborergebnisse lassen auf eine Korrektur abnormer Bewegungen sowie Biokompatibilität schließen. Von der US-amerikanischen Bundesbehörde zur Überwachung von Nahrungs- und Arzneimitteln (FDA) werden gegenwärtig klinische IDE-Studien durchgeführt.

LITERATUR

[1] Panjabi M, Abumi K, Duranceau J, et al: Spinal stability and intersegmental muscle forces: A biomechanical model. Spine 14: 194–200, 1989.
[2] Panjabi MM: The stabilizing system of the spine, Part II: Neutral zone and instability hypothesis. J Spinal Disord 5: 390–396; discussion 397, 1992.
[3] Panjabi MM: The stabilizing system of the spine, Part I: Function, dysfunction, adaptation, and enhancement. J Spinal Disord 5: 383–389; discussion 397, 1992.
[4] Panjabi MM: Clinical spinal instability and low back pain. J Electromyogr Kinesiol 13: 371–379, 2003.
[5] Panjabi MM: A hypothesis of chronic back pain: Ligament subfailure injuries lead to muscle control dysfunction. Eur Spine J 15: 668–676, 2006.
[6] Panjabi MM, Krag MH, Chung TQ: Effects of disc injury on mechanical behavior of the human spine. Spine 9: 707–713, 1984.
[7] Abumi K, Panjabi MM, Kramer KM, et al: Biomechanical evaluation of lumbar spinal stability after graded facetectomies. Spine 15: 1.142–1.147, 1990.
[8] Ahlgren BD, Lui W, Herkowitz HN, et al: Effect of anular repair on the healing strength of the intervertebral disc: A sheep model. Spine 25: 2.165–2.170, 2000.
[9] Ahlgren BD, Vasavada A, Brower RS, et al: Anular incision technique on the strength and multidirectional flexibility of the healing intervertebral disc. Spine 19: 948–954, 1994.
[10] Atlas OK, Dodds SD, Panjabi MM: Single and incremental trauma models: A biomechanical assessment of spinal instability. Eur Spine J 12: 205–210, 2003.
[11] Kato Y, Panjabi MM, Nibu K: Biomechanical study of lumbar spinal stability after osteoplastic laminectomy. J Spinal Disord 11: 146–150, 1998.
[12] Mimura M, Panjabi MM, Oxland TR, et al: Disc degeneration affects the multidirectional flexibility of the lumbar spine. Spine 19: 1.371–1.380, 1994.
[13] Osman SG, Nibu K, Panjabi MM, et al: Transforaminal and posterior decompressions of the lumbar spine: A comparative study of stability and intervertebral foramen area. Spine 22: 1.690–1.695, 1997.
[14] Oxland TR, Crisco JJ 3rd, Panjabi MM, et al: The effect of injury on rotational coupling at the lumbosacral joint: A biomechanical investigation. Spine 17: 74–80, 1992.
[15] Marras W: Spine loading characteristics of patients with low back pain compared with asymptomatic individuals. Spine 26: 2.566–2.574, 2001.
[16] Cholewicki J, Crisco JJ 3rd, Oxland TR, et al: Effects of posture and structure on three-dimensional coupled rotations in the lumbar spine: A biomechanical analysis. Spine 21: 2.421–2.428, 1996.
[17] Dvorak J, Panjabi MM, Chang DG, et al: Functional radiographic diagnosis of the lumbar spine: Flexion-extension and lateral bending. Spine 16: 562–571, 1991.
[18] Dvorak J, Panjabi MM, Novotny JE, et al: Clinical validation of functional flexion-extension roentgenograms of the lumbar spine. Spine 16:943–950, 1991.
[19] Dvorak J, Vajda EG, Grob D, et al: Normal motion of the lumbar spine as related to age and gender. Eur Spine J 4: 18–23, 1995.

6.3 Cosmic

Archibald von Strempel

! KERNAUSSAGEN

- Cosmic ist ein dynamisches Pedikelschrauben-Stab-System zur Stabilisierung der degenerierten Lendenwirbelsäule.
- Die gelenkige Pedikelschraube bewirkt, dass die Belastung zwischen dem Implantat und der Wirbelsäule geteilt wird, und sie ermöglicht eine hohe Stabilität in Bezug auf die Rotationskräfte.
- Belastungsverteilung und axiale Verlagerung bewahren die stoßdämpfende Funktion der Bandscheibe und schützen die Implantate vor Bruch oder Lockerung.
- Das Einwachsen des Knochens in die Schraube wird durch eine Bonit-Beschichtung gefördert.

6.3.1 Hintergrund

Die Degeneration des lumbalen Bewegungssegments beginnt mit einem Verlust der Bandscheibenhöhe durch Dehydratation und andere interne Veränderungen im Nucleus pulposus und Anulus fibrosus. Die Facettengelenke verlieren ihre Kongruenz, was zu Arthrose führen kann [1]. Die Fasern des Anulus fibrosus und die Ligamente der Wirbelsäule verlieren ihre Spannung, sodass es zur Lockerung der Struktur sowie zur Erhöhung der Rotationsinstabilität kommt [2–4]. Es kommt dann häufig zu einer Ausgleichshypertrophie sowohl des Lig. flavum als auch der Facettengelenke, was eine Reduzierung der Querschnittfläche des zentralen und auch lateralen Wirbelkanals zur Folge hat. Gleichzeitig kann das Bewegungssegment seine ursprüngliche Lage verlieren, und es können Skoliose, Flachrücken, Rotation und Drehgleiten auftreten. Im Laufe der Degeneration kann es zur Bildung von lateralen und anterioren Spondylophyten mit Syndesmophyten bzw. bis hin zur Bildung von Syndesmophyten kommen, was wiederum zu einer spontanen Versteifung des Segments führen kann.

Die berichteten Symptome sind vom entsprechenden Grad der Wirbelsäulendegeneration abhängig. Im Anfangsstadium der lumbalen Spondylose kann es immer wieder zu Episoden von Hexenschuss kommen, die unter Belastungsspannung zunehmen. Mit zunehmender Wirbelkanalstenose können weitere Symptome wie z.B. neurogenes Hinken auftreten. Sollte eine spontane Ankylose des Segments vor einer symptomatischen Wirbelkanalstenose auftreten, sinken Häufigkeit und Intensität des Hexenschusses.

Die Ursache der Beinsymptome lässt sich durch eine Kompression der Nervenstrukturen erklären, die durch einen engen Wirbelkanal, einen engen lateralen Dornfortsatz oder ein enges Neuroforamen hervorgerufen wurde. In der Regel führt eine entsprechende Dekompression der Neuralstrukturen zu guten klinischen Erfolgen. Die Ätiologie bei Lumbago ist weniger klar, und es kommt nicht in gleichem Maße zu einer klinischen Besserung, selbst bei erfolgreicher Knochenfusion nicht. Als sicher kann angenommen werden, dass die durch den Verlust der Bandscheibenhöhe verursachte Instabilität im Bewegungselement ein Trigger für die Häufigkeit des rezidivierenden Hexenschusses ist. Nichtphysiologische Bewegungen, die nur durch den Verlust der Bandscheibenhöhe möglich sind, führen zu einer Verlagerung des Nucleus pulposus innerhalb der Bandscheibe und zu einem nachfolgenden Einwachsen der schmerzführenden Nervenenden [5]. Diese erhöhte Innervation der degenerativen Bandscheibe ist auch für den so genannten *Memory Pain* bei der Diskographie verantwortlich [6].

Besser wird der in diesem Zusammenhang verwendete Begriff der Instabilität von Panjabi als „klinische Instabilität" definiert, die zu pathologischer Bewegung und Schmerz, Deformitäten und neurologischem Versagen führt [7]. Die operative Behandlung symptomatischer Degeneration der Lendenwirbelsäule bestand bislang aus einer Stabilisierung des erkrankten Segments oder der erkrankten Segmente sowie ihrer Korrektur und entsprechenden Dekompression, und zwar immer in Verbindung mit Fusion. In den letzten Jahren wurden die verschiedenen unterschiedlichen Formen der Fusion (anteriore lumbale interkorporelle Fusion [ALIF]), posteriore lumbale Interbody Fusion [PLIF]), transforaminale lumbale interkorporelle Fusion [TLIF]) und posteriore laterale Fusion [PLF]) sehr intensiv diskutiert, da man glaubte, die klinische Erfolgsrate außerdem noch durch eine 360°-Fusion steigern zu können.

Dies konnte in einer prospektiven randomisierten Doppelblindstudie widerlegt werden. Die klinischen Ergebnisse waren unabhängig von der ausgewählten Fusionsform. Die Komplikationen nahmen naturgemäß mit schwierigeren Operationen zu (360°-Fusion). Bei dieser Studie hatte Pseudarthrose keinen Einfluss auf die klinischen Ergebnisse [8].

Nach einer Spondylodese erwartete man nach 5 Jahren im Nachbarsegment 16,5% der symptomatischen Bandscheibendegenerationen und nach 10 Jahren 36,1% [9]. Offensichtlich ist das Risiko einer posterioren lateralen Spondylodese ohne die Verwendung von Pedikelschraubensystemen geringer [10]. Es muss geprüft werden, ob das Risiko für das Nachbarsegment mit der Starrheit des Fusionskonstrukts zunimmt, wovon die gegenwärtig favorisierten 360°-Fusionen mit Cage in Kombination mit einem Pedikelschraubensystem betroffen wären [11–13]. Interessanterweise scheint die Inzidenz für eine Erkrankung des Nachbarsegments bei Fusionskonstrukten, die zur Korrektur ausgedehnter Deformitäten durchgeführt wurden, niedriger zu sein. 20 Jahre oder später nach einer Harrington-Fusion traten nur bei 13% der Fälle Kreuzschmerzen auf [14].

6.3.2 Wann ist eine Korrektur notwendig?

Im Gegensatz zur Behandlung der Adoleszentenskoliose, bei der das Behandlungsziel auch eine Korrektur der Deformität ist, gibt es nicht viele Indikationen für eine Korrektur der degenerativen Lendenwirbelsäule, die das direkte Ziel einer Operation mit nachfolgender Schmerzlinderung und Wiederherstellung der neurologischen Funktion verfolgen.

Die Lage betreffende Deformitäten in den sagittalen und frontalen Ebenen führen nicht zu einem Verlust der vertikalen Körperlinie, die dann korrigiert werden muss. Davon sind meist laterale Abweichungen betroffen. Die Korrektur einer degenerativen lumbalen Skoliose ist deshalb nur in Ausnahmefällen notwendig. Die Absenkung der Bandscheibe führt immer zu einem Abflachen der Lendenwirbelsäule, was jedoch auch nicht korrigiert werden muss, solange der Patient eine aufrechte, gut ausgeglichene Körperhaltung einnimmt. Echte und degenerative Olisthese bei einem Erwachsenen ist normalerweise nicht progredient. Stabilisierung und Dekompression ohne Korrektur führen zum Behandlungsziel. Deshalb ist es nicht sinnvoll, die Prinzipien für eine Skolioseoperation bei Adoleszenten unkritisch auf die Operation der degenerativen Lendenwirbelsäule zu übertragen.

Indikationen für eine dynamische Stabilisierung mit Cosmic

1. **Symptomatische Lumbalstenose (neurogenes Hinken):** Eine unabhängige Dekompression des Wirbelkanals birgt ein Risiko für das Wiederauftreten der Spinalstenose, da die Instabilität,

die zur Hypertrophie des gelben Bandes und der Facettengelenke geführt hat, nicht berücksichtigt wird. Außerdem können als Ausdruck einer erhöhten klinischen Instabilität Rückenschmerzen und Deformitäten zunehmen. Aus diesem Grunde führen wir eine Stabilisierung mit Cosmic (Ulrich AG, Deutschland) durch (➤ Abb. 6.16).

2. **Chronisch wiederkehrende Kreuzschmerzen bei diskogenem Schmerz und Facettensyndrom:** Eine degenerative Bandscheibenerkrankung liegt vor, wenn eine Bandscheibendehydratation mit Höhenverlust und Modic-Veränderungen nachweisbar ist. Beim Vorhandensein zusätzlicher Bandscheiben (schwarze Bandscheibe) führen wir auch noch eine Diskographie durch.

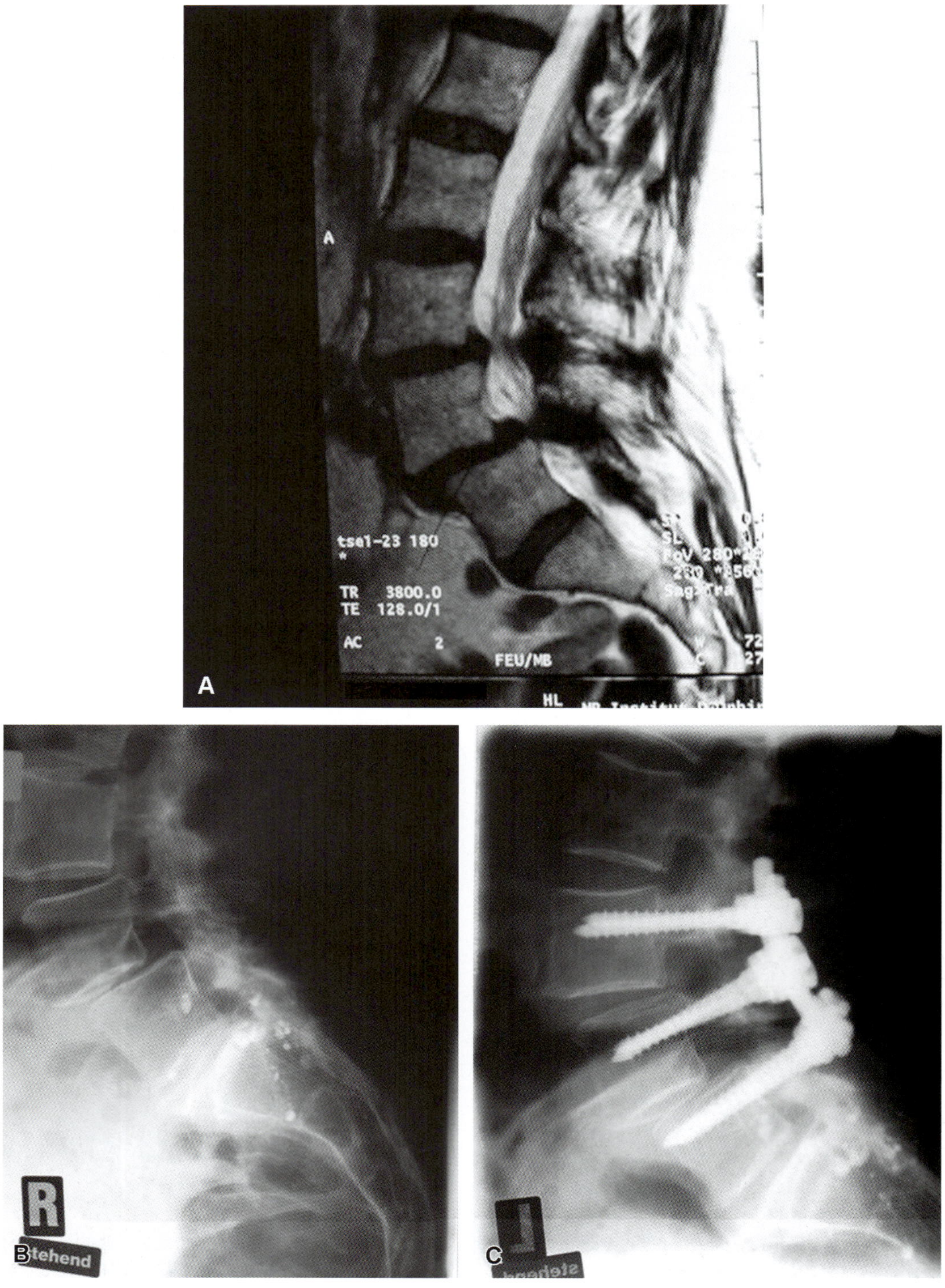

Abb. 6.16 Spinalstenose, Pseudospondylolisthesis, Dekompression und Stabilisierung mit Cosmic

Ein vorhandener *memory pain* bestätigt den Verdacht einer symptomatischen Bandscheibendegeneration [15]. Im Falle eines Facettensyndroms führen wir unter Röntgenkontrolle eine diagnostische Lokalanästhesie mit 2 ml Lokalanästhetikum durch. Sollte der Schmerz mehrere Stunden anhalten, bestätigt sich der Diagnoseverdacht. In solchen Fällen führen wir eine Stabilisierung mit Cosmic unter Anwendung eines paraspinalen transmuskulären Zugangs nach Wiltse durch (➤ Abb. 6.17).

3. **Rekurrenter Bandscheibenvorfall:** Im Falle eines zweiten rekurrenten Bandscheibenvorfalls führen wir zusätzlich zur Nervenwurzeldekompression eine Stabilisierung mit Cosmic durch.
4. **In Kombination mit einer Arthrodese:** Cosmic kann auch eingesetzt werden, wenn zusätzlich zu einer Nonfusion-Stabilisierung ein Hinweis auf eine Arthrodese in einem oder zwei Segmenten besteht, beispielsweise bei Vorliegen einer Spondylolisthese mit einer deutlichen Veränderung der Funktionsröntgenaufnahmen und bei symptomatischer Bandscheibendegeneration in einem anderen Segment. Zusätzlich zur *In-situ*-Stabilisierung mit Cosmic erfolgt eine posterolaterale Fusion innerhalb des Bereichs der Spondylolisthese. Eine Laminektomie oder Facettektomie wird bei einer entsprechenden Indikation durchgeführt (➤ Abb. 6.18).
5. **Ausweitung einer bestehenden Arthrodese im Falle einer schmerzhaften Degeneration der Nachbaretage:** Im Falle einer starren 360°-Fusion mit Cage und Pedikelschraubenstab

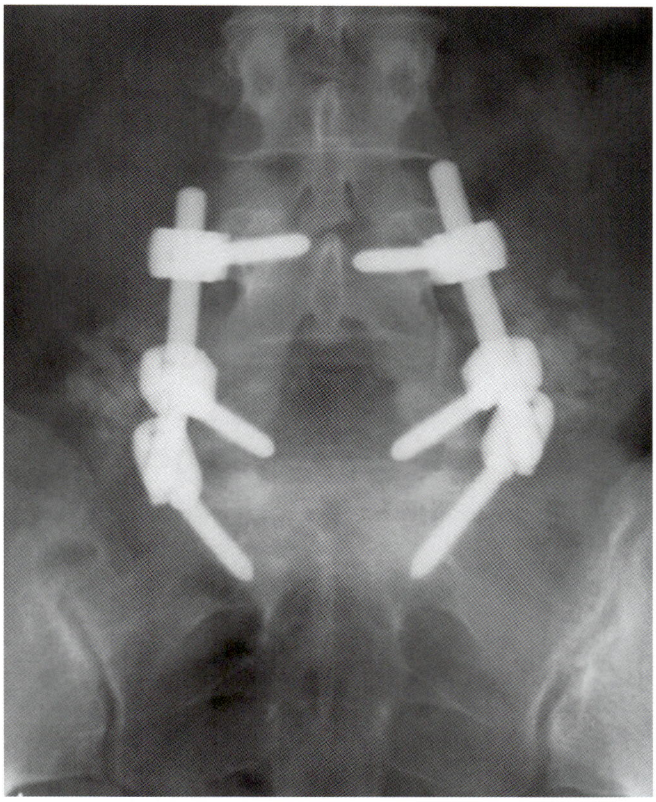

Abb. 6.18 Instabile Spondylolisthese vera, Stenose L5/S1; degenerative Bandscheibenerkrankung L4/L5; Cosmic L4/S1; Laminektomie L5; PLF L5/S1

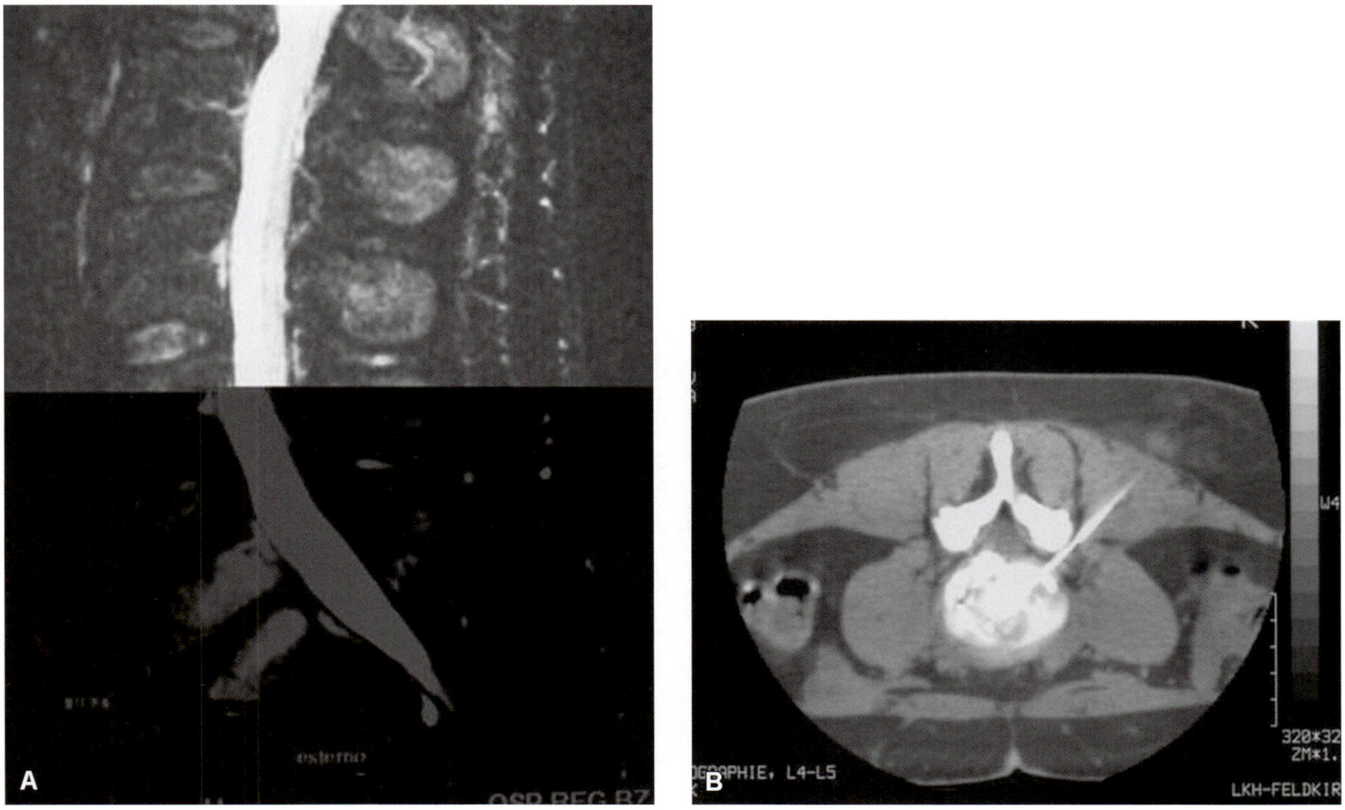

Abb. 6.17 Degenerative Bandscheibenerkrankung, positives Modic-Zeichen, Kontrast-CT

oder Pedikelschrauben-Plattenfixierung besteht typischerweise ein Risiko für die Entwicklung einer schmerzhaften Verbindungsinstabilität. In diesen Fällen entfernen wir den Pedikelschraubenstab oder das Plattensystem und stabilisieren bei entsprechender Indikation das Nachbarsegment mit Cosmic; gleichzeitig wird eine Dekompression durchgeführt. Wir füllen die bestehenden Pedikelbohrlöcher mit Knochenchips und verwenden zu diesem Zweck eine 7-mm-Revisionsschraube (➤ Abb. 6.19).

6.3.3 Kontraindikationen

Korrektur

Sollten Korrekturen notwendig sein, um die Symptome des Patienten zu lindern (wie oben angeführt, ist dies in den meisten Fällen einer degenerativen Deformität nicht indiziert), muss zusätzlich zur Instrumentierung mit Cosmic eine Spondylodese erfolgen.

Stabilisierungen über mehr als drei Segmente

Cosmic kann über mehr als drei Segmente nur in Kombination mit posterolateraler Fusion angewendet werden. Bei einer degenerativen Kyphoskoliose mit einem Gleichgewichtsverlust in der sagittalen Ebene mit Notwendigkeit zur Korrektur der Kyphose wird in der Regel eine längere, ausgedehntere Instrumentation benötigt. In der Region, in der eine Korrektur durchgeführt werden muss, kann Cosmic zusammen mit posterolateraler Fusion und in anderen kranialen Segmenten zusammen mit Nonfusion-Technologie eingesetzt werden.

Schwere Osteoporose in Kombination mit Adipositas

Bei adipösen Patienten mit Osteoporose besteht ein höheres Risiko, dass die Schrauben brechen oder sich beim Bohren oder Eindrehen lösen. In diesem Fall muss zusätzlich eine posterolaterale Spondylodese erfolgen.

6.3.4 Beschreibung des Implantats

Ein posteriores Nonfusion-Implantat sollte minimale starre Charakteristika aufweisen. Um Instabilitäten wirksam kontrollieren zu können, muss das System jedoch auch einige feste Charakteristika aufweisen. Das Cosmic-System ist ein stabiles, nichtstarres Implantat. Stabilität wird durch einen 6,25-mm-Stab und Nachgiebigkeit durch einen gelenkigen Schraubenkopf gewährleistet. Die Schrauben besitzen einen Außendurchmesser von 6 oder 7 mm und eine Länge von 35–55 mm. Die Schraube weist ein Scharniergelenk zwischen ihrem Kopf und dem Gewindeabschnitt auf, wodurch die Belastung zwischen dem Implantatsystem und der anterioren Wirbelsäule aufgeteilt wird (➤ Abb. 6.20).

Cosmic, eine Form der Endoprothese, erfordert eine optimale Heilung der Knochen-Schrauben-Verbindungsstelle. Aus diesem Grunde ist der mit dem Gewinde versehene Teil der Schraube mit Bonit überzogen. Bonit ist die zweite Generation von bioaktiven Kalziumphosphatbeschichtungen auf Implantaten. 1995 wurde es erstmalig in der Oralchirurgie für Zahnimplantate verwendet [16]. Auf dem Gebiet der Wirbelsäulenchirurgie gibt es eine Studie zur Verwendung einer bioaktiven Kalziumphosphatverbindung der ersten Generation auf Schanz-Schrauben. Es wurde herausgefunden, dass die Fixierung bei den beschichteten Schrauben signifikant besser war als bei unbeschichteten Schrauben [17]. Um ein

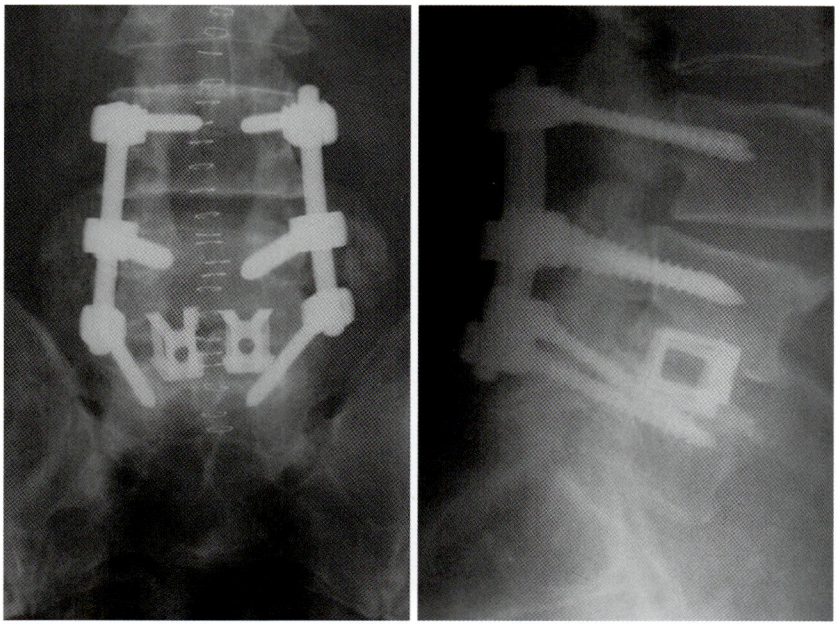

Abb. 6.19 Cosmic L3–L5, Laminektomie L3, vorbestehende Fusion L4/L5

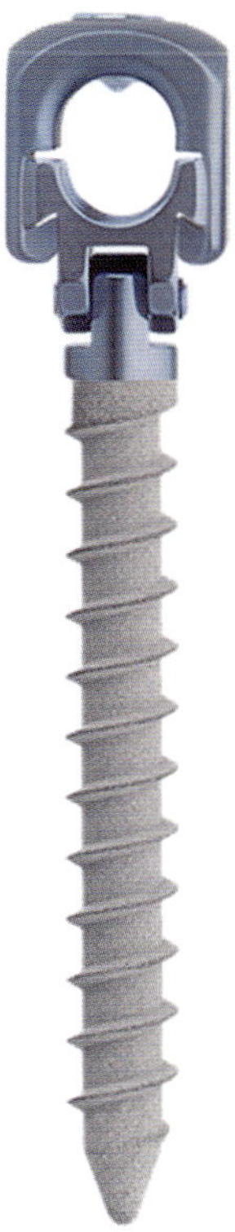

Abb. 6.20 Cosmic-Schraube

ausreichendes Verhalten bei der Presspassung zu erreichen, wird der Pedikel durch Bohren bis auf maximal 3,2 mm erweitert, jedoch nur entlang ca. 50% der Schraube. Die Schraube besitzt ein selbstschneidendes Gewinde, sodass die Instrumente zum Gewindebohren nur in Fällen mit extrem harter Spongiosa eingesetzt werden müssen. Um ein Lösen der Schraube in einem frühen Stadium zu verhindern, darf die Schraube nicht stark manipuliert werden. Bevor die Stäbe implantiert werden, müssen sie vorgebogen werden, damit sie sich ohne Probleme an den Schraubenköpfen befestigen lassen.

Nach Anbringen der Schraubenköpfe an die Längsstäbe bleibt nur noch eine Mikromobilität in den Gelenken, die ohne Stabverbindungen kaudal und kranial bei rund 20° mobil sind (➤ Abb. 6.21). Dank der Rotationsstabilität kann Cosmic nicht nur bei rein diskogenen Schmerzzuständen eingesetzt werden, sondern auch bei Erkrankungen, die eine konventionelle Laminektomie oder sogar eine Facettektomie erfordern. Ein querverlaufender Stabilisator wird nur für eine monosegmentale Anwendung in Kombination mit Laminektomie eingesetzt. Für Anwendungen an zwei oder drei Segmenten wird kein solcher Stabilisator verwendet.

Die chirurgische Implantation der Prothese kann über einen konventionellen Zugang durch die Mittellinie erfolgen, wobei der Eingangspunkt lateral zum Facettengelenk und in einem Winkel von ungefähr 15° horizontal zur sagittalen Ebene liegt, oder durch den mehr lateralen Wiltse-Zugang mit einem etwas ventraleren Zugangspunkt nahe der Grundlinie des Übergangs vom Facettenmassiv zur Basis des Querfortsatzes und bei einem Winkel von 20–25° horizontal zur sagittalen Ebene (➤ Abb. 6.22). Eine rein

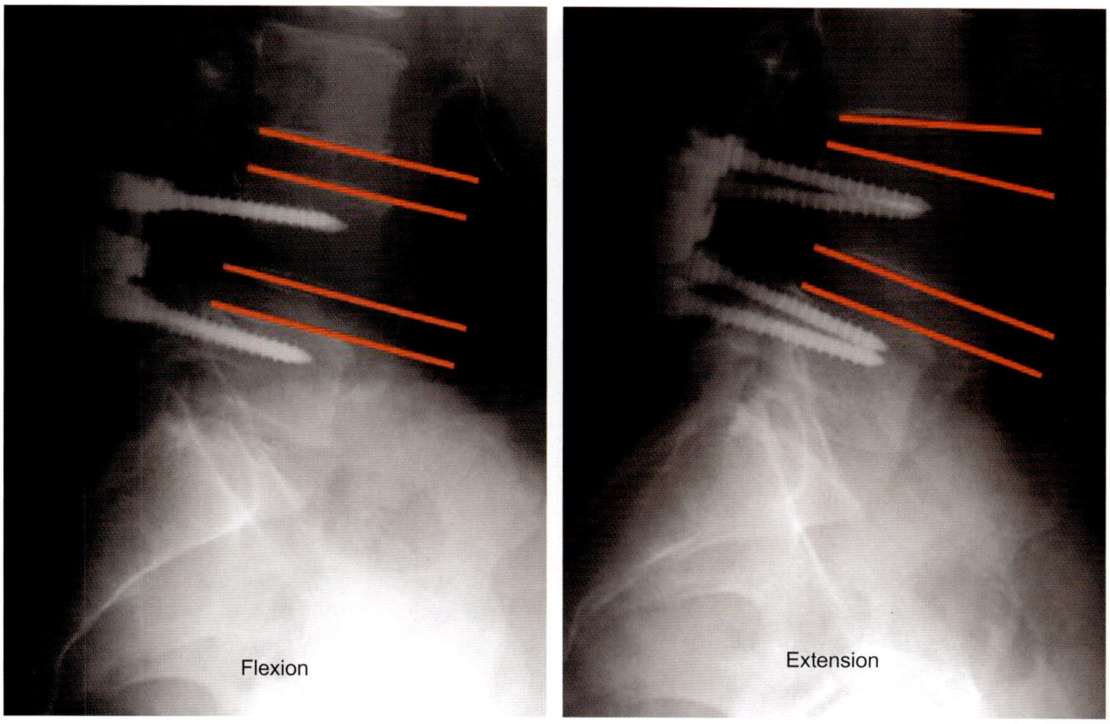

Abb. 6.21 Flexions-/Extensionsaufnahmen nach 1 Jahr

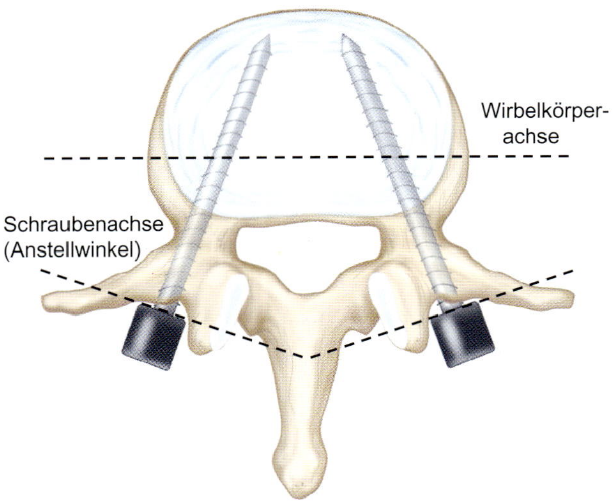

Abb. 6.22 Der Winkel der Schraubenrichtung im horizontalen Modell beträgt 15–25°.

sagittale Implantationsrichtung wird nicht empfohlen, da dies zur parallelen Positionierung der Gelenke und somit zu einer erhöhten Mobilität in der sagittalen Ebene führen würde. Vor Implantation des Stabes wird die korrekte Positionierung des Patienten erneut durch eine Lordose überprüft, d.h. möglichst physiologisch. Um ein vorzeitiges Lockern der Schrauben zu vermeiden, dürfen an die Schrauben keine Korrekturkräfte angebracht werden.

6

6.3.5 Hintergrund der wissenschaftlichen Prüfung und klinische Ergebnisse

Im Vergleich zu einem starren System erlaubt die Prothese mit Gelenkschrauben eine größere Last durch die Bandscheibe und eine größere axiale Verlagerung, ohne die Rotationsinstabilität zu erhöhen [18]. Lastverteilung und axiale Verlagerung sind wichtige Faktoren für die Erhaltung der Schmierfunktion (Stoßdämpferfunktion) der Bandscheibe. Durch diese dynamische Stabilisierung erwarten wir einen besseren Schutz der Nachbarsegmente bei zunehmender Degeneration. Durch Labortests konnte gezeigt werden, dass Cosmic dieselbe Rotationsstabilität erlaubt wie ein gesundes Bewegungssegment [19]. Bei einem zyklischen Belastungstest mit 0,3–3,0 kN/1 Hz konnten wir nach 10 Millionen Zyklen keinen Implantatbruch oder Verschleißpartikel feststellen.

Klinische In-vivo-Daten

Von Januar 2002 bis Juni 2006 unterzogen sich in Feldkirch, Österreich, 253 Patienten einer Operation.

Die klinischen Ergebnisse von 75 Patienten wurden bei der Nachuntersuchung nach 24 Monaten mit denen von 75 Patienten verglichen, die bei gleicher Indikation mit einem *Segmental Spinal Correction System* (SSCS) (Osteotech, Eatontown, New Jersey) behandelt worden waren, das ebenfalls eine Pedikelschraube mit Gelenkkopf enthält, jedoch ohne Beschichtung, sowie mit den klinischen Ergebnissen von Patienten mit einer konventionellen posterolateralen Fusion. SSCS wird seit 1989 verwendet.

In beiden Gruppen waren die Indikationen vergleichbar: symptomatische Lumbalstenose, schmerzhafte Olisthese, schmerzhafte Osteochondrose, schmerzhafte Spondylarthrose, rekurrenter Bandscheibenvorfall und diskogene Schmerzen.

Das Durchschnittsalter in der Nonfusion-Gruppe betrug 67,2 Jahre und in der Fusionsgruppe 55,9 Jahre. Der Grund für den höheren Altersdurchschnitt ist, dass wir während des ersten Jahres vorherrschend die Nonfusion-Technik für die Behandlung älterer Patienten verwendeten, um das Operationstrauma möglichst niedrig zu halten. Mit zunehmender Erfahrung verwendeten wir dann die Nonfusion-Technik auch bei Patienten mittleren Alters.

In der Nonfusion-Gruppe betrugen die Schmerzwerte auf der visuellen Analogskala (VAS) präoperativ 5,7 und postoperativ 2,9; in der Fusionsgruppe lagen die Schmerzwerte präoperativ bei 5,8 und postoperativ bei 3,4.

Die ODI-Werte in der Nonfusion-Gruppe betrugen 25,4 Punkten oder 50,8% präoperativ und 17,0 Punkte oder 34,0% postoperativ. In der Fusionsgruppe lagen die ODI-Werte bei 23,7 Punkten oder 47,4% präoperativ und bei 14,7 Punkten oder 29,4% postoperativ.

Der Krankenhausaufenthalt dauerte in der Nonfusion-Gruppe 7,4 Tage (Bereich 6–18 Tage) und in der Fusionsgruppe 16,9 Tage (Bereich 9–36).

Die Operationsdauer (Schnitt bis Naht) in der Nonfusion-Gruppe betrug 118,8 Minuten (Bereich 62–200) und in der Fusionsgruppe 172,4 Minuten (Bereich 120 bis 215). Perioperativ wurden in der Nonfusion-Gruppe insgesamt 0,60 Einheiten Erythrozytenkonzentrat infundiert (0–4 Einheiten), in der Fusionsgruppe durchschnittlich 2,96 Einheiten (0–6 Einheiten).

In der Nonfusion-Gruppe wurde bei vier Patienten eine Revisionsoperation durchgeführt, in der Fusionsgruppe bei sechs Patienten. Der Grund für die Revisionen waren Wundinfektionen (einmal in der Nonfusion-Gruppe sowie dreimal in der Fusionsgruppe), zweimal durch symptomatisches Lösen einer Schraube in der Nonfusion-Gruppe, einmal in der Nonfusion-Gruppe, als eine Schraube abbrach, und insgesamt dreimal aufgrund von Pseudarthrose in Verbindung mit einem Implantatbruch oder einem Lösen des Implantats in der Fusionsgruppe.

Im Juni 2004 startete eine multizentrische Studie in einer Internetplattform in Kooperation mit sechs internationalen Wirbelsäulenzentren. Bis Juni 2006 wurden die Daten von 301 Patienten (160 Frauen, 141 Männer) dokumentiert, von denen sich 203 einer primären und 98 einer sekundären Operation unterzogen. Das Alter reichte von 24 bis 96 Jahre. 63% der Patienten waren zwischen 41 und 70 Jahre alt. 178 Patienten litten unter degenerativer Bandscheibenerkrankung, 115 Patienten an Spinalkanalstenose, 65 Patienten an Spondylolisthese, 9 hatten eine vorangegangene Fusionsoperation, und 11 unterzogen sich einer Fusion in Verbindung mit einer Nonfusion-Stabilisierung (mehr als eine Diagnose ist möglich). 183 Patienten erhielten eine Instrumentierung an einer Etage, 107 Patienten an zwei und 11 Patienten an drei Etagen.

131 dieser 301 Patienten hatten eine Nachuntersuchung nach 12 Monaten. Der ODI-Wert betrug präoperativ 50,3% und nach 12 Monaten 28,7%. Der VAS-Wert lag präoperativ bei 7,2 und nach 12 Monaten bei 3,2.

Präoperativ betrug die Lumballordose 50,3° und nach 12 Monaten 50,5°. Die Bandscheibenhöhe der Nachbaretage hatte sich nicht geändert. 636 Schrauben und 262 Stäbe wurden implantiert. Ein Stab (0,3%) und zwei Schrauben (0,3%) brachen, 7 Schrauben lockerten sich (1,1%) bei sieben Patienten (5,3%), die sich einer Revision unterzogen. Zehn Schrauben (1,5%) zeigten einen Schatten ohne klinische Symptome. Es wurde keine Schraubenverlagerung beobachtet. Vier Revisionen wurden aus anderen Gründen durchgeführt.

6.3.6 Operationstechnik

In Allgemeinnarkose wird der Patient in der Knie-Brust-Lage positioniert, wobei die Hüftgelenke 90° gebeugt werden, um Druck auf das Abdomen zu vermeiden. Die Lordose wird röntgenologisch kontrolliert und kann durch Anheben der Beinregion des OP-Tisches erhöht werden. Für reine Stabilisationen werden zwei Hautinzisionen paraspinal durchgeführt, jede Inzision 4 mm lateral zum Dornfortsatz des Wirbels. Die Fascia thoracolumbalis wird gespalten und mit dem Finger das Muskelsystem zwischen dem M. multifidus und dem M. longissimus präpariert, bis die Processus transversi oder die Ala des Sakrums ertastet werden können. Die Schraubenimplantation erfolgt unter lateraler Bildkontrolle (C-Arm). Bei monosegmentaler Stabilisierung werden ausschließlich geschlossene Schrauben verwendet (➤ Abb. 6.23A–C); für eine Stabilisierung von zwei oder drei Segmenten werden am kaudalen Ende der Instrumentierung geschlossene Schrauben eingesetzt. In allen anderen Fällen kommen offene Schrauben zur Anwendung (➤ Abb. 6.24). Im Sakrum empfehlen wir bikortikale Schraubenimplantation bei einer Schraubenlänge von 50 mm oder weniger.

Im Falle einer monosegmentalen Instrumentierung wird ein gerader Stab implantiert; bei einer Instrumentierung von zwei oder drei Segmenten wird der Stab zuerst in Übereinstimmung mit dem Profil gebogen. Bei geöffneten Schrauben wird der Stab durch eine Klemme am Gewindesockel angebracht und anschließend die Abdeckung aufgesetzt. Stab und Gewindesockel sind mit einem Gewinde versehen, um ein hohes Maß an Rotationsstabilität zwischen Stab und Schraube zu gewährleisten (➤ Abb. 6.25). Dann erfolgt die Fixierung durch einen kleinen Gewindestift, der mit einer Kraft von 6 Nm befestigt wird.

Laterale Dekompressionen können ebenfalls von diesem Zugangspunkt aus durchgeführt werden. Bei Notwendigkeit einer Laminektomie führen wir eine Mittellinieninzision durch, von der aus dann jedes der beiden Muskelsysteme oberhalb der Gelenkfortsätze präpariert wird, um die Schraubenimplantation und Dekompression vom selben Zugangspunkt aus durchzuführen, oder aber die Schrauben werden zuerst mithilfe der zuvor beschriebenen Technik eingesetzt und dann folgt die ökonomische Präparierung des Spinalmuskelsystems vom Dornfortsatz und von den vertebralen Laminae zu einer medialen Position relativ zu den Facettengelenken für die Dekompression. Der Vorteil dieses Verfahrens ist, dass dadurch eine Schädigung der Spinalmuskeln und der Blutverlust reduziert werden.

6.3.7 Postoperative Behandlung

Bei reinen Stabilisierungen wird der Patient bereits am ersten präoperativen Tag mobilisiert, im Falle eines konventionellen Mittellinienzugangs mit Dekompression erst am zweiten Tag. Die Drainagen werden am ersten Tag entfernt. Zur Infektionsprophylaxe wird vor der Hautinzision eine Dosis Cephalosporin verabreicht. Die Thromboseprophylaxe erfolgt mit einem niedermolekularen Heparin für zwei Wochen postoperativ. Eine Orthese wird nicht verwendet. Die Patienten werden aus dem Krankenhaus entlassen, sobald sie in der Lage sind, Treppen zu steigen. Dies ist nach zwei (reine Stabilisierung) bis acht (Stabilisierung und Dekompression) Tagen der Fall. Über einen Zeitraum von sechs Wochen empfehlen wir den Verzicht auf körperliche Aktivitäten wie Sport und manuelle Arbeit. Nachuntersuchungen finden nach 6 und 12 Wochen sowie nach 12, 24 und 60 Monaten statt. Es werden anteroposteriore und laterale Röntgenbilder im Stehen angefertigt.

6.3.8 Komplikationen und ihre Vermeidung

Die Schrauben sollten nur minimal manipuliert werden, um eine primäre Lockerung der Schrauben zu vermeiden. Der Zugang zum Pedikel sollte lateral zum Facettengelenk nahe der Grundlinie des Proc. transversus erfolgen, um den Schraubenkopf möglichst anterior zu positionieren. Dieses Verfahren senkt die Scherkräfte auf das Implantat und das Risiko für ein Brechen der Schrauben. In einem kleinen Sakrum sollten die Schrauben bikortikal implantiert werden, wobei sich die Perforation im anterioren mittleren Drittel des Promontoriums befindet. Dadurch wird ein sakrales Lockern der Schrauben vermieden.

Patienten mit Übergewicht oder mit gleichzeitiger schwerwiegender Osteopenie oder Osteoporose sind Hochrisikopatienten für Komplikationen. Eine posterolaterale Fusion kann ein Lockern der Schrauben verhindern. Bei Patienten mit Normalgewicht und guter Knochenqualität geht man von einem geringen Komplikationsrisiko aus.

6.3.9 Diskussion und Fazit

Degenerative Erkrankungen der Lendenwirbelsäule stellen eine eigene nosologische Entität dar. Bis jetzt wurden sie primär in Übereinstimmung mit den Prinzipien der Deformitäts- und Traumachirurgie behandelt. In der Vergangenheit bestand das Operationsziel darin, bestehende Deformitäten möglichst vollständig zu korrigieren. Um dieses Ziel zu erreichen, wurden starre Implantate verwendet, mit denen dreidimensionale Korrekturen erzielt werden konnten, wenn es überhaupt möglich war. Die Tatsache,

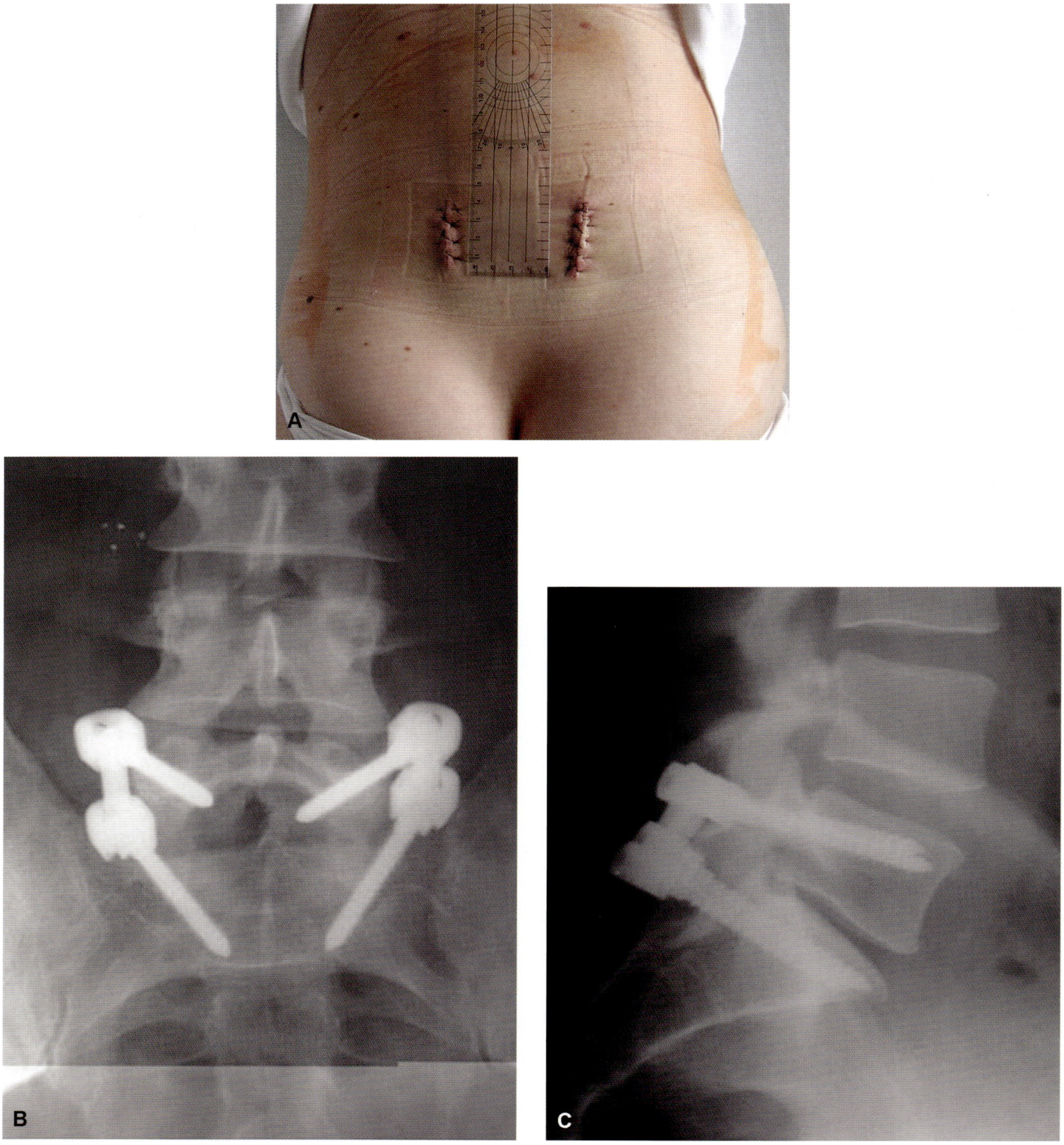

Abb. 6.23 Paraspinaler Zugang L5/S1, monosegmentale Stabilisierung in a.p. und lateraler Ansicht bei der Kontrolluntersuchung nach 2 Jahren

dass eine Fusion individueller Segmente der degenerativen Lendenwirbelsäule schmerzhafte Verbindungsinstabilitäten verursachen kann – und dies trifft offensichtlich insbesondere auf die starren 360°-Fusionen zu –, stellt die Verwendung dieser Techniken für die Behandlung degenerativer Erkrankungen zunehmend in Frage [21–33]. Das postoperative sagittale Profil der Lendenwirbelsäule hatte keinen Einfluss auf die Entwicklung von Instabilitäten der Nachbarsegmente [34].

Darüber hinaus erlaubt bei älteren Patienten die Knochenqualität häufig keine sichere Fixierung von starren Implantaten oder irgendwelche Korrekturen. Bei manchen älteren Patienten bestehen zusätzlich auch noch Sekundärerkrankungen, die bei invasi-

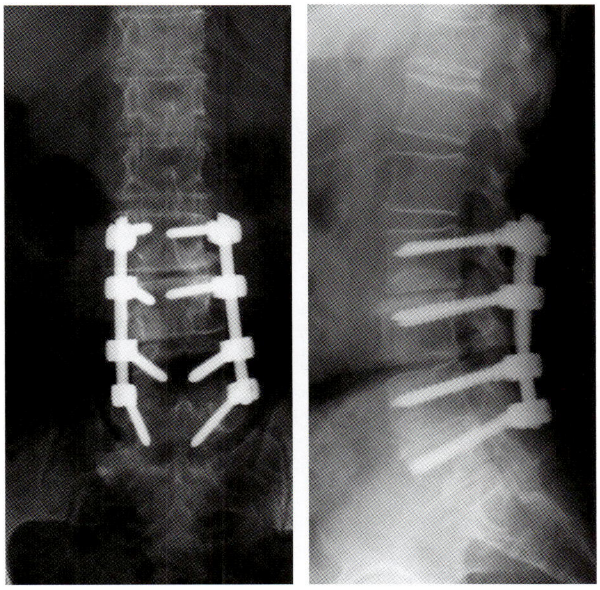

Abb. 6.24 Stabilisierung über drei Etagen bei der Kontrolluntersuchung nach 2 Jahren

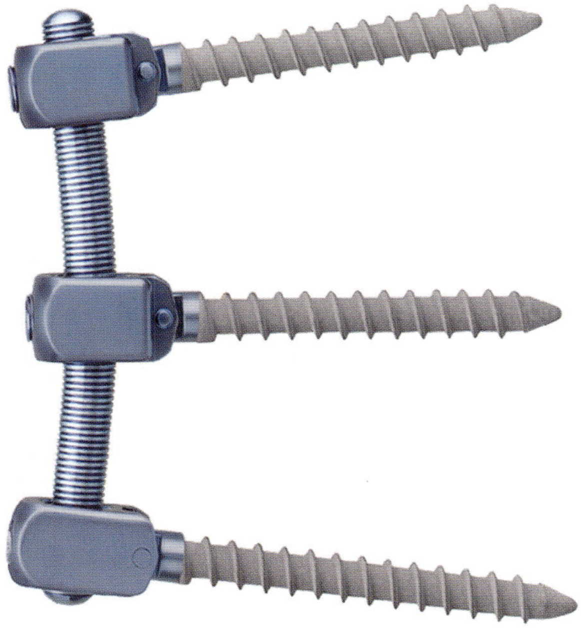

Abb. 6.25 COSMIC-Schrauben und -Stab

veren Operationen der Wirbelsäule zu einer erhöhten perioperativen Komplikationsrate führen. Die Auffassung, dass Fusion der Goldstandard für die Behandlung chronischer Schmerzen in der Region der degenerierten Lendenwirbelsäule ist, muss ebenfalls in Frage gestellt werden, da bei Arthrodese eine Rate von 100% nicht einer klinischen Erfolgsrate von 100% entspricht [35, 36]. Die Bedeutung der Patientenauswahl wird zu Recht als ein entscheidendes Kriterium für das Erreichen eines guten klinischen Erfolgs angesehen [37]. Aus diesem Grunde ist es nicht verwunderlich, dass nach unterschiedlichen alternativen Operationstechniken gesucht wird, mit denen jegliche Fusion vermeidbar ist [38]. Anlass zu Verwunderung gibt jedoch, dass es so lange gedauert hat, bis die Fusion als Goldstandard in Frage gestellt wurde.

Es gab individuelle Bemühungen, alternative Lösungen zur Fusion zu entwickeln. Das Graf-Band ist möglicherweise das erste auf Pedikelschrauben basierende Nonfusion-System, das zur Behandlung schmerzhafter degenerativer Instabilitäten in der Lendenwirbelsäule eingesetzt wurde. Biomechanisch gesehen erhöht es die Verwendung dorsaler Spannungssehnen und reduziert schmerzhafte Bewegungen sowohl in den Facettengelenken als auch in der Bandscheibe. Für die Anwendung dieser Techniken wurden klinische Erfolge berichtet [39–43].

Die Nachteile des Graf-Systems sind die fehlende Rotationsstabilität und das Risiko eines frühen Bandversagens. Das Dynesys-System (Zimmer Spine, Inc., Warsaw, Illinois; ➤ Kap. 6.1) stellt eine weitere Entwicklung des Graf-Systems dar. Das Band ist mit einer Kunststoffhülse ausgestattet und wird gegen diese Hülse gespannt. Dadurch wird die Stabilität, gleichzeitig aber auch die Belastung auf die Verbindungsstelle zwischen Wirbelknochen und Schraube erhöht, wodurch es zur Lockerung kommen kann [44]. In Bezug auf die Rotationskräfte weist das Dynesys-System keine Stabilität auf, die mit der einer intakten Wirbelsäule vergleichbar wäre [45]. Die bislang veröffentlichten klinischen Berichte zum Dynesys-System sind meist positiv [46, 47].

In Kombination mit Dekompression werden diese beiden Systeme seltener verwendet, da bereits eine teilweise Entfernung der Facette die Rotationsinstabilität erhöht [48].

Weitere Nonfusion-Techniken, die nicht auf Pedikelschrauben basieren, stabilisieren das Bewegungssegment durch Spreizen des Wirbel-Dornfortsatzes und weiten somit auch den Wirbelkanal. Die Indikationen beschränken sich auf minimale Spinalstenosen. Interspinale Spreizer können minimal-invasiv implantiert werden.

6.3.10 Zusammenfassung

Im Gegensatz zu den oben erwähnten posterioren Nonfusion-Systemen wird Cosmic bei symptomatischer Spinalstenose in Kombination mit Dekompressionen sowie im Falle rein diskogener oder facettenbedingter Schmerzen eingesetzt. Die Gelenkschrauben gewährleisten einen ausreichenden Grad an Dynamisierung und Lastverteilung zwischen Implantat und Wirbelsäule und minimieren jegliche Rotations- und Translationsinstabilität. Die Rotationsstabilität entspricht der einer intakten Lendenwirbelsäule [19].

Da Nonfusion-Implantate wie Stabilitätsprothesen funktionieren und ohne den Schutz einer Fusion dauerhaft halten müssen, wurde die Cosmic-Schraube zusätzlich mit Bonit beschichtet, um eine bessere Verankerung im Wirbelknochen zu gewährleisten [17]. Im Vergleich zu konventionellen Fusionen sind die bisher erzielten klinischen Ergebnisse gleich gut. Vorsichtiger intermuskulärer (zwischen M. multifidus und M. longissimus) Zugang zu den Pedikeln kann das Operationstrauma weiter reduzieren.

Aber auch bei Verwendung von Cosmic bedarf es für einen klinischen Erfolg einer sorgfältigen Patientenauswahl.

Die radiologischen implantatbezogenen Komplikationen liegen im unteren Bereich der in der Literatur für starre Implantate in Kombination mit einer Fusion angegebenen Werte. Hier wurden zwischen 2,5% und 15% Schraubenbrüche berichtet [49, 50].

Wenn ein Patient nach einem vorübergehenden Abklingen der Symptome erneut Schmerzen entwickelt und röntgenologisch eine implantatbezogene Komplikation festgestellt werden kann, wird in jedem Fall eine Revision empfohlen. Im Prinzip besteht bei Verwendung eines Nonfusion-Implantatsystems die Option, zusätzlich zum Ersatz des Implantats eine konventionelle Fusion durchzuführen. Die Ergebnisse, die bis jetzt mit dem Cosmic-System beobachtet wurden, sind sehr ermutigend, allerdings bedarf es zusätzlicher Langzeitbeobachtungen (➤ Box 6.2). Aus diesem Grunde führen wir unsere im Juni 2004 begonnene internationale multizentrische Studie fort.

BOX 6.2

Vor- und Nachteile von Cosmic

- Cosmic zerstört keine wichtigen Wirbelstrukturen und bewahrt die Bandscheibe. Es handelt sich um eine Alternative zur Fusion oder zum Bandscheibenersatz bei vielen Indikationen.
- Cosmic ist nicht indiziert, wenn eine Korrektur notwendig ist. Fusion muss ebenfalls eingesetzt werden.

LITERATUR

[1] Fujiwara A, Tamai K, Yamato M, et al: The relationship between facet joint osteoarthritis and disc degeneration of the lumbar spine: An MRI study. Eur Spine J 8: 396–401, 1999.
[2] Fujiwara A, Lim T-H, An HS, et al: The effect of disc degeneration and facet joint osteoarthritis on the segmental flexibility of the lumbar spine. Spine 25: 3.036–3.044, 2000.
[3] Krismer M, Haid C, Behensky H, et al: Motion in lumbar functional spine units during side bending and axial rotation moments depending on the degree of degeneration. Spine 25: 2.020–2.027, 2000.
[4] Tanaka N, An HS, Lim TH, et al: The relationship between disc degeneration and flexibility of the lumbar spine. Spine J 1: 47–56, 2001.
[5] Rauschning W: Pathoanatomy of lumbar disc degeneration and stenosis. Acta Orthop Scand Suppl 251: 3–12, 1993.
[6] Peng B, Wu W, Hou S, et al: The pathogenesis of discogenic low back pain. J Bone Joint Surg Br 87: 62–67, 2005.
[7] Panjabi MM: Clinical spinal instability and low back pain. J Electromyogr Kinesiol 13: 371–379, 2003.
[8] Fritzell P, Hagg O, Nordwall A: Complications in lumbar fusion surgery for chronic low back pain: Comparison of three surgical techniques used in a prospective randomized study: A report from the Swedish Lumbar Spine Study Group. Eur Spine J 12: 178–189, 2003.
[9] Ghiselli G, Wang JC, Bhatia NN, et al: Adjacent segment degeneration in the lumbar spine. J Bone Joint Surg Am 86-A: 1.497–1.503, 2004.
[10] Park P, Garton HJ, Gala VC, et al: Adjacent segment disease after lumbar or lumbosacral fusion: Review of the literature. Spine 29: 1.938–1.944, 2004.
[11] Chosa E, Goto K, Totoribe K, Tajima N: Analysis of the effect of lumbar spine fusion on the superior adjacent intervertebral disk in the presence of disk degeneration, using the three-dimensional finite element method. J Spinal Disord Tech 17: 134–139, 2004.
[12] Brantigan JW, Neidre A, Toohey JS: The lumbar I/F cage for posterior lumbar interbody fusion with the variable screw placement system: 10-year results of a Food and Drug Administration clinical trial. Spine J 4: 681–688, 2004.
[13] Rahm MD, Hall BB: Adjacent-segment degeneration after lumbar fusion with instrumentation: A retrospective study. J Spinal Disord 9: 392–400, 1996.
[14] Helenius I, Remes V, Yrjonen T, et al: Comparison of long-term functional and radiologic outcomes after Harrington instrumentation and spondylodesis in adolescent idiopathic scoliosis: A review of 78 patients. Spine 27: 176–180, 2002.
[15] Guyer RD, Ohnmeiss DD: Lumbar discography: Position statement from the North American Spine Society Diagnostic and Therapeutic Committee. Spine 20: 2.048–2.059, 1995.
[16] Lacefield WR: Current status of ceramic coating for dental implants. Implant Dentistry 7: 15–318, 1998.
[17] Sanden B, Olerud C, Petren-Mallmin M, Larsson S: Hydroxyapatite coating improves fixation of pedicle screws: A clinical study. J Bone Joint Surg Br 84: 387–391, 2002.
[18] Goel VK, Konz RJ, Chang HT, et al: Hinged-dynamic posterior device permits greater loads on the graft and similar stability as compared with its equivalent rigid device. JPO 13: 17–22, 2001.
[19] Scifert JL, Sairyo K, Goel VK, et al: Stability analysis of an enhanced load sharing posterior fixation device and its equivalent conventional device in a calf spine model. Spine 24: 2.206–2.213, 1999.
[20] Ettinger C: Test report No. 27.011019.30.95, Endolab Mechanical Engineering. Rosenheim, Germany, 2.15.2002: 1–7.
[21] Aota Y, Kumano K, Hirabayashi S: Postfusion instability at the adjacent segments after rigid pedicle screw fixation for degenerative lumbar spinal disorders. J Spinal Disord 8: 464–473, 1995.
[22] Esses SI, Doherty BJ, Crawford MJ, Dreyzin V: Kinematic evaluation of lumbar fusion techniques. Spine 21: 676–684, 1996.
[23] Kumar MN, Jacquot F, Hall H: Long-term follow-up of functional outcomes and radiographic changes at adjacent levels following lumbar spine fusion for degenerative disc disease. Eur Spine J 10: 309–313, 2001.
[24] Gillet P: The fate of the adjacent motion segments after lumbar fusion. J Spinal Disord Tech 16: 338–345, 2003.
[25] Etebar S, Cahill DW: Risk factors for adjacent-segment failure following lumbar fixation with rigid instrumentation for degenerative instability. J Neurosurg 90: 163–169, 1999.
[26] Eck JC, Humphreys SC, Hodges SD. Adjacent-segment degeneration after lumbar fusion: A review of clinical, biomechanical, and radiologic studies. Am J Orthop 28: 336–340, 1999.
[27] Chou WY, Hsu CJ, Chang WN, Wong CY: Adjacent segment degeneration after lumbar spinal posterolateral fusion with instrumentation in elderly patients. Arch Orthop Trauma Surg 122: 39–43, 2002.
[28] Booth KC, Bridwell KH, Eisenberg BA, et al: Minimum 5-year results of degenerative spondylolisthesis treated with decompression and instrumented posterior fusion. Spine 24: 1.721–1.727, 1999.
[29] Axelsson P, Johnsson R, Stromqvist B: The spondylolytic vertebra and its adjacent segment: Mobility measured before and after posterolateral fusion. Spine 22: 414–417, 1997.
[30] Sudo H, Oda I, Abumi K, et al: In vitro biomechanical effects of reconstruction on adjacent motion segment: Comparison of aligned/kyphotic posterolateral fusion with aligned posterior lumbar interbody fusion/posterolateral fusion. J Neurosurg 99: 221–228, 2003.
[31] Okuda S, Iwasaki M, Miyauchi A, et al: Risk factors for adjacent segment degeneration after PLIF. Spine 29: 1.535–1.540, 2004.
[32] Hilibrand AS, Robbins M: Adjacent segment degeneration and adjacent segment disease: the consequences of spinal fusion? Spine J 4: 190S–1904S, 2004.
[33] Wenger M, Sapio N, Markwalder TM: Long-term outcome in 132 consecutive patients after posterior internal fixation and fusion for Grade I and II isthmic spondylolisthesis. J Neurosurg Spine 2: 289–297, 2005.

[34] Lai PL, Chen LH, Niu CC, Chen WJ: Effect of postoperative lumbar sagittal alignment on the development of adjacent instability. J Spinal Disord Tech 17: 353–357, 2004.
[35] Bohnen IM, Schaafsma J, Tonino AJ: Results and complications after posterior lumbar spondylodesis with the „Variable Screw Placement Spinal Fixation System". Acta Orthop Belg 63: 67–73, 1997.
[36] Tunturi T, Kataja M, Keski-Nisula L, et al: Posterior fusion of the lumbosacral spine: Evaluation of the operative results and the factors influencing them. Acta Orthop Scand; 50: 415–425, 1979.
[37] Fritzell P: Fusion as treatment for chronic low back pain – existing evidence, the scientific frontier and research strategies. Eur Spine J 14: 519–520, 2005.
[38] Huang RC, Wright TM, Panjabi MM, Lipman JD: Biomechanics of nonfusion implants. Orthop Clin North Am 36: 271–280, 2005.
[39] Sengupta DK, Mulholland RC: Fulcrum assisted soft stabilization system: A new concept in the surgical treatment of degenerative low back pain. Spine 30: 1.019–1.029, 2005.
[40] Kanayama M, Hashimoto T, Shigenobu K, et al: Adjacent-segment morbidity after Graf ligamentoplasty compared with posterolateral lumbar fusion. J Neurosurg 95: 5–10, 2001.
[41] Kanayama M, Hashimoto T, Shigenobu K: Rationale, biomechanics, and surgical indications for Graf ligamentoplasty. Orthop Clin North Am 36: 373–377, 2005.
[42] Kanayama M, Hashimoto T, Shigenobu K, et al: Non-fusion surgery for degenerative spondylolisthesis using artificial ligament stabilization: Surgical indication and clinical results. Spine 30: 588–592, 2005.
[43] Brechbuhler D, Markwalder TM, Braun M: Surgical results after soft system stabilization of the lumbar spine in degenerative disc disease – long-term results. Acta Neurochir (Wien) 140: 521–525, 1998.
[44] Schwarzenbach O, Berlemann U, Stoll TM, Dubois G: Posterior Dynamic Stabilization Systems: DYNESYS. Orthop Clin North Am 36: 363–372, 2005.
[45] Schmoelz W, Huber JF, Nydegger T, et al: Dynamic stabilization of the lumbar spine and its effects on adjacent segments: An in vitro experiment. J Spinal Disord Tech 16: 418–423, 2003.
[46] Putzier M, Schneider SV, Funk J, Perka C: Die Anwendung eines dynamischen Pedikelschraubensystems (DYNESYS™) bei lumbalen Segmentdegenerationen – ein Vergleich klinischer und radiologischer Ergebnisse bei unterschiedlichen Indikationen. Z Orthop Ihre Grenzgeb 142: 166–173, 2004.
[47] Stoll TM, Dubois G, Schwarzenbach O: The dynamic neutralization system for the spine: A multi-center study of a novel non-fusion system. Eur Spine J 11(2): S170–S178, 2002.
[48] Zander T, Rohlmann A, Klockner C, Bergmann G: Influence of graded facetectomy and laminectomy on spinal biomechanics. Eur Spine J 12: 427–434, 2003.
[49] McAfee PC, Weiland DJ, Carlow JJ: Survivorship analysis of pedicle spinal instrumentation. Spine 16: S422–S427, 1991.
[50] Marchesi DG, Thalgott JS, Aebi M: Application and results of the AO internal fixation system in nontraumatic indications. Spine 16: S162–S169, 1991.

KAPITEL

7 Lumbale posteriore dynamische Stabilisierung: interspinal basierte Systeme

7.1 **DIAM**
Giancarlo Guizzardi und Piero Petrini . . . 239
7.1.1 Indikationen und Kontraindikationen . . . 240
7.1.2 Beschreibung des Implantats . . . 240
7.1.3 Hintergrund der wissenschaftlichen Prüfung und klinische Ergebnisse . . . 240
7.1.4 Klinische Präsentation und Evaluation . . . 242
7.1.5 Operationstechnik . . . 242
7.1.6 Postoperative Behandlung . . . 243
7.1.7 Diskussion und Fazit . . . 243
7.1.8 Zukünftige Entwicklungen . . . 243

7.2 **Wallis**
Nicholas R. Boeree . . . 244
7.2.1 Einführung . . . 244
7.2.2 Beschreibung des Implantats . . . 244
7.2.3 Hintergrund der wissenschaftlichen Prüfung . . . 245
7.2.4 Klinische Ergebnisse . . . 246
7.2.5 Indikationen . . . 248
7.2.6 Diskussion . . . 253
7.2.7 Fazit . . . 254

7.3 **Coflex**
Gary L. Lowery, Rudolf Bertagnoli und Robert J. Chomiak . . . 255
7.3.1 Beschreibung des Implantats . . . 255
7.3.2 Indikationen . . . 256
7.3.3 Kontraindikationen . . . 256
7.3.4 Wissenschaftliche Prüfung und klinische Ergebnisse . . . 257
7.3.5 Klinische Präsentation und Evaluation . . . 260
7.3.6 Operationstechnik . . . 261
7.3.7 Postoperative Behandlung . . . 263
7.3.8 Fazit . . . 263

7.4 **X-STOP**
Cary Idler, James F. Zucherman, Kenneth Y. Hsu und Matthew Hannibal . . . 263
7.4.1 Aktuelle Behandlung . . . 264
7.4.2 Indikationen und Kontraindikationen . . . 264
7.4.3 Beschreibung des Implantats . . . 264
7.4.4 Wissenschaftliche Prüfung . . . 265
7.4.5 Klinische Ergebnisse . . . 266
7.4.6 Registrierung in Deutschland . . . 267
7.4.7 Klinische Erfahrungen in Europa . . . 267
7.4.8 Patienten mit degenerativer Spondylolisthese . . . 267
7.4.9 Sagittale Balance . . . 268
7.4.10 X-STOP versus dekompressive Laminektomie . . . 268
7.4.11 Operationstechnik . . . 269
7.4.12 Postoperative Behandlung . . . 270
7.4.13 Komplikationen . . . 270
7.4.14 Kostenanalyse . . . 270
7.4.15 Fazit . . . 271

7.1 DIAM

Giancarlo Guizzardi und Piero Petrini

! KERNAUSSAGEN

- DIAM *(Device for Intervertebral Assisted Motion)* ist eine mit Polyethylenterephthalat (Polyester) beschichtete stoßdämpfende biomedizinische Silikonprothese in Form eines H.
- Sie wird zwischen den Dornfortsätzen implantiert, sodass nur das interspinale Band geopfert werden muss. Der fibröse obere Spinalkomplex bleibt zwar intakt, wird aber einer Belastung ausgesetzt.
- Die Erhaltung des fibrösen oberen Spinalkomplexes schafft ein hinteres lastaufnehmendes Band, das eine abnormale Kyphose des Segments verhindert.
- Zwei stabile Bänder befestigen die Prothese an den beiden benachbarten Dornfortsätzen (➤ Abb. 7.1).
- Gegenwärtig ist das DIAM in vier Größen erhältlich: 8, 10, 12 und 14 mm.

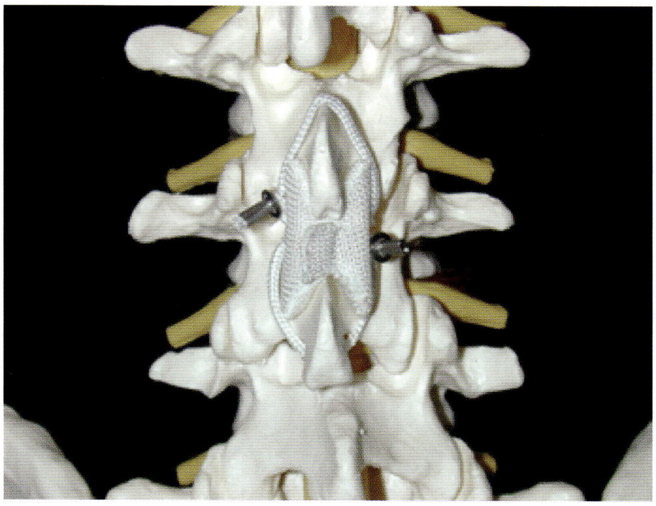

Abb. 7.1 DIAM

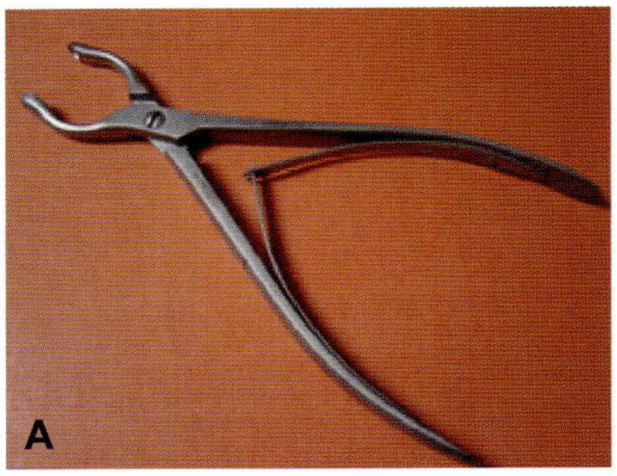

Rongeur zum Entfernen der interspinalen Bänder

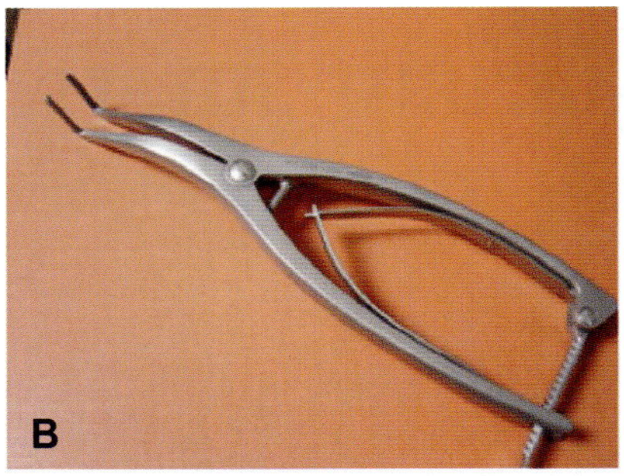

Distraktor für den interspinalen Bereich

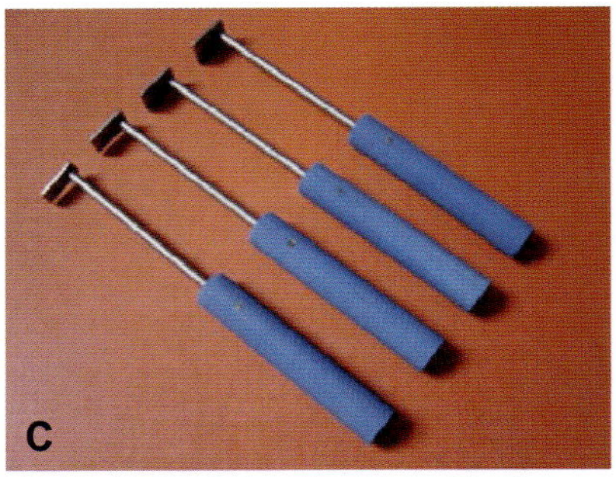

Probeimplantat zur korrekten Bestimmung der Prothesengröße (4 Größen)

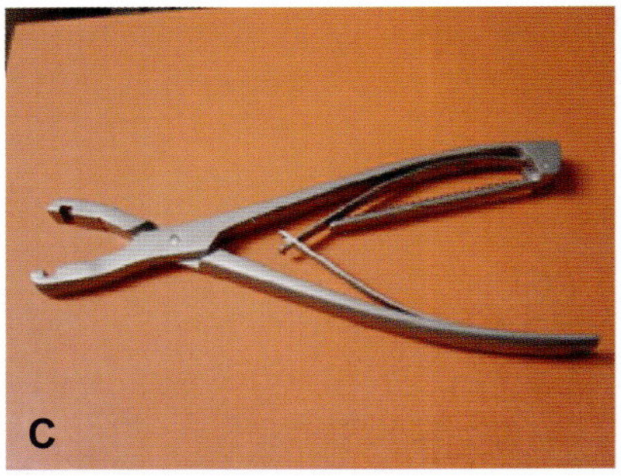

DIAM-Rongeur zur Umformung

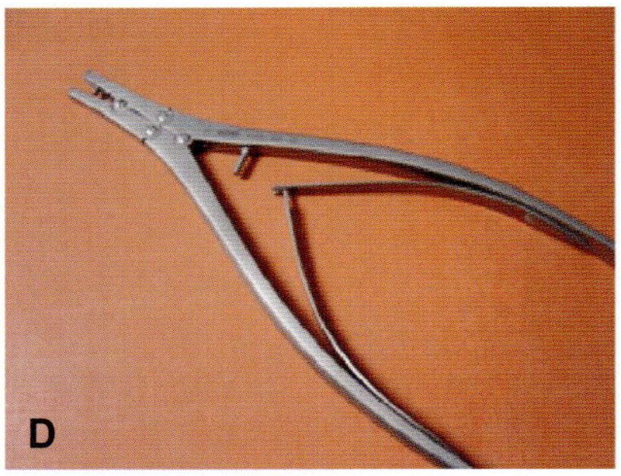

Rongeur für die Bandverankerung

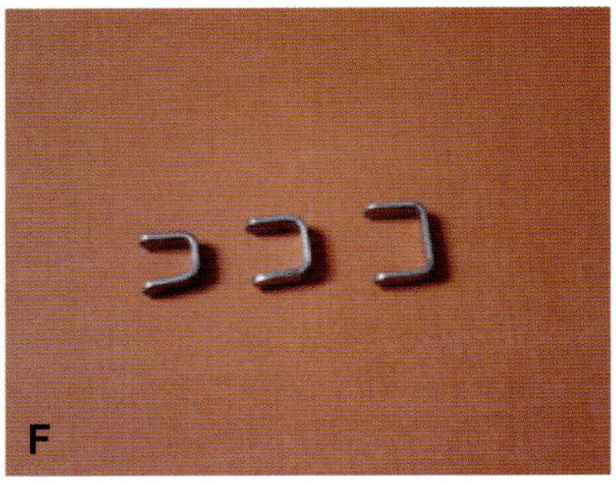

Klemme zur Aufrechterhaltung der Präparation (3 Größen)

Abb. 7.2 Instrumentierung.

7.1.1 Indikationen und Kontraindikationen

Die Indikationen für die Verwendung der DIAM-Prothese (Medtronic Sofamor Danek, Memphis, Tennessee) sind:

- „Schwarze Bandscheibe" – Facettensyndrom
- Weiche oder Foraminastenose
- Spinalkanalstenose der Lendenwirbelsäule nach Dekompression (ohne Laminektomie)
- Lumbale Bandscheibenvorfälle großen Ausmaßes bei jungen Patienten [1]
- *Topping-off* zur Vermeidung von Erkrankungen der Nachbarsegmente nach Arthrodese

Die Kontraindikationen lauten:

- Tumoren
- Infektionen
- Frakturen
- Klinisch manifeste Osteoporose
- Klinisch manifeste Instabilität (Spondylolisthese)
- Hypogenesis der Dornfortsätze
- Überempfindlichkeit gegenüber dem Material

7.1.2 Beschreibung des Implantats

- Rongeur zum Entfernen der interspinalen Bänder (➤ Abb. 7.2A)
- Distraktor für den interspinalen Bereich (➤ Abb. 7.2B)
- Probeimplantat zur korrekten Bestimmung der Prothesengröße (vier Größen) (➤ Abb. 7.2C)
- DIAM-Rongeur zur Präparation (➤ Abb. 7.2D)
- Rongeur für die Bandverankerung (➤ Abb. 7.2E)
- Klemme zur Aufrechterhaltung der Präparation (drei Größen) (➤ Abb. 7.2F)

7.1.3 Hintergrund der wissenschaftlichen Prüfung und klinische Ergebnisse

Biokompatibilität

Die Biokompatibilität des Materials wurde durch Tierversuche und *In-vitro*-Tests ermittelt. Die Ergebnisse sind in ➤ Tabelle 7.1 dargestellt.

Weitere Biokompatibilitätsprüfungen wurden vor kurzem in den Vereinigten Staaten durchgeführt, alle mit ausgezeichnetem Erfolg. Der beste Beweis für die Ungiftigkeit und Biokompatibilität ist unserer Meinung nach aber die Zahl von mehr als 15.000 Im-

Tab. 7.1 Ergebnisse der Biokompatibilitätsprüfung

Name des Tests	Verfahrensrechtliche USP-Vorschriften	ISO-Compliance	Ergebnis
Zytotoxizitätsprüfung unter Verwendung des ISO-Elutionsverfahrens in der L-929-Mausfibroblasten-Zelllinie	Ja	Ja	MEM-Testextrakte waren nicht zytotoxisch
In-vitro-Hämolysetest (Extraktionsverfahren)	Ja	Nein	Nicht hämolytisch
Pyrogentest am Kaninchen – stoffvermittelt	Ja	Ja	Extrakt ist nichtpyrogen; innerhalb akzeptabler USP-Grenzwerte
Systemische Toxizität in der Maus nach USP (Extrakte)	Ja	Ja	Extrakte nicht systemisch toxisch; erfüllt die USP-Anforderungen
Akute intrakutane Reaktivitätsstudie am Kaninchen (Extrakte)	Ja	Ja	Extrakte zeigten keine signifikante Irritation oder Toxizität
Muskelimplantationsstudie am Kaninchen nach USP (mit Histopathologie (13 Wochen)	Ja	Nein	Makroskopische Reaktion war nicht signifikant im Vergleich zur USP-Negativkontrolle; Implantatmaterial erfüllte die USP-Anforderungen; mikroskopisch klassifiziert als leicht reizend
Verzögerte Kontakt-Sensibilisierungsstudie (ein Maximierungsverfahren) am Meerschweinchen (Kochsalzlösungsextrakt)	Ja	Nein	Keine Evidenz für verspätete Sensibilisierung durch Hautkontakt am Meerschweinchen
Salmonella/Säuger-Mikrosomen-Mutagenitätstest nach Ames	Ja	Ja	Nichtmutagen gegen *Salmonella typhimurium*

ISO, *International Standards Organization*; MEM, minimal essenzielles Medium (Minimalnährmedium) – ein Extrakt, das analysiert wird, um die biologische Sicherheit der aus den Proben extrahierten Chemikalien zu bestimmen. Das Extrakt wird mithilfe einer empfindlichen *In-vitro*-Methode untersucht, um herauszufinden, ob aus dem Material ausgewaschene Bestandteile Zytotoxizität oder Zelltod verursachen würden. Dadurch liefern die Ergebnisse „prädiktive Evidenz für die Biokompatibilität des Materials". Weitere Erklärungen siehe ISO 10993-5; USP, *United States Pharmacopeia*, ein von der United States Pharmacopeial Convention, Inc., herausgegebenes und in regelmäßigen Abständen aktualisiertes amtliches Kompendium der Anforderungen an Arzneimittel und therapeutisch verwendete Produkte. Es umfasst Assays und Tests zur Bestimmung von Konzentration, Qualität und Reinheit.

plantaten, die Patienten eingesetzt wurden – bei einem Follow-up von mittlerweile 7 Jahren.

Mechanische Tests

Höchste statische Festigkeit (mit 8-mm-DIAM) [2]:

- Kompression 2,199 ± 83 N: Maximallast bestimmt durch 90% Kompression; es wurde kein Versagen der Prothese beobachtet.
- Zugspannung 565 ± 84 N; Versagensmodus im Band; kein Versagen des Spacers bemerkt.

Ermüdungsfestigkeit nach zehn Millionen Zyklen (maximale Laufzeit):

- Kompression: 480 N Spitzenwert, 48 N Tiefstwert
- Zugspannung: 155 N Spitzenwert; 15,5 N Tiefstwert
- Durchführung des Tests in 37 °C warmer Kochsalzlösung. Minimale Abriebteilchen beobachtet und analysiert.

Kriechverhalten unter Druckbeanspruchung:

- Statisch 450 N: nur 1,2 mm (Steady-State-Wert, bestimmt durch Regressionsanalyse).
- Dynamisch 480; 48 N: Spitzenwert 1,67 mm, Tiefstwert 1,17 mm

Dynamische interspinale Prozesstechnologie

In einem neueren Übersichtsartikel einiger amerikanischer Autoren [3] wurden Wirkmechanismus und Wirksamkeit interspinaler Distraktionsvorrichtungen zur Behandlung symptomatischer lumbaler Wirbelsäulenerkrankungen untersucht. Sie kamen zu dem Schluss, dass diese Implantate wegen der anatomischen Struktur des Dornfortsatzes bei S1 unvorteilhaft sind und gegenwärtig nicht zur Anwendung an L5/S1 empfohlen werden. Das Konzept der dynamischen Stabilisierung ist im Gegensatz zur Fusion insbesondere für junge Patienten äußerst attraktiv, bei denen die Nachbarsegmente eine lebenslange Belastung zu tragen hätten. Außerdem schränkt ihre Verwendung etwaige zukünftige Therapieoptionen weder ein noch macht sie sie unmöglich. Der Mechanismus interspinaler Implantate beruht auf einer Begrenzung der Extension der Lendenwirbelsäule, wodurch sich die klinischen Symptome anscheinend bessern. Die interspinalen Implantate spreizen den Dornfortsatz und begrenzen die Extension; dadurch wird der Druck auf den posterioren Anulus reduziert und das Neuroforamen vergrößert.

Eine weitere neuere Studie, die von amerikanischen Kollegen durchgeführt wurde [4], liefert einen noch deutlicheren Beleg dafür, dass die interspinalen Implantate die durchschnittliche Druckspitze, den durchschnittlichen Druck, die Kontaktfläche und die Kraft auf die implantierte Etage signifikant reduzierten.

Das Kranprinzip

In Anlehnung an Harms [5] unterstützen wir das Kranprinzip, bei dem die posterioren Elemente die Bandscheibe schützen, indem sie den Flexionsbereich einschränken. Wie Gordon [6], Ingenieur bei der *Royal Aeronautical Society* und Professor für Werkstoffkunde an der englischen Universität Reading, bereits 1857 feststellte, hat die Natur beim Aufbau der Wirbelsäule freundlicherweise weiche Elemente eingebaut, welche die zu tragenden Lasten begrenzen und dazu beitragen, dass wir vor den Folgen ihrer Fragilität geschützt werden. Diese beiden alten, jedoch noch immer gültigen Konzepte sind sicherlich die beste Rechtfertigung, um die Verwendung einer elastischen interspinalen Prothese zu erklären und zu verstehen.

7.1.4 Klinische Präsentation und Evaluation

Unsere klinische Erfahrung umfasst 1.120 Patienten mit einer Nachbeobachtungszeit von 12 bis 60 Monaten. Die DIAM-Prothese wurde zu folgenden Prozentsätzen in den angegebenen Altersgruppen implantiert:

- 15–30 Jahre: 5%
- 31–40 Jahre: 26%
- 41–50 Jahre: 31%
- 51–60 Jahre: 19%
- 61–70 Jahre: 10%
- > 70 Jahre: 9%

Die DIAM-Prothese wurde zur Behandlung unterschiedlicher pathologischer Zustände verwendet. Dazu gehörten 374 Fälle mit schwarzen Bandscheiben oder Facettengelenksyndrom, 491 Fälle von Stenose an einer oder mehreren Etagen, 203 extrudierte Bandscheibenvorfälle (153 bei Patienten < 40 Jahren) und 52 Fälle zum *Topping-off*. Bei 65% fand eine Implantation an einer Etage statt, bei 32% an zwei Etagen und bei 3% an drei Etagen. Bei den behandelten Etagen handelt es sich um L1/L2 (0%), L2/L3 (4%), L3/L4 (20%), L4/L5 (61%) und L5/S1 (15%).

Ergebnisse

Prä- und postoperative Evaluationen mit der visuellen Analogskala (VAS) für Kreuzschmerzen (Nachuntersuchung nach 24–70 Monaten) zeigten statistisch signifikante Unterschiede von 88% bei extrudierten lumbalen Bandscheibenvorfällen, 78% bei schwarzer Bandscheibe oder Facettengelenksyndrom und 74% bei lumbaler Stenose. Bezüglich der *Topping-off*-Anwendung dieser Prothese liegen uns für 98% der Patienten, die nach maximal 5 Jahren nachuntersucht wurden, keine Hinweise auf Gelenkerkrankungen vor.

Aus diesem Grunde können wir festhalten, dass 78% der Patienten sehr zufrieden stellende sowie zufrieden stellende Ergebnisse hatten; bei 7% der Patienten blieb der Zustand unverändert, und bei 6% der Patienten waren die Ergebnisse nicht zufrieden stellend.

Komplikationen

Komplikationen traten bei 3,8% der Patienten auf. 12 Patienten hatten eine Infektion, bei neun Patienten kam es zum Bruch eines Dornfortsatzes, sodass die DIAM entfernt werden musste, und in 21 Fällen mussten wir – und zwar stets nach Entfernung der Prothese – eine Arthrodese durchführen.

7.1.5 Operationstechnik

Es kann eine Lokalanästhesie eingesetzt werden. In Fällen, in denen das Lig. flavum umgangen werden muss, oder bei Operationen, in denen mehrere Prothesen eingesetzt werden müssen, wird eine Allgemeinanästhesie empfohlen.

Normalerweise wird die Bauchlage empfohlen, mit einer mäßigen Delordose, jedoch ohne eine „Knie-Brust-Lage" zu schaffen.

Das Verfahren umfasst ein steriles Operationsfeld, Marker im betroffenen Bereich unter Verwendung von Fluoroskopie, Inzision der Haut, die dem oberen und unteren Dornfortsatz des betroffenen Gebietes entspricht (bei weniger invasiven Techniken nicht größer als 3–4 cm). Der nächste Schritt ist die Isolation des superspinalen fibrösen Komplexes und dessen Inzision bilateral, wobei das obere Spinalband weiträumig umgangen wird. Anschließend werden die paravertebralen Muskeln durch bilaterales Abtragen von mindestens zwei Ansätzen der geteilten Muskeln abgetrennt und mit dem geeigneten Rongeur für das interspinale Band entfernt. Durch Anwendung des interspinalen Distraktors *in situ* wird versucht, das obere Spinalband gut zurückzuhalten, um sein natürliches „Spannband" [9] wiederherzustellen.

Dann wird mit dem entsprechenden Probeimplantat die geeignete Prothesengröße bestimmt und das DIAM eingesetzt, bevor sie umgeformt und eingebunden wird: Aus einer H-Form wird mithilfe der entsprechenden Zangen vorübergehend ein T, dabei wird die Prothese mit der richtigen (im Lieferumfang enthaltenen) Messklemme gehalten. Nach Einsetzen der DIAM im interspinalen Bereich wird die Klemme (von der der Insertionsseite gegenüberliegenden Seite) entfernt, damit die Prothese ihre ursprüngliche H-Form wieder einnehmen kann. Der Retraktor wird entfernt und die Prothese mit der passenden Einschlagvorrichtung korrekt befestigt. An dieser Stelle werden zwei Bänder über und unter die angrenzenden Dornfortsätze geführt und mit den entsprechenden Nieten fixiert. Eine sorgfältige Naht wird am oberen spinalen fibrösen Komplex und den Hautschichten gesetzt.

Bei dieser Technik gibt es zwei fundamentale Punkte, die beachtet werden müssen, um die gewünschten Ergebnisse zu erzielen:

- Bei der Distraktion des interspinalen Raums muss das supraspinale Band zurückgehalten werden, sonst kann es leicht passieren, dass eine zu kleine Prothese verwendet wird.
- Die Prothese muss möglichst anterior platziert werden, indem ein korrekter Sitz für die Prothese geschaffen wird. Falls notwendig, müssen sogar gelegentlich kleine Knochenmengen geopfert werden (Hypertrophie der Proc. articulares und/oder Laminae, Osteophyten usw.) (➤ Abb. 7.3).

7

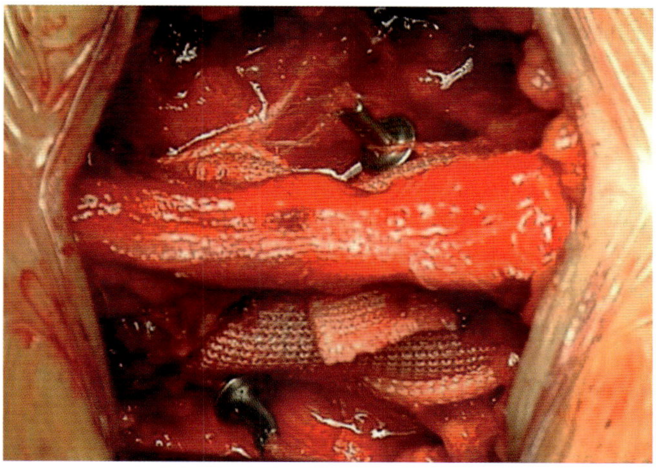

Abb. 7.3 Intraoperative Ansicht

7.1.6 Postoperative Behandlung

Der Patient darf noch am Operationstag aufstehen. Er wird angewiesen, mindestens 3 Wochen lang eine ergonomische Sitzposition einzunehmen und mindestens einen Monat lang Schuhe mit fester Sohle zu tragen. Nach dieser Zeit ist unbedingt eine vierwöchige Rehabilitation mit Physiokinesietherapie unter Anwendung (dies ist unsere Erfahrung) der GPR *(Global Postural Rehabilitation)* durchzuführen. Anschließend empfehlen wir dem Patienten, auf eine dauerhafte Wirbelsäulenhygiene zu achten.

7.1.7 Diskussion und Fazit

Auf der Grundlage der Erfahrungen, die wir durch Implantation von mehr als 1.500 Prothesen seit Dezember 1998 sammeln konnten, sowie durch theoretische und praktische Vergleiche mit Kollegen, die umfassende Erfahrung auf dem Gebiet der Wirbelsäulenchirurgie besitzen, sind wir der Meinung, dass die DIAM gegenwärtig die interspinale Prothese ist, die der physiologischen Bewegung hinsichtlich Material, Form und Elastizität am nächsten kommt, selbst wenn man Verträglichkeit und gute klinische Ergebnisse aus der Entfernung betrachtet (➤ Box 7.1). Unsere Daten werden durch eine neuere biomechanische Studie bestätigt, die von einer deutschen Gruppe präsentiert wurde. Darin wird festgestellt: „Bei Extension wurde durch den Defekt (bilaterale Hemifacettektomie mit Durchtrennung des gelben Bandes und durchschnittenem supra- und interspinalem Band) der ROM um weniger als 10% erhöht. Bei Flexion kam es zu einer Erhöhung um ca. 30% über den intakten Werten. Die interspinalen Implantate mit geklemmten Flügeln schränkten die Flexion um ca. 20 bis 30% ein (im Vergleich zur intakten Wirbelsäule). Nur durch das DIAM-Implantat war noch mehr Bewegung bei Flexion möglich als bei intakten Präparaten. Dies muss mit Vorsicht betrachtet werden, denn die Implantate führen zu unterschiedlichen Kyphosen der Segmente, am häufigsten mit der DIAM. Bei lateralem Beugen und axialer Rotation erhöhte sich der ROM mit unserem Dekompressionsmodell um weniger als 10% und blieb bei allen Implantaten bei ungefähr diesen Werten."

BOX 7.1

Vor- und Nachteile des Spinal-Stabilisierungssystems DIAM

Vorteile
- Erzeugt eine Stützfunktion
- Einfaches Verfahren
- Weniger invasiv als Arthrodese
- Verursacht keine irreversiblen Veränderungen der anatomischen Strukturen
- Keine materialbezogenen Komplikationen
- Offensichtliche klinische Vorteile in Studien mit Nachuntersuchung nach mehr als 6 Jahren

Nachteile
- Befindet sich zu weit hinten, also weit vom Zentrum der unmittelbaren Rotation entfernt
- Erschwert die Erholung der lumbalen Verkrümmung und Physiologie
- Die durch die Prothese hervorgerufenen Schädigungen der Muskeln und des Weichgewebes sind zu signifikant, da eine Prothese die Funktion des Bewegungssegments unterstützen soll.

7.1.8 Zukünftige Entwicklungen

Dank dieser umfassenden Erfahrungen und mit Unterstützung neuer biomechanischer Kadaverstudien, die von der GISSER (Interdisciplinary Group Development Elastic Systems of the Vertebral Column) durchgeführt wurden, entwickelten wir eine neue Prothese, welche die Vorteile der DIAM besitzt, ihre Nachteile jedoch gleichzeitig eliminiert: die neue interlaminare Prothese INTRASpine.

Die INTRASpine besitzt Eigenschaften und Besonderheiten (z.B. Elastizität, Positionierung näher am Rotationszentrum sowie monolateraler, weniger invasiver Zugang), die eine Wiederherstellung der physiologischen Bewegung des lumbalen Bewegungssegments erlauben [10].

LITERATUR

[1] Guizzardi G, Petrini P, Morichi R, Paoli L: The use of DIAM in the prevention of chronic low back pain in young patients operated on for large dimension lumbar disc herniations. Proceedings 12th European Congress of Neurosurgery, Monduzzi ED, International Proceedings Division, 2003, pp 835–839.

[2] Shepherd DET, Lehaj JC, Mathias KJ, et al: Spinous process strength. Spine 25: 319–323, 2000.

[3] Christie SD, Song JK, Fessler RG: Dynamic interspinous process technology. Spine 30: S73–S78, 2005.

[4] Wieseman CM, Lyndsey DP, Fredrick AD, Yerby SA: The effect of interspinous process implants on facet loading during extension. Spine 30: 903–907, 2005.

[5] Matthies A: Medieval treadwheels. Artist's views of building construction. Technology and Culture 33(3): 510–547, 1992.

[6] Gordon JE: Structures under stress or why things don't fall down. Mondadori ED, 1st ed., September 1979.

[7] Wilke HJ, Drumm J, Haussler K, Claes L: Biomechanical comparison of the segmental stability and intradiscal pressure achieved with different interspinous implants: Abstracts Proceedings, SAS, 2006, pp 54–55.
[8] Caserta S, The Maida GA, Misaggi B: Elastic stabilization alone or combined with rigid fusion in spinal surgery: A biomechanical study and clinical experience based on 82 cases. Eur Spine J 11 (suppl 2): S192–S197, 2002.
[9] Senegas J: La ligamentoplastie intervertebrale, alternative à l'artrodese dans le traitement des instabilité degeneratives. Acta Orthop Belg 57 (suppl 1): 221–226, 1991.
[10] Mimura M, Panjabi MM, Oxland TR: Disc degeneration affects the multidirectional flexibility of the lumbar spine. Spine 19:1.371–1.380, 1994.

7.2 Wallis

Nicholas R. Boeree

! KERNAUSSAGEN

- Entlastet Bandscheibe und Facettengelenke und stellt die normale Biomechanik im gemäßigt degenerativen Bewegungssegment wieder her
- Einfaches, minimal-invasives, nichtdestruktives und mit geringem Risiko verbundenes chirurgisches Verfahren
- Indiziert bei einer Reihe von Zuständen in Verbindung mit milder bis moderater degenerativer Erkrankung
- Bewahrt alle wichtigen anatomischen Strukturen, sodass die chirurgischen Optionen, einschließlich Revision, erhalten bleiben
- Günstige Ergebnisse im Vergleich zu Wirbelsäulenfusion und Bandscheibenersatz

7.2.1 Einführung

Unser Ziel bei der Behandlung degenerativer Lendenwirbelerkrankungen ist natürlich die Symptomlinderung bei gleichzeitiger Funktionserhaltung. Wir hoffen, diese Ziele mit minimalem Risiko und minimaler potenzieller Komorbidität für den Patienten zu erreichen. Als solches müssen wir die potenziellen Auswirkungen unserer Erfindung berücksichtigen und dabei an das oberste Prinzip in der Chirurgie denken: „Zuallererst, richte keinen Schaden an". Diese Philosophie an sich führt uns schon zu eher minimalinvasiveren Techniken, welche die Anatomie des Patienten respektieren und möglichst bewahren und die normale Biomechanik der Wirbelsäule nicht beeinträchtigen.

Bei einer sehr weit fortgeschrittenen degenerativen Erkrankung an einer bestimmten Etage mag es nur wenige Alternativen zur Spinalfusion geben. Einige würden in dieser Situation sogar argumentieren, dass eine Bandscheibenersatzoperation eine praktikable Alternative sein kann. Eine Bandscheibenvollprothese (BSVP) birgt jedoch mehrere signifikante Risiken, und die Langzeitfolgen sind noch ungewiss. Das Verfahren ist irreversibel; Rettungsmaßnahmen im Falle einer Komplikation oder eines Versagens sind technisch extrem anspruchsvoll und die Ergebnisse einigermaßen ungewiss. In diesem Zusammenhang bieten weniger destruktive und weniger invasive dynamische Stabilisierungsverfahren eine Reihe von Vorteilen. Ihr Ziel ist der Erhalt des bestehenden Bewegungssegments, indem sie es unterstützen und schützen. Diese Verfahren kann man in zwei große Kategorien einteilen: 1) solche wie z.B. die Dynesys-Prothese (Zimmer Spine, Inc., Warsaw, Illinois; ➤ Kap. 6.1), die auf Pedikelschraubenfixierung basieren, und 2) Prothesen für interspinale Verfahren wie z.B. das Wallis-Stabilisierungssystem (Abbott Spine, Inc., Austin, Texas), mit dem wir uns in diesem Kapitel befassen.

7.2.2 Beschreibung des Implantats

Das Wallis-Implantat ist in der Tat die zweite Generation einer Prothese, die in den 1980er-Jahren von Professor Sénégas entwickelt wurde. Sein Implantat der ersten Generation umfasste einen Titanspacer, der zwischen die Dornfortsätze eingebracht wurde. Er sollte die Lastverteilung aufnehmen und in Kombination mit zwei die Flexionsbewegungen kontrollierenden Dacronbändern die Extension begrenzen. Diese Bauart erforderte keine direkte Fixierung am Knochen und eliminierte somit das Risiko einer Schraubenlockerung oder eines Versagens. Dieser alternative Zugang zu degenerativen Problemen in der Lendenwirbelsäule wurde durch gute Langzeitergebnisse hinsichtlich der Implantatwirksamkeit gestützt [1]. Auch die Haltbarkeit dieser Implantate der ersten Generation ist bei einem Wert von 84,1% nach 10 Jahren beeindruckend [2]. Im Gegensatz zur normalen Haltbarkeit nahm die Versagensrate im Zeitverlauf tatsächlich sehr deutlich ab. Trotz ihres Erfolgs hielt man gewisse Konstruktionsänderungen für vorteilhaft. Alternative Materialien und Änderungen in der Implantatkonstruktion boten ein Elastizitätsmodul, das näher an dem des Knochens lag und die Dornfortsätze besser vor Belastung schützte. Ein flacheres Band verteilte die Belastungen effektiver und konnte mit kontrollierten Mitteln zur Bandstraffung kombiniert werden.

Diese Veränderungen führten zum Implantat der zweiten Generation, dem Wallis-Stabilisierungssystem (➤ Abb. 7.4). Der neue interspinale Spacer besteht aus Polyetheretherketon (PEEK), dessen Elastizitätsmodulus näher an dem von Knochen ist – eine Eigenschaft, die durch komprimierbare Räume im Implantat selbst weiter verbessert wurde. Die Implantatform passt sicher zwischen die Dornfortsätze. Die flachen Bänder bestehen aus gewobenem Polyester und werden an den gegenüberliegenden Ecken des Implantats befestigt. Von dort aus können sie um die entsprechenden Dornfortsätze herumgeführt werden. Um die Bänder zu befestigen und zu spannen, wird jedes Band durch einen PEEK-Bandbefestiger geführt, der fest in das Implantat einschnappt. Es sind verschiedene Größen von 8–16 mm erhältlich. Das Implantat ist strahlendurchlässig, und Tantalmarker ermöglichen eine röntgenologische Beurteilung der Implantatposition.

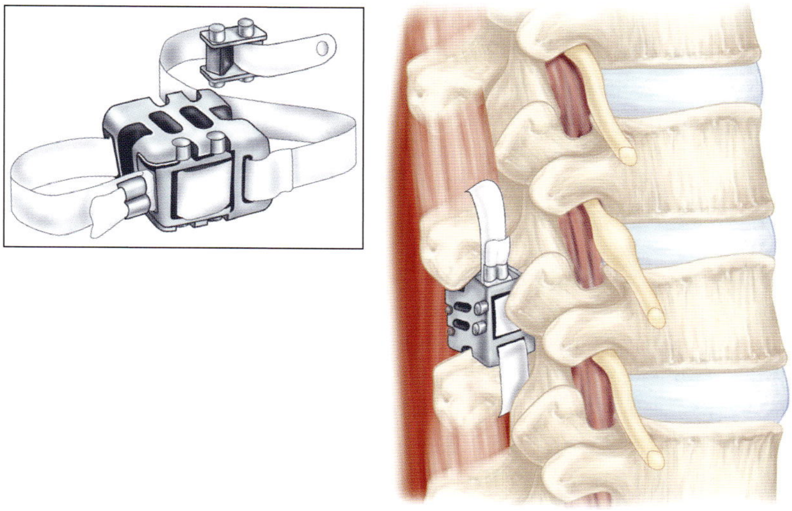

Abb. 7.4 Das Wallis-Stabilisierungssystem. Gezeigt ist die interspinale Prothese aus Polyetheretherketon (PEEK) mit den Bändern (*links*), *rechts* nach Implantation. Diese Bänder führen um die angrenzenden Dornfortsätze und dann zurück zum Implantat, wo sie mit den PEEK-Clips gespannt und befestigt werden können. Nach dem Spannen wird das überschüssige Band nach dem Einclipsen abgeschnitten, um ein Ausfransen zu verhindern.

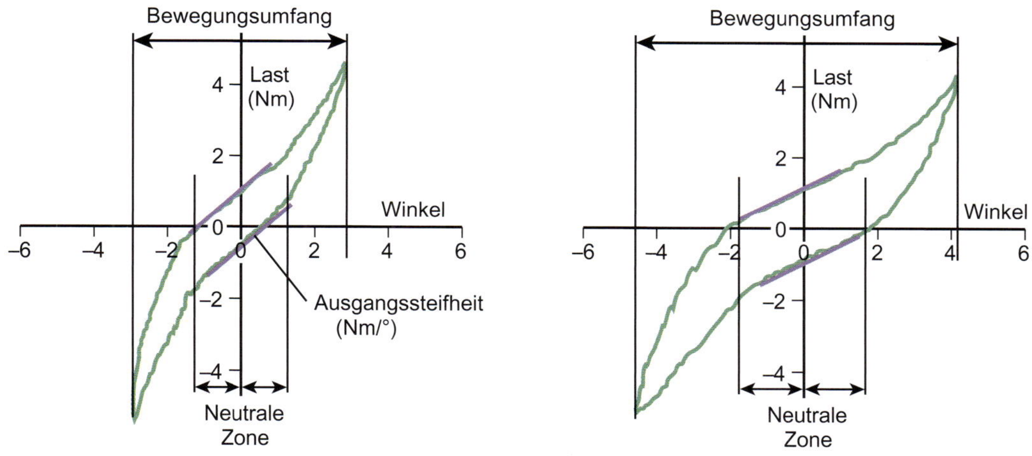

Abb. 7.5 Die Lastverlagerungskurve aus Kadaverstudien von normalen *(links)* und mäßig degenerierten *(rechts)* Bewegungssegmenten. Beim degenerierten Segment ist die neutrale Zone erweitert und die Kurvenneigung in diesem Abschnitt vermindert, was auf eine geringere Festigkeit hinweist. In diesem Bereich verursachen kleine Belastungen eine signifikante Ablösung. Es ist eine exzessive Translation vorhanden, und der Gesamtbewegungsumfang ist erhöht.

7.2.3 Hintergrund der wissenschaftlichen Prüfung

Es ist natürlich noch nicht vollständig geklärt, warum bestimmte degenerative Bewegungssegmente mechanische Rückenschmerzen verursachen. Die abnorme Biomechanik des degenerativen Bewegungssegments wurde dagegen in verschiedenen Texten bereits detailliert beschrieben. Das unterschiedliche kinematische Verhalten des normalen und des moderat degenerativen Bewegungssegments wird in ➤ Abbildung 7.5 veranschaulicht. Wenn sich das Bewegungssegment in der neutralen Position befindet, ist nur wenig Kraft nötig, um eine signifikante Ablösung zu verursachen, und das Verhältnis zwischen Belastung und Ablösung ist halbwegs linear. In der Kurve ist es der mittlere Abschnitt; er wird als die neutrale Zone definiert. Die Steigung dieses mittleren Kurvenabschnitts definiert die Festigkeit des Bewegungssegments. ➤ Abbildung 7.5 zeigt, dass im degenerativen Bewegungssegment der Bewegungsumfang zunimmt, die anfängliche Steifheit reduziert und die neutrale Zone erweitert wird. Dies führt bei physiologischer Belastung zu exzessiver Translation und stärkerer Ablösung. Dieses Verhalten fällt unter die Definition für Instabilität (abnorme Ablösung als Reaktion auf physiologische Belastungen). Für den Patienten sind exzessive Translation und Instabilität gleichbedeutend mit schmerzhaften Episoden, die auf unvorhersehbare Art und Weise bei Trivialbewegungen auftreten.

Die degenerative Bandscheibe verliert auch die Fähigkeit, Belastungen gleichmäßig zu verteilen. Abnorme Spitzenbelastungen sind vor allem im posterioren Anulus zu beobachten [3]. Dies führt zu progredienten pathologischen Veränderungen mit Fissurenbildung und Zerreißen des Anulus, Verlust der Nukleusmatrix, Abnahme der Bandscheibenhöhe und Veränderungen der Facettengelenke. Das Spektrum der degenerativen Erkrankungen und der klinischen Probleme, die sich daraus ergeben können, ist bekannt.

Kadaverstudien und die Finite-Elemente-Methode erlauben eine Beurteilung des Wallis-Stabilisierungssystems beim Belastungsmuster durch die degenerative Bandscheibe und das degenerative kinematische Verhalten. Die Ergebnisse von sechs Kadaverproben [4] sind in ➤ Abbildung 7.6 schematisch zusammengefasst. Das Wallis-Stabilisierungsverfahren stellt das normale kinematische Verhalten des Bewegungssegments tatsächlich wieder her. Die Festigkeit wird wiederhergestellt, die neutrale Zone reduziert und dadurch eine übermäßige Translation vermieden. Die Beweglichkeit nimmt fast einen Normalwert an. Die Finite-Elemente-Methode zeigt, dass die durch den Anulus verlaufenden Spitzenbelastungen auf einen Wert reduziert werden, der niedriger ist als bei der normalen Bandscheibe [4], und demonstriert außerdem, dass bei diesem Verfahren keine Belastungsübertragung auf benachbarte Etagen stattfindet. Druckwandlerstudien bestätigen die Entlastung des Bewegungssegments mit Dornfortsatzprothesen. Die Belastung des Anulus nimmt um 63% ab [5]. Auch die Belastungen der Facettengelenke nehmen ab: die durchschnittlichen Belastungen um 39% und die Spitzenbelastungen um 55% [6]. Die Wallis-Prothese stabilisiert folglich das Bewegungssegment bei gleichzeitiger Unterstützung und Entlastung der degenerativen Strukturen wie z.B. Bandscheibe und Facettengelenke.

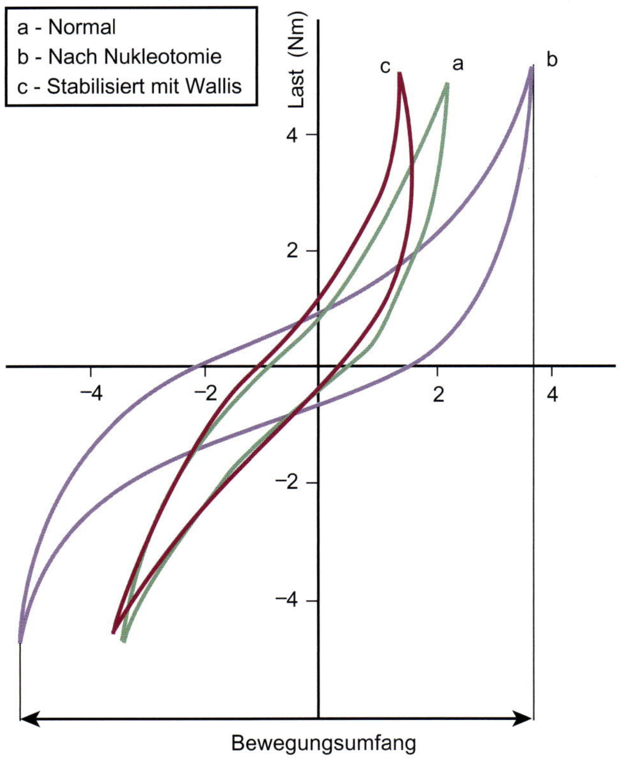

Abb. 7.6 Sechs Kadaverstudien zu den Bewegungssegmenten. Die normalen Bewegungssegmente führen zu einer Last-Verlagerungskurve wie in (a), wenn sie physiologischen Flexions- und Extensionsbelastungsmomenten ausgesetzt werden. Nach kontrollierter Nukleotomie zeigt das Segment die Kurve in (b), die typisch ist für ein degeneratives Bewegungssegment mit Anzeichen von Instabilität (Erläuterungen im Text). Nach Instrumentation mit dem Wallis-Stabilisierungssystem nimmt das kinematische Verhalten jedoch wieder einen normalen Wert ein, wie die Kurve in (c) demonstriert.

7.2.4 Klinische Ergebnisse

Bei jedem neuen Operationsverfahren muss die Bestätigung der Sicherheit dieses Verfahrens oberste Priorität haben, damit sichergestellt ist, dass das Verfahren die klinischen Ergebnisse bei den Indikationen, für die es geeignet erscheint, nicht nachteilig beeinflusst. Dies war das Ziel der laufenden prospektiven Multicenterstudie zur Sicherheit und Wirksamkeit, die im Jahre 2002 an acht Zentren in sechs Ländern gestartet wurde.

Die klinischen Zielgrößen umfassten den VAS-Wert für den Gesamtschmerz, den SF-36, den *Japanese Orthopaedic Association Score* (JOA) und den *Oswestry Disability Index* (ODI). Zu den radiologischen Daten gehörten statische und dynamische Röntgenaufnahmen sowie prä- und postoperative jährliche Magnetresonanztomographie (MRT). Die zu operierenden Etagen wurden auf L4/L5 und darüber eingegrenzt, die L5/S1-Etage wurde ausgeschlossen, da diese teilweise lordotisch ist und ungeeignete Dornfortsätze für die Prothesen aufweist.

Die klinischen Indikationen wurden auf solche Fälle beschränkt, bei denen das Wallis-Stabilisierungssystem von den Studienärzten entweder als potenziell vorteilhafte Ergänzung oder als Alternative zu traditionellen Operationsverfahren erachtet wurde. So wurden etwa Fälle mit diskogenem Kreuzschmerz, die für andere chirurgische Interventionsverfahren (z.B. Fusion oder Bandscheibenvollersatz) vorgesehen waren, unter der Voraussetzung eingeschlossen, dass die degenerativen Veränderungen noch nicht zu weit fortgeschritten waren (Pfirmann Grad IV oder weniger). Ebenfalls eingeschlossen wurden Patienten mit einem sehr ausgeprägten oder massiven Bandscheibenvorfall, bei denen man von nachfolgenden progredienten degenerativen Veränderungen und Kreuzschmerzproblemen ausging. Die gleichen zukünftigen Risiken gelten für solche Fälle, die einen Bandscheibenvorfall an einer Etage oberhalb der vorübergehenden Anomalie entwickeln (z.B. teilweise sakralisierter L5) oder die sich mit einem wiederkehrenden Bandscheibenvorfall vorstellen. In diesen Fällen stellte ein Schutz mit der Wallis-Stabilisierung zusätzlich zur Exzision des extrudierten Bandscheibenfragments einen möglichen Nutzen bei minimalen zusätzlichen Risiken dar. In diese Studie wurden auch Patienten mit Stenose eingeschlossen, bei denen die Bandscheibenhöhe an der betroffenen Etage noch ausreichend erhalten war. Es wurde eine Dekompression durchgeführt, dann aber das Wallis-Stabilisierungssystem verwendet, um Stabilität zu schaffen und um die Dimensionen des Kanals und der Foramina zu verbessern.

Die klinischen Ergebnisse während der ersten zwei Jahre sind in den Abbildungen 7.4 bis 7.12 zusammengefasst. Zu sehen ist, dass sich die VAS-Werte für Kreuzschmerzen (➤ Abb. 7.7), der JOA-Wert (➤ Abb. 7.10) sowie der ODI-Wert (➤ Abb. 7.11) nach drei Monaten sehr deutlich und statistisch signifikant verbessern und sich die Verbesserung zwischen drei Monaten und einem Jahr noch weiter signifikant fortsetzt. Der präoperative durchschnittliche VAS-Wert für Schmerzen verbesserte sich von 77 auf 12 nach einem Jahr. ➤ Abbildung 7.8 zeigt die VAS-Werte in den unterschiedlichen Untersuchungsintervallen für die wichtigsten Operationsindikationen. Es gab keine signifikanten Unterschiede in den Ergebnissen dieser Gruppen. Die VAS-Veränderung für individuelle Patienten nach einem Jahr wird in ➤ Abbildung 7.9 deutlich. 93% der Patienten berichteten über eine Verbesserung der VAS-

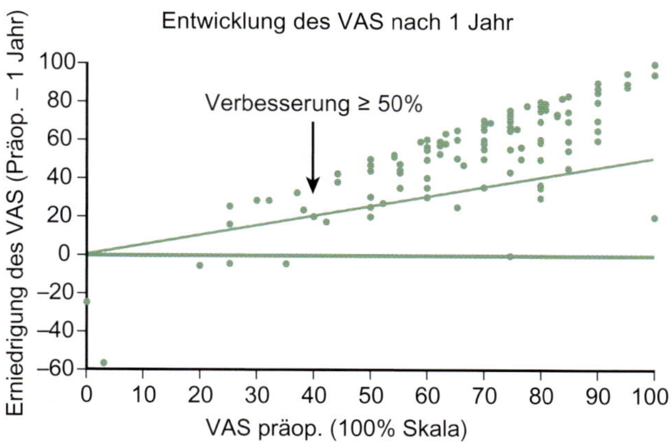

Abb. 7.9 Veränderung der Werte auf der visuellen Analogskala (VAS) nach 1 Jahr. Zu beachten ist, dass 92,7% der Patienten über eine Verbesserung bei den VAS-Werten von mindestens 50% berichteten und dass die drei Patienten mit anfänglichen VAS-Werten < 20 die einzigen waren, bei denen die Schmerzen zunahmen.

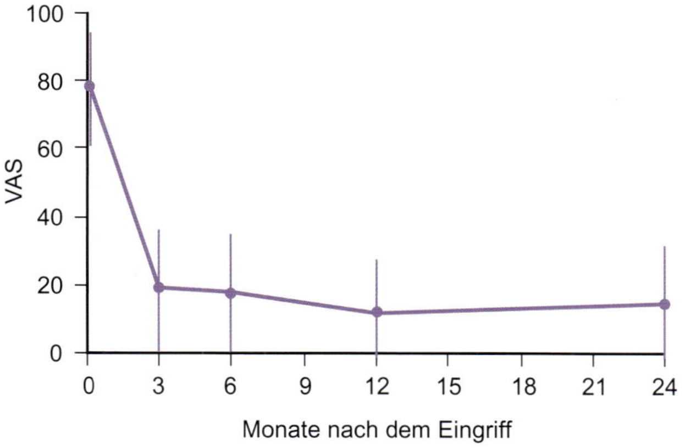

Abb. 7.7 VAS-Werte für Rückenschmerzen bei den Patienten der Multicenterstudie

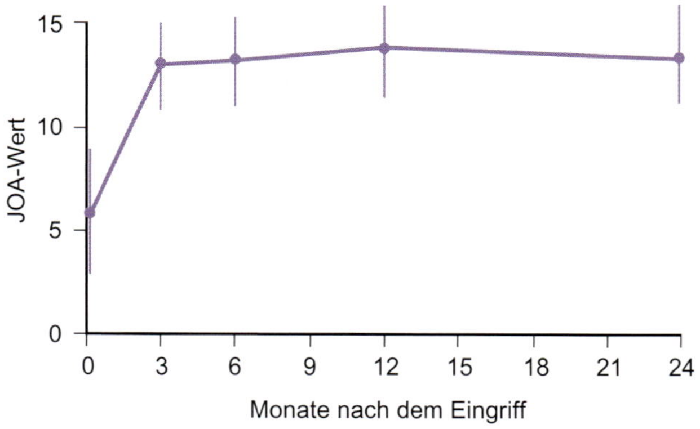

Abb. 7.10 Die Progression der JOA-*(Japanese Orthopaedic Association-)*Werte für die Patienten der Multicenterstudie

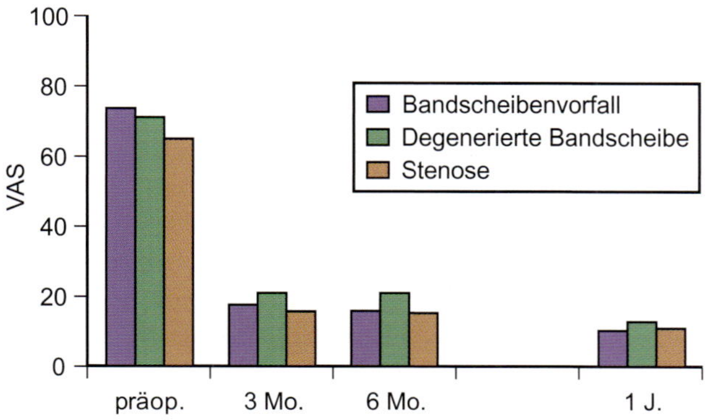

Abb. 7.8 Verlauf der visuellen Analogskala (VAS) für die drei wichtigsten chirurgischen Indikationen. Es besteht hinsichtlich der Verbesserung der VAS-Werte kein signifikanter Unterschied zwischen den verschiedenen Gruppen.

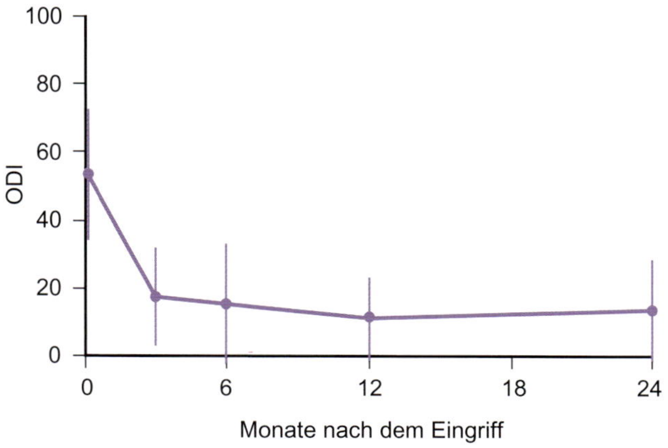

Abb. 7.11 Verbesserungen im *Oswestry Disability Index* (ODI) für die Studiengruppe

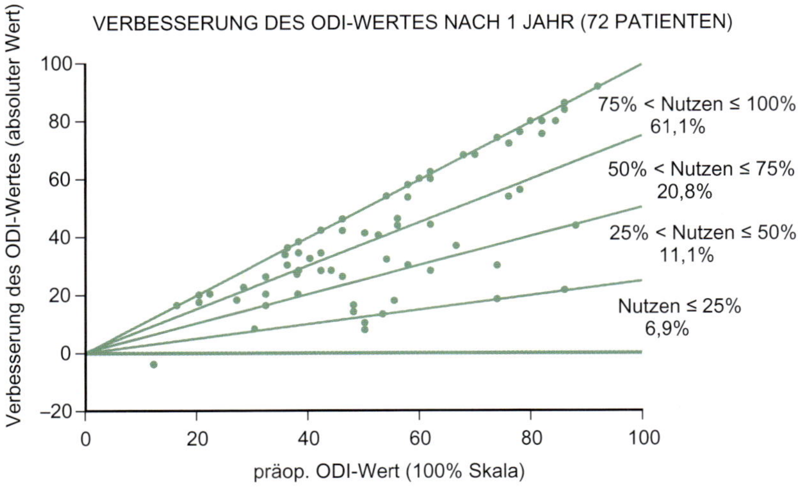

Abb. 7.12 ODI-Werte nach 1 Jahr als Funktion der präoperativen ODI-Werte bei individuellen Patienten

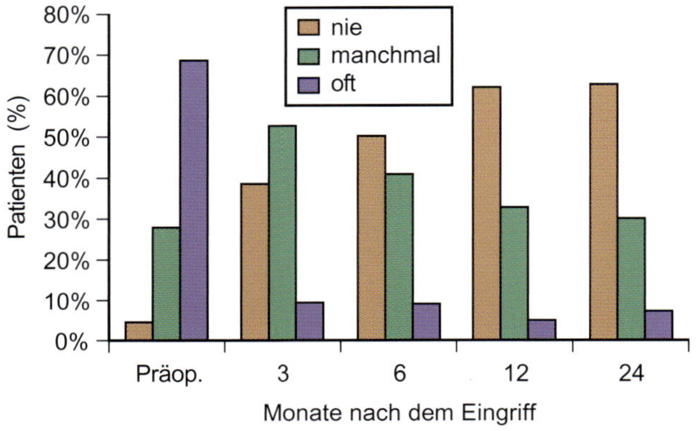

Abb. 7.13 Veränderung in der Schmerzmitteleinnahme im zeitlichen Verlauf bei den Patienten der Studiengruppe

Werte um mindestens 50%. Die Veränderung der ODI-Werte nach einem Jahr als Funktion der individuellen präoperativen ODI-Werte wird in ➤ Abbildung 7.12 gezeigt. Insgesamt erreichten 82% der Patienten eine Verbesserung von mehr als 50% bei ihren präoperativen ODI-Werten, und 60% der Patienten verbesserten ihre Werte um mehr als 75%. Auch der Schmerzmittelgebrauch wurde merklich reduziert (➤ Abb. 7.13). Die SF-36-Werte zeigten ebenfalls eine merkliche Verbesserung (➤ Abb. 7.14). Auch wenn sie nach 2 Jahren nicht perfekt sind, wurden sie mit einer Kontrollpopulation ähnlichen Alters und Geschlechts verglichen, wobei keine Unterschiede gefunden wurden (➤ Abb. 7.15). Dies spiegelt einfach die Tatsache wider, dass wir alle unsere Schmerzen und Wehwehchen haben, was in den SF-36-Werten offensichtlich wird. Diese Symptome sind in der Studiengruppe zwei Jahre nach der Operation jedoch nicht schlimmer als in einer ähnlichen Normalpopulation.

7.2.5 Indikationen

Die relativen Vorteile des Wallis-Stabilisierungsverfahrens bei unterschiedlichen Wirbelsäulenerkrankungen bedürfen der Bestätigung durch prospektive klinische Vergleichsstudien. Bevor solche Studien verfügbar sind, müssen wir uns hinsichtlich der entsprechenden Indikationen auf unser Verständnis der biomechanischen Wirkungen des Implantats und unsere Erfahrungen mit der klinischen Anwendung verlassen. Die breit gefächerten klinischen Indikationen werden hier diskutiert und mit einigen Fällen illustriert.

Bandscheibenunterstützung: Diskogener Rückenschmerz

Ziele hierbei sind die Unterstützung und der Schutz der degenerativen Bandscheibe sowie der Facettengelenke. Abnorm hohe Belastungen durch die Bandscheibe und Facettengelenke und auch eine veränderte Biomechanik scheinen an der Schmerzerzeugung beteiligt zu sein. Das Wallis-Stabilisierungssystem reduziert die Belastungen durch diese beiden Strukturen und stellt, wie bereits angemerkt, die normale Biomechanik auch in stärkerem Umfang wieder her. Damit das Wallis-System jedoch effektiv sein kann, muss das Bewegungssegment mit entsprechender Unterstützung zu vernünftiger normaler biomechanischer Funktion fähig sein. Stark degenerierte Bandscheiben (Pfirrmann Grad V) besitzen diese Fähigkeit nicht. Der Versuch, eine stark zerrissene Bandscheibe mit sehr geringer Höhe zu stützen, ist kaum sinnvoll.

Der erste konkrete Fall liefert ein gutes Beispiel für eine Stützung der Bandscheibe und zeigt, inwieweit die Wallis-Stabilisierung eine Behandlungsoption darstellen kann, wenn die Alternativen wie z.B. Fusion oder BSVP möglicherweise als ungeeignet angesehen werden. Die 24 Jahre alte Studentin litt seit vier Jahren an schweren und stark einschränkenden Rückenschmerzen, die auf eine intensive konservative Behandlung nicht ansprachen. Ihr MRT ist in ➤ Abbildung 7.16 gezeigt. Erwogen wurden Fusion und BSVP; bei

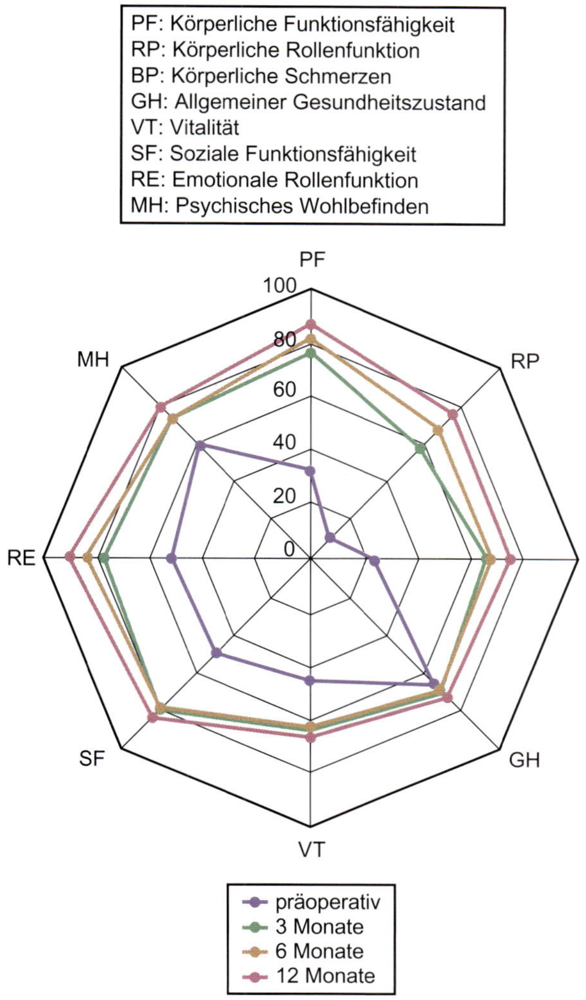

Abb. 7.14 Die progrediente Verbesserung bei den globalen Short-Form-(SF-)36-Werten für die Studiengruppe (Ergebnisse nach 2 Jahren sind in ➤ Abb. 7.15 dargestellt)

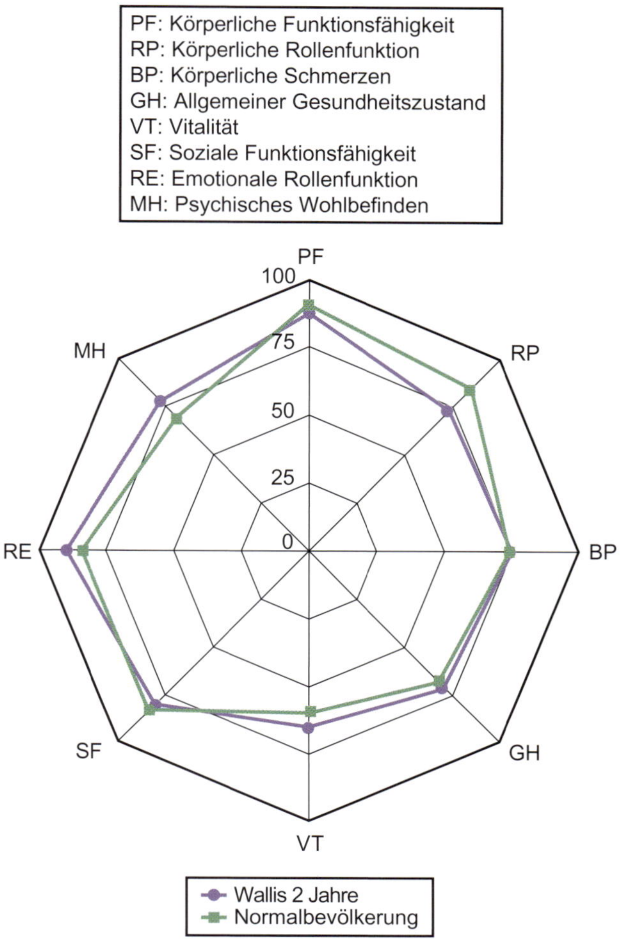

Abb. 7.15 Die SF-36-Ergebnisse für die Studiengruppe nach 2 Jahren im Vergleich zu einer normalen Population gleichen Alters und Geschlechts. Es gab keinen signifikanten Unterschied zwischen den beiden Gruppen.

einer Frau in diesem Alter bestanden jedoch Bedenken hinsichtlich der Langzeitkomplikationen wie z.B. einer Erkrankung der Nachbaretage im Falle einer Fusion sowie Ungewissheiten hinsichtlich der langfristigen Standzeit einer BSVP. Im Gegensatz dazu bot eine Wallis-Stabilisierung die Möglichkeit, die Bandscheibe ohne signifikante Langzeitrisiken zu stützen. Schlimmstenfalls würde das Implantat entfernt werden müssen, ohne dass aber das Bewegungssegment beeinträchtigt worden wäre. Alternative chirurgische Verfahren blieben immer noch als zukünftige Optionen bestehen.

Die Röntgenaufnahmen in Flexion und Extension nach einem Jahr (➤ Abb. 7.17) bestätigen, dass die Beweglichkeit aufrechterhalten blieb. Es ist deutlich erkennbar, dass das Wallis-System nicht zu einer Kyphose des Bewegungssegments führt. Die MRT-Aufnahmen in diesem Stadium (➤ Abb. 7.18) sind vielversprechend und zeigen, dass die Bandscheibenhöhe erhalten wurde; zu sehen ist auch eine gewisse Verbesserung bei der T2-Signalwiedergabe der instrumentierten Bandscheibe. Die Patientin erzielte ein exzellentes klinisches Ergebnis, das auch nach 3 Jahren noch Bestand hat (keinerlei Rückenschmerzen und vollständige Rückkehr zu normalen Funktionen, einschließlich sportlicher Aktivität).

Gefährdete Bandscheibe: Ausgeprägter oder erneuter Bandscheibenvorfall oder Prolaps an Übergängen

Die Hauptindikation für eine Operation in dieser etwas anders gearteten Gruppe ist natürlich das Lumbago-Ischias-Syndrom. Bei rein radikulärem Beinschmerz ist es sinnvoll, die operativen Optionen auf eine einfache Diskektomie zu beschränken. Bei diesen Patienten besteht jedoch das Risiko, dass sie in den nachfolgenden Jahren Rückenschmerzen entwickeln. Am Übergang von zwei Wirbelsäulenabschnitten ist die Bandscheibe stärkeren Belastungen ausgesetzt als normal; damit ist sie für beschleunigte degene-

7

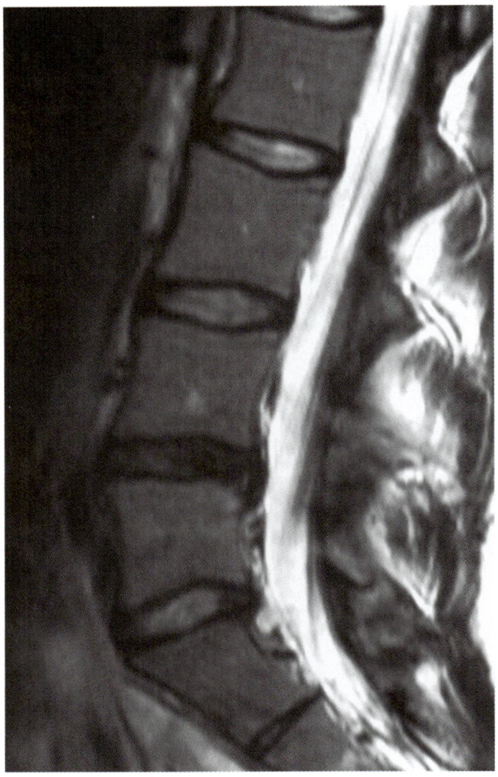

Abb. 7.16 Präoperative MRT-Aufnahme einer 24 Jahre alten Patientin mit seit 4 Jahren bestehenden Kreuzschmerzen (Fall 1). Es sind grundlegende degenerative Veränderungen an L4/L5 erkennbar. Bandscheibenhöhe und -architektur sind jedoch erhalten.

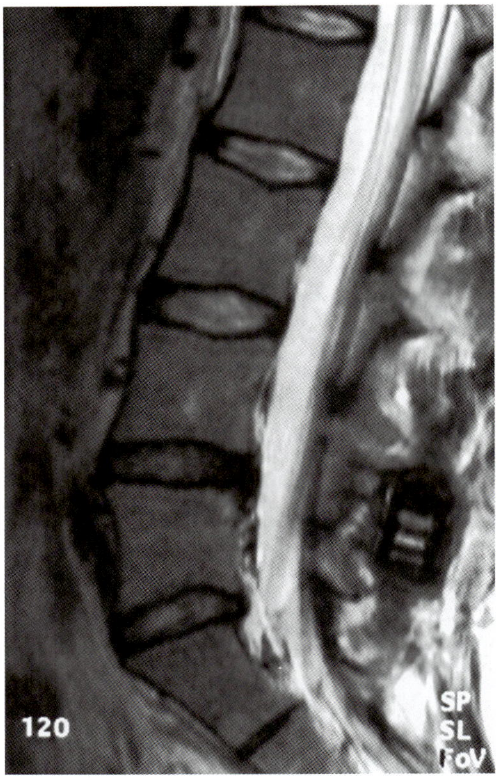

Abb. 7.18 Präoperative und postoperative (nach 3 Monaten) laterale Röntgenaufnahmen für Fallbeispiel 2. Nach der Wallis-Stabilisierung wurde die posteriore Bandscheibenhöhe verbessert, ausgehend von der Annahme, dass die Bandscheibe nicht belastet war. Es sollte auch bemerkt werden, dass das Implantat an der instrumentierten Etage keine Kyphose herbeiführt.

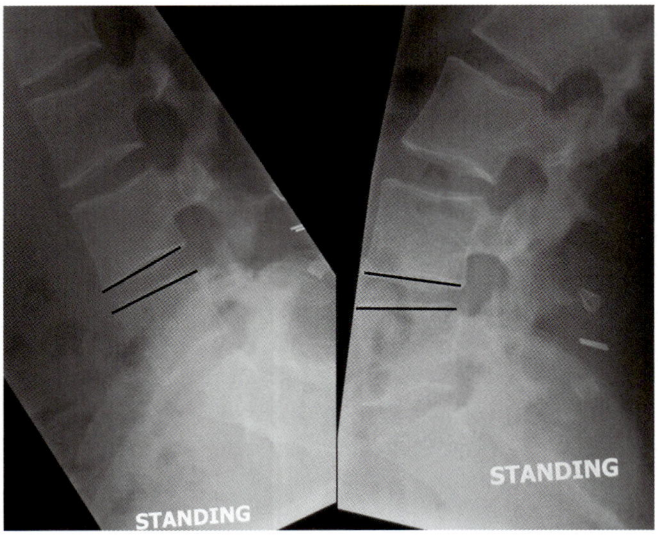

Abb. 7.17 Flexions- und Extensions-Röntgenaufnahmen von Fall 1 ein Jahr nach der Wallis-Stabilisierung unter Erhalt einer guten Beweglichkeit

rative Veränderungen und somit für Probleme in Verbindung mit Rückenschmerzen anfällig. Ebenso prädisponiert der plötzliche Verlust eines beträchtlichen Volumens an Kernmaterial bei sehr großen Vorwölbungen oder der zusätzliche Verlust bei rekurrenten Vorwölbungen die Bandscheibe für biomechanische Funktionsstörungen und somit Rückenschmerzen.

Es ist zweifelhaft, ob das Risiko zukünftiger Rückenschmerzen in diesen Fällen die Risiken und die Morbidität größerer chirurgischer Eingriffe wie z.B. einer Fusion rechtfertigt. Die Wallis-Stabilisierung hingegen schützt die gefährdeten Bandscheiben bei minimaler zusätzlicher Operationsdauer (durchschnittliche Implantationszeit 18 min), ohne erhöhte Morbidität und bei einem nur sehr geringen zusätzlichen Risiko. Noch leichter fällt die Entscheidung natürlich, wenn der Patient, wie es häufig der Fall ist, zusätzlich zum aktuellen Lumbago-Ischias-Syndrom auch noch Rückenschmerzen hat.

Die MRT-Aufnahme in ➤ Abbildung 7.19 illustriert ein in dieser Situation häufiges Behandlungsdilemma. Bei dem Patienten handelte es sich um einen 43-jährigen Handwerker mit leichter körperlicher Tätigkeit. Er hatte seit drei Jahren intermittierende, jedoch recht beschwerliche Kreuzschmerzen und entwickelte dann ein schwerwiegendes rechtsseitiges Lumbago-Ischias-Syndrom. Seiner Einschätzung zufolge waren 60% seiner Beschwerden Beinschmerzen und 40% Rückenschmerzen. Eine Diskektomie alleine würde bei seinem Lumbago-Ischias-Syndrom sicherlich nicht helfen. Was aber sollte unternommen werden, um seine Rückenschmerzen zu lindern und das Risiko einer weiteren Verschlechterung zu mindern? Ein Fusionsverfahren hätte wahr-

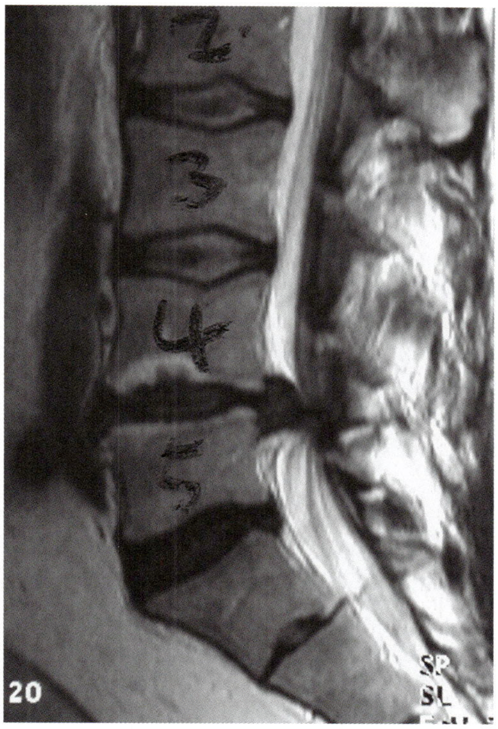

Abb. 7.19 Präoperativen MRT-Aufnahmen eines 55-jährigen Handwerkers mit leichter körperlicher Tätigkeit (Fall 2) und einer Kombination von Kreuzschmerz und linkem Lumbago-Ischias-Syndrom zu sehen.

scheinlich in Anbetracht der Veränderungen an L5/S1 über zwei Etagen hinaus ausgedehnt werden müssen. Das Wallis-Verfahren ermöglichte eine Stützung und Stabilisierung der stärker geschädigten Etage L4/L5 bei deutlich geringerer Invasivität. Da die Beweglichkeit erhalten bleibt, wird auf die Nachbaretage L5/S1 keine zusätzliche Belastung übertragen. Der Patient konnte nach vier Wochen wieder leichte und nach acht Wochen auch wieder normale Tätigkeiten ausüben. Sein Beinschmerz hörte auf. Nach drei Monaten hatten sich seine VAS-Werte für Rückenschmerzen von 50 auf 15 verbessert, und er konnte auf sämtliche Schmerzmittel verzichten. Zum Vergleich sind in ➤ Abbildung 7.20 seine präoperativen Röntgenbilder und die Röntgenaufnahmen drei Monate nach der Operation gezeigt. Zu beachten sind die Verbesserungen der posterioren Bandscheibenhöhe. Hierin zeigt sich die Entlastung der Bandscheibe durch das Implantat. Zudem ist keinerlei Kyphose zu beobachten. Während der nachfolgenden Monate hielten die Verbesserungen bei diesem Patienten an und bestanden auch noch bei der Nachuntersuchung nach 2 Jahren.

Topping-off: Unterstützung und Schutz der an eine Fusion angrenzenden Etagen

Die Fusion ist immer noch das wichtigste Verfahren bei der Behandlung schwerwiegender hartnäckiger Rückenschmerzen, die durch eine fortgeschrittenere degenerative Erkrankung verursacht

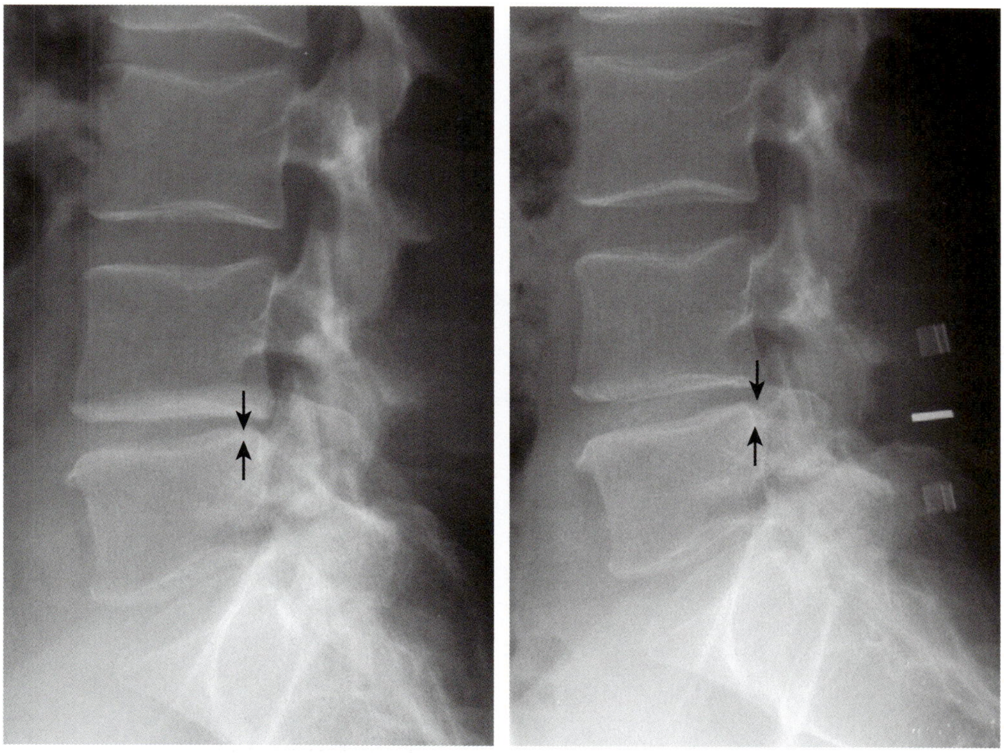

Abb. 7.20 Fall 2: Laterale Röntgenbilder vor der Operation und drei Monate postoperativ. Nach Wallis-Stabilisierung hat sich die Bandscheibenhöhe verbessert, was darauf schließen lässt, dass die Bandscheibe entlastet wurde. Zu beachten ist ferner, dass das Implantat in der instrumentierten Etage nicht zu einer Kyphose geführt hat.

sind. Der Chirurg befindet sich nach gründlicher Untersuchung der Lendenwirbelsäule jedoch häufig in einem Dilemma. Es kann sein, dass der Patient eine Etage mit fortgeschrittener degenerativer Erkrankung aufweist, die nach provokativer Diskographie als Hauptursache der Schmerzen bestätigt wird, sich aber auch an einer Nachbaretage noch mäßige und vielleicht minimal symptomatische Veränderungen finden (MRT und provokative Diskographie). Sollte dem Patienten die Operation angesichts des Risikos für eine beschleunigte Erkrankung der Nachbaretage verwehrt werden? Oder sollte die Fusion auf die zusätzliche Etage ausgedehnt werden, was erhöhte Risiken und zusätzliche Morbidität bedeutet? Die Wallis-Stabilisierung stellt eine praktikable Alternative dar, indem sie das Bewegungssegment neben einem fusionierten Segment vor den zusätzlichen Belastungen schützt.

Die MRT-Aufnahme, die links in ➤ Abbildung 7.21 gezeigt ist, stammt von einem 55-jährigen Handwerker mit leichter körperlicher Tätigkeit. Der Patient litt zwei Jahre an signifikanten Rückenschmerzen, die ca. 70% seiner Gesamtprobleme ausmachten; die restlichen 30% waren auf ein linksseitiges Lumbago-Ischias-Syndrom zurückzuführen.

Der Autor hielt eine Fusion an L5/S1 für erforderlich. Die Bandscheibenvorwölbung an L4/L5 war für sein Lumbago-Ischias-Syndrom verantwortlich, es bestanden jedoch Bedenken, die Diskektomie nur an L4/L5 durchzuführen und die oberhalb der Fusion exponierte Etage auszulassen. Um eine Ausdehnung der Fusion auf L4/L5 zu vermeiden, wurde an dieser Etage gleichzeitig eine Wallis-Stabilisierung an L5/S1 in Form einer posterioren lumbalen Interbody-Fusion (PLIF) durchgeführt. Der Patient erholte sich gut und konnte nach vier Monaten wieder leichte Tätigkeiten ausführen. Nach einem Jahr berichtete er über milde intermittierende Kreuzschmerzen. Sein VAS-Wert verbesserte sich von 75 auf 10 und sein ODI-Wert von 54 auf 15. Nach zwei Jahren hatte er das Gefühl, dass sein Rücken „kein Problem mehr war". Seine Röntgen- und MRT-Aufnahmen in diesem Stadium sind ➤ Abbildung 7.21 (Mitte und rechts) zu entnehmen.

Das Wallis-Stabilisierungssystem liefert auch eine einfache und minimal-invasive Methode zur Behandlung symptomatischer Erkrankungen der Nachbaretage, die sich nach vorangegangener Fusion entwickelt, jedoch nicht eingesetzt werden sollte bei fortgeschrittenen Veränderungen, merklicher Bandscheibenverengung oder nicht mehr geringfügiger degenerativer Spondylolisthese (≤ 3 mm). Bei mehr gemäßigter, jedoch nichtsdestotrotz signifikant symptomatischer Erkrankung der Nachbaretage liefert das Wallis-Stabilisierungssystem ein minimal-invasives Verfahren zur Behandlung des Zustands ohne Rückgriff auf die destruktivere Alternative der Entfernung der vorangegangenen Instrumentierung und Ausdehnung der Fusion an eine zusätzliche Etage, eine Option, die unvermeidlich in den nachfolgenden Jahren noch weitere Probleme an der nächsten Etage riskiert.

Distraktionsentlastung: Zentrale, Recessus-lateralis- und Foraminastenosen

Der Stellenwert von interspinalen Spacern zur Verbesserung der Kapazität des Wirbelkanals durch eine Zunahme von Querschnitt und Durchmesser des Spinalkanals sowie der Breite und Fläche der Neuroforamina wurde in mehreren Studien nachgewiesen [7, 8]. Um eine Distraktionsentlastung in der Lendenwirbelsäule zu erreichen, können interspinale Prothesen, zumindest in einigen Fällen, ohne operatives Eindringen in den Wirbelkanal alleine angewendet werden. Bei Vorliegen einer harten Stenose mit Facettenhypertrophie und Osteophyten, die zu neurologischer Beeinträchtigung führen, kann allerdings weiterhin eine operative Dekompression notwendig sein. Aber auch in diesen Fällen kann zur Verstärkung der operativen Entlastung eine interspinale Distraktion angewendet werden, insbesondere in Regionen mit stärker eingeschränktem Zugang.

Am zuverlässigsten und sichersten gelingt die operative Dekompression vielleicht nach Teilung und Abklappen (für die spä-

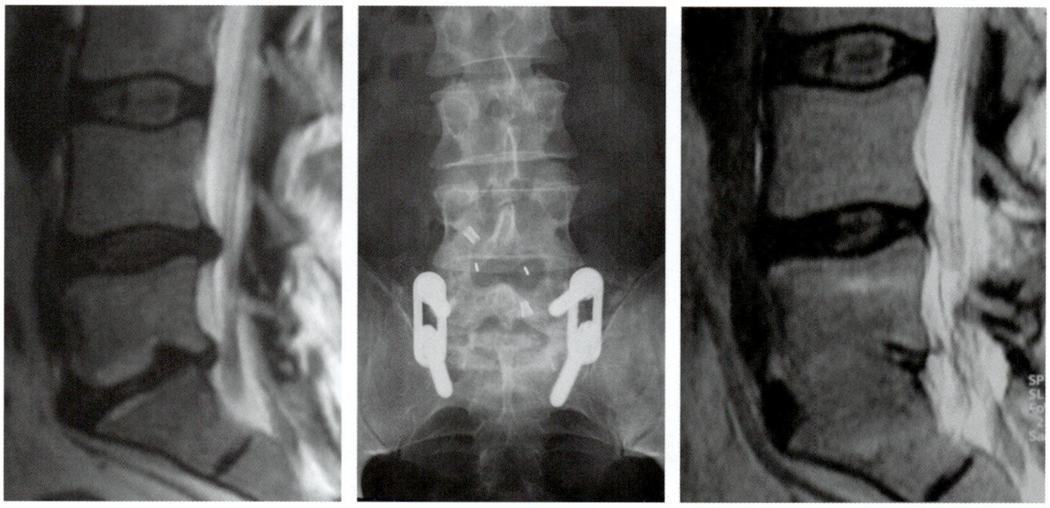

Abb. 7.21 An L5/S1 wurde eine PLIF zusammen mit Diskektomie und Wallis-Stabilisierung an L4/L5 durchgeführt. Gezeigt sind die Röntgen- und MRT-Aufnahmen des Patienten bei der Nachuntersuchung nach zwei Jahren (Mitte und rechts).

tere Reparatur) des Lig. supraspinale und Entfernung des Lig. interspinale sowie des zentralen Lig. flavum. Die Dornfortsätze können dann auseinander gespreizt werden, um den Zugang zum Recessus lateralis und zu den Neuroforamina zu schaffen. Dieses Verfahren schließt die Verwendung ungeführter beweglicher Prothesen wie z.B. der X-Stop (Kyphon, Inc., Sunnyvale, Kalifornien) aus, welche die Integrität des Lig. supraspinale voraussetzen, stellt aber einen wesentlichen Teil des Verfahrens des Wallis-Stabilisierungssystems dar, das nicht von der Einschränkung durch das Lig. supraspinale abhängt. Die durch das Wallis-Stabilisierungssystem erzeugte Stabilität gewährt wahrscheinlich zusätzliche Vorteile, da Stenosen in vielen Fällen eine Anpassung an die Instabilität im Bewegungssegment darstellen.

7.2.6 Diskussion

Sicherheit

Im Vergleich zu anderen Verfahren wie der Diskektomie oder Dekompression setzt das Wallis-Stabilisierungssystem den Patienten nur sehr wenigen zusätzlichen Risiken oder einer Operationsmorbidität aus. Das Implantat ist sicherlich auch viel weniger destruktiv und invasiv als alternative Verfahren wie die Fusion oder BSVP. Das System macht eine Pedikelschraubenfixierung überflüssig und reduziert sowohl das Risiko als auch die Schwere möglicher Komplikationen. Pedikelschrauben sind eine signifikante Ursache für Komplikationen bei posterioren Fusionsverfahren [9, 10]. Auf Pedikelschrauben basierende dynamische Stabilisierungssysteme wie z.B. die Ligamentoplastik nach Graf und Dynesys weisen signifikante Schraubenlockerungs- und Schraubenbruchraten [11] sowie weitere auf Schrauben zurückzuführende Komplikationen auf. Dies ist nicht überraschend, denn in solchen Systemen sind die Schrauben über viele Jahre einer dauerhaften, sich wiederholenden Belastung ausgesetzt. Möglicherweise sind einige der Probleme, die mit der Ligamentoplastik nach Graf in Verbindung gebracht werden, mit Dynesys überwindbar, doch sind die interpedikulären Dynesys-Blocker nicht flexibel genug, um eine Degeneration der Nachbaretage zu verhindern [12, 13].

Im Falle einer Lockerung oder eines Bruchs der Schrauben kann die Revision eines auf Pedikelschrauben basierenden dynamischen Stabilisierungssystems eine große Herausforderung darstellen. Im Gegensatz dazu geht man beim Wallis-Stabilisierungssystem davon aus, dass der Versagensmodus, selbst bei einem strukturellen Versagen des Implantats (das tatsächlich nahezu unbekannt ist), sicher ist und andere Optionen wie beispielsweise eine Wallis-Revision oder einen anderen Eingriff nicht beeinträchtigt.

Klinischer Nutzen

Der klinische Erfolg eines jeden chirurgischen Verfahrens bei Kreuzschmerzen wird hauptsächlich durch die Patientenauswahl und die exakte Identifizierung einer fokalen und behandelbaren Schmerzquelle bestimmt. Im Vergleich dazu kommt der Wahl einer bestimmten Operationstechnik wahrscheinlich eine viel geringere Bedeutung zu. Das Wallis-Verfahren scheint jedoch, was den klinischen Nutzen betrifft, sehr effektiv zu sein, wie die signifikanten Verbesserungen der VAS-Werte sowie der deutlich reduzierte Analgetikagebrauch bei den Patienten der multizentrischen Studie zeigen. Bei 93% der Patienten konnte eine Verbesserung der VAS-Werte um mindestens 50% beobachtet werden, und insgesamt verbesserten sich die VAS-Werte nach einem Jahr von präoperativ 77 auf 12.

Aufschlussreich ist ein Vergleich dieser Werte mit den Werten, die durch andere Behandlungsoptionen erreicht wurden. Fusion wird häufig als der Goldstandard angesehen (obwohl viele diesen hochtrabenden Status mittlerweile anzweifeln würden). In der wegweisenden Studie von Fritzell et al. [14], in der lumbale Fusion mit konservativer Behandlung bei chronischen Kreuzschmerzen verglichen wird, sanken die VAS-Werte bei den Patienten mit Fusionsoperation von präoperativ 64 auf 30 nach einem Jahr. Bei konservativer Behandlung reduzierten sich die VAS-Werte nach einem Jahr von 63 auf 55. Kim et al. [15] verglichen unterschiedliche Fusionsverfahren. In den verschiedenen Gruppen sanken die VAS-Werte von präoperativ 75 auf 17–20 nach einem Jahr. Bandscheibenvollersatz als Alternative zur Fusion wird immer beliebter, da damit Erfolge erzielt werden, die mindestens genauso gut erscheinen, jedoch in einem früheren Stadium und mit schnellerer funktioneller Erholung. Blumenthal et al. [16] verglichen BSVP und anteriore lumbale interkorporelle Fusion (ALIF) bei symptomatischer degenerativer Bandscheibenerkrankung. Der mittlere präoperative VAS-Wert betrug in beiden Gruppen 72 und verbesserte sich nach einem Jahr in der BSVP-Gruppe auf 33 und in der ALIF-Gruppe auf 40. Unter den als erfolgreich behandelt geltenden Patienten dieser Studie beschrieben 64% in der BSVP-Gruppe und 80% in der Fusionsgruppe ihre Schmerzmitteleinnahme nach einem Jahr mit „häufig" oder „manchmal". Nur 38% der Patienten mit dem Wallis-Stabilisierungssystem hatten nach einem Jahr den gleichen Wert bei der Schmerzmitteleinnahme. Facettengelenkarthrose kann die BSVP-Ergebnisse beeinträchtigen und war in den experimentellen BSVP-Studien ein Ausschlusskriterium [16]. Einige BSVP-Bauarten können zu Veränderungen der Facettengelenke beitragen. Dagegen können interspinale Stabilisierungssysteme wie z.B. Wallis Facettengelenkschmerz lindern [6]. VAS-Werte sind auch für die Dynesys-Stabilisierung verfügbar. Stoll et al. [13] berichteten, dass sich die Schmerzwerte von 74 (Ausgangswert) nach durchschnittlich 38 Monaten auf 31 verbesserten. In einer separaten Studie verbesserten sich die VAS-Werte für Kreuzschmerz von 70 präoperativ auf 47 nach 2 Jahren [17].

Der klinische Nutzen bezüglich einer verbesserten Lebensqualität zeigt sich am besten in den SF-36-Werten. Wieder konnte der sehr gute therapeutische Erfolg der Wallis-Prothese in diesem Bereich an den Ergebnissen der multizentrischen Studie abgelesen werden. Die postoperativen Werte nach 2 Jahren unterschieden sich nicht von denen einer vergleichbaren normalen Population. Dies kann erneut mit einer früheren Studie von Patienten verglichen werden, die sich einem von vier unterschiedlichen Fusionsverfahren unterzogen [18]. Ihre präoperativen PCS-Werte (physische Komponente des SF-36, PCS) betrugen 25 (höchster Wert: 100) und ähnelten damit dem präoperativen Wallis-PCS (28/100).

Nach einem Jahr lag die Verbesserung beim PCS zwischen 8,4 und 12,6 Punkten. Im Vergleich dazu verbesserten sich die PCS der Patienten mit dem Wallis-Stabilisierungssystem in einem Jahr um mehr als 19 Punkte.

Der am meisten verwendete und am besten validierte Wert für die funktionelle Einschränkung ist der ODI-Wert. In neueren experimentellen Studien zum Bandscheibenvollersatz war ein Kriterium für klinischen Erfolg eine Verbesserung der ODI-Werte um 25% [16]. Gemessen an diesem Standard erzielte die Wallis-Stabilisierungstechnik bei 93% der Patienten einen klinischen Erfolg. Auch in diesem Punkt kann die Wallis-Prothese mit anderen Verfahren verglichen werden. In der zuvor erwähnten Studie mit vier Fusionsverfahren verbesserten sich die präoperativen ODI-Werte, die zwischen 46 und 56 lagen, nach einem Jahr um 16–23 Punkte. Die Patienten der Wallis-Studie hatten ähnliche präoperative ODI-Werte, die sich nach einem Jahr im Durchschnitt aber um mehr als 40 Punkte verbesserten. Dieses offensichtlich bessere funktionelle Ergebnis hängt wahrscheinlich mit der geringeren Invasivität der Operation, dem Erhalt der posterioren paravertebralen Muskulatur und insbesondere der Bewegung an der instrumentierten Etage zusammen.

Man muss natürlich vorsichtig sein, wenn man aus solchen unterschiedlichen Studien, in denen viele Faktoren nicht kontrolliert wurden, Schlussfolgerungen zieht. Nichtsdestotrotz steht die Wallis-Stabilisierung einem Vergleich mit alternativen Verfahren in nichts nach und kann mit einfacheren chirurgischen Verfahren und viel geringeren Risiken für den Patienten erreicht werden.

Erhalt des Nachbarsegments

Das Finite-Elemente-Modell sagt vorher, dass das Wallis-System die mechanische Belastung benachbarter Segmente nicht beeinflussen sollte. Im Vergleich zu den bei Fusionsverfahren beobachteten Raten sollte das Risiko einer symptomatischen Erkrankung der Nachbaretage daher deutlich geringer sein. Die bis jetzt vorliegende Evidenz bestätigt dies. Bei einer Reihe lumbaler Fusionspatienten mit einer Nachbeobachtung von mehr als 5 Jahren ermittelte Gillet [19] eine 20%ige Rate bei Revisionsoperationen, bei denen die Arthrodese auf Nachbarsegmente ausgedehnt wurde. Bei an Fusion angrenzenden Etagen gaben Ghiselli et al. [20] bei 215 Patienten, die sich einer posterioren lumbalen Arthrodese unterzogen hatten, eine Reoperationsrate von 16,5% nach 5 Jahren und von 36,1% nach 10 Jahren an. Der letzte Wert ist fast doppelt so hoch wie die Gesamtrevisionsrate in allen Fällen der retrospektiven Wallis-Langzeitstudie mit einer Nachbeobachtungsdauer zwischen 10 und 18 Jahren, die auf eine viel niedrigere Rate bei Nachbarsegmentdegeneration schließen lässt.

Potenzielle Bandscheibenwiederherstellung

Bei der Diskussion des ersten Fallbeispiels wurde darauf hingewiesen, dass es ein Jahr nach der Wallis-Stabilisierung eine merkliche Verbesserung bei der T2-Signalwiedergabe der Bandscheibe im Vergleich zu den präoperativen Scans gab. Dies war keine isolierte Beobachtung, sondern wurde bei einem signifikanten Anteil gepaarter MRTs beobachtet. Diese Veränderung spiegelt wahrscheinlich die Entlastung der Bandscheibe wider und erlaubt vielleicht eine gewisse Rehydratation der Kernmatrix. Man hofft, dass es durch Wiederherstellung günstigerer physiologischer Bedingungen innerhalb der Bandscheibe zu einer Verbesserung der Zellfunktion kommen kann, die unter Umständen eine Regeneration und Reparatur der extrazellulären Matrix ermöglicht.

7.2.7 Fazit

Bei der Behandlung degenerativer Zustände der Lendenwirbelsäule klafft zwischen der konservativen Behandlung und der chirurgischen Option einer Wirbelsäulenfusion eine deutliche Lücke. Eine Fusion wird als ausgesprochen invasiv und destruktiv wahrgenommen und geht mit signifikanten Risiken und häufig eher mittelmäßigen Ergebnissen einher.

Es gibt jetzt eine starke Evidenz, dass BSVP in geeigneten Fällen wahrscheinlich die bessere Alternative zur Fusion darstellt. Es bleiben jedoch Unsicherheiten hinsichtlich ihrer langfristigen Standzeit bestehen. Obwohl ein Bandscheibenvollersatz weniger destruktiv ist als eine Fusion, birgt er nichtsdestotrotz große Operationsrisiken. Die Handhabung etwaiger Komplikationen oder von Versagen kann sehr schwierig sein. Sowohl Fusion als auch BSVP stellen einen irreversiblen Schritt dar. So gesehen bleibt die Lücke zwischen konservativer Behandlung und chirurgischer Intervention groß, und sehr viele Patienten empfinden keine dieser Optionen als sehr zufrieden stellend.

Die dynamische Stabilisierung mit der Wallis-Prothese bietet zumindest einem Teil dieser Patienten eine echte Alternative. Ihre Ergebnisse scheinen im Vergleich mit anderen, radikaleren Verfahren günstig zu sein, können dabei mit minimal-invasiver Chirurgie erreicht werden. Diese Tatsache alleine sorgt schon für wichtige Vorteile (z.B. schnellere Erholung und kürzerer Krankenhausaufenthalt), aber es gibt noch weitere wichtige Vorzüge. Zum einen birgt dieses Verfahren nur wenige und zudem keine sehr schwerwiegenden Risiken. Außerdem ist die dynamische Stabilisierung im Gegensatz zu Fusion oder BSVP kein endgültiger Schritt, sondern kann rückgängig gemacht werden. Damit bleiben für die Zukunft andere chirurgische Optionen erhalten.

Somit stellt das Wallis-Stabilisierungssystem zweifellos eine wertvolle Ergänzung der chirurgischen Verfahren zur Behandlung degenerativer Erkrankungen der Lendenwirbelsäule dar.

LITERATUR

[1] Sénégas J: La ligamentoplastie intervertébrale, alternative à l'arthrodèse dans le traitement des instabilités dégénératives. Acta Orthop Belg 57 (suppl I): 221–226, 1991.
[2] Sénégas J, Vital JM, Pointillart V, Mangione P: Long-term actuarial survivorship analysis of an interspinous stabilization system. Eur Spine J 16(8): 1.279–1.287, 2007.
[3] Adams MA, McNally DS, Dolan P: Stress distributions inside intervertebral discs: The effects of age and degeneration. J Bone Joint Surg Br 78: 965–972, 1996.
[4] Lafage V, Gangnet N, Sénégas J, et al: New interspinous implant evaluation using an in vitro biomechanical study combined with finite element analysis. Spine 32(16): 1.706–1.713, 2007.

[5] Swanson KE, Lindsey DP, Hsu KY, et al: The effects of an interspinous implant on intervertebral disc pressures. Spine 28: 26–32, 2003.
[6] Wiseman CM, Lindsey DP, Fredrick AD, Yerby SA: The effect of an interspinous implant on facet load during extension. Spine 30: 903–907, 2005.
[7] Richards JC, Majumdar S, Lindsey DP, et al: The treatment mechanism of an interspinous process implant for lumbar neurogenic intermittent claudication. Spine 30: 744–749, 2005.
[8] Siddiqui M, Nicol M, Karadimas E, et al: The positional magnetic resonance imaging changes in the lumbar spine following insertion of a novel interspinous process distraction device. Spine 30: 2.677–2.682, 2005.
[9] Katonis P, Christoforakis J, Kontakis G, et al: Complications and problems related to pedicle screw fixation of the spine. Clin Orthop 41: 86–94, 2003.
[10] Lonstein JE, Denis F, Perra JH, et al: Complications associated with pedicle screws. J Bone Joint Surg Am 81: 1.519–1.528, 1999.
[11] Nockels RP: Dynamic stabilization in the surgical management of painful lumbar spinal disorders. Spine 15(16): S68–S72, 2005.
[12] Schnake KJ, Schaeren S, Jeanneret B: Dynamic stabilization in addition to decompression for lumbar spinal stenosis with degenerative spondylolisthesis. Spine 31: 442–449, 2006.
[13] Stoll TM, Dubois G, Schwarzenbach O: The dynamic neutralization system for the spine: A multi-center study of a novel non-fusion system. Eur Spine J 11(2): S170–S178, 2002.
[14] Fritzell P, Hagg O, Wessberg P, Nordwall A: Lumbar fusion versus nonsurgical treatment for chronic low back pain. Spine 26: 2.521–2.532; discussion 2.532–2.534, 2001.
[15] Kim KT, Lee SH, Lee YH, et al: Clinical outcomes of three fusion methods through the posterior approach in the lumbar spine. Spine 31: 1.351–1.357, 2006.
[16] Blumenthal S, McAfee PC, Guyer RD, et al: A prospective, randomized, multicenter Food and Drug Administration investigational device exemptions study of lumbar total disc replacement with the CHARITÉ artificial disc versus lumbar fusion, part I: Evaluation of clinical outcomes. Spine 30: 1.565–1.575; discussion E387–E391, 2005.
[17] Grob D, Benini A, Junge A, Mannion AF: Clinical experience with the Dynesys semi-rigid fixation system for the lumbar spine: Surgical and patient-oriented outcome in 50 cases after an average of 2 years. Spine 30: 324–331, 2005.
[18] Glassman S, Gornet MF, Branch C, et al: MOS Short Form 36 and Oswestry Disability Index outcomes in lumbar fusion: A multicenter experience. Spine J 6: 21–26, 2006.
[19] Gillet P: The fate of the adjacent motion segments after lumbar fusion. J Spinal Disord Tech 16: 338–345, 2003.
[20] Ghiselli G, Wang JC, Bhatia NN, et al: The fate of the adjacent motion segments after lumbar fusion. J Bone Joint Surg Am 86A: 1. 497–1.503, 2004.

7.3 Coflex

Gary L. Lowery, Rudolf Bertagnoli und Robert J. Chomiak

! KERNAUSSAGEN

- Coflex wird zur Behandlung von Patienten mit Lumbalstenose eingesetzt.
- Bei der Coflex handelt es sich um eine interspinale Nonfusion-Stabilisierungsprothese.
- Coflex weist mittlerweile eine 15-jährige klinische Geschichte auf.
- Coflex ist funktionell dynamisch, sie ist in Extension komprimierbar und erlaubt Flexion.
- Coflex wurde bisher weltweit mehr als 15.000 Patienten implantiert.

Unter Stenose versteht man jegliche Art von Verengung des zentralen Wirbelsäulenkanals oder des Foramen intervertebrale [1]. Am häufigsten treten die Symptome bei Patienten zwischen 50 und 70 Jahren auf. Bei ihrer Erstvorstellung klagen die Patienten womöglich über Kreuz-, Gesäß- oder trochantäre und posteriore Oberschenkelschmerzen, die bis ins Knie oder gelegentlich in die Füße ausstrahlen können [2]. Diese Symptome lassen sich in früheren Erkrankungsstadien durch Sitzen oder Liegen lindern; sie können sich beim Laufen verschlimmern, bekannt als neurogenes Hinken, insbesondere beim Abwärtsgehen [3]. Obwohl Übersichtsröntgenaufnahmen, Computertomographie (CT), Magnetresonanztomographie (MRT) und andere Untersuchungen bei der Bestätigung der Diagnose der Spinalstenose hilfreich sind, wird die Diagnose am häufigsten durch eine sorgfältige Erhebung der Anamnese gestellt [4]. Die Spinalstenose kann angeboren sein, ist meistens jedoch das Ergebnis degenerativer Veränderungen der Wirbelsäule, die typischerweise im Nucleus pulposus beginnen. Da sich die Bandscheibe degeneriert und verengt, positionieren sich die Wirbel enger aneinander, was zu Bandlaxizität und intersegmentaler Instabilität führen kann [5]. Diese Veränderungen bewirken die Bildung von Osteophyten, da der Körper das instabile Wirbelsäulensegment wieder zu stabilisieren versucht. Diese peripheren Osteophyten tragen zusammen mit einem Verlust an Bandscheibenhöhe zur Einengung des Neuroforamens bei. Wenn die degenerativen Veränderungen fortschreiten, verkürzt und krümmt sich das Lig. flavum, wodurch es zu einer Verdickung kommt, die weiter zur zentralen Spinalstenose beitragen kann [2]. Schließlich können die degenerativen Veränderungen an den Facettengelenken mit sekundärer Osteophytenbildung zu einer Recessus-lateralis-Stenose beitragen. Diese Kaskade resultiert häufig in Antero- und Retrolisthese (Deformität der sagittalen Ebene) und in degenerativer Skoliose (koronare Deformität).

7.3.1 Beschreibung des Implantats

Die Coflex-Prothese wurde von Dr. Jaques Samani 1994 entwickelt und ist seitdem außerhalb der Vereinigten Staaten ohne Unterbrechungen in Gebrauch. Ursprünglich war das Produkt als interspinales „U" bekannt und wurde 1995 durch Fixano SAS (Péronnas, Frankreich) vermarktet, wobei 2005 eine Eigentumsübertragung an Paradigm Spine, LLC (New York, NY), stattfand. Die Prothese wurde in Coflex für *„cofunctioning of flexion and extension"* umbenannt. Das Design der Prothese ist während ihrer gesamten Geschichte größtenteils gleich geblieben, mit Ausnahme einer Verschärfung der Toleranzen. Design und Materialien haben sich nicht geändert, allerdings kamen zwei neue Größen hinzu.

Nach einer umfassenden internationalen retrospektiven Multicenterstudie mit 589 Patienten wurde die Coflex-Prothese weiterentwickelt, um den klinischen Bedürfnissen von Patienten mit Spinalstenose durch Bereitstellung einer Nonfusion-Stabilisierung an der betroffenen Etage bzw. an den betroffenen Etagen nach mikrochirurgischer Dekompression gerecht zu werden. Bei der Coflex handelt es sich um ein interspinales funktionelles dynamisches Implantat, das aus einem einzigen U-förmigen Bauteil aus einer medizinisch reinen Titanlegierung (Ti_6Al_4V) besteht, einem Material, das sich schon lange als sicheres Material für implantierbare orthopädische Produkte bewährt hat. Bei der klinischen Anwendung wird dieses U horizontal positioniert; sein Apex ist dabei unter den Facetten nach anterior ausgerichtet; die beiden langen Arme des U liegen parallel zur langen Achse der Dornfortsätze, und diese dem Knochen zugewandten Oberflächen sind gefurcht, um eine Migration zu verhindern. Ein Exemplar des Implantats wird in ➤ Abbildung 7.22 gezeigt.

Ein Set von zwei Flügeln erstreckt sich vertikal vom oberen langen Arm des U und ein zweites Flügelset unter seinem unteren langen Arm. Beide Flügelsets besitzen gezackte, dem Knochen zugewandte Oberflächen, die so konstruiert sind, dass die Coflex durch Verklemmen an den superioren und inferioren Dornfortsätzen befestigt werden kann. Zusätzlich sind die gegenüberliegenden Flügelflächen versetzt, sodass zwei angrenzende Etagen stabilisiert werden können. Diese Konstruktion ermöglicht eine gewisse Mobilität des Dornfortsatzes in Flexion bei gleichzeitiger Vermeidung von anteriorer oder posteriorer Migration. Die Prothese ist in Extension komprimierbar, und das Wirbelsäulengleichgewicht normalisiert sich in aufrechter Position. Der Druck auf die Facetten im operierten Segment wird durch eine leichte dauerhafte Facettendistraktion entlastet, die daraus resultiert, dass die Coflex tiefer eingeführt wird als jede andere interspinale Prothese. Dadurch wird auch die foraminale Distraktion aufrechterhalten. Da die Coflex funktionell dynamisch ist, sinkt der posteriore intradiskale Druck im operierten Segment. Die biomechanischen Parameter der Nachbaretagen scheinen nicht betroffen zu sein. Die Rotationsmobilität kann durch ein Verklemmen der Flügel zunächst weiter eingeschränkt sein.

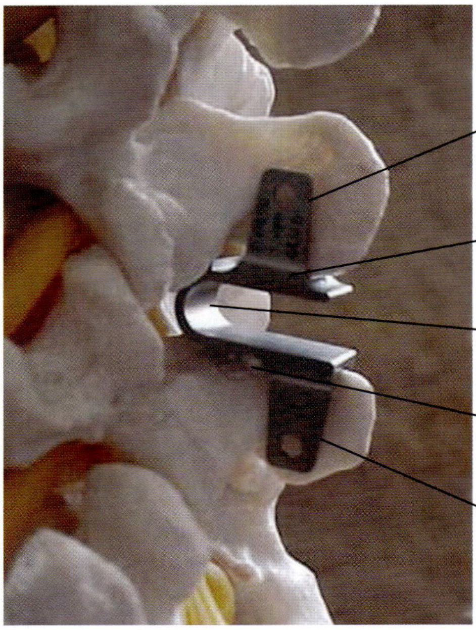

Abb. 7.22 Coflex-Prothese zur interspinalen Stabilisierung

7.3.2 Indikationen

Nachfolgend werden die aktuellen Indikationen für die Coflex aufgelistet, wie sie in einer laufenden US-amerikanischen FDA-IDIE-Studie beispielhaft angegeben sind. Für die klinische Anwendung kann der Patient, muss aber nicht unbedingt, die folgenden Einschlusskriterien aufweisen:

1. Wirbelsäulendeformität (Stenose, Listhese oder Skoliose)
   a. Moderate bis schwere zentrale Spinalstenose
   b. Facettenhypertrophie und subartikuläre Recessusstenose an der betroffenen Etage oder den betroffenen Etagen
   c. Foraminalstenose an der betroffenen Etage oder den betroffenen Etagen
   d. Degenerative Spondylolisthese bis zu einem stabilen Grad I (Meyerding-Klassifikation) oder äquivalente Retrolisthese, durch Flexions-/Extensionsröntgenaufnahmen belegt
   e. Milde lumbale Skoliose (Cobb-Winkel bis zu 25°)
2. Radiologische Bestätigung, dass an Index- oder Nachbaretagen keine Winkel- oder Translationsinstabilität der Wirbelsäule vorliegt (Instabilität definiert nach White und Panjabi: Translation der sagittalen Ebene > 4,5 mm oder 15% oder Rotation der sagittalen Ebene > 15° an L1/L2, L2/L3 und L3/L4; > 20° an L4/L5 auf der Basis von Flexions-/Extensionsröntgenaufnahmen im Stehen)
3. Alter: 40–80 Jahre
4. Mindestens sechsmonatige vorherige konservative Therapie (einschließlich mindestens einer epiduralen Injektion) ohne adäquate und anhaltende Symptomlinderung
5. Neurogenes Hinken, definiert durch Bein-/Gesäß- oder Leistenschmerzen, die durch Flexion gelindert werden können, beispielsweise durch Sitzen in einem Sessel
6. Wert beim *Oswestry Pain Disability Questionnaire* für Kreuzschmerzen von mindestens 20/50 (40%)
7. Werte bei der visuellen Analogskala (VAS) für Kreuzschmerzen von mindestens 50 mm auf einer 100-mm-Skala
8. Geeigneter Kandidat für die Anwendung eines posterioren chirurgischen Zugangs

7.3.3 Kontraindikationen

1. Mehr als zwei Wirbeletagen erfordern chirurgische Dekompression
2. Vorangegangene Fusion, Implantation eines Bandscheibenvollersatzes, vollständige Laminektomie oder Implantation einer Dornfortsatzprothese an einer lumbalen Etage
3. Röntgenologisch bestätigte Beeinträchtigung der Wirbelkörper an einer oder mehreren lumbalen Etagen, die durch ein aktuelles oder vorangegangenes Trauma oder durch einen Tumor verursacht sind (z.B. Kompressionstrauma)
4. Schwere Facettenhypertrophie, die eine extensive Entfernung des Knochens erfordert, was zu Instabilität führen würde
5. Isthmische Spondylolisthese oder Spondylolyse (Pars-Fraktur)
6. Degenerative lumbale Skoliose (Cobb-Winkel > 25°)

7. Operationspflichtiger Bandscheibenvorfall an einer beliebigen lumbalen Etage
8. Osteopenie: Zum Screening von Patienten, die eine *Dual-Emission X-Ray Absorptiometry* (DEXA) zur Messung der Knochenmineraldichte benötigen, wird ein Screening-Fragebogen für Osteopenie (SCORE, *Simple Calculated Osteoporosis Risk Estimation)* verwendet. Wenn eine DEXA-Untersuchung notwendig ist, wird ein Ausschluss definiert als ein DEXA-Knochendichtewert ≤ −1,0 (Osteopenie-Definition der Weltgesundheitsorganisation).
9. Rücken- oder Beinschmerz unbekannter Ätiologie
10. Nur axialer Rückenschmerz, keine Beteiligung von Bein, Gesäß oder Leiste
11. Vorgeschichte von signifikanter peripherer Neuropathie
12. Signifikante periphere vaskuläre Erkrankung (z.B. mit vermindertem Puls der A. dorsalis pedis oder der posterioren Tibia)
13. Unablässiger Rückenschmerz in *jeder* Lage
14. Krankhafte Fettsucht (definiert als BMI > 40)
15. Vorliegen einer Schwangerschaft oder Schwangerschaftswunsch innerhalb der nächsten drei Jahre
16. Bekannte Allergie gegenüber Titan, Titanlegierungen oder MRT-Kontrastmitteln
17. Aktive oder chronische Infektion – systemisch oder lokal
18. Chronische Medikamenteneinnahme oder jegliches Medikament, das möglicherweise die Heilung des Knochens oder des Weichteilgewebes beeinträchtigen könnte (z.B. Steroide), Medrol ist jedoch erlaubt
19. Unkontrollierter Diabetes
20. Bekannte Paget'sche Erkrankung, Osteomalazie oder irgendeine andere Knochenstoffwechselstörung (ausgenommen die oben erwähnte Osteopenie)
21. Rheumatoide Arthritis oder andere Autoimmunerkrankungen
22. Bekannte oder dokumentierte Geschichte anderer ansteckender Erkrankungen einschließlich AIDS, HIV-Infektion, aktive Hepatitis
23. Aktiver bösartiger Tumor: ein Patient mit einer Vorgeschichte irgendeiner invasiven malignen Tumorerkrankung (außer Nichtmelanom-Hautkrebs), außer er wird kurativ behandelt und es bestehen seit mindestens 5 Jahren keine klinischen Zeichen oder Symptome eines malignen Tumors. Ebenfalls ausgeschlossen sind Patienten mit einem primären Knochentumor.
24. Cauda-equina-Syndrom, definiert als Nervenkompression, die eine neurogene Dysfunktion von Darm (rektale Inkontinenz) oder Blase (Harnverhalt oder Inkontinenz) verursacht
25. Unveränderliche und vollständige motorische oder sensible Ausfälle oder Reflexschwäche

7.3.4 Wissenschaftliche Prüfung und klinische Ergebnisse

Mechanische Prüfung

Die präklinische Prüfung der Coflex wurde entwickelt, um alle relevanten Belastungsbedingungen zu evaluieren, welche die Prothese beeinflussen können. Bei allen Tests wurde die *Worst-Case*-Prothesengröße, d.h. in der Regel die kleinste Prothese (8 mm), wenn nicht anders angegeben, verwendet. Die für die mechanische Festigkeit ausschlaggebenden Prothesenflächen sind die Verbindungsstelle zwischen den Flügeln und dem U-förmigen Körper des Implantats sowie der Apex des U (➤ Abb. 7.22).

In Bezug auf die Flügel/U-Verbindungsstelle gibt es keinen Unterschied in den Abmessungen der Prothesengrößen, der die mechanische Festigkeit beeinflussen würde. Was das U anbelangt, besitzen alle Prothesen den gleichen Krümmungsradius. Die kleinste Prothese besitzt die geringste Dicke an der dorsalen Seite und hält deshalb maximalen Belastungen stand, wenn sie in axialer Kompression belastet wird. Größe und Geometrie der oberen und unteren Zähne sowie der lateralen Flügel sind bei allen Implantatgrößen gleich.

Design und Dimensionen der Coflex haben sich im Laufe der Zeit nicht verändert. Die aktuelle Prothese wird durch ein Fräsverfahren hergestellt, während ihr Vorgängermodell funkenerodiert wurde. Diese Tests dienen nicht nur dazu sicherzustellen, dass die Coflex eine ausreichende mechanische Festigkeit bietet, um den physiologischen *Worst-Case*-Belastungszuständen standzuhalten, sondern wurden auch entwickelt, um zu verifizieren, dass die gefräste Coflex im Hinblick auf die getestete Eigenschaft nicht signifikant schlechter ist als die funkenerodierte Coflex.

Kompressionstests

Die Druckfestigkeitsprüfung der Coflex wurde sowohl unter statischen als auch unter dynamischen Belastungszuständen durchgeführt. In Bezug auf die dynamische Prüfung wird die Coflex nicht am Knochen des Dornfortsatzes fixiert; vielmehr kann sich der Knochen generell zwischen den geklemmten Flügeln bewegen, ohne bei Flexion der Wirbelsäule eine signifikante Zugbeanspruchung auf die Prothese auszuüben. Bei Extension erzeugt der U-förmige Abschnitt der Prothese jedoch eine Begrenzung zwischen den Dornfortsätzen, weshalb dieser Abschnitt der Prothese dynamisch komprimiert wird. Zur Beurteilung der zyklischen Belastung bei Flexion/Extension wurde folglich ein dynamischer Druck-Dauertest des U-förmigen Abschnitts der Prothese durchgeführt.

Zudem ist das Material (Ti_6Al_4V) bei der Ermüdungsprüfung relativ unempfindlich gegenüber der Zyklushäufigkeit. Die zyklische elastische Beanspruchung von Legierungen nahe der Ermüdungsgrenze oder nahe der Schwelle zum Ermüdungsrisswachstum ist begrenzt. Aus diesem Grund sind die Raten für die Dehnbeanspruchung selbst bei hohen Belastungsfrequenzen niedrig. Daraus wurde geschlossen, dass Zyklen von Ti_6Al_4V bei Frequenzen unter 15 Hz die Materialeigenschaften des Metalls nicht verändern würden.

Statische Kompression

Zweck dieser Prüfung war die Messung der statischen Druckfestigkeit der Coflex, um sicherzustellen, dass sie den *Worst-Case*-Druckbelastungen standhalten kann, mit denen bei klinischer An-

7

wendung gerechnet werden muss. Bei der statischen Kompression wurde nur der U-Abschnitt der Prothese getestet, um das direkte Aufbringen der Druckkraft auf die langen Arme des U zu ermöglichen.

Die Ergebnisse haben gezeigt, dass die durchschnittlich erzielte Kraft des Coflex-Implantats 239 N betrug.

Dynamische Kompression

Zweck dieser Prüfung war die Bestimmung der maximalen Belastung, der die Coflex in einem Lauf von 10 Millionen Zyklen standhalten kann. Bei der zyklischen Kompression wurde nur der U-Abschnitt der Prothese getestet, um das direkte Aufbringen der Druckkraft auf die langen Arme des U zu ermöglichen. Die Coflex-Prothesen hielten einer maximalen Belastung von 150 N stand.

Für eine Vergleichsanalyse wurden die Belastungsbedingungen des Dornfortsatzes auf die Coflex-Prothese auf der Grundlage einer unabhängigen digitalisierten radiologischen Analyse der dynamischen Flexions-/Extensions-Röntgenaufnahmen (> 200 Patienten) abgeleitet. Diese Analyse ließ darauf schließen, dass die mittlere Belastung des Dornfortsatzes bei Extension 45,8 N beträgt. Die Dauerfestigkeit der Coflex demonstriert also, dass sie *in vivo* während 10 Millionen Zyklen ungefähr dreimal höheren als den zu erwartenden Belastungen auf den Dornfortsatz standhalten kann.

Torsionstest (Biegen der Flügel)

Zur Prüfung des mechanischen Verhaltens der Coflex bei Torsion wurde festgelegt, dass sich die wichtigsten Designeigenschaften der Prothese in den Flügeln befinden, wo sie einen Rotationswiderstand der Dornfortsätze schaffen und durch eine senkrechte Belastung in Richtung Flügel beeinträchtigt werden.

Statischer Torsionstest

Auf eine statische Torsionsprüfung mit der Coflex wurde verzichtet. Man geht davon aus, dass bei axialer Rotation der Wirbelsäule nur die Flügel einer Belastung standhalten müssen. Ferner wird erwartet, dass das auf diesen Flügeln zu beobachtende Belastungsvolumen infolge der geringen axialen Rotation in der Lendenwirbelsäule ebenfalls sehr gering ist. Es wurden jedoch zwei Tests durchgeführt: ein dynamischer Test, der eine senkrechte dynamische Belastung auf einen Flügel aufbringt, und eine biomechanische Analyse zur Evaluierung der Coflex in den *Worst-Case*-Biegemodi.

Torsionsermüdungstest

Zweck dieses Tests war die Bestimmung der maximalen Torsionsbelastung, der die Coflex bei einem Lauf von 10 Millionen Zyklen standhalten kann. Die Coflex-Prothese widerstand einer maximalen Belastung von 75 N.

Finite-Elemente-Analyse und mechanische Evaluierung der physiologischen Belastung an der Coflex

Bei der Evaluierung der Belastungsbedingungen der Coflex muss die Belastung am Apex des U wegen seiner Lage nahe der physiologischen Belastung der Facetten berücksichtigt werden. Es wurden eine Finite-Elemente-Analyse (FEA) sowie ein statischer Kompressionstest durchgeführt. Damit wurde untersucht, wie stark die Coflex belastet wird, wenn eine Last nahe dem Apex des U aufgebracht wird.

Dieses FEA-Modell wurde in der Belastungs-Deformations-Analyse zum statischen Kompressionstest validiert. Die beobachteten Belastungen steigen signifikant. Im FEA-Modell ergab sich für die 8-mm-Coflex eine Belastung von 717 N. Diese Belastung ist deutlich höher als jene, die physiologisch (400 N) für die gesamte posteriore Wirbelsäule zu beobachten ist.

Zum Vergleich wurde ein statischer Kompressionstest durchgeführt, bei dem ungefähr 8 mm vom Apex des U eine Last auf die Coflex aufgebracht wurde. Dieser Belastungszustand sollte die Belastungen nachahmen, die durch die posterioren Elemente wie z.B. die Facetten auf die Wirbelsäule aufgebracht werden. Wenn eine Belastung in Richtung des Apex des U aufgebracht wurde, betrug die erzielte Last durchschnittlich 1.212 N. Diese Last übersteigt die in der Literatur erwähnten Lasten deutlich und wird als die axiale Last bezeichnet, die auf die gesamte Wirbelsäule in aufrechter Position einwirkt.

Biomechanischer Flügeltest

Zur Bestimmung der *Worst-Case*-Belastungen, die auf die Implantatflügel ausgeübt werden, wurde ein biomechanischer Test durchgeführt. An fünf Stellen in der Prothese wurden Dehnungsmesser platziert (einer auf beiden Seiten jedes Flügels und ein weiterer im Bogen des U). Anschließend wurden die Coflex-Prothesen in Kadaver-Lendenwirbelsäulen implantiert. Jede Probe wurde dann zur Bestimmung der maximalen Kräfte, die auf die Flügel einwirken, einer Flexion/Extension, einer lateralen Beugung und einer Rotation unterworfen. Die Tests waren so konzipiert, dass in jedem Modus eine externe Kraft von 7,5 Nm erzeugt wurde, das auf vorangegangenen Tests im selben Labor basierte und anzeigte, dass dies den *Worst Case* einer *In-vivo*-Belastung repräsentiert. Die Ergebnisse zeigten, dass unter diesen Testbedingungen die stärksten Kräfte, die auf die Flügel ausgeübt wurden, beim lateralen Beugen zu sehen waren. Die maximale Kraft beim Beugen des Flügels betrug jedoch sogar beim lateralen Beugen mit einem externen Moment von 7,5 Nm nur 0,42 Nm und die maximale Kraft auf dem Flügel nur 42 N. Bei axialer Rotation betrug das maximale Moment beim Beugen des Flügels nur 0,26 Nm und die maximale Kraft auf dem Flügel 16 N. Die Dauerfestigkeitsgrenze von 75 N bietet also eine ausreichende Sicherheit dafür, dass die Coflex den *Worst-Case*-Kräften, die vielleicht *in vivo* auf die Prothese einwirken, standhalten kann. Beim Vergleich der resultierenden Belastungen, die in der Studie beobachtet werden, insbesondere jener bei axialer Rotation, stellt eine Dauerfestigkeit von 75 N bei 10 Millionen Zyklen einen Sicherheitsfaktor von mehr als 2,7 dar.

Verschleißeigenschaften der Coflex

Die Coflex-Prothese besteht aus einem Stück einer gefrästen Titanlegierung ohne Gelenkflächen. Diese Konstruktion eliminiert die Gefahr eines Reibverschleißes und der Bildung von Abriebteilchen. Aus diesem Grunde ist kein *In-vitro*-Verschleißtest für die Coflex erforderlich.

Biomechanische Evaluierung der Auswirkungen der Coflex auf den Bewegungsumfang

In einer Reihe von Tests an Kadaverproben wurde eine biomechanische Prüfung durchgeführt, um die Wirkung der Coflex auf die Beweglichkeit des Wirbelsäulensegments bei Flexion/Extension, lateralem Beugen, axialer Rotation und Kompression zu bestimmen [6]. Die folgenden Testbedingungen wurden der Reihe nach in allen acht Kadaver-Wirbelsäulenproben evaluiert: 1) die intakte Wirbelsäule, 2) die teilweise destabilisierte Wirbelsäule (Resektion aller Bänder, des Lig. flavum, der Facettenkapseln und bilaterale 50%ige Resektion der inferioren Facetten), 3) in die teilweise destabilisierte Wirbelsäule wurde dann die Coflex implantiert, anschließend 4) die vollständige Destabilisierung der Wirbelsäule durch vollständige Laminektomie (Entfernung der Coflex), und schließlich 5) wurde die vollständig destabilisierte Wirbelsäule erneut durch Pedikelschraubenfixierung stabilisiert.

Beim ersten Test wurden acht Kadaverproben (L4/L5) zur Bestimmung des Effekts der Coflex auf Beweglichkeit getestet; dabei wurden verschiedene potenzielle anatomische Positionen dargestellt. Als Teil des Versuchsaufbaus wurde das Rotationszentrum festgelegt, um ein Beugen von der Achse weg zu minimieren, und die Proben wurden durch dynamische Druckbelastung von 1.000 Zyklen bei 500 N präkonditioniert. Nach Bestimmung des Rotationszentrums wurden an jede Kadaverwirbelsäule Kompression (900 N bei 0,25 cm/min), Flexion/Extension (±12 Nm), laterales Beugen (±12 Nm) und axiale Rotation (±9 Nm) unter einer Vorspannung von 600 N appliziert. Jede Probe und Prothese wurde dann dreimal in jedem Modus getestet und eine Belastungs-Deformations-Kurve erstellt.

Die Ergebnisse dieser Prüfung zeigen, dass die Coflex hauptsächlich zur Stabilisierung der Bewegung bei Flexion/Extension dient und anfangs auch zur Stabilisierung der Axialrotation. In jedem Modus wurde die durch die Coflex ermöglichte Bewegung auf die Bewegungskapazität, welche die intakte Wirbelsäule erlaubt, normalisiert.

Ähnliche Ergebnisse wurden bei axialer Rotation erhalten, mit einer signifikanten Zunahme des nach teilweiser Destabilisierung beobachteten Bewegungsumfangs und einer Wiederherstellung der nahezu normalen Rotationsbewegung nach Implantation der Coflex. Da die Coflex-Prothese zentral zwischen den Dornfortsätzen lokalisiert ist, ist sie nicht so konstruiert, dass sie die laterale Beugung signifikant einschränkt. Dies wurde durch die Ergebnisse der Kadavertests bestätigt.

In-vivo-Belastungsumgebung der Coflex

Die Coflex muss so implantiert werden, dass die oberen und unteren Flügel den Seiten der kranialen bzw. kaudalen Dornfortsätze gegenüberliegen. Der Apex des U wird auf einer Linie mit den Facetten eingesetzt und führt zu einer leichten Distraktion der Facetten.

Die Belastungen, die *in vivo* auf die Coflex einwirken, werden zunächst am Apex des U auf Höhe der Facetten und an den Armen des U in Extension (sowie an den Flügeln an den Kontaktflächen zu den kranialen und kaudalen Dornfortsätzen) appliziert. Es muss deshalb mit nur relativ wenig Krafteinwirkung auf den Dornfortsatz gerechnet werden, da an der Lendenwirbelsäule der Hauptteil der Belastung von der Bandscheibe und den Facetten getragen wird.

Bei Flexion wird erwartet, dass die Belastungen auf die Dornfortsätze normalerweise abnehmen, da die Dornfortsätze durch Flexion weiter geteilt werden. Sollte sich die Coflex durch Einwachsen in den Knochen oder durch Klemmen sowohl am oberen als auch am unteren Dornfortsatz verankern, könnten die U-Arme leicht in Flexion auseinander gezogen und die Prothese in Spannung versetzt werden. Da sich jeder Dornfortsatz in Flexion zwischen den Flügeln bewegt, wirken auch niedrige Biegekräfte auf die Flügel ein. Bei Extension bewegen sich die Dornfortsätze jedoch mehr aufeinander zu und erhöhen somit die auf das U einwirkende Druckbelastung. Wenn die Coflex korrekt eingesetzt ist, wirken normalerweise niedrige Kräfte auf die Dornfortsätze. Diese Tatsache ist an die Begrenzungen des Kompressionsdrucks gekoppelt, der anatomisch bedingt von den Facetten ausgeht. Es wird nicht erwartet, dass die typischen Druckbelastungen auf die Coflex in Extension einen Wert von ungefähr 45,8 N übersteigen, der durch direkte *In-vivo*-Röntgenaufnahmen bei mehr als 200 Patienten extrapoliert wurde.

In lateraler Beugung übertragen die Dornfortsätze durch Kontakt mit den Flügeln die Kraft auf die Coflex. Die direkte Messung der Kräfte auf die in Kadaverproben implantierte Prothese erfolgte mithilfe von Dehnungsmessern. Diese Messungen haben gezeigt, dass selbst unter lateralen Beugungsmomenten von 7,5 Nm die auf die Flügel der Coflex einwirkende Kraft relativ niedrig ist, und zwar durchschnittlich 23 N. Es wird davon ausgegangen, dass die maximale Biegekraft auf den Flügel bei extremen Biegemomenten von bis zu 10 Nm bei 42 N liegt und auf das U nur eine sehr geringe Biegelast (Torsionslast) übertragen wird. Es gibt keine signifikante „Verdrehkraft" am Apex des U; die Flügel sind vielmehr so konstruiert, dass sie sich dort, wo sie an den U-Armen angebracht sind, biegen.

Auf der Grundlage einer direkten Messung der bei Kadavern auf die Prothese einwirkenden Kräfte ist die Größe dieser Kraft unter einem 7,5 Nm großen externen Beugemoment niedriger als bei lateraler Beugung mit einem durchschnittlichen Wert von 16 N (eine maximale Biegebelastung von 27 N bei extremen Beugemomenten von 10 Nm). Der Grad der Torsionsbelastung, die auf das U übertragen wird, ist folglich minimal.

Erwartet werden eine maximale Druckbelastung der Prothese, wenn sich die Wirbelsäule in vollständiger Extension befindet, und maximale Beugekräfte bei lateraler Beugung. In Verbindung mit umfassenden früheren klinischen Erfahrungen zeigt der mechanische Test, dass die Prothese den physiologischen *Worst-Case*-Belastungen, die *in vivo* zu erwarten sind, standhalten kann, ohne dass es zur permanenten Deformation oder zum Bruch der Prothese und zu einer Fraktur der Dornfortsätze kommt.

In-vivo-Durchbiegungs- und Belastungsanalyse

Zur Bestimmung der maximalen Belastung, die *in vivo* auf die Prothese ausgeübt werden kann, wurde durch ein unabhängiges Röntgenanalyselabor (Medical Metrics, Inc., Houston, Texas) unter Verwendung von Röntgenbildern, die in der retrospektiven Studie angefertigt wurden, eine umfassende Überprüfung des Durchbiegungsgrades der Prothese durchgeführt. Dazu wurden die Röntgenaufnahmen in neutraler Position sowie in Extension und Flexion von 209 Patienten mit Stenose begutachtet; dabei handelte es sich um die Population, die für die Teilnahme an der amerikanischen IDE-Studie geeignet war. Die erhobenen Bereiche wurden dann in eine validierte Finite-Elemente-Analyse (FEA) eingebracht. Auf Grundlage dieser Analyse wurde eine Belastungs-/Deformations-Kurve erstellt. Medical Metrics, Inc., nahm die validierte FEA und wandte die Formel auf die retrospektiven Daten der Patienten an. Die mittlere Belastung bei Extension betrug 45,8 N. Dies zeigte, dass die maximal geschätzte Belastung, die auf die Prothese einwirkt, weniger als die Dauerfestigkeit von 150 N betrug, die für 97,1% der Prothesen ermittelt wurde. Es gab nur einen Fall (0,5%), bei dem die errechnete Belastung der Coflex-Prothese in Extension größer war als die berichtete erzielte Belastung für die Prothese (239 N). Diese Belastungs-/Deformationsanalyse zeigt, dass die statische Druckfestigkeit und Dauerfestigkeit der Coflex ausreicht, um den dynamischen *Worst-Case*-Belastungszuständen standzuhalten, die in der klinischen Anwendung erwartet werden.

Zusätzlich führte Medical Metrics, Inc., eine ROM-Analyse der Coflex und der Nachbaretagen an 180 Patienten durch. Diese Patientenanzahl basierte auf der ursprünglichen Patientenkohorte (209). In den Analysen wurde festgestellt, dass der ROM für eine Implantation der Coflex an einer Etage präoperativ 4,3° betrug, nach einem Jahr 2,1°, nach 2 Jahren 2,3° und nach der 2-Jahres-Marke 2,1°. Der ROM (Flexion-Extension) bei Patienten mit Implantat an zwei Etagen betrug präoperativ 4,0°, nach 1 Jahr 2,1°, nach 2 Jahren 1,6° und nach der 2-Jahres-Marke 3,4°.

7.3.5 Klinische Präsentation und Evaluation

Das Unternehmen hat retrospektive Daten über die klinischen Ergebnisse von 429 Coflex-Patienten sowie zeitgleich klinische Daten und röntgenologische Daten zur gleichen Patientenkohorte gesammelt. Diese Patienten repräsentieren einen Teil der 589 Patienten, die an vier unterschiedlichen klinischen Zentren mit der Coflex behandelt und von denen Daten erhoben wurden. Von diesen 429 Patienten wurden 209 wegen Spinalstenose an einer Etage oder zwei benachbarten Etagen behandelt. Diese Population ähnelt im Wesentlichen der Population der IDE-Studie. In dieser Population wurden für die Coflex ein eindeutiger Sicherheitsnachweis sowie vorläufige Belege für ihre Wirksamkeit erbracht.

Die Patientendaten für die retrospektive Studie wurden mithilfe eines Fragebogens ermittelt, der die folgenden Informationen erfasste: Geschlecht, präoperative Diagnose, präoperative klinische Evaluation, vorangegangene konservative Therapie, vorangegangene Wirbelsäulentherapien, internistische Begleiterkrankungen, Operationsdaten, röntgenologische und diagnostische Untersuchungen, postoperative Tests, postoperative klinische Untersuchung und qualitative postoperative Röntgenanalyse. Alle Patienten der vier Zentren, bei denen die Operation mehr als sechs Monate zurücklag, erhielten die Gelegenheit, sich an dieser Datenerhebung, von der das Unternehmen sich eine Minimierung des Selektionsbias versprach, zu beteiligen. Von den 589 Patienten, die von den Chirurgen identifiziert wurden, antworteten 429 (73%) und erklärten sich zur Zusammenarbeit bereit. Alle Patienten wurden gebeten, sich für zeitgleiche Berichterstattung, klinische Untersuchung und dynamische Röntgenaufnahmen wieder vorzustellen. Diese Ergebnisse wurden mit den verfügbaren Patientendaten und bereits existierenden Röntgenaufnahmen hinsichtlich Lebensqualität der Patienten und Haltbarkeit des Implantats verglichen.

Die Fallberichtstudien und Röntgenaufnahmen von 429 Patienten wurden durch einen unabhängigen orthopädischen Wirbelsäulenchirurgen überprüft, der 209 Patienten mit Spinalstenose identifizierte. Die restlichen Patienten wurden wegen unterschiedlicher Indikationen behandelt, z.B. *Topping-off* von Spinalfusionen, Verwendung der Prothese zusammen mit anderen Wirbelsäulenimplantaten, Bandscheibenvorfall und anderen Diagnosen.

➤ Tabelle 7.2 fasst die klinischen Erfolgsergebnisse der Patienten, die Zufriedenheit und nachteiligen Ereignisse in Bezug auf die drei Nachbeobachtungsintervalle zusammen. Für die Gruppen mit einer Nachbeobachtung von 6–12, 12–24 und > 24 Monaten betrugen die Mittelwerte für die Nachbeobachtungszeiten 8,8 (±1,5), 18,4 (±1,7) bzw. 53,7 (±9,4) Monate, der Median lag jeweils bei 9, 19 bzw. 33 Monaten. Erneut wurden zwischen Dekompressionen an einer und zwei Etagen keine Unterschiede in den klinischen Ergebnissen festgestellt. Außerdem war die Inzidenz für nachteilige Ereignisse niedrig und in beiden Gruppen gleich. Aus diesem Grund wurde ➤ Tabelle 7.2 erstellt, um die einschlägigen Patientenergebnisse zusammengefasst und im zeitlichen Verlauf darzustellen. Insgesamt berichteten 75% der Patienten über eine Verbesserung ihrer mäßigen bis schweren präoperativen Kreuzschmerzen, und diese Verbesserung blieb konstant bestehen. Das Hinken verbesserte sich insgesamt bei 87% der Patienten, und auch diese Verbesserung blieb erhalten. 74% der Patienten konnten nach der Operation eine längere Wegstrecke zurücklegen, was in der Langzeitnachbeobachtung leicht (auf 66%) abnahm. Diese Beobachtung stand mit dem zunehmenden Alter bzw. Aktivitätsgrad der Patienten in Zusammenhang. Die Patientenzufriedenheit

Tab. 7.2 Zusammenfassung der einschlägigen Patientenergebnisse im zeitlichen Verlauf*

Postoperative Ergebnisse (n = 209)	Gesamt	Nachbeobachtungsintervalle		
		n = 72 6–12 Mo	n = 69 > 12–24 Mo	n = 68 > 24 Mo
Verbesserung bei mäßigem oder schwerem präoperativem Kreuzschmerz	75%	73%	82%	72%
Verbesserung gegenüber präoperativem Hinken	87%	90%	85%	87%
Verbesserung gegenüber präoperativem Gehen	74%	83%	75%	66%
Patientenzufriedenheit	89%	90%	91%	88%
„Würde mich erneut operieren lassen" 92%	96%	90%	91%	
Unerwünschte Ereignisse (n = 17)	8,1%	8,1%	0%	0%
„Prothesenbedingte Probleme" (n = 7)	3,3%	1,9%	0,5%	0,5%

* Prozentuale Berechnungen relativ zur gesamten Population mit Spinalstenose pro Studienpopulation

war bei insgesamt 89% der Patienten positiv, und 92% der Patienten sagten aus, dass sie sich „wieder operieren lassen würden". Beide Ergebnisse blieben während aller drei Zeitintervalle konstant. Ungünstige Ereignisse, die nicht auf die Prothese zurückzuführen waren (8,1%), kamen ausschließlich in der Gruppe mit kurzfristiger Nachbeobachtung (6–12 Monate) vor. Die Rate „prothesenbedingter Probleme" war niedrig (insgesamt 3,3%), und obwohl zahlenmäßig gering, wurden die meisten weniger als 13 Monate postoperativ beobachtet (2,4%). Bei der Langzeitnachbeobachtung (> 24 Monate) musste nur ein Patient erneut operiert und das U-förmige Bauteil entfernt werden, wobei nach einem Sturz eine Fusion durchgeführt wurde (weder Bruch noch Deformation des Implantats, sondern eine weitere L4/L5-Spondylolisthese).

Wie die retrospektiven Daten zeigen, war die Inzidenz eines Bruchs oder einer Deformation des U-förmigen Bauteils extrem niedrig, wobei der primäre mechanische Versagensmodus am Flügel auftrat (zwei Fälle). Flügelbruch wurde intraoperativ nach dem Öffnen und Schließen der Flügel mit standardmäßigen Operationszangen beobachtet.

7.3.6 Operationstechnik

Vorbereitung

Der Patient befindet sich in Bauchlage auf dem Lagerungsgestell; dabei ist eine Hyperlordose des Wirbelsäulensegments bzw. der Wirbelsäulensegmente, die operiert werden sollen, zu vermeiden. Eine neutrale Position oder eine leichte Kyphose kann für die chirurgische Dekompression sowie die notwendige interspinale Distraktion vorteilhaft sein.

Es wird eine routinemäßige Hautinzision (auf der Mittellinie) gesetzt. Der Muskel wird scharf lateral zum Lig. supraspinale freigelegt, wodurch es in ganzer Stärke erhalten wird. Wenn möglich, sollte eine Resektion des Lig. supraspinale vermieden werden. Wenn es reseziert werden muss, sollte es nach Einsetzen der Prothese rekonstruiert werden.

Anschließend werden die paraspinalen Muskeln von den Laminae bei gleichzeitigem Erhalt der Facettenkapseln abgezogen. Das Lig. supraspinale wird subperiostal seziert und als eine dicke Manschette erhalten und nach lateral retrahiert. Bei Bedarf kann ein kleiner Abschnitt der Knochenspitze zusammen mit dem Lig. supraspinale reseziert werden. Dieses Verfahren führt nach der Bandrekonstruktion zu einer rascheren Heilung.

Je nach Pathologie kann dann eine mikrochirurgische unilaterale Dekompression erfolgen und das Lig. supraspinale zusammen mit der Faszie und dem Muskel von der gegenüberliegenden Seite mobilisiert werden. Die mikrochirurgische Dekompression kann nun vollständig durchgeführt werden. Das Lig. interspinale kann nicht erhalten werden, und sämtliche Knochenüberwucherungen des Dornfortsatzes, die das Einsetzen der Prothese behindern, werden reseziert.

Mikrochirurgische Dekompression

Das Lig. flavum wird durchtrennt und eine mikrochirurgische Dekompression durchgeführt. Dieses Verfahren beinhaltet eine bilaterale Laminotomie oder Hemilaminektomie mit entsprechender Resektion überwucherter Facetten und Foraminotomien je nach Bedarf, um alle Punkte von neuraler Kompression zu entlasten.

Vorbereitung der Implantationsstelle

Die korrekte Implantatgröße wird mithilfe von Modellen zur Größenbestimmung ermittelt. Die Auswahl der passenden Implantatgröße ist von großer Bedeutung, um eine korrekte Funktion der Prothese und gute klinische Erfolge zu erhalten.

Die Probeprothese wird eingesetzt, um den richtigen Kontakt mit dem Dornfortsatz und das Ausmaß der interspinalen Distraktion zu evaluieren. Eventuell muss am Dornfortsatz Knochen reseziert werden, um einen ausreichenden Implantatkontakt sicherzustellen.

Es wird davon ausgegangen, dass die Distraktion ausreicht, um nach erfolgreicher Dekompression der Spinalstenose eine Verringerung der interspinalen Distanz zu verhindern. Das Implantat mit der passenden Größe wird sicher auf die Dornfortsätze passen und zu einer leichten Distraktion der Facettengelenke von 1–2 mm führen. Um die richtige Einbringtiefe zu gewährleisten, muss vor Implantation der Prothese eventuell ein kleiner Anteil der Oberfläche der Lamina teilweise erneut abgeflächt werden (➤ Abb. 7.23).

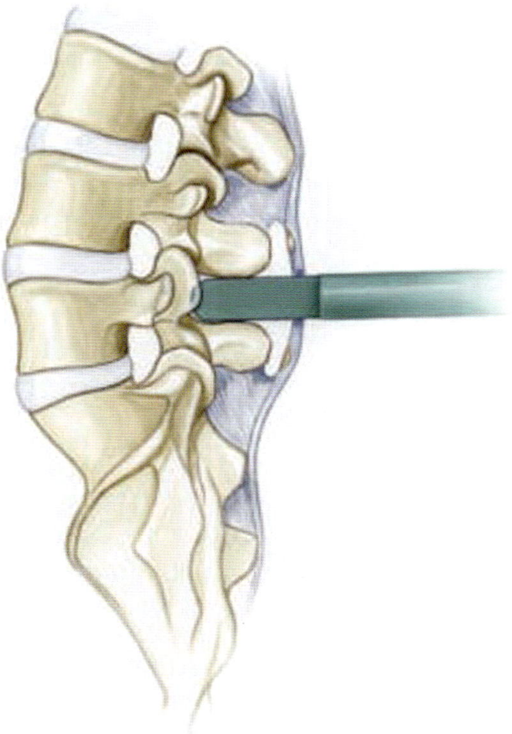

Abb. 7.23 Vorbereitung der Implantationsstelle

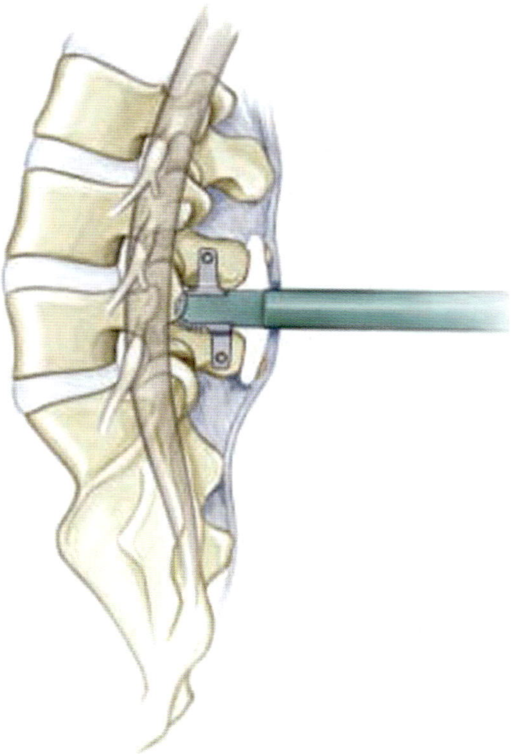

Abb. 7.24 Einsetzen des Implantats

Einsetzen des Implantats

Zunächst muss der Chirurg bestimmen, ob die Flügel überhaupt aufgebogen werden müssen, indem er die Coflex über die Dornfortsätze hält und die Breite überprüft. Die Flügel müssen nicht geöffnet werden, wenn man das Gefühl hat, dass ein guter Knochenkontakt gelingt, und sie tief genug in den Bandscheibenraum eingesetzt werden können, sodass eine entsprechende Distraktion sichergestellt ist.

Es sind Biegezangen erhältlich, mit denen die Flügel vor dem Einsetzen aufgebogen werden können, während gleichzeitig Schäden an den Dornfortsätzen während Einsetzen des Implantats vermieden werden können. Wenn man das Gefühl hat, dass die Dornfortsätze zu dick sind oder ein sicheres Einsetzen beeinträchtigen könnten, werden spezielle Zangen für ein kontrolliertes Biegen der Implantatflügel verwendet. Zum Biegen der Flügel dürfen nur die mitgelieferten Spezialzangen benutzt werden. Die Flügel werden aufgebogen (oder zusammengeklemmt), bis beide Flügelsets ungefähr 2 mm schmaler sind als die aufnehmenden Dornfortsätze. Das Biegeergebnis sollte mit der tatsächlichen Dicke der Dornfortsätze korrelieren und eine einfache Implantation ohne jegliche Belastung der angrenzenden Dornfortsätze ermöglichen. Das Implantat wird durch Einschlagen mit einem Schlägel eingesetzt. Die korrekte Tiefe ist dann erreicht, wenn eine Sonde mit einer kugeligen Spitze frei durchgeführt werden kann und noch 3 bis 4 mm Abstand zur Dura bestehen (➤ Abb. 7.24). Wenn das Implantat nicht korrekt sitzt, muss die Oberfläche weiter angepasst oder ein etwas stärkerer Einschlag verwendet werden. Für einen entsprechenden Knochenkontakt nach Einsetzen des Implantats wird eine zusätzliche Stabilität durch Kräuseln der Flügel erreicht. Hierfür werden die Coflex-Kräuselzangen verwendet. Die Kräuselzangen schließen die Flügel kontrolliert nach Einsetzen. Es ist unbedingt darauf zu achten, dass das Kräuseln mit dem anfänglichen Biegen korreliert. Nach dem Einschlagen muss das Implantat gekräuselt werden, bis die Zähne auf der Kontaktfläche der Flügel in die Substantia corticalis eindringen. Es wird eine ausreichende Stabilität erreicht, wenn das umgebende Fettgewebe anfängt, sich um die Flügel herumzuquetschen. Für den Fall, dass während des Einsetzens ein Flügel bricht, sollte die Coflex-Prothese wieder entfernt und durch eine neue ersetzt werden. Sollte es zu einem Bruch eines Dornfortsatzes kommen, sollte die Coflex nicht wieder implantiert werden.

Bei einer Bandrekonstruktion kann eine Achternaht durch zwei Knochenlöcher im oberen Dornfortsatz und durch das Lig. supraspinale erfolgen. Wenn der Patient, infolge eines Morbus Baastrup, nur ein minimales oder gar kein Lig. supraspinale besitzt, sollten der Muskel und die Faszie um die Dornfortsätze fest geschlossen werden. Bei Bedarf kann eine Drainage gelegt werden. Die paraspinalen Muskeln werden wieder an das Lig. supraspinale angeheftet. Die Haut wird auf übliche Weise verschlossen. Alternativ können die Faszie und das Lig. supraspinale in einer Schicht über den Dornfortsätzen verschlossen werden.

Implantation an zwei Etagen

Wenn eine Dekompression an zwei Etagen angezeigt ist, müssen die Implantate nacheinander in die entsprechende Tiefe platziert werden, wobei jegliche Überlappung (Kontakt) der Flügelsets vermieden werden muss. Zuerst sollte das untere und anschließend das obere Implantat eingesetzt werden. Nach der Anfertigung geeigneter intraoperativer a.p. und lateraler Röntgenbilder sollten die Flügel geklemmt werden.

7.3.7 Postoperative Behandlung

Eine gute Compliance bei der Nachsorge ist wichtig für den Erfolg der Coflex-Prothese. Für den besseren Komfort des Patienten kann ein weiches Korsett oder ein Stützapparat angewendet werden. Der Patient sollte nach der Operation 6 Wochen lang auf exzessive lumbale Flexion und Extension sowie das Heben schwerer Gegenstände verzichten. Sobald die Wunde verheilt ist, können allmählich wieder alltägliche Aktivitäten und Betätigungen wie beispielsweise Spazierengehen aufgenommen werden.

7.3.8 Fazit

Die Coflex-Prothese zur interspinalen Stabilisierung ist ideal für eine Wirbelsäulenstabilisierung nach chirurgischer Entlastung einer weichen oder knöchernen Stenose des Wirbelkanals. Die Prothese ist funktionell dynamisch, in Extension komprimierbar, ermöglicht Flexion und erhöht die Rotationsstabilität. Das Einsetzen erfolgt weniger invasiv, da es sich um ein gewebeschonendes Verfahren handelt. Die Coflex wird seit ca. 11 Jahren klinisch verwendet und wurde weltweit mehr als 15.000-mal implantiert, was ein Beweis für ihre Sicherheit ist.

LITERATUR

[1] Arnoldi CC, Brodsky AE, Cauchoix J, et al: Lumbar spinal stenosis and nerve root entrapment syndrome: Definition and classification. Clin Orthop 115: 4–5, 1976.
[2] Yong-Hing K, Kirkaldy-Willis WH: The pathophysiology of degenerative disease of the lumbar spine. Orthop Clin North Am 14: 501–503, 1983.
[3] Delamarter RB, Howard M: Lumbar spinal stenosis. In: Hochschular S, Cotler H, Guyer R (eds): Rehabilitation of the Spine, Science and Practice. St. Louis, Mosby, 1993, pp 443–456.
[4] Deyo RA, Rainville J, Kent DL: What can the history of physical examination tell us about low back pain? JAMA 268: 760–765, 1992.
[5] Fast A, Greenbaum M: Degenerative lumbar spinal stenosis. Phys Med Rehabil St Art Rev 9: 673–682, 1995.
[6] Tsai KJ, Murakami H, Lowery GL, Hutton WC: A biomechanical evaluation of an interspinous device (coflex) used to stabilize the lumbar spine. J Surg Orthop Adv 15(3): 167–172, 2006.

7.4 X-STOP

Cary Idler, James F. Zucherman, Kenneth Y. Hsu und Matthew Hannibal

! KERNAUSSAGEN

- Die X-STOP, die 2005 durch die FDA zugelassen wurde, kann bei neurogenem intermittierendem Hinken im Zusammenhang mit mono- und bisegmentalen lumbalen Stenosen verwendet werden.
- Die X-STOP erhält die intraspinalen und supraspinalen Bänder.
- Der bei der X-STOP bevorzugte Zugang findet unter Lokalanästhesie und ambulant statt.
- Die Ergebnisse nach 1, 2 und 4 Jahren sind mindestens so gut wie jene für Laminektomie, wobei die Kosten und das Operationsrisiko geringer sind.
- Die X-STOP kann bei geringgradiger Spondylolisthese angewendet werden.

X-STOP (Kyphon, Inc., Sunnyvale, Kalifornien), ein interspinaler Spacer für Dornfortsätze, ist eine vielversprechende operative Behandlungsalternative bei neurogenem intermittierendem Hinken, das durch lumbale Stenose verursacht wird. Die Prothese bringt eine entlastende distraktive Kraft auf die mittlere Säule des Bewegungssegments auf und kann Symptome bei zentraler, lateraler und foraminaler Stenose (z.B. Hinken) lindern. Andere Prothesen, die gegenwärtig getestet werden, sollen bei degenerativer Bandscheibenerkrankung, Nachbarsegmentsyndrom, lumbaler spinaler Stenose und Bandscheibenvorfall eingesetzt werden [1]. Bei einigen Spacern müssen vor dem Einsetzen das Lig. supraspinale oder interspinale signifikant verändert oder entfernt und bei einigen Spacern die Dornfortsätze selbst entweder modifiziert oder ausgeformt werden. Einige Spacer sind so konstruiert, dass sie als unabhängige Prothese funktionieren, während andere ein künstliches Band als fest eingebautes Teil besitzen. Das künstliche Band hilft, die Flexion zu begrenzen, und kann außerdem die Laxheit des Bewegungssegments mindern, was bei der Behandlung bestimmter Krankheiten (z.B. degenerative Bandscheibenerkrankung) eine wichtige Komponente sein kann. Neurogenes Hinken ist das am häufigsten zu beobachtende Symptom bei lumbaler Spinalstenose. Die Patienten erhalten typischerweise Linderung beim Sitzen oder bei Flexion, und die Symptome verschlimmern sich beim Stehen oder Gehen. Ältere Patienten neigen außerdem zu Osteopenie und besitzen ein Osteoporoserisiko. Bei diesen Patienten würde eine Umformung oder Remodellierung des Dornfortsatzes die Knochenfestigkeit vermindern und sollte deshalb vermieden werden. Es sollte wirklich darauf geachtet werden, dass um den Dornfortsatz herum keine Knochen entrindet oder beschädigt werden.

Die erste Prothese zur interspinalen Dornfortsatzkompression, die in den Vereinigten Staaten durch die FDA zur allgemeinen Verwendung zugelassen wurde (21. November 2005), war die X-STOP. In Europa erhielt sie die Zulassung im Juli 2005. Seitdem wurden mehr als 10.000 Prothesen implantiert. Bei Implantation dieser Prothese müssen der Dornfortsatz sowie die inter- und supraspinalen Bänder erhalten bleiben. Dieses Kapitel beschreibt die aktuellen Behandlungsoptionen, die Patientenselektion, biomechanische Studien, das Verfahren zur Durchführung der interspinalen Dornfortsatz-Dekompression (IPD) mit der X-STOP sowie die Ergebnisse aller klinischen, biomechanischen und radiologischen Studien, die bis dato veröffentlicht wurden.

7.4.1 Aktuelle Behandlung

Die Behandlung von neurogenem intermittierendem Hinken umfasst konservative und operative Maßnahmen. Eine konservative Behandlung beginnt normalerweise mit einer Änderung der Aktivitäten sowie einer nichtsteroidalen entzündungshemmenden Medikation, physikalischer Therapie und einer kurzzeitigen Einnahme von oralen Steroiden. Eine Stabilisierung des Rumpfes und eine Stärkung der Kernmuskulatur ist normalerweise das Ziel der physikalischen Therapie. Orthese und physikalische Therapie alleine haben erwiesenermaßen nur eine geringe Wirksamkeit [2]. Hurri et al. berichten, dass 44% der Patienten durch nichtoperative Behandlung eine gewisse Verbesserung erfuhren [3]. Atlas et al. ermittelten bei 45% der Patienten eine Verbesserung beim Beinschmerz [4], und Johnsson et al. berichteten, dass 32% der Patienten der Meinung waren, dass sich ihre Symptome durch konservative Behandlung gebessert hatten [5].

Bei Patienten mit schwerer oder unablässiger Radikulopathie oder neurogenem Hinken werden häufig zusätzlich epidurale Steroidinjektionen eingesetzt. Bei etwa einem Drittel der Fälle kann diese Behandlung zu einer ausreichenden Linderung führen, sodass eine Operation zunächst einmal vermieden werden kann. Eine langfristige Linderung ist jedoch weniger wahrscheinlich [6].

Wenn eine konservative Behandlung keine Linderung schafft oder sich der Zustand verschlimmert, ist eine operative Behandlung indiziert. Die Operationen umfassen je nach anatomischer Region der Stenose traditionell die dekompressive Laminektomie, Laminotomie oder Foraminotomie. Außerdem kann an der Stelle, an der das Bewegungssegment instabil ist, eine Fusion indiziert sein. Der Erfolg dieser Operationen variiert mit der Schwere der Erkrankung, dem Operationsverfahren, der Patientenselektion und den Erfolgsmaßnahmen.

Eine Metaanalyse von 74 Studien zur Operation bei Spinalstenose zeigt eine Rate guter bis ausgezeichneter Ergebnisse von 64% nach einem Jahr [7]. Prospektive Studien wie z.B. die *Maine Lumbar Study* zeigen beste Ergebnisse bei der operativen Behandlung symptomatischer Wirbelsäulenstenose im Vergleich zu nichtoperativer Behandlung [8].

Chirurgische Dekompression besitzt das Potenzial, die Lebensqualität der Patienten zu verbessern; gleichzeitig besteht aber ein Potenzial für signifikante Komplikationen, insbesondere wenn eine Fusion oder eine Revisionsoperation durchgeführt werden muss. Die postoperativen Komplikationen können kardiovaskuläre und pulmonale Komplikationen durch die Vollnarkose, Infektion, iatrogene Instabilität, Pseudoarthrose, Versagen der Prothese und die Notwendigkeit einer weiteren Operation durch Weiterentwicklung der Erkrankung auf Nachbaretagen umfassen [9]. Eine Metaanalyse der Literatur über Operationen bei Spinalstenose durch Turner et al. aus dem Jahre 1992 zeigte die folgenden Komplikationsraten bei lumbaler Dekompressionsoperation: perioperative Mortalität (0,32%), Durarisse (5,91%), tiefe Infektion (1,08%), oberflächliche Infektion (2,3%), tiefe Venenthrombose (2,78%) und sonstige Komplikationen (12,64%) [10]. In einer von Yuan et al. durchgeführten Studie erlitten 2–3% der Patienten, die sich einer lumbalen Dekompression und Arthrodese mit oder ohne externe Fixation unterzogen, eine Infektion, und das Risiko einer Nervenwurzelverletzung durch Platzierung der Pedikelschrauben betrug 0,4% [11].

7.4.2 Indikationen und Kontraindikationen

Zu den Kriterien bei der Patientenselektion gehören Bein-, Gesäß- oder Leistenschmerzen mit oder ohne Rückenschmerzen, die durch Sitzen oder Flexion gelindert werden können. Nach Bestätigung der Diagnose entweder durch Magnetresonanz- (MRT) oder Computertomographie (CT) an einer oder an zwei Etagen und einem (erfolglosen) konservativen Behandlungsversuch (normalerweise bis zu 6 Monate) kann das Einsetzen einer Prothese erwogen werden. Die Patienten sollten außerdem mindestens 50 Minuten lang ohne Schmerzen sitzen können. Zu den Kontraindikationen gehören das Cauda-equina-Syndrom, ein skoliotischer Cobb-Winkel von mehr als 25°, starke Instabilität am Bewegungssegment, Kompressionsfraktur durch Fragilität oder schwere Osteoporose, Morbus Paget, Wirbelmetastasen, Ankylose am betroffenen Segment, eine Wirbelsäulenanatomie, aufgrund derer die Prothese instabil werden würde (z.B. aplastischer Dornfortsatz oder Spina bifida occulta), isthmische Spondylolisthese, Olisthese und degenerative Spondylolisthese > Meyerding-Grad 1. Eine Indikation besteht für Patienten mit Spondylolisthese Grad 1, die später noch detailliert beschrieben wird. Patienten mit vorangegangener Wirbelsäulenoperation wurden aus den Studien ausgeschlossen; Patienten mit vorangegangener Laminotomie durch Mikrodiskektomie können unter der Voraussetzung eingeschlossen werden, dass die inter- und supraspinalen Bänder intakt sind. Obwohl eine extensive vorangegangene Laminektomie eine Kontraindikation darstellen würde, kann die X-STOP auch für Patienten indiziert sein, die keine Vollnarkose erhalten dürfen.

Obwohl bei der in den USA durchgeführten klinischen Studie Patienten mit symptomatischer Stenose an L5/S1 ausgeschlossen wurden, wurde die X-STOP in Europa bei Patienten mit ausreichend großen S1-Dornfortsätzen an L5/S1 erfolgreich implantiert. Ungefähr ein Drittel der Patienten in den USA erhielten Implantate an zwei Etagen, Verfahren an drei Etagen wurden in der US-Studie aber nicht durchgeführt. Wie bei Verfahren an L5/S1 werden in Europa Operationen an drei Etagen durchgeführt, jedoch viel seltener.

7.4.3 Beschreibung des Implantats

Die X-STOP wurde entwickelt, um auch für Patienten, bei denen eine konservative Behandlung versagt hat und die eine mit größeren Risiken verbundene Dekompressionsoperation benötigen, eine sicherere, weniger invasive Behandlungsoption bereitzustellen. Die X-STOP wurde insbesondere entwickelt, um die Extension nur an der oder den individuellen Etage(n) zu reduzieren, die Symptome hervorrufen, und gleichzeitig eine uneingeschränkte Bewegung bei Flexion, Axialrotation und lateralem Beugen der behandelten sowie der unbehandelten Etage(n) zu ermöglichen [12]. Da das Implantat so konstruiert ist, dass es eingesetzt werden kann, ohne Knochen oder Weichgewebe zu entfernen, ist das Verfahren minimal-invasiv und wird normalerweise unter Lokalanästhesie durchgeführt.

Verdickte Lamina, hypertrophiertes Lig. flavum, Spondylolisthese, Bandscheibenvorwölbung und Facettenhypertrophie können gleichzeitig zu Wirbelkanalstenose, Recessus-laterialis- und foraminaler Stenose führen [13]. Neurogenes Hinken wird häufig mit der Haltung in Verbindung gebracht, sodass Symptome wie Schmerzen, Taubheitsgefühl, Kribbeln und Schwäche durch Extension der Lendenwirbelsäule hervorgerufen und durch Flexion oder im Sitzen gelindert werden [14, 15]. Hauptsächlich betroffen ist die Etage L4/L5, gefolgt von L3/L4, L5/S1, L2/L3 und L1/L2 [16].

Mehrere wichtige Designkriterien erlauben die direkte Implantation der X-STOP. Der ovale Spacer separiert die Dornfortsätze und begrenzt die Extension an der implantierten Etage (➤ Abb. 7.25). Der ovale Spacer hilft, die Kraft entlang der im Allgemeinen konkaven Form der Dornfortsätze zu verteilen, und reduziert durch Eliminierung aller scharfen Kanten die Wahrscheinlichkeit einer Schädigung des Kortikalknochens. Die beiden lateralen Flügel verhindern die laterale Migration, die Lamina verhindert die anteriore Migration, und das Lig. supraspinale sowie der konkave Raum zwischen den Dornfortsätzen verhindern eine posteriore Migration des Implantats. Der konisch zulaufende Gewebeexpander erleichtert das laterale Einsetzen von rechts nach links und ermöglicht den Erhalt des Lig. supraspinale und seiner Ansätze (➤ Abb. 7.26).

Die L5/S1-Etage kann eine schwierige Herausforderung darstellen. Nur die wenigsten Menschen besitzen einen S1-Dornfortsatz, der groß genug ist, um die Prothese zu tragen. Wer einen großen S1-Dornfortsatz besitzt, weist normalerweise auch ein lumbalisiertes S1-Segment auf. In diesem Fall kann die X-STOP auf dieselbe Art und Weise wie die proximalen Segmente platziert werden.

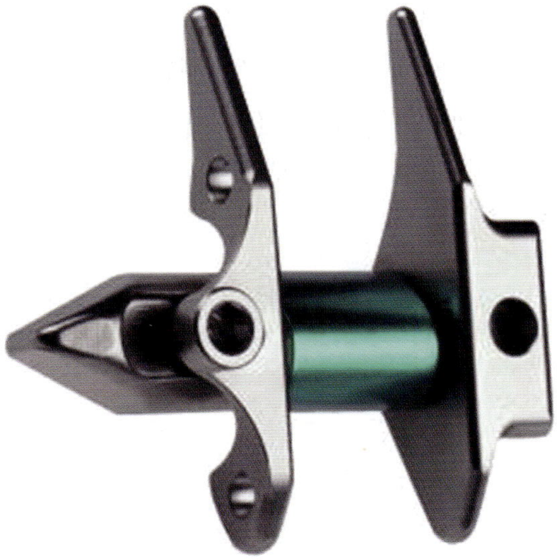

Abb. 7.25 Die Abbildung zeigt die X-STOP mit dem justierbaren universellen Flügel, dem Gewebeexpander, dem festen Flügel und dem Spacer. Der konisch zulaufende Gewebeexpander erleichtert das Einsetzen zwischen die Dornfortsätze. Die justierbaren und die festen Flügel begrenzen die anteriore sowie laterale Migration und der Spacer die Extension der behandelten Dornfortsätze.

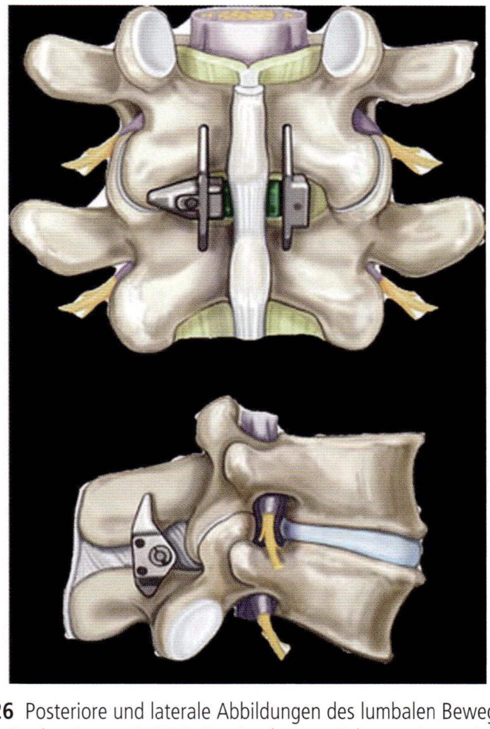

Abb. 7.26 Posteriore und laterale Abbildungen des lumbalen Bewegungssegments mit implantiertem X-STOP. Das Implantat wird posterior zur Lamina und weg von Nervenwurzeln und Rückenmark platziert. Das Lig. supraspinale wird erhalten, um eine posteriore Migration zu verhindern. Das Implantat wird nicht an knöchernen Strukturen befestigt.

7.4.4 Wissenschaftliche Prüfung

Biomechanische Studien haben gezeigt, dass die X-STOP eine Verengung des Spinalkanals und der neuralen Foramina signifikant verhindert, die Extension einschränkt und den Bandscheibeninnendruck sowie die Facettenbelastung reduziert. In einer MRT-Kadaverstudie berichteten Richards et al., dass die X-STOP den Bereich der neuralen Foramina um 26% und den des Spinalkanals um 18% in Extension erhöhte. Zudem wurden die foraminale Weite um 41% und der subartikuläre Durchmesser bei Extension um 50% erhöht [17]. In einer kinematischen Kadaverstudie zeigten Lindsey et al. [18] eine Reduzierung der terminalen Extension an der Implantatetage nach Implantation der X-STOP um 62%, obwohl Lateralbeugung und axiale Beweglichkeit unverändert blieben. In einer Kadaver-Bandscheibendruckstudie berichteten Swanson et al. [19], dass die Drücke im posterioren Anulus und

7

Nucleus pulposus in Extension um 63% bzw. 41% und in neutraler stehender Position um 38% bzw. 20% reduziert waren. Rohlmann et al. führten eine ähnliche Studie durch und fanden eine leichte Erhöhung beim Bandscheibeninnendruck, der bei Extension am implantierten Segment drastisch abnahm. Dies wurde jedoch nur dann beobachtet, wenn der interspinale Raum um mehr als 6 mm gespreizt wurde [20]. Sie empfehlen ein Implantat, das nicht viel größer als der interspinale Raum ist. Wiseman et al. [21] führten eine Kadaverstudie zur Facettenbelastung durch und berichteten, dass die durchschnittliche Kraft, die während der Extension auf den Facetten liegt, um 68% abnahm. In jeder dieser Studien unterschieden sich die Ergebnisse für die Nachbaretage nicht stark von den Ergebnissen für intakte Proben. Diese präklinischen Studien lassen darauf schließen, dass die X-STOP den Spinalkanal und den Raum der neuralen Foramina erweitert und zu einer signifikanten Entlastung von Bandscheibe und Facetten führt.

In einer klinischen MRT-Studie mit sechsmonatiger Nachbeobachtung berichteten Wardlaw et al. [22] und Siddiqui et al. [23] gleichwertige Ergebnisse in ihren klinischen Studien, in denen sie MRT-Lageveränderungen nach X-STOP-Implantation evaluierten. Siddiqui et al. fanden bei 17 Etagen eine Erhöhung im Duralsack von 77,8–93,4 mm^2 ($p = 0{,}006$). In einer späteren Studie fanden Siddiqui et al. [24] bei 26 Patienten keine Unterschiede in den Bandscheibenhöhen, den Endplattenwinkeln und der segmentalen sowie lumbalen Beweglichkeit.

Das Lig. supraspinale ist eine wichtige Struktur, und sein Vorhandensein sowie die Erhaltung seines ursprünglichen knöchernen Ansatzes verhindert eine übermäßige Distraktion des Segments. Die ultimative Kraft und Dehnbarkeit des Komplexes aus Lig. interspinale und supraspinale betragen 230 N bzw. 1,2 MPa [25]. In einer anderen biomechanischen Studie trug der supraspinale/interspinale Bandkomplex in der Lendenwirbelsäule des Schweins am stärksten zum Widerstand gegenüber einem applizierten Flexionsmoment bei [26].

Eine relative Kontraindikation stellt eine schwere Osteoporose dar. Talwar et al. [27] zeigten, dass der Dornfortsatz bei Patienten mit einer niedrigen Knochenmineraldichte bedeutend schwächer ist und deshalb Vorsicht geboten ist, wenn die X-STOP solchen Patienten implantiert wird.

7.4.5 Klinische Ergebnisse

In einer randomisierten, kontrollierten Multicenterstudie aus den USA wurden die Ergebnisse von Patienten mit mildem bis mäßigem neurogenem Hinken, die mit dem interspinalen Dornfortsatz-Dekompressionssystem X-STOP behandelt wurden, im Vergleich zu denen konservativ behandelter Patienten ausgewertet [28]. Eingeschlossen waren 191 Patienten, die in neun Zentren behandelt wurden. Die Einschlusskriterien umfassten: Alter > 50 Jahre, Bein-, Gesäß- oder Leistenschmerz mit oder ohne Rückenschmerzen beim Gehen, der durch Vorwärtsflexion gelindert werden konnte, schmerzfreies Sitzen für mindestens 50 Minuten. Zu den Ausschlusskriterien gehörten ein fixiertes motorisches Defizit, Cauda-equina-Syndrom, signifikante Instabilität, vorangegangene lumbale Operation, dichte periphere Neuropathie, Skoliose mit Cobb-Winkel > 25°, Spondylolisthese > Grad 1 (≤ 25% Gleiten), Vorgeschichte mit pathologischen Kompressionsfrakturen einschließlich Fragilitätsfrakturen, schwere Osteoporose, Adipositas (BMI > 40) sowie aktive Infektion.

Die geeigneten Patienten wurden entweder in die X-STOP-Gruppe oder in die Gruppe mit konservativer Behandlung randomisiert. Die Gruppe mit konservativer Therapie erhielt eine oder mehrere epidurale Steroidinjektionen und hatte die Möglichkeit, sich nach Bedarf nichtsteroidale Antiphlogistika (NSAID), Analgetika, physikalische Therapie sowie zusätzliche Injektionen verschreiben zu lassen. Zur physikalischen Therapie gehörten eine „Rückenschule“ mit Stabilisierungsübungen, Wassergymnastik, Massage sowie kalte bzw. heiße Packungen.

Die Auswertungen erfolgten auf der Grundlage der Ausgangswerte (vor der initialen Behandlung) und der Ergebnisse nach 6 Wochen, 6 Monaten, 1 Jahr, 2 und 4 Jahren. Die Auswertungsdaten basierten auf den Ergebnissen, die speziell für neurogenes Hinken ermittelt wurden, dem *Zürich Claudication Questionnaire* (ZCQ) sowie dem SF-36-Fragebogen.

100 Patienten erhielten die X-STOP, und 91 Patienten wurden nichtoperativ behandelt. An insgesamt 136 Etagen bei 100 Patienten wurden Implantationen durchgeführt: 64 an einer Etage und 36 an zwei Etagen. Eingriffe an einer Etage dauerten durchschnittlich 51 Minuten und an zwei Etagen 58 Minuten. Der Blutverlust war geringfügig: 40 ml bei Eingriffen an einer Etage und 58 ml bei Eingriffen an zwei Etagen. Die am häufigsten implantierte Etage war L4/L5 (89/136), die zweithäufigste L3/L4 (43/136). Die am häufigsten verwendete Implantatgröße war die 12-mm-Prothese. Im Studienzeitraum war die X-STOP in fünf unterschiedlichen Größen (6–14 mm) erhältlich. Der Eingriff erfolgte bei 97 Patienten in Lokalanästhesie und bei 3 Patienten unter Vollnarkose. Der durchschnittliche Krankenhausaufenthalt betrug weniger als 24 Stunden.

Nach zwei Jahren waren Daten von 93 der 100 X-STOP-Patienten und von 81 der 91 Kontrollpatienten für die Auswertung verfügbar. Die X-STOP-Gruppe wies im Vergleich zur Kontrollgruppe bei jedem Nachbehandlungstermin eine signifikant höhere Verbesserungsrate bei der Schwere der Symptome im ZCQ auf. Beim Follow-up nach zwei Jahren gaben 56/93 (60,2%) der Patienten eine klinisch signifikante Reduzierung der Symptomschwere an, im Vergleich zu 15/81 (18%) der Kontrollgruppe. In der X-STOP-Gruppe gab es auch signifikant mehr Patienten mit einer Verbesserung der physikalischen Funktion beim ZCQ als in der Kontrollgruppe. Bei der Auswertung nach 24 Monaten berichteten 57% der X-STOP-Patienten über eine klinisch signifikante Verbesserung ihrer physikalischen Funktion, verglichen mit 15% in der Kontrollgruppe. Beim Follow-up nach zwei Jahren waren 73% der X-STOP-Patienten zumindest „irgendwie zufrieden“ im Vergleich zu 36% in der Kontrollgruppe. Interessanterweise berichteten Patienten, denen an zwei Etagen ein X-STOP-Implantat eingesetzt worden war, über eine stärkere, wenn auch nicht signifikant stärkere Linderung der Symptome als Patienten mit Implantat an einer Etage. Der gegenteilige Trend ist bei Fällen mit Laminektomie und Fusion zu beobachten, bei denen Eingriffe an mehreren Etagen eher zu weniger günstigen Ergebnissen führen.

Bei den SF-36-Fragebögen zeigten sich zwischen der X-STOP- und der Kontrollgruppe in sämtlichen Domänen des SF-36-Fragebogens keine signifikanten Unterschiede. Bei den Nachuntersuchungen erzielte die X-STOP-Gruppe für jeden physikalischen Bereich signifikant bessere Werte als die Kontrollgruppe, dies galt auch für die Mittelwerte.

In einer neueren Studie wiesen Kondrashov et al. [40], ausgehend von den ursprünglich 18 Patienten der FDA-Pilotstudie, die alle ein X-STOP-Implantat erhalten hatten, bei den Nachuntersuchungen nach 4 Jahren bei 78% der Patienten erfolgreiche Ergebnisse nach. Im Vergleich zu den Ausgangswerten erzielten sie beim *Oswestry Disability Index* (ODI) eine Verbesserung von 15 Punkten (➤ Tab. 7.3).

7.4.6 Registrierung in Deutschland

In Deutschland wird ein Register gepflegt, um prospektive Daten über Patienten mit neurogenem Hinken zu erheben, die auf übliche Weise mit einem X-STOP-Implantat behandelt wurden. Die Patientendaten werden unter Verwendung des validierten, zustandsspezifischen ZCQ prä- und postoperativ ausgewertet. Der ZCQ ist der einzige spezifisch für eine Lumbalstenose validierte Fragebogen. Der Fragebogen umfasst drei Domänen: Schwere der Symptome (SS), physikalische Funktion (PF) und Patientenzufriedenheit (PS). Bis dato wurden 212 Patienten 1 Jahr nach der Operation mit sehr guten Ergebnissen evaluiert (➤ Tab. 7.4). Zwei Patienten mussten wegen mangelnder Wirksamkeit und ein Patient wegen Verlagerung des Implantats erneut operiert werden.

Tab. 7.3 Erfolgsraten im *Zürich Claudication Questionnaire* (ZCQ) nach 1 und 2 Jahren

Zeitraum	Domäne	X-STOP-Gruppe (%)	Kontrollgruppe (%)	*p*-Wert
1 Jahr (n = 100; n = 91)	Schwere der Symptome	64	21	0,001
	Physikalische Funktion	70	21	0,001
	Patientenzufriedenheit	75	45	0,001
2 Jahre (n = 93; n = 81)	Schwere der Symptome	60	19	0,001
	Physikalische Funktion	577	15	0,001
	Patientenzufriedenheit	73	36	0,001

Tab. 7.4 Erfolgsraten auf der Grundlage des deutschen Registers 6 und 12 Monate postoperativ)

ZCQ-Domäne	Nach 6 Monaten (in %)	Nach 12 Monaten (in %)
Schwere der Symptome	82	82
Physikalische Funktion	81	77
Patientenzufriedenheit	82	82

7.4.7 Klinische Erfahrungen in Europa

Wardlaw et al. [29] haben auf der Grundlage von prä- und postoperativen Lage-MRTs eine prospektive klinische Evaluierung von 15 Patienten mit Nachuntersuchungen nach 3 und 6 Monaten durchgeführt. Alle Fälle wiesen klinische Verbesserungen auf, und das X-STOP-Implantat erhöhte die Querschnittsfläche des Duralsacks und der Austrittsforamina, ohne die Gesamtbewegung der Lendenwirbelsäule zu beeinträchtigen.

Heijnen und Kramer [30] berichteten über die Zufriedenheit von 14 Patienten mit neurogenem Hinken, die mit dem X-STOP-Implantat behandelt wurden. Ein Patient starb an einer Störung, die nicht mit Rückenschmerzen in Verbindung stand. Von den restlichen 13 Patienten waren 11 äußerst zufrieden. Sie verspürten keine Symptome eines neurogenen Hinkens mehr, und alle bis auf einen Patienten würden sich, müssten sie noch einmal die Entscheidung treffen, erneut operieren lassen.

7.4.8 Patienten mit degenerativer Spondylolisthese

Interessanterweise erhielten in der amerikanischen FDA-Studie 39 Patienten mit degenerativer Spondylolisthese Grad 1 das X-STOP-Implantat, 22 Patienten wurden konservativ behandelt. Legte man die 15-Punkte-Verbesserung gegenüber den Ausgangswerten im ZCQ als Kriterium für klinischen Erfolg zugrunde, wiesen 69% der 39 X-STOP-Patienten bei der Nachuntersuchung nach zwei Jahren erfolgreiche Ergebnisse auf; in der Kontrollgruppe waren es 9%. Die durchschnittliche Verbesserung bei den 39 X-STOP-Patienten betrug 26 Punkte. Bezüglich der durchschnittlichen Gleitrate ergaben sich bei den Ausgangswerten bzw. beim 2-Jahres-Follow-up keine signifikanten Unterschiede zwischen den X-STOP- und den Kontrollpatienten. Patienten mit Spondylolisthese werden häufig mit Spinalfusion und Dekompression behandelt.

Außerdem wiesen Anderson et al. [31] in einer Kohortenstudie mit 75 Patienten, in der 42 mit der X-STOP und 33 nichtoperativ behandelt wurden, beim 2-Jahres-Follow-up anhand von ZCQ und SF-36-Fragebogen einen statistisch signifikanten klinischen Erfolg bei 63,4% der X-STOP-Patienten und bei 12,9% der Kontrollpatienten nach. Das sagittale Gleichgewicht (Listhese und Kyphose) blieb unverändert. Die X-STOP stellt für diese Patienten eine Alternativtherapie mit signifikant geringerer Invasivität dar, die zu sehr guten klinischen Ergebnissen führt, und, was noch wichtiger ist, es gab bei der X-STOP keinen Hinweis darauf, dass das Implantat zu einer Instabilität des Bewegungssegments führt.

7.4.9 Sagittale Balance

Die Notwendigkeit einer korrekten sagittalen Ausrichtung und eines korrekten Gleichgewichts bei Patienten, die Wirbelsäulenimplantate erhalten, ist offensichtlich. Die Erfahrungen mit lumbalen Fusionsverfahren, die einen Flachrücken verursachen, haben in der großen Mehrzahl zu unannehmbaren klinischen Ergebnissen geführt. Aus diesem Grunde wurden drei unterschiedliche radiologische Studien durchgeführt, um sämtliche möglichen Auswirkungen der X-STOP auf die Ausrichtung zu ermitteln. In der US-Studie wurden bei jeder Nachuntersuchung sowohl für die X-STOP- als auch für die Kontrollgruppe Röntgenbilder angefertigt. Außerdem wurden der lumbosakrale Winkel (L1–S1) und der behandelte Intervertebralwinkel gemessen. Beim 2-Jahres-Follow-up gab es keine signifikanten Unterschiede bei den Durchschnittswerten für die Winkel bei den zwei Patientengruppen. Die präoperativen Röntgenbilder von ausgewählten Patienten der X-STOP-Gruppe wurden beim 2-Jahres-Follow-up auch mit Aufnahmen im Stehen verglichen. Bei 23 Patienten mit Implantaten an einer Etage betrug die Veränderung beim Intervertebralwinkel nur 0,5° und beim lumbosakralen Winkel 0,1°.

Ein neuerer Bericht von Siddiqui et al. [32], die zusätzlich zur *In-vivo*-Bestätigung der Zunahmen im Foramen- und Kanalbereich, die in der präklinischen *In-vivo*-Kadaverstudie ermittelt wurden, ein funktionelles Positions-MRT verwendeten, bestätigt eine kleine Veränderung in der Winkelbildung sowohl für den lumbosakralen als auch für den Intervertebralwinkel von ungefähr 1°. Diese Studien bestätigen, dass es durch die X-STOP nur zu minimalen Veränderungen der sagittalen Ausrichtung kommt. Dies ist durch den Erhalt des Lig. supraspinale und seiner ursprünglichen Ansätze möglich. Bei diesem Band handelt es sich um eine sehr robuste Struktur, welche die Konfluenz der lumbodorsalen Faszie aufnimmt; durch den Erhalt des Bandes wird eine übermäßige Distraktion des Segments verhindert.

7.4.10 X-STOP versus dekompressive Laminektomie

Die Interpretation der klinischen Ergebnisse der X-STOP im Kontext der für die operative Behandlung der Stenose publizierten Ergebnisse ist nicht einfach. Bisher wurde keine randomisierte, kontrollierte Multicenterstudie zum Vergleich von X-STOP und Laminektomie durchgeführt. Die X-STOP war in der US-Studie der konservativen Behandlung deutlich überlegen, aber diese Studie erlaubt keinen umfassenden Vergleich zwischen X-STOP und Laminektomie.

Hannibal [33] verglich Patienten der amerikanischen FDA-Schlüsselstudie für die X-STOP-Studie (Juni 2000–Juli 2001) mit Patienten, die zur selben Zeit im selben Zentrum eine Laminektomie erhielten. Es wurden in dieser Studie dieselben Kriterien nichtrandomisiert angewandt. Vier Jahre nach der Operation und ausgehend von einer Verbesserung von 15 Punkten gegenüber dem ODI-Ausgangswert als Erfolgskriterium, hatten 80% (12/15) der X-STOP-Patienten und 38% (5/13) der Laminektomie-Patienten erfolgreiche Ergebnisse.

Im Vergleich zu den in der Literatur angegebenen Ergebnissen zur chirurgischen Dekompression ergaben sich zugunsten der X-STOP signifikante Unterschiede in Bezug auf Operationsdauer, geschätzten Blutverlust, Krankenhausverweildauer, Komplikations- sowie Reoperationsraten [34].

Die Ergebnisse bei den X-STOP-Patienten zeigten eine statistisch signifikante Verbesserung von 59,8% bei der Symptomschwere und eine Verbesserung von 56,5% bei der physikalischen Funktion; 72,8% der Patienten waren zufrieden. Im Laufe der US-Studie unterzogen sich 24 Patienten der Kontrollgruppe einer dekompressiven Laminektomie zur Linderung ihrer Stenosesymptome. Verfügbar sind die Ergebnisse von 22 Patienten nach einer durchschnittlichen Nachbeobachtung von 12,8 Monaten. 64% wiesen eine klinisch signifikante Verbesserung in der ZCQ-Domäne „Schwere der Symptome" auf, 68,2% eine klinisch signifikante Verbesserung in der ZCQ-Domäne „Physikalische Funktion", und 59,1% der Patienten waren mit dem Ergebnis ihrer Behandlung zufrieden. Katz et al. [35] berichteten des Weiteren über eine große Serie von Patienten, die wegen einer Spinalstenose operativ behandelt wurden. Auch sie zogen für die Auswertung nach zweijähriger Nachbeobachtung den ZCQ heran. In dieser Studie zeigten 63% der Patienten eine signifikante Verbesserung bei der Schwere der Symptome, 59% eine Verbesserung bei der physikalischen Funktion, und 72% der Patienten waren zufrieden. Fokter und Yerby [36] analysierten die ZCQ-Werte von 58 Patienten vor und nach Laminektomie in einem Zeitraum von 12 bis 54 Monaten. 63,8% der Patienten wiesen eine signifikante klinische Verbesserung bei der Schwere der Symptome und 55,2% eine signifikante klinische Verbesserung bei der physikalischen Funktion auf, und 58,6% der Patienten waren zumindest irgendwie zufrieden (➤ Tab. 7.5).

Bei den Ergebnissen der X-STOP- und der Laminektomie-Gruppen fällt eine verblüffende Ähnlichkeit auf. Es existieren jedoch auch einige wichtige Unterschiede zwischen diesen Verfahren. Die durchschnittliche OP-Dauer für die Implantation der X-STOP betrug bei zwei Etagen weniger als eine Stunde im Vergleich zu 72–278 Minuten für die Laminektomie. Der

Tab. 7.5 ZCQ-Werte für den Vergleich von X-STOP und Laminektomie

	Schwere der Symptome (%)	Physikalische Funktion (%)	Zufriedenheit (%)
X-STOP, 2-Jahres-Follow-up	59,8	56,5	72,8
Katz-Laminektomie, 2-Jahres-Follow-up	63,0	59,0	72,0
Laminektomie nach erfolgloser konservativer Behandlung	63,6	68,2	59,1
Fokter-Laminektomie	63,8	55,2	58,6

ZCQ, *Zürich Claudication Questionnaire*

durchschnittliche Blutverlust bei der X-STOP von 40,1–58 ml war im Vergleich zu 115–1.040 ml bei Dekompression vernachlässigbar [37]. Das X-STOP-Verfahren kann außerdem unter Lokalanästhesie durchgeführt werden, sodass das mit einer Vollnarkose verbundene Risiko nahezu ausgeschlossen werden kann. Schließlich zeigt auch ein Vergleich der Inzidenz und Schwere von Komplikationen, der im Schrifttum zur Laminektomie zitiert wird, dass die X-STOP ein deutlich sichereres Verfahren darstellt.

7.4.11 Operationstechnik

Der Patient befindet sich in der rechten lateralen Dekubitusposition auf einem strahlendurchlässigen OP-Tisch (➤ Abb. 7.27). Die zu behandelnde(n) Etage(n) werden mittels Fluoroskopie unter Verwendung einer auf die Haut geklebten 18er-Nadel identifiziert. Anschließend wird an der entsprechenden Etage eine abriebfeste Tintenmarkierung angebracht. Das Operationsfeld wird mit üblichen sterilen Verfahren vorbereitet und mit Folien abgedeckt. Die 22er-Spinalnadeln können an die kaudalen und kranialen Enden der vorgeschlagenen Inzision platziert werden, um die Etage(n)

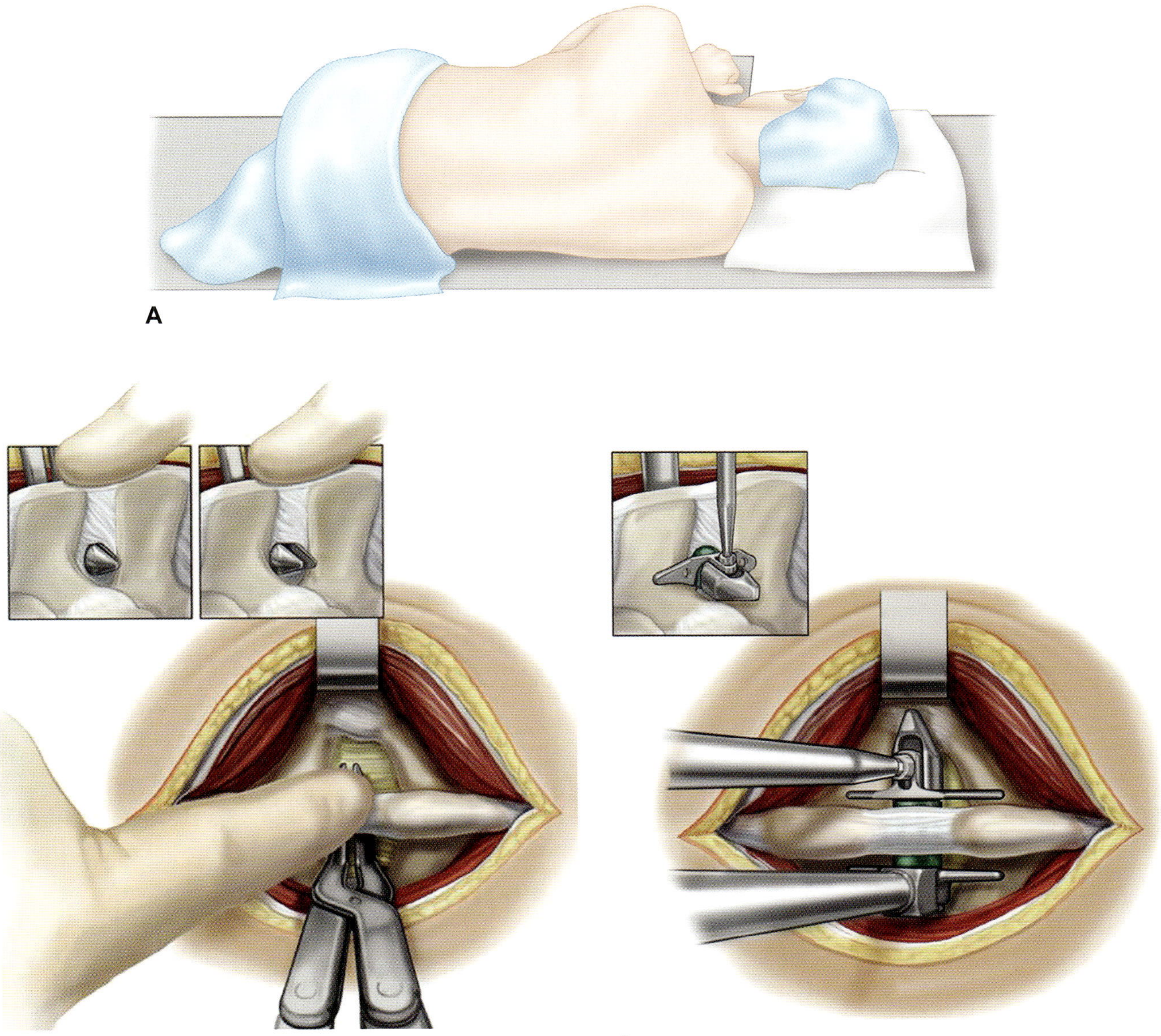

A

B

C

Abb. 7.27 Operatives Verfahren. **A:** Nach Lagerung des Patienten in der rechtslateralen Dekubitusposition erfolgt eine mittsagittale Inzision von ungefähr 4 cm Länge über den Dornfortsätzen der stenotischen Etage(n). **B:** Der kleine gekrümmte Dilatator zur Größenbestimmung wird dann an dem Rand des am meisten anterior gelegenen interspinalen Raumes angebracht. **C:** Der Universalflügel wird angebracht.

sowie die Länge der Inzision korrekt zu identifizieren. Um die posterioren Rami beidseits zu blockieren, kann mit Spinalnadeln ein Lokalanästhetikum mit Adrenalin injiziert werden. Die mittsagittale Inzision erfolgt ungefähr 4 cm über dem Dornfortsatz zur dorsalen Faszie. Ein Cobb-Elevator wird verwendet, um das subkutane Gewebe von der dorsalen Faszie zu streichen. Nach einer weiteren Injektion von Lokalanästhetikum in die dorsale Faszie erfolgen zwei Längsschnitte durch beide Schichten der dorsalen Faszie ungefähr 1 cm von der lateralen Seite der Dornfortsätze. Anschließend wird die paraspinale Muskulatur beidseitig mithilfe eines großen Cobb-Elevators subperiostal von den Dornfortsätzen und den medialen Lamina angehoben. Um den Wirbelkanal zu schützen, insbesondere bei Patienten mit vorangegangener Laminotomie, eignet sich ein großer Cobb-Elevator. Der Wirbelkanal darf niemals verletzt werden, und es wird weder eine Laminektomie noch eine Laminotomie durchgeführt. Das Lig. flavum muss noch nicht einmal zum Teil entfernt werden.

Hypertrophe Facetten können ein korrektes Einsetzen des Implantats blockieren und dazu führen, dass das Implantat zu weit posterior platziert wird. Die Facetten können deshalb medial teilweise mit einer Zange abgeglichen werden, um die richtige anteriore Platzierung zu gewährleisten. Fuchs et al. [38] fanden in einer biomechanischen Kadaverstudie heraus, dass bei Verwendung der X-STOP ein sicherer Abgleich der Facetten möglich ist, ohne das Bewegungssegment zu destabilisieren. Aggressive bilaterale Facettektomien sollten jedoch vermieden werden.

Vor dem Einsetzen wird der Patient gebeten, sich zusammenzurollen und den Rücken zu beugen, indem er sein Knie zum Kinn zu bringen versucht. Durch den interspinalen Raum wird dann an seinem anteriorsten Rand ein kleiner gekrümmter Dilatator eingeführt. Nach fluoroskopischer Verifizierung der korrekten Etage wird der kleine Dilatator entfernt und durch einen größeren, gekrümmten ersetzt. An der linken Seite wird nun ein Finger dort platziert, wo der kleine Dilatator entfernt wurde, um an der gleichen Stelle den großen Dilatator und den Distraktor zur Größenbestimmung sicher zu platzieren. Das Lig. interspinale gedehnt und nicht entfernt. Nach Entfernen des größeren Dilatators wird zur Größenbestimmung der Distraktor eingeführt. Dadurch, dass sich der Patient in der gebeugten, schmerzfreien Position befindet, sollte der Distraktor zur Größenbestimmung so lange geöffnet werden, bis er Kontakt zum Dornfortsatz hat und den interspinalen Raum leicht spreizt. Sollte der interspinale Raum zwischen zwei erhältlichen X-STOP-Größen liegen, wird die nächstkleinere Größe empfohlen. Die X-STOP wird dann von rechts nach links implantiert, erneut mit einem Finger auf der linken Seite, um die abgeschrägte Spitze der Prothese durch den entsprechenden Punkt zu führen. Der rechte Flügel sollte bündig mit der Seite des Dornfortsatzes abschließen. Das Schraubenloch für den Universalflügel auf der linken Seite wird direkt visualisiert und die Flügelschraube eingerastet. Die beiden Flügel werden medial angeglichen und die Universalflügelschraube mithilfe eines Schraubenziehers, der das Drehmoment begrenzt, befestigt. Um die korrekte Platzierung sicherzustellen, werden anteroposteriore und laterale Fluoroskopieaufnahmen angefertigt. Die beiden Faszieninzisionen werden getrennt und zusammen mit Subkutangewebe und Haut verschlossen. Eine Drainage ist nur selten angezeigt. Der Eingriff wird normalerweise in weniger als einer Stunde durchgeführt, und die meisten Patienten können das Krankenhaus innerhalb von 24 Stunden wieder verlassen.

7.4.12 Postoperative Behandlung

Die Patienten werden zum Aufstehen und Gehen angehalten, sobald sie sich dazu in der Lage fühlen. Eine Hyperextension ist in den nächsten zwei bis sechs Monaten zu vermeiden.

7.4.13 Komplikationen

Die Komplikationen, über die in Verbindung mit der X-STOP berichtet wurde, sind geringfügig und leicht ohne weitere Folgeerscheinungen behandelbar. In der klinischen US-Studie gab es eine Wunddehiszenz, ein Serom, das abgesaugt wurde, ein Hämatom und einen Bericht über Narbenschmerz. Frakturen der Dornfortsätze wurden während der X-STOP-Implantation nicht beobachtet. Es gibt keine Berichte über vaskuläre oder neurologische Komplikationen, was auch nicht unerwartet ist, da die Laminae intakt bleiben und auch kein Eindringen in den Spinalkanal und die Neuroforamina erforderlich ist. Zu den implantatbedingten Komplikationen gehörte der Sturz eines Patienten; dabei kam es zur Verlagerung des Implantats, das ohne Spätkomplikationen entfernt wurde. Eine Überprüfung der Röntgenaufnahmen dieses Patienten ergab eine stark hervorstehende Facette, die eine korrekte anteriore Platzierung des Implantats verhinderte. Ein Patient berichtete ungefähr ein Jahr nach dem Eingriff über sich verschlimmernde Schmerzen, was möglicherweise auf das Implantat zurückzuführen war. Ein Implantat war zu stark posterior eingesetzt und wurde als schlecht positioniert betrachtet. Bei einem anderen Patienten wurde bei Routine-Röntgenaufnahmen im Rahmen der Nachuntersuchung nach 6 Monaten eine asymptomatische Fraktur des Dornfortsatzes diagnostiziert.

Eine Revision des Implantats ist recht unkompliziert. Sobald die Stellschraube am Flügel entfernt ist, kann das Implantat einfach entfernt oder ersetzt werden. Auch der Fall, dass eine Nachbaretage mit der X-STOP instrumentiert werden müsste, wäre nur minimal schwieriger. Eine Platzierung der X-STOP neben eine vorangegangene Fusion bleibt Gegenstand weiterer Tests.

7.4.14 Kostenanalyse

Kondrashov et al. [39] evaluierten vor kurzem die Kosteneffektivität der X-STOP-Implantation im Vergleich zur Laminektomie und stellten fest, dass die X-STOP bedeutend kosteneffektiver ist. Ausgewertet wurden die Daten von 18 X-STOP- und 11 Laminektomie-Patienten. Die durchschnittlichen Krankenhauskosten für monosegmentale X-STOP und monosegmentale Laminektomie betrugen $ 17.059 bzw. $ 45.302. Die durchschnittlichen Krankenhauskosten für bisegmentale X-STOP und bisegmentale Laminektomie lagen bei $ 24.353 bzw. $ 45.739. Die wichtigsten Einsparungen ergaben sich in der X-STOP-Gruppe bei den OP-Saalkosten (kürzere Operationszeit), den Krankenhauskosten (X-STOP ist ein ambulantes Verfahren) und den Anästhesiekosten (Implantation der X-STOP erfolgt unter Lokal- oder MAC-Anästhesie). Die Kosten des X-STOP-Implantats sowie die höheren Röntgenkosten infolge der fluoroskopisch kontrollierten Platzierung der X-STOP wurden von diesen Einsparungen signifikant kompensiert.

7.4.15 Fazit

Die Dekompression der Lendenwirbelsäule mit der X-STOP ist eine bewährte und kosteneffektive Behandlung von Patienten, die zusätzlich zu lumbaler Spinalstenose an neurogenem Hinken leiden. Die X-STOP kann in Lokalanästhesie implantiert werden, und viele Patienten können das Krankenhaus wenige Stunden nach der Operation wieder verlassen. Das X-STOP-Implantat bietet die Vorteile einer Dekompression für Patienten mit neurogenem Hinken, weist jedoch ein geringeres Risiko auf. Dieses Verfahren verwendet Ligamentotaxis zur indirekten Erhöhung der foraminalen und der Kanaldimensionen durch Wiederherstellung der Spannung in den posterioren Bandstrukturen.

Die Vergleichsanalysen geben Anlass zu der Annahme, dass die Ergebnisse der Dekompression mit X-STOP mit den in der Literatur berichteten Ergebnissen der dekompressiven Laminektomie zumindest vergleichbar sind (➤ Box 7.2).

Die Dornfortsatzentlastung mit der X-STOP ist bei Patienten indiziert, die mindestens 50 Jahre alt sind, milde bis mäßige LSS-Symptome aufweisen sowie über Rückenschmerzen und Schmerzen der unteren Extremitäten klagen, die durch Flexion gelindert werden. Wie die amerikanische prospektive randomisierte Multicenterstudie über LSS-Patienten mit milden bis mäßigen Symptomen belegt, sind die Ergebnisse, die mit der X-STOP erzielt werden, einer konservativen Therapie bei weitem überlegen. Komplikationen sind bei der X-STOP relativ selten und ungewöhnlich. Die X-STOP vermeidet auch das mit der Platzierung von Pedikelschrauben verbundene Risiko sowie das Risiko einer Pseudoarthrose. Was jedoch am wichtigsten ist: Da die X-STOP eine bewegungserhaltende Prothese ist, führt sie nicht zu einer erhöhten Belastung der Nachbarsegmente und trägt wahrscheinlich auch nicht zu einer Nachbarsegmentdegeneration oder Nachbarsegmenterkrankung bei.

BOX 7.2

Vor- und Nachteile der X-STOP

Vorteile
- Klinisch nachweislich wirksames Verfahren zur Behandlung von Symptomen der Lumbalstenose mit oder ohne degenerative Spondylolisthese
- Sicher
- Kurze Operationsdauer, Implantation erfolgt unter Lokalanästhesie
- Minimal-invasiv
- Ambulantes Verfahren
- Sofortige Linderung des neurogenen Hinkens
- Kosteneffektiv
- Einfache Revision durch andere Verfahren
- Keine Verletzung des Wirbelkanals
- Keine Entfernung von Gewebe

Nachteile
- Kann nicht bei lytischer Spondylolisthese angewendet werden
- Keine veröffentlichten prospektiven kontrollierten Studien zum Vergleich zwischen X-STOP und Laminektomie

LITERATUR

[1] Senegas J: Mechanical supplementation by non-rigid fixation in degenerative intervertebral lumbar segments: The Wallis system. Eur Spine J 11(2): S164–S169, 2002.
[2] Postacchini F: Management of lumbar spinal stenosis. J Bone Joint Surg Br 78(1): 154–164, 1996.
[3] Hurri H, Slatis P, Soini J, et al: Lumbar spinal stenosis: Assessment of long-term outcome 12 years after operative and conservative treatment. J Spinal Disord 11(2): 110–115, 1998.
[4] Atlas SJ, Keller RB, Robson D, et al: Surgical and nonsurgical management of lumbar spinal stenosis: Four-year outcomes from the Maine lumbar spine study. Spine 25: 556–562, 2000.
[5] Johnsson KE, Uden A, Rosen I: The effect of decompression on the natural course of spinal stenosis: A comparison of surgically treated and untreated patients. Spine 16(6): 615–619, 1991.
[6] Riew KD, Yin Y, Gilula L, et al: The effect of nerve-root injections on the need for operative treatment of lumbar radicular pain: A prospective, randomized, controlled, double-blind study. Bone Joint Surg Am 82-A(11): 1.589–1.593, 2000.
[7] Turner JA, Ersek M, Herron L, Deyo R: Surgery for lumbar spinal stenosis: Attempted meta-analysis of the literature. Spine 17: 1–8, 1992.
[8] Atlas SJ, Keller RB, Robson D, et al: Surgical and nonsurgical management of lumbar spinal stenosis: Four-year outcomes from the Maine lumbar spine study. Spine 25: 556–562, 2000.
[9] Wang JC, Bohlman HH, Riew KD: Dural tears secondary to operations on the lumbar spine: Management and results after a two-year minimum follow-up of eighty-eight patients. J Bone Joint Surg Am 80: 1.728–1.732, 1998.
[10] Turner JA, Ersek M, Herron L, Deyo R: Surgery for lumbar spinal stenosis: Attempted meta-analysis of the literature. Spine 17: 1–8, 1992.
[11] Yuan HA, Garfin SR, Dickman CA, Mardjetko SM: A historical cohort study of pedicle screw fixation in thoracic, lumbar, and sacral spinal fusions. Spine 19: 2.279S–2.296S, 1994.
[12] Lindsey DP, Swanson KE, Fuchs P, et al: The effects of an interspinous implant on the kinematics of the instrumented and adjacent levels in the lumbar spine. Spine 28(19): 2.192–2.197, 2003.
[13] Verbiest H: A radicular syndrome from developmental narrowing of the lumbar vertebral canal. J Bone Joint Surg 36B: 230–237, 1954.
[14] Porter RW: Spinal stenosis and neurogenic claudication. Spine 21: 2.046–2.052, 1996.

[15] Willen J, Danielson B, Gaulitz A, et al: Dynamic effects of the lumbar spinal canal: Axially loaded CT-myelopathy and MRI in patients with sciatica and/or neurogenic claudication. Spine 22: 2.968–2.976, 1997.
[16] Jonsson B, Annertz M, Sjoberg C, Strömqvist B: A prospective and consecutive study of surgically treated LSS, Part II: Five-year follow-up by an independent observer. Spine 22: 2.938–2.944, 1997.
[17] Richards JC, Majumdar S, Lindsey DP, et al: The treatment mechanism of an interspinous process implant for lumbar neurogenic intermittent claudication. Spine 30: 744–749, 2005.
[18] Lindsey DP, Swanson KE, Fuchs P, et al: The effects of an interspinous implant on the kinematics of the instrumented and adjacent levels in the lumbar spine. Spine 28(19): 2.192–2.197, 2003.
[19] Swanson KE, Lindsey DP, Hsu KY, et al: The effects of an interspinous implant on intervertebral disc pressures. Spine 28: 26–32, 2003.
[20] Rohlmann A, Zander T, Burra NK, Bergmann G: Effect of an interspinous implant on loads in the lumbar spine. Biomed Tech (Berl) 50(10): 343–347, 2005.
[21] Wiseman CM, Lindsey DP, Fredrick AD, Yerby SA: The effect of an interspinous process implant on facet loading during extension. Spine 30: 903–907, 2005.
[22] Wardlaw D, Smith F, Pope M, et al: Change in spinal canal and nerve root foraminal measurements before and six months following insertion of the X-STOP Interspinous Process Distraction Device in relation to early clinical outcome. Presented at Trans ISMISS Zurich, Switzerland, 2004.
[23] Siddiqui M, Nicol M, Karadimas E, et al: The positional magnetic resonance imaging changes in the lumbar spine following insertion of a novel interspinous process distraction device. Spine 30(23): 2.677–2.682, 2005.
[24] Siddiqui M, Karadimas E, Nicol M, et al: Effects of X-STOP devices on sagittal spine kinematics in spinal stenosis. J Spinal Disord Tech 19(5): 328–333, 2006.
[25] Iida T, Abumi K, Kotani Y, et al: Effects of aging and spinal degeneration on mechanical properties of lumbar supraspinous and interspinous ligaments. Spine J 2(2): 95–100, 2002.
[26] Gillespie KA, Dickey JP: Biomechanical role of lumbar spine ligaments in flexion and extension: Determination using a parallel linkage robot and a porcine model. Spine 1;29(11): 1.208–1.216, 2004.
[27] Talwar V, Lindsey DP, Fredrick A, et al: Insertion loads of the X-STOP interspinous process distraction system designed to treat neurogenic intermittent claudication. Eur Spine J 15(6): 908–912, 2006.
[28] Zucherman JF, Hsu KY, et al: A prospective randomized multicenter study for the treatment of lumbar spinal stenosis with the X-STOP interspinous implant: 1-year results. Eur Spine J 13(1): 22–31, 2004.
[29] Wardlaw D, Smith F, Pope M, et al: Change in spinal canal and nerve root foraminal measurements before and six months following insertion of the X-STOP Interspinous Process Distraction Device in relation to early clinical outcome. Presented at Trans ISMISS Zurich, Switzerland, 2004.
[30] Heijnen SAF, Kramer FJK: Spinale distractie als therapie bij lumbale wervelkanaalstenose – De eerste resultaten. Ned Tijdschr Orthop 11(4): 199–203, 2004.
[31] Anderson PA, Tribus CB, Kitchel SH: Treatment of neurogenic claudication by interspinous decompression: Application of the XSTOP device in patients with lumbar degenerative spondylolisthesis. J Neurosurg Spine 4(6): 463–471, 2006.
[32] Siddiqui M, Karadimas E, Nicol M, et al: Effects of X-STOP devices on sagittal spine kinematics in spinal stenosis. J Spinal Disord Tech 19(5): 328–333, 2006.
[33] Hannibal M: Interspinous process decompression with the XSTOP device for lumbar spinal stenosis: a 4-year follow-up study. Journal of Spinal Disorder Technology 19, 2006.
[34] Benz RJ, Ibrahim ZG, Afshar P, Garfin SR: Predicting complications in elderly patients undergoing lumbar decompression. Clin Orthop 384: 116–121, 2001.
[35] Katz JN, Stucki G, Lipson SJ, et al: Predictors of surgical outcome in degenerative lumbar spinal stenosis. Spine 24: 2.229–2.233, 1999.
[36] Fokter SK, Yerby SA: Patient-based outcomes for the operative treatment of degenerative lumbar spinal stenosis. Eur Spine J 21: 1–9, 2005.
[37] Reindl R, Steffen T, Cohen L, Aebi M: Elective lumbar spinal decompression in the elderly: Is it a high-risk operation? Can J Surg 46: 43–46, 2003.
[38] Fuchs PD, Lindsey DP, Hsu KY, et al: The use of an interspinous implant in conjunction with a graded facetectomy procedure. Spine 30(11): 1.266–1.272; discussion 1.273–1.274, 2005.
[39] Kondrashov DG, Hannibal M, Hsu KY, Zucherman JF: X STOP versus decompression for neurogenic claudication: economic and clinical analysis. The Internet Journal of Minimally Invasive Spinal Technology 1(2), 2007.

KAPITEL

8 Lumbaler Facettenersatz

8.1 **AFRS**
Allen Carl, Carlos E. Oliveira, Robert W. Hoy, William Lavelle, Vijay K. Goel und Bryan W. Cunningham . . . 273
8.1.1 Indikationen und Kontraindikationen . . . 274
8.1.2 Beschreibung des Implantats . . . 274
8.1.3 Ergebnisse der wissenschaftlichen Prüfung . . . 274
8.1.4 Klinische Präsentation und Evaluation . . . 275
8.1.5 Operationstechnik . . . 275
8.1.6 Postoperative Behandlung . . . 276
8.1.7 Komplikationen und ihre Vermeidung . . . 276
8.1.8 Fazit . . . 276

8.2 **Zyre**
Carl Lauryssen, Scott H. Kitchel und Jason D. Blain . . . 277
8.2.1 Hintergrund . . . 277
8.2.2 Indikationen und Kontraindikationen . . . 277
8.2.3 Beschreibung des Implantats . . . 278
8.2.4 Wissenschaftliche Prüfung und klinische Ergebnisse . . . 278
8.2.5 Operationstechnik . . . 279
8.2.6 Komplikationen . . . 280
8.2.7 Fazit . . . 280

8.3 **FENIX**
Teddy Fagerstrom und Horace Hale . . . 281
8.3.1 Hintergrund . . . 281
8.3.2 Indikationen . . . 282
8.3.3 Kontraindikationen . . . 282
8.3.4 Beschreibung des Implantats . . . 282
8.3.5 Ergebnisse der wissenschaftlichen Prüfung . . . 282
8.3.6 Operationstechnik . . . 284
8.3.7 Postoperative Behandlung . . . 286
8.3.8 Komplikationen . . . 286
8.3.9 Fazit . . . 288

8.1 AFRS

Allen Carl, Carlos E. Oliveira, Robert W. Hoy, William Lavelle, Vijay K. Goel und Bryan W. Cunningham

! KERNAUSSAGEN

- Fusion und dynamische Stabilisierung können durch Reduzierung oder Eliminierung der Segmentbewegung zu beschleunigter Erkrankung der Nachbaretage führen.
- Es gibt einen klinischen Bedarf für bewegungserhaltende Prothesen für die Anwendung an der posterioren Wirbelsäule.
- Konstruktionen für den Gelenkersatz, die auf der Anatomie basieren, werden schon lange erfolgreich eingesetzt.
- Erfolgreiche Arthroplastiesysteme verwenden zur korrekten und reproduzierbaren Platzierung der Implantate Präzisionsinstrumente.
- Aufbauend auf dem klinischen Erfolg von Implantaten zum Hüft- und Knievollersatz macht sich das AFRS die allgemeinen Prinzipien der Anatomie sowie reproduzierbare Instrumentierungen und Geräte zunutze, um Schmerzlinderung, normale Beweglichkeit plus Stabilität sowie eine optimale Implantathaltbarkeit zu gewährleisten.

Die Erkenntnis, dass eine Erkrankung der Nachbaretage mit einer Wirbelsäulenarthrodese in Zusammenhang stehen kann [1], hat zur Entwicklung von Prothesen geführt, welche die Wirbelsäulenbeweglichkeit erhalten und somit eine Alternative zur Fusion darstellen. Ursprünglich lag der Fokus auf der Entwicklung von Bandscheibenersatzprothesen zur Behandlung von Patienten mit anterioren Wirbelsäulenerkrankungen. Neuerdings werden jedoch auch posteriore Prothesen entwickelt. Fälle von lumbaler Wirbelsäulenstenose, bei denen neurale Dekompressionen des posterioren Elements zu Instabilität führen und daher eine Fusion notwendig machen [2, 3], haben Interesse an bewegungserhaltenden Prothesen geweckt, mit denen die Funktion der Facettengelenke ersetzt und imitiert werden soll. Zudem können diese Prothesen Patienten mit geringgradiger Spondylolisthese oder isolierten posterioren Schmerzen und Patienten mit Bandscheibenvollersatz, die unter einem postoperativen facettenbedingten Schmerz leiden, eine Behandlungsoption bieten.

Arthroplastieverfahren für andere Synovialgelenke verwenden Implantatsysteme, die so konstruiert sind, dass sie seit Jahrzehnten die normale gesunde Anatomie mit hervorragenden klinischen Ergebnissen imitieren [4, 5]. Bei der Entwicklung des *Anatomic Facet Replacement System* (AFRS) (Facet Solutions, Inc., Logan, Utah) wurden die grundlegenden Konzepte eingehalten, die beim Hüft- und Knievollersatz zum Erfolg geführt haben. Obwohl ihre Entwicklung zu unterschiedlichen Zeiten stattfand, basiert ihr Erfolg auf denselben grundlegenden Erkenntnissen über Materialien und Biomechanik. Der langfristige zyklische Belastungserfolg beim Gelenkersatz von langen Knochen ist, so nimmt man an, auf akribische operative Techniken zurückzuführen, während gleichzeitig das Implantatdesign die normale Anatomie imitiert. Der Erhalt des umgebenden Weichgewebes und der Bänder sowie der richtige Gewebeausgleich ermöglichen Strukturkonformität, den Erhalt der Stabilität und eine gleichmäßige Kraftverteilung, die zusammen genommen zu optimalen Standzeiten führen.

Ziel der AFRS-Facettenlösung war die Behandlung von Erkrankungen der posterioren Lendenwirbelsäule bei gleichzeitigem Erhalt der natürlichen lumbalen Biomechanik (Stabilität mit natürlicher Bewegung). Auf diese Weise wollte man die Auswirkungen auf die Nachbaretage vermindern, die aus einer Reduzierung oder Eliminierung der Bewegung resultieren, wie man es bei dynamischer Stabilisierung und Fusionsprothesen beobachten kann [6]. Aus diesem Grunde kam es zur Entwicklung eines Facettenarthroplastie-Systems, das anatomische Facettenimplantate sowie Präzisionsinstrumente umfasst, die ein reproduzierbares Einsetzen des Implantats ermöglichen.

8.1.1 Indikationen und Kontraindikationen

Das AFRS-Implantat für Facettenlösungen wird zur Behandlung von Patienten mit einer zu subartikulärer, lateraler oder zentraler Wirbelkanalstenose führenden Facettengelenkarthrose eingesetzt. Auch Patienten mit einer durch geringgradige Spondylolisthese verursachten Stenose (Grad I oder weniger) können von diesem Verfahren profitieren. Das Implantat wurde speziell zur Bewegungserhaltung bei Patienten entwickelt, bei denen die Gefahr einer Erkrankung der Nachbaretage besteht, die sich häufig infolge einer Wirbelsäulenarthrodese entwickelt. Obwohl sie bei den Indikationen für klinische Studien nicht eingeschlossen sind, könnten auch Patienten mit isoliertem Facettengelenkschmerz ohne Stenose oder Patienten mit nichtdegenerativen frischen traumatischen Facettenfrakturen als Kandidaten für diese Operation in Betracht kommen.

Kontraindikationen für dieses Verfahren bestehen bei Patienten mit folgenden Krankheitsbildern[1]:

1. Vorangegangener Versuch bzw. vorangegangene Versuche mit Pedikelinstrumentierung an den zu operierenden oder an benachbarten Etagen
2. Osteoporose
3. Spondylolisthese > Grad I an der zu operierenden Etage
4. Frische traumatische Pars-Fraktur an der zu operierenden oder einer benachbarten Etage
5. Trauma der Lendenwirbelsäule
6. Knochenstoffwechselstörung (Osteomalazie, Osteogenesis imperfecta)
7. Spondylolisthese an nicht zu operierenden Etagen
8. Skoliose der Lendenwirbelsäule (definiert als sagittale Deformität > 11°), belegt durch Übersichtsröntgenaufnahmen, Magnetresonanztomographie (MRT) oder Diskographie
9. Medizinisch relevante Adipositas, definiert durch einen Body-Mass-Index (BMI) von > 40 kg/m²
10. Bekannte Allergie auf Kobalt-Chrom-Molybdän-Legierungen

[1] Diese Liste ist nicht vollständig, sondern enthält nur solche Kontraindikationen, die für den Leser interessant sein können.

8.1.2 Beschreibung des Implantats

Das AFRS besteht aus superioren und inferioren Facettenimplantaten und verwendet die konventionelle Pedikelschraubenfixierung (➤ Abb. 8.1). Ein Querstab verbindet die linken und rechten inferioren Facettenimplantate, wodurch eine zusätzliche Stabilität des Konstrukts erzeugt wird. Die sich anpassenden Gelenkflächen der Facettenimplantate bestehen aus Kobalt-Chrom-Molybdän, einer hochglanzpolierten, extrem harten und verschleißfesten Legierung. Dieses Material hat sich in der klinischen Anwendung von Systemen zum Gelenkvollersatz seit langem bewährt [7, 8].

8.1.3 Ergebnisse der wissenschaftlichen Prüfung

Die präklinische Prüfung bestand aus einer Reihe von Messungen zur statischen Festigkeit, Ermüdungs- und Fixationsfestigkeit des Implantats. Diese Prüfung hat gezeigt, dass die Festigkeit des Konstrukts die physiologischen Belastungen bei weitem übersteigt. Zusätzlich wurde eine kinematische Kadaverstudie durchgeführt, bei der jede Probe unter intakten, destabilisierten und implantierten Bedingungen evaluiert wurde (➤ Abb. 8.2). Durch diesen Test wurde der Nachweis erbracht, dass das AFRS die intakte Kinematik wiederherstellt (➤ Abb. 8.3).

Es wurde eine Abrieb-Biokompatibilitätsprüfung mit gekoppelter Bewegung in 20 Millionen Zyklen durchgeführt, bei der keine nachteilige histopathologische Reaktion beobachtet wurde (➤ Abb. 8.4).

Die *Investigational-Device-Exemption*-(IDE-)Studie für diese Prothese wurde von der amerikanischen Gesundheitsbehörde FDA bereits beim Erstantrag genehmigt, was die Rigorosität und Gründlichkeit der Werkbankprüfung veranschaulicht.

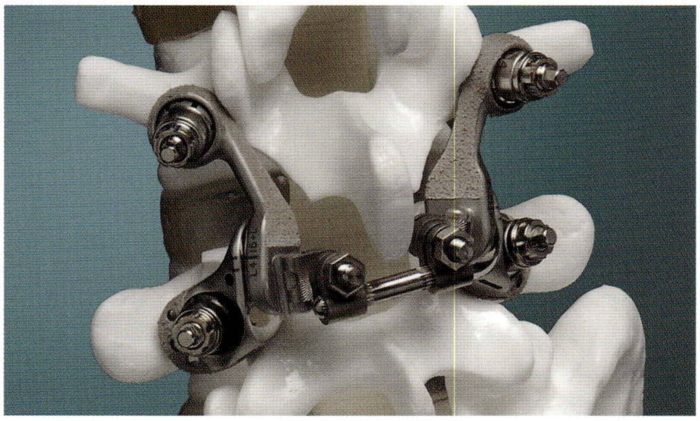

Abb. 8.1 Anatomisches Facettenersatzsystem (AFRS)

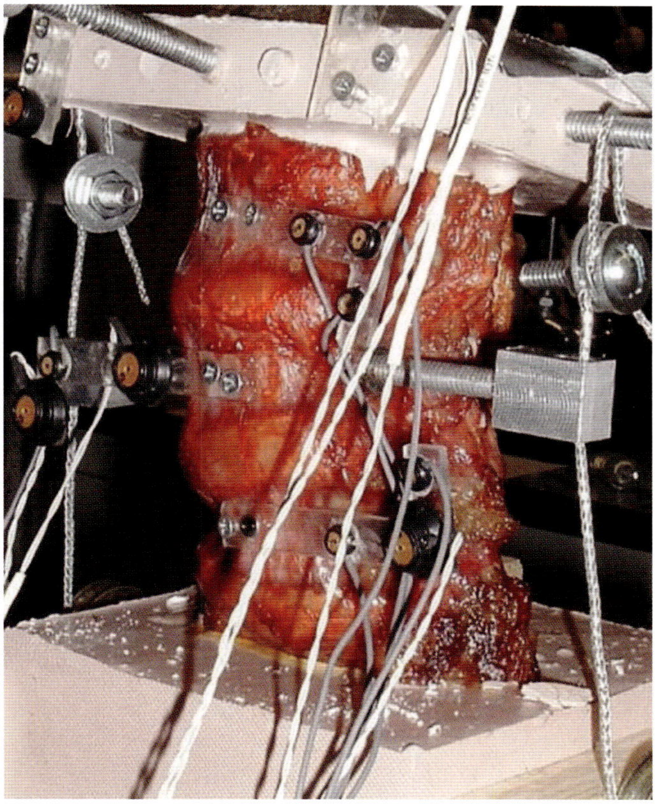

Abb. 8.2 Kinematischer Testaufbau (mit freundlicher Genehmigung von Vijay Goel, Universität von Toledo, Spine Research Center)

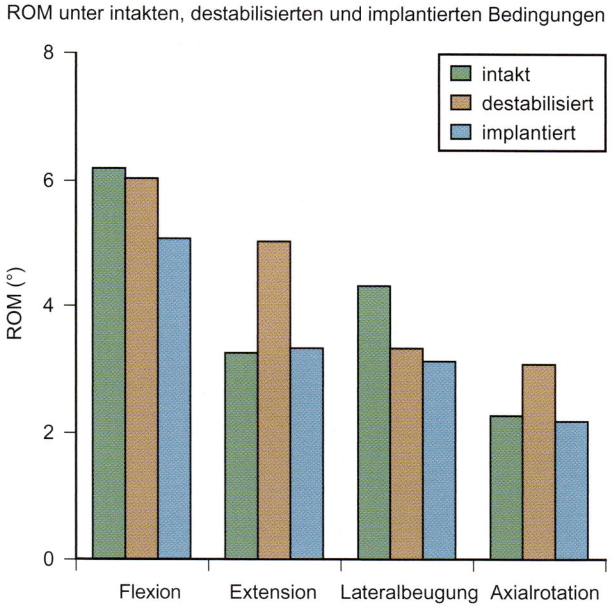

Abb. 8.3 Kinematische Testergebnisse (mit freundlicher Genehmigung von Vijay Goel, Universität von Toledo, Spine Research Center)

8.1.4 Klinische Präsentation und Evaluation

Die klinische Evaluation des AFRS startete 2005 in São Paulo, Brasilien, wo die ersten Implantationen von Dr. Carlos Oliveira und Dr. Allen Carl durchgeführt wurden. Im Jahre 2006 erhielt *Facet Solutions* das CE-Zeichen und die Zulassung zur IDE-Studie der amerikanischen Regulierungsbehörde FDA für das AFRS.

Die Ergebnisse der klinischen Studie außerhalb der USA sind nach einjähriger Nachbeobachtung zwar vielversprechend, doch ist die statistische Aussagekraft der Daten durch die geringe Anzahl der Patienten, die diesen Untersuchungszeitpunkt bislang erreicht haben, begrenzt. All diese Patienten werden aber weiter beobachtet und ihre Ergebnisse gemäß Studienprotokoll dokumentiert. Wenn eine größere Anzahl dieser Patienten die späteren Nachuntersuchungstermine wahrgenommen hat, wird man statistisch aussagekräftigere Ergebnisse berichten können (➤ Abb. 8.5).

8.1.5 Operationstechnik

Der Patient befindet sich in Bauchlage; alle Erhebungen werden unterpolstert und es wird kein Druck auf das Abdomen ausgeübt. Der Eingriff erfolgt in Vollnarkose, wie dies bei jedem posterioren Wirbelsäuleneingriff üblich ist. Das Verfahren an sich verlangt einen standardmäßigen Mittellinienzugang mit einer ähnlichen In-

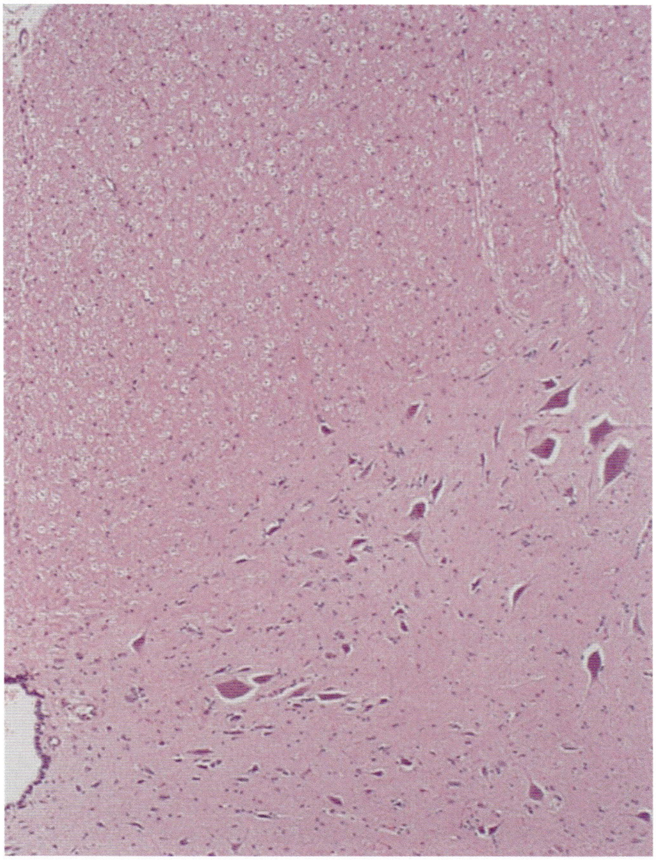

Abb. 8.4 Bei 20 Millionen Zyklen mit gekoppelter Bewegung ergaben sich keine nachteiligen histopathologischen Reaktionen auf Abriebteilchen des Implantats (mit freundlicher Genehmigung von Bryan Cunningham, Orthopedic Biomechanics Laboratory, Union Memorial Hospital)

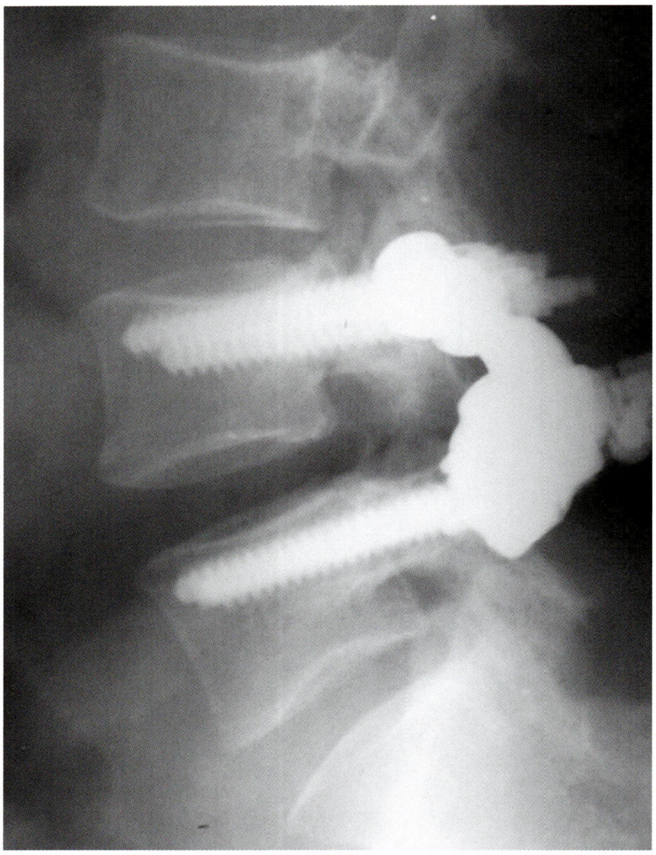

Abb. 8.5 Laterale Röntgenaufnahme des AFRS im Stehen

8

zisionslänge wie bei einer posterioren instrumentierten lumbalen Fusion. Die Instrumentierung eignet sich aber auch für einen minimal-invasiven doppelten Wiltse-Zugang. Zur Entlastung einer etwaigen subartikulären, lateralen oder zentralen Wirbelkanalstenose wird eine Dekompression durchgeführt. Das Präzisionsinstrumentarium ermöglicht die reproduzierbare Knochenpräparation und die Festlegung der Implantatgröße. Schließlich werden die Pedikelschrauben und Facettenimplantate eingesetzt und wie ein Schrauben- und Stabsystem fixiert. Diese Technik baut auf den Verfahren auf, mit denen Wirbelsäulenchirurgen vertraut sind. Der „Look and Feel"-Aspekt des Verfahrens unterscheidet sich gar nicht so sehr von einer posterioren instrumentierten Fusion. Wirbelsäulenchirurgen tendieren heutzutage im Allgemeinen mehr zu minimal-invasiven muskelteilenden Zugängen, Mikrodekompressionen sowie bild- oder computergeführten Systemen, sodass das AFRS-Verfahren diesen Neigungen durchaus entgegenkommt.

8.1.6 Postoperative Behandlung

Krankenhausaufenthalt und postoperative Nachsorge gestalten sich ähnlich wie bei einer posterioren lumbalen instrumentierten Fusion. Der Patient benötigt für 6 Wochen ein weiches Stützkorsett und sollte anstrengende Tätigkeiten einschränken; Spazierengehen ist erlaubt.

8.1.7 Komplikationen und ihre Vermeidung

Die Einhaltung der Indikationen für die im klinischen IDE-Studienprotokoll definierte Verwendung ist der beste Weg, um Komplikationen zu vermeiden und Hochrisikopatienten von diesem Verfahren auszuschließen. Wie bei jedem neuen Verfahren gibt es noch keine klinischen Langzeitdaten, mit denen sich die grob definierten Indikationen stützen ließen. Um der Klarheit und Sicherheit der Studie willen neigen die US-amerikanische Regulierungsbehörde FDA und die Sponsoren eher dazu, „auf Nummer sicher zu gehen", wenn sie die Indikationen für eine Studie erstellen. Da die Basis der klinischen Erkenntnis wächst, können die Indikationen verfeinert werden, um letztlich alle Patienten einzuschließen, die von diesem Verfahren profitieren können.

8.1.8 Fazit

Durch Fortschritte in der Diagnostik und ein besseres Verständnis für die Schmerzgeneratoren kann die Degeneration des Drei-Gelenke-Komplexes besser in unterscheidbare Stadien eingeteilt werden. Im Hinblick auf den Erhalt der Wirbelsäulenbeweglichkeit wird die Zukunft weitere Technologien bringen, die speziell auf diese einzelnen Stadien des Degenerationsprozesses abzielen und das Rüstzeug des Chirurgen vervollständigen. Die Therapien werden von konservativer Behandlung bis hin zur gleichzeitigen Behandlung von anterioren und posterioren Erkrankungen an mehreren Etagen mit minimal-invasiven Verfahren reichen. In diesem Kontinuum von Therapien für Patienten mit facettenbedingter, subartikulärer, lateraler und zentraler Stenose nimmt das *Facet Solutions Anatomic Facet Replacement System* einen besonderen Platz ein. Aufbauend auf den Erfolgen, die mit Systemen zum Hüft- und Knievollersatz erzielt wurden, macht sich auch das AFRS die allgemeinen Prinzipien des anatomischen Aufbaus und der reproduzierbaren Instrumentierung zunutze, um Schmerzlinderung, normale Bewegung und Stabilität sowie optimale Implantatstandzeiten zu ermöglichen (➤ Box 8.1).

Cave: Beim AFRS handelt es sich um eine Prothese, die ausschließlich Studienzwecken dient. Ihre Anwendung ist in den USA per Gesetz auf die Forschung begrenzt.

BOX 8.1

Vor- und Nachteile des AFRS

Vorteile
- Anatomische Konstruktion
- In der Anwendung einfache und reproduzierbare Instrumentierung
- Schafft Stabilität mit natürlicher Bewegung
- Konventionelle Pedikelschraubenfixierung

Nachteile
- Zulassung nur für Forschungszwecke

LITERATUR
[1] Shono Y, Kanada K, Abumi K, et al: Stability of posterior spinal instrumentation and its effects on adjacent motion segments in the lumbosacral spine. Spine 23(14): 1550–1558, 1998.
[2] Knaub MA, et al: Lumbar spinal stenosis: Indications for arthrodesis and spinal instrumentation. Instr Course Lect 54: 313–319, 2005.
[3] Yuan PS, Booth RE Jr, Albert TJ: Nonsurgical and surgical management of lumbar spinal stenosis. Instr Course Lect 54: 303–312, 2005.
[4] Ramaniraka NA, Rakotomanana LR, Rubin PJ, Leyvraz P, et al: Noncemented total hip arthroplasty: Influence of extramedullary parameters on initial implant stability and on bone-implant interface stresses. Rev Chir Orthop Reparatrice Appar Mot 86(6): 590–597, 2000.
[5] Kelley MA: Patellofemoral complications following total knee arthroplasty. Instr Course Lect 50: 403–407, 2001.
[6] Schmoelz W, Huber JF, Nydegger T, et al: Dynamic stabilization of the lumbar spine and its effects on adjacent segments: an in vitro experiment. J Spinal Disord Tech 16(4): 418–423, 2003.
[7] Howie DW, McCalden RW, Nawana NS, et al: The long-term wear of retrieved McKee-Farrar metal-on-metal total hip prostheses. J Arthroplasty 20(3): 350–357, 2005.
[8] Rieker CB, Schon R, Kottig P, et al: Development and validation of a second-generation metal-on-metal bearing: Laboratory studies and analysis of retrievals. J Arthroplasty 19(8 suppl 3): 5–11, 2004.

8.2 Zyre

Carl Lauryssen, Scott H. Kitchel und Jason D. Blain

! KERNAUSSAGEN

- Die Zyre-Prothese wird zur Durchführung einer lumbalen Facettenarthroplastie mithilfe eines Facettenspacers verwendet.
- Die Implantation der Prothese erfolgt durch ein minimal-invasives Verfahren.
- Der Eingriff kann mit oder ohne Dekompression durchgeführt werden.

In den letzten Jahren kam es zu einer starken Zunahme von bewegungserhaltenden Technologien, wobei sich die Entwicklung größtenteils auf Prothesen bezog, welche die auf den anterioren Teil der Wirbelsäule wirkenden Kräfte abschwächen oder mittragen. Diese Entwicklungen folgen dem relativen Erfolg der Pro-Disc- (Synthes, West Chester, Pennsylvania) und CHARITÉ-Prothesen (DePuy Spine, Raynham, Massachusetts) zum Bandscheibenvollersatz. Diese Prothesen werden zusammen mit weiteren Prothesen zum Bandscheibenvollersatz, zum Kernersatz und zur dynamischen Stabilisierung in anderen Kapiteln dieses Buches ausführlich dargestellt.

Es gibt nur relativ wenige neue Technologien, die sich ausschließlich mit den beiden posterioren Elementen des Drei-Gelenke-Komplexes befassen, der eine funktionelle Wirbelsäuleneinheit darstellt. Obwohl dieser Entwicklungsbereich weiterhin aufstrebend ist, scheint es hinsichtlich der Prothesentechnologie zwei grundlegende gedankliche Disziplinen zu geben.

Der vorherrschende Fokus scheint bisher auf Technologien zu liegen, bei denen in Verbindung mit einem Zugang durch eine Mittellinieninzision das Facettengelenk in beträchtlichem Umfang oder gänzlich entfernt werden muss. Die Facettengelenke werden dann durch mechanische funktionelle Systeme ersetzt.

Die *Zyre Facet Replacement Device* (Spinal Elements, Inc., Carlsbad, Kalifornien) weicht von diesem Zugang ab. Bei der Zyre-Prothese handelt es sich um eine interpositionelle Prothese für die Arthroplastie, bei der keine Knochenresektion erforderlich ist und die mithilfe weniger destruktiver Techniken durch kleine bilaterale Inzisionen direkt über den Facetten implantiert werden kann.

8.2.1 Hintergrund

Die Hauptaufgabe der Facetten ist die Lastabsorption durch die Wirbelsäule und die Begrenzung der Bewegung. Die Facetten können selbst eine Schmerzquelle darstellen. Ihre Zusammensetzung aus einem Gelenk aus Hyalinknorpel auf subchondralem Knochen, das sich in Synovialflüssigkeit befindet, macht sie für den gleichen degenerativen Arthrosemechanismus anfällig wie andere Gelenke.

Die Degeneration der Facettengelenke verändert die normale Wirbelsäulenkinematik. Ohne die gesunde Funktion dieser Bewegungskomponente besteht bei anderen bewegungserhaltenden Prothesen die Gefahr eines Versagens. Nach Implantation des lumbalen Bandscheibenersatzes CHARITÉ wurden Facettendegenerationen bereits auf Röntgenbildern entdeckt [1].

Die hinter der Zyre-Prothese stehende Technologie, die interpositionelle Arthroplastie, wird sowohl bei großen als auch bei kleinen Gelenken des appendikulären Skeletts eingesetzt. Die klinische Wirksamkeit der Prothese muss jedoch erst noch nachgewiesen werden. Design, mechanische Prüfung wie auch Hintergrundtechnologie liefern jedoch eine deutliche Evidenz dafür, dass dieses Implantat eine Lösung für die Aufrechterhaltung der Bewegung in den posterioren Elementen auf eine einfache und elegante Art und Weise darstellen kann, und zwar als Prothese allein oder auch als Ergänzung zu den Implantationen anderer bewegungserhaltender Technologien.

8.2.2 Indikationen und Kontraindikationen

Wie bereits vorab erwähnt, steht der Wirksamkeitsnachweis für die Zyre-Prothese noch aus. Deshalb beruhen die aufgeführten Indikationen und Kontraindikationen auf der Einschätzung des Autors hinsichtlich der bestmöglichen Anwendung der Prothese auf der Grundlage der bereits erfolgten präklinischen Prüfung.

Die Indikationen für die Anwendung dieser Prothese ähneln denen für andere Synovialgelenke: auf konservative Behandlung nicht ansprechende schmerzhafte Degeneration im appendikulären Skelettsystem. Darüber hinaus untersuchen wir auch die Anwendbarkeit der Prothese zur Behandlung von neurologischem Hinken.

Bestandteil jeder Diagnose ist ein Überblick über die Facettentopographie durch CT-Aufnahmen. Die Magnetresonanztomographie (MRT) erlaubt die Beurteilung des Flüssigkeitsgehalts im Gelenk sowie des Gelenkknorpels und der Gelenkkapsel. Die Skelettszintigraphie stellt ebenfalls ein wichtiges diagnostisches Werkzeug dar, mit dem sich die Aufnahme von radioaktiven Stoffen im schmerzhaften Facettengelenk nachweisen lässt. Die vielleicht beste Methode, um herauszufinden, ob der Rückenschmerz ausschließlich facettenbedingt ist, ist womöglich die Facettenblockade [2].

Die Anwendung der Zyre-Prothese bei der Behandlung einer isolierten Facettengelenkdegeneration ist verlockend, da die Degeneration jedes der drei Aspekte des Drei-Gelenke-Komplexes der Wirbelsäule ein übereinstimmend gut dokumentiertes Phänomen darstellt [3].

Zusätzlich kann diese Prothese als Ergänzung zur Implantation einer anderen bewegungserhaltenden Prothese zur Behandlung der anterioren Wirbelsäule verwendet werden. Diese kombinierte Anwendung gibt dem Arzt das nötige Handwerkszeug, um jedes Segment des Spinalgelenks zu behandeln.

Die Kontraindikationen für die Implantation der Zyre-Prothese ähneln denen bei der posterioren Wirbelsäulenchirurgie und denen anderer bewegungserhaltender Prothesen. Dazu gehören systemische Erkrankungen, Infektion, fehlgeschlagene frühere Eingriffe an der zu operierenden Etage einschließlich Hemilaminektomie und Facettektomie, vorangegangene Fusion an der zu behandelnden Etage, ankylosierte Bandscheiben oder Facetten, Parsfraktur sowie weitere Faktoren, die einem positiven Operationsergebnis entgegenstehen könnten (Adipositas, neurologische Störung, Alkohol- und Nikotinmissbrauch etc.).

8.2.3 Beschreibung des Implantats

Die Zyre-Prothese für den Facettenersatz ist ein interpositioneller Spacer, der aus drei grundlegenden Komponenten besteht: einem schüsselförmigen Spacer, einer Polymerschnur und einer Fixierung. Der aus Kobaltchrom hergestellte Spacer ist so konstruiert, dass er innerhalb des Gelenkspalts verbleibt; er ist in unterschiedlichen Größen erhältlich, die sich im Durchmesser und in der Stärke unterscheiden, sodass sie sich der individuellen Anatomie und Pathologie anpassen können. Der Spacer besitzt eine Öffnung in der Mitte für den Durchtritt der Polymerschnur. Die Schnur besteht aus Polyester-(PET-)Faser und wird durch das Facettengelenk und den Spacer eingezogen. Die Halterungen bestehen ebenfalls aus Kobaltchrom. Sie gleiten an jeder Seite des Facettengelenks über die Schnur und werden mithilfe einer Fixierschraube an der Schnur arretiert. ➤ Abbildung 8.6 zeigt die einzelnen Komponenten; ➤ Abbildung 8.7 zeigt die in ein Wirbelsäulenmodell implantierte Prothese.

8.2.4 Wissenschaftliche Prüfung und klinische Ergebnisse

Die Zyre-Prothese für den Facettenersatz wurde biomechanisch geprüft, um die verschiedenen mit der Leistung der Prothese assoziierten Faktoren zu bestimmen. Die Prothese wurde in herausgeschnittene funktionelle Kadaver-Wirbelsäuleneinheiten *(functional spine units,* FSU) implantiert und zur Bestimmung von ROM, Stabilität und Haltbarkeit sowohl statisch als auch dynamisch belastet. Nach Beendigung der mechanischen Prüfung wurden die Zyre-Prothesen entfernt und auf Hinweise für histologischen Abrieb untersucht.

Für die Prüfung wurden vier erwachsene herausgeschnittene Kadaverwirbelsäulen mit geeigneter Knochenqualität und geeigneten Bandscheiben beschafft und als Teil der Prätest-Evaluation mit allen Proben DEXA-Scans (Dual-Röntgen-Absorptiometrie) durchgeführt. Die Wirbelsäulen wurden dann in L2/L3- und L4/L5-FSUs zerlegt und das gesamte nichtfunktionelle Weichteilgewebe entfernt. So erhielt man für diesen Test acht FSUs.

Die FSUs wurden mithilfe von Knochenzement in Halterungen eingekapselt, und jede Einheit wurde vor Implantation durch Aufbringen einer Last von 500 N 15 mm anterior zur neutralen Belastungsachse getestet, um eine Flexion der FSU zu erzeugen. Jede Einheit wurde dieser Belastung insgesamt 20-mal ausgesetzt. Die Daten zu Flexionswinkeln und Biegefestigkeit wurden aufgezeichnet.

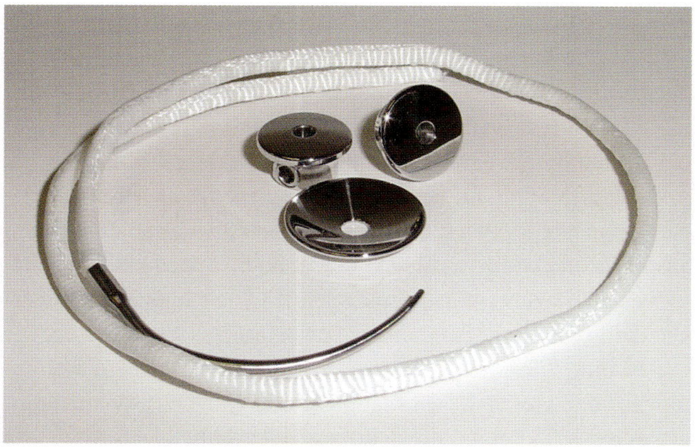

Abb. 8.6 Komponenten des Zyre-Gelenkersatzes

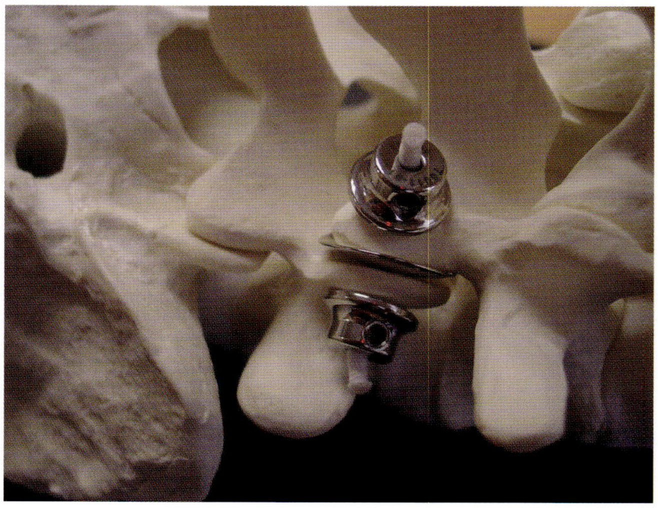

Abb. 8.7 Konstrukt im Wirbelsäulenmodell

8

Nach der Kurzzeitprüfung der störungsfreien FSUs wurde in sechs dieser FSUs der Zyre-Facettenersatz implantiert und der vorab beschriebene Kurzzeittest für weitere 20 Zyklen wiederholt. Alle Konstrukte und Kontrollen durchliefen dann auf ähnliche Weise 1 Million Zyklen. Die FSUs wurden in einer Kochsalzlösung aufbewahrt, deren Temperatur auf 37 °C reguliert wurde.

Nach Vollendung des dynamischen Zyklus wurden alle FSUs erneut der kurzzyklischen Belastung unterworfen, um Endwerte für die Beweglichkeit und die Festigkeit des Konstrukts zu erhalten. ➤ Abbildung 8.8 zeigt eine Graphik mit den Anfangs- und Enddaten.

Anschließend wurden die Zyre-Implantate aus den FSU-Konstrukten entfernt und Facetten, posteriore Wirbelkörper und Bandscheiben aus der FSU herausgeschnitten, dehydriert und mit hochreinem Methyl-/Methacrylatpolymer infiltriert. Nach Aushärten des Polymers wurden die Proben mithilfe eines Diamantsägeblatts in 2-mm-Abschnitte geteilt. Sagittale Abschnitte wurden durch die rechte Seite der Proben und querverlaufende Abschnitte durch die linke Seite der Proben herausgeschnitten. ➤ Abbildung 8.9 zeigt einen typischen Querschnitt. Bei keinem entnommenen Abschnitt gab es Hinweise auf Abrieb.

Bei einer Probe konnte der interpositionelle Spacer nicht entfernt werden (➤ Abb. 8.10). Dieses Bild stellt die Konformität des interpositionellen Spacers mit der umgebenden Anatomie dar.

Die statischen und dynamischen Tests haben gezeigt, dass der Zyre-Gelenkersatz einer zyklischen Belastung in einem Kadavermodell standhalten kann, und die histologische Untersuchung nach dem Test ließ darauf schließen, dass kein Abrieb erzeugt wurde.

8.2.5 Operationstechnik

Die Implantation des Zyre-Facettensystems kann im Rahmen einer minimal-invasiven Technik erfolgen, die nur eine geringe Muskelspaltung erforderlich macht. Jedes Gelenk der betroffenen Etage wird individuell eröffnet und freigelegt. Die erste Inzision

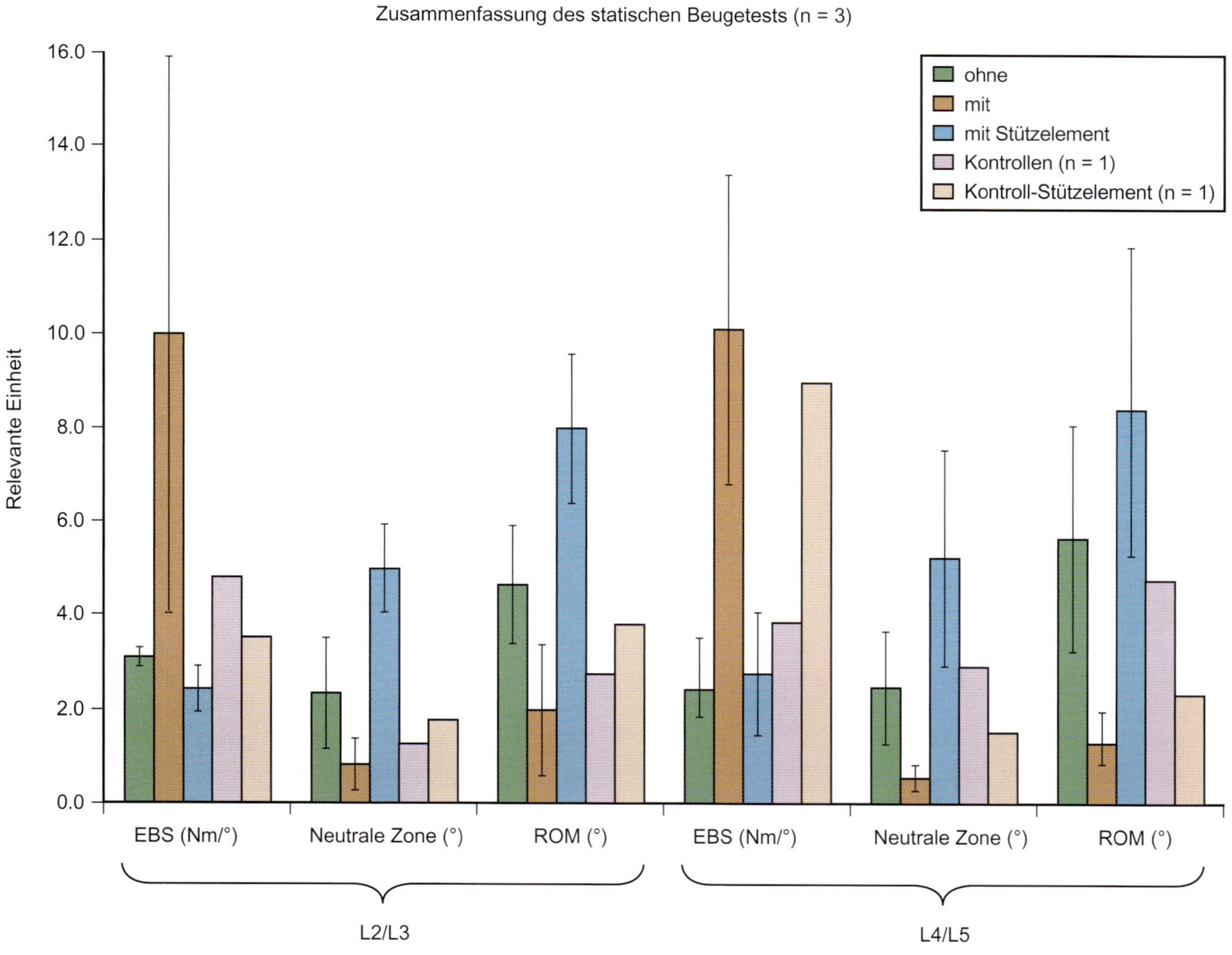

Abb. 8.8 Graphische Darstellung der Testdaten

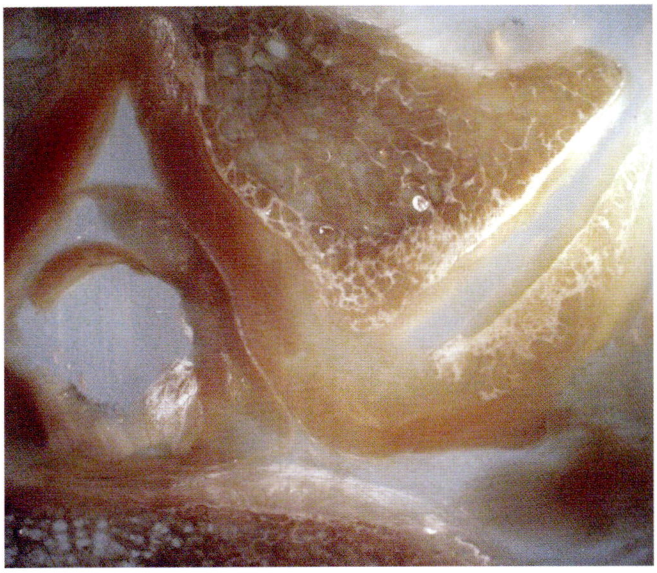

Abb. 8.9 Histologischer Querschnitt eines normalen, nicht operierten Facettenkomplexes

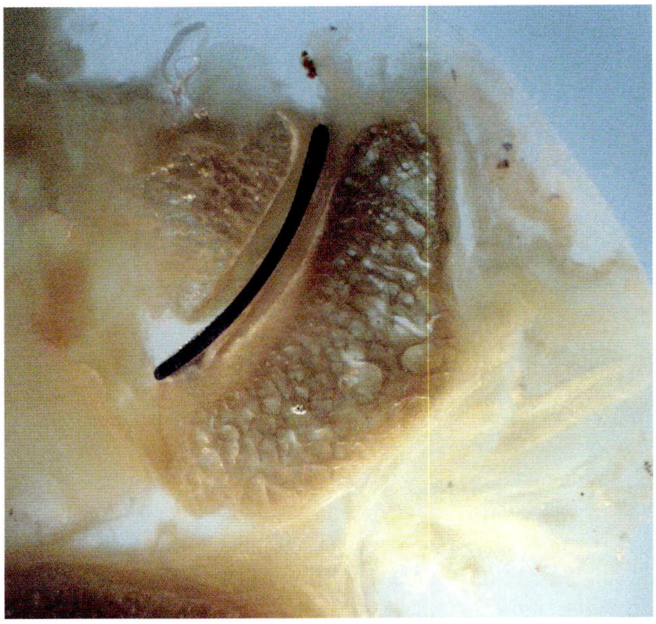

Abb. 8.10 Histologischer Querschnitt eines Facettenkomplexes mit Spacer

von ungefähr 25 mm kann über der ersten zu implantierenden Facette erfolgen. Das Weichgewebe wird zurückgezogen, um die Facettenkapsel freizulegen.

Es sollte möglichst viel der Facettenkapsel erhalten bleiben. Eine Inzision kann an der Gelenklinie der Facettenkapsel gesetzt werden. Sie sollte lang genug sein, damit die interpositionelle Komponente des Implantatsystems in den Gelenkspalt passt.

Durch Einsetzen einer Probeprothese in den Gelenkspalt kann die Facette ausgemessen werden, um das passende Implantat zu identifizieren. Ob die Probeprothese die richtige Größe aufweist, wird fluoroskopisch durch Vergleich mit dem gesamten Gelenkspalt und der Position relativ zum neuralen Foramen verifiziert. Die Probeprothese und das endgültige Implantat sollten die Gelenkflächen bedecken, ohne die umgebenden Strukturen zu beeinträchtigen.

Das korrekte interpositionelle Implantat kann nun in den Gelenkspalt eingesetzt werden. Es kann vorkommen, dass das Implantat umgeformt werden muss, damit es sich der natürlichen Anatomie besser anpasst. Dies wird durch spezielle Instrumente erreicht. Sollte bei der Implantation des interpositionellen Spacers eine Distraktion notwendig werden, kann der Gelenkspalt durch Distraktion auf den Dornfortsätzen eröffnet werden. Der Zugang zu den Dornfortsätzen kann durch die Inzision über der kontralateralen Facette erfolgen.

Sobald die interpositionelle Komponente platziert ist, wird durch Facettengelenk und Spacer ein Loch gebohrt. Die Polymerschnur kann dann wie bei einer Naht durch das Loch gezogen werden. An der medialen und lateralen Gelenkseite werden Halterungen angebracht und mit einer Fixierschraube, die gegen die Schnur drückt, befestigt.

Der Zugang zur kontralateralen Facette erfolgt auf ähnliche Weise. Die korrekte Positionierung wird durch Röntgenaufnahmen sowie anteroposteriore und laterale Fluoroskopie bestätigt.

8.2.6 Komplikationen

Wie bei jedem Implantat fallen die Komplikationen für diese Prothese in eine von zwei Kategorien: implantatbezogene und nicht implantatbezogene. Nicht implantatbezogene Komplikationen ähneln denen, die bei jedem posterioren Eingriff an der Lendenwirbelsäule auftreten können, und können mit der Anästhesie, Infektionen sowie internistischen Grunderkrankungen des Patienten in Zusammenhang stehen.

Die weiteren Erfahrungen mit der Zyre-Prothese werden zeigen, mit welchen prothesenbedingten Komplikationen zu rechnen sein wird und ob ein solcher Fall überhaupt eintreten wird. Wie bei jeder bewegungserhaltenden Prothese, sei es für die Wirbelsäule oder die Extremitäten, wird man auf die Komplikationen Abrieb, Implantatmigration und Nichteintreten einer angemessenen Schmerzlinderung achten müssen.

8.2.7 Fazit

Auf dem Gebiet der Bewegungserhaltung der Wirbelsäule gibt es viele aufregende Neuentwicklungen. Viele dieser Technologien müssen erst noch erprobt werden, und es werden unter Umständen viele Nutzungsjahre vergehen müssen, bis sie ihren Platz im Kontinuum der Wirbelsäulenbehandlung gefunden haben.

Der Zyre-Gelenkersatz ist eine neue Technologie, die scheinbar das Potenzial hat, eine Lösung zur Bewegungserhaltung in den posterioren Elementen zu liefern. Der Umstand, dass sie als Einzelprothese oder zusammen mit anderen bewegungserhaltenden Technologien eingesetzt werden kann, und ihre einfache Implantation lassen die Prothese als eine vielversprechende Innovation für die zukünftige Wirbelsäulenchirurgie erscheinen.

LITERATUR
[1] Phillips FM, Piment LF: Facet degeneration after CHARITÉ Disc replacement. Orthop Today 25: 45, 2005.
[2] Lewinnek GE, Warfield CA: Facet joint degeneration as a cause of low back pain. Clin Orthop Rel Res 213: 216–222, 1986.
[3] Kirkaldy-Willis WH: Managing Low Back Pain. New York, Churchill Livingstone, 1983.

8.3 FENIX

Teddy Fagerstrom und Horace Hale

! KERNAUSSAGEN

- Konzept zur Erneuerung (statt Ersatz) der Facettengelenkoberfläche
- Bewahrt die Stützstrukturen der Wirbelsäule
- Imitiert die normale Bewegung der intakten Wirbelsäule
- Eliminiert den Schmerzauslöser
- Kompatibel mit jeder anderen Technik für den Bandscheibenvollersatz

8.3.1 Hintergrund

Wirbelsäulendegeneration und Arthrose sind bekannte Ursachen mehrerer Wirbelsäulenerkrankungen, die chirurgische Eingriffe nach sich ziehen. Die Identifizierung des Schmerzauslösers bei der degenerierten Lendenwirbelsäule stellt eine diagnostische Herausforderung dar und gestaltet die Wahl des Operationsverfahrens zuweilen schwierig [1,2]. In anderen Körperregionen werden Techniken zur Erneuerung der Oberfläche erfolgreich als Alternative zu den komplexeren Verfahren des Gelenkersatzes eingesetzt [3]. Das *Facet Resurfacing Implant* FENIX (Gerraspine, St. Gallen, Schweiz) ist das erste System zur Oberflächenerneuerung für die Anwendung in der Lendenwirbelsäule.

Die Wirbelsäulenarthrose ähnelt in ihrer Erscheinung der Arthrose in anderen Bereichen des Körpers. Da das Synovialfacettengelenk betroffen ist, kann die Arthrose zu Osteophytose, zur Verengung des Gelenkspalts, zu subchondraler Sklerose und subchondraler Zystenbildung führen [4]. Man geht davon aus, dass Facettengelenkschmerz häufig vorkommt; die Prävalenz wird bei jüngeren, verletzten Arbeitnehmern mit chronischem Kreuzschmerz auf rund 15% und bei älteren, unverletzten Rheumapatienten auf etwa 40% geschätzt [5]. Mehrere klinische Studien haben gezeigt, dass Rückenschmerzen und Übertragungsschmerzen durch Anästhesierung eines oder mehrerer Facettengelenke gelindert werden können. Wieder andere Studien belegen, dass Facettengelenkinjektionen und Facettennervenblockaden dieselbe Aussagekraft haben können wie diagnostische Untersuchungen [2].

Bandscheibenvollersatz ist in den letzten Jahren immer populärer geworden. Das Verfahren richtet sich aber nicht gegen den potenziell von den Facettengelenken ausgehenden Schmerz. Tatsächlich haben Philips et al. in einer Studie gezeigt, dass 44% der Patienten, die sich einem Bandscheibenvollersatz unterzogen, symptomatische, facettenbedingte Schmerzen und eine zunehmende Facettendegeneration entwickelten. Facettengelenkarthritiden gelten als Kontraindikation für einen Bandscheibenvollersatz [6, 7].

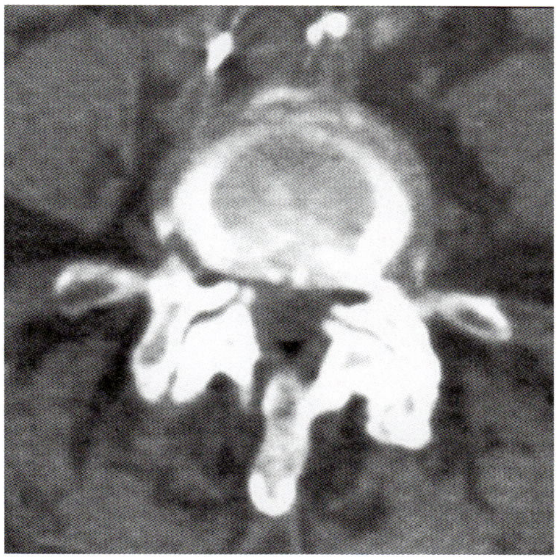

Abb. 8.11 Die Röntgenaufnahme zeigt eine deutliche Osteophytose der Wirbelsäule eines Patienten mit Facettengelenkarthrose der Lendenwirbelsäule

Facettengelenkarthrosen können nicht nur eine potenzielle Schmerzquelle von Kreuzschmerzen darstellen, sondern zusammen mit einer Osteophytose zu einer Einengung oder Kompression der Nervenwurzel führen, wenn sie sich in den Recessus lateralis des Spinalkanals ausbreitet (➤ Abb. 8.11).

Facettengelenke sind die einzig echten Gelenke in der lumbalen und lumbosakralen Wirbelsäule. Zusammen mit den Weichgewebestützstrukturen sorgen sie für axiale und rotationale Lastunterstützung der Wirbelsäule sowie eine Unterstützung gegenüber den auf die Wirbelsäule einwirkenden Scherkräften und fungieren auch als Gleitgelenk. Somit sind die Facettengelenke eine wichtige Komponente des Bewegungssegments der Wirbelsäule. Soll also die normale Funktion der Wirbelsäule wiederhergestellt und nachfolgend auch erhalten werden, müssen bei der chirurgischen Behandlung lähmender Kreuzschmerzen auch die Facettengelenke behandelt werden, wobei die natürlichen Stützstrukturen bewahrt werden sollten.

Das FENIX-Implantat wird aus einer Kobalt-Chrom-Legierung gefertigt. Es soll die Oberfläche der degenerierten oder anderweitig erkrankten Gelenkoberflächen des humanen Facettengelenks erneuern – nicht ersetzen – und seine Funktion bei Patienten mit Kreuzschmerzen, die auf degenerierte Facetten der Lendenwirbelsäule (L1–S1) zurückzuführen sind, wiederherstellen und gleichzeitig die Stützstrukturen des Weichgewebes erhalten. Die Ursache dieser Degeneration kann primär oder sekundär sein.

Diese Implantate sind zum Einmalgebrauch bestimmt und werden fixiert durch:

1. eine translaminare Schraube für die sofortige Fixation der *unteren* Facettenkomponente
2. Kreuzflügel zur sofortigen Fixation der *oberen* Facettenkomponente

8

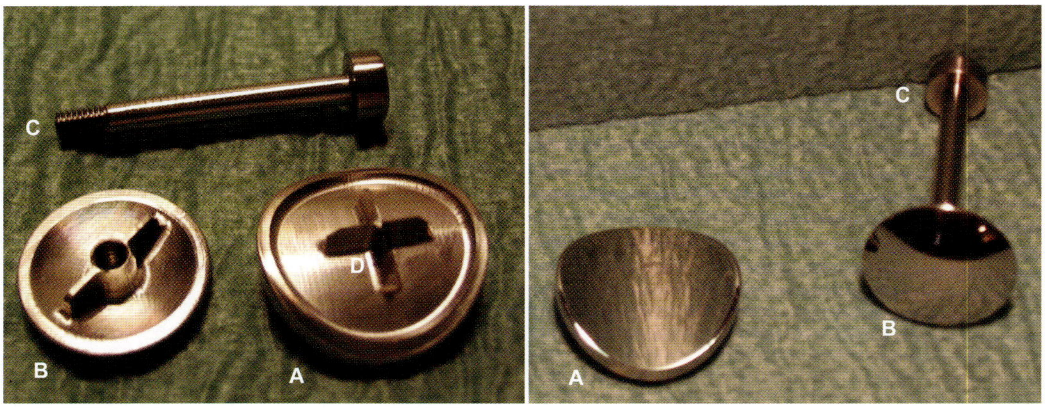

Abb. 8.12 Teile des FENIX-Implantats von oben (links) und unten (rechts). **A:** Obere Komponente. **B:** Untere Komponente; **C:** Stellschraube; **D:** Kreuzflügel

3. mit Titanplasma-Spray beschichtete Kontaktflächen für das *Einwachsen in den Knochen* und zur Begünstigung einer langfristigen Fixation sowohl der unteren als auch der oberen Implantatkomponenten

8.3.2 Indikationen

1. Signifikante Facettenerkrankung einschließlich Facettenarthrose, klinisch eingeschränkte oder schmerzhafte Beweglichkeit bei Extension oder Facettenblockaden
2. Symptomatisches lumbales Facettensyndrom an einer oder mehreren Etagen von L1/L2 bis L5/S1, bestätigt durch Anamnese, körperliche Untersuchung, diagnostische Facetteninjektionen und Röntgenbefunde
3. Durch laterale Spinalstenose verursachte radikuläre Symptome
4. Chronischer (seit mindestens 6 Monaten andauernder) Kreuzschmerz mit einer Schmerzintensität von mindestens 4 von 10 möglichen Punkten auf der visuellen Analogskala (VAS)
5. Alter: 18–85 Jahre; Männer und Frauen
6. Intakte posteriore Elemente des betroffenen Segments
7. Erfolglose konservative Therapie über mindestens 6 Monate

8.3.3 Kontraindikationen

1. > 85 Jahre und < 18 Jahre
2. Osteoporose oder Osteomalazie
3. Isthmische Spondylolisthese
4. Vorangegangene Wirbelsäulenoperation am betroffenen Segment (keine Nukleotomie, Bandscheibenvollersatz oder Dekompression des medialen Spinalkanals)
5. Kongenitale Zustände, welche die posteriore Anatomie verändern
6. Medikamente, die den Knochenstoffwechsel reduzieren können
7. Fehlende oder gebrochene Facettengelenke
8. Krankhafte Adipositas mit einem Body-Mass-Index[2] ≥ 40
9. Aktive Infektion an der zu operierenden oder an einer anderen Stelle im Körper

8.3.4 Beschreibung des Implantats

Das FENIX-Implantat besteht aus drei primären Komponenten: der oberen und der unteren FENIX-Komponente zur Erneuerung der Facettenoberfläche sowie der FENIX-Stellschraube (➤ Abb. 8.12).

8.3.5 Ergebnisse der wissenschaftlichen Prüfung

Dreidimensionale Flexibilitätsprüfung L2-S1

Bei Flexion/Extension war der gesamte Bewegungsumfang der Wirbelsäulenprobe (von 8 Nm Extension zu 8 Nm Flexion) nach Implantation der Gerraspine-Prothese (34,3° vs. 30,9°) leicht erhöht. Die neutrale Zone war ebenfalls geringfügig erhöht (≈ 6° vs. 4°) (➤ Abb. 8.13A).

Beim lateralen Beugen war der gesamte Bewegungsumfang (von 8 Nm rechts bis 8 Nm links) der Wirbelsäulenprobe nach Implantation der Gerraspine-Prothese leicht erhöht (31,2° vs. 29,6°). Die neutrale Zone war ähnlich (➤ Abb. 8.13B).

Bei Torsion war der gesamte Bewegungsumfang (von 8 Nm rechts bis 8 Nm links) der Wirbelsäulenprobe nach Implantation der Gerraspine-Prothese *unverändert* (18,5° vs. 18,4°) (➤ Abb. 8.13C). *Die neutrale Zone war unverändert.*

1. Der segmentale Bewegungsumfang bei L4/L5 wird nicht durch die Prothese beeinflusst.
2. Die Rotationszentren liegen bei der intakten Wirbelsäule und bei der Wirbelsäule nach Implantation im selben Bereich. Die

2 BMI = Körpergewicht (in kg) ÷ (Körpergröße in m)^2

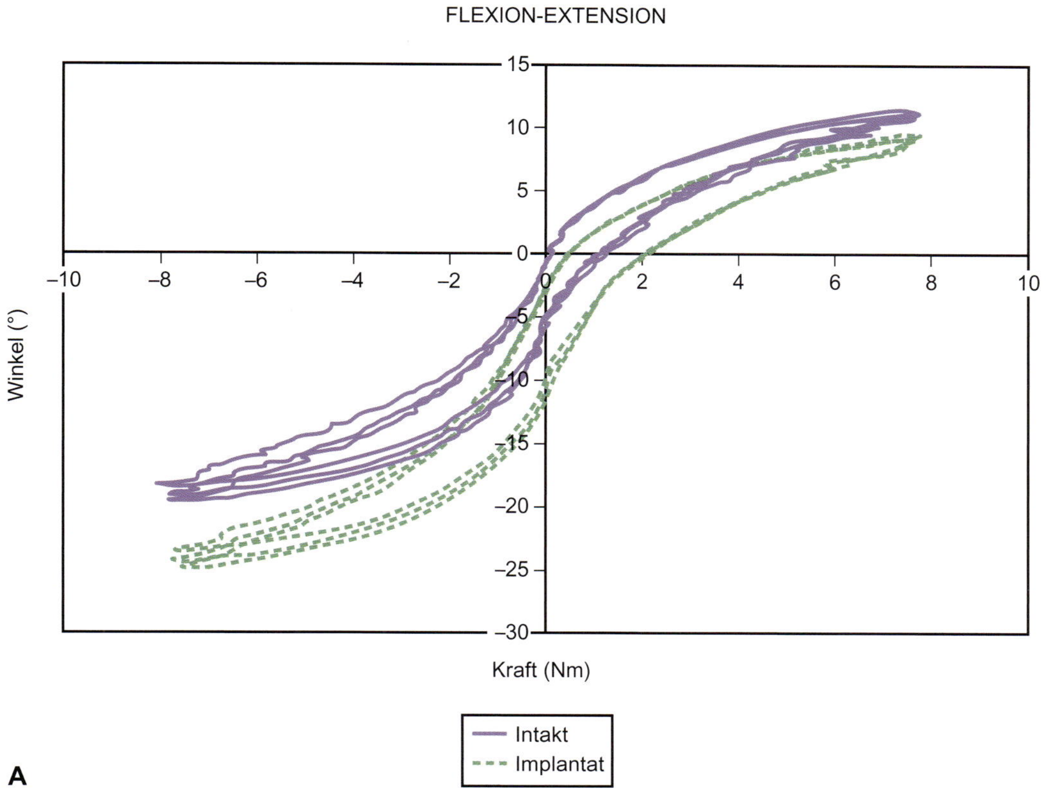

A

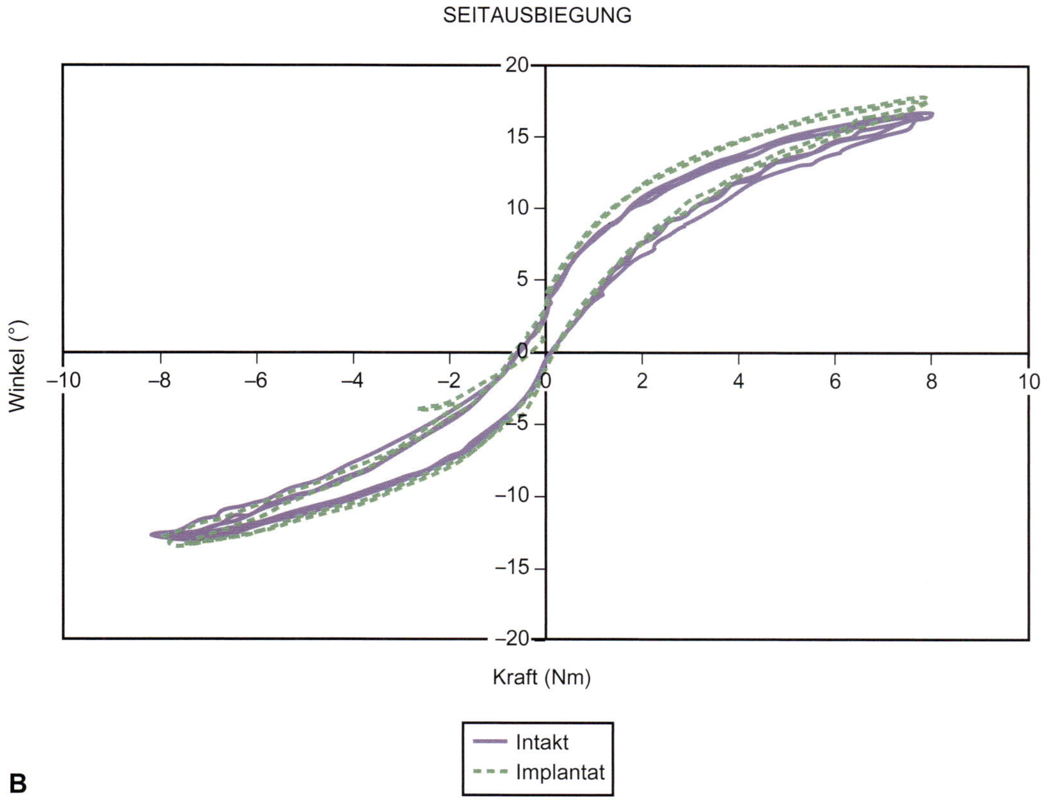

B

Abb. 8.13 Ergebnisse des dreidimensionalen Flexibilitätstests

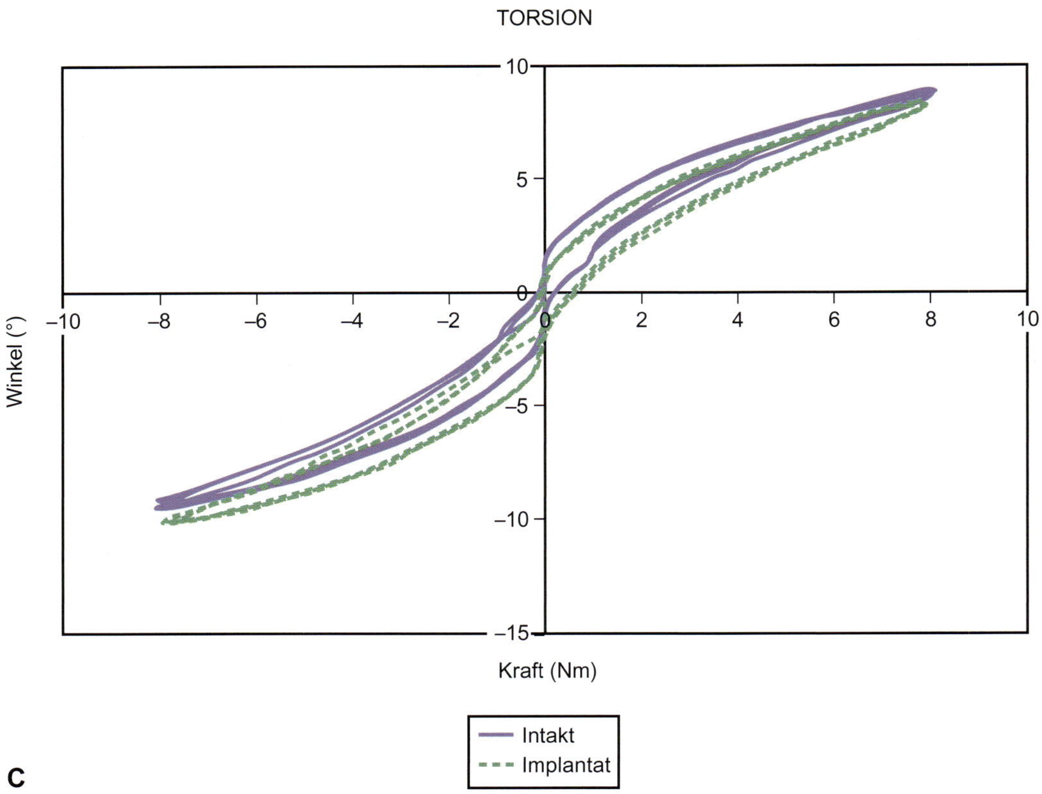

Abb. 8.13 *Fortsetzung* Ergebnisse des dreidimensionalen Flexibilitätstests

Progression der Rotationszentren während der gesamten Flexions-/Extensions-, Lateralbeugungs- bzw. Rotationsbewegungen scheint beim Implantat „weicher" zu sein als bei der intakten Wirbelsäule.

3. Die gekoppelten Bewegungen (d.h. laterales Beugen oder Torsion als Reaktion auf eine Hauptbewegung von Flexion/Extension) sind mit dem Implantat viel sauberer. Bei der intakten Wirbelsäule sind die gekoppelten Bewegungen bei Torsion ziemlich ungleichmäßig und folgen nicht dem zeitlichen Ablauf oder der Größe der Hauptbewegung. Mit dem eingesetzten Implantat folgen die gekoppelten Bewegungen dem zeitlichen Ablauf der Hauptbewegungen und sind für jede sukzessive Lastaufbringung gleich. Generell scheint es, als würde das Implantat die Bewegung des Segments sauberer machen, ohne sich negativ auf die Beweglichkeit auszuwirken (➤ Abb. 8.14A, B; ➤ Tab. 8.1) [8].

8.3.6 Operationstechnik

Der Eingriff kann durch eine traditionelle offene Freilegung oder durch minimal-invasive Techniken erfolgen, wobei die nachfolgenden Schritte zu beachten sind:

Schritt 1: Präoperativ Vor dem Eingriff muss der Chirurg entscheiden, welche Bandscheibenetagen behandelt werden sollen. Dies kann durch verschiedene diagnostische Verfahren ermittelt werden, z.B. Facetteninjektionen, Röntgenaufnahmen, Magnetresonanztomographie (MRT), Diskographie, Anamnese und körperliche Untersuchung.

Schritt 2: Lagerung des Patienten Der Patient wird in Bauchlage oder kniend gelagert. Es sollte ein OP-Tisch verwendet werden, der sowohl laterale als auch anteroposteriore Röntgenbilder ermöglicht.

Schritt 3: Freilegung Die Darstellung der Facettengelenke an der betroffenen Etage kann durch klassischen Mittellinienzugang oder durch einen paramedianen Zugang in Anlehnung an Wiltse erfolgen, um das Operationstrauma des M. erector trunci zu reduzieren.

Der Chirurg sollte sich für einen vertrauten und für den zu operierenden Patienten geeigneten Zugang entscheiden.

Die Freilegung bis zu der/den zu behandelnden Etage(n) erfolgt mit handelsüblichen Instrumenten, die auch zum Offenhalten der freigelegten Region mittels geeigneter Retraktoren verwendet werden.

Die Freilegung ist beendet, wenn die Facetten der entsprechenden Etage exponiert sind und eine ausreichende Retraktion den Zugang ermöglicht.

Schritt 4: Identifizierung von Situs und Orientierung Die Identifizierung der Zielfacette erfolgt durch bildgebende Verfahren oder basiert auf der lokalen Anatomie.

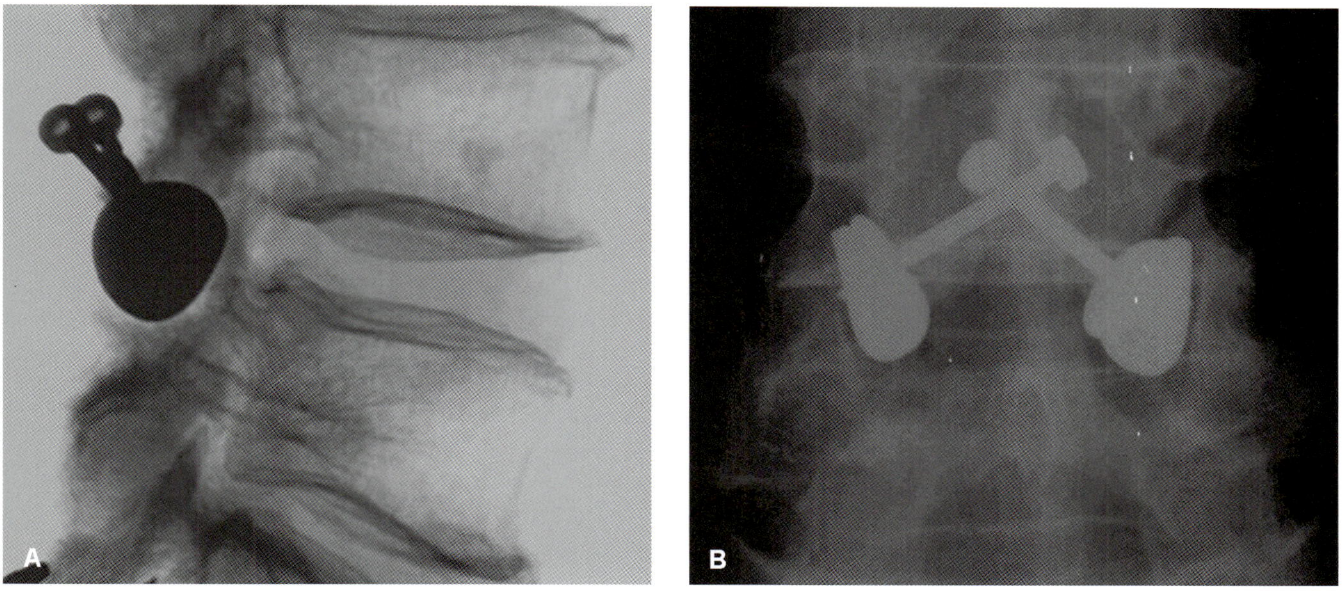

Abb. 8.14 Anteroposteriore **(A)** und laterale **(B)** Röntgenaufnahmen des Implantats

Tab. 8.1 Ergebnisse der Bewegungstests im Vergleich zu Kontrollsegmenten

Instrumentiertes Segment L4/L5											
Rahmen	Bandscheibenwinkel (°)	Bandscheibenwinkel (C)	Anteriore Bandscheibenhöhe	Posteriore Bandscheibenhöhe	Anteriorer Bandscheibenversatz	Posteriorer Bandscheibenversatz	Mittlere Bandscheibenhöhe	Mittlerer Bandscheibenversatz	Translation	COR* X	COR* Y
0	8,02	0,00	64,08	38,94	0,00	0,00	51,51	0,00	0,00	0,00	0,00
1	6,18	−1,84	60,78	41,38	−3,29	2,44	51,08	−0,43	−2,21	−16,22	−34,94
2	10,84	2,82	70,20	36,32	6,12	−2,63	53,26	1,75	2,82	−31,39	−40,73
Intaktes Segment L5/S1											
Rahmen	Bandscheibenwinkel (°)	Bandscheibenwinkel (C)	Anteriore Bandscheibenhöhe	Posteriore Bandscheibenhöhe	Anteriorer Bandscheibenversatz	Posteriorer Bandscheibenversatz	Mittlere Bandscheibenhöhe	Mittlerer Bandscheibenversatz	Translation	COR X	COR Y
0	19,52	0,00	72,65	16,89	0,00	0,00	44,77	0,00	0,00	0,00	0,00
1	17,11	−2,41	69,79	20,68	−2,86	3,79	45,24	0,47	0,17	12,71	−78,52
2	21,69	2,17	75,11	13,42	2,46	−3,47	44,27	−0,50	1,49	12,45	−56,30

COR (Center of Rotation), Rotationszentrum

Beginnend an der Seite der Wahl, wird die Kapsel entfernt. Eine Mobilisierung der Dornfortsätze der beteiligten Wirbel mit Tuchklemmen kann bei der Identifizierung des Gelenkspalts und der Facettenorientierung helfen.

Das Lig. flavum wird durch stumpfe Dissektion entlang der ventralen Seite der kranialen Lamina abgetrennt und die mediale Grenze der Facette identifiziert. Gleichzeitig kann eine Dekompression mit Entfernung des medialen Facettenrandes erfolgen, um den lateralen Teil des Spinalkanals und den Eingang des Foramens zu entlasten.

Schritt 5: Präparation des Gelenks Mit einer kleinen Kürette und einer Zange wird durch Entfernen der knorpeligen Oberflächen des Facettengelenks Platz im Gelenk geschaffen (ca. 3–4 mm). Der Knorpel sollte vollständig entfernt und der subchondrale Knochen vorsichtig geschält werden, ohne den Knochen zu schwächen. Falls das Gelenk zu eng ist und der Knochen entfernt werden muss, sollte dies auf der *unteren* und *nicht* auf der oberen Facettenseite geschehen.

Mit dem speziell konstruierten *unteren Facettenbohrer* wird die *untere Facette* für das Platzieren des inferioren Facettenimplantats präpariert. Der Apex der Kurve des Präparationsinstruments muss vorsichtig „lateralisiert“ werden. Die Resektionsebene sollte so gewählt werden, dass sie parallel zur ursprünglichen Ebene der Facette liegt.

Der Hochleistungsbohrer wird von kaudal nach kranial bewegt, sodass eine saubere Knochenoberfläche für die Aufnahme der Prothese erzeugt wird. Die Penetration des Kanals wird durch die normale Kurve der Facette im ventralen Teil vermieden und sollte durch Insertion des Dissektors entlang der medialen Grenze der Facette (➤ Abb. 8.15A, B) kontrolliert werden.

Die *obere Facette* wird mit dem speziell entwickelten *oberen Facettenbohrer* präpariert. Es muss sichergestellt sein, dass das obere flache Ende der Raspel in Kontakt und in Ausrichtung mit der zuvor präparierten unteren Facette steht. Die Raspel wird dann eingeschaltet und von kranial nach kaudal geführt. Diese Bewegung bewirkt eine saubere und gleichmäßige Resektion des Gelenkspalts, die in Form und Dimension dem oberen Implantat entspricht. Die Bewegung von kranial nach kaudal wird fortgeführt, bis das Knochenbett blutet.

VORSICHT: An der oberen Facette dürfen von der medialen Seite nicht mehr als 2 mm entfernt werden.

Schritt 6: Präparation der Lamina Mit dem speziell konstruierten Zielgerät wird ein 3,2 mm großes Loch gebohrt, in das die translaminare Schraube eingesetzt wird.

Der Spacer wird an das Zielgerät angebracht und zentral in den präparierten Facettenraum und in Kontakt mit der resezierten unteren Facette platziert.

Durch die Bohrführung wird das Loch für die translaminare Fixationsschraube gebohrt. Im Idealfall tritt das Bohrloch aus der Mitte der zuvor präparierten unteren Facettenoberfläche aus.

Mit dem eigens entwickelten Flügelschneidegerät wird die Lamina für die Aufnahme der Flügel sowohl der *oberen* als auch der *unteren* Implantate präpariert.

Durch *Hämmern nach oben* schafft dieses Instrument Raum an der Stelle des Bohrlochs, im Zentrum der präparierten unteren Facette, um den kleinen Turm und die Flügel des *unteren* Implantats aufzunehmen.

Durch *Hämmern nach unten* erhält die Furche auf der *oberen* Facette die richtige Größe, Tiefe und Position, um die Flügel der *oberen* Prothese aufnehmen zu können (➤ Abb. 8.15C, D).

Schritt 7 Wiederholung der Schritte 3 bis 6 auf der kontralateralen Seite

Schritt 8: Einsetzen des unteren Implantats Mit der Schraubenlehre wird die korrekte Länge der benötigten translaminaren Fixationsschraube ermittelt.

Die *untere Facettenkomponente* wird mithilfe der speziell entwickelten Vorrichtung zum Einsetzen des Implantats in das präparierte Bett eingebracht. Distraktion des Segments durch interspinales Spreizen erleichtert das Einführen der Komponenten.

Indem der Turm der Prothese in die Knochenaushöhlung platziert wird, erhält die Prothese automatisch die korrekte Position.

Einsetzen der translaminaren Schraube: Durch das Anziehen der Schraube wird das untere Facettenimplantat in Richtung Lamina „gezogen"; auf diese Weise wird ein enger Kontakt zwischen Prothese und Knochenoberfläche gewährleistet.

Auf der kontralateralen Seite wiederholen (➤ Abb. 8.15E).

Schritt 9: Einsetzen des oberen Implantats Die obere Facettenkomponente wird mithilfe des speziell konstruierten Einsetzinstruments in das präparierte Bett gelegt. Distraktion des Segments durch den interspinalen Spreizer erleichtert das Einführen der Komponenten.

Die *obere Facettenkomponente* muss *von kaudal nach kranial* eingeführt werden. Unnötige und große Bewegungen des Implantats vor der endgültigen Positionierung sollten vermieden werden, um die Integrität der zuvor geschnittenen Kreuzflügelnuten zu wahren. Die Prothese wird gegen die Knochenoberfläche gepresst, indem die segmentale Distraktion zurückgenommen wird, und durch die Flügel in Position gehalten.

Den Vorgang auf der kontralateralen Seite wiederholen.

Nach Einsetzen des Implantats müssen laterale und anteroposteriore Röntgenaufnahmen erstellt werden, um sicherzustellen, dass das Implantat korrekt implantiert wurde.

Schritt 10: Wundverschluss Muskel und Haut werden auf übliche Weise verschlossen (➤ Abb. 8.16).

8.3.7 Postoperative Behandlung

Die postoperativen Empfehlungen für Chirurgen und Patienten lauten wie folgt:

- Mobilisierung beginnt am ersten oder zweiten Tag nach der Operation.
- Bei Alltagsaktivitäten wird 3 Monate lang ein weiches Stützkorsett getragen, um abrupte Bewegungen zu vermeiden.
- Der Patient wird dazu angehalten, spazieren zu gehen, seine Aktivitäten jedoch so einzuschränken, wie es der Chirurg empfohlen hat. Insbesondere sollten schweres Heben, wiederholtes Beugen und Extension der Wirbelsäule vermieden werden. In den ersten zwei Monaten wird keine physikalische Therapie durchgeführt.
- Postoperativ sollte mindestens 60 Tage lang die Einnahme von Steroiden vermieden werden.

8.3.8 Komplikationen

Die sofortige und langfristige Fixation des Implantats ist von einer Unterstützung durch die posterioren Wirbelelemente abhängig. Dadurch bedingt, ist mit einigen Komplikationen und Kontraindikationen für die Anwendung zu rechnen:

- Schwere Osteopenie oder systemische Knochenerkrankungen können durch mangelhaftes Knocheneinwachsen in die porösen Implantatoberflächen zur Lockerung des Implantats führen.
- Die posterioren Elemente sollten auch in der Lage sein, eine 3-mm-Schraube aufzunehmen.
- Aus anatomischen Gründen sollten Patienten mit isthmischer Spondylolyse ausgeschlossen werden.
- Patienten mit degenerativer und milder (Grad 1 bis 2) dysplastischer Spondylolisthese sollten Berücksichtigung finden, da Gelenke, interartikuläre Oberflächen und Laminae trotz Veränderung normalerweise intakt sind. Es muss jedoch eine sorgfältige Präparation der Gelenkoberflächen erfolgen, wenn die Aufnahme für die translaminare Schraube vorbereitet wird.

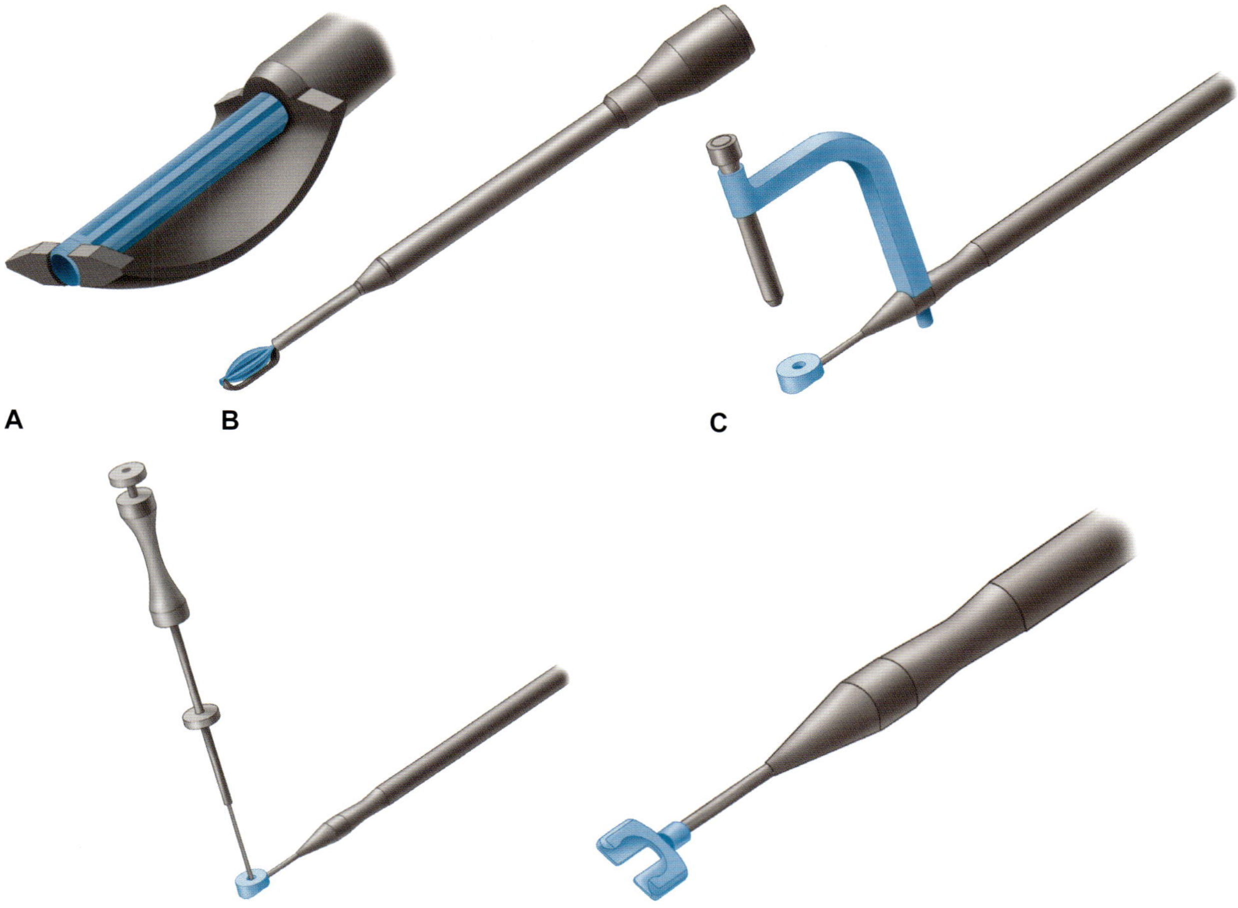

Abb. 8.15 Instrumente zur Präparierung der Facettenoberfläche und zum Einbringen des Implantats

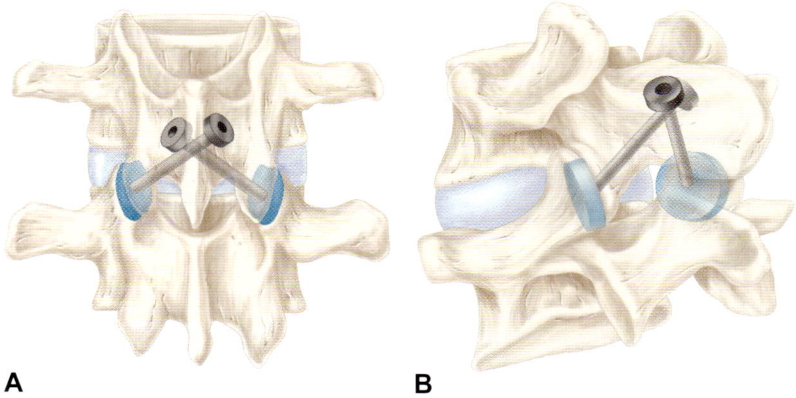

Abb. 8.16 A: Posteriore Sicht auf das FENIX-Implantat. **B:** Posterolaterale Sicht auf das FENIX-Implantat. Die Wirbel sind transparent dargestellt, um die Positionierung und translaminare Fixation der oberen Implantatkomponente an der unteren Facette von L4 zu veranschaulichen.

- Diagnostische MRT-Verfahren können mit Kobalt-Chrom-Legierungen schwierig sein. Wir sind jedoch zuversichtlich, dass die neue Generation von kohlenstoffarmen Kobalt-Chrom-Legierungen besser für diese diagnostischen Techniken geeignet sein wird.
- Falls das Implantat explantiert werden muss (Lockerung, Infektion usw.), sollte sich die Entfernung des Implantats als einfach erweisen und dem Chirurgen stehen noch sämtliche Rettungsoptionen (z.B. Fusion) zur Verfügung.

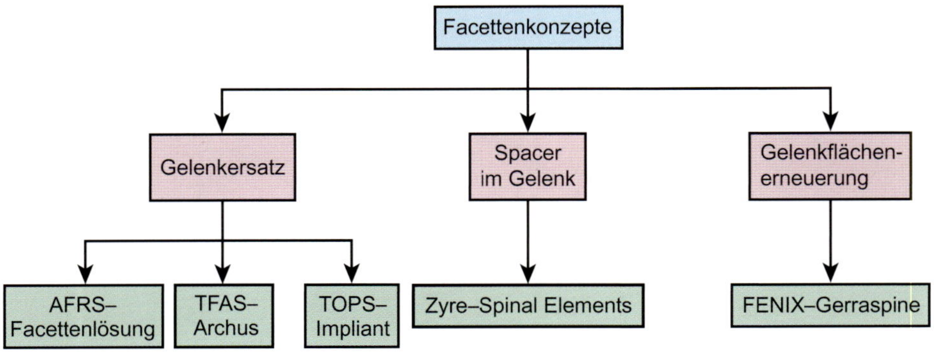

Abb. 8.17 Das Organigramm zeigt die verschiedenen chirurgischen Ansätze zur Facettenarthroplastie

8.3.9 Fazit

Die noch offenen Fragen beziehen sich auf:

- Indikationen
- Schmerzquelle
- Tatsächliche Wirksamkeit und Notwendigkeit eines Facettenimplantats

Selbst die nachweislich besten prophylaktischen, diagnostischen und therapeutischen Verfahren müssen in punkto Wirksamkeit, Effizienz, Zugänglichkeit und Qualität ständig durch die Forschung hinterfragt werden (➤ Abb. 8.17).

Unsere *In-vitro*-Untersuchungen zeigen, dass es sich bei FENIX um ein sicheres und effektives Implantat handelt, das die Funktion eines arthritischen Facettengelenks verbessert, ohne die umgebenden und die notwendigen Stützstrukturen zu zerstören. Zudem imitiert das Implantat die Funktion und Bewegung eines normalen Facettengelenks.

Ein solches Implantat besitzt das Potenzial, die Lebensqualität von Patienten zu verbessern, die aufgrund degenerativer Arthrose an lähmenden Kreuzschmerzen leiden (➤ Box 8.2).

Nach wie vor besteht Forschungsbedarf, um weitere Erfahrungen und Ergebnisse zur klinischen Anwendung der FENIX zu sammeln. Unser Ziel ist die Entwicklung eines sicheren und effektiven Implantats, das in Zukunft in sämtlichen Bereichen der menschlichen Wirbelsäule eingesetzt werden kann.

BOX 8.2

Vor- und Nachteile des FENIX-Implantats

Vorteile

- Einzigartiges innovatives und einfaches Konzept
- Imitiert normale Bewegung
- Verfahren zur Oberflächenerneuerung – nur geringfügige Knochenresektion und keine Bandresektion nötig
- Eliminiert die Schmerzquelle
- Einzelimplantat
- Funktioniert mit jedem derzeit erhältlichen Bandscheibensystem zur Reparatur eines vollständigen Bewegungssegments
- Bietet zusätzliche Stabilität und Langlebigkeit für die erkrankte Wirbelsäule, wenn es alleine oder in Verbindung mit einem anterior eingesetzten Implantat verwendet wird
- Einfaches, direktes Einsetzen des Implantats
- Erweitert die Behandlungsmodalitäten für Wirbelsäulenerkrankungen
- Liefert den Wirbelsäulenchirurgen eine brauchbare Alternative zur Fusion oder zu einem traumatischeren Verfahren
- Eine ergänzende anteriore Prothese kann leicht ergänzt werden
- Eine echte Prothese für mehrere Etagen; kann einem Patienten von L1 bis S1 implantiert werden

Nachteile

- Auswahl der Patienten gestaltet sich manchmal schwierig
- Kann nur zur Behandlung von facettenbedingten Schmerzen eingesetzt werden
- Bisher nur begrenzte Erfahrungen mit Verfahren zur Oberflächenerneuerung in der Wirbelsäule

LITERATUR

[1] Bogduk N, Long DM: The anatomy of the so-called "articular nerves" and their relationship to facet denervation in the treatment of low-back pain. J Neurosurg 51(2): 172–177, 1979.
[2] Marks RC, Houston T, Thulbourne T: Facet joint injection and facet nerve block: A randomised comparison in 86 patients with chronic low back pain. Pain 49(3): 325–328, 1992.
[3] Roberts P, Grigoris P: Removal of acetabular bone in resurfacing arthroplasty of the hip. J Bone Joint Surg Br 88(6): 839, 2006.
[4] Richardson ML: Approaches to differential diagnosis in musculoskeletal imaging. University of Washington Medical School, version 2.0. October 2001 web posting.
[5] Schwarzer AC, Aprill CN, Derby R, et al: Clinical features of patients with pain stemming from the lumbar zygapophyseal joints: Is the lumbar facet syndrome a clinical entity? Spine 19(10): 1132–1137, 1994.
[6] Cammisa FP: The prevalence of contraindications in a cohort of lumbar surgical patients. Spine 29(22): 2538–2541, 2004.
[7] Philips FM, Diaz R, Pimenta L: The fate of the facet joints after lumbar total disc replacement: A two-year clinical and MRI study. Global Symposium on Intervertebral Disc Replacement and Non Fusion Technology. New York, New York, 2005.
[8] Ferguson S: Summary of results of flexibility with the FENIX facet implant: Report from biomechanical testing. MEM Research Center: 2004.

KAPITEL

9 Hybridverfahren

9.1	**Nonfusion-Techniken** Rudolf Bertagnoli	289
9.1.1	Klassifizierung von Hybridkonstrukten	289
9.1.2	Indikationen	290
9.1.3	Kontraindikationen	291
9.1.4	Fallstudien	291
9.1.5	Fazit	292
9.2	**Dynamische Pedikelschraubenstabilisierung mit Kernersatz** Rolando García und Brett A. Osborn	297
9.2.1	Anatomische, biomechanische und pathologische Überlegungen	297
9.2.2	Das Grundprinzip der Hybridstabilisierung	298
9.2.3	Literaturübersicht	298
9.2.4	Indikationen	299
9.2.5	Kontraindikationen	301
9.2.6	Hybridpermutationen	301
9.2.7	Fazit	301

9.1 Nonfusion-Techniken

Rudolf Bertagnoli

! KERNAUSSAGEN

- Die Verwendung von bewegungserhaltenden und/oder Fusionstechnologien sollten auf der Grundlage der spezifischen Pathologie(n) des Patienten erfolgen.
- Der Patient benötigt vielleicht eine Kombination aus bewegungserhaltender und Fusionstechnologie, entweder gleichzeitig oder im Rahmen unterschiedlicher Eingriffe.
- Die anterioren und posterioren Wirbelsäulenabschnitte sollten sorgfältig und individuell evaluiert werden.
- Patienten mit vorangegangener Fusion können Kandidaten für eine bewegungserhaltende Operation sein.
- Vor der Anwendung von Hybridoperationsverfahren sollten die Kontraindikationen für bewegungserhaltende Technologien überprüft werden.

Klassische Fusionstechnologien weisen viele Nachteile auf, beispielsweise Auslöschung der normalen Anatomie, Eliminierung der Beweglichkeit und vermehrte Steifigkeit. Jede Konsequenz kann die Möglichkeit weiterer langfristiger Komplikationen („Fusionserkrankungen“) erhöhen, z.B. Facettenhypertrophie, Facettenarthritis, Spinalstenose, Osteophytenbildung, posteriore Muskelschwäche sowie Bandscheibendegeneration an der Nachbaretage [1–6]. Um diese Probleme zu vermeiden (zu umgehen), wurden bewegungserhaltende Nonfusion-Techniken (Bandscheibenvollersatz und posteriore dynamische Stabilisierung) entwickelt, welche die Möglichkeit bieten, eine intersegmentale Stabilisierung bei gleichzeitiger Erhaltung/Wiederherstellung der physiologischen Mobilität zu erreichen.

In Fällen, bei denen die Bandscheibenvollersatz- (BSVP-)Technologien nicht die erwarteten Ergebnisse liefern und nicht zur Behandlung des vollständigen Krankheitsprozesses geeignet oder kontraindiziert sind, können Hybridverfahren die Methode der Wahl sein.

9.1.1 Klassifizierung von Hybridkonstrukten

Hybridkonstrukte können im Prinzip in zwei Kategorien eingeteilt werden: Hybridkonstrukte für eine Etage (➤ Tab. 9.1) und Hybridkonstrukte für mehrere Etagen (➤ Tab. 9.2), die ein- und mehrzeitig implantiert werden können. Hybride für mehrere Etagen lassen sich in reine bewegungserhaltende Technologien und in eine Mischung aus Fusion und bewegungserhaltenden Technologien unterteilen.

Hybridkonstrukte für eine Etage

Einzeitige bewegungserhaltende Hybride: Typ 1, 2a, 2b

Dadurch, dass Bewegungssegmente aus drei beweglichen Bereichen bestehen, müssen Technologien zum (partiellen und totalen) Bandscheibenvollersatz eventuell mit Elementen kombiniert werden, die eine posteriore Stabilisierung erzielen (z.B. dynami-

Tab. 9.1 Hybridkonstrukte an einer Etage

Typ	Zeitlicher Ablauf der chirurgischen Eingriffe	Anterior	Posterior
1	Einzeitig	Ja	Ja
2a	Mehrzeitig	Vorangegangene Operation	Ja
2b	Mehrzeitig	Ja	Vorangegangene Operation

Tab. 9.2 Hybridkonstrukte an mehreren Etagen: Verfahrenstyp

Typ	Zeitlicher Ablauf der chirurgischen Eingriffe	Etage X bis Z	Etage Y bis Z
3	Einzeitig	Bewegungserhaltende Technologie (anterior, posterior oder kombiniert)	Bewegungserhaltende Technologie (anterior, posterior oder kombiniert)
4	Einzeitig	Fusionsverfahren (beliebig)	Bewegungserhaltende Technologie (anterior, posterior oder kombiniert)
5a	Mehrzeitig	Vorangegangene Operation: Fusionsverfahren (beliebig)	Bewegungserhaltende Technologie (anterior, posterior oder kombiniert)
5b	Mehrzeitig	Vorangegangene Operation: Bewegungserhaltung (beliebig)	Fusionsverfahren (beliebig)
5c	Mehrzeitig	Vorangegangene Operation: Bewegungserhaltung (beliebig)	Bewegungserhaltung (beliebig)

sche Pedikelschrauben-, interspinale oder Facettenersatzprothesen).

Mehrzeitige bewegungserhaltende Hybride (Typ 2a, 2b)

Auch Patienten mit vorangegangener Operation, bei der eine bewegungserhaltende Prothese implantiert wurde, können zu einem späteren Zeitpunkt ein zusätzliches Implantat erhalten. Dies wird als *mehrzeitig* definiert (➤ Tab. 9.1, Typen 2a, 2b) und ermöglicht die Kombination primärer anteriorer oder primärer posteriorer Technologien mit sekundären posterioren oder sekundären anterioren Technologien.

Hybride an mehreren Etagen: Typ 3, 4, 5a–c

Die Kombination aus anterioren bewegungserhaltenden Technologien (Nukleusarthroplastie, Bandscheibenvollersatz) mit posterioren bewegungserhaltenden Technologien (interspinale Prothesen, Pedikelschraubensysteme, Facettenersatz) an mehr als einer Etage wird als *mehrstufiges Hybrid* bezeichnet. Damit kann eine dreidimensionale, bewegungserhaltende und biomechanisch stabile Rekonstruktion der betroffenen Bewegungssegmente erreicht und die physiologische Beweglichkeit wiederhergestellt werden. Diese mehrstufigen bewegungserhaltenden Hybride können in drei Untergruppen klassifiziert werden: einzeitig Typ 3; Fusion (einzeitig Typ 4) und vorangegangene Fusion (mehrzeitig Typ 5a–c) (➤ Tab. 9.2).

Bewegungserhaltendes Hybrid: Typ 3 einzeitig

Anteriore (Nukleusarthroplastie, Bandscheibenvollersatz) und posteriore (Interspinalprothesen, Pedikelschraubensysteme, Facettenersatz) Technologien können in unterschiedliche Etagen implantiert und in einer einzigen Stufe kombiniert werden. Mit diesem Hybridtyp kann die dynamische Behandlung aller betroffenen Segmente mit bewegungserhaltenden Technologien erreicht werden.

Bewegungserhaltendes Hybrid: Fusion (Typ 4 einzeitig)

In einigen Fällen ist es sinnvoll, ein Hybridkonstrukt zu verwenden, in dem eine bewegungserhaltende Prothese und ein Fusionsverfahren kombiniert sind. Wenn innerhalb multipler Bewegungssegmente unterschiedliche Krankheitsbilder gefunden werden, ist es nicht vorteilhaft, nur das am meisten betroffene Segment mit bewegungserhaltenden Technologien zu rekonstruieren. Dies ist der Fall, wenn z.B. ein Segment eine schwerwiegende Spondylarthrose, Spondylolyse und/oder Spondylolisthese, das zweite Segment eine um mindestens 50% verminderte Bandscheibenhöhe und das dritte Segment eine große zentrale Bandscheibenhernie (bei Zuständen ohne schwere Erkrankung der posterioren Elemente an allen Etagen) aufweist. Mit der Anwendung einer Fusionsprothese im unteren oder mittleren Bereich kann ein mechanisch stabiles Konstrukt erzielt werden, weshalb sie erwogen werden sollte. In diesen Fällen wird eine einzeitige Operation bevorzugt.

Bewegungserhaltendes Hybrid: Vorangegangene Fusion (Typ 5a–c mehrzeitig)

Bei symptomatischer Instabilität der Nachbaretage kann eine Operation mit Implantation einer bewegungserhaltenden Technologie nach einer vorangegangenen Fusionsoperation für den Patienten vorteilhaft sein. Das Hybrid ist dann eine Kombination aus einer Fusionsprothese mit einer bewegungserhaltenden Technologie, die in einer weiteren, nachfolgenden Operation implantiert wird. In diesen Fällen können anteriore und posteriore Technologien oder Kombinationen von Hybriden an einer Etage zur Anwendung kommen.

9.1.2 Indikationen

Die Indikationen für Hybridkonstrukte ähneln denen für anteriore oder posteriore bewegungserhaltende Technologien. Die Rekonstruktion eines Bewegungssegments sollte auf einer dreidimensionalen Grundlage analysiert werden, wobei biomechanische und morphologische Veränderungen zu berücksichtigen sind. Der Chirurg muss deshalb vor Entscheidung über die zu verwendende Technologie den Grad der Degeneration und den Grad der mechanischen Insuffizienz bedenken. Zu den Szenarien, in denen Hybridkonstrukte für den Patienten von Vorteil sein könnten, gehören normalerweise Wirbelsäulenerkrankungen an mehreren Etagen, bei denen alle betroffenen Etagen symptomatisch sind. Zu den typischen Indikationen für Hybridkonstrukte gehören daher degenerative Bandscheibenerkrankungen an mehreren Etagen mit oder ohne degenerative Spondylolisthese, degenerative Skoliose, Kombinationen aus isthmischer oder hyperplastischer Spondylolisthese mit von degenerierten Bandscheiben betroffenen Nachbaretagen sowie progressiv degenerierte Bewegungssegmente oberhalb oder unterhalb einer Fusion (TZS, *Transitional Zone Syndrome).*

9.1.3 Kontraindikationen

Im Allgemeinen gelten für Hybridkonstrukte die gleichen Kontraindikationen wie für Fusion und Nonfusion-Konstrukte. Die wichtigsten Kontraindikationen umfassen Osteopenie (T-Wert < –1,5), Osteoporose sowie weitere schwerwiegende Knochenerkrankungen, infektiöse Erkrankungen und schwerwiegende psychosoziale Faktoren. Diese Störungen bewirken eine signifikante Reduktion der lasttragenden Kapazitäten der Wirbelkörper und ihrer Grundplatten. Bei Konstruktionen, bei denen ausschließlich Fusion zum Einsatz kommt, spielt dies jedoch nur eine untergeordnete Rolle. Darüber hinaus sollten auch akute Wirbelsäulenfrakturen, Tumorerkrankungen der Wirbelsäule sowie Diszitiden ausgeschlossen werden.

9.1.4 Fallstudien

Posteriore dynamische Stabilisierung und lumbale BSVP

Hybridkonstrukt Typ 1: Dynesys-System plus ProDisc-L-Prothese

68-jähriger männlicher Patient mit vorangegangener Fusion an L4/L5 (posteriore lumbale interkorporelle Fusion) mit zwei Titankäfigen (➤ Abb. 9.1A, B): 6 Monate nach der Operation entwickelte er andauernde Kreuzschmerzen durch mangelndes Einwachsen in den Knochen. In einer Revisionsoperation mit anteriorer Explantation der Käfige wurde eine ProDisc-L-Prothese (Synthes, Inc., West Chester, Pennsylvania) implantiert (➤ Abb. 9.1C, D). Gleichzeitig wurde ein posteriores Stabilisierungsverfahren angewendet, wobei durch einen modifizierten Wiltse-Zugang ein dynamisches Instrumentierungssystem (Dynesys; Zimmer Spine, Inc., Warsaw, Illinois) implantiert wurde. Der Patient berichtete einige Tage nach der Operation über eine signifikante Schmerzreduzierung, die auch noch ein Jahr danach bestand.

Hybridkonstrukt Typ 2a: ProDisc L plus Coflex-System

Eine 44-jährige Patientin unterzog sich einer ProDisc-L-Operation an L4/L5. Die Prothese wurde zu weit posterior eingesetzt, sodass die vorhandene Nervenwurzel gereizt und eine segmentale Skoliose mit Facettenkompressionsschmerz hervorgerufen wurde (➤ Abb. 9.2A, B). Es wurde eine posteriore Repositionierung der ProDisc durchgeführt und an L4/L5 zur Entlastung der Facetten die Interspinalprothese Coflex (Paradigm Spine, LLC, New York, NY) implantiert, was nach Angaben der Patientin zu einer Besserung führte (➤ Abb. 9.2C, D).

Hybridkonstrukt Typ 3: Dynesys-System plus ProDisc-L-Prothese (Verfahren an drei Etagen)

Ein 42-jähriger Patient unterzog sich wegen progredienter Kreuzschmerzen einer Laminektomie an L2/L3 und L4/L5 sowie einer Diskektomie an L3/L4 (➤ Abb. 9.3A, B).

Diskographisch waren die Bandscheibenetagen L2/L3 und L4/L5 negativ und die L3/L4-Bandscheibe stark positiv. Im einzeitigen Verfahren wurde an L3/L4 zuerst die ProDisc-L-Prothese und anschließend die Dynesys an L2/L3 und L4/L5 implantiert (➤ Abb. 9.3C, D).

Hybridkonstrukt Typ 5c

Eine 46 Jahre alte Patientin erhielt zur Linderung ihrer Kreuzschmerzen eine ProDisc-L an L5/S1 (➤ Abb. 9.4A, B). Drei Jahre später entwickelte sie eine relevante vertikale Segmentinstabilität an L4/L5 mit Rücken- und Beinschmerz. Wir entschieden uns für eine posteriore dynamische Stabilisierung (PDS) mit dem Dynesys-Spinalsystem (Paradigm Spine, LLC, New York, NY) (➤ Abb. 9.4C, D), da ein posteriores Verfahren mit weniger Risiken verbunden ist als ein anteriores Verfahren.

Interspinales Implantat mit Nukleusersatz

Hybridkonstrukt Typ 2a: Nukleusersatz mit NeuDisc plus Coflex-System

Eine 44-jährige Patientin unterzog sich einer Kernersatzoperation mit NeuDisc (Replication Medical, Inc., Cranbury, New Jersey) an L4/L5 (➤ Abb. 9.5A). Zwei Jahre nach der Operation entwickelte die Patientin an derselben Etage ein Facetten-Hyperkompressionsschmerzsyndrom, das durch fluoroskopisch geführte Facetteninjektionen (➤ Abb. 9.5B, C) bestätigt werden konnte. Es wurde eine interspinale Coflex-Prothese (Paradigm Spine, LLC, New York, NY) implantiert. Dies führte zu einer Dekompression des Facettengelenks durch Aufrechterhaltung der Mobilität für dynamische Stabilisierung an Etage L4/L5 (➤ Abb. 9.5D, E). Die Patientin berichtete über eine signifikante Schmerzreduzierung.

Allgemein gilt für jeden chirurgischen Eingriff, dass die strikte Einhaltung der festgelegten Indikationen und Kontraindikationen für das Erreichen eines maximalen Operationserfolgs und für gute postoperative Ergebnisse ausschlaggebend ist.

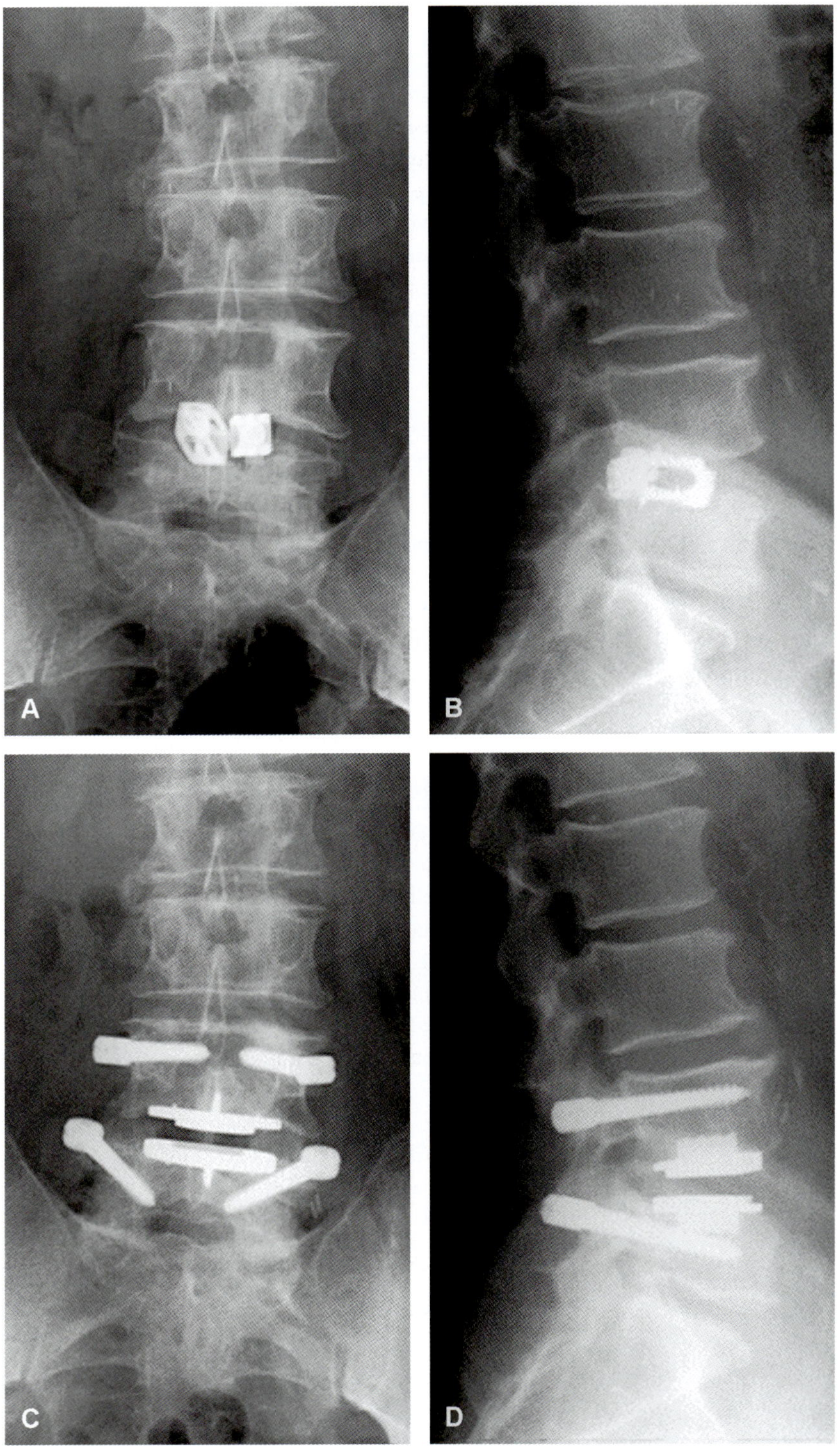

Abb. 9.1 Präoperative Röntgenaufnahmen: anteroposterior **(A)**, lateral **(B)**. Postoperative Röntgenaufnahmen: anteroposterior **(C)**, lateral **(D)**

9.1.5 Fazit

In bestimmten Situationen könnte die Behandlung nur einer beweglichen Zone des Drei-Säulen-Segments eine unbefriedigende Lösung darstellen. Hier könnte vielmehr die Verwendung bewegungserhaltender Technologien in allen drei beweglichen Teilen für die vollständige Rekonstruktion des Segments durch Aufrechterhaltung der Bewegung vorteilhaft sein. Insbesondere bei degenerativer Bandscheibenerkrankung an mehreren Etagen, bei der noch nicht alle Segmente in demselben Maße degeneriert sind oder bei der die Schmerzgeneratoren vorne und hinten lokalisiert sind, könnte eine stark individualisierte Auswahl der Behandlungsoption die beste Lösung darstellen (bewegungserhaltendes Hybrid an mehreren Etagen). Im Gegensatz zu diesen Fällen wird

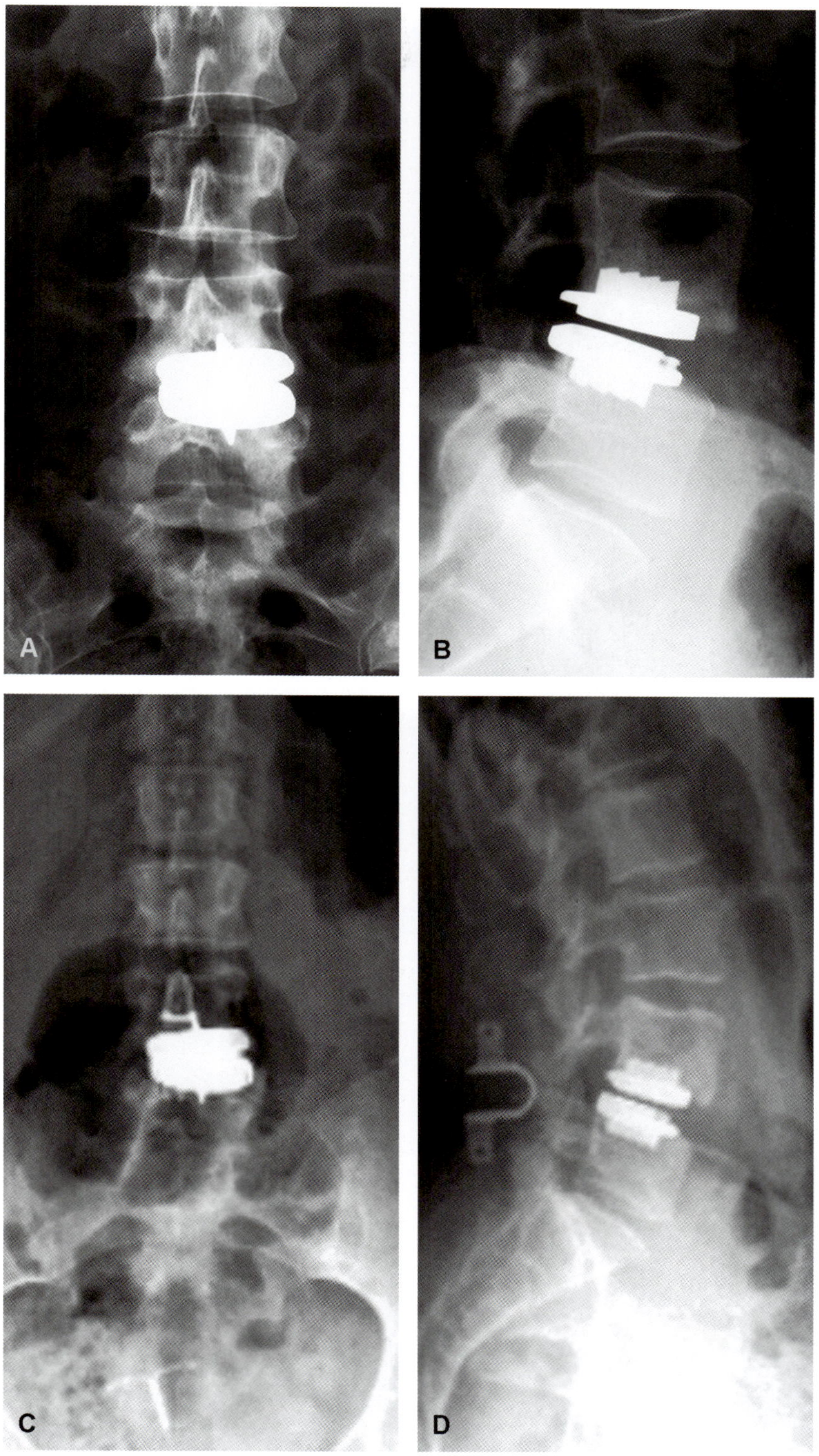

Abb. 9.2 Präoperative Röntgenaufnahmen: anteroposterior **(A)**, lateral **(B)**. Postoperative Röntgenaufnahmen: anteroposterior **(C)**, lateral **(D)**

9

bei stärker degenerierten oder betroffenen Bereichen mitunter ein Fusionsverfahren notwendig, das jetzt mit einer bewegungserhaltenden Technologie an einer anderen Etage kombiniert werden kann.

Auf der Grundlage dieser Fakten können die Indikationen auf Patienten mit degenerativen Erkrankungen an mehreren Etagen oder mehreren Säulen erweitert werden. Frühe Erfahrungen mit der Ausweitung der Indikationen durch Verwendung kombinierter bewegungserhaltender Technologien wiesen ebenfalls vielversprechende Resultate auf. Eine wissenschaftliche Verifizierung dieser Ergebnisse bei gleichzeitig sehr strenger Auswahl der Patienten für die Anwendung dieser Hybridkombinationen ist jedoch

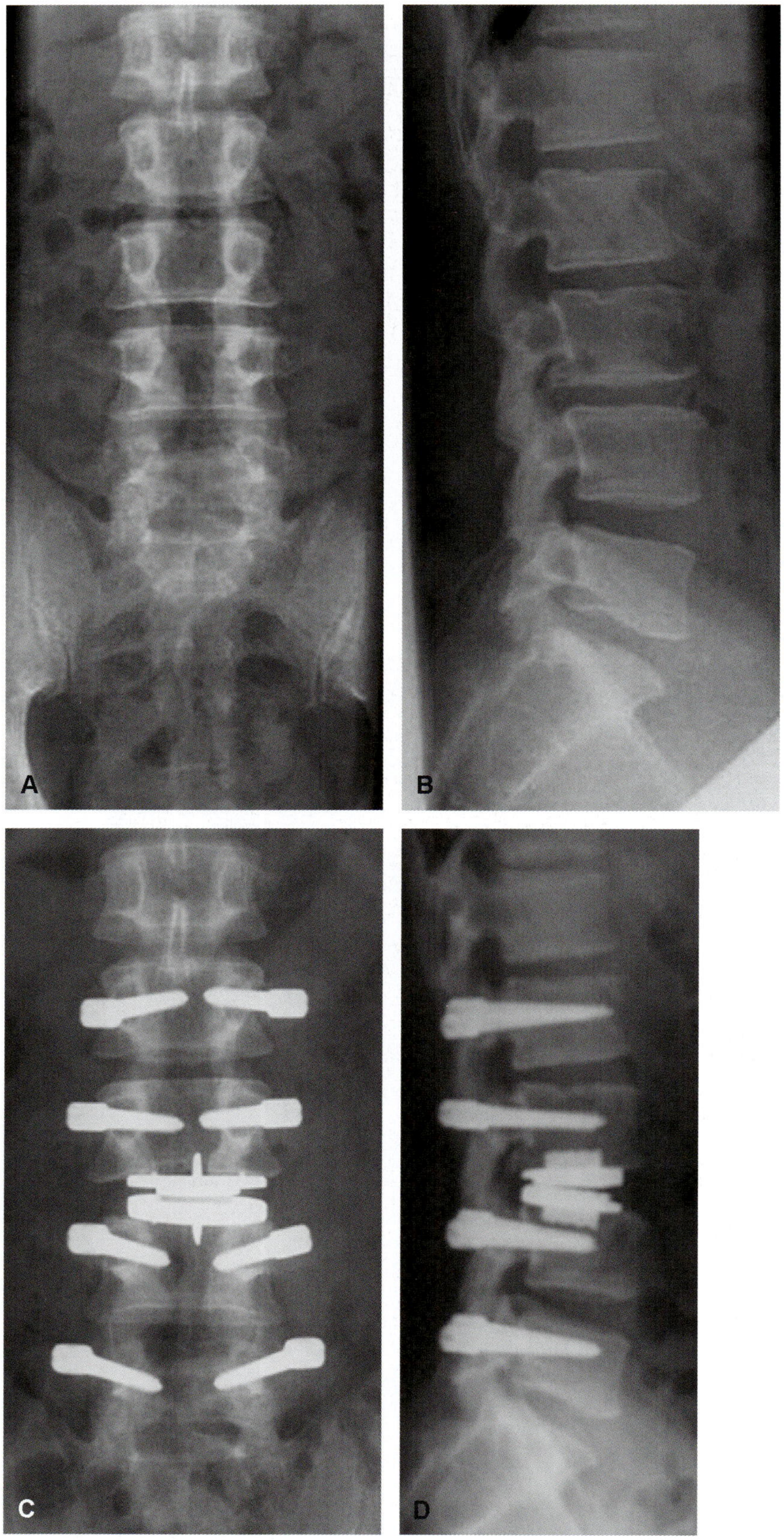

Abb. 9.3 Präoperative Röntgenaufnahmen: anteroposterior **(A)**, lateral **(B)**. Postoperative Röntgenaufnahmen: anteroposterior **(C)**, lateral **(D)**

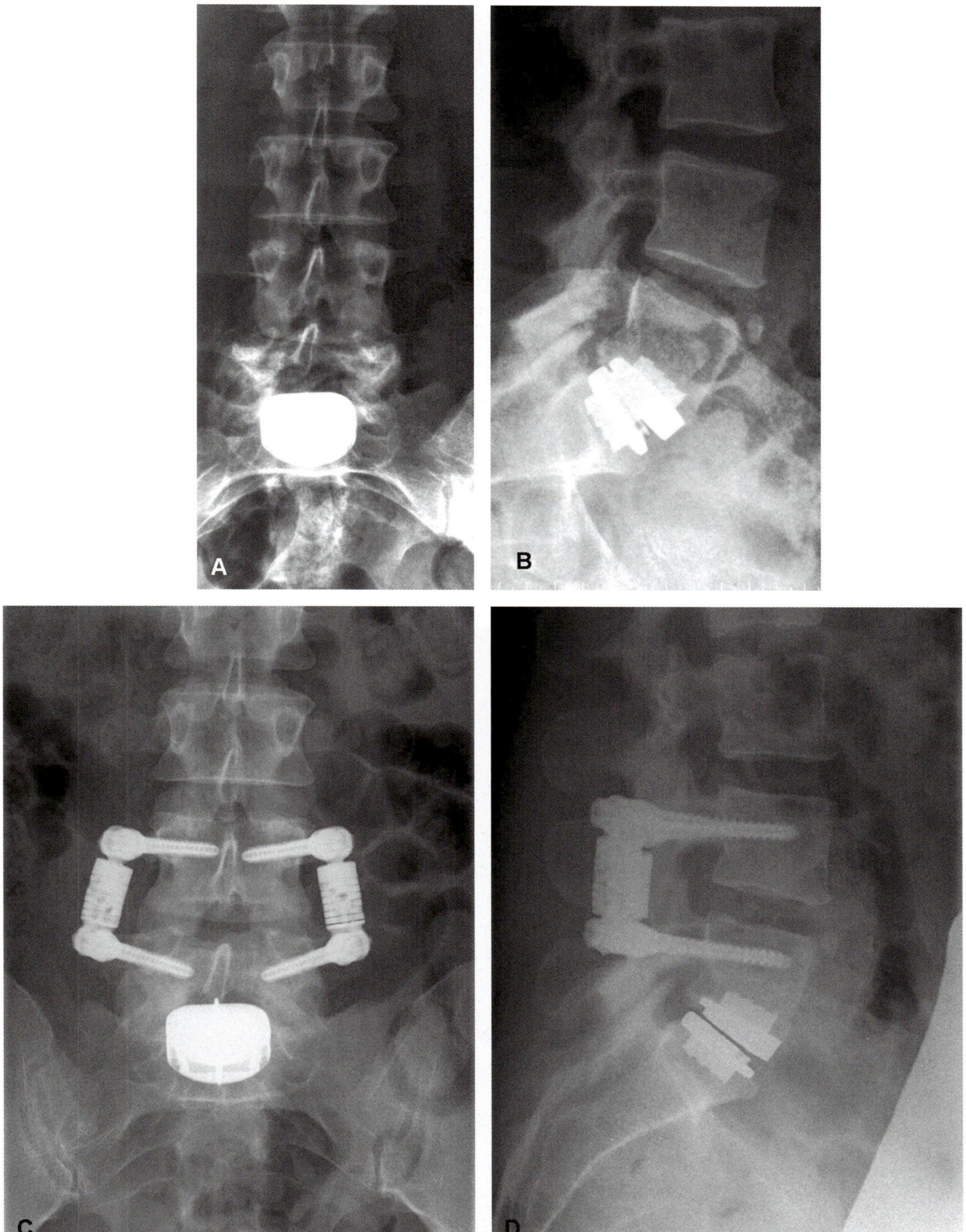

Abb. 9.4 Frontale **(A)** und anterolaterale **(B)** Positionierung der ProDisc L. **C, D:** Drei Jahre später, Implantation des Dynesys-Spinalsystems: Zweiteingriff

unabdingbar. Dieses Bedenken stellt eine grundlegende Notwendigkeit dar, da es nur begrenzte, nichtrandomisierte Daten für einige dieser neuen Techniken gibt und deshalb die Komplikationswahrscheinlichkeit drastisch zunehmen kann, wenn diese Techniken bei einem Patienten kombiniert werden. Die kurz-, mittel- und langfristigen Komplikationen für diese Kombinationen sind noch nicht bekannt, und deshalb sind auch gründliche Nachuntersuchungen der Patienten notwendig. In Zukunft werden kontrollierte mono- und multizentrische Studien durchgeführt werden müssen, um die vielversprechenden Ergebnisse durch die Anwendung von Hybridkonstrukten zu bestätigen. Es ist wichtig, eine allzu saloppe Anwendung dieser Konstrukte strikt zu vermeiden.

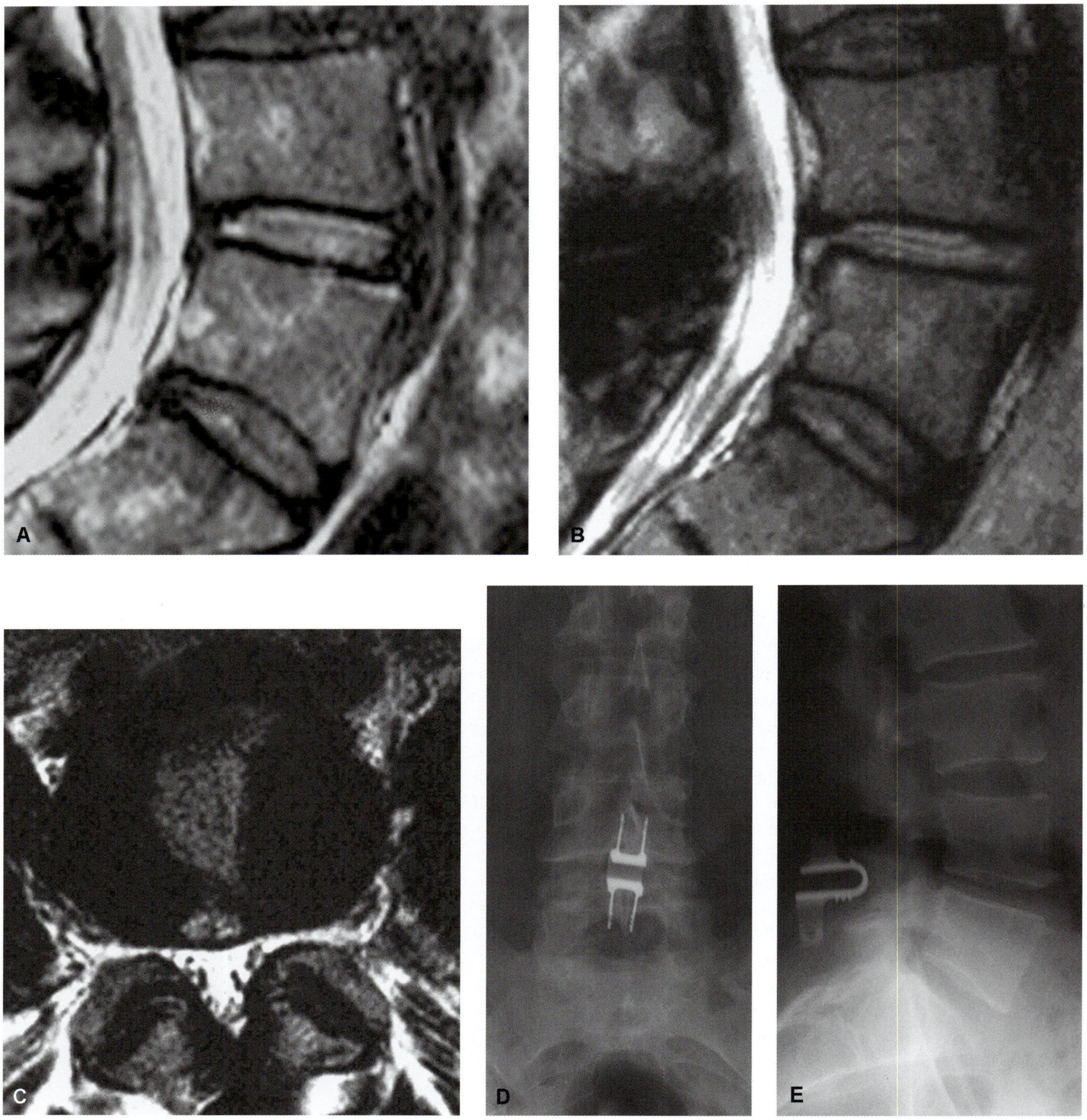

Abb. 9.5 A: MRT-Aufnahmen nach NeuDisc-Implantation. **B, C:** MRT-Aufnahmen nach 2 Jahren mit Facetten-Hyperkompressionsschmerz. Anteroposteriore **(D)** und laterale **(E)** Röntgenaufnahmen nach Implantation der Coflex

LITERATUR

[1] Bertagnoli R: Disc surgery in motion. SpineLine 6: 23–28, 2004.
[2] Bertagnoli R, Kumar S: Indications for full prosthetic disc arthroplasty: A correlation of clinical outcome against a variety of indications. Eur Spine J 11(2): S131–136, 2002.
[3] Hilibrand AS, Robbins M: Adjacent segment degeneration and adjacent segment disease: The consequences of spinal fusion? Spine J 4(6): 190S–194S, 2004.
[4] Malter AD, McNeney B, Loeser JD, Deyo RA: 5-year reoperation rates after different types of lumbar spine surgery. Spine 23(7): 814–820, 1998.
[5] Bono CM, Lee CK: The influence of subdiagnosis on radiographic and clinical outcomes after lumbar fusion for degenerative disc disorders: An analysis of the literature from two decades. Spine 30(2): 227–234, 2005.
[6] Bertagnoli R: Review of modern treatment options for degenerative disc disease. In: Kaech DL, Jinkins JR (eds): Spinal Restabilization Procedures: Diagnostic and Therapeutic Aspects of Intervertebral Fusi-

on Cages, Artificial Discs and Mobile Implants. Amsterdam, Elsevier, 2002, pp 365–375.

[7] Bertagnoli R, Tropiano P, Zigler J, et al: Hybrid constructs. Orthop Clin North Am 36: 379–388, 2005.

9.2 Dynamische Pedikelschraubenstabilisierung mit Kernersatz

Rolando García und Brett A. Osborn

! KERNAUSSAGEN

- Ein Kernersatz hat zusammen mit dem Anulus in erster Linie die Funktion, den Widerstand gegen die Einwirkung axialer Druckkräfte zu unterstützen.
- Durch Anwendung von Hybridtechnologien an der Lendenwirbelsäule soll theoretisch den destabilisierenden Folgen von Degeneration, Trauma sowie standardmäßigen lumbalen Eingriffen entgegengewirkt werden.
- Auch wenn es theoretisch vorteilhaft erscheint, sollten Chirurgen diese Technologien auf keinen Fall rein intuitiv kombinieren.

Das Ziel des idealen Wirbelsäulen-Arthroplastieverfahrens ist die Wiederherstellung der normalen präpathologischen Anatomie und Biomechanik. Auch wenn manche Patienten mit Einzelsystemen zufrieden stellend behandelt werden können, bedarf es in anderen Situationen mitunter mehr als einer Technologie, um dieses Ziel zu erreichen. Die kombinierte Anwendung dieser Technologien ist vielleicht mit einem erhöhten Komplikationsrisiko verbunden. Eine noch unbeantwortete Herausforderung stellt deshalb die Definition der Indikationen für Hybridtechnologien im Kontext der damit verbundenen Risiken dar.

Mit Tausenden von implantierten Kernersatzprothesen sowie Prothesen zur posterioren dynamischen Stabilisierung sind die grundlegenden technischen Komplikationen dieser Systeme jetzt gut bekannt [1–5]. Große Bedenken bei der Anwendung von Prothesen für den Kernersatz löst die Gefahr der Migration und eines Einsinken des Implantats aus [6], während sich die Bedenken bei einer posterioren dynamischen Stabilisierung auf die Lockerung der Instrumentierung und die daraus resultierende Notwendigkeit einer Dekompression oder Fusion richten [4]. Theoretisch kann die Anwendung von Hybridtechnologien die Inzidenz von Komplikationen im Zusammenhang mit isoliert angewendeten bewegungserhaltenden Technologien reduzieren und ihre inhärenten Grenzen potenziell erweitern.

Da Kosteneffizienz auch in der Medizin eine immer größere Rolle spielt, wird die Realisierung von Hybridprotokollen, die zweifellos zu erheblich höheren Kosten führen werden, eine besondere Herausforderung darstellen [7]. Es wird vor allem interessant sein, die Kostendeckungsstrategien zu verfolgen, die man im Hinblick auf die Kombination von Implantattechnologien einrichten wird. Es gibt natürlich Präzedenzfälle, die Anlass zu Optimismus geben; obwohl die Bedeutung von knochenmorphogenetischem Protein als Adjuvans für posteriore Instrumentierung anstelle des Beckenkammknochens noch nicht richtig etabliert ist, gewinnt ihre kombinierte Anwendung gegenwärtig verbreitet an Popularität [8, 9].

Der Grund wird ersichtlich, wenn man bedenkt, dass die Verantwortung des Chirurgen darin liegt, das anzubieten und zu tun, was für einen Patienten das Beste ist, und zwar ungeachtet des Aufwands oder der Kosten. Nicht minder interessant wird es sein zu beobachten, wie die unterschiedlichen Arthroplastietechnologien kombiniert werden; zumindest teilweise wird dies das Ergebnis der Vorliebe des Chirurgen für bestimmte Hersteller sein.

Aber auch hier gilt das Sprichwort: „Wir müssen erst einmal laufen lernen, bevor wir rennen können.“ So müssen die meisten Chirurgen wahrscheinlich erst umfassende Erfahrungen mit individuellen Systemen sammeln, bevor sie sich an Hybridanwendungen heranwagen. Es ist nicht Ziel dieses Kapitels, Vorschläge zu unterbreiten, wie bestimmte Erkrankungen mit kombinierten Arthroplastietechniken behandelt werden sollen; vielmehr wollen wir dem Leser helfen, Nutzen und Grenzen von Hybridtechniken zu hinterfragen und zu evaluieren.

9.2.1 Anatomische, biomechanische und pathologische Überlegungen

Das intervertebrale Bewegungssegment umfasst nicht nur die Bandscheibe und die Facettengelenke, sondern auch eine Reihe sekundärer Strukturen, z.B. das Lig. supraspinale, das Lig. interspinale sowie Ursprung und Ansatz einer Vielzahl von paraspinalen Muskeln. Angesichts der Komplexität dieses Bewegungsmodells dürfte es kaum überraschen, dass die Behandlung von globaler Segmentinstabilität mit anteriorem oder posteriorem Zugang gelegentlich versagt. Außerdem muss man die Auswirkungen einer Degeneration auf die Funktion dieser anatomischen Strukturen verstehen, um geeignete Korrekturmaßnahmen durchführen zu können.

Um mit Newton zu sprechen, müssen wir, um ein Bewegungssegment ausreichend zu stabilisieren, die destabilisierenden Kräfte präzise definieren und anschließend gleich starke, aber entgegengesetzte Kräfte anwenden. Gelingt es nicht, den destabilisierenden Kräften ausreichend entgegenzuwirken, kann dies Instabilität tatsächlich eher begünstigen als reduzieren. Einem Wirbelsäulensegment mit mangelnder axialer Stabilität, wie häufig nach Diskektomie zu beobachten, ist mit einem System, das Druckkraft ausübt, wie z.B. die posteriore dynamische Stabilisierung, nicht gedient. Ebenso würde auch ein Segment mit fehlender posteriorer Beugungskontrolle, wie sie nach Laminektomie beobachtet wird, durch einfaches Einsetzen eines Kernersatzes nicht ausreichend korrigiert werden.

Die Primärfunktion eines Kernersatzes ist es, zusammen mit dem Anulus beim Widerstand gegen axiale Druckkräfte mitzuhelfen. Biomechanische Studien haben gezeigt, dass beträchtliche Axialkräfte auf die Bandscheibe einwirken. Wilke et al. [10] berichten, dass der Bandscheibeninnendruck beim schweren Heben bis zu 2.300 kPa betragen kann. Zusätzlich haben Studien gezeigt, dass der Grad der vom Nukleus mitgetragenen Belastung proportional zu seiner Querschnittsfläche ist [11].

Obwohl die Bandscheibe hauptsächlich eine stoßdämpfende Funktion hat, besteht die Funktion der Facette in erster Linie in der Rotationskontrolle. Die Funktion der Facetten wird außerdem durch ihre Position und den Grad der Segmentdegeneration beeinflusst. Eine frühe, von Adams und Hutton durchgeführte biomechanische Prüfung hat gezeigt, dass 15% der gesamten axialen Kompressionsbelastung von den Facetten getragen wird, wenn sich das Segment in neutraler Position befindet, und dass diese Belastung in Extension auf bis zu 40% ansteigen kann [12].

Destabilisierende oder Instabilitätskräfte können viele Formen annehmen und z.B. traumatisch, entwicklungsbedingt, degenerativ und iatrogen bedingt sein. Des Weiteren können die destabilisierenden Kräfte in anteriore oder posteriore unterteilt werden.

Vor Anwendung einer Hybridtechnologie muss man sich ein gründliches Wissen über die anatomischen und biomechanischen Eigenschaften der Wirbelsäule aneignen und sich mit der isolierten Anwendung bewegungserhaltender Technologien vertraut machen. Ausschlaggebend sind vor allem die Facettengelenkorientierung und ihr bevorzugter Bewegungsumfang. Die lumbalen Facettengelenke ermöglichen beispielsweise Flexion und Extension und widerstehen der Rotation. Die Bandscheiben ermöglichen polyaxiale Bewegung, dienen jedoch in erster Linie dazu, Druckkräften (axiale Belastung) zu widerstehen.

Im Zuge posteriorer Dekompressionsverfahren verändert sich häufig die Architektur der Facettengelenke. In ähnlicher Weise wird bei Diskektomien die Bandscheibe (sowohl Anulus als auch Nukleus) verletzt. Eine teilweise Entfernung der posterioren Elemente beim Zugang zum Spinalkanal destabilisiert möglicherweise die Wirbeleinheit. Die veränderte Bewegungsdynamik kann durch beschleunigte Facettendegeneration zur Entwicklung von refraktären Rückenschmerzen in der postoperativen Phase führen. Auch die ipsilaterale Diskektomie destabilisiert die Wirbeleinheit. Die kombinierten Bewegungsveränderungen können, auch wenn sie nur subtil sind, zu einer hohen Rate rezidivierender Bandscheibenhernien und refraktärem Kreuzschmerz beitragen. Darauf bezieht sich Barr [13], wenn er zusammenfassend feststellt: „Die These, dass bei jedem Patienten, der sich einer Diskektomie unterzieht, auch eine Wirbelsäulenfusion durchgeführt werden sollte, ist haltbar".

9

Die Anwendung von Hybridtechnologien an der Lendenwirbelsäule dient theoretisch dazu, den destabilisierenden Auswirkungen von Degeneration, Trauma und standardmäßigen lumbalen Eingriffen entgegenzuwirken. Um die richtige Kombination von Wirbelsäulen-Arthroplastiesystemen auszuwählen, müssen wir die Grenzen der einzelnen Arthroplastiesysteme kennen.

In einer Studie von McAfee et al. (2006) kommen die Autoren zu dem Schluss, dass die Implantation eines Bandscheibenvollersatzes (BSVP) die Rotationsstabilität nicht wiederherstellt. Die Rotationsbewegung beträgt nach BSVP an einer Etage 120–140% und nach BSVP an zwei Etagen 240% [14]. Da die Architektur des Anulus nicht signifikant zerstört wird, sollte ein Kernersatz nach Mikrodiskektomie die Rotationsstabilität nicht in gleichem Maße verändern wie ein BSVP, insbesondere wenn dieser durch posteriore dynamische Systeme ergänzt wird. Tatsächlich kann ein Kernersatz im Zusammenspiel mit dem bestehenden Anulus und den Längsbändern die segmentale Stabilität und Bewegung wiederherstellen [15].

Sorgen bereitet die Rotationsinstabilität nach BSVP, nicht so das sagittale Bewegungsverhalten oder ein Fehlverhalten [16]. Im Gegenteil: Nach Diskektomie und Fenestrationsoperation wird die vertikale Translation disproportional verstärkt, die axiale Hypermobilität jedoch nicht [17].

Das Ausmaß der Bandscheiben- und Facettendegeneration wird bei der Wahl des operativen Zugangs eine zunehmend wichtige Rolle spielen. In einer biomechanischen und röntgenologischen Studie untersuchten Fujiwara et al. [18] die Auswirkungen von Bandscheiben- und Facettendegeneration auf die lumbale Segmentbewegung und stellten fest, dass eine Facettendegeneration zwar zu verstärkter axialer Bewegung führt, die axiale Bewegung aber am *stärksten* durch Bandscheibendegeneration beeinträchtigt wird. Tanka et al. [19] berichten, dass moderate Bandscheibendegeneration mit stärkerer Segmentbewegung und schwere Bandscheibendegeneration mit reduzierter Segmentbewegung oder -versteifung einhergeht, was wahrscheinlich auf die Wechselwirkung zwischen den benachbarten knöchernen Strukturen zurückzuführen ist [19].

9.2.2 Das Grundprinzip der Hybridstabilisierung

Einfach ausgedrückt ist es das Ziel der Hybridstabilisierung, die Einschränkungen der Einzelsysteme bei gleichzeitiger Erweiterung der Indikationen oder Anwendungen zu reduzieren.

Damit Arthroplastietechniken erfolgreich sein können, muss ihr Verhältnis symbiotisch und nicht parasitär sein. Beispielsweise wäre eine Kombination von interspinaler Stabilisierung mit posteriorer, pedikelschraubenbasierter dynamischer Stabilisierung kontraproduktiv, da die meisten interspinalen Prothesen als Flexionsspacer fungieren, welche die Bewegung und Funktion im Falle einer posterioren dynamischen Stabilisierung häufig einschränken würden.

Bevor wir die Kombination von Kernersatz und posteriorer dynamischer Stabilisierung befürworten können, gilt es, zwei grundlegende Fragen zu beantworten:

1. Kann posteriore dynamische Stabilisierung die Migrationsrate beim Kernersatz senken bei gleichzeitiger Erhöhung der Stabilität?
2. Kann ein Kernersatz die Schraubenlockerungsrate senken bei gleichzeitiger Unterstützung der anterioren Wirbelsäule?

Die Veröffentlichung klinischer Studien zu Hybridtechnologien steht noch aus. Entsprechend bleiben auch diese beiden Fragen unbeantwortet, für die Paradigmenbildung jedoch ausschlaggebend, sofern sie sich auf die Anwendung bewegungserhaltender Technologien bezieht.

9.2.3 Literaturübersicht

Mit der Geschichte der Wirbelsäulenarthroplastie befasst sich ➤ Kapitel 2. Angefangen bei Fernströms Originalwerk aus den

1960er-Jahren bis hin zu Grafs Arbeit zur Ligamentoplastik wurde die individuelle Anwendung von Kernersatz und posteriorer dynamischer Stabilisierung im Schrifttum ausführlich thematisiert [20, 21]. Nur wenige Daten sind jedoch zur Anwendung von Hybrid-Arthroplastietechniken verfügbar. Obwohl es vereinzelte Berichte über die kombinierte Anwendung von Kernersatz und posteriorer dynamischer Stabilisierung gibt, konnten die Autoren zu diesem Thema keine Veröffentlichungen in Fachzeitschriften mit Peer-Review-Verfahren finden.

Es gibt keine Klasse-I- oder Klasse-II-Studien über die Verwendung von Kernersatz mit gleichzeitiger posteriorer dynamischer Stabilisierung. Es wird sich als besondere Herausforderung erweisen, den Wert solch kombinierter Techniken nachzuweisen, und zwar hauptsächlich aus zwei Gründen: Zum einen wird es schwierig sein, Kriterien für die Kontrollgruppe zu definieren. Zum anderen besteht die vorhersehbare Schwierigkeit, die Produkte (und Anstrengungen) zweier konkurrierender Hersteller in einer IDE-*(Investigational Device Exemption-)*Studie zu kombinieren. Nach Meinung der Autoren ließe sich die Hybridanwendung von Kernersatz und posteriorer dynamischer Stabilisierung am besten mit einer posterolateralen Fusion mit Pedikelschrauben-Instrumentierung vergleichen, bei Anwendung neuerer, weniger invasiver Techniken und eines morphogenetischen Proteins. Der Vergleich einer mit einem posterioren dynamischen Stabilisationssystem kombinierten Kernersatzprothese mit traditioneller und offener anteriorer lumbaler interkorporeller Fusion (ALIF) und offener posteriorer lumbaler interkorporeller Fusion (PLIF) mit Pedikelschrauben-Instrumentierung und einem Beckenkammtransplantat wäre weder fair noch angemessen.

Ein wichtiger Aspekt, der sich aus den Veröffentlichungen zur individuellen Anwendung von Kernersatz und posteriorer dynamischer Stabilisierung ableiten lässt, betrifft die häufigsten Einschränkungen und Komplikationen dieser Prothesen [1–5]. In der Regel gelten Migration und Einsinken der Prothese als die Hauptkomplikationen beim Kernersatz [1, 2], bei posteriorer dynamischer Stabilisierung dagegen sind es Schraubenlockerung und persistierende Rückenschmerzen [3–5].

Die Hauptkomplikation, über die in Zusammenhang mit der Verwendung von Bandscheibennukleusprothesen (PDN) berichtet wurde, ist die Migration der Prothese. Shim et al. [22] berichteten über 46 Patienten, die mindestens 6 Monate nachbeobachtet wurden; in diesem Zeitraum kam es in vier Fällen zu Prothesenmigration und in einem Fall zu einer Infektion.

In einer prospektiven multizentrischen Studie von Stoll et al. [3] wird über 83 konsekutive Patienten berichtet, die sich einer flexiblen Stabilisierung mit dem Dynesys-System (Zimmer Spine, Inc., Warsaw, Illinois) unterzogen. Obwohl die Autoren günstige klinische Ergebnisse veröffentlichten, erwähnten sie auch eine hohe Rate zusätzlicher Operationen: Bei drei Patienten war die Entfernung des Implantats und aufgrund persistierender Schmerzen eine Konversion zur Fusion nötig, sieben Patienten mussten sich wegen Degeneration der Nachbaretage einer erneuten Operation unterziehen, bei einem Patienten wurde an der operierten Etage eine Laminektomie und bei einem weiteren Patienten eine Schraubenentfernung aufgrund einer Lockerung erforderlich. Darüber hinaus zeigten sieben Patienten Anzeichen einer Schraubenlockerung.

Grob et al. [4] berichteten in einer retrospektiven Studie über die Ergebnisse von 31 Patienten durchschnittlich zwei Jahre nach Stabilisierung. Die Autoren gaben an, dass sich 42% der Patienten im Nachbeobachtungszeitraum einer zusätzlichen Dekompression unterzogen, 67% der Patienten über eine Besserung der Rückenschmerzen berichteten, bei 33% der Patienten jedoch weder eine Besserung noch eine Verschlechterung ihrer Beinsymptome zu verzeichnen war.

Schnake et al. [23] berichteten in einer Studie mit einer Nachbeobachtung von mindestens zwei Jahren über 26 Patienten, die sich wegen degenerativer Spondylolisthese einer Dynesys-Stabilisierung unterzogen hatten. Trotz der guten klinischen Ergebnisse, welche die Autoren angaben, zeigte sich auch hier ein Implantatversagen von 17%.

9.2.4 Indikationen

Sobald wir den intellektuellen und klinischen Nutzen der Kombination von Kernersatz und posteriorer dynamischer Stabilisierung festgestellt haben, müssen wir die Indikationen für das Verfahren definieren. Es wäre folgerichtig, sich die Indikationen für den Kernersatz und die posteriore dynamische Stabilisierung anzuschauen und sie zu kombinieren. Die kombinierte Anwendung kann jedoch zur Einschränkung einiger Indikationen führen, während andere Anwendungen ausgeweitet würden. Zudem befasst sich dieses Kapitel auch noch mit der primären und initial kombinierten Anwendung dieser beiden Techniken. Eine zusätzliche Gruppe von Indikationen wäre die Anwendung einer der beiden Technologien, um das Bewegungssegment nach Versagen eines der individuellen Systeme zu „retten".

Die Indikationen für dieses Hybridverfahren bei der Behandlung einer Nucleus-pulposus-Hernie (HNP) kann in die beiden Kategorien primär und Revision (sekundär) unterteilt werden.

Primäre Indikationen

Foraminale HNP, die eine ausgeprägte unilaterale mediale Facettektomie notwendig macht

Bei Patienten mit starker foraminaler HNP bieten sich viele Behandlungsoptionen an. Die meisten Ärzte sind sich jedoch einig darin, dass eine Diskektomie das bevorzugte Verfahren ist, wenn der Patient nicht an signifikanten Rückenschmerzen leidet. Sie hätten wegen der Notwendigkeit einer Facettenresektion sowie der Entfernung einer beträchtlichen Menge an Bandscheibenmaterial jedoch Bedenken. Unter diesen Umständen würden sie eine transforaminale lumbale interkorporelle Fusion (TLIF), PLIF oder extreme lumbale interkorporelle Fusion (XLIF) näher in Betracht ziehen, allesamt jedoch auf Kosten der Beweglichkeit. Die isolierte Anwendung von entweder Kernersatz oder posteriorer dynamischer Stabilisierung nach Versagen eines der Einzelsysteme in diesem klinischen Szenario wäre technisch machbar, wird jedoch nicht empfohlen. Andererseits ist die kombinierte Anwendung von Kernersatz und posteriorer dynamischer Stabilisierung besonders attraktiv, da ein Kernersatz zur Wiederherstellung der Bandscheibenbiomechanik beitragen könnte und eine posteriore dynamische Stabilisierung helfen würde, den aus der partiellen Facettenverletzung resultierenden destabilisierenden Kräften entgegenzuwirken.

HNP mit Spondylolyse ohne Listhese

Die Behandlungsoptionen eines Patienten mit HNP an der Etage einer Spondylolyse ohne Spondylolisthese umfassen 1) begrenzte (endoskopische oder offene) Diskektomie, 2) Diskektomie sowie Parsreparatur und – vielleicht am häufigsten – 3) Diskektomie und Fusion. Auch wenn sich dieses Problem mit allen drei Optionen behandeln lässt, unterliegen sie doch alle signifikanten Einschränkungen. Diskektomie allein kann zu progressivem Bandscheibenkollaps und Listhese letztlich zu Arthrodese und segmentalem Bewegungsverlust führen. Diskektomie und Parsreparatur können eine mangelnde Knochenverwachsung oder progredienten Bandscheibenkollaps und Spondylolisthese hervorrufen. Eine Fusion würde das Problem natürlich beheben, allerdings bei erheblichen Begleitschäden. Theoretisch attraktiv wäre eine kombinierte Anwendung von Kernersatz und posteriorer dynamischer Stabilisierung; ersterer würde helfen, die anteriore Wirbelsäulenkinematik wiederherzustellen, und letztere würde dafür sorgen, dass die posteriore Instabilität erhöht wird bei gleichzeitiger Senkung des Potenzials für progrediente Spondylolisthese.

HNP am Apex einer skoliotischen Krümmung

Die meisten Chirurgen würden dieses klinische Szenario entweder mit einer begrenzten Dekompression oder mit einer Dekompression und Fusion der Krümmung angehen. Die wichtigsten Einflussfaktoren bei der Wahl der Behandlung wären sicherlich das Ausmaß der Dekompression und der Deformitätsgrad. Nichtsdestotrotz würde eine Dekompression am Apex der Krümmung, insbesondere bei Vorhandensein einer Rotationslisthese, wahrscheinlich zu fortschreitender Deformität und Instabilität führen. Die Nachteile einer Fusion an mehreren Etagen bei mäßiger, ansonsten aber asymptomatischer Deformität sind, außer an der stenotischen Etage, offensichtlich. Bei diesem besonderen Krankheitsbild würde die kombinierte Anwendung von posteriorer dynamischer Stabilisierung und Kernersatz durch Wiederherstellung von Bandscheibenhöhe und Funktion synergistisch wirken, während die posteriore dynamische Stabilisierung eingesetzt werden könnte, um den asymmetrischen Verlust der Bandscheibenhöhe zu korrigieren und eine zusätzliche Rotationskontrolle zu ermöglichen.

HNP und kontralaterale Facetten-(Synovial-)Zyste

Die wichtigsten Optionen zur Behandlung dieses Krankheitsbildes sind derzeit 1) Diskektomie und Dekompression mit Exzision der Facettenzyste sowie 2) Dekompression und Fusion. Die wichtigsten Determinanten für die Anwendung von Fusion plus Dekompression sind das Vorhandensein einer signifikanten Bandscheibendegeneration und Rückenschmerzen. Der isolierte Kernersatz würde angesichts der Notwendigkeit von bilateraler Dekompression und partieller Facettenresektion in diesem Fall das Risiko eines Versagens bergen. Die isolierte Anwendung von posteriorer dynamischer Stabilisierung würde den destabilisierenden Kräften auf die anteriore Wirbelsäule, die möglicherweise zu persistierenden mechanischen Rückenschmerzen und Schraubenlockerung führen, nicht standhalten können. Die Kombination aus Kernersatz und posteriorer dynamischer Stabilisierung dagegen würde das Bewegungssegment nach Diskektomie und Exzision der Facettenzyste möglicherweise rekalibrieren, weil man auf diese Weise sowohl die Insuffizienz der anterioren Wirbelsäule als auch den verstärkten Verlust an posteriorer Bewegungskontrolle behandeln könnte.

Große zentrale HNP

Die Behandlung eines jungen Patienten mit großer zentraler Bandscheibenhernie ist besonders umstritten. Auch wenn die meisten Patienten von einer minimal-invasiven Diskektomie profitieren, hüten sich die Chirurgen davor, große Mengen an Bandscheibenmaterial zu entfernen.

Obwohl die BSVP bei dieser Untergruppe von Patienten eine attraktive Alternative zur Fusion darstellt, so ist sie doch mit zwei deutlichen Nachteilen verbunden: Zum einen birgt sie die mit anterioren Eingriffen verbundenen Risiken, zum anderen die begrenzte Möglichkeit einer Wirbelkanaldekompression bei Patienten mit einem migrierten, extrudierten und möglicherweise sequestierten Fragment. Bei dieser Patientenpopulation wäre die Anwendung eines Kernersatzes selbst bedenklich, falls das posteriore Längsband defekt ist und ein großer Anulusdefekt vorliegt. Der Einsatz von posteriorer dynamischer Stabilisierung würde hier nicht ausreichen, um die Insuffizienz der anterioren Wirbelsäule angemessen zu behandeln. Bei dieser Anwendung würde die Kombination aus Kernersatz und posteriorer dynamischer Stabilisierung eine Wiederherstellung der anterioren Wirbelsäulenunterstützung durch den Kernersatz ermöglichen, während die posteriore dynamische Stabilisierung für die Beweglichkeit hilfreich wäre, wodurch wiederum die Wahrscheinlichkeit einer Prothesenmigration reduziert werden würde.

Revision (sekundär)

Rezidivierende HNP

Gegenwärtig sind die beiden wichtigsten Verfahren bei Patienten mit rezidivierender Bandscheibenhernie entweder eine Revisionsdiskektomie oder eine Diskektomie plus Fusion. Auch hier erscheinen die Möglichkeiten an diesem Ende des Behandlungsspektrums zuweilen entweder als unzureichend oder als Überbehandlung. Die offensichtlichen Bedenken bei der Revisionsdiskektomie und Fusion gelten dem Potenzial für mechanische

Insuffizienz und lähmenden diskogenen Schmerz. Andererseits scheint eine Diskektomie plus Fusion, insbesondere bei Patienten ohne signifikante Rückenschmerzen, übermäßig aggressiv zu sein. Obwohl sich einige Patienten für eine Kernersatzprothese entscheiden würden, würde das Risiko für eine Migration oder ein Versagen der Prothese angesichts des erheblichen Anulusdefekts und der Verletzung der posterioren Knochenstrukturen, die normalerweise für die sichere Entfernung einer rezidivierenden HNP notwendig sind, als signifikant erscheinen. Die Kombination von Kernersatz und posteriorer dynamischer Stabilisierung scheint sich sowohl zur anterioren Wirbelsäulenrekonstitution als auch zur Behandlung posteriorer Wirbelsäulendefekte bei gleichzeitiger Zulassung posteriorer Bewegung zu eignen. Wie oben erwähnt, sollte diese Option jedoch nur bei Patienten mit (im Vergleich zum radikulären Schmerz) geringfügigen Kreuzschmerzen in Betracht gezogen werden.

HNP an einer Fusion

Die meisten Chirurgen würden eine HNP neben einer Fusion als Indikation für eine Erweiterung der Fusion betrachten. Andere argumentieren jedoch, dass bei einer minimal zerstörenden Dekompression nur ein geringes Risiko für nachfolgende Instabilität und Dysfunktion besteht. Neuere Technologien wie z.B. BSVP oder posteriore dynamische Stabilisierung stellen hier attraktive Behandlungsmöglichkeiten dar, die Erfahrung auf diesem Gebiet ist aber begrenzt. Bei einem so besonderen Szenario würden nur wenige, wenn überhaupt, die ausschließliche Verwendung von Kernersatz favorisieren. Eine Kombination aus Kernersatz und posteriorer dynamischer Stabilisierung würde grundlegende biomechanische Vorteile gegenüber alleiniger posteriorer dynamischer Stabilisierung mit sich bringen.

Salvage-Verfahren

Wie bereits erwähnt, können Kernersatz und posteriore dynamische Stabilisierungssysteme (während einer Revisionsoperation) kombiniert werden, wenn die isoliert implantierten individuellen Systeme versagt haben. Sollte es beispielsweise zur Migration eines Kernersatzes aus dem Bandscheibenraum kommen, kann der Chirurg während der Reoperation die Ergänzung mit einem posterioren dynamischen Stabilisierungssystem erwägen. Ähnlich können während einer Reoperation Kernersatzsysteme implantiert werden, deren Ziel die Behandlung einer extrudierten Bandscheibe an einer zuvor durch ein posteriores dynamisches Stabilisationssystem stabilisierten Etage ist.

9.2.5 Kontraindikationen

Unterschieden werden relative und absolute Kontraindikationen:

- **Absolute Kontraindikationen**
  - Bilaterale Laminektomien mit medialer Facettektomie
  - Deutlich kollabierter/verminderter Bandscheibenraum
  - Totale oder subtotale Facettektomie
  - Segmentale Instabilität auf dynamischen Röntgenbildern
  - Spondylolisthese Grad II oder höher
  - Infektion
  - Osteoporose
  - Rheumatoide oder entzündliche Arthritis
- **Relative Kontraindikationen**
  - Bilaterale Laminektomien (ohne signifikante Facettenzerstörung)

9.2.6 Hybridpermutationen

Es gibt unzählige Systeme für den Kernersatz und die posteriore dynamische Stabilisierung. Die Optionen für den Kernersatz sind in ➤ Tabelle 9.3 aufgeführt, für die posteriore dynamische Stabilisierung in ➤ Tabelle 9.4.

9.2.7 Fazit

Mittlerweile ist die Wirbelsäulenarthroplastie den Kinderschuhen entwachsen und befindet sich in einer Phase des schnellen und rebellischen Wachstums. Die vielversprechenden Anfangserfahrungen mit der Anwendung von Arthroplastieverfahren wie dem Kernersatz und der isolierten posterioren dynamischen Stabilisierung werden ohne Zweifel in eine Kombination dieser Technologien münden.

Obwohl theoretisch möglicherweise vorteilhaft, müssen Chirurgen der Versuchung widerstehen, diese Technologien rein intuitiv zu kombinieren. Da sich Kunst und Wissenschaft der Arthroplastie weiterentwickeln und eine Unzahl von bewegungserhaltenden

Tab. 9.3 Optionen für den Kernersatz

Name des Implantats	Hersteller
Biomet	Regain
DASCOR	Disc Dynamics
NeuDisc	Replication Medical
NUBAC	Pioneer Surgical Technology
PDN	Raymedica
Nucore	Protein Polymer Technologies
SINUX	Sinitec

Tab. 9.4 Posteriore dynamische Stabilisierungssysteme

Name des Implantats	Hersteller
Dynesys	Zimmer Spine
Graf ligament	SEM Sarl
SoftFlex	Globus Medical
Cosmic	Ulrich GmbH
TFAS	Arcus Othopedics

Optionen verfügbar machen werden, wird der Anspruch an den Chirurgen, für jeden Patienten eine maßgeschneiderte Behandlung auszuwählen, zunehmen. Interessanterweise wird die Zukunft wohl eine stärkere Verschmelzung der Arthroplastietechniken mit sich bringen, um Fusionen zu vermeiden.

LITERATUR

[1] Ray CD: The PDN prosthetic disc nucleus device. Eur Spine J 11(2): S137–S142, 2002.
[2] Bertagnoli R, Karg A, Voigt S: Lumbar partial disc replacement. Orthop Clin North Am 36(3): 341–347, 2005.
[3] Stoll TM, Dubois G, Schwarzenbach O: The dynamic neutralization system for the spine: A multi-center study of a novel non-fusion system. Eur Spine J 11(2): S170–S178, 2002.
[4] Grob D, Benini A, Junge A, Mannion A: Clinical experience with the Dynesys semi-rigid fixation for the lumbar spine. Spine 30: 324–331, 2005.
[5] Gardner A, Pande KC: Graf ligamentoplasty: A 7 year follow up. Eur Spine J 11(2): S157–S163, 2002.
[6] Bertagnoli R, Schonmayr R: Surgical and clinical results with the PDN prosthetic disc nucleus device. Eur Spine J 11(2): S143–S148, 2002.
[7] Ray CD: The artificial disc: Introduction, history, and socioeconomics. In: Weinstein JN (ed): Clinical Efficacy and Outcome in the Diagnosis and Treatment of Low Back Pain. New York, Raven, 1992, pp 205–225.
[8] Vaccaro AR, Patel T, Fischgrund J, et al: A pilot study evaluating the safety and efficacy of OP-1 Putty (rhBMP-7) as a replacement of iliac crest bone autograft in posterolateral lumbar arthrodesis for degenerative spondylolisthesis. Spine 29(17): 1885–1892, 2004.
[9] Boden SD, Kang J, Sandhu H, Heller JG: Use of human bone morphogenetic protein-2 to achieve posterolateral lumbar spine fusion in humans: A prospective, randomized clinical pilot trial: 2002 Volvo Award in Clinical Studies. Spine 27(23): 2662–2673, 2002.
[10] Wilke HJ, Neel P, Caimi M, et al: New in vivo measurements of pressures in the intervertebral disc in daily life. Spine 24: 755–762, 1999.
[11] Nachemson A: Lumbar intradiscal pressure. In: Jayson MIV (ed): The Lumbar Spine and Back Pain. London, Churchill Livingstone, 1987, p 191.
[12] Adams MA, Hutton WC: The mechanical function of the lumbar apophyseal joints. Spine 8: 327–330, 1983.
[13] Barr JS: Ruptured intervertebral disc and sciatic pain. J Bone Joint Surg 29: 210–214, 1947.
[14] McAfee PC, Cunningham PW, Hayes V, et al: Biomechanical analysis of rotational motions after disc arthroplasty: Implications for patients with adult deformities. Spine 31(19): S152–160, 2006.
[15] Ray CD, Hale JE, Norton BK: Prosthetic disk nucleus partial disk replacement: Pathobiological and biomechanical rationale for design and function. In: Kim DH, Cammisa FP, Fessler RG (eds): Dynamic Reconstruction of the Spine. Thieme, 2006.
[16] Cunningham BW, Gordon JD, Dmitriev EV, et al: Biomechanical evaluation of total disc arthroplasty: An in vitro human cadaveric model. Spine 28(20): S110–117, 2003.
[17] Lu WW, Luk KD, Ruan DK, et al: Stability of the whole lumbar spine after multi-level fenestration and discectomy. Spine 24(13): 1277–1282, 1999.
[18] Fujiwara A, Lim TH, An HS, et al: The effect of disc degeneration and facet joint osteoarthritis on the segmental flexibility of the lumbar spine. Spine 25(23): 3036–3044, 2000.
[19] Tanaka N, An HS, Lim TH, et al: The relationship between disc degeneration and the flexibility of the lumbar spine. Spine J 1(1): 47–56, 2001.
[20] Fernstrom U: Arthroplasty with intercorporeal endoprosthesis in herniated disc and painful disc. Acta Chir Scan Suppl 357: 154–159, 1966.
[21] Graf H: Lumbar instability: Surgical treatment without fusion. Rachis 412: 123–137, 1992.
[22] Shim CS, Lee SH, Park CW, et al: Partial disc replacement with the PDN prosthetic disc nucleus device: Early clinical results. J Spinal Disord Tech 16(4): 324–330, 2003.
[23] Schnake KJ, Schaeren S, Jeanneret B: Dynamic stabilization in addition to decompression for lumbar spinal stenosis with degenerative spondylolisthesis. Spine 31(4): 442–449, 2006.

KAPITEL

10 Kontroversen

10.1 Autologe Transplantation von Bandscheibenchondrozyten
Rudolf Bertagnoli . . . 304
10.1.1 Indikationen und Kontraindikationen . . . 304
10.1.2 Operationstechnik . . . 304
10.1.3 Postoperative Behandlung . . . 305
10.1.4 Klinische Daten . . . 305
10.1.5 Komplikationen und ihre Vermeidung . . . 306
10.1.6 Fazit . . . 306

10.2 Deformitäten der Wirbelsäule und bewegungserhaltende Technologien
Paul C. McAfee . . . 307
10.2.1 Rotationsstabilität . . . 307
10.2.2 Untersuchungsmethoden . . . 307
10.2.3 Ergebnisse . . . 312
10.2.4 Diskussion . . . 314
10.2.5 Fazit . . . 316

10.3 Kann man lumbalen Bandscheibenvollersatz nahe einer skoliotischen Deformität anwenden?
Thierry Marnay, Patrick Tropiano, James J. Yue und Geneste Guilhaume . . . 316
10.3.1 Klinischer Hintergrund und Methode . . . 317
10.3.2 Ergebnisse . . . 317
10.3.3 Diskussion . . . 318

10.4 Orthobiom: Eine nichtversteifende Behandlung der kindlichen Skoliose
Charles H. Rivard, Christine Coillard, Souad Rhalmi, Marco Bérard, Robert T. Chomiak und Gary L. Lowery . . . 322
10.4.1 Skoliose . . . 322
10.4.2 Beschreibung des Implantats . . . 323
10.4.3 Indikationen . . . 323
10.4.4 Kontraindikationen . . . 323
10.4.5 Wissenschaftliche Prüfung . . . 324
10.4.6 Tests der Komponenten . . . 324
10.4.7 Test des Konstrukts . . . 325
10.4.8 Funktionelle Tierstudien . . . 326
10.4.9 Operationstechnik . . . 327
10.4.10 Postoperative Behandlung . . . 328
10.4.11 Komplikationen . . . 328
10.4.12 Diskussion . . . 329
10.4.13 Fazit . . . 332

10.5 Überlegungen zur Wirbelsäulenarthroplastie bei älteren und osteoporotischen Patienten
James J. Yue . . . 332
10.5.1 Überlegungen zur Bandscheibenarthroplastie . . . 332
10.5.2 Posteriore dynamische lumbale Stabilisierung . . . 333
10.5.3 Überlegungen zum osteoporotischen Patienten . . . 334
10.5.4 Zusammenfassung . . . 335

10.6 Multisegmentale Arthroplastie der Lendenwirbelsäule
Rudolf Bertagnoli . . . 336
10.6.1 Patientenselektion . . . 337
10.6.2 Indikationen . . . 337
10.6.3 Kontraindikationen . . . 337
10.6.4 Beschreibung des Implantats . . . 337
10.6.5 Operationstechnik . . . 338
10.6.6 Postoperative Behandlung . . . 338
10.6.7 Material und Methoden . . . 338
10.6.8 Klinische Ergebnisse . . . 338
10.6.9 Komplikationen . . . 338
10.6.10 Fazit . . . 340

10.7 Zervikale Arthroplastie neben Fusion, mehrsegmentige Fälle und Hybridanwendungen
Paul C. McAfee, Mathew Scott-Young und Rudolf Bertagnoli . . . 344
10.7.1 Hintergrund . . . 344
10.7.2 Material und Methoden . . . 344
10.7.3 Ergebnisse . . . 346
10.7.4 Diskussion . . . 347
10.7.5 Fazit . . . 352

10.1 Autologe Transplantation von Bandscheibenchondrozyten

Rudolf Bertagnoli

! KERNAUSSAGEN

- Die Transplantation körpereigener Bandscheibenzellen (engl. *autologous Disc Chondrocyte Transplant,* ADCT) ist eine neue Behandlungsoption für milde Formen der degenerativen Bandscheibe nach Entfernung eines Sequesters wegen Bandscheibenvorfalls.
- Das Bandscheibenmaterial wird gesammelt und in eine Zellkultur überführt, wo sich die Chondrozyten über einige Wochen mit dem Blutserum des Patienten vermehren. Es findet keine genetische Manipulation statt.
- Etwa drei Monate später wird diese Chondrozytensuspension, wenn der Anulus der Bandscheibe geheilt ist, im Rahmen eines minimal-invasiven Eingriffs wieder in die betroffene Bandscheibe injiziert, um den Verlust des Bandscheibenmaterials auszugleichen.
- Die biologische Wiederherstellung der Bandscheibe durch Verzögern des degenerativen Prozesses der Bandscheibe ist, wie die vorläufigen Ergebnisse zeigen, eine vielversprechende Behandlungsoption.

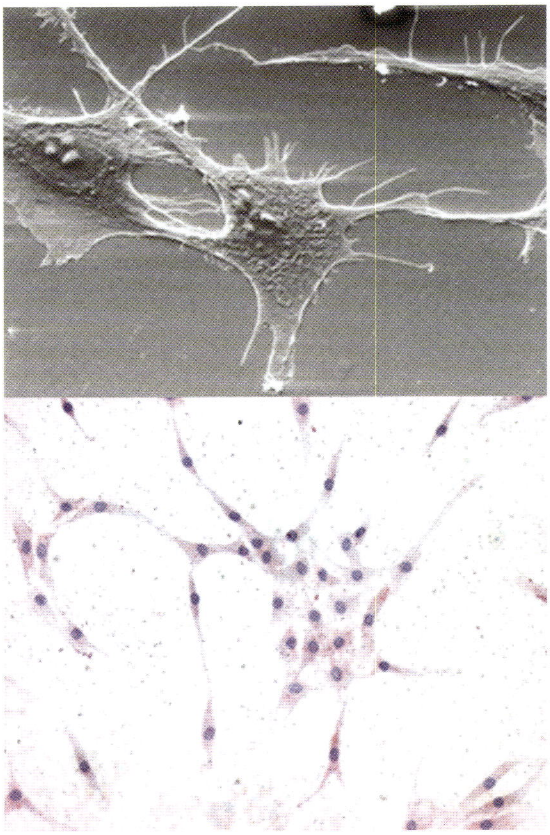

Abb. 10.1 Monolayerkulturen von Chondrozyten

In den letzten Jahren sind degenerative Veränderungen der Lendenwirbelsäule in den Industrienationen zu einem erheblichen medizinischen Problem geworden [1, 2]. Diese Entwicklung hat aber auch zu Fortschritten in der klinischen Medizin und zu einem besseren Verständnis der Pathomechanismen der Bandscheibe geführt. In der Literatur werden erbliche Faktoren diskutiert [8–11].

Bandscheibenvorfälle, die normalerweise durch Trauma oder Degeneration hervorgerufen werden, und die damit einhergehenden Rückenschmerzen sind nicht vermeidbar und müssen behandelt werden. Abgesehen von konservativen Methoden sind zur Behandlung der durch chronischen Bandscheibenvorfall bedingten Rückenschmerzen mehrere chirurgische Interventionsmöglichkeiten verfügbar. Zum gegenwärtigen Zeitpunkt gibt es allerdings noch keine etablierte klinische Vorgehensweise oder Behandlungsoption, die das Fortschreiten der durch den Verlust an Bandscheibenmaterial nach Entfernung der sequestrierten Bandscheibe bedingten Bandscheibendegeneration verzögern könnte. Die biologische Rekonstitution der degenerierten Bandscheibe stellt für neue therapeutische Methoden zur Wiederherstellung der Bandscheibenfunktionalität und zur Vermeidung degenerativer Veränderungen der Nachbarsegmente sowie zukünftiger Operationen eine große Herausforderung dar (➤ Abb. 10.1). Das Hauptziel dieser neuen Methode ist es, den Degenerationsprozess nach einem Bandscheibenvorfall zu verlangsamen.

10.1.1 Indikationen und Kontraindikationen

In einer prospektiven randomisierten Studie war ADCT für Patienten zwischen 18 und 60 Jahren und einem Body-Mass-Index (BMI) < 28 indiziert. In die Studie aufgenommen wurden Patienten mit monosegmentaler Bandscheibenvorwölbung, Bandscheibenvorfall oder Sequester zwischen L3 und S1. Ausschlusskriterien waren: Voroperation im betroffenen Segment, vorherige Chemonukleolyse oder perkutane Diskektomien, Spondylitis ankylosans, Ödeme oder Sklerosen der Endplatten, Änderungen nach Modic II oder III, chronisches Facettensyndrom, Spinalkanalstenose, Spondylolisthese, schwere motorische Defizite und angeborene Anomalien der Spinalnerven. Ferner wurden Patienten mit Borreliose, Pankreatitis, Nierenerkrankungen oder traumatischen neurologischen Störungen ausgeschlossen.

10.1.2 Operationstechnik

Erster Eingriff

Zugang erfolgt durch einen mikrochirurgischen oder endoskopisch unterstützten posterioren Eingriff. Die Sequestrektomie folgt der normalen klinischen Routine unter mikroskopischer Visualisierung und folgender Entfernung der Diskushernie. In Fällen mit kleinerem Sequester wurde durch eine Biopsie zusätzliches Bandscheibenmaterial gewonnen, um letztlich ca. 1,0–1,5 cm^3 Material zur Verfügung zu haben.

Zweiter Eingriff

Heilung und Rückkehr der Stabilität von posteriorem Anulus und longitudinalem Ligament dauern nach dem ersten Eingriff ca. drei Monate. Zu diesem Zeitpunkt sind die Patienten in der aktiven Behandlungsgruppe für die Transplantation bereit. Die Reinjektion der Zellen findet unter fluoroskopischer Kontrolle und Lokalanästhesie statt. Zuvor wird durch dieselbe Kanüle eine Druckmessung durchgeführt, um die Dichtigkeit des Anulus zu prüfen. Anschließend wird die autologe Chondrozytensuspension in die betroffene Bandscheibe transplantiert.

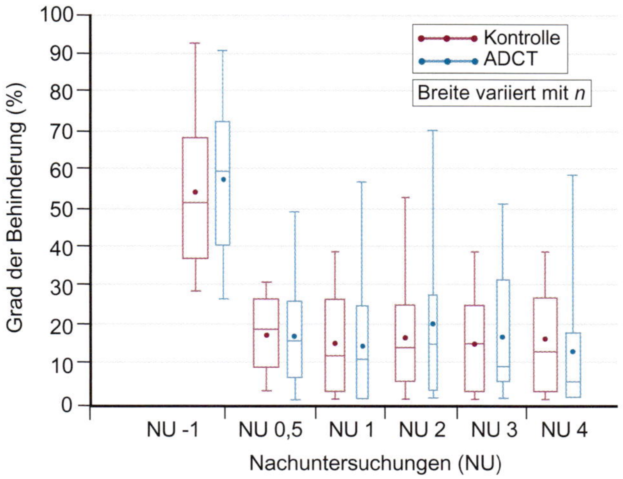

Abb. 10.2 *Oswestry Disability Index* (%) von Patienten mit mindestens 2-jähriger Nachbeobachtung. Termin –1: Sequestrektomie; Termin 0,5: ADCT/Kontrolle; Termin 1: 3 Monate nach Transplantation/Kontrolltermin 0,5. Termin 2: 6 Monate nach Transplantation/Kontrolltermin 0,5. Termin 3: 12 Monate nach Transplantation/Kontrolle. Termin 4: 24 Monate nach Transplantation/Kontrolltermin 0,5 (Quelle: Co. don AG).

10.1.3 Postoperative Behandlung

Patienten in der ADCT-Gruppe bleiben mindestens 24 Stunden im Krankenhaus. Während der ersten 12 Stunden liegen die Patienten in Rückenlage im Bett, idealerweise mit angewinkelten Beinen. Für die nächsten 12 Stunden folgt normale Bettruhe. Am zweiten Tag folgt ebenfalls Bettruhe mit ersten isometrischen Übungen. Während der nächsten vier Wochen wird eine dynamische Lumbalorthese getragen, um extreme Bewegungen zu verhindern.

10.1.4 Klinische Daten

Die prospektive randomisierte Studie wurde mit 53 Patienten in zwei Gruppen durchgeführt: 27 Patienten in der Behandlungsgruppe und 26 Patienten in der Kontrollgruppe. Alle Patienten erhielten die für ihre Beschwerden nötige Sequestrektomie, die Standardmethode zur Behandlung eines Bandscheibenvorfalls der Lendenwirbelsäule. Der so gewonnene Sequester wurde zusammen mit einem definierten Volumen an Patientenblut in die Zellkultur gegeben. Patienten der Kontrollgruppe erhielten keinen zusätzlichen Eingriff, die Patienten in der Behandlungsgruppe eine ADCT zusätzlich zur Sequestrektomie. Biopsiematerial und Blutserum der Patienten wurden in ein Zellkulturlabor gesendet (co. don AG, Teltow). Die körpereigenen Chondrozyten wurden enzymatisch vom Sequester isoliert. Jedes Zelltransplantat wurde individuell mit dem eigenen Serum und eigenen Chondrozyten des Patienten verarbeitet. Die Zellkulturzeit zur Vermehrung schwankte je nach Wachstumsverhalten der Zellen zwischen zwei und vier Wochen. Etwa drei Monate nach der Entnahme wurde das Chondrotransplantat in einem minimal-invasiven Eingriff reappliziert.

Das Ergebnis wurde ärztlich, radiologisch und anhand von Patientenfragebögen bewertet. Primäres Kriterium war die Bestimmung des Gesundheitszustands des Patienten mit dem *Oswestry Disability Index* (ODI) und der *Quebec Back Pain Disability Scale* (QBPD). Sekundärparameter waren *Prolo Scale*, Visuelle Analogskala (VAS) und SF-36. Zur Beurteilung des betroffenen sowie des Nachbarsegments wurden MRT- und Röntgenaufnahmen herangezogen. Dabei wurde auf morphologische Veränderungen (z.B. Bandscheibenhöhe des betroffenen Segments im Vergleich zu den nicht betroffenen Nachbarsegmenten), auf Endplatten und Flüssigkeitsabnahme geachtet. Unerwünschte und schwerwiegende unerwünschte Ereignisse sowie alle übrigen Komplikationen nach dem Eingriff wurden nach ihrem möglichen Zusammenhang mit der Operation dokumentiert.

Die Kontrollgruppe zeigte für diese Parameter bis zu 6 Monaten konstante Werte und dann einen leichten Rückgang nach 24 Monaten. Die ADCT-Gruppe zeigte bei allen Summenwerten und beim ODI einen progressiven signifikanten Rückgang. Nach 12 Monaten waren die Werte bereits um mehr als 40% gefallen (➤ Abb. 10.2).

Als Sekundärparameter zeigten Mittelwert und Median des QBPD im Vergleich zur Kontrollgruppe eine Minderung von mehr als 50% nach einem Jahr und von mehr als 40% nach zwei Jahren (➤ Abb. 10.3). In der ADCT-Gruppe verbesserte sich der VAS-Schmerzwert nach einem Jahr um 60%; in der Kontrollgruppe blieb er nahezu konstant. Nach Bestimmung der Bandscheibenhöhe war die mittlere Bandscheibenhöhe im betroffenen Segment niedriger als bei den Nachbarsegmenten. Es gab keinen Unterschied zwischen beiden Gruppen in der mittleren Bandscheibenhöhe der betroffenen Segmente. Sämtliche Daten bestätigen eine im Vergleich zur Kontrollgruppe signifikante klinische Verbesserung für Patienten mit ADCT.

Insgesamt wurden 17 unerwünschte Ereignisse dokumentiert. Sieben davon traten bei vier Patienten in der ADCT-Gruppe und zehn in sieben Patienten in der Kontrollgruppe auf. In beiden Gruppen bestand kein Zusammenhang mit der Behandlung.

10.1.5 Komplikationen und ihre Vermeidung

Zu den Risiken bei der Transplantation körpereigener Chondrozyten gehören die normalen Probleme, die bei jedem chirurgischen Eingriff auftreten können, z.B. Hämatome, Infektionen, neurologische Verschlechterung, zerebrospinale Flüssigkeitsfistel, retroperitoneale Läsionen, Instabilität der Wirbelsäule und rezidivierende Bandscheibenvorfälle. Es gab keine zusätzlichen Risiken für Patienten mit Sequestrektomie und ADCT. Unverträglichkeitsreaktionen gegen das autologe Zelltransplantat wurden weder bei unseren Patienten beobachtet noch in der Literatur beschrieben.

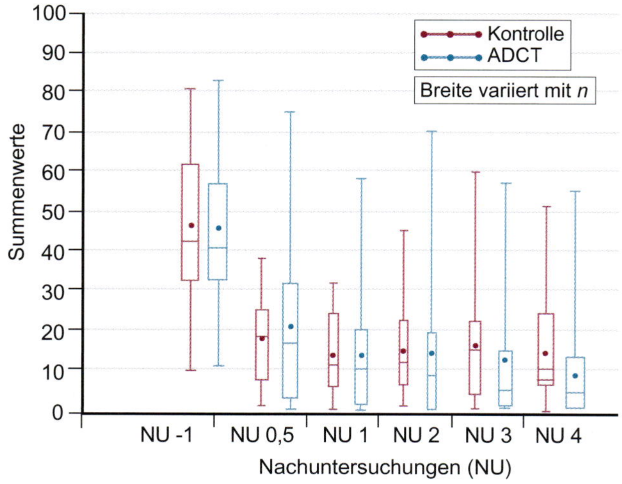

Abb. 10.3 Summenwerte der *Quebec Back Pain Disability Scale* von Patienten mit mindestens 2-jähriger Nachbeobachtung. Termin –1: Sequestrektomie; Termin 0,5: ADCT/Kontrolle; Termin 1: 3 Monate nach Transplantation/Kontrolltermin 0,5; Termin 2: 6 Monate nach Transplantation/Kontrolltermin 0,5. Termin 3: 12 Monate nach Transplantation/Kontrolle; Termin 4: 24 Monate nach Transplantation/Kontrolltermin 0,5 (Quelle: Co. don AG)

Fallbeispiel

33-jährige Patientin mit langjährigen Rückenschmerzen wegen Bandscheibenvorfalls L5/S1 und erfolgloser konservativer Therapie.

Die Patientin wurde mit einer Sequestrektomie und 3 Monate später mit ADCT behandelt. Postoperativ zeigte sich die Patientin mit der Operation sehr zufrieden und war ohne Rückenschmerzen. Der VAS-Wert verbesserte sich um 92% (von präoperativ 6 Punkten auf 0,5 Punkte 15 Monate postoperativ)(➤ Abb. 10.4). Röntgen und MRT zeigten den Erhalt der Bandscheibenhöhe und einen fast normalen Wassergehalt der operierten Bandscheibe.

10.1.6 Fazit

Die Fähigkeit der körpereigenen Bandscheibenchondrozyten zur Regeneration der beschädigten oder degenerierten Bandscheibe wurde bereits in Tiermodellen beschrieben. Das Ziel dieser prospektiven, randomisierten, kontrollierten Studie mit verblindeter Bewertung war es, die klinische Relevanz dieses biologischen Therapieverfahrens, das die progressive Bandscheibendegeneration nach Bandscheibenvorfall und Sequestrektomie hemmen oder verzögern soll, zu beurteilen. Die Behandlungsergebnisse zeigten einen signifikanten therapeutischen Vorteil in der ADCT-Gruppe, verglichen mit der Gruppe von Patienten, die sich einer alleinigen Sequestrektomie unterzogen hatten. Nach Transplantation der körpereigenen Chondrozyten war das Fortschreiten der Bandscheibendegeneration verzögert oder durch die Regeneration des Bandscheibenkerns sogar gehemmt. Keines der dokumentierten unerwünschten Ereignisse stand mit der Transplantation im Zusammenhang.

Ungeachtet der vielversprechenden Ergebnisse dieser Studie sind Langzeitergebnisse und eine größere Gruppe von Patienten nötig, um diese biologische Lösung für Patienten mit frühem Bandschei-

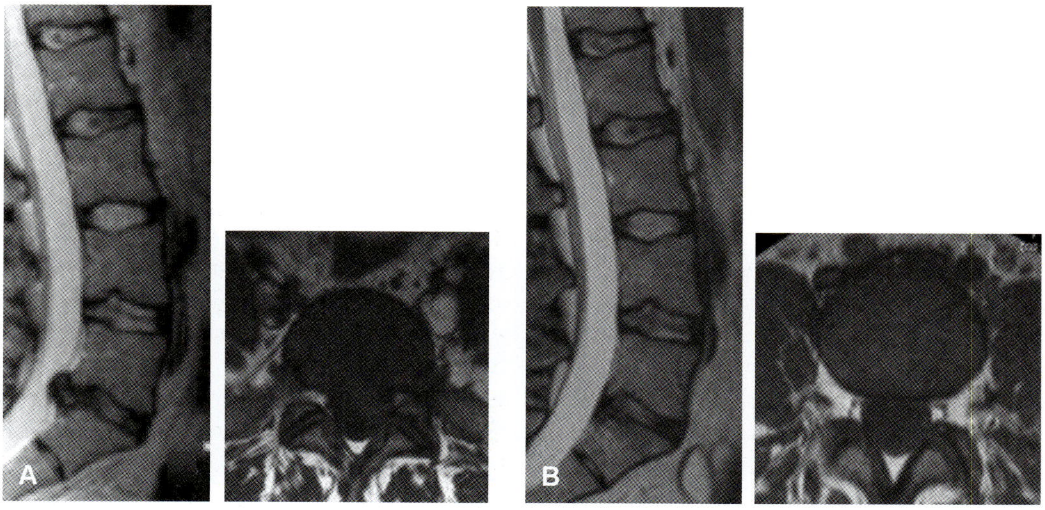

Abb. 10.4 MRT-Aufnahmen vor dem Eingriff **(A)** und 15 Monate nach dem Eingriff **(B)**

benvorfall und gutem Zustand der Endplatte zur metabolischen Versorgung der Bandscheibe als Behandlungsstandard zu etablieren.

LITERATUR
[1] Nachemson A: Recent advances in the treatment of low back pain. Int Orthop 9: 1–10, 1985.
[2] Kopec JA, Esdaile JM, Abrahamowicz M, et al: The Quebec Back Pain Disability Scale: Conceptualization and development. J Clin Epidemiol 49: 151–161, 1996.
[3] Kraemer J: Bandscheibenbedingte Erkrankungen, 4th ed. Stuttgart, Thieme, 1997.
[4] MacInlosh JE, Bogduk N: The morphology of the lumbar erector spinae. Spine 12: 658–668, 1987.
[5] Parke WW, Watanabe R: Lumbosacral intersegmental epispinal axons and ectopic ventral nerve rootlets. J Neurosurg 67: 269–277, 1987.
[6] Rydevik R, Brown MD, Lundborg G: Pathoanatomy and pathophysiology of nerve root compression. Spine 9: 7–15, 1984.
[7] Watanabe R, Parke WW: Vascular and neural pathology of lumbosacral spinal stenosis. J Neurosurg 64: 64–70, 1986.
[8] Anders DG, Tannoury C: Molecular pathogenetic factors in symptomatic disc degeneration. Spine J 5: 260S–266S, 2005.
[9] Solovieva S, Lohiniva J, Leino-Arjas P, et al: COL9A3 gene polymorphism and obesity in intervertebral disc degeneration of the lumbar spine: Evidence of gene-environment interaction. Spine 27: 2691–2696, 2002.
[10] Sambrook PN, MacGregor AJ, Spector TD: Genetic influences on cervical and lumbar disc degeneration: A magnetic resonance imaging study in twins. Arthritis Rheum 42: 1729–1735, 1999.
[11] Annunen S, Paassilta P, et al: An allele of COL9A2 associated with intervertebral disc disease. Science 285(5426): 409–412, 1999

10.2 Deformitäten der Wirbelsäule und bewegungserhaltende Technologien

Paul C. McAfee

! KERNAUSSAGEN

- Bei der Lendenwirbelsäule gibt es im Vergleich zur Halswirbelsäule vier Unterschiede, die den Bandscheibenvollersatz dort instabiler machen: 1) Einflusswinkel der Facetten, 2) Verhältnis Facetten/Endplatten, 3) Zugbelastbarkeit der Kapselligamente im Vergleich zum anterioren longitudinalen Ligament, 4) die Unkovertebralgelenke als knöcherne Stabilisierung der Rotation in der Halswirbelsäule.
- Bandscheibenvollersatz verstärkt skoliotische Tendenzen in der Lendenwirbelsäule.
- Der Wirkbogen (*Arc of Influence* = Winkel zwischen der axialen Drehachse und den posterioren Facetten) ist bei den zervikalen Facetten mit 153,6° größer als bei den lumbalen Facettengelenken (98°).
- Da die Ligamente der Facettenkapseln in der Lendenwirbelsäule mechanisch weniger zugbelastbar sind, verstärkt mehrsegmentiger Bandscheibenvollersatz skoliotische Tendenzen – unabhängig von der Konstruktion der Prothese und der Operationstechnik.
- Die Gelenkoberfläche der zervikalen Facetten ist im Verhältnis zum zervikalen Bandscheibenquerschnitt fast doppelt so groß (0,519) wie die der Lendenwirbelsäule (0,293). Diese größere Oberfläche bei der Halswirbelsäule führt bei anterioren bewegungserhaltenden Technologien zu einer größeren Stabilität als bei der Lendenwirbelsäule.

10.2.1 Rotationsstabilität

Die Rotationsstabilität der Beweglichkeit von Hals- und Lendenwirbelsäule ist bei künstlichem Bandscheibenersatz ein kritischer Faktor, da der Eingriff den Verlust des anterioren und posterioren longitudinalen Ligaments (ALL, PLL) und Teile des Anulus fibrosus mit sich bringt [1–4]. Auf den ersten Blick ist es verlockend, einen Bandscheibenvollersatz bei degenerierten Segmenten unter einem vorher fusionierten skoliotischen Segment in Betracht zu ziehen; jedoch würde dies die deformierenden Lasten in Rotation der degenerierten Nachbarbandscheibe erhöhen. Die erfolgreiche Durchführung des Bandscheibenvollersatzes setzt das Verständnis der normalen Einschränkungen der axialen Rotation in anatomischer und biomechanischer Hinsicht voraus. Zurzeit gilt der Einsatz von Bandscheibenvollprothesen bei Skoliose nach den anerkannten Indikationen der amerikanischen Gesundheitsbehörde FDA als „Off-Label"-Anwendung. Eine Skoliose von mehr als 11° in dem zu behandelnden Segment war eines der Ausschlusskriterien für alle vier abgeschlossenen Zulassungsstudien der FDA für lumbalen Bandscheibenvollersatz (➤ Abb. 10.5). Ferner ist die Rotationsstabilität bei mehrsegmentigen Anwendungen noch entscheidender; gegenwärtig gibt es keinen zugelassenen mehrsegmentigen Bandscheibenvollersatz. Deshalb wird die Bedeutung der anatomischen und physiologischen Einschränkungen der Rotation bei mehrsegmentigem Bandscheibenvollersatz und Arthroplastie unterhalb instrumentierter langstreckiger Deformitäten hervorgehoben. Es liegen inzwischen alarmierende Zahlen zu iatrogenen Skoliosedeformitäten (➤ Abb. 10.6) vor, die durch einen lumbalen Bandscheibenvollersatz, besonders durch ungeführte (engl. *unconstrained)* Prothesen, verursacht oder verschlimmert wurden [5–7].

Im Gegensatz dazu scheinen ungeführte Prothesen für die Halswirbelsäule (HWS) keine iatrogene Rotationsinstabilität hervorzurufen. Diese Studie zielt darauf ab, die wichtigsten Einschränkungen der axialen Rotation der Lendenwirbelsäule (LWS) herauszuarbeiten, sie zu untersuchen und mit der HWS zu vergleichen (➤ Tab. 10.1). Zusätzlich soll versucht werden festzustellen, wie dies die Rotationsstabilität einer Wirbelsäule mit skoliotischen Tendenzen nach Bandscheibenvollersatz in Segmenten der Hals- und Lendenwirbelsäule beeinflusst.

10.2.2 Untersuchungsmethoden

Die wissenschaftliche Untersuchung erfolgt in zwei Teilen. Die anatomischen Messungen wurden an 60 zufällig ausgewählten Skeletten der osteologischen Hamann-Todd-Sammlung durchgeführt. Diese Sammlung ist Teil des Naturhistorischen Museums von Cleveland; sie umfasst mehr als 3.100 moderne menschliche und etwa 900 nichtmenschliche Primatenschädel und Skelette und zieht Anthropologen und Mediziner aus der ganzen Welt an.

Die biomechanischen Studien wurden an frischen Kadaverteilen mit intakten Ligamenten durchgeführt. Dazu wurde ein Wirbelsäulensimulator mit 6 Freiheitsgraden benutzt, mit dem für den zervikalen und lumbalen Bandscheibenersatz relevante chirurgisch vorbereitete Proben sequenziell getestet wurden.

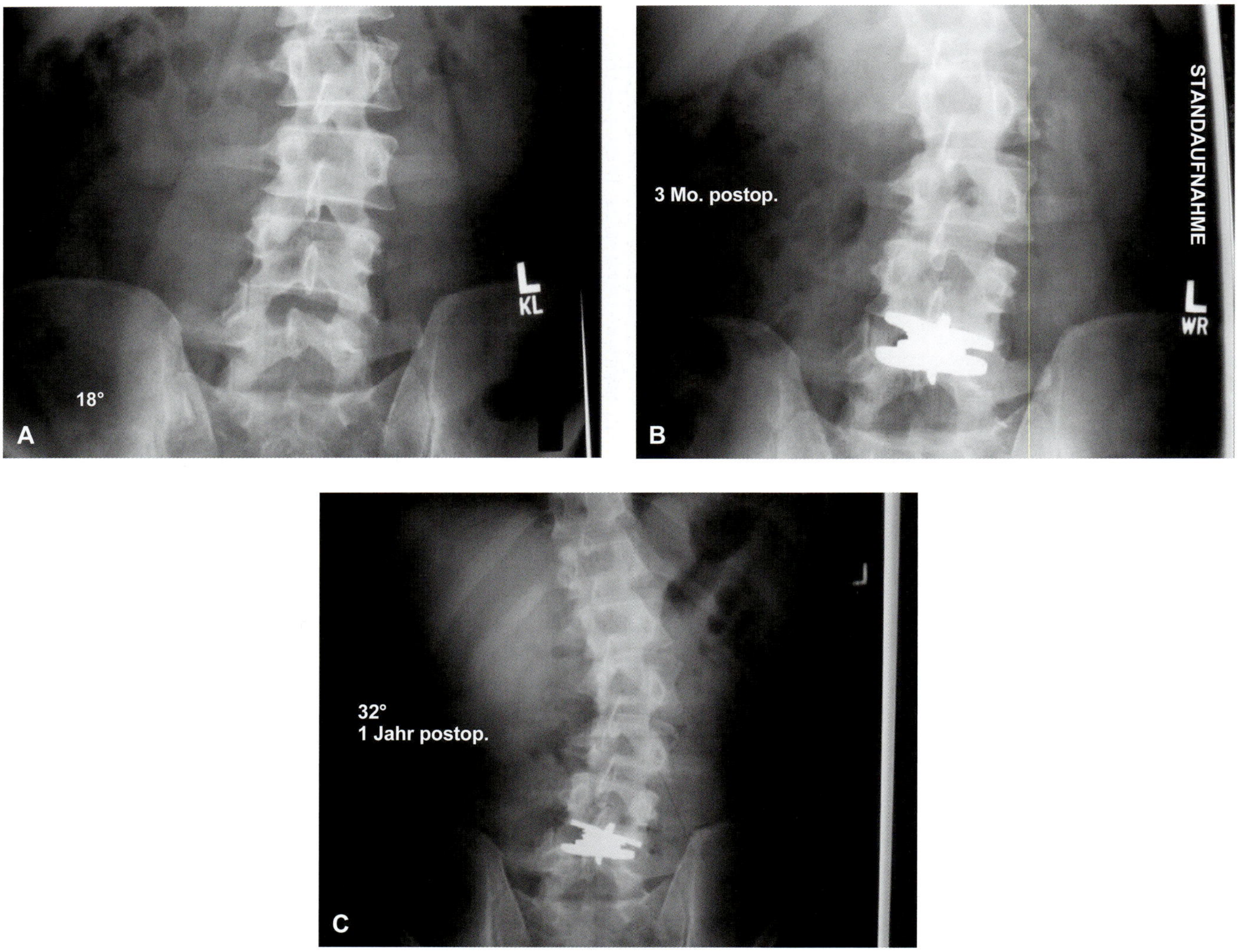

Abb. 10.5 Fortschreitende Skoliose einer Prothese mit Kiel. **A:** Diese a.p. Röntgenaufnahme des Patienten zeigt eine Skoliose von 18°. Er erfüllte die Einschlusskriterien einer US-IDE-Studie zur lumbalen Bandscheibenvollprothetik aufgrund von symptomatischen diskogenen Schmerzen im L4/L5-Bereich. **B:** Drei Monate nach Implantation in L4/L5 verschlechterte sich die Skoliose von 18° auf 25°. **C:** Nach einem Jahr hatte sich die skoliotische Deformität trotz der sog. größeren Führung der Kielprothese auf 32° erhöht. Dies zeigt, dass die normale Rotation selbst bei Verwendung einer Kielprothese beeinträchtigt ist.

Anatomische Messungen

Die 60 menschlichen Skelette der Hamann-Todd-Sammlung wurden nach dem Zufallsprinzip ausgewählt und mit Größenmarkierungen fotografiert. Die C6- und L5-Wirbelkörper des gleichen Skeletts wurden vermessen, um Unterschiede in Alter, ethnischer Zugehörigkeit und Geschlecht zu bestimmen.

Das erste Ziel war es, den Wirkwinkel (engl. *Angle of Influence)* zu bestimmen, d.h. den Winkel zwischen dem Zentrum der axialen Rotation und den äußersten lateralen Rändern der Facettengelenke (➤ Abb. 10.7A). Das Zentrum der axialen Rotation des Bewegungssegments wird bestimmt als Punkt auf der mittsagittalen Linie, der ⅔ vom vorderen und ⅓ vom hinteren Rand des Wirbelkörpers entfernt ist (➤ Abb. 10.7B). Es leuchtet ein, dass der Einfluss der Facetten auf die Einschränkung der Rotation des Wirbelkörpers innerhalb dieses Winkeldreiecks wirksam werden muss. Der mechanische Vorteil käme am besten zum Tragen, wenn die Facetten 360° rund um die Bandscheiben lägen, am schlechtesten dagegen, wenn sich die Facetten einander überlappen würden und gerade wären, in einem Winkeldreieck von nur 1°. Die spezifische Ebene der Facettengelenkfläche ist eine dreidimensionale Struktur, und eine lateral orientierte Gelenkoberfläche würde Rotationskräften besser widerstehen als eine frontale. Die Facettengelenke können ihre Orientierungsebene von oben nach unten ändern oder sogar gekrümmt sein. Daher werden diese beiden komplexen dreidimensionalen Strukturen am besten durch den Wirkwinkel beschrieben.

Das zweite Ziel bestand darin, den relativen anatomischen Größenunterschied zwischen der zygapophysealen Facettengelenkkontaktfläche und der Fläche der zugehörigen Bandscheibe zu bestimmen. Wenn die Facettengelenke groß wären und die Bandscheibe klein, dann hätte die Entfernung bzw. Ersetzung der Bandscheibe ganz offensichtlich einen geringeren mechanischen Einfluss auf die Stabilität der Wirbelsäule (➤ Abb. 10.8A).

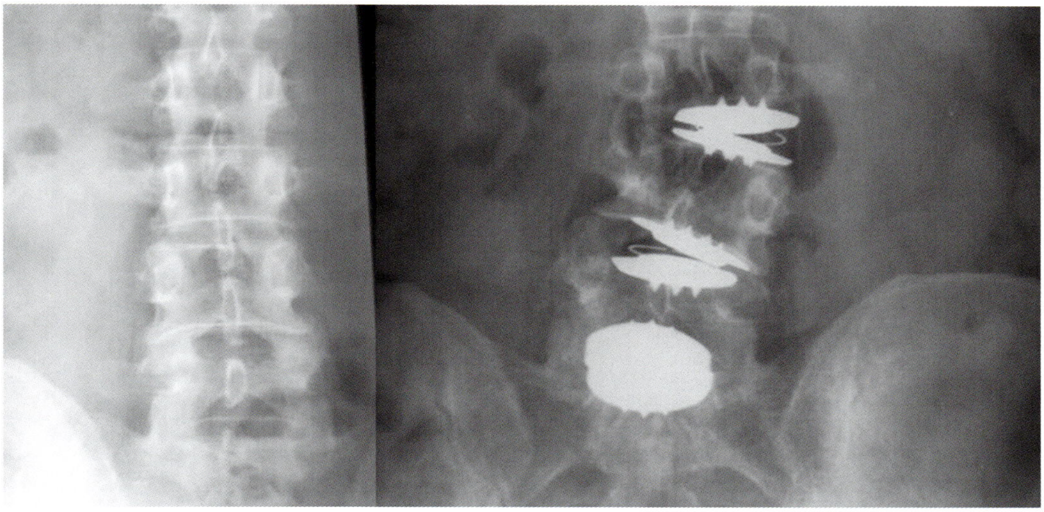

Abb. 10.6 Dreisegmentige lumbale Bandscheibenvollprothese. Diese a.p. Aufnahmen zeigen eine fortschreitende Rotationsinstabilität präoperativ und 18 Monate nach Implantation einer CHARITÉ-Prothese. Der Patient war noch stärker behindert (ODI > 60) und konnte seine Arbeit nicht wieder aufnehmen. Die Wirbelsäule ist nun 2 cm aus der Balance bei L3/L4 und L4/L5 mit einer iatrogenen Skoliose von 18°. Patienten mit dieser Art von iatrogener Rotationsdeformität stellen sich immer häufiger vor, auch aus chirurgischen Kliniken außerhalb der USA mit entsprechend großer Erfahrung.

Tab. 10.1 Die wichtigsten Gründe für Einschränkungen der Axialrotation in HWS und LWS

Konzept	Definition	zervikal	lumbal	*p*-Wert
1. Wirkwinkel	Das Zentrum des Wirkwinkels ist der Scheitelpunkt des Zentrums der Rotation des Bewegungssegments. Der Wirkwinkel ist der Winkel zum äußeren Rand der Facetten.	153,6°	98°	< 0,001
2. Facetten/Endplatten-Verhältnis	Die Gelenkflächen beider Facettengelenke geteilt durch den Endplattenquerschnitt	0,519	0,283	< 0,001
3. KL/ALL-Verhältnis	Spannungsbelastung der Kapselligamente (KL) geteilt durch Spannungsbelastung des anterioren longitudinalen Ligaments	1,83	0,493	
4. Knöcherner Rotationsstopp der vorderen Säule	Unkovertebralgelenk	ja	nein	

Für diese Messzwecke wurde die Querschnittsfläche der Bandscheiben als Querschnittsfläche der Endplatte auf dem Skelett angenommen. Die Gelenkoberflächen der linken und rechten Facette wurden addiert und mit der Fläche der Bandscheibe verglichen. Dies ergibt das Facetten/Endplatten-Verhältnis (➤ Abb. 10.8B).

Biomechanische Versuche

In einer Bewegungsanalyse (6 Freiheitsgrade) wurde die Rotationssteifheit der Hals- und Lendenwirbelsäule (n = 8) an Proben nach anteriorer Diskektomie und Implantation einer Bandscheibenvollprothese verglichen. Cunningham et al. haben einen biomechanischen Testapparat entwickelt, der sich an Panjabis Prinzipien orientiert: a) Die obersten Wirbelkörper sind uneingeschränkt frei beweglich; b) Kräfte werden aufgebracht; c) ein optoelektrisches Bildanalysensystem (OptoTrak 3.020, Northern Digital, Inc.) misst die Skelettmarkierungen mit LEDs; d) es gibt ein Koordinatensystem aus drei Skelettachsen (x, y, z) für jedes zervikale und lumbale Segment; e) es gibt eine konventionelle Verankerung des niedrigsten zervikalen Wirbelkörpers (C7) oder des Sakrums an eine sechsachsige Belastungseinheit. Multidirektionale Flexibilitätstests erfolgten nach Panjabis Hybridtestprotokoll mit Kraftaufbringung beim intakten Zustand, wobei die gesamte Bewegung der Wirbelsäule nachgeahmt und die Auslenkung für spätere Rekonstruktion aufgezeichnet wurde. Uneingeschränkte Kräfte von ± 8 Nm wurden für die axiale Rotation der Lendenwirbelsäule und ± 3 Nm für die Halswirbelsäule verwendet. Dabei wurden der Bewegungsumfang und die neutrale Zone des bewegten und des Nachbarsegments quantifiziert. Alle Daten wurden auf den intakten Zustand der Wirbelsäule normalisiert. Die verwendete Lumbalprothese in dieser biomechanischen Studie war eine CHARITÉ (DePuy Spine, Inc., Raynham, Massachusetts), die zervikale eine Porous Coated Motion (PCM) (Cervitech, Inc., Rockaway, New Jersey) – beide sind ungeführt *(unconstrained)*

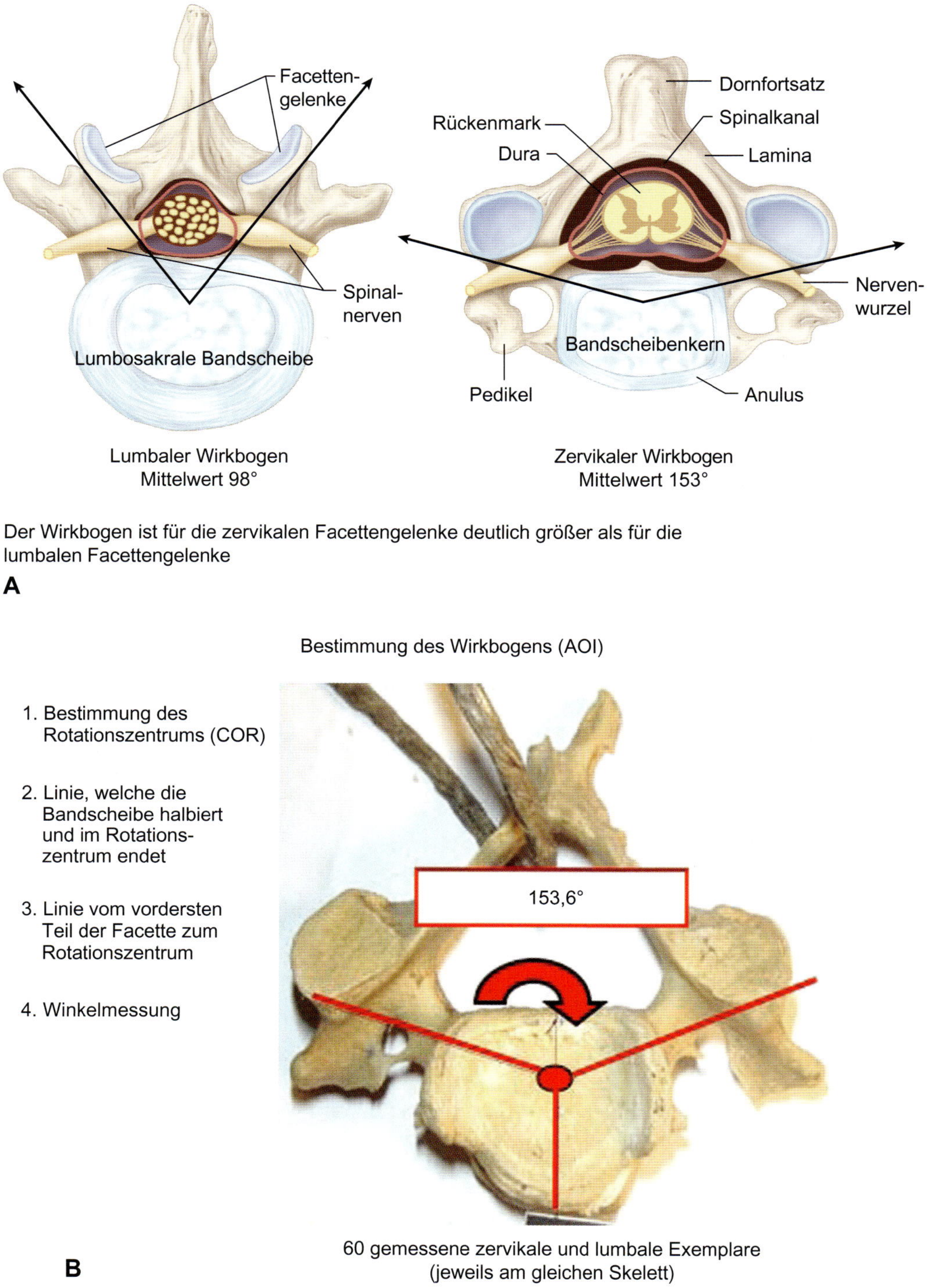

Abb. 10.7 A: Wirkwinkel. Die Zeichnung zeigt den Wirkwinkel der Facettengelenke. Scheitelpunkt ist das Zentrum der Rotation des Bewegungssegments entlang der sagittalen Mittellinie des Wirbelkörpers, ⅔ vom anterioren longitudinalen Ligament und ⅓ vom posterioren longitudinalen Ligament entfernt. Der Wirkwinkel ist ein Maß für die Stabilität des Bewegungssegments in Rotation. Die stabilste Situation ergäbe sich durch ein rundum laufendes Facettengelenkpaar, das die Bandscheibe umschließt. Die Schenkel des Winkels erstrecken sich zum äußeren Rand der Facettengelenke. Der mittlere zervikale Winkel betrug 153° und der lumbale desselben Skeletts 98° ($p < 0{,}001$). **B:** Bestimmung des Wirkwinkels. Die Zeichnung zeigt die Messtechnik bei 60 zufällig ausgewählten Skeletten der osteologischen Hamann-Todd-Sammlung. Der hier gezeigte Winkel beträgt 153,6° bei C5/C6.

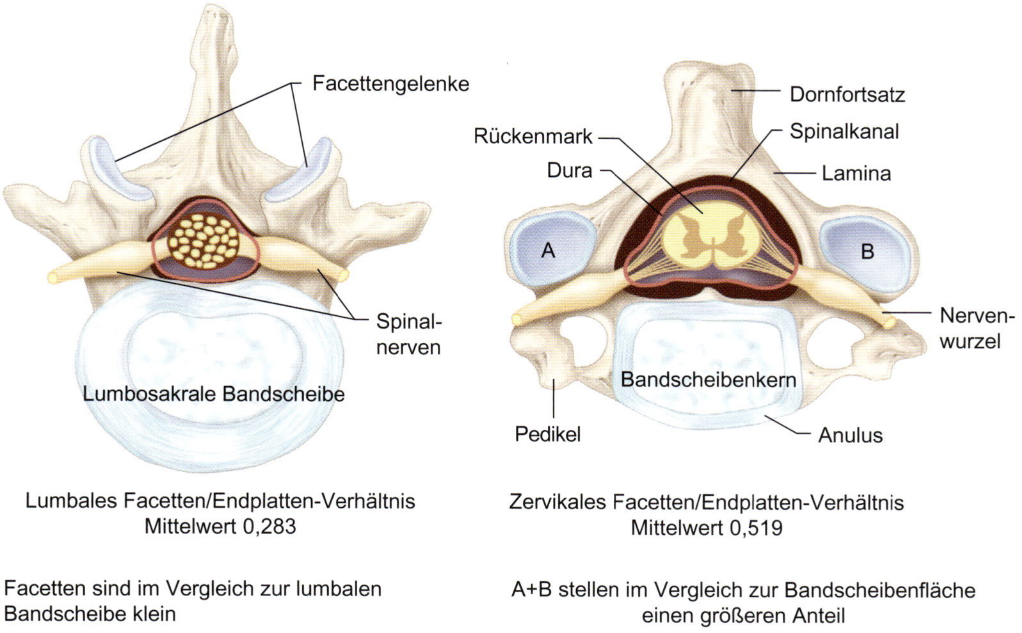

A

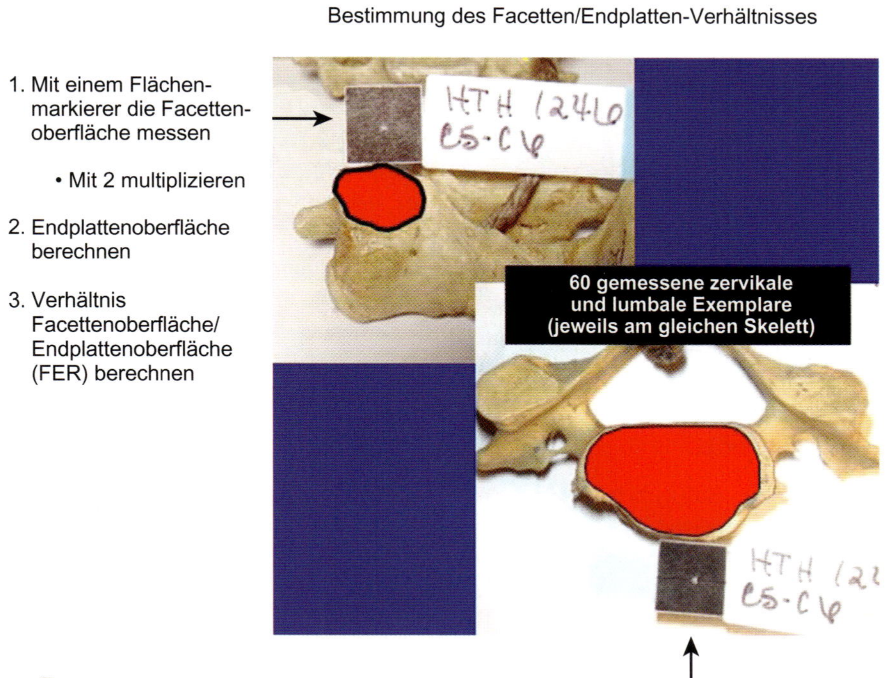

B

Abb. 10.8 A: Das Facetten/Endplatten-Verhältnis ist ein Maß für die relative Größe der Facettengelenke im Vergleich zur Querschnittsfläche der Bandscheibe desselben Segments. Die Summe der beiden Facettengelenkflächen wird durch die Querschnittsfläche der Endplatte dividiert. Der Wirkwinkel kann in einem axialen CT-Schnitt gemessen werden, nicht aber das Facetten/Endplatten-Verhältnis, da dazu eine dreidimensionale Rekonstruktion der Facettengelenke nötig wäre. Das mittlere zervikale Facetten/Endplatten-Verhältnis beträgt 0,519 und damit fast doppelt so viel wie lumbal mit 0,283. Das bedeutet, dass die zervikalen Facettengelenke und ihre umliegenden Kapselligamente, verglichen mit den lumbalen, im Verhältnis zur zugehörigen Bandscheibe mit Anulus viel größer sind. **B:** Die praktische Demonstration an einem Skelett zeigt, wie die Flächen anhand von Fotos im rechten Winkel zur Gelenkoberfläche mit einem Referenzquadrat gemessen wurden. Die Flächen wurden digital vermessen. Gezeigt sind eine lumbale Facette L4/L5 und eine zervikale Endplatte C4/C5.

und haben eine CoCr- und UHMWPE-*(Ultra High Molecular Weight Polyethylene*[1]*)*-Gleitpaarung.

Sequenzieller Rotationstest eines Weichgewebepräparats für Bandscheibenersatz

Für die biomechanische Untersuchung wurden frische gefrorene menschliche Kadaverwirbelsäulen (n = 6 C5/C6; n = 6 L4/L5) verwendet und folgenden abgestuften Instabilitätsbedingungen ausgesetzt:

1. intakt
2. Entfernung von ALL, Anulus, Bandscheibe und PLL, wenn Vorbereitung für eine Prothese simuliert wurde
3. eine ausgedehntere Entfernung des Anulus
4. komplette 360°-Entfernung des Anulus und Einfügen der entsprechenden ungeführten Prothese

Rotationstest der mono- und bisegmentalen CHARITÉ

Dieser Teil der biomechanischen *In-vitro*-Studie diente dem Vergleich der multidirektionalen Flexibilitätskinematik von ein- und mehrsegmentigen CHARITÉ-Rekonstruktionen. Es wurden insgesamt 7 (n = 7) menschliche lumbosakrale Wirbelsäulenkadaver (L1–Sacrum) verwendet, um die folgenden L4/L5-Rekonstruktionen biomechanisch zu untersuchen:

1. intakte Wirbelsäule
2. alleinige Diskektomie
3. CHARITÉ (L4/L5)
4. CHARITÉ + Pedikelschrauben (L4/L5)
5. bisegmentale CHARITÉ (L4–S1)
6. bisegmentale CHARITÉ + Pedikelschrauben (L4–S1)
7. CHARITÉ (L4/L5) + Pedikelschrauben und allogenes Femurringtransplantat
8. Pedikelschrauben und allogenes Femurringtransplantat

Analyse des Unkovertebralsegments

Sechs frische gefrorene menschliche Halswirbelsäulenkadaver wurden für den multidirektionalen Flexibilitätstest unter den folgenden C5/C6-Rekonstruktionsbedingungen untersucht:

1. intakt C5/C6
2. klinische Diskektomie
3. radikale Diskektomie bis zum lateralen Rand des Unkovertebralgelenks
4. PCM-Prothese
5. einseitige unkovertebrale Resektion
6. einseitige unkovertebrale Resektion + PCM
7. beidseitige unkovertebrale Resektion mit Diskektomie
8. beidseitige unkovertebrale Resektion + PCM

Uneingeschränkte Kraftaufbringung von ±3 Nm wurde für axiale Rotation, Flexion/Extension und Lateralbeugung verwendet, um den Bewegungsumfang und die neutrale Zone zu quantifizieren. Die Daten wurden auf den intakten Zustand der Wirbelsäule normalisiert.

[1] ultrahochmolekulares Polyethylen

10.2.3 Ergebnisse

Anatomische Messungen

Der mittlere Wirkwinkel der Rotationsstabilität der Halswirbelsäule ist mit 153,6° größer als der der Lendenwirbelsäule (98°) ($p < 0{,}001$). Das Facettengelenk/Endplatten-Verhältnis war für die Halswirbelsäule mit 0,519 signifikant größer als das für die Lendenwirbelsäule (0,283, $p < 0{,}001$).

Biomechanische Tests

Sequenzielle Rotationstests des Gewebepräparats zum Bandscheibenvollersatz

Rotationstests zur neutralen Zone der Halswirbelsäule ergaben Folgendes:

a. intakte Halswirbelsäule = 4,63°
b. Diskektomie zur Bandscheibenvollersatz = 5,25°
c. radikale Diskektomie = 5,82°
d. Implantation einer PCM. Bandscheibenvollersatz (BSVP) stellte die neutrale Zone wieder auf 3,76° her.

Dies steht in starkem Gegensatz zur Lendenwirbelsäule, wo die neutrale Zone 4,3° betrug und sich der Bewegungsumfang nach Präparation für eine klinische BSVP auf 9,68° verdoppelte. Durch Implantation einer lumbalen Bandscheibenvollprothese wurde der Bewegungsumfang in keinem Fall wieder auf die Rotationsstabilität des intakten Segments hergestellt; verglichen mit der intakten Situation ergab sich ein Bewegungsumfang in Rotation von 120–140%. Diese Rotationsinstabilität war additiv, und ein bisegmentaler lumbaler Bandscheibenvollersatz erhöhte die Rotationsinstabilität im Vergleich zur intakten Situation um 240–260%.

Rotationstests zur mono- und bisegmentalen CHARITÉ

Als wichtigstes Ergebnis ist festzuhalten, dass in diesem akuten Instabilitätsmodell mit der für die Implantation der CHARITÉ erforderlichen Resektion von Strukturen die Rotationsstabilität der Wirbelsäule mit dem CHARITÉ-Implantat die neutrale Zone nicht mehr wie im intakten Zustand herstellen konnte. Bei einer bisegmentalen Implantation der CHARITÉ war die Rotationsinstabilität additiv und zeigte eine fortschreitende Rotationsinstabilität (➤ Abb. 10.9).

Die axiale Rotationsbelastung verursachte die größten Unterschiede im Bewegungsumfang des operierten und benachbarten Segments, insbesondere bei bisegmentalen Rekonstruktionen. Keine Unterschiede waren in allen Behandlungsgruppen – mono- oder bisegmental – bei L3/L4 zu beobachten ($p > 0{,}05$). Die Bewegung auf L4/L5 war nach monosegmentaler Diskektomie, monosegmentaler CHARITÉ und bisegmentaler CHARITÉ (L4–S1) sig-

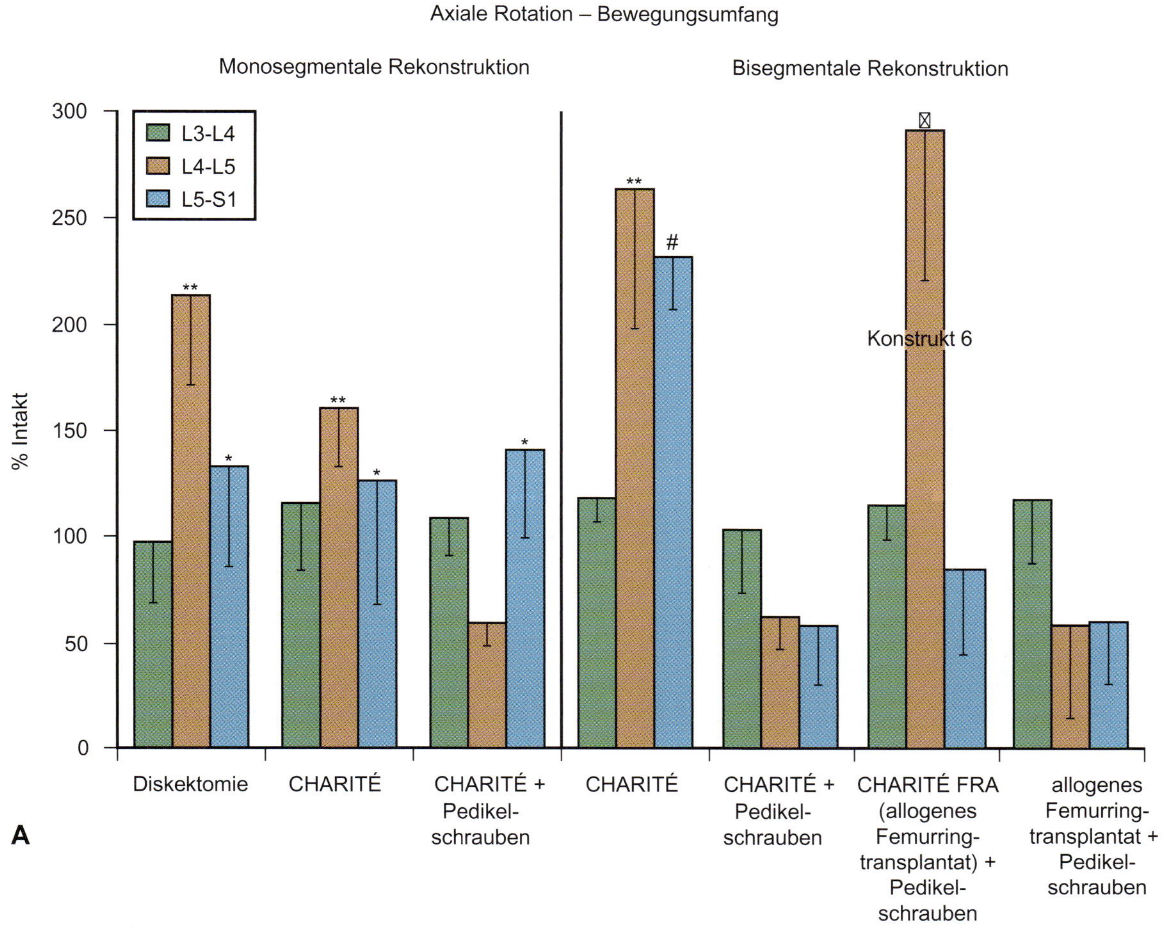

Abb. 10.9 A: Biomechanischer Rotationstest einer mono- und bisegmentalen CHARITÉ. Spitzenwerte des Bewegungsumfangs bei L3/L4, L4/L5 und L5/S1, verglichen mit der intakten Wirbelsäule bei 7 Rekonstruktionen mit Unterschieden in der segmentalen Bewegung. Die sieben Serien mit drei Balkengraphiken (n = 7) zeigen die Spitzenwerte des Bewegungsumfangs bei L3/L4, L4/L5 und L5/S1, normalisiert auf das intakte lumbale Segment vor der Behandlung (intakt = 100%). Zu den Behandlungsmethoden gehörten (von links nach rechts): 1) destabilisiert (Diskektomie zur Vorbereitung einer Bandscheibenvollprothese); 2) monosegmentale CHARITÉ auf L4/L5; 3) CHARITÉ mit Pedikelschrauben auf L4/L5; 4) monosegmentale CHARITÉ auf L4/L5 und L5/S1; 5) bisegmentale CHARITÉ mit Pedikelschrauben; 6) CHARITÉ mit allogenem Femurringtransplantat mit Pedikelschrauben in zwei Segmenten; 7) allogenes Femurringtransplantat mit Pedikelschrauben in zwei Segmenten. Bei monosegmentaler CHARITÉ auf L4/L5 betrug die Rotationsstabilität 160% (Standardabweichung 26%), d.h. also, dass die akute Rotationsstabilität nicht wieder auf die intakten 100% hergestellt wurde.

nifikant größer als im intakten Zustand, bei CHARITÉ mit Pedikelschrauben und allogenem Femurringtransplantat mit Pedikelschrauben (ein und zwei Segmente) ($p < 0,05$). Die ausgeprägtesten Änderungen der segmentalen Beweglichkeit gab es bei L4/L5 nach bisegmentaler CHARITÉ-Rekonstruktion und Hybridkonstruktion: CHARITÉ (L4/L5) mit Pedikelschrauben und allogenes Femurringtransplantat (L5/S1). Verglichen mit der intakten Situation erhöhte sich die segmentale Bewegung von 160 ± 26% auf 263 ± 65% bei Implantation einer zweiten CHARITÉ in L5/S1. Fügt man Pedikelschrauben und allogenes Femurringtransplantat bei L5/S1 hinzu, nimmt die Beweglichkeit auf L4/L5 weiter auf 292 ± 71% zu. Diese Werte waren signifikant höher als in allen anderen Gruppen, außer der bisegmentalen CHARITÉ ($p < 0,05$). Wie erwartet, war die Beweglichkeit des unteren Segments L5/S1 nach monosegmentaler Diskektomie (L4/L5), alleiniger CHARITÉ und CHARITÉ mit Pedikelschrauben signifikant größer als bei bisegmentaler CHARITÉ und allogenem Femurringtransplantat – beide mit Pedikelschrauben verstärkt ($p < 0,05$). Am interessantesten bei dieser Belastungsmodalität war das durch Hinzufügung der zweiten CHARITÉ in L5/S1 erzielte Ergebnis. Die segmentale Beweglichkeit auf L4/L5 nahm erheblich zu; verglichen mit der intakten Situation stieg die Beweglichkeit auf L5/S1, im Gegensatz zu allen anderen Behandlungsmodalitäten, signifikant auf 292 ± 71% an ($p < 0,05$). Zwischen der CHARITÉ mit Pedikelschrauben und Pedikelschrauben mit allogenem Femurringtransplantat bestanden keine Unterschiede ($p > 0,05$).

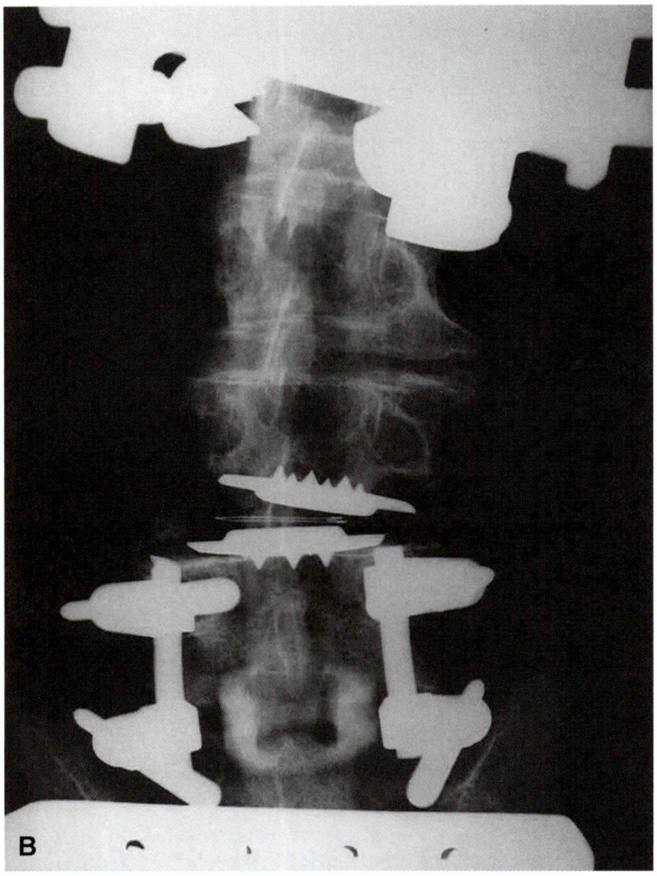

Abb. 10.9 *Fortsetzung* **B:** Eine a.p.-Röntgenaufnahme von Konstrukt Nr. 6 in voller Rotationsposition des Simulators. Die drei Segmente sind intakt, L3/L4 und CHARITÉ L4/L5 und 360° Instrumentation auf L5/S1 (Femurringtransplantat mit Pedikelschrauben). Diese Aufnahme ähnelt der Rotationsdeformität bei der CHARITÉ mit mechanischem Versagen in ➤ Abbildung 10.6. Zu beachten sind die Rotation der Dornfortsätze und die schräge Position der Implantatkomponenten. Wir versichern, dass die CHARITÉ mittig in L4/L5 in das Laborpräparat eingesetzt wurde. Setzt man die intakte Bandscheibe als 100%, dann zeigte die CHARITÉ 290% und die 360°-Fusion 85% Rotation. In Grad ausgedrückt, betrug die Gesamtrotation der Hybridkonstruktion 10,86° im Vergleich zum intakten, nicht operierten Segment mit 3,31°.

Analyse des Unkovertebralgelenks

Die axiale Rotationsbelastung bei ein- und zweiseitiger Resektion des Unkovertebralgelenks (➤ Abb. 10.10) zeigte im Vergleich zu anderen Gruppen einen signifikanten Anstieg des Bewegungsumfangs ($p < 0,05$). Bei Implantation der PCM wurde die Rotationsstabilität des einseitig entfernten Unkovertebralgelenks bzgl. Bewegungsumfang und neutraler Zone wie im intakten Zustand wiederhergestellt ($p > 0,05$).

Bilaterale Resektion des Unkovertebralgelenks mit Bandscheibenvollprothese zeigte deutlich mehr segmentale Beweglichkeit als die intakte Wirbelsäule ($p < 0,05$). In Flexion-Extension zeigte sich im Vergleich zur intakten Situation oder Stabilisierung mit PCM ein signifikanter Anstieg des Bewegungsumfangs in allen Gruppen mit Diskektomie und Resektion des Unkovertebralgelenks ($p < 0,05$). PCM-Implantation nach Diskektomie stellte den Bewegungsumfang und die neutrale Zone wieder wie im intakten Zustand her ($p > 0,05$). Verglichen mit allen anderen Behandlungen vergrößerten ein- und zweiseitige Resektion des Unkovertebralgelenks die neutrale Zone ($p < 0,05$). Implantation der PCM stellte die neutrale Zone wieder wie im intakten Zustand her ($p > 0,05$).

10.2.4 Diskussion

Durch die Entfernung von Ligament und Teilen des Anulus fibrosus werden zervikale und lumbale Segmente stets in einem gewissem Maße destabilisiert [8, 9]. Die zervikale Implantation einer ungeführten Bandscheibenvollprothese stellt die Rotationsstabilität wieder wie in der intakten Wirbelsäule her, eine lumbale ungeführte Prothese ist in Rotation jedoch instabiler. Diese Untersuchung charakterisiert vier signifikant verschiedene biomechanische Unterschiede und nennt vier biomechanische und anatomische Gründe, warum die Rotationsstabilität in der Halswirbelsäule (HWS) die der Lendenwirbelsäule (LWS) übersteigt:

1. Der Wirkbogen der HWS ist größer (–153,6° vs. 98° lumbal).
2. Das Facetten/Endplatten-Verhältnis der HWS ist größer (–0,519 vs. 0,283 lumbal).
3. Die Spannungsbelastung der Hauptligamente der Hals- und Lendenwirbelsäule wurde von White und Panjabi bestimmt (Rangfolge von hoch bis niedrig): lumbal ALL → PLL → LF → KL. Ganz anders dagegen zervikal: KL → LF → ALL → PLL. Der Unterschied ist für die Stabilität in der Arthroplastik von Bedeutung, weil das Lig. longitudinale anterius (ALL) immer entfernt wird und das Lig. longitudinale posterius (PLL) gelöst oder gedehnt wird. Das Ligamentum flavum (LF) und die Kapselligamente (KF) hingegen werden erhalten. Das Verhältnis der Spannungsbelastung von KL/ALL beträgt zervikal 204/111 (n = 1,93) und ist lumbal deutlich niedriger: 222/450 (n = 0,493).
4. Abhängig vom Ausmaß der Aufspreizung des Bandscheibenfachs und der lateralen Dekompression tragen die Unkovertebralgelenke zur Rotationsstabilität bei. Eine einseitige Resektion des Unkovertebralgelenks führt bei Verwendung einer ungeführten Prothese zur Wiederherstellung der neutralen Zone.

Die Kapselligamente und die lateralen Anteile sind die Hauptstabilisatoren für die Rotationsstabilität der Halswirbelsäule. Mit Bandscheibenvollersatz lässt sich selbst bei radikaler Diskektomie und Resektion der Unkovertebralgelenke die Stabilität der Halswirbelsäule bis zur physiologischen neutralen Zone wiederherstellen. In der Lendenwirbelsäule sind ALL, PLL und der Anulus fibrosus die drei Hauptstabilisatoren der Rotation, und alle drei sind bei Bandscheibenvollersatz betroffen. Sogar bei normaler Präparation der Bandscheibe für eine Prothese kann die CHARITÉ nicht die Rotationsstabilität bis zur physiologisch neutralen Zone wiederherstellen, sondern führt, verglichen mit der intakten Situation, zu 120–140% Rotation. Der mehrsegmentige lumbale Bandscheibenvollersatz hatte einen additiven destabilisierenden Effekt; die bisegmentale Resektion des Anulus führte zu 240–260% Rotation im Vergleich zu 100% normal.

Die Ergebnisse dieser biomechanischen Untersuchung zeigen wichtige Trends im behandelten und im Nachbarsegment auf. Die

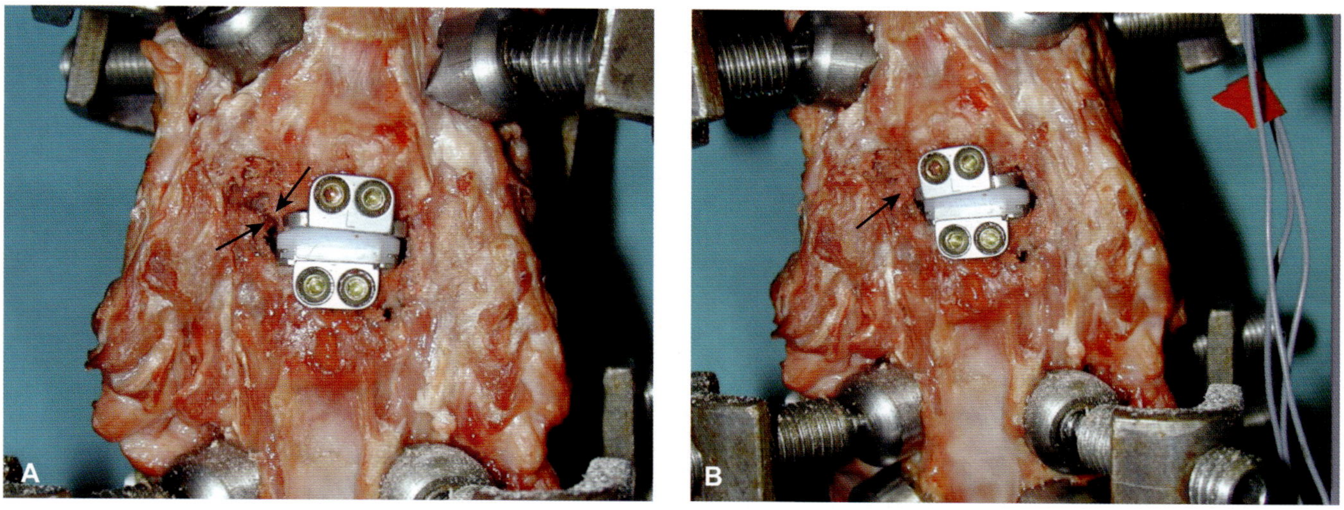

Abb. 10.10 Das Unkovertebralgelenk schränkt Bewegung ein. Die Abbildungen zeigen den Aufbau zum Test der Rotationsstabilität an einem axial rotierten zervikalen Segment mit einer ungeführten Prothese in C5/C6. Die Pfeile deuten auf das rechte Unkovertebralgelenk. Zu beachten ist, dass das Unkovertebralgelenk bei axialer Rotation nach rechts schließt und somit als knöcherner Stopp dient. Eine genaue prozentuale Aussage über den Beitrag des Unkovertebralgelenks zur Rotationsstabilität ist nicht möglich, denn dieser Beitrag ist extrem variabel und hängt vom Ausmaß der Unkusresektion während der lateralen neuronalen Dekompression sowie von der wiederhergestellten Höhe des Bandscheibenfachs ab. Außerdem sind gekoppelte Bewegungen in der Halswirbelsäule viel wichtiger. Wenn das Präparat nach rechts gedreht wird, zeigen die beiden Wirbelkörper eine laterale Beugung, wobei sich die Endplatten lateral aufeinander zu beugen. Auch dies trägt zur Schließung des Unkovertebralgelenks bei und dient als Einschränkung der zervikalen Rotation.

axiale Rotationsbelastung bewirkte die größten Unterschiede im Bewegungsumfang des Segments, insbesondere bei bisegmentalen Rekonstruktionen. Bezüglich L3/L4 ließen sich in allen Behandlungsgruppen, ob mono- oder bisegmental, keine Unterschiede feststellen. Verglichen mit dem intakten Zustand nahm die segmentale Bewegung in Höhe von L4/L5 von 160 ± 26% bis 263 ± 65% mit der Implantation der zweiten CHARITÉ in L5/S1 stark zu. Mit Pedikelschrauben und allogenem Femurringtransplantat bei L5/S1 nahm die Bewegung bei L4/L5 sogar noch stärker auf 292 ± 71% zu. Dieser Anstieg war signifikant größer als in den anderen Gruppen, mit Ausnahme der bisegmentalen CHARITÉ ($p < 0,05$). Das interessanteste Ergebnis bei dieser Belastungssituation ergab sich durch eine zusätzliche CHARITÉ in L5/S1: Sie führte zu einer deutlichen Steigerung der Bewegung bei L4/L5 und zu einer signifikanten Zunahme auf 263 ± 65% bei L5/S1 gegenüber der intakten Situation; dies unterschied sich von allen anderen Behandlungen ($p < 0,05$). Das lässt darauf schließen, dass eine Bandscheibenprothese in der Nähe einer 360°-Fusion instabil werden kann.

Diese biomechanischen Laborergebnisse untermauern die klinischen Ergebnisse von Sarali et al. [10], welche die Kinematik von mono- und bisegmentalen CHARITÉ-Implantationen *in vivo* untersuchten. Eine retrospektive Vergleichsstudie über die Bewegung in axialer Rotation in Höhe von L4/L5 wurde bei 17 Patienten mit einer CHARITÉ und bei sechs gesunden Freiwilligen durchgeführt. Fünf Patienten hatten eine Prothese in Höhe von L4/L5, und 12 hatten zwei Prothesen in der Etage L4/L5 und L5/S1. Die Nachuntersuchungsdauer reichte von 10,8 bis 14,3 Jahren (Mittel 12,4 ± 1; Median 12,6). Elf (65%) Patienten hatten, wie die Freiwilligen und die Fälle in der Literatur, eine normale Torsionsbeweglichkeit. Sechs (35%) hatten eine abnorm erhöhte Beweglichkeit. Sarali und Kollegen zufolge war die Beweglichkeit bei nur einer ausgetauschten Bandscheibe die gleiche wie bei den Freiwilligen. Bei zwei ausgetauschten Bandscheiben zeigten 50% (6 von 12) eine abnorm erhöhte Beweglichkeit. In dieser Gruppe zeigte sich bei erhöhter Flexion (10°) auch eine andere Kopplung ($p < 0,001$). Nach Sarali und Kollegen scheint die Implantation nur einer CHARITÉ die Kinematik wie bei den gesunden Freiwilligen wiederherzustellen. Bei zwei benachbarten Prothesen wird in 50% der Fälle jedoch eine abnorme Kinetik erzeugt.

Es sollte einen *Warnhinweis* geben – ein solches bei diesen biomechanischen Tests erzieltes Ergebnis einer akuten Instabilität kann nicht oft genug betont werden. Die Haupteinschränkung in allen Phasen dieses Tests war die Nichtberücksichtigung der Einflüsse von Muskelkraft, fortschreitender Heilung, heterotoper Ossifikation, Fibrose, Adhäsionen und anderen Prozessen, die nach der Operation zur Langzeitstabilität der Rotation beitragen würden.

Wie verhält es sich mit einem stärker geführten Prothesenkonzept?

Der Effekt einer stärker geführten Prothese wurde nicht untersucht. Möglicherweise wäre die Belastung mehr innerhalb der Prothese aufgetreten, mit einer höheren Rate an lateralen oder skoliotischen Artikulationen der Komponenten. Zum Beispiel sind die anatomischen und biomechanischen Kräfte die gleichen. Diese geführte Prothese erforderte eine Revision wegen eines asymmetrischen skoliotischen Kollapses und eines unbeabsichtigten Metall-Metall-Kontakts eines der nicht gelenkigen Prothesenteile. Die schlechte Ausrichtung der Wirbelsäule wird durch den Cobb-Winkel zwar nicht so offensichtlich, das vorzeitige Versagen der Prothese ist klinisch aber nicht minder relevant. Die Entfernung einer eingewachsenen Prothese mit Kiel aufgrund vorzeitigen Materialversagens weniger als 12 Monate postoperativ stellt eine große chirurgische Herausforderung dar und zählt zu den schwierigsten Eingriffen der Wirbelsäulenchirurgie. Die Probleme lassen sich durch Verwendung einer stärker geführten Prothese im peripheren Skelett aber nicht umgehen, da sie die Belastungen an der Metall-Knochen-Grenzfläche steigert, die Häufigkeit der Prothesenlockerung erhöht und den Bewegungsumfang der Prothese reduzieren kann.

10.2.5 Fazit

1. Es gibt vier wichtige rotationsstabilisierende Aspekte der funktionellen Wirbelsäuleneinheit, und alle vier favorisieren die zervikale gegenüber der lumbalen Rotationsintegrität.
2. Verglichen mit dem intakten, nicht operierten Segment beeinträchtigte die Präparation für den zervikalen und lumbalen Bandscheibenersatz – Entfernung des ALL, Dehnung oder „Lösen“ des PLL, Vergrößerung der Höhe des Bandscheibenfachs, welche die posterioren Facettengelenke „entsperrt“, sowie die Entfernung von Teilen des zervikalen Unkovertebralgelenks – die axiale Rotationsstabilität.
3. Bei einer ungeführten Prothese kann das Unkovertebralgelenk entfernt und die Rotationsstabilität des intakten zervikalen Segments wiederhergestellt werden; dies gilt jedoch nicht bei bilateraler Entfernung des Unkovertebralgelenks.
4. Die Implantation einer ungeführten lumbalen Prothese kann die akute Rotationsstabilität der Lendenwirbelsäule nicht wiederherstellen. In der Halswirbelsäule kann die Rotationsstabilität innerhalb der neutralen Zone des intakten Segments wiederhergestellt werden. Bei mehrsegmentigem oder aufeinander folgendem lumbalem Bandscheibenvollersatz ist die Instabilität additiv – die Entfernung von Anulus, ALL und PLL ist in der postoperativen Situation nicht vollkommen kompensierbar.

LITERATUR

[1] McAfee PC, Cunningham BW, Lee GA, et al: Revision strategies for salvaging or improving failed cylindrical cages. Spine 24: 2147–2153, 1999.
[2] McAfee PC, Cunningham BW, Hayes V, et al: Biomechanical analysis of rotational motions after disc arthroplasty: Implications for patients with adult deformities. Spine 31(19): S152–S160, 2006.
[3] Blumenthal SL, McAfee PC, Guyer RD, et al: A prospective, randomized, multi-center FDA IDE Study of lumbar total disc replacement with the CHARITÉ™ Artificial Disc vs. lumbar fusion: Part I—Evaluation of clinical outcomes. Spine 30: 1565–1575, 2005.
[4] McAfee PC, Cunningham BW, Holtsapple G, et al: A prospective, randomized, multi-center FDA IDE Study of lumbar total disc replacement with the CHARITÉ™ Artificial Disc vs. lumbar fusion: Part II—Evaluation of radiographic outcomes and correlation of surgical technique accuracy with clinical outcomes. Spine 30: 1576–1583, 2005.
[5] Buttner-Janz K, Hochshuler SH, McAfee PC: The Artificial Disk. New York, Springer-Verlag, 2003.
[6] McAfee PC: Artificial disc prosthesis: The link SB CHARITÉ. In: Kaech DL, Jinkins JR (eds): Spinal Rehabilitation Procedures. St. Louis, Elsevier, 2002, pp 299–310.
[7] McAfee PC, Cunningham BW, Orbegoso CM, et al: Analysis of porous ingrowth in intervertebral disc prostheses: A nonhuman primate model. Spine 28:332–340, 2003.
[8] McAfee PC, Geisler FH, Saiedy SS, et al: Revisibility of the CHARITÉ Artificial Disc: Analysis of 688 patients enrolled in the US IDE study of the Charite Artificial Disc. Spine 31(11): 1217–1226, 2006.
[9] McAfee PC, Geisler FH, Scott-Young M (eds): Roundtables in Spine Surgery: Complications and Revision Strategies in Lumbar Spine Arthroplasty. St. Louis, Quality Medical Publishing, 2005.
[10] Sariali EH, Lemaire JP, Pascal-Mousselard H, et al: In vivo study of the kinematics in axial rotation of the lumbar spine after total intervertebral disc replacement: Long-term results: A 10–14 year follow-up evaluation. Eur Spine J 21: 1–10, 2006.

10.3 Kann man lumbalen Bandscheibenvollersatz nahe einer skoliotischen Deformität anwenden?

Thierry Marnay, Patrick Tropiano, James J. Yue und Geneste Guilhaume

! KERNAUSSAGEN

- Lumbaler Bandscheibenersatz neben einer existierenden Skoliose wird derzeit untersucht.
- Bei der Skoliose werden momentan vier Typen unterschieden.
- Der Einsatz der teilgeführten ProDisc L neben oder in einer skoliotischen Deformität kann bei ausgesuchten Patienten erfolgen.
- Extensive präoperative Untersuchungen sind in dieser Patientengruppe obligatorisch.

Obwohl der lumbale Bandscheibenvollersatz (BSVP) in einigen Studien als mindestens genauso gut wie eine Fusion und in einigen Studien sogar als besser beschrieben wird [1–6], ist die Verwendung dieser Prothese bei skoliotischen Deformitäten noch nicht im Detail untersucht worden. In den meisten, wenn nicht allen prospektiven randomisierten Studien wurden Patienten mit einem Winkel > 11° in der Frontalebene ausgeschlossen [4, 6].

In einem allgemeinen und weiteren Sinne kann Skoliose in der Pädiatrie als idiopathisch, kongenital, neuromuskulär und symptombezogen definiert werden [7]. Beim Erwachsenen wurde sie von Aebi in 4 Typen unterteilt [8].

- **Typ 1:** Primär degenerative oder De-novo-Skoliose infolge von Bandscheibendegeneration oder Facettengelenkarthritis mit/ohne Zeichen einer Stenose
- **Typ 2:** Idiopathische adoleszente Skoliose der Brust- oder Lendenwirbelsäule, die mit dem Alter zunimmt und normalerweise mit einer sekundären Degeneration oder Imbalance kombiniert ist. Patienten mit vorheriger Fusion der adoleszenten Krümmung, die nun eine Progression der vorexistierenden

Krümmung aufweisen oder eine neue benachbarte Krümmung ausbilden, werden als 3a kategorisiert.

- **Typ 3:** Patienten mit sekundären adulten Krümmungen werden in die Untergruppen 3a und 3b unterteilt:
  - **Typ 3a:** Im Zusammenhang mit einem schrägen Becken, z.B. durch Beinlängenunterschied, Hüfterkrankung oder sekundäre Krümmung bei idiopathischer, neuromuskulärer oder kongenitaler Skoliose oder asymmetrischen Anomalien am Lumbosakralgelenk
  - **Typ 3b:** Im Zusammenhang mit einer Stoffwechselerkrankung der Knochen (meistens Osteoporose), kombiniert mit einer asymmetrischen arthritischen Erkrankung oder mit Wirbelkörperbrüchen.

In ➤ Kapitel 10.2 diskutiert Paul McAfee die Entstehung von sagittalen und frontalen Deformitäten in Höhe des Bandscheibenvollersatzes bei Patienten, die vorher keine Skoliose hatten. Dieser Abschnitt beschäftigt sich mit dem Bandscheibenvollersatz in einer existierenden Krümmung bei einer degenerativen/De-novo-Skoliose (Aebi-Typ 1) oder bei einem Patienten, der vorher wegen einer idiopathischen Skoliose fusioniert wurde und Änderungen im Nachbarsegment entwickelt. Die möglichen chirurgischen Lösungen für eine Skoliose sind immer auf eine Fusion begrenzt, bei der versucht wird, die Krümmung durch Instrumentation zu reduzieren und dies aufrechtzuerhalten, bis die Fusion verheilt ist. Mit der Bandscheibenvollprothese (ProDisc als teilgeführte Prothese), mit der es möglich ist, einen Teil der Deformität zu reduzieren, das Bandscheibenfach zu stabilisieren und Bewegung zu erhalten, stellen wir hier einen neuen Ansatz in der chirurgischen Behandlung der Skoliose vor.

10.3.1 Klinischer Hintergrund und Methode

Historisch gesehen hat der Erstautor (TM) die ProDisc (Synthes, West Chester, Pennsylvania) nicht entwickelt, um damit primär Bandscheibendegeneration in einer neutralen Wirbelsäule zu behandeln [5], sondern sie war für Patienten mit einer skoliotischen Voroperation gedacht, die nun eine Degeneration des Nachbarsegments entwickelten. Die ProDisc besitzt einen Kiel und ist durch die Kugelgelenkkonstruktion imstande, Scherkräften zu widerstehen. Der Kiel gestattet nicht nur eine starke primäre Fixierung, sondern auch die Stabilisierung der reduzierten Deformität in der frontalen Ebene bei vorhandener lateraler Spondylolisthese.

Der Erstautor begann 2000 mit einer klinischen Studie, in der bei erwachsenen Patienten die teilgeführte lumbale Bandscheibenvollprothese ProDisc in einer skoliotischen Deformität oder in einem Segment nahe einer Krümmung untersucht wurde [9]. Zur Bewertung wurden die Patienten in Typ 1 (BSVP in der Krümmung) und Typ 2 (BSVP unterhalb der Krümmung) eingeteilt (➤ Tab. 10.2). Typ-1-Patienten wurden weiter unterteilt in Typ 1a (idiopathische Skoliose) und Typ 1b (degenerative Krümmung) und Typ-2-Patienten in Typ 2a (Patienten mit vorheriger Skolioseoperation) und Typ 2b (Patienten ohne vorherige Skolioseoperation). Das Durchschnittsalter betrug 52 Jahre (Bereich 32–69), das Durchschnittsgewicht 64 kg (Bereich 50–83), die Durchschnittsgröße 167 cm (Bereich 155–185). Der Nachuntersuchungszeitraum betrug mindestens 24 Monate. Insgesamt waren 42 Patienten in die Studie eingeschlossen. 12 Patienten hatten eine monosegmentale Operation, 16 Patienten eine zweisegmentige, 10 Patienten eine drei- und 4 Patienten eine viersegmentige (➤ Tab. 10.2).

10.3.2 Ergebnisse

In ➤ Abbildung 10.11 und ➤ Abbildung 10.12 sind die klinischen Ergebnisse für die Visuelle Analogskala (VAS) und den *Oswestry Disability Index* (ODI) angegeben. Alle Gruppen zeigen eine sehr gute Verbesserung, die auch nach 2 Jahren noch aufrechterhalten werden konnte. Die Patienten, bei denen die BSVP in der Krümmung (idiopathisch und degenerativ) erforderlich war, hatten stärkere Beinschmerzen als die Gruppe mit BSVP unterhalb der Krümmung. Radikulärer Schmerz mit Ursprung in der Krümmung wurde anscheinend weniger toleriert als die Wurzelkompressionen der degenerierten Bandscheiben unterhalb der Krümmung. Jedoch waren die postoperativen Ergebnisse gleich, unabhängig von der anatomischen Situation vor der Operation.

Tab. 10.2 Klassifikation von Bandscheibenvollersatz in der skoliotischen Krümmung

Typ 1	BSVP in der Krümmung (18 Patienten)* • Typ 1a: idiopathische Skoliose (9 Patienten) • Typ 1b: degenerative Skoliose (9 Patienten)
Typ 2	BSVP unterhalb der Krümmung (24 Patienten)** • Typ 2a: vorinstrumentiert (23 Patienten) • Typ 2b: nicht vorinstrumentiert (1 Patient)

* 6 männlich, 12 weiblich
** 3 männlich, 21 weiblich

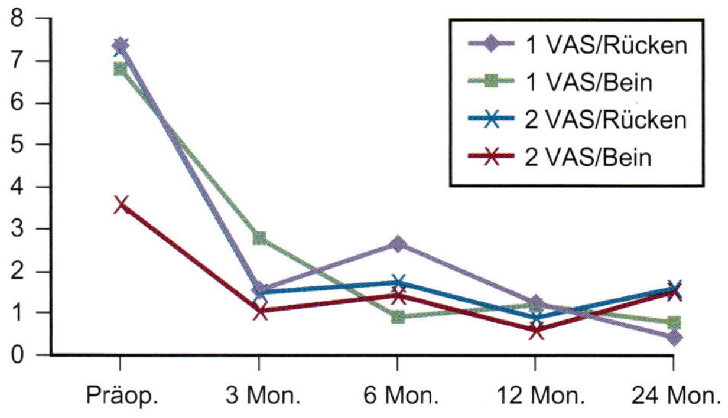

Abb. 10.11 Visuelle Analogskala (0–10) für die Patientengruppen Typ 1a, Typ 1b, Typ 2a und Typ 2b. Es besteht ein Unterschied in den präoperativen Zeichen: Die Patienten, die eine BSVP unterhalb der Krümmung benötigten, wiesen geringere Bein- (neurologische) Schmerzen auf.

➤ Abbildung 10.13 zeigt die prä- und postoperativen Röntgenbilder eines Typ-1a-Patienten mit vorexistierender idiopathischer Skoliose. ➤ Abbildung 10.14 und ➤ Abbildung 10.15 zeigen die prä- und postoperativen Röntgenaufnahmen eines Typ-1b-Patienten. Der Patient hatte eine degenerative Skoliose und erhielt eine dreisegmentige ProDisc-Operation mit Reduktion der lateralen Spondylolisthese in Höhe L3/L4. Sein 4-Jahres-Wert für VAS lag bei 1 und für den ODI bei 5. Die ➤ Abbildungen 10.16 bis 10.19 zeigen prä- und postoperative Aufnahmen eines Typ-2b-Patienten.

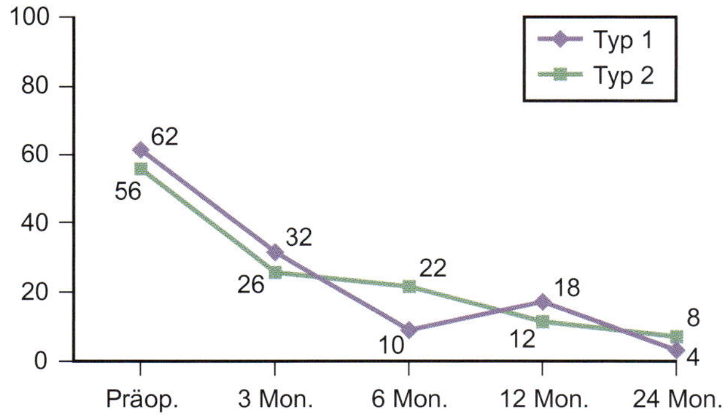

Abb. 10.12 *Oswestry Disability Index* für Typ 1 und 2

10.3.3 Diskussion

Anwendung und Indikationen der Bandscheibenvollprothetik entwickeln sich noch immer weiter. Eine dieser erweiterten Indikationen, die derzeit untersucht werden, sind Patienten mit einer Degeneration der Nachbarsegmente bei einer neuen bzw. einer vorversorgten Skoliose. Wie in den anderen Kapiteln dieses Buches beschrieben, erfordert die Untersuchung eines für die BSVP vorgesehenen Patienten große Sorgfalt. Patienten mit Skoliose sind da keine Ausnahme und müssen sogar noch genauer auf Degeneration der Facettengelenke, segmentale Instabilität, Osteoporose und andere Ausschlusskriterien untersucht werden. Da die Patienten im Durchschnitt 52 Jahre alt (10 Jahre älter als der Durchschnittspatient mit Bandscheibendegeneration [6]) und in der Mehrzahl weiblich sind, sollte der Knochendichtegrenzwert für eine Operation bei −1,0 liegen. Die Qualität der Behandlungsergebnisse, speziell für den Typ 2a, ist – angesichts der schlechten Ergebnisse bei der Erweiterung der Fusion auf das Becken unterhalb einer Skoliose und einer kompletten Versteifung und der mechanischen Probleme der Fixierung an das Becken – noch unklar. Die Möglichkeit der Bandscheibenvollprothetik bei Skoliosen scheint

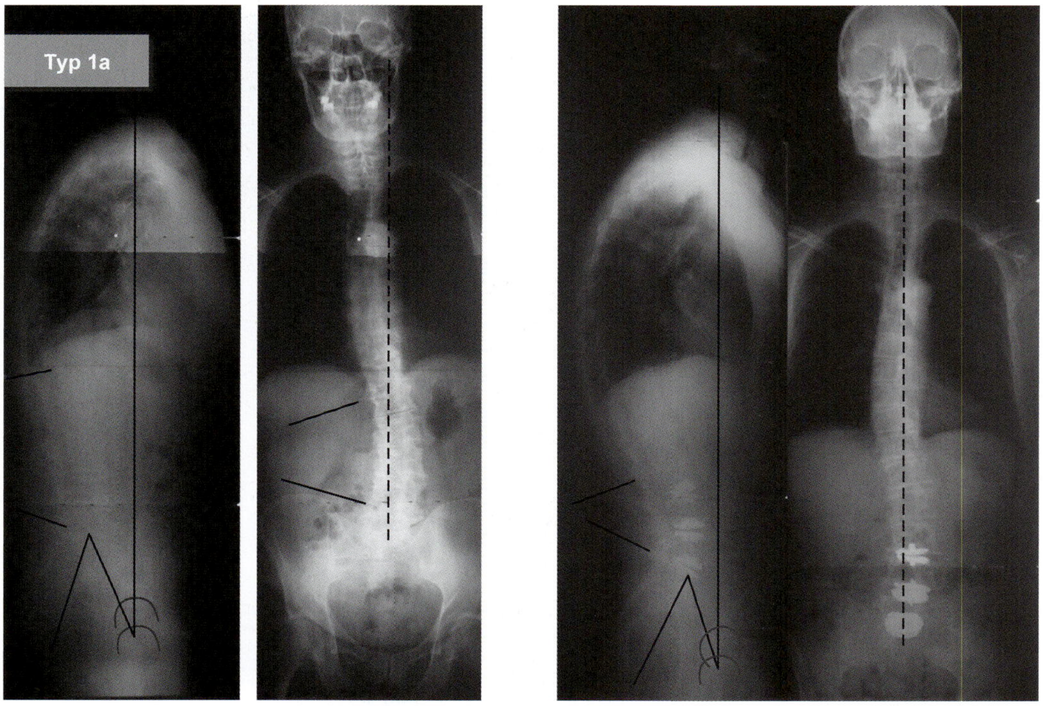

Abb. 10.13 Prä- (links) und postoperative (rechts) Röntgenbilder eines Typ-1a-Patienten. Die delordotische Kurve der Lendenwirbelsäule ist mit einer Retroversion des Beckens vergesellschaftet. Die Möglichkeit der Adaptation des Patienten ist durch die steife kyphotische Krümmung der Brustwirbelsäule eingeschränkt. Auch in der frontalen Ebene gibt es keine Möglichkeiten für einen präoperativen Ausgleich der okzipitalen Achse. Auf den postoperativen Aufnahmen sieht man die Fähigkeit der Lendenwirbelsäule, die Lordose wiederherzustellen und so den Drehwinkel zu reduzieren. Die Konstruktion der Prothese mit Kielverankerung und Kugelgelenkdesign, das die Scherkräfte ausgleicht, macht diese Veränderungen möglich.

die Indikationen für Skolioseoperationen zukünftig modifizieren zu können und könnte auch unser chirurgisches Verhalten ändern: keine Fusion unterhalb von L4; die lumbale Krümmung nicht zu früh operieren; in der thorakolumbalen Region auch Hybridkonstruktionen mit Fusionen zulassen; Bandscheibenvollprothesen unterhalb einer Fusion und, wie wir gesehen haben, die Möglichkeiten, die wir haben, um Bandscheibenvollprothesen auf L2/L3 zu erweitern. Die frühen Studienergebnisse des Erstautors scheinen sich auf die Anwendung der Bandscheibenvollprothetik in einer ausgewählten Gruppe von Skolioseoperationen positiv auszuwirken.

LITERATUR

[1] Bertagnoli R, Yue JJ, Kershaw T, et al: Lumbar total disc arthroplasty utilizing the ProDisc prosthesis in smokers versus nonsmokers: A prospective study with 2-year minimum follow-up. Spine 31: 992–997, 2006.

[2] Bertagnoli R, Yue JJ, Shah RV, et al: The treatment of disabling multilevel lumbar discogenic low back pain with total disc arthroplasty utilizing the ProDisc prosthesis: A prospective study with 2-year minimum follow-up. Spine 30: 2192–2199, 2005.

[3] Bertagnoli R, Yue JJ, Shah RV, et al: The treatment of disabling singlelevel lumbar discogenic low back pain with total disc arthroplasty utilizing the ProDisc prosthesis: A prospective study with 2-year minimum follow-up. Spine 30: 2230–2236, 2005.

[4] Blumenthal S, McAfee PC, Guyer RD, et al: A prospective, randomized, multicenter Food and Drug Administration investigational device exemptions study of lumbar total disc replacement with the CHARITÉ artificial disc versus lumbar fusion, Part I: Evaluation of clinical outcomes. [erratum appears in Spine 30(20):2356, 2005]. Spine 30: 1565–1575; discussion E1387–1591, 2005.

[5] Tropiano P, Huang RC, Girardi FP: Lumbar total disc replacement, 7 to 11 years of follow up. J Bone Joint Surg Am 87: 490–496, 2005.

[6] Zigler J, Delamarter R, Spivak JM, et al: Results of the prospective, randomized, multicenter Food and Drug Administration investigational device exemption study of the ProDisc-L total disc replacement

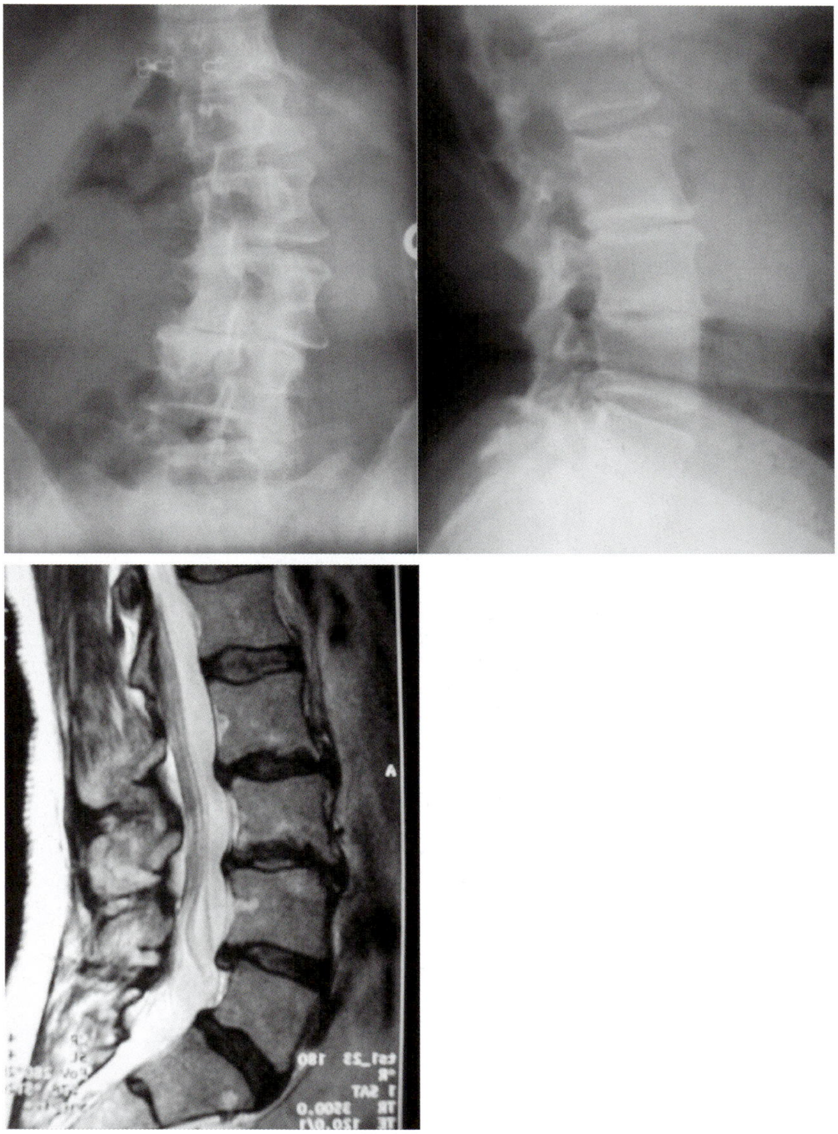

Abb. 10.14 Präoperative Aufnahmen eines Typ-1b-Patienten. Man sieht die Asymmetrie der frontalen Inklination der Bandscheiben in Höhe von L4/L5 und die Dislokation in Höhe von L3/L4.

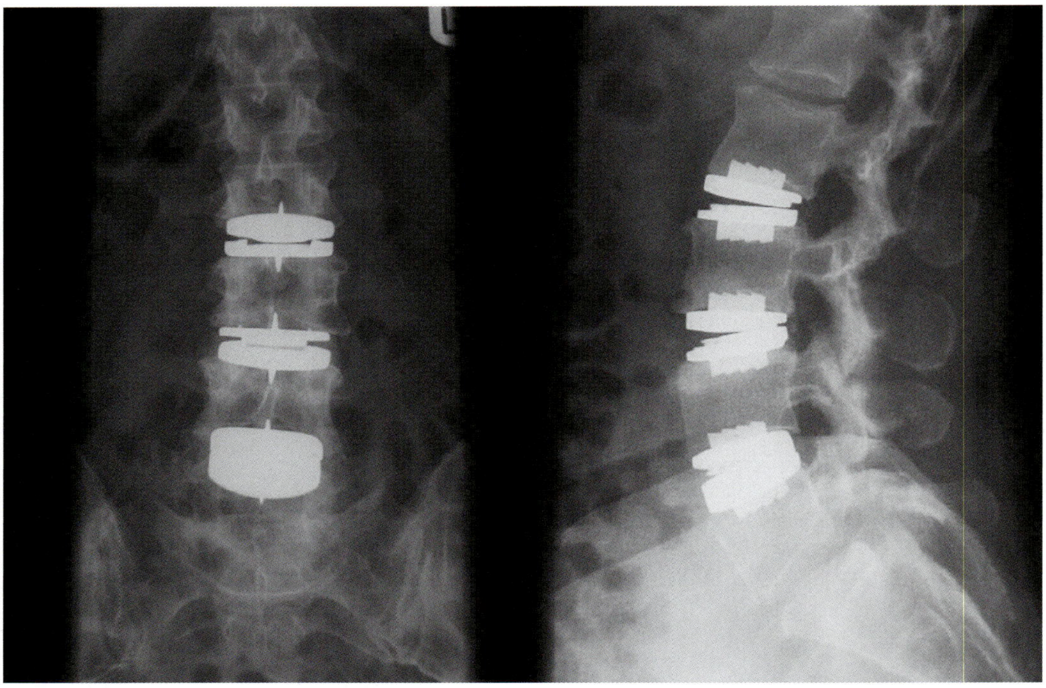

Abb. 10.15 Postoperative Aufnahmen eines Typ-1b-Patienten. Die Qualität der Wiederausrichtung der Wirbelsäule in der Vorderansicht zeigt die Fähigkeit zur Krümmungsverringerung durch die Freilegung des Bandscheibenfachs und die teilgeführte Prothese.

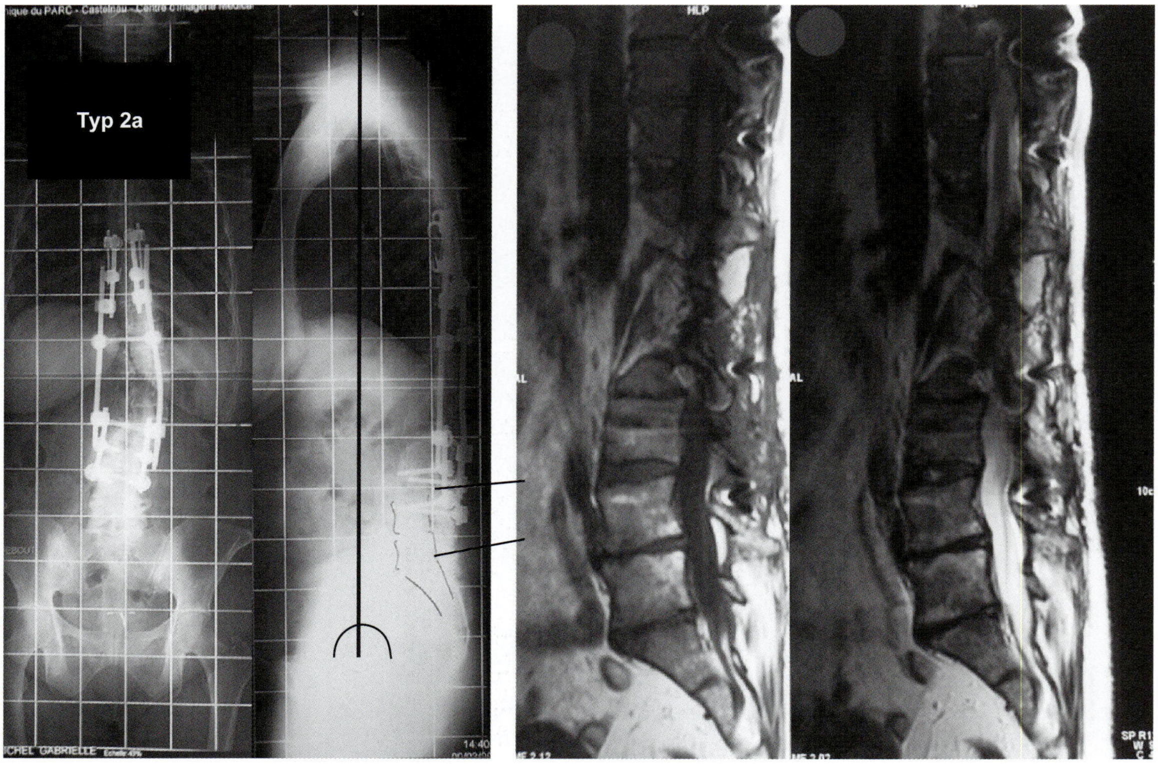

Abb. 10.16 Präoperative Aufnahmen eines Typ-2a-Patienten. Die Kyphose der zwei untersten Etagen erzeugt eine Retroversion des Beckens und eine sagittale Imbalance.

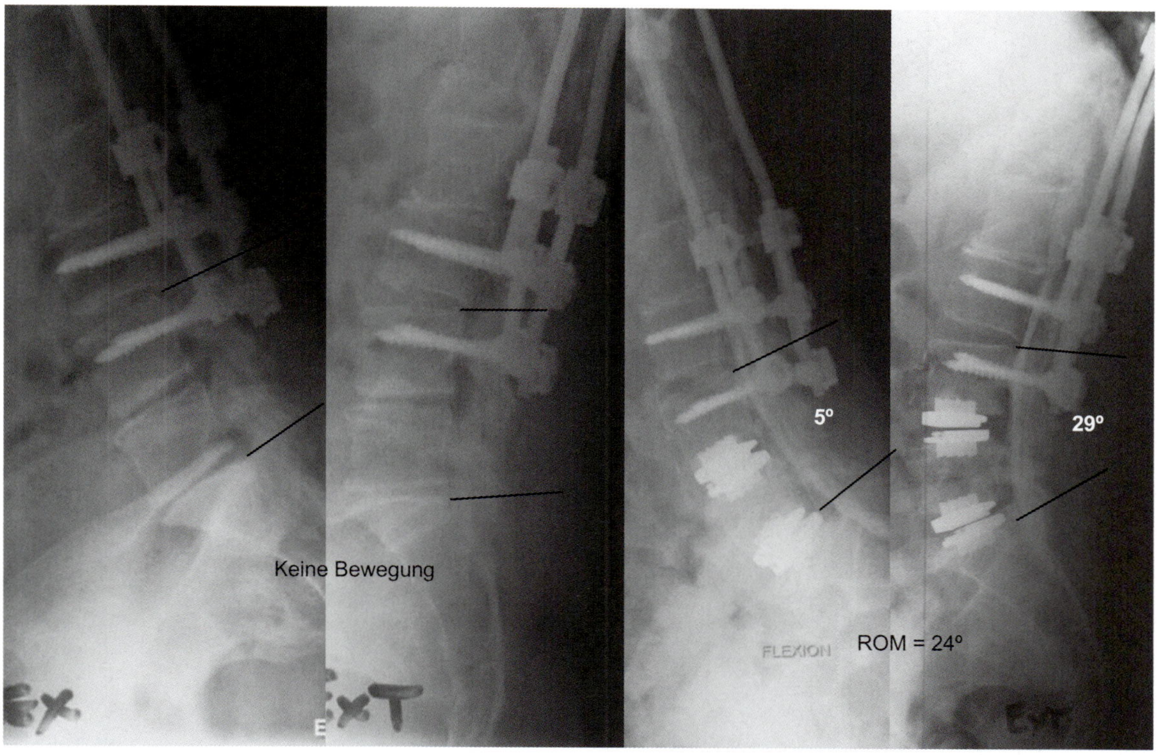

Abb. 10.17 Postoperative Aufnahmen eines Typ-2a-Patienten. Der 24°-Bewegungsumfang (ROM) und insbesondere die Wiederherstellung der Lumballordose schaffen wieder die Bedingungen für eine bessere Bewältigung des Alltags.

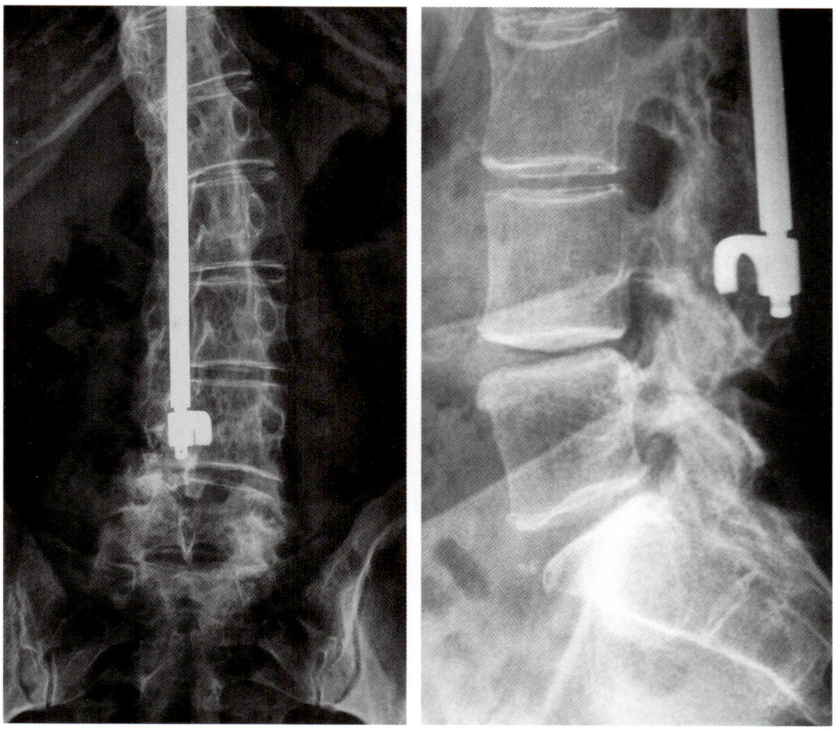

Abb. 10.18 Präoperative Aufnahmen eines Typ-2a-Patienten. Der Degeneration der Bandscheiben unterhalb der Instrumentation der idiopathischen Krümmung kann durch Bandscheibenvollersatz in den degenerierten Segmenten begegnet werden. Die Alternative einer Erweiterung der Fusion zum Becken war immer ein unbefriedigender Eingriff, der mit einer hohen Rate an Pseudarthrose und mechanischen Problemen bei der Fixierung ans Becken und schlechten Ergebnissen bei der Totalfixierung der Wirbelsäule ans Becken einhergeht.

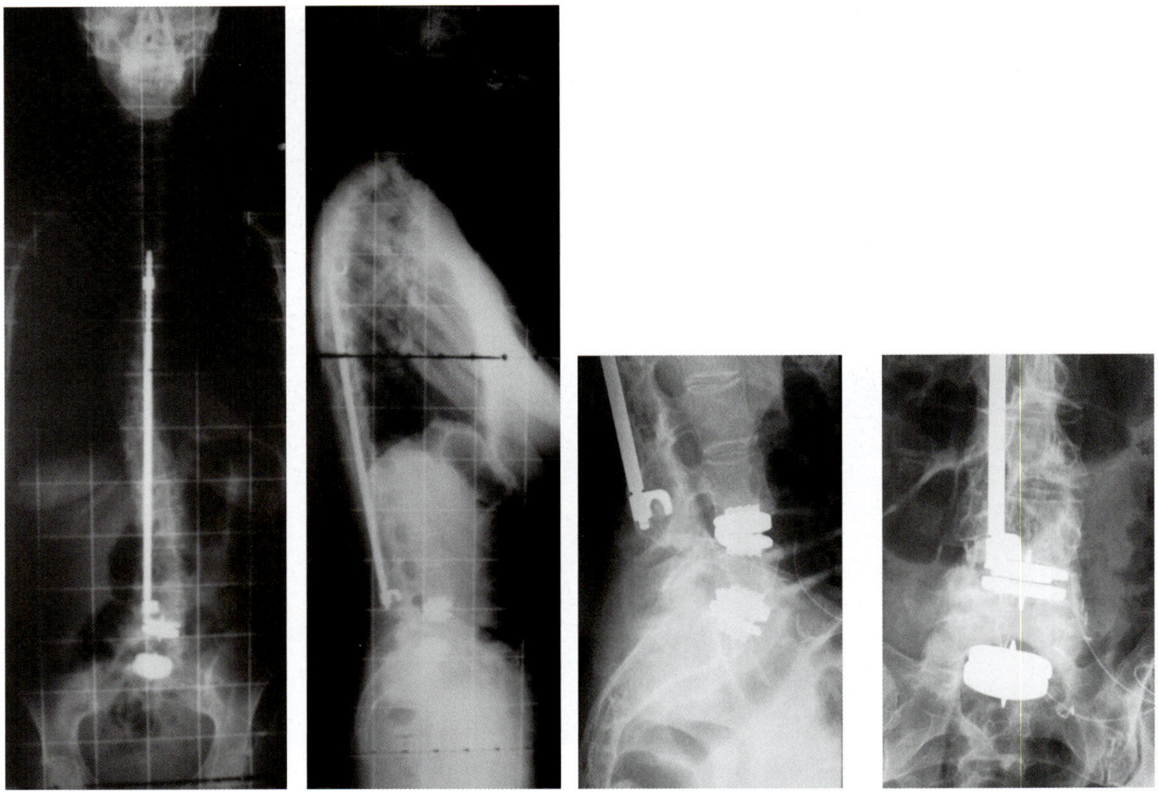

Abb. 10.19 Postoperative Aufnahmen eines Typ-2a-Patienten. Das Kugelgelenk erlaubt eine frontale Inklination des Implantats ohne das Risiko einer lateralen Dislokation und ist perfekt an diese Art der pathologischen Anatomie angepasst.

versus circumferential fusion for the treatment of 1-level degenerative disc disease. Spine 32: 1155–1162; discussion 1163, 2007.
[7] Newton PO, Wenger DR: Pediatric spinal deformity. Orthopaedic Knowledge Update. Spine 2: 361–376, 2002.
[8] Aebi M: The adult scoliosis. Eur Spine J 14: 925–948, 2005.
[9] Marnay T, Tropiano P, Geneste G, Blondel B: Scoliosis and TDR Classification of Indications and Preliminary Results. Presented at Spine Arthroplasty Society, Montreal, Canada, 2006.

10.4 Orthobiom: Eine nichtversteifende Behandlung der kindlichen Skoliose

Charles H. Rivard, Christine Coillard, Souad Rhalmi, Marco Bérard, Robert T. Chomiak und Gary L. Lowery

! KERNAUSSAGEN

- Orthobiom ist für die Behandlung von Skoliose bei Kindern vorgesehen.
- Das Orthobiom-Wirbelsäulensystem ist ein Pedikelschraubensystem.
- Orthobiom ermöglicht die Stabilisierung und Korrektur der Krümmung.
- Der Hauptunterschied zwischen Orthobiom und anderen Pedikelschraubensystemen ist die Verwendung eines mobilen Konnektors.
- Orthobiom wurde bisher nur bei Meerschweinchen verwendet.

10.4.1 Skoliose

Die Skoliose wurde von der *Scoliosis Research Society* als strukturelle Krümmung der Wirbelsäule mit mehr als 10° definiert [1]. Die laterale Krümmung und die Rotation der Wirbelsäule sind gemeinsam für die Rumpf- und Rippenasymmetrie (Rippenbuckel) verantwortlich. Eine Skoliose ist typischerweise mit einer subnormalen Kyphose des Thorax assoziiert; daher ist eine strukturelle Skoliose eine dreidimensionale Deformität mit signifikanten kosmetischen Implikationen. Am häufigsten ist die idiopathische Skoliose. Nach dem Einsetzen der Skoliose unterscheidet man infantile (0–3 Jahre) und juvenile Skoliosen (4–10 Jahre). Die große Mehrheit der Patienten mit idiopathischer Skoliose wird als Jugendliche im Wachstumsschub diagnostiziert. Die Ätiologie der adoleszenten idiopathischen Skoliose ist multifaktoriell und schließt genetische, hormonelle, neuromuskuläre und Wachstumsfaktoren ein.

Der Verlauf der Behandlung von Patienten in verschiedenen Altersgruppen variiert erheblich und hängt von einer Reihe von Faktoren ab, z.B. vom Ausmaß der Krümmung zum Zeitpunkt der Skoliose und in der Folgezeit, von der Stufe des verbleibenden Knochenwachstums, der Schmerzintensität und dem Grad der Deformität sowie der Fähigkeit und dem Willen des Patienten, sich einer als nötig erachteten Operation zu widersetzen. Behandlungsoptionen für die verschiedenen Arten der Skoliose werden je nach individuellem Fall in Beobachtung, konservative und chirurgische Behandlung unterteilt. Die Behandlungsauswahl richtet sich nach der Messung des Cobb-Winkels. Eine konservative Behandlung wie ein Korsett zielt darauf, das Fortschreiten der Krümmung zu verhindern oder zu verlangsamen, und setzt Flexibilität und Wachstumspotenzial voraus, um effektiv zu sein. Daher sind kongenitale und adoleszente Skoliosebehandlungen durch ein Korsett selten erfolgreich. Wenn ein hohes Progressionsrisiko besteht und die Krümmung ein signifikantes Ausmaß erreicht hat, kann eine chirurgische Korrektur indiziert sein. Die Behandlungsziele sind für alle Skoliosepatienten gleich, d.h. Linderung der Symptome und Verhindern des Fortschreitens der Krümmung.

Beim Orthobiom-Wirbelsäulensystem (Paradigm Spine GMBH, Wurmlingen, Deutschland) handelt es sich um ein posteriores Pedikelschraubensystem zur Behandlung der kindlichen Skoliose durch 1. Korrektur, 2. Stabilisierung, 3. Einstellung und 4. Fixierung der skoliotischen Wirbelsäule. Das Orthobiom-System fusioniert wie bei den anderen skoliosespezifischen Pedikelschraubensystemen die apikalen Segmente, um die Krümmung besser zu stabilisieren und dann – mit der Möglichkeit einer Längenanpassung – zu erhalten.

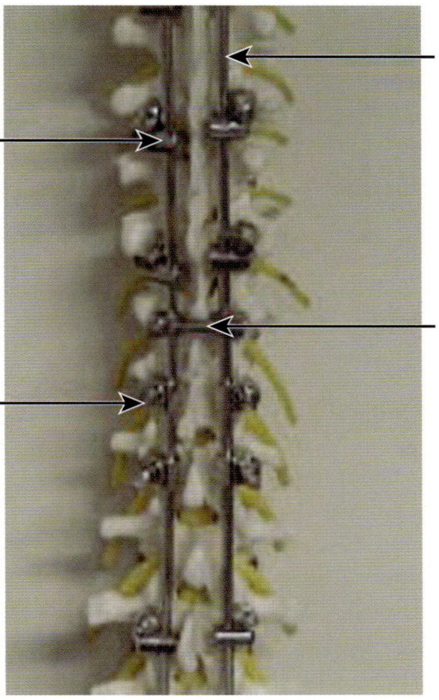

Abb. 10.20 Das Orthobiom-System

10.4.2 Beschreibung des Implantats

Orthobiom ist ein pedikelschraubenbasiertes Skoliosesystem zur Korrektur und Stabilisierung der skoliotischen Wirbelsäule, das aus Pedikelschrauben, Stäben, fixen und mobilen Konnektoren sowie Querverbindern besteht (➤ Abb. 10.20).

Pedikelschrauben, Stäbe und fixe Konnektoren sind vergleichbar mit denen anderer Pedikelsysteme wie ISOLA (DePuy Spine, Inc. Raynham, Massachusetts), CD Horizon (Medtronic Sofamore Danek Memphis, Tennessee) (mit der Ausnahme, dass sich die polyaxialen Schrauben nicht schließen) und TSRH Spinal Systems (Medtronic Sofamore Danek Memphis, Tennessee). Diese Komponenten fixieren die Wirbelsäule starr und erlauben eine Fusion an einem oder mehr Segmenten. Der mobile Konnektor ähnelt dem fixen, außer dass er in Segmenten über und unter einer Fusion axial auf dem Stab gleitet. Daher erlaubt der mobile Konnektor eine Korrektur der Wirbelsäule in Flexion/Extension und Lateralbeugung; es wird keine axiale Fixierung dieser Segmente vorgenommen. Dies gestattet den Segmenten über und unterhalb der fusionierten Etage ein normales Wachstum der Wirbelsäule (Anpassung ohne erneute Operation) und hält die Stabilisierung der korrigierten skoliotischen Krümmung aufrecht. Das Orthobiom wird aus drei verschiedenen Materialien hergestellt:

1. Nickelfreier Stahl mit hohem Stickstoffanteil (Biodur 108): Stäbe, Pedikelschrauben und Querverbinder
2. Standard rostfreier Stahl (316LS): fixe und mobile Konnektoren
3. UHMWPE *(ultra high molecular weight polyethylene):* Rollen im mobilen Konnektor

10.4.3 Indikationen

Die Indikationen für das Orthobiom-System werden wie folgt angegeben: „Das Orthobiom-System ist ein posteriores Pedikelschraubensystem zur Behandlung kindlicher Skoliosen durch 1) Korrektur, 2) Stabilisierung, 3) Anpassung und 4) Fixierung der skoliotischen Wirbelsäule. Außerdem sollte es nur mit Knochenspanmaterial um die fixen Konnektoren verwendet werden."[2]

10.4.4 Kontraindikationen

Als spezifische Ausschlusskriterien für Orthobiom sind zu nennen:

1. Der Patient hatte eine vorherige Wirbelsäulenoperation mit Fusion.
2. Die Risser-Zeichen des Patienten sind größer als 3, oder es besteht eine unflexible Krümmung.
3. Der Patient hat eine neuromuskuläre Störung.
4. Der Patient hat eine pathologische Wirbelsäulenfehlbildung (z.B. eine Spondylolisthese).
5. Der Patient hat eine systemische Infektion oder eine Infektion an der Eingriffstelle in der Vorgeschichte.
6. Der Patient hat eine Vorgeschichte von Osteopenie, Osteoporose oder Osteomalazie zu einem Grad, bei dem eine Instrumentation der Wirbelsäule kontraindiziert wäre.

[2] Paradigm Spine GmbH

7. Der Patient hat eine Vorgeschichte von Störungen des Knochenstoffwechsels.
8. Der Patient hat eine Vorgeschichte von Allergien gegen eine der Komponenten des Orthobiom-Systems.
9. Der Patient hat eine Vorgeschichte von schwerer Allergie und Anaphylaxie.
10. Der Patient hat eine Vorgeschichte einer schweren Tumorerkrankung.
11. Die Patientin ist schwanger.

10.4.5 Wissenschaftliche Prüfung

Da Orthobiom ein dynamisches System ist, kann eine normale Belastungsprobe in einem Korpektomiemodell nach ASTM 1717 nicht durchgeführt werden. Jede Schraube erlaubt einen gewissen Grad an Rotation und Beweglichkeit, und einige der Querverbindungen sind nicht fix; daher berühren sich die Testblöcke unter jeder Belastung. Seit der Übernahme des Systems durch Paradigm Spine LLC (New York, NY) wurden neue Tests entwickelt und ausgewertet. Paradigm hat sich verpflichtet, jeden potenziellen Versagensmodus zu charakterisieren. Deshalb wurden mehrere statische und dynamische Prüfverfahren entwickelt. Die Tests werden derzeit durchgeführt; einige sind abgeschlossen und einige noch in Vorbereitung.

Es gibt prinzipiell zwei Systemkomponenten bei Orthobiom: die fixierten Segmente und die mobilen Segmente. Um die skoliotische Wirbelsäule adäquat zu korrigieren und die Korrektur dann aufrechtzuerhalten, muss das Konstrukt zunächst eine hohe Biegekraft besitzen, um die im Alltag auftretenden Flexions-/Extensionskräfte ebenso zu tragen wie die medialen/lateralen Kräfte, die durch die Ausrichtung der Wirbelsäule entstehen. Unter diesem Szenario wird das Konstrukt an drei Punkten Kraft auf die Wirbelsäule aufbringen bzw. ihr widerstehen müssen. Diese Variation der lasttragenden/lastteilenden Anforderungen an das neue Konstrukt setzt voraus, dass die longitudinalen Elemente ein Minimum an Axial- und Torsionskräften ausgesetzt sind. Da einige der Orthobiom-Komponenten ein Gelenk bilden oder sich teleskopartig bewegen, ist Abrieb an den verschiedenen Gleitoberflächen der mobilen Konnektoren und den Verbindungen zwischen diesen Konnektoren und den Pedikelschrauben zu erwarten.

10.4.6 Tests der Komponenten

Statisches Torsionsbiegen: Schrauben und Stäbe

Das statische Torsionsbiegen der Verbindung von Schraube und Stab wurde nach ASTM F1798 durchgeführt. Der statische Test wurde wegen des quasi-statischen Drucks des Korrekturmoments durchgeführt. Damit soll die Verbindung Stab/Klemme unter Torsionslast getestet werden. Der Stab wurde fixiert und die Schraube am distalen Ende belastet; dadurch wird eine Torsionslast auf die Verbindung des fixen Konnektors aufgebracht. Die durchschnittliche Torsionsbelastung der Schraube betrug 5,7 Nm.

Statisches Torsionsbiegen: Querverbinder und Stab

Das statische Torsionsbiegen der Verbindung von Schraube und Stab wurde nach ASTM F1798 durchgeführt, um die Torsionskräfte auf die Klammer zu ermitteln. Wegen der quasi-statischen Korrekturkräfte wurde lediglich ein statischer Test durchgeführt. Dazu wurde eine Last auf die Gegenseite des Querverbinders aufgebracht, die wiederum eine Torsionskraft auf den Stabverbinder des Querverbinders ausübt. Die durchschnittliche Last, die an der Verbindung von Konnektor und Stab gemessen wurde, betrug 6 Nm.

Axiale Belastung des fixen Konnektors

Die statische Belastbarkeit dieser Verbindung wurde in der Längsrichtung gemessen, da der fixe Konnektor den Stab gegen Reibungskräfte und Schwerkraft in Position halten muss, um die Stabilität der Fusion zu gewährleisten. Bei fixiertem Stab wurde eine axiale Last auf den fixen Konnektor aufgebracht. Diese Tests werden zurzeit durchgeführt.

Mobiler Konnektor gegen Stab

Eine potenzielle Abriebquelle ist die Verbindung zwischen Stab und mobilem Konnektor. Wenn sich der Patient bewegt, sich nach vorne und hinten und zur Seite beugt, gleitet der mobile Konnektor auf den Stäben. Um ein *Worst-case*-Szenario der Belastung für das Orthobiom-System und den mobilen Konnektor nachzuahmen, wurden laterale Lasten (72 N) auf Stab und Konnektor aufgebracht. Der mobile Konnektor wurde dann bei gleichzeitiger lateraler Belastung auf dem Stab um 5 mm (±2,5 mm) auf und ab bewegt. Dieses Belastungsszenario wurde 10 Millionen Mal durchgeführt und der entstandene Abrieb gesammelt und analysiert. Die Ergebnisse dieses Tests ergaben sehr wenig Abrieb des mobilen Konnektors (UHMWPE-Rollen): nach 10 Millionen Zyklen lediglich 0,001 mg Abrieb pro 1 Million Zyklen. Dies entspricht 10 µg Abrieb.

Abrieb des Querverbinders

Wenn sich der Patient bewegt, findet eine Mikrobewegung der Querverbinder statt, während die quasi-statische Last der Korrektur anliegt. Abrieb wird zwischen Bolzen und Bolzenlager und zwischen Klemme und Arretierungsschraube erwartet. Ziel war es, die Menge an Metall/Metall-Abrieb als Funktion der Bewegungszyklen zu bestimmen und die Oberflächen auf Änderungen zu untersuchen. Eine Charakterisierung der Größenverteilung und Form der Abriebspartikel wird vorgenommen.

Die Proben sind auf zwei Stäben montiert und zyklischer linearer Bewegung ausgesetzt. Während des Tests wird eine konstante Torsionskraft von 3 Nm auf die Stäbe aufgebracht. Nach Anbringen des Querverbinders an den Stäben wurden die Stäbe axial um 2 mm bewegt (±1 mm). Es wurde angenommen, dass diese Distanz den *worst case* repräsentiert, da der Querverbinder nur zwischen den festen Pedikelschrauben eingesetzt wird und deshalb nur eine minimale Bewegung erfährt. Die Tests werden im Serum neugeborener Rinder durchgeführt.

Es werden 10 Millionen Zyklen bei einer Frequenz unter 5 Hz gefahren. Indikatoren für Abrieb wie Gewichtsverlust, Riefen, Kratzer und Schleifstellen werden gemessen und analysiert. Am Ende des Tests findet eine visuelle Überprüfung statt. Reibungskräfte werden während des gesamten Tests überwacht und etwaige Änderungen erfasst. Dieser Test läuft noch.

10.4.7 Test des Konstrukts

Statisches axiales Kompressionsbiegen

Um die statische und dynamische axiale Kompression von Orthobiom VI zu testen, wurde ein modifizierter Test nach ASTM F1717 angewendet, weil das System mobile Konnektoren enthält, die keine longitudinalen Kräfte übertragen können. Wenn die Schrauben ihren höchsten Bewegungsumfang erreichen und die Stäbe und die Stab/Schraube-Verbindung belastet werden, beträgt die Messlänge des Testaufbaus nach ASTM F1717 76 mm; alle anderen Parameter sind mit denen in ASTM F1717 identisch. Um den *worst case* zu simulieren, wurden die kleinsten Schrauben und Stäbe eingesetzt. Dieser Test ist derzeit in der Entwicklung; für alle Abweichungen zur ASTM F1717 werden Begründungen angegeben; das Belastungsszenario wird physiologisch begründet.

Dynamisches axiales Kompressionsbiegen

Mit zwei Proben und 100 N wird der dynamische Test mit den gleichen Parametern bis zu 5 Millionen Zyklen gefahren. Die resultierende Last wird die gleiche sein wie bei anderen Pedikelschraubensystemen mit 5 Millionen Zyklen. Dieser Test wird nur mit 5 Millionen Zyklen gefahren, um den Effekt der fixen Konnektoren auf die Stäbe zu testen. Die fixen Konnektoren halten den Stab in Position, um eine Fusion zu bewirken und um die Festigkeit von Orthobiom auf Höhe der Fusion mit anderen Systemen vergleichen zu können. Diese Belastung ist höher als die bei einem Kind zu erwartenden Belastungen. Deshalb wird Orthobiom VI die physiologische Belastung durch den Patienten bestehen.

Statische Korpektomie in Lateralbeugung

Dieser Test wurde entwickelt, um die Effekte der Lateralbeugung auf das Konstrukt zu testen. Der experimentelle Aufbau für Flexion/Extension und Lateralbeugung basiert auf den Prinzipien der ASTM F1717 für Wirbelsäulenprodukte in einem Korpektomiemodell. Drei anstelle von zwei Polyethylen-(PE-)Blocks simulieren die Wirbelkörper und werden für einen Dreipunkt-Biegetest aufgebaut.

Das Implantat wird mit drei UHMWPE-Blöcken aufgebaut, um die Wirbelkörper zu simulieren. Die Verwendung von UHMWPE eliminiert die Variabilität nativer Knocheneigenschaften. Die Befestigung der PE-Blöcke ist so angebracht, dass der horizontale Abstand zwischen den Schraubenachsen 76 mm beträgt.

Die fixen und mobilen Konnektoren werden an den Polyaxialköpfen der Pedikelschrauben durch Abreißschrauben befestigt, die angezogen werden, bis sie abreißen. Pro getestetem Implantataufbau wurden vier mobile und zwei fixe Konnektoren und ein Querverbinder verwendet. Die zwei am mittleren Konnektor befestigten fixen Konnektoren verhindern, dass sich die Stäbe entlang der Stabachse bewegen.

Zwischen den beiden Stäben wird im Abstand von 2–3 mm zu den fixen Konnektoren ein Querverbinder angebracht. Die Position des Querverbinders wird so gewählt, dass der Abstand der Stabachsen (der wegen der Polyaxialköpfe der Pedikelschrauben variabel ist), 18 mm beträgt. Die äußeren PE-Blöcke werden fest am Testaufbau befestigt, es wird jedoch eine lineare Lagerung verwendet, damit sich der mittlere Block in horizontaler Richtung bewegen kann.

Von allen Konnektoren, Schrauben und Stäben wird jeweils die kleinste Größe gewählt, um den *worst case* zu repräsentieren. Die vor dem Versagen der Komponente gemessene Maximallast lag bei 1.000 N und die Fließlast bei 800 N. Versagensmodus war das Fließen der Stäbe.

Dynamische Korpektomie in Lateralbeugung

Beim gleichen Testaufbau wurden 10 Millionen Zyklen getestet. Während des dynamischen Testens wurde eine sinusoidale Kompressionslast von 5 Hz aufgebracht. Der Test wurde bei Raumtemperatur (20 °C) in Umgebungsluft ausgeführt. Der Versuchsaufbau simuliert die physiologische Belastung des Konstrukts, wenn der Patient sich zur Seite beugt. Das Orthobiom-System wurde bei 10 Millionen Zyklen mit 250 N belastet. Dies ist deutlich mehr als die bei einem Kind erwartete laterale Belastung. Versagensmodus war Bruch der Schrauben oder Stäbe. Ein weiteres Bewertungskriterium war das Herausdrehen einer Schraube aus dem UHMWPE-Block unter Belastung über der Ermüdungslast. Dieses Ergebnis zeigt, dass das Implantat in der Lage ist, eine skoliotische Wirbelsäule zu korrigieren und dauerhaft zu stabilisieren.

Statische Korpektomie in Flexion/Extension

Hierfür wurde ein ähnlicher Versuchsaufbau wie im statischen und dynamischen Korpektomie-Test zur Lateralbeugung verwendet. Anstatt der lateralen Dreipunkt-Biegelast auf das Konstrukt wurde eine anteriore Last aufgebracht. Alle Konnektoren, Schrauben und Stäbe wurden in der kleinsten Größe verwendet, um das

Worst-case-Szenario darzustellen. Dies simuliert das Vorwärtsbeugen des Patienten. Das Testen der dreisegmentigen Korpektomie des Modells in Flexion/Extension ergab eine Maximallast von 1.200 N mit einer Fließlast von 900 N.

Dynamische Korpektomie in Flexion/Extension

Mit dem gleichen Versuchsaufbau wurde der dynamische Test durchgeführt, um zu bestimmen, wie sich das Konstrukt verhält, wenn eine zyklische Last aufgebracht wird, die das Vorbeugen des Patienten simuliert. Dazu wurden 10 Millionen Zyklen gefahren. Wie die Ergebnisse zeigen, kann das Orthobiom-System bei Aufbringen einer Flexions-/Extensionslast 10 Millionen Zyklen bei 250 N standhalten. Versagensmodus war Bruch des Stabes.

Statische Torsion

Es wurde ein statischer Torsionstest nach ASTM F1717 durchgeführt. Wegen der technischen Charakteristika des Orthobiom-Systems wurde der Standard leicht modifiziert. Es wurde eine statische Last auf das Konstrukt aufgebracht und die Versagenslast und Fließlast gemessen. Der Test ist noch in der Entwicklung.

10.4.8 Funktionelle Tierstudien

Minischweine

Orthobiom IV wurde in einem Minischwein-Modell untersucht, um seine Wirkung auf die Bandscheiben durch Zulassen von Mikrobewegungen im Vergleich zur rigiden Fixierung auf die biologischen Veränderungen in den Bandscheiben innerhalb der Segmente mit Instrumentierung (nicht beweglich) zu untersuchen. 20 Minischweine mit induzierter Skoliose wurden nach folgendem System untersucht:

- rigide Fixierung (n = 6)
- mobile Fixierung mit Orthobiom (n = 11)
- Kontrollgruppe ohne Eingriff (n = 3)

Die Minischweine in der Gruppe mit rigider Fixierung wurden nach 12 und 18 Monaten und in der Orthobiom-Gruppe nach 6, 12, 18 und 24 Monaten postoperativ untersucht. In der Orthobiom-Gruppe waren zwei Minischweine, bei denen die Implantate nach 12 Monaten entfernt wurden und die weitere 12 Monate beobachtet wurden. Die Untersuchung umfasste anteroposteriore (a.p.) und laterale Röntgenaufnahmen (➤ Abb. 10.21), CT-Aufnahmen bei ausgewählten Minischweinen und eine histologische Untersuchung. Die Ergebnisse haben gezeigt, dass die mobile Fixierung durch das Orthobiom-System die Bandscheiben erhält und gleichzeitig die für eine skoliotische Wirbelsäule nötige Korrektur und Stabilität gewährleistet.

Partikeluntersuchung bei Kaninchen

In die Lendenwirbelsäule von *New-Zealand-White*-Kaninchen wurden Abriebpartikel injiziert, um die systemischen Effekte von UHMWPE zu untersuchen [2], und Nervenstrukturen sowie Lymphknoten makroskopisch und histopathologisch untersucht. Dabei sollte bestimmt werden, ob UHMWPE sich als Material für Komponenten des Orthobiom-Systems eignet. Verwendet wurde handelsübliches hochreines UHMWPE-Pulver (Qualität „Medical Grade") in einem Mix folgender Größen: 90% 60–250 µm, 5% < 60 µm und 5% > 250 µm (Ticona, New Jersey). Diese Verteilung der Partikelgrößen wurde gewählt, weil diese den beobachteten Partikelgrößen der gesammelten Abriebpartikel beim Abriebtest der Rollen entsprechen. 18 weibliche *New-Zealand-White*-Kaninchen mit einem Gewicht von 2,5–3 kg wurden folgenden Gruppen zugeteilt:

- UHMWPE mit Orthobiom (n = 12)
- Kontrollgruppe ohne Behandlung (n = 3)
- Blindgruppe mit Injektion ohne Abriebpartikel (n = 3)

Die Menge an implantierten Partikeln pro Injektionsstelle reichte von 10–15 mg, was $5{,}5 \times 10^3$ bis 8×10^3 Partikeln entspricht. Jedes der 15 operierten Kaninchen überlebte die Operation ohne nennenswerte Vorfälle oder Komplikationen. 4 Testkaninchen, 1 Kontrollkaninchen und 1 Kaninchen ohne Partikelinjektion wurden nach 1 Woche, 4 und 12 Wochen untersucht.

Das biologische Ansprechen auf das Rückenmark der Testkaninchen (UHMWPE) wurde im Vergleich zu den Kontrollkaninchen und den Kaninchen ohne Partikelinjektion makroskopisch untersucht. Das Erscheinungsbild des Rückenmarks war bei den Kontrollkaninchen nach 12-wöchiger Beobachtung mit dem der Kontrollkaninchen nach 1 und 4 Wochen und dem der Kaninchen ohne Partikelinjektion nach 1, 4 und 12 Wochen Beobachtung identisch. Unerwünschte Reaktionen wie z.B. eine Nekrose nach der Partikelimplantation wurden nicht festgestellt.

In der UHMWPE-Gruppe wurde nach 12 Wochen eine Entzündung beobachtet, die aber auf das Bindegewebe nahe der Dura mater begrenzt war und im Vergleich zu 1 und 4 Wochen nach der Implantation abgeklungen war. Dies wurde als normale akute Immunreaktion auf Fremdmaterial gewertet.

Die Reaktionen auf UHMWEPE-Partikel im Rückenmarkgewebe der Testkaninchen wurden histologisch mit den anderen Gruppen verglichen. UHMWEPE-Partikel wurden in den histologischen Schnitten an den Injektionsstellen gefunden. Mittels Polarisationsmikroskopie wurde das Vorhandensein von Partikeln in allen Testkaninchen nachgewiesen. Die histologische Analyse zeigte normales Rückenmarkgewebe mit normalen Zellen, normaler Dura mater und normalen Nervenwurzeln.

4 und 12 Wochen nach der Implantation hatte sich die Masse der Partikel mehr an die Dura mater geheftet als 1 Woche nach der Implantation. Die eingebettete Partikelmasse mit einem vaskularisierten Netz an Bindegewebe und ohne irgendein Anzeichen von Nekrose oder Schwellung ist daher ein klares Zeichen für die Toleranz des Materials durch lebendes Gewebe. Die Vaskularisierung der Dura mater und das Erscheinungsbild des Rückenmarks nahe

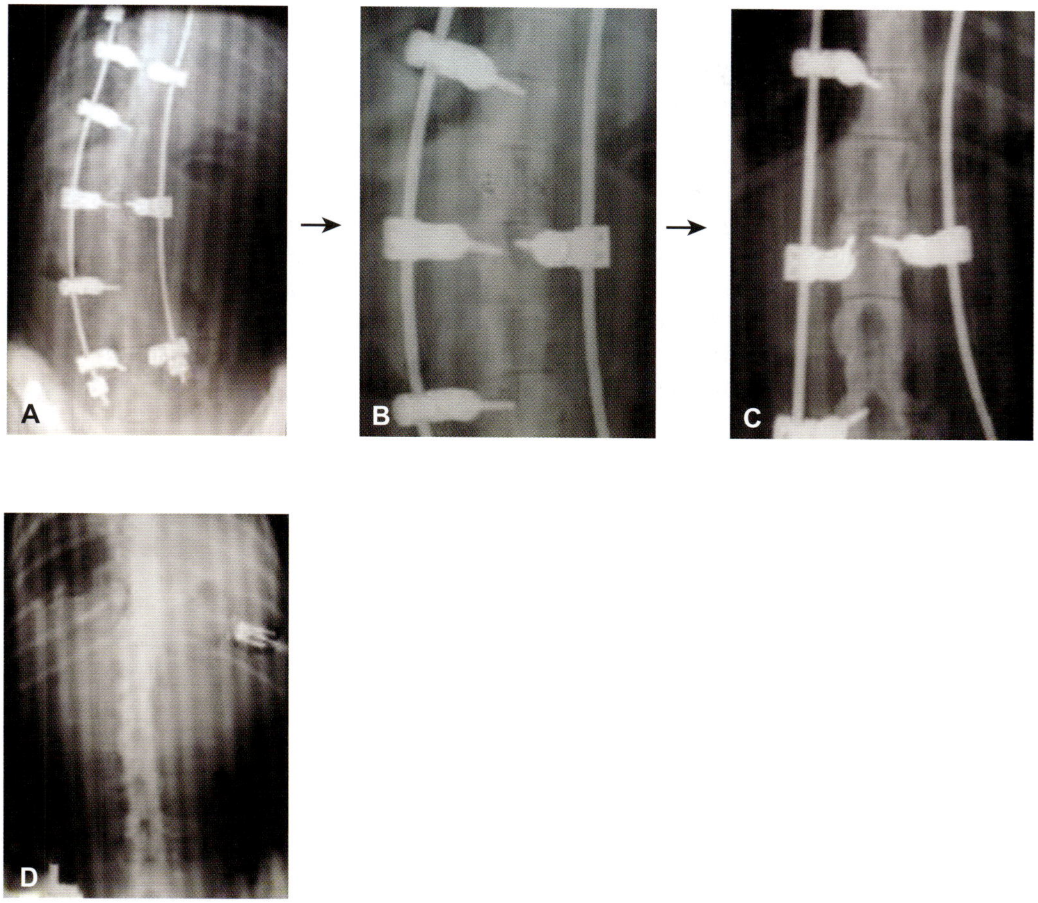

Abb. 10.21 Posterior-anteriore Röntgenaufnahme eines instrumentierten Minischweins mit mobiler Fixierung des Orthobiom-Systems: **A:** Direkt nach der Operation, Cobb-Winkel 20° **B:** Starke Vergrößerung von A in der thorakolumbalen Region. Zu beachten ist die Dicke der Bandscheibe. **C:** 12 Monate danach mit starker Vergrößerung der thorakolumbalen Region. Die Bandscheibendicke ist ähnlich wie in B; Cobb-Winkel 15°. **D:** Direkt nach Entfernung des Implantats 12 Monate nach dem Eingriff.

der Injektionsstelle scheinen mit den beiden anderen Kontrollgruppen identisch zu sein.

Diese Ergebnisse zeigen, dass sich UHMWEPE als Material für das Orthobiom-System eignet.

10.4.9 Operationstechnik

Lagerung

Der Patient liegt in Bauchlage; Hüfte und Knie sind gestreckt; die Arme sollten gebeugt neben dem Kopf liegen.

Schnitt

Die Haut und das weiche Hautgewebe werden eröffnet; durch einen Schnitt in der Mittellinie (meist auf die proximalen und distalen Dornfortsätze zentriert) wird zum Lig. supraspinale vorgegangen. Das Orthobiom-System verlangt einen anderen Zugang um den Dornfortsatz. Da eine Fusion nicht erwünscht ist, ist es wichtig, nicht subperiostal vorzugehen, d.h. der Operateur muss das Lig. supraspinale ca. 2 mm neben der Spitze des Dornfortsatzes eröffnen. Es ist sehr einfach, eine Schicht Weichgewebe zwischen Muskel und dem Ansatz des kleinen Muskels in Höhe des Dornfortsatzes zu finden. Problemlos lässt sich auch eine komplette Schnittebene verwirklichen, um die laterale Muskelmasse zu verschieben, ohne das Periost auf Höhe des Dornfortsatzes zu berühren. Ebenso wichtig ist, das Periost in Höhe der Lamina oder des Facettengelenks nicht zu verletzen.

Setzen der Schrauben

Diese Instrumentation wird mit Pedikelschrauben im Brust- und Lendenwirbelbereich verwendet. Die Pedikelschraube hat ein Kugelgelenk, das die Einbringung von Stab und Konnektor erleichtert. Lumbal können 5- oder 6-mm-Schrauben benutzt werden. Für das Vorbohren von Löchern für die 5- oder 6-mm-Schrauben wird ein 3,2- bzw. 4,5-mm-Bohrer verwendet. Der Eintrittspunkt für die Pedikelschraube sollte am Schnittpunkt zwischen der Mittellinie des longitudinalen Proc. transversus und der interartikulären Facettenlinie liegen.

Das obere Facettengelenk des unteren Wirbelkörpers darf nicht verändert werden. Es muss erhalten bleiben, um ein gewisses Maß an Beweglichkeit und eine normale Gelenkgeometrie im Erwachsenenalter zu gewährleisten. Nach Auswahl des Eintrittspunktes wird in einem medialen 150°-Winkel zum Wirbelkörper gezielt. Im Brustwirbelbereich können 4,5- oder 5-mm-Schrauben verwendet werden. Der Eintrittspunkt liegt am Schnittpunkt zwischen der vertikalen Mittellinie des unteren Gelenkvorsprungs des oberen Wirbelkörpers und einer Linie, die den unteren Punkt desselben unteren Gelenkvorsprungs berührt.

Nachdem das Loch in der Brust- bzw. Lendenwirbelregion gebohrt wurde, wird seine Tiefe bestimmt, indem man es mit der Schraube an der mittleren, lateralen, unteren und oberen Seite austastet. Das Austasten des Pedikellochs ist sehr wichtig, um sicherzustellen, dass sich am medialen und unteren Anteil des Lochs Knochen befindet, um eine Schädigung der Dura mater zu vermeiden, sowie am lateralen und oberen Teil des Pedikels, um einen guten Halt im Knochen zu gewährleisten. Auf der konkaven Seite der Deformation wird eine segmentale Fixierung an jedem oder zumindest an jedem möglichen Segment empfohlen. Auf der konvexen Seite der Deformation sind weniger (normalerweise ca. 60%) Pedikelschrauben nötig als auf der konkaven Seite. In einem ersten Schritt werden nur Teile der Pedikelschrauben eingesetzt. Danach werden Positionierung und Winkel der Schrauben fluoroskopisch in a.p. und lateral bestimmt. Wenn jeder Schraubenwinkel korrekt ist, können die Schrauben in der normalen Position eingebracht werden. Hat eine Schraube nicht den richtigen Winkel oder die richtige Position, dann muss dies korrigiert werden, bevor sie in der normalen Position eingebracht wird.

Korrektur der Krümmung

Wie bei jeder anderen Skolioseinstrumentation wird der Stab gebogen und auf die richtige Länge zugeschnitten, um die dreidimensionale Deformität zu korrigieren. Die mobilen und fixen Konnektoren werden in der richtigen Reihenfolge auf den Stab aufgeschoben. Alle Konnektoren werden auf dem zugehörigen Verbinder der Pedikelschraube positioniert. Um die Translation der Wirbelsäule zu bewirken, wird mit dem Stab das Derotationsmanöver durchgeführt; anschließend werden die beiden fixen Konnektoren angezogen, um die Stäbe zu fixieren und eine Derotation zu verhindern.

Beendigung des Eingriffs

Mit evozierten Potenzialen wird ein Aufwachtest durchgeführt. Anhand einer Röntgenaufnahme (a.p. und lateral) wird die erreichte Korrektur überprüft und entschieden, ob eine neue Justierung nötig ist. Wie bei jeder anderen Fusionsinstrumentation muss der Chirurg die Muskelfaszie, das Subkutangewebe und die Haut mit unterschiedlichen Stichen schließen, also einen Verschluss in mehreren Lagen durchführen. Es erfolgt normale Wundabdeckung.

10.4.10 Postoperative Behandlung

Der Chirurg muss den Patienten über das zulässige Ausmaß an körperlicher Aktivität informieren. Die Liste der Aktivitäten gibt nur eine allgemeine Steigerung der erlaubten postoperativen Aktivitäten wieder. Wie bei anderen Eingriffen sollte der Chirurg auch allgemeine postoperative Anweisungen geben, die nicht mit dem Orthobiom-System in Zusammenhang stehen.

10.4.11 Komplikationen

Die mit Orthobiom verbundenen Risiken schließen die allgemeinen Operationsrisiken und die mit jeder Instrumentation der Wirbelsäule zur Korrektur einer Skoliose einhergehenden Risiken ein. Schließlich gibt es noch Risiken, die direkt mit der Verwendung des Orthobiom-Systems assoziiert sind.

Allgemeine Eingriffsrisiken

Jede Operation birgt ein Mortalitätsrisiko. Ferner sind mit jeder Allgemeinanästhesie Risiken verbunden, darunter Reaktionen auf das Narkosemittel, Blutgerinnsel, die sich durch die Blutgefäße bewegen und wichtige Organe schädigen können, Pneumonie, Herzrhythmusstörungen oder Herzinfarkt. Die Anästhesie wird präoperativ geplant und während der Operation von einem erfahrenen Anästhesisten überwacht. Nach der Operation wird die Aufwachphase von Krankenhausmitarbeitern nach den jeweils gültigen Krankenhausvorschriften engmaschig überwacht. Das zweite größere Risiko hängt mit der Bluttransfusion zusammen, ist aber durch Eigenblutspenden vor der Operation beherrschbar. Das dritte größere Risiko ist das Infektionsrisiko, das durch prophylaktische Antibiotikagabe während und nach der Operation minimiert wird. Der Patient kann auch ein Hämatom, eine Wundheilungsstörung, Blutungen oder eine Gefäßverletzung an der Einschnittstelle entwickeln. Eine zeitnahe Nachuntersuchung während des Krankenhausaufenthalts hilft, ein solches Ereignis zu erkennen und angemessen darauf zu reagieren.

Risiken bei Wirbelsäuleninstrumentation

Das Hauptrisiko für den Patienten sind bei jeder Wirbelsäuleninstrumentation zeitweilige oder dauerhafte neurologische Ausfälle. Dieses Risiko wird durch Erfassung der sensorischen und motorischen evozierten Potenziale während des Eingriffs und durch einen Aufwachtest am Ende der Instrumentationsmaßnahme kontrolliert. Weitere Risiken stehen mit Materialversagen, Fehlfunktion oder einem Wirbelkörperbruch in Zusammenhang, der zu einem Verlust der Krümmungskorrektur oder zur Verletzung von Nachbargewebe führen kann. Auch das Nichtfusionieren von Wirbelsegmenten limitiert die Wirksamkeit konventioneller Implantate. Beim Orthobiom-System stellt dies jedoch kein Versagen dar, da diese Eigenschaft gewünscht ist. In jedem Fall werden diese Komplikationsmöglichkeiten im Rahmen regelmäßiger klinischer und radiologischer Untersuchungen engmaschig überwacht. Bei Eintreten eines solchen Ereignisses kann eine Revision des Systems geplant werden. Zusätzliche Komplikationen können auftreten, wenn ein Fremdkörper implantiert wird, der Infektionen und Allergien auslösen kann.

Mit Orthobiom verbundene Risiken

Die mit dem Orthobiom-System verbundenen Risiken schließen die oben erwähnten Risiken ein. Darüber hinaus könnten zwei implantatspezifische Faktoren ein Risiko darstellen: Erstens sind einige Teile des Systems aus Polyethylen gefertigt, d.h. aus einem Material, das früher nicht für Wirbelsäulenkorrekturen verwendet wurde, sodass Biokompatibilität ein Problem darstellen könnte. Allerdings wird dieses Material seit vielen Jahren in breitem Umfang für zahlreiche andere orthopädische Implantate [3–5] eingesetzt, und die Ergebnisse der vom Sponsor vor dieser Studie durchgeführten zytotoxischen Tests ergaben keine negativen Effekte auf das die Wirbelsäule umgebende Gewebe. Zweitens sind einige der Komponenten des Orthobiom-Systems bis zu einem gewissen Grad frei beweglich. Dies birgt ein gewisses Risiko, da das Implantat möglicherweise größeren Belastungen ausgesetzt ist, was zum Versagen einiger Komponenten führen könnte. Ausgedehnte Finite-Elemente-Analysen und mechanische Tests haben jedoch, was die Dauerbelastbarkeit betrifft, positive Ergebnisse erbracht, da lediglich Mikrobewegungen erwartet werden.

Die Beweglichkeit des Implantats könnte auch das Wirbelsäulensystem auf verschiedene Weise beeinflussen. Es könnte seine Fähigkeit verringern, die Korrektur der Krümmung aufrechtzuerhalten, oder die Belastung der Pedikel vergrößern und knöcherne Veränderungen bewirken. Die engmaschige Nachuntersuchung der Patienten ermöglicht es dem Arzt jedoch, solche Probleme rasch zu erkennen und sie durch eine Fusion zu lösen. Dies würde einen zweiten Eingriff bedeuten, der mit der Revisionsoperation eines konventionellen Implantats vergleichbar wäre. Andererseits könnte es auch zu einer Fusion kommen, ohne dass sie beim Eingriff beabsichtigt gewesen wäre. Das Ergebnis der Korrektur sollte dadurch zwar nicht beeinträchtigt werden, doch würde der Patient wohl Einschränkungen der positiven Eigenschaften des Orthobiom-Systems hinnehmen müssen. Ein weiteres Risiko betrifft schließlich die Frage, ob das Orthobiom-System wirksam ist. Die Beweglichkeit seiner Komponenten wurde entwickelt, um der Beweglichkeit der Wirbelsäule Rechnung zu tragen und die Probleme der Nichtfusion der Wirbelsäule zu überwinden. Es besteht die Möglichkeit, dass diese Beweglichkeit die Qualität der Korrektur mit der Zeit limitiert. Nach den gleichen Prinzipien ist unklar, ob die komplette Korrektur der Wirbelsäule auch erhalten bleibt, wenn das Orthobiom-System bei Erreichen der körperlichen Reife wieder entfernt wird. Jedoch sollte sich das neuromuskuläre System angepasst und sich ein neues Gleichgewicht eingestellt haben. Außerdem ist das Wachstum des Patienten beendet. Wenn die Krümmung der Skoliose im reifen Alter noch zunimmt, kann mit einer konventionellen Instrumentierung eine Fusion durchgeführt werden. Die Risiken in der Anwendung des Orthobiom-Systems werden durch intensives Training des Prüfarztes/Chirurgen am Instrumentarium minimiert, das aus theoretischem Training und der Instrumentierung am Tiermodell oder Kadaver besteht. In jedem Fall lassen sich die Folgen der soeben beschriebenen unerwünschten Ereignisse durch eine engmaschige Nachbeobachtung der Patienten anhand von klinischen und radiologischen Untersuchungen und eine angemessene Dokumentation der Patientenbefindlichkeit beherrschen.

10.4.12 Diskussion

Die Arthrodese ist eine wirksame Methode zur Ausschaltung von Krankheitsprozessen und zur Gewährleistung einer dauerhaften strukturellen Stabilität bei Krankheitsprozessen, die die beweglichen Gelenke der Extremitäten wie auch des Achsenskeletts betreffen. Da diese Maßnahme aber irreversibel und unphysiologisch ist, wird sie vieler unerwünschter Langzeitnebenwirkungen bezichtigt.

Während der letzten beiden Jahrzehnte gab es in der orthopädischen Chirurgie definitiv den Trend zur Erhaltung des beweglichen Gelenks, um eine physiologischere Wiederherstellung der Funktion zu erreichen. Die Versorgung der Wirbelsäule ohne Arthrodese ist nicht neu. Sie kann auf eine viel längere Geschichte zurückblicken als die spinalen Arthrodesetechniken. Die externe Stabilisierung der Wirbelsäule durch einen Rumpfgips vor der Ära der Instrumentation ohne Fusion [6], Methode langer Stab – kurze Fusion und die Verwendung von subkutanen Stäben bei pädiatrischen Deformitäten fallen alle in diese Kategorie [8].

Ungeachtet ihrer offensichtlichen theoretischen Vorteile (z.B. Zulassen von Wachstum der Wirbelsäule vor endgültiger Fusion, Reduzierung der Anzahl fusionierter Segmente oder Wegfall der Notwendigkeit, überhaupt fusionieren zu müssen) waren diese Methoden – mit Ausnahme der externen Fixierung – nicht sehr beliebt. Dies ist vor allen Dingen auf ihre begrenzten Indikationen, die Ungewissheit des Behandlungsergebnisses und die hohe mechanische und biologische Versagerrate zurückzuführen [9, 10]. Da Instrumentierung ohne Fusion sehr stark vom spontanen Eintreten der Wirbelsäulenstabilität abhängt – entweder durch Heilung der destabilisierenden Läsion oder eine anatomische Veränderung durch Wachstum –, muss das Wirbelsäulenimplantat Belastungen sehr viel länger aushalten als bei Instrumentierung mit Fusion, was sie anfälliger für mechanisches Versagen macht.

Die häufigste und wichtigste Ursache für biologisches Versagen, das die Ergebnisse einer Instrumentation ohne Fusion beeinträchtigt, ist eine spontane Fusion, denn das Ziel ist ja die Erhaltung der Bewegung in den Segmenten. Dadurch, dass sie die wachstumsbedingte Veränderung der Wirbelsäulenform einschränkt und die auf die unfusionierten Segmente einwirkenden Kräfte verändert, gefährdet sie auch die Fähigkeit der Wirbelsäule, ihre intrinsische Stabilität wiederherzustellen.

Degenerative Veränderungen der Bandscheiben, des Facettengelenkknorpels und Versteifung des Segments zählen als biologisches Versagen, welches das Langzeitergebnis – hauptsächlich nach Entfernung der Instrumentierung – beeinflusst, und können Schmerz, Steifheit, Hypermobilität und frühzeitige degenerative Veränderungen hervorrufen. Diese treten hauptsächlich in der instrumentierten Region, aber auch in benachbarten Bewegungssegmenten auf, auf die sich die Belastung durch die abrupte Änderung der Beweglichkeit konzentriert.

Eine Störung im Nährstofftransport des Knorpels der Bandscheiben und der Facettengelenke durch eine rigide Instrumentation gefährdet die biologische Funktion der Knorpel- und Bandscheibenzellen, verursacht degenerative Veränderungen und kann im Extremfall zum totalen Verschwinden des Gelenkknorpels und zur knöchernen Fusion des Segments führen. Unsere experimentellen Ergebnisse zeigen, dass die Lebensfähigkeit von Gelenkknorpel und Bandscheibe aufrechterhalten werden kann, wenn man nicht nur den vollen Bewegungsumfang gewährleistet, sondern auch, dass eine Mikrobeweglichkeit ausreicht, um avaskuläre Bindegewebe mit Nährstoffen zu versorgen bzw. diese zu drainieren. In der Gruppe mit rigider Fixierung (➤ Abb. 10.22) wurde ein Tier nach 12 und 5 Tiere nach 18 Monaten untersucht. Trotz des erheblichen Wachstums der Tiere von 32 ± 5,14 auf 62,7 ± 14,8 kg blieb die Länge des instrumentierten Segments (gemessen als Abstand zwischen der obersten und untersten Schraube) unverändert. Die durch die Rotation der Stäbe eingestellte initiale Skoliose von 31 ± 5° war zum Zeitpunkt der Untersuchung bei 27 ± 8° erhalten geblieben, und zwar ohne signifikante Änderung in der Ausprägung der Krümmung (*p* = 0,37, gepaarter *t*-Test), und zeigt damit eine akzeptable Aufrechterhaltung der Fixierung (➤ Tab. 10.3).

In der Gruppe mit mobiler Fixierung (➤ Abb. 10.23) wurde ein Tier nach 6 Monaten untersucht, drei Tiere nach 12 und drei weitere Tiere nach 18 Monaten. In der Beobachtungszeit waren die Tiere von 29,9 auf 67,2 kg gewachsen. Die Länge des instrumentierten Segments hatte sich von 25,3 ± 2 cm auf 30 ± 1,5 cm geändert; damit ergab sich ein Wachstum von 4,7 ± 1,4 cm (*p* = 0,0004; gepaarter *t*-Test). Trotz eines geringfügigen Fixationsversagens in drei Fällen, das auf den letzten Röntgenbildern vor der abschließenden Untersuchung entdeckt wurde (zwei Minischweine mit einer gebrochenen Schraube, ein Minischwein mit zwei gebrochenen Schrauben), blieb die experimentelle skoliotische Krümmung von 19 ± 4° bei 17 ± 5° erhalten, was eine vertretbare Aufrechterhaltung der Fixierung ohne statistisch signifikante Änderung der Krümmungsgröße (*p* = 0,21; gepaarter *t*-Test) bedeutet (➤ Tab. 10.4).

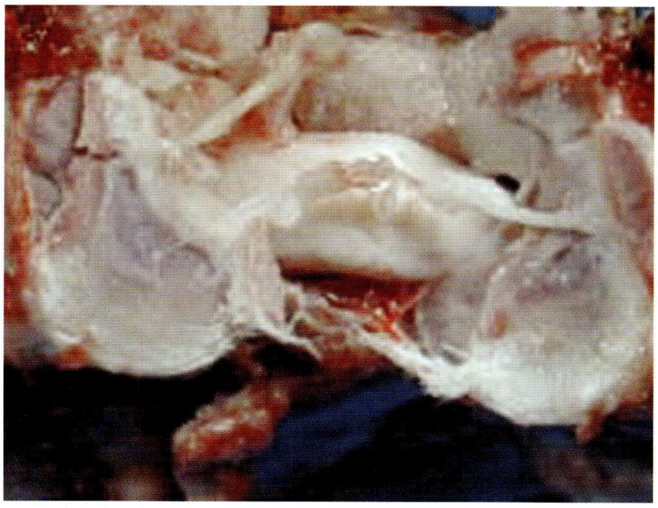

Abb. 10.22 Minischwein 12 Monate nach dem Eingriff mit rigider Fixierung (Colorado). Eine Bandscheibe aus dem instrumentierten Segment zeigt eine Verringerung des Nucleus pulposus sowie degenerative Änderungen des Anulus fibrosus und des Endplattenknorpels.

Tab. 10.3 Ergebnisse der Gruppe 1: rigide Fixierung

Parameter	direkt nach OP	nach 18 Monaten	*p**
Skoliosewinkel (°)	31 ± 5	27 ± 8	0,37
Instrumentationsstrecke** (mm)	276 ± 25	283 ± 14,8	0,10
Wachstum des Minischweins (kg)	32 ± 5,14	62,7 ± 14,8	–

* gepaarter *t*-Test
** korrigiert nach Vergrößerung unter Nutzung der Länge der longitudinalen Elemente

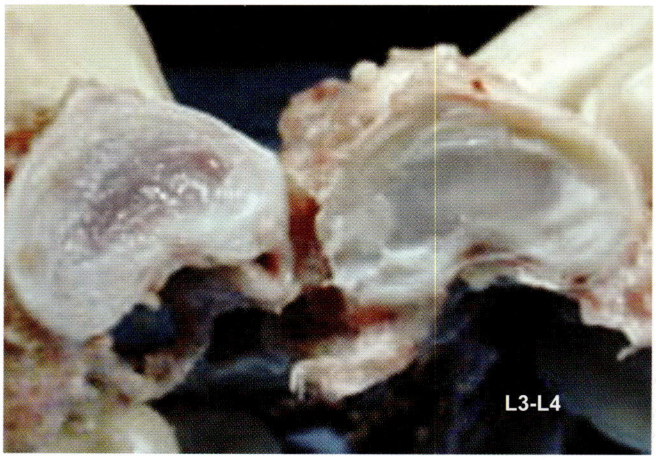

Abb. 10.23 Minischwein mit mobiler Fixierung (Orthobiom-System), Bandscheibe L3/L4. Nucleus pulposus und Anulus fibrosus sind gut erhalten.

Tab. 10.4 Ergebnisse der Gruppe 2: mobile Fixierung

Parameter	Direkt nach OP	Nach 18 Monaten	*p**
Skoliosewinkel (°)	19 ± 4	17 ± 5	0,21
Instrumentationsstrecke (mm)**	253 ± 20	300 ± 15	0,0004
Wachstum des Minischweins (kg)	29,9	67,2	–

* gepaarter *t*-Test
** korrigiert nach Vergrößerung unter Nutzung der Länge der longitudinalen Elemente

Bei der immunhistochemischen Untersuchung erkannten wir, dass das Vorhandensein von Kollagen X in der Gruppe mit rigider Fixierung stärker war als in der Gruppe mit mobiler Fixierung (Orthobiom). Ein Vergleich der Proben aus der Gruppe mit mobiler Fixierung (Orthobiom) und der Gruppe mit rigider Fixierung (Colorado und TSRH) zeigte jedoch, dass das Vorhandensein von Kollagen X in den Bandscheiben der rigiden Fixierung (Colorado und TSRH) eine deutlich höhere statistische Signifikanz hatte. Bei der rigiden Fixierung repräsentiert Kollagen X im Vordergrund 92,84% und im Hintergrund 6,42%, die restlichen Prozente sind anderen Kollagenen zuzuordnen. In der Gruppe mit mobiler Fixierung (Orthobiom) war normales Kollagen mit 62,96% im Vordergrund vertreten, und das durchschnittliche Kollagen X betrug 7,84% im Hintergrund. Der Rest mit 14,81% gehört zu anderen Kollagenen. Eine statistische ANOVA-Analyse (engl. *Analysis of Variance)* zum Vergleich zwischen dem Orthobiom- und dem Colorado-System hatte einen p-Wert von 0,00094.

Das Nichteintreten von Wachstum und Heilung stellt die dritte Gruppe des biologischen Versagens dar, das schließlich eine Wiederherstellung der Wirbelsäulenstabilität mittels Fusion erforderlich machen würde. Es kann auf eine spontane Fusion, Degeneration des Knorpels von Bandscheibe und Facettengelenk sowie unangemessene mechanische Kräfte zurückzuführen sein, die das Wachstum in die gewünschte Richtung verhindern [9]. Obwohl es zu diesem Zeitpunkt schwer zu beurteilen ist, könnte man dieses Problem möglicherweise durch die Kombination von geeigneter rigider und mobiler Fixierung im gleichen Konstrukt in den Griff bekommen.

Der experimentelle Vergleich des biologischen Ansprechens eines unfusionierten Segments und eines rigide fixierten Segments war Teil unseres Versuchs, ein Instrumentationssystem für die Behandlung von pädiatrischen Deformitäten der Wirbelsäule mit Nichtfusion zu entwickeln. Im Gegensatz zu Erwachsenen oder Patienten am Ende ihrer Wachstumsphase sollte bei jüngeren Patienten mit ausgeprägten Deformitäten das Knochenwachstum bei der Behandlung der Wirbelsäulendeformität berücksichtigt werden. Das verbleibende Wachstum der Wirbelsäule und der Extremitäten ist sowohl ein negativer als auch ein positiver Faktor in der Behandlung von Deformitäten der Wirbelsäule; negativ in dem Sinne, dass eine langstreckige Fusion der Wirbelsäule eine Verkürzung des Rumpfes im Vergleich zu den Extremitäten bedeutet und die Furcht vor einer solchen Verkürzung oftmals zu einer unangemessen kurzen Fusion führt, mit der sich die Deformität nicht beherrschen lässt. Der positive Aspekt ist, dass das Wachstum in Verbindung mit einem entsprechenden System der Kraftaufbringung ausgenutzt werden kann, um die intrinsische mechanische Stabilität der Wirbelsäule wiederherzustellen, indem man die destabilisierende anatomische Änderung im Wirbelkörper umkehrt. Unser Ziel war es, die negativen Effekte der langstreckigen Fusion zu vermeiden und die Vorteile des verbleibenden Wachstums auszunutzen, um die Stabilität wiederherzustellen. Die adäquate Funktion der Instrumentation setzt voraus, dass das System in der Wirbelsäule zuverlässig fixiert wird, um die gewünschten mechanischen Kräfte ausüben zu können, gleichzeitig aber für eine gewisse Beweglichkeit in den behandelten Segmenten gesorgt ist, um die Möglichkeit und Fähigkeit zur Translation der Stäbe im Längenwachstum zu gewährleisten.

Dieses Experiment wurde durchgeführt, um den Ausgleichspunkt zwischen der Rigidität und der Flexibilität des Implantats zu bestimmen, der sowohl die Kontrolle der Wirbelsäule als auch die Aufrechterhaltung der biologischen Funktionsfähigkeit der Segmente erlaubt, und um die Hypothese zu testen, dass Mikrobeweglichkeit der Segmente ausreicht, um die biologische Funktionsfähigkeit der Bandscheibe und des Knorpels der Facettengelenke aufrechtzuerhalten. Das Konzept der Mikrobewegung im Segment war besonders wichtig, da das Versagen der mechanischen Fixation die häufigste Variante des Versagens einer Instrumentation ohne Fusion ist. Dies konnte nur durch Verringerung des Unterschieds in der Flexibilität zwischen Wirbelsäule und Implantat erreicht werden. Dieser Unterschied kann entweder durch Erhöhung der Steifheit der Wirbelsäule (Erhöhung der Rigidität der Fixierung) oder durch Verringerung der Steifheit des Implantatkonstrukts durch Modifikation der Komponenten reduziert werden. Da das Hauptziel einer Operation zur Instrumentation aber die Aufrechterhaltung der korrektiven Kräfte auf die Wirbelsäule ist, lag das Schwergewicht darauf, die Wirbelsäule deutlich steifer zu machen als eine uninstrumentierte Wirbelsäule und dabei kontrollierte Mikrobewegung zuzulassen.

Die Schnittstelle zwischen Knochen und Implantat stellt die Verankerung in der Wirbelsäule dar und bestimmt die Stärke der durch das Implantat hergestellten Wirbelsäulenstabilisierung. Ein Versagen wird hier deutlich durch die Gesamtsteifheit des Implantatkonstrukts und die biomechanischen Charakteristika der Verankerung, also der Pedikelschrauben, beeinflusst.

Die Charakteristika der longitudinalen Anteile bestimmen die Gesamtsteifheit des Implantatkonstrukts, nicht aber die intersegmentale Bewegung, da der Hebelarm der intersegmentalen Bewegung im Vergleich zur Länge des gesamten Implantats sehr klein ist. Wenn hier ein Versagen eintritt, dann ist dies der unterschiedlichen Steifheit von Implantat und Wirbelsäule zuzuschreiben. Ursprünglich wurde ein Stab mit kleinerem Durchmesser (5 mm) aus einer Titanlegierung entwickelt, um unter physiologischer Belastung eine 15%ige elastische Deformation des Stabes zu ermöglichen und so die Steifheit des Implantats zu verringern. Mittlerweile sind die Stäbe aus poliertem rostfreiem Stahl, der an der Grenzfläche Stab/Polyethylenrollen einen minimalen Abrieb gewährleistet.

Der Verbindungsmechanismus, der das Implantatkonstrukt bildet, bestimmt die Stabilität zwischen den Implantatbestandteilen und damit die intersegmentale und translationale Bewegung. Es wurden zwei Arten von Verbindungsmechanismen entworfen: ein fixer Konnektor, der die Schnittstellen verbindet und die Kontrolle der Stäbe gestattet (also Gleiten und Rotation), und die mobilen Konnektoren, die sechs Freiheitsgrade zulassen, um eine uneingeschränkte Verbindung zwischen Verankerung und longitudinalem Element zu ermöglichen. Durch die Kombination der beiden Verbindungsmechanismen am gleichen Stab können die gewünschten mechanischen Kräfte auf das Bewegungssegment innerhalb der instrumentierten Strecke ausgeübt werden.

10.4.13 Fazit

Eine nicht schnell und nicht richtig behandelte kindliche Skoliose kann bei den betroffenen Kindern zu schweren Beeinträchtigungen führen. Das Beste ist, wenn das Fortschreiten der Krümmung mit einem Korsett behandelt und damit verhindert wird. Schreitet die Krümmung jedoch weiter fort, müssen andere Optionen wie das Orthobiom-System in Betracht gezogen werden.

LITERATUR

[1] Rogala EJ, Drummond DS, Gurr J: Scoliosis: Incidence and natural history: A prospective epidemiological study. J Bone Joint Surg Am 60(2): 173–176, 1978.
[2] Rivard CH, Rhalmi S, Coillard C: In vivo biocompatibility testing of peek polymer for a spinal implant system: A study in rabbits. J Biomed Materials Res 62(4): 488–498, 2002.
[3] McGloughlin TM, Kavanagh AG: Wear of ultra-high molecular weight polyethylene (UHMWPE) in total knee prostheses: A review of key influences. Proc Inst Mech Eng [H] 214(4): 349–359, 2000.
[4] Edidin AA, Kurtz SM: Influence of mechanical behavior on the wear of 4 clinically relevant polymeric biomaterials in a hip simulator. J Arthroplasty 15(3): 321–331, 2000.
[5] Bavaresco VP, de Carvalho Zavaglia CA, de Carvalho Reis M, Malmonge SM: Devices for use as an artificial articular surface in joint prostheses or in the repair of osteochondral defects. Artif Organs 24(3): 202–205, 2000.
[6] Soucacos PN, Zacharis K, Gelalis J, et al: Assessment of curve progression in idiopathic scoliosis. Eur Spine J 7(4): 270–277, 1998.
[7] Kane WJ: Scoliosis prevalence: A call for a statement of terms. Clin Orthop 126: 43–46, 1977.
[8] Lonstein JE, Carlson JM: The prediction of curve progression in untreated idiopathic scoliosis during growth. J Bone Joint Surg Am 66(7): 1061–1071, 1984.
[9] Cobb JR: Outline for the study of scoliosis. Instructional Course Lectures, American Academy of Orthopaedic Surgeons, Vol. 5. Ann Arbor, MI, JW Edwards, 1948.
[10] Labelle H, Dansereau J: Orthotic treatment of pediatric spinal disorders and diseases. In Spine: State of the Art Reviews, Vol. 4, No 1. Philadelphia, Hanley & Belfus, 1990.

10.5 Überlegungen zur Wirbelsäulenarthroplastie bei älteren und osteoporotischen Patienten

James J. Yue

! KERNAUSSAGEN

- Bei älteren Menschen und Patienten mit Osteoporose ist eine umfassende Anamnese und genaue körperliche Untersuchung unerlässlich, wenn bewegungserhaltende Technologie verwendet werden soll.
- Lumbale Bandscheibenvollprothesen haben Auswirkungen auf die gesamte Lordose der Lendenwirbelsäule. Daher sollte eine zentrale Spinalstenose als relative Kontraindikation für Bandscheibenvollersatz betrachtet werden.
- Dynamische posteriore Stabilisationseingriffe bedürfen einer genauen Analyse der anteroposterioren und lateralen Instabilitäten vor der Implantation.
- Die zusätzliche Verwendung von Knochenverstärkung wie PMMA (Polymethylmethacrylat) oder Cortoss können die eingeschränkte Verwendung von bewegungserhaltenden Prothesen erlauben.

Es hat sich gezeigt, dass die Verwendung von bewegungserhaltenden Technologien wie Bandscheibenvollersatz, Bandscheibenteilersatz (Kernersatz) und posterioren dynamischen Systemen bei Patienten zwischen 18 und 60 Jahren eine sichere und effektive Behandlungsmethode sind [1–4]. Außer bei interspinösen Implantationen wurde die Verwendung von Nonfusion-Technologie bei Älteren nicht in größerem Umfang untersucht [5–8]. Eine Reihe von Faktoren wie z.B. Vorhandensein, Ausmaß und Lage einer Stenose, Facettengelenkdegeneration, Knochendichte und Gefäßzustand sollte bei allen Patienten, besonders bei jenen über 60 Jahren, genau untersucht werden, bevor man mit einem nicht fusionierenden Eingriff fortfährt. Wegen der Zunahme der potenziellen medizinischen Komplikationen bedarf diese Patientengruppe vor jedem chirurgischen Eingriff einer gewissenhaften allgemeinen medizinischen Untersuchung.

10.5.1 Überlegungen zur Bandscheibenarthroplastie

Die meisten Patienten über 60 Jahre sind zwar keine idealen Kandidaten für einen Bandscheibenvollersatz (BSVP), in einer genau ausgewählten Untergruppe von Patienten dieser Altersgruppe ist er aber dennoch durchführbar [9]. Wie bei allen Patienten, die für eine BSVP vorgesehen sind, sind eine gründliche Anamnese und eine körperliche Voruntersuchung nötig. Nicht für die BSVP geeignet sind Patienten mit einer neurogenen Claudicatio in der Vorgeschichte, die durch eine mittels MRT bestätigte zentrale Stenose bedingt ist (➤ Abb. 10.24). Der Gesamteffekt der lumbalen BSVP ist es, die Wirbelsäule wieder in eine lordotische Position zu bringen. Bei einer subartikulären/foraminalen Stenose oder einer Spinalkanalstenose kann es zur Kompression neuronaler Strukturen und zu neurologischen Defiziten kommen (➤ Abb. 10.25) [10, 11]. Die körperliche Untersuchung sollte auch auf ein Bauchaortenaneurysma hin durchgeführt und der Puls auf Insuffizienz der Gefäße überprüft werden. Bei einseitigen Rückenschmerzen in Extension und Lateralbeugung sollte eine Untersuchung der Integrität von Facettengelenken und Iliosakralgelenken folgen. Bei „Hüftschmerz" sollte das Hüftgelenk selbst untersucht werden.

Zur Bildgebung sollten von allen Patienten Röntgenbilder, MRT- und CT-Aufnahmen angefertigt sowie eine Knochendichtemessung durchgeführt werden. Röntgenaufnahmen im Stehen sollten auf skoliotische Deformität, dynamische degenerative Spondylolisthese, Aortenverkalkung und Osteopenie untersucht werden. MRT-Aufnahmen sollten auf weitere Hinweise auf Tumor oder Infektionen untersucht werden. Ferner ist eine Untersuchung auf signifikante Erkrankung der Facettengelenke, Facettenzysten und osteoporotische Kompressionsfrakturen zu empfehlen.

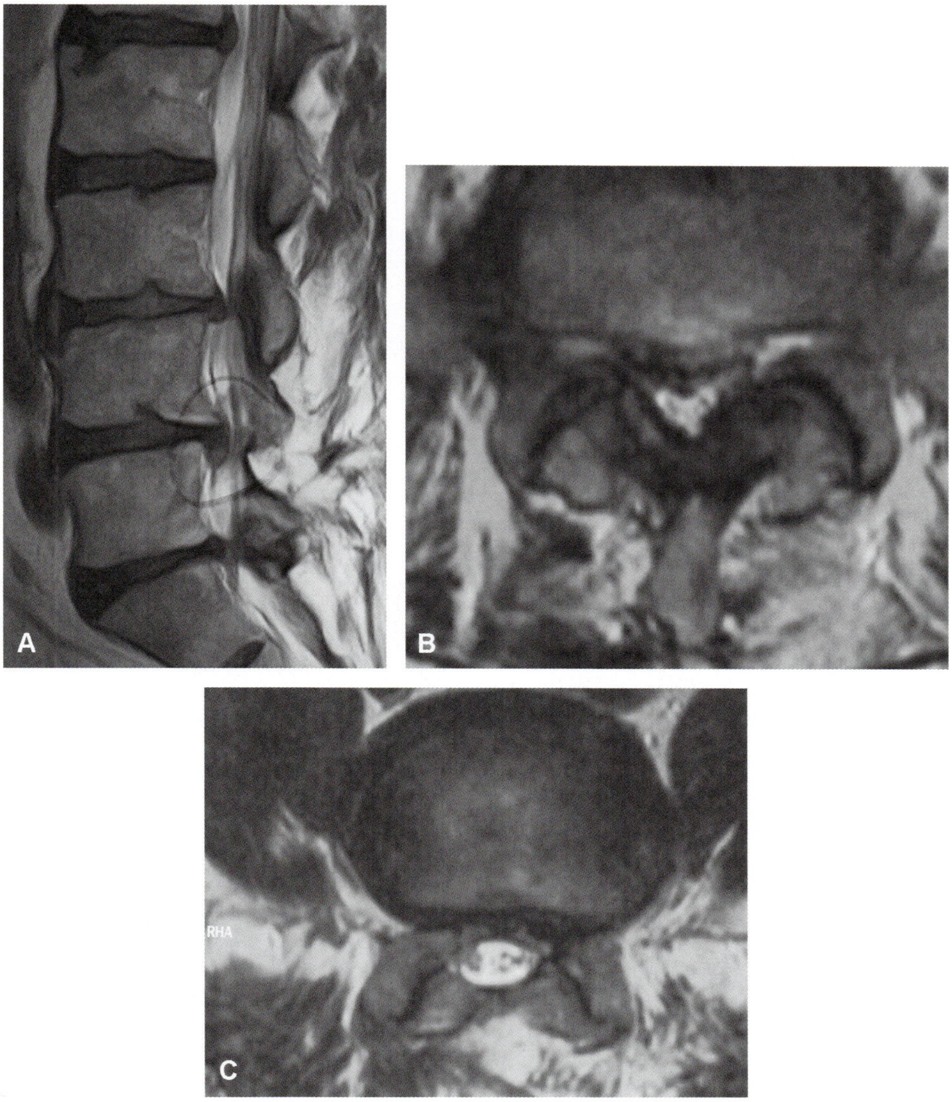

Abb. 10.24 Zentrale Lumbalstenose

Eine der wichtigsten Kontraindikationen ist, wie erwähnt, eine zentrale Stenose. Position und Ausmaß einer foraminalen Stenose sollten genau bestimmt werden. Zur Untersuchung auf eine Facettendegeneration und Defekte der Pars interarticularis und der Iliosakralgelenke sollten CT-Aufnahmen angefertigt werden. Letztlich genauso wichtig ist aber bei allen Patienten eine DEXA *(Dual Energy X-Ray Absorptiometry)*-Knochendichtemessung. Ein T-Wert < –1,0 sollte bei dieser Patientenpopulation als Kontraindikation betrachtet werden.

10.5.2 Posteriore dynamische lumbale Stabilisierung

Die Indikationen für eine posteriore dynamische Stabilisierung der Lendenwirbelsäule wurden einem formalen randomisierten Test unterzogen [12–16]. Die Mehrheit dieser Implantate basiert auf Pedikelschrauben und ist zur guten Fixierung deshalb von einer guten Knochenqualität abhängig. Im Gegensatz zu den posterioren Arthroplastiesystemen wie dem *Total Facet Arthroplasty System* (TFAS; Archus Orthopedics Redmont, Washington) oder dem TOPS-Implantat (Impliant Spine Princeton, New Jersey) können einige der Prothesen anteroposteriore oder laterale Instabilität kontrollieren [17,18]. Deshalb ist eine sorgfältige Überprüfung auf übermäßige Beweglichkeit der Wirbelsäule (z.B. dynamische Spondylolisthese > Grad 1) nötig. Patienten mit übermäßiger Beweglichkeit der Wirbelsäule sollten für eine Fusion vorgesehen werden.

Bei allen zurzeit verfügbaren Implantaten zur Bewegungserhaltung sind die interspinösen bei älteren Patienten am kritischsten untersucht worden [5–8]. Vorteile sind minimal-invasiver Eingriff, minimaler Blutverlust und das Potenzial für die Anwendung einer

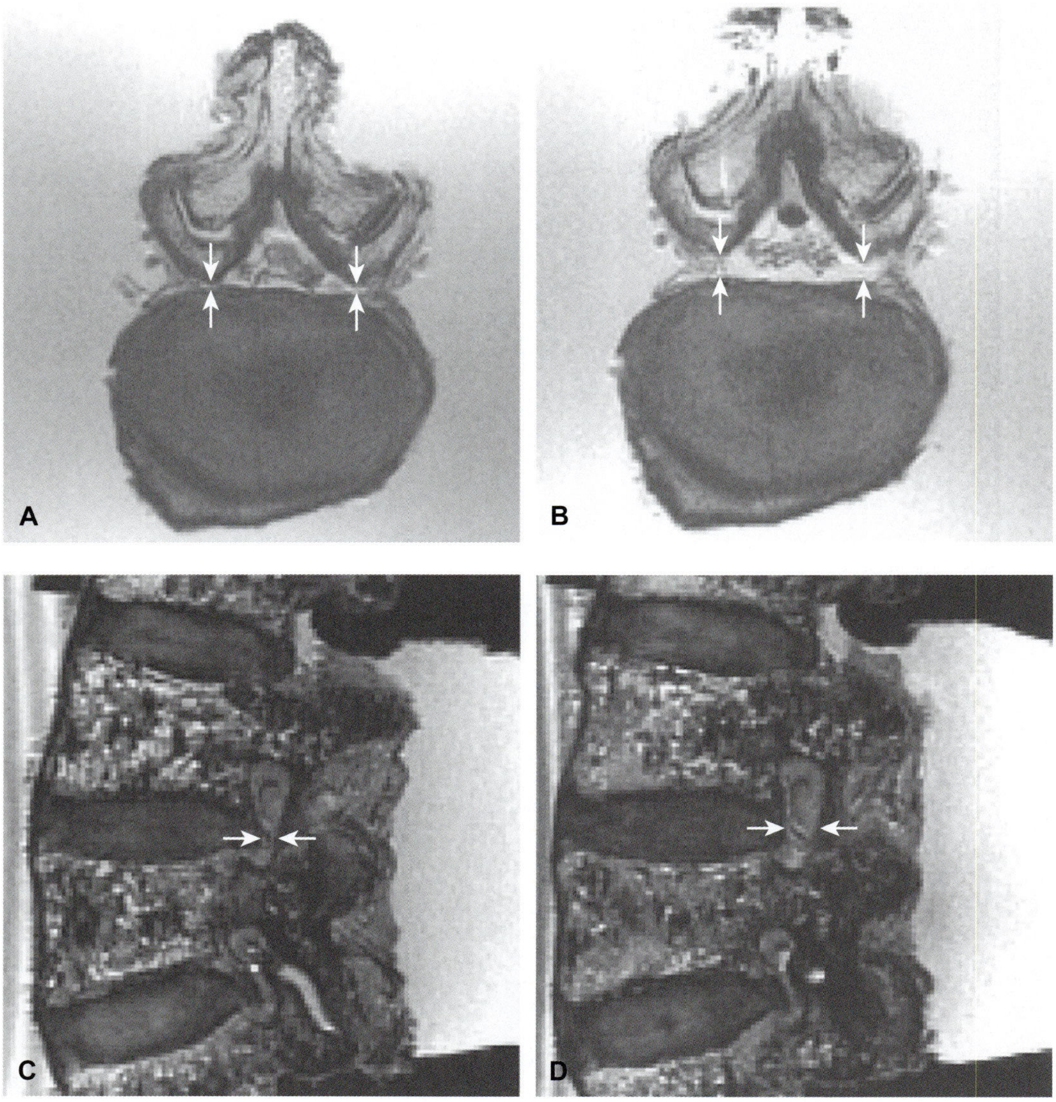

Abb. 10.25 Abnahme der zentralen und foraminalen Fläche mit der Lordose der Wirbelsäule **(A** und **C)**. Zunahme der zentralen und foraminalen Fläche mit Flexion der Wirbelsäule **(B, D)** (aus: Richards JC, Majumdar S, Lindsay DP et. al., 2005 The treatment mechanism of an interspineous process implant for lumbar neurogenic intermittent claudication. *Spine* **30** 744–749; Siddiqui M, Karadimas E, Nicol M, et al., 2006 Influence of X Stop on neuronal foramina and spinal canal area in spinal stenosis. *Spine* **31** 2958–2962)

Lokalanästhesie. Das Implantat ist sehr von der strukturellen Integrität der benachbarten Dornfortsätze abhängig. Patienten mit schwerer spinaler Stenose und Cauda-equina-Syndrom sollten nicht für diese Art von Eingriff vorgesehen, sondern einer Dekompression mit/ohne Fusion unterzogen werden. Auch bei Patienten mit einem T-Wert unter −2,5 sollten alternative Therapien erwogen werden.

10.5.3 Überlegungen zum osteoporotischen Patienten

Das Einsinken der Prothese wurde für 9% aller Patienten mit einem T-Wert unter −1,5 [9] berichtet (➤ Abb. 10.26). Verbesserung der Knochensubstanz des Wirbelkörpers durch Knochenzement wie PMMA oder Cortoss (Orthovita, Malvern, Pennsylvania) wird momentan in kontrollierten Studien untersucht. Cortoss ist ein bioaktives Glaskeramikpolymer mit hoher Röntgendichte, geringer exothermer Reaktion und geringer Viskosität (➤ Abb. 10.27) [19]. Das Polymer induziert eine lokale alkalische Umgebung, was die Ablagerung von Calciumphosphat und Knochen induziert. Yue et al. haben nichtrandomisierte Daten über den Einsatz von Cortoss zur Verstärkung der Knochensubstanz des Wirbelkörpers bei osteoporotischen Patienten, die eine Bandscheibenvollprothese erhalten haben, vorgelegt [20]. Hier wurden 33 Patienten mit einem durchschnittlichen T-Wert von −2,5 (Bereich −1,5 bis −4,4) untersucht; 33% waren Raucher. Nach dem Gebrauch von Cortoss (Einbringung von anterior nach

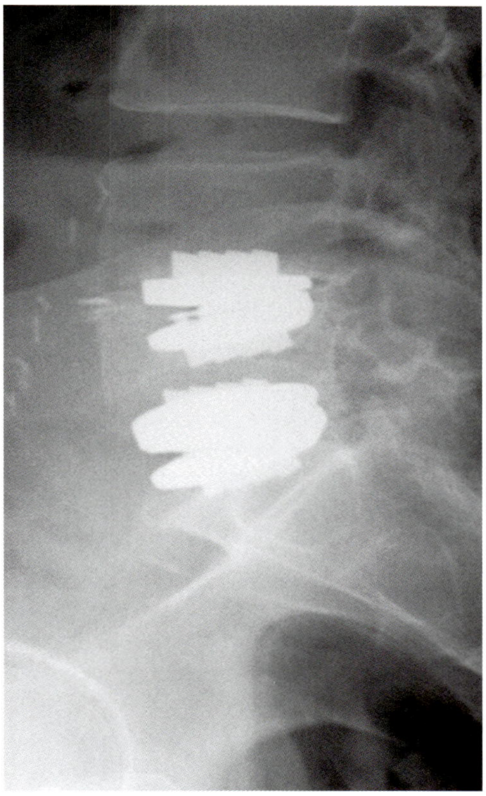

Abb. 10.26 Beispiel für Einsinken

Implantation der Prothese) sank die Einsinkrate von 9% auf 0%. Während eines durchschnittlichen Nachbeobachtungszeitraums von 35 Monaten traten bei diesen Patienten keine unerwünschten Ereignisse ein.

10.5.4 Zusammenfassung

Eine sorgfältige klinische Untersuchung einschließlich umfassender Anamnese und körperlicher Untersuchung mit Analyse der Bildgebung ist für die Beurteilung eines älteren oder osteoporotischen Patienten essenziell. Spinale Stenose oder neurogenes Hinken sollten als relative Kontraindikation für lumbale Bandscheibenvollprothetik angesehen werden. Patienten mit Risikofaktoren für Osteoporose sollten sorgfältig untersucht werden, um eine gute Knochendichte sicherzustellen. Die Verwendung von Knochenzement wie PMMA oder Cortoss kann die relative Festigkeit des Knochens erhöhen und den begrenzten Einsatz von bewegungserhaltenden Technologien in dieser Patientengruppe ermöglichen. Weitere Studien sind nötig, bevor man diese Zusatztechnologie bei allen osteoporotischen Patienten einsetzen kann.

LITERATUR

[1] Bertagnoli R, Yue JJ, Fenk-Mayer A, et al: Treatment of symptomatic adjacent-segment degeneration after lumbar fusion with total disc arthroplasty by using the ProDisc prosthesis: A prospective study with 2-year minimum follow-up. J Neurosurg Spine 4: 91–97, 2006.

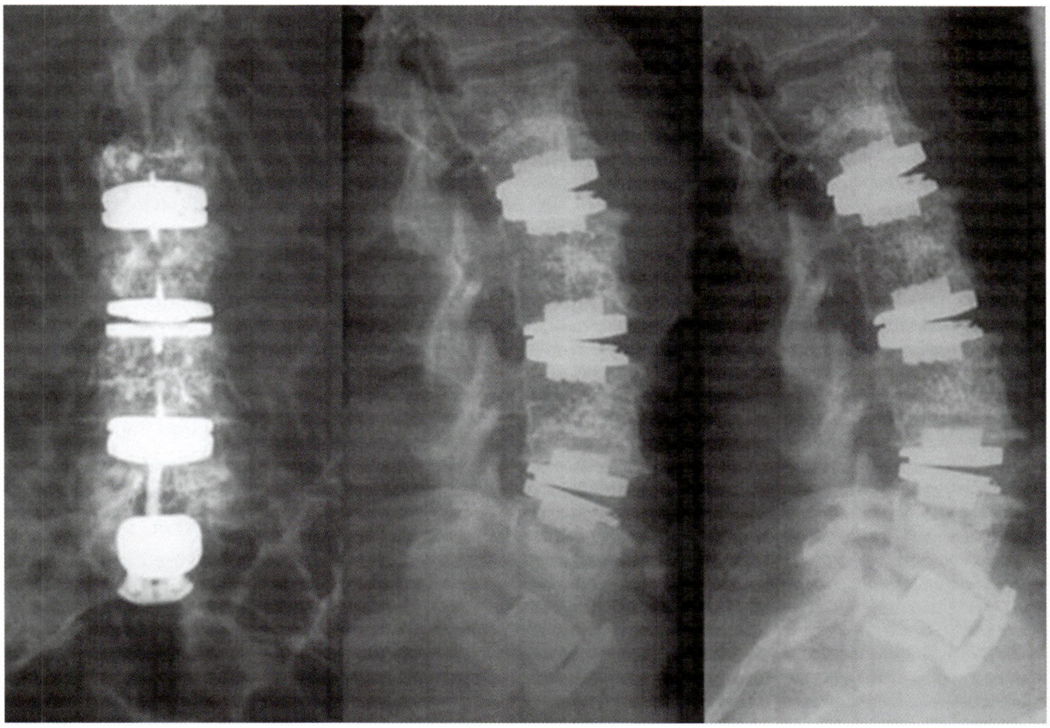

Abb. 10.27 Einsatz von Cortoss bei mehrsegmentigem Bandscheibenvollersatz (Aufnahmen von R. Bertagnoli)

[2] Bertagnoli R, Yue JJ, Kershaw T, et al: Lumbar total disc arthroplasty utilizing the ProDisc prosthesis in smokers versus nonsmokers: A prospective study with 2-year minimum follow-up. Spine 31: 992–997, 2006.
[3] Bertagnoli R, Yue JJ, Shah RV, et al: The treatment of disabling single-level lumbar discogenic low back pain with total disc arthroplasty utilizing the ProDisc prosthesis: A prospective study with 2-year minimum follow-up. Spine 30: 2230–2236, 2005.
[4] Bertagnoli R, Yue JJ, Shah RV, et al: The treatment of disabling multilevel lumbar discogenic low back pain with total disc arthroplasty utilizing the ProDisc prosthesis: A prospective study with 2-year minimum follow-up. Spine 30: 2192–2199, 2005.
[5] Anderson PA, Tribus CB, Kitchel SH: Treatment of neurogenic claudication by interspinous decompression: Application of the X STOP device in patients with lumbar degenerative spondylolisthesis. J Neurosurg Spine 4: 463–471, 2006.
[6] Chiu JC: Interspinous process decompression (IPD) system (XSTOP) for the treatment of lumbar spinal stenosis. Surg Technol Int 15: 265–275, 2006.
[7] Hsu KY, Zucherman JF, Hartjen CA, et al: Quality of life of lumbar stenosis-treated patients in whom the X STOP interspinous device was implanted. J Neurosurg Spine 5: 500–507, 2006.
[8] Kondrashov DG, Hannibal M, Hsu KY, et al: Interspinous process decompression with the X-STOP device for lumbar spinal stenosis: A 4-year follow-up study. J Spinal Disord Tech 19: 323–327, 2006.
[9] Bertagnoli R, Yue JJ, Nanieva R, et al: Lumbar total disc arthroplasty in patients older than 60 years of age: A prospective study of the ProDisc prosthesis with 2-year minimum follow-up period. J Neurosurg Spine 4: 85–90, 2006.
[10] Richards JC, Majumdar S, Lindsey DP, et al: The treatment mechanism of an interspinous process implant for lumbar neurogenic intermittent claudication. Spine 30: 744–749, 2005.
[11] Siddiqui M, Karadimas E, Nicol M, et al: Influence of X Stop on neural foramina and spinal canal area in spinal stenosis. Spine 31: 2958–2962, 2006.
[12] Beastall J, Karadimas E, Siddiqui M, et al: The Dynesys lumbar spinal stabilization system: A preliminary report on positional magnetic resonance imaging findings. Spine 32: 685–690, 2007.
[13] Cakir B, Richter M, Huch K, et al: Dynamic stabilization of the lumbar spine. Orthopedics 29: 716–722, 2006.
[14] Nockels RP: Dynamic stabilization in the surgical management of painful lumbar spinal disorders. Spine 30: S68–S72, 2005.
[15] Schwarzenbach O, Berlemann U, Stoll TM, et al: Posterior dynamic stabilization systems: DYNESYS. Orthop Clin North Am 36: 363–372, 2005.
[16] Yue JJ, Timm JP, Panjabi M, et al: Clinical application of the Panjabi Neutral Zone Hypothesis: The Stabilimax NZTM Posterior Lumbar Dynamic Stabilization System. Neurosurg Focus 22: E12, 2007.
[17] Wilke HJ, Schmidt H, Werner K, et al: Biomechanical evaluation of a new total posterior-element replacement system. Spine 31: 2790–2796; discussion 2797, 2006.
[18] Zhu Q, Larson CR, Sjovold SG, et al: Biomechanical evaluation of the Total Facet Arthroplasty System: 3-dimensional kinematics. Spine 32: 55–62, 2007.
[19] Gheduzzi S, Webb JJ, Miles AW: Mechanical characterisation of three percutaneous vertebroplasty biomaterials. J Mater Sci Mater Med 17: 421–426, 2006.
[20] Yue JJ, Bertagnoli R, Lee R, Kirk J: A prospective, non-randomized analysis of the adjunctive use of Cortoss vertebroplasty in lumbar disc arthroplasty utilizing the ProDisc prosthesis. Presented at the Spine Arthroplasty Society Meeting, New York, NY, 2006.

10.6 Multisegmentale Arthroplastie der Lendenwirbelsäule

Rudolf Bertagnoli

! KERNAUSSAGEN

- Für die Entstehung einer mehrsegmentigen Bandscheibendegeneration werden einige intrinsische und extrinsische Faktoren diskutiert. Die Behandlung des konsequenterweise entstehenden Schmerzszenarios erfordert ab einem gewissen Punkt eine Arthroplastie der Wirbelsäule, wenn es günstiger erscheint, anstelle einer Fusion bewegungserhaltende Implantate zu verwenden.
- Wenn die Bandscheibe (und keine posterioren Strukturen) als Schmerzgenerator identifiziert ist, kann Bandscheibenvollersatz hilfreich sei. Die Verwendung von mehrsegmentigen bewegungserhaltenden Prothesen scheint der mehrsegmentigen Fusion überlegen zu sein, da die segmentale Gesamtstabilität erhalten bleibt.
- Diese Eingriffe erfordern eine kritische Patientenselektion und große chirurgische Erfahrung und Präzision.
- Mehrsegmentige Fusionseingriffe bleiben eine Option in der Behandlung von Erkrankungen, die nicht im Zusammenhang mit Bandscheibenerkrankungen stehen, z.B. Skoliose oder langstreckige Deformitäten.

Die degenerative mehrsegmentige lumbale Bandscheibenerkrankung (DMLB) ist eine der häufigsten Gründe für chronischen und behindernden Rückenschmerz. Der Schmerz hat einen nicht unerheblichen Einfluss auf die soziale, ökonomische und psychologische Situation des Betroffenen. Oft ist auch wiederholtes externes Trauma beteiligt. In den meisten Fällen hatten die Patienten wegen behindernder radikulärer Symptome Diskektomien und haben im betroffenen und in den Nachbarsegmenten Rückenschmerz entwickelt. Verschiedene Risikofaktoren müssen in Betracht gezogen werden, wenn man nach den Gründen für DMLB sucht: erbliche Faktoren [1–4], Rauchen und schlechte körperliche Fitness beeinflussen die Entstehung von DMLB. Wenn man eine Operation in Betracht zieht, sollten üblicherweise alle nicht chirurgischen Optionen ausgeschöpft und Behinderung sowie Schmerz noch vorhanden sein. Verschiedene Formen der Arthrodese an der Wirbelsäule wie posteriore, posterolaterale Fusion, anteriore interkorporelle Fusion mit/ohne Instrumentation und kombinierte anteriore/posteriore Fusion zur Behandlung von mono- oder bisegmentalen chronischen diskogenen Kreuzschmerzen wurden untersucht und die Erfahrungen damit beschrieben [5]. Berücksichtigt wurden Faktoren wie Alter, Frührente und Rauchen. In prospektiven Studien konnte keine direkte Korrelation zwischen Patientenzufriedenheit und erfolgter Fusion nachgewiesen werden [6]. Es gab auch einige Nachteile der Arthrodese der Wirbelsäule, die nicht zu vernachlässigen sind, z.B. (36,1% nach 10 Jahren) Degeneration der Bandscheiben und der Facettengelenke in den Nachbarsegmenten sowie symptomatische Pseudarthritis, Probleme an der Knochenspanentnahmestelle und Schmerz als Reaktion auf die Instrumentation [7].

10.6.1 Patientenselektion

Die richtige Indikation, die richtige Patientenauswahl und ein optimal positioniertes Implantat sind die Schlüsselfaktoren für eine erfolgreiche Behandlung mit Bandscheibenvollprothesen (BSVP) im Allgemeinen und im Besonderen bei mehrsegmentiger BSVP. Deshalb ist eine gründliche präoperative Untersuchung essenziell, wobei übliche diagnostische Schritte und Methoden zur Beurteilung der degenerativen Bandscheibenerkrankung angewendet werden, um den Schmerzgenerator genau zu identifizieren. Die untersuchten Faktoren sind Alter, Geschlecht, Vorgeschichte des Schmerzes und jetziger Zustand, vorherige konservative Behandlung, vorherige Operationen (Wirbelsäule und Abdomen), Antrag auf Berufsunfähigkeitsrente sowie psychologische und soziale Faktoren. Neben einer klinischen Untersuchung werden zusätzlich *Oswestry Disability Index* (ODI), SF-36 und visuelle Analogskala (VAS) erhoben. Nichtinvasive radiographische Untersuchungen (Röntgen, MRT, CT) sind unabdingbar, um pathologische Veränderungen zu verstehen und um statische Überlegungen anzustellen.

Ebenfalls von großer Bedeutung ist jedoch die direkte Ermittlung der Schmerzgeneratoren, da gerade bei mehrsegmentigen Erkrankungssituationen die pathologischen Veränderungen oft nicht dem Schmerzgenerator entsprechen. Hier helfen nur invasive Methoden (Nervenwurzelblockaden, Facettenblockaden, Diskographie, Myelographie und ein Technetium-Knochenscan). Diskographien sind sehr hilfreich, um schmerzhafte Bandscheiben zu identifizieren; Facetten- oder Wurzelblockaden unter fluoroskopischer oder CT-Kontrolle helfen hier, den Schmerzgenerator zu identifizieren.

Zusätzlich hilft bei der Abschätzung der Knochenqualität die Bestimmung der Knochendichte, die bei Patienten über 40 Jahren regelmäßig durchgeführt werden sollte, damit ein Einsinken der Prothesen bei mehrsegmentigen Fällen nicht unerkannt bleibt. Für die präoperative Planung des anterioren Zugangs hat sich die dreidimensionale (3D-) Angiographie-CT als nützlich erwiesen.

Mithilfe der Videofluoroskopie lässt sich das Bewegungsmuster der Wirbelsäule besser verstehen.

Insgesamt hilft bei der Erhebung eines objektiven diagnostischen Status nur eine multimodale Untersuchung.

10.6.2 Indikationen

Wenn generell die Bandscheibe als der Schmerzgenerator bei Patienten mit Rückenschmerzen identifiziert ist, dann ist dies eine gute Indikation für BSVP. Wenn posteriore Strukturen (z.B. Facettengelenke) der Hauptgrund für den Rückenschmerz sind, dann ist die BSVP als Behandlungsmethode ungeeignet. Ebenso gelten Patienten mit Deformitäten der Wirbelsäule (z.B. degenerative Skoliose) bezüglich einer Behandlung mit BSVP eher als kritische Gruppe.

Nach der *Clinical Success Related Classification* (CSRC) [8] ist die beste Indikation für eine Bandscheibenvollprothese eine monosegmentale symptomatische degenerierte Bandscheibe mit oder ohne Bandscheibenvorfall. Der Patient sollte im betroffenen Segment nicht voroperiert sein. Eine gute Indikation ist eine erfolglose vorherige Bandscheibenoperation ohne Laminektomie oder erhebliche Veränderungen der Facettengelenke und eine bisegmentale lumbale symptomatische degenerierte Bandscheibe. Eine erweiterte Indikation stellen Anschlussinstabilitäten neben einer Fusion, Fälle mit mehr als bisegmentaler symptomatischer degenerierter Bandscheibe, degenerative Skoliose mit einem Cobb-Winkel von bis zu 25° und die degenerative Spondylolisthese ohne Spinalstenose (Grad I, II) dar.

10.6.3 Kontraindikationen

Kontraindikationen für BSVP sind im Allgemeinen Knochenstörungen wie Osteoporose, Osteopathien, schwere Spinalkanalstenose, hypertrophe Spondylarthrose, isolierte Radikulopathie, Deformitäten der Wirbelsäule (Spondylolisthese), Infektionen, Tumoren und hauptsächlich psychosoziale Faktoren. Ebenso kontraindiziert ist die BSVP bei signifikanter Facettenarthritis, schweren Endplattenirregularitäten, Hämangiomen, Metallallergien, Schwangerschaft und einem Body-Mass-Index (BMI) > 35.

10.6.4 Beschreibung des Implantats

In der klinischen Anwendung haben sich ungeführte *(unconstrained)* Prothesen in der mehrsegmentigen Anwendung als ungeeignet erwiesen. Dagegen ist eine teilgeführte *(semiconstrained)* Kinematik, also mit kontrollierter Flexion/Extension sowie Lateralbeugung, im vorgegebenen Radius des Kugelgelenks für eine mehrsegmentige Anwendung, also der gekoppelten Bewegung der

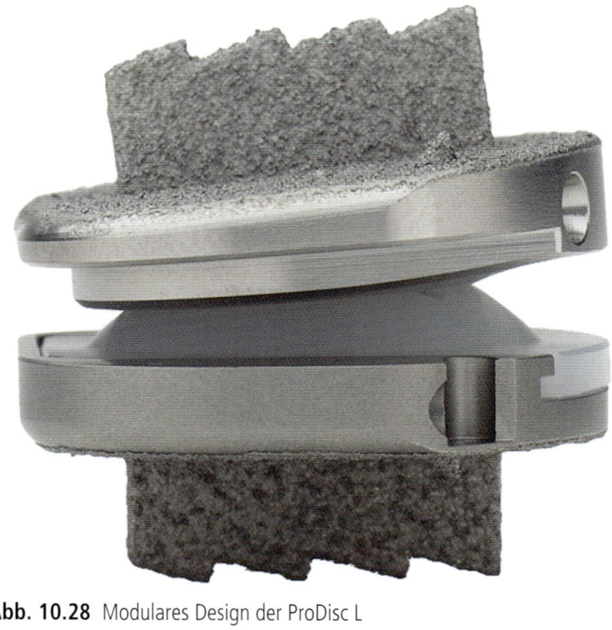

Abb. 10.28 Modulares Design der ProDisc L

10

Lendenwirbelsäule, geeignet. Zufällige Bewegungen werden nicht eingeschränkt (➤ Abb. 10.28).

In unserer klinischen Praxis hat sich die ProDisc L (Synthes, Inc., West Chester, Pennsylvania) für die Behandlung von Patienten mit degenerierten Bandscheiben bewährt.

10.6.5 Operationstechnik

Für den chirurgischen Zugang wird der Patient mit abgespreizten Armen und Beinen in der DaVinci-Position auf einem strahlengängigen Tisch gelagert. Der Operateur arbeitet zwischen den Beinen des Patienten, um einen besseren Blick auf beide Seiten der Bandscheibe zu haben, wenn die Prothese lotrecht zum vorbereiteten Bandscheibenraum implantiert wird. Vor dem Hautschnitt werden die Segmenthöhe und die orthograde Position des Patienten fluoroskopisch in a.p. und lateral bestimmt. Für mehrsegmentige Eingriffe wird ein paramedianer longitudinaler linksseitiger Schnitt empfohlen. Ein selbsthaltendes Retraktorsystem wie z.B. Synframe (Synthes) ist sehr hilfreich, um einen sicheren und stabilen retroperitonealen Zugang auf die Vorderseite der Wirbelsäule zu erhalten. Die betroffenen Segmente werden beginnend vom untersten Segment aus behandelt. Eine Ausnahme bilden die oberen Segmente (L1/L2 und L2/L3), die wegen ihrer kranialen Orientierung zuerst dargestellt werden. Die Zugangsebene zum Bandscheibenfach liegt im oberen Anteil der LWS-Lordose im stark nach kopfwärts geneigten Segment im Thorax. Eine komplette Mobilisierung des Segments ist für die korrekte Funktionsweise der Prothese essenziell. Deshalb muss nach einer kompletten Diskektomie in Fällen, in denen die Bandscheibenhöhe unter 40% der normalen Höhe liegt, eine Resektion des posterioren longitudinalen Ligaments und des intraforaminalen Anulusanteils erfolgen.

Für einen besseren Sitz der Prothese ist oft moderates Endplattenremodelling nötig.

Allgemein sollte die größte Grundplatte der Prothese *(Footprint)* und die kleinstmögliche Prothesenhöhe gewählt werden, um eine optimale Lastübertragung auf die Wirbelkörper zu haben und um eine Überstreckung mehrerer Segmente zu vermeiden.

Besonders bei mehrsegmentigen Eingriffen ist eine sichere Primärfixierung wichtig, um bei der gekoppelten Bewegung eine Migration der Implantate in eine ungünstige Kinematik zu verhindern. Prothesen mit Kiel wie die ProDisc L bieten diesbezüglich große Vorteile.

Die präzise Positionierung der künstlichen Bandscheibe und eine präzise Abstimmung der Rotationszentren sind für eine harmonische Funktion der behandelten Segmente essenziell. Je mehr Segmente mit einer künstlichen Bandscheibe behandelt werden, desto wichtiger sind diese Parameter.

10.6.6 Postoperative Behandlung

Die Remobilisation kann am ersten postoperativen Tag beginnen. Besonders bei der Behandlung mehrsegmentiger kollabierter Bandscheiben führt eine signifikante Erhöhung der Gesamthöhe zu signifikanter Spannung an Ligamenten, Gelenkkapseln und Muskeln. Dies kann der Grund für den Dehnungsschmerz sein, der nach der Operation auftreten kann. Nach dem Straubing-Rehabilitations-Index (SRI) [9] empfehlen wir für sechs Wochen eine dynamische Orthese ohne sportliche Aktivitäten. Patienten mit mehrsegmentiger Behandlung sollten eine Physiotherapie (allerdings nicht vor dem Ablauf von sechs Wochen) erhalten und Sport für mindestens drei Monate vermeiden.

10.6.7 Material und Methoden

Über einen Zeitraum von mindestens fünf Jahren wurden prospektive Daten in unserer Einrichtung gesammelt. Präoperativ wurden Röntgenaufnahmen a. p., lateral, in Flexion und Extension sowie MRT, Diskographie und optional ein CT angefertigt. Um die Menge an intraoperativen Variablen zu minimieren (Patientenlagerung, Zugang, Implantation etc.), wurden alle Eingriffe vom Autor in einer einzigen Einrichtung durchgeführt. Die gesammelten Daten wurden von unabhängigen Untersuchern analysiert. Die Patienten wurden vor der OP und 3, 6, 12, 24, 26 und 48 Monate nach der OP untersucht. Erfasst wurden *Oswestry Disability Index* (ODI), visuelle Analogskala (VAS), Patientenzufriedenheit, Rückenschmerz, radikulärer Schmerz, Medikamentengebrauch und Komplikationen.

Die Bandscheibenhöhe der betroffenen und benachbarten Segmente wurde radiographisch ebenso erhoben wie Bewegungsumfang, Flexion und Extension. Alle unerwünschten Ereignisse im Zusammenhang mit dem Eingriff wurden erfasst.

In die Studie zur mehrsegmentigen ProDisc-L-Arthroplastie wurden 249 Patienten (139 Männer und 110 Frauen) eingeschlossen. Der Altersmedian der Patienten betrug 45 Jahre (Bereich 23–69). 179 Patienten wurden in zwei, 66 in drei, 3 in vier und einer in fünf Segmenten behandelt.

10.6.8 Klinische Ergebnisse

Der ODI-Wert reduzierte sich von präoperativ 49% auf 27% 1 Jahr postoperativ, 27% nach zwei Jahren und 26% nach 3 und 4 Jahren.

Der VAS-Wert sank von präoperativ 7,2 auf 4,1 nach einem Jahr, 3,2 nach zwei Jahren, 3,8 nach drei und vier Jahren.

87% der Patienten gaben ein Jahr postoperativ an, sehr zufrieden oder zufrieden zu sein, und 94% waren zwei, drei und vier Jahre postoperativ zufrieden. Alle Patienten klagten präoperativ über permanente Rückenschmerzen, nach der Operation hatten 60% keinerlei Rückenschmerzen mehr. 37% gaben moderaten Schmerz an, und 3% hatten weniger Rückenschmerzen. Diese Verbesserung war nach vier Jahren unverändert.

10.6.9 Komplikationen

In acht Fällen traten zugangs- oder implantatbedingte Komplikationen auf, was einer Komplikationsrate von 3,2% entspricht.

Implantatbedingte Komplikationen

Fünf Fälle eines teilweisen Einsinkens (2%) (➤ Abb. 10.29A, B) und ein Fall einer Extrusion des Polyethylen-Inlays (0,4%) wurden beobachtet. Keine weiteren Fälle von Lockerung, Migration, allergischer Reaktion/Abstoßung, viszeralen oder neurologischen Verletzungen wurden durch Implantatkomponenten oder Infektionen verursacht.

Zugangsbedingte Komplikationen

In einem Fall entwickelte sich ein subkutanes Hämatom (0,4%), das eine Reoperation erforderte, sowie ein Fall von retrograder Ejakulation (0,4%). Es gab keine Fälle von Gefäßverletzungen, Harnleiter- oder neurologischen Verletzungen.

Fallbeispiel

Fall 1 (2 Segmente)

61-jähriger Mann mit mehrjährigen Rückenschmerzen und erfolgloser konservativer Therapie. Er entwickelte eine vertikale Segmentinstabilität auf L3/L4 und L4/L5 sowie Symptome nach erfolgloser Bandscheibenoperation auf L4/L5 (➤ Abb. 10.30A, B). Es wurden zwei ProDisc L in diese Segmente implantiert. Die postoperativen Röntgenaufnahmen zeigen eine gut erhaltene Mobilität der Segmente (➤ Abb. 10.30C–E).

Fall 2 (3 Segmente)

42-jähriger Mann mit pseudoradikulären Rückenschmerzen mit Beinschmerz sowie jahrelanger erfolgloser konservativer Therapie. Die symptomatische Bandscheibenerkrankung von L3–S1 wurde durch Implantation von dreisegmentigem Bandscheibenvollersatz mit ProDisc L behandelt. Die Röntgenaufnahmen zeigen die regelrechte Ausrichtung der Wirbelsäule (➤ Abb. 10.31A–C).

Fall 3 (4 Segmente)

52-jähriger Mann mit jahrelangen Rückenschmerzen; alle konservativen Behandlungsoptionen blieben erfolglos. Röntgen und MRT zeigen eine vertikale Segmentinstabilität von L1–S1 und Bandscheibenvorfälle von L1–L4 (➤ Abb. 10.32A, B). Implantation von vier ProDisc L in L1–L5 mit Vertebroplastie zur Knochenstabilisierung. Die postoperativen Röntgenbilder zeigen korrekte Implantatlage und eine gute Wiederherstellung der Bandscheibenhöhe (➤ Abb. 10.32C, D).

Fall 4 (5 Segmente)

50-jähriger Mann mit jahrelangen Rückenschmerzen und erfolgloser nichtchirurgischer Therapie. Röntgen und MRT zeigen eine symptomatische degenerative Bandscheibenerkrankung von L1–S1 mit Hyperlordose und Lendenwirbelsäule außer Balance. Die chirurgische Behandlung bestand aus Implantation von fünf ProDisc L mit Vertebroplastie zur Knochenstabilisierung. (➤ Abb. 10.33A–D). Die postoperative Bildgebung zeigt korrekte Implantatlage, eine gute Wiederherstellung der Bandscheibenhöhe und eine Wirbelsäule in Balance.

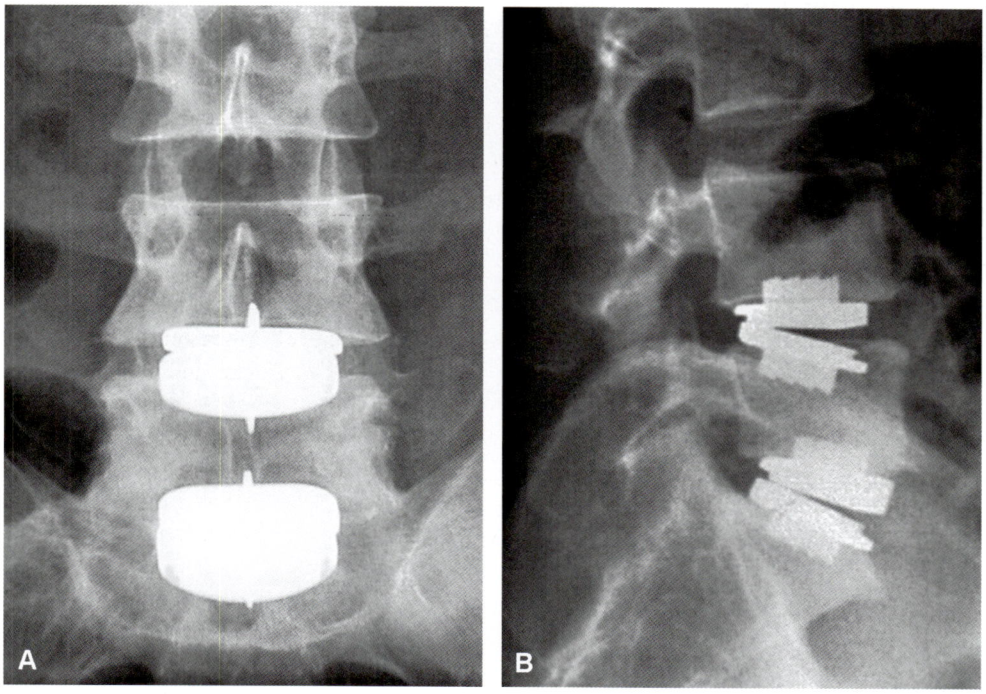

Abb. 10.29 Anteroposteriore **(A)** und laterale **(B)** postoperative Röntgenaufnahmen zeigen das Einsinken der Prothesen.

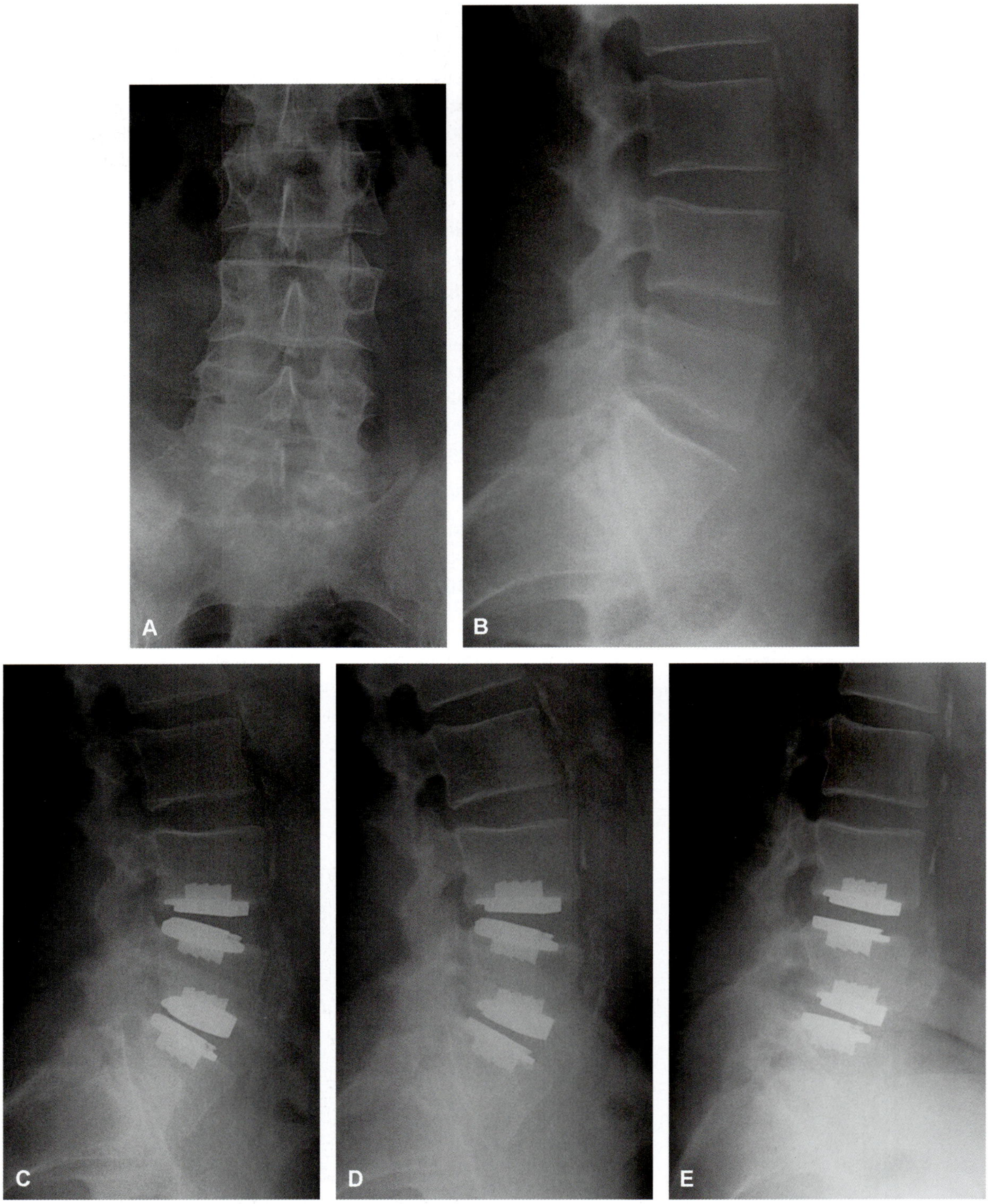

Abb. 10.30 A, B: Präoperative Röntgenaufnahmen; a.p. und lateral (von links nach rechts); **C–E:** Röntgenaufnahmen in lateral, Flexion und Extension (von links nach rechts)

10.6.10 Fazit

Der Grund für eine DMLB scheint eine multifaktorielle Kombination aus genetischen, traumatischen, sozialen (Tabakgenuss), physischen (Fettleibigkeit) und Altersfaktoren zu sein [10]. Im MRT können zwei Erscheinungsformen der DMLB unterschieden werden. Entweder befinden sich alle betroffenen Segmente mehr oder weniger im gleichen degenerativen Zustand, oder die verschiedenen Segmente zeigen wahllos unterschiedliche Stadien der Degeneration. In Erscheinungsmustern mit schwerwiegenderen Ände-

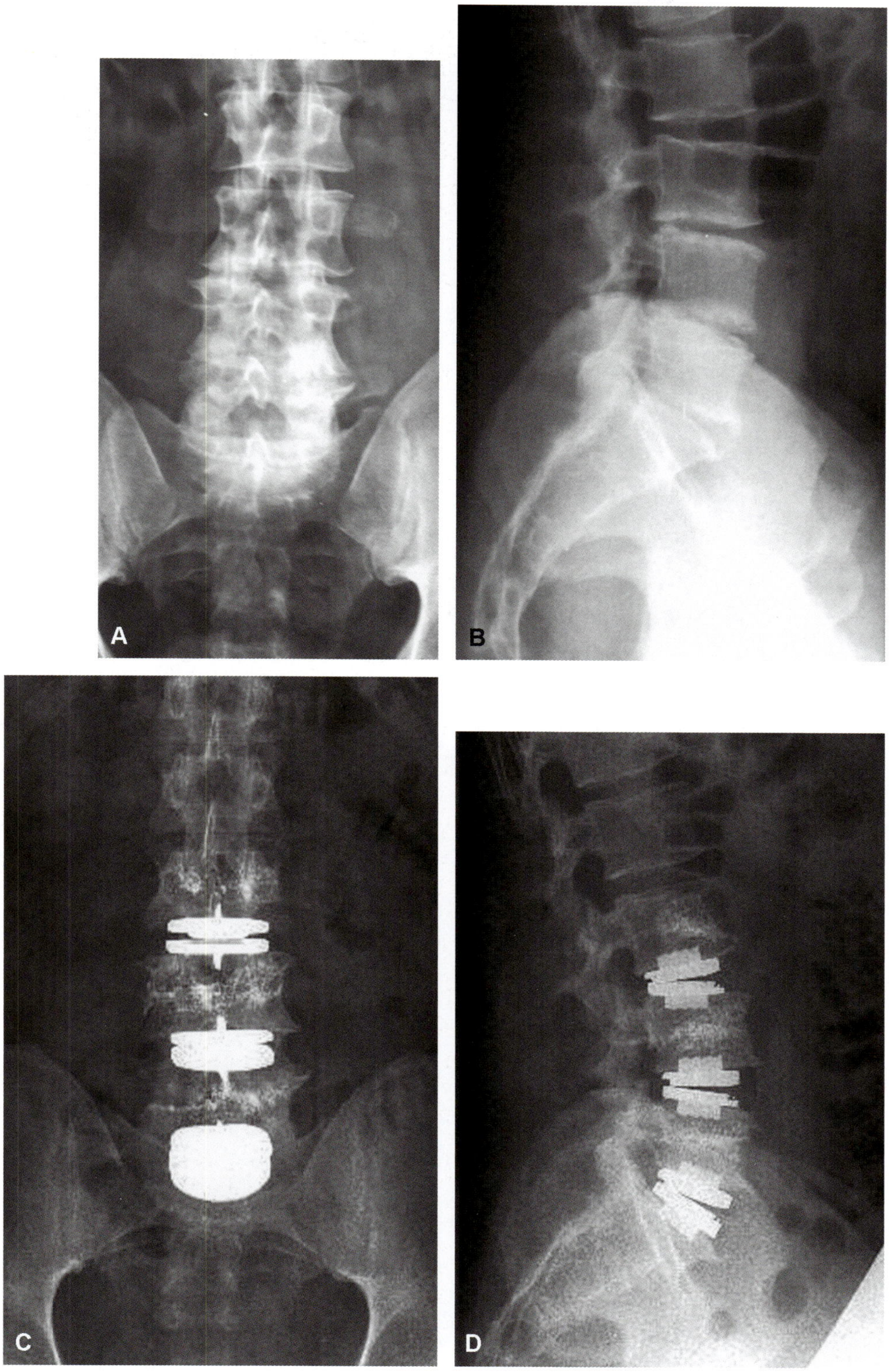

Abb. 10.31 Prä- und postoperative Röntgenbilder in a.p. und lateral

rungen in mehr kaudalen Segmenten scheint die Etage die Degeneration der Nachbarsegmente zu beeinflussen (sog. proximale Bandscheibe) [11]. Meistens sind diese Bandscheiben mehr kaudal zu finden. Diese Art von DMLB wird proximale DMLB genannt (➤ Abb. 10.34A, B). Wir haben hervorragende Ergebnisse in dieser Gruppe erzielt, was diese Patienten zu einer idealen Gruppe für mehrsegmentige lumbale Arthroplastie macht. Mehrsegmentige Eingriffe mit der ProDisc L scheinen sofortige Stabilität und funktionelle Mobilität zu gewährleisten, was eine schnelle Wiedereingliederung in den Alltag und eine rasche Arbeitsaufnahme erlaubt.

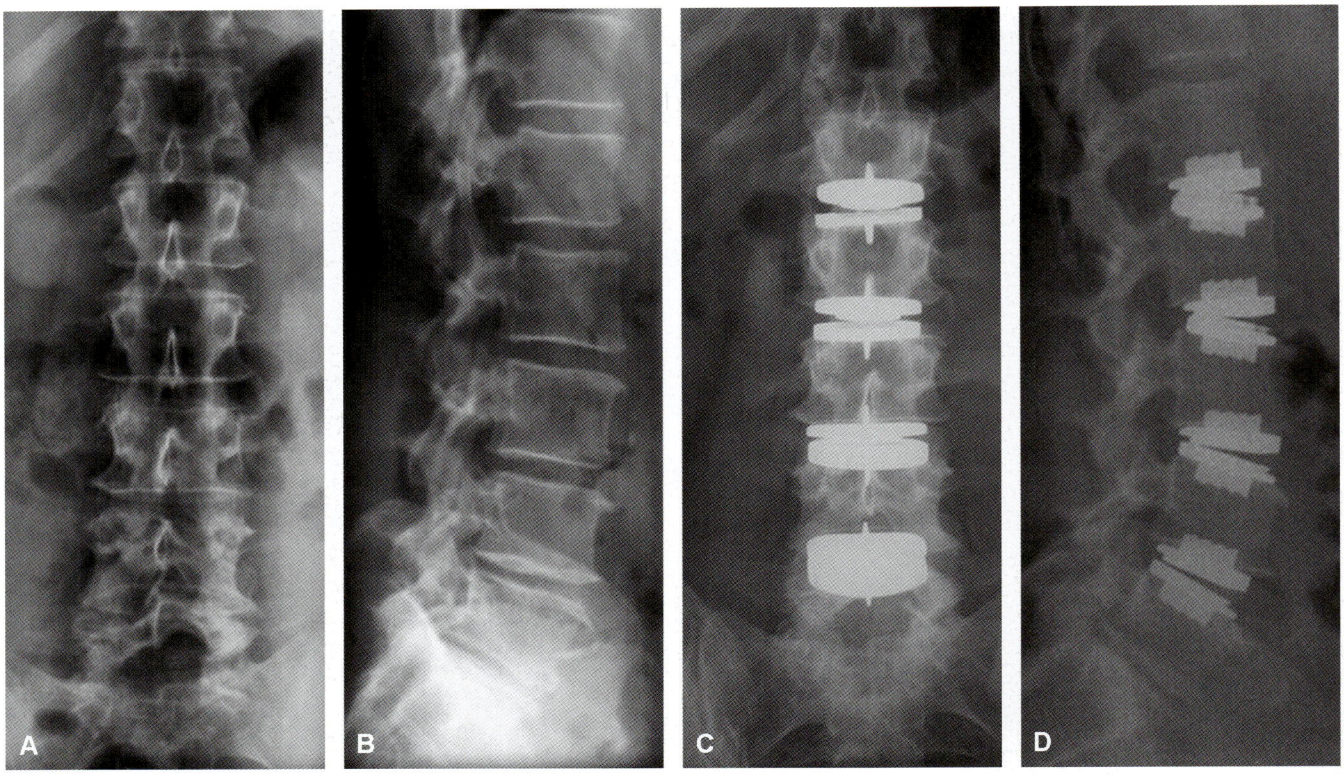

Abb. 10.32 Prä- und postoperative Röntgenbilder in a.p. und lateral

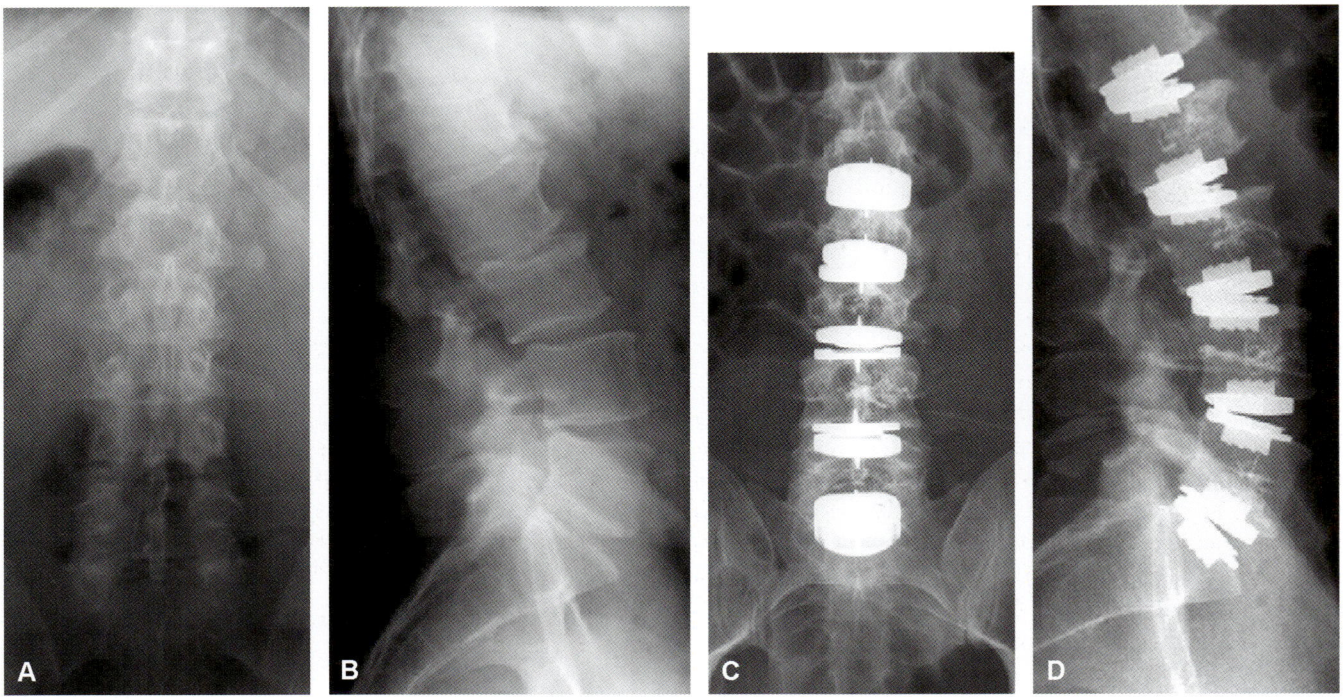

Abb. 10.33 Prä- und postoperative Röntgenbilder in a.p. und lateral

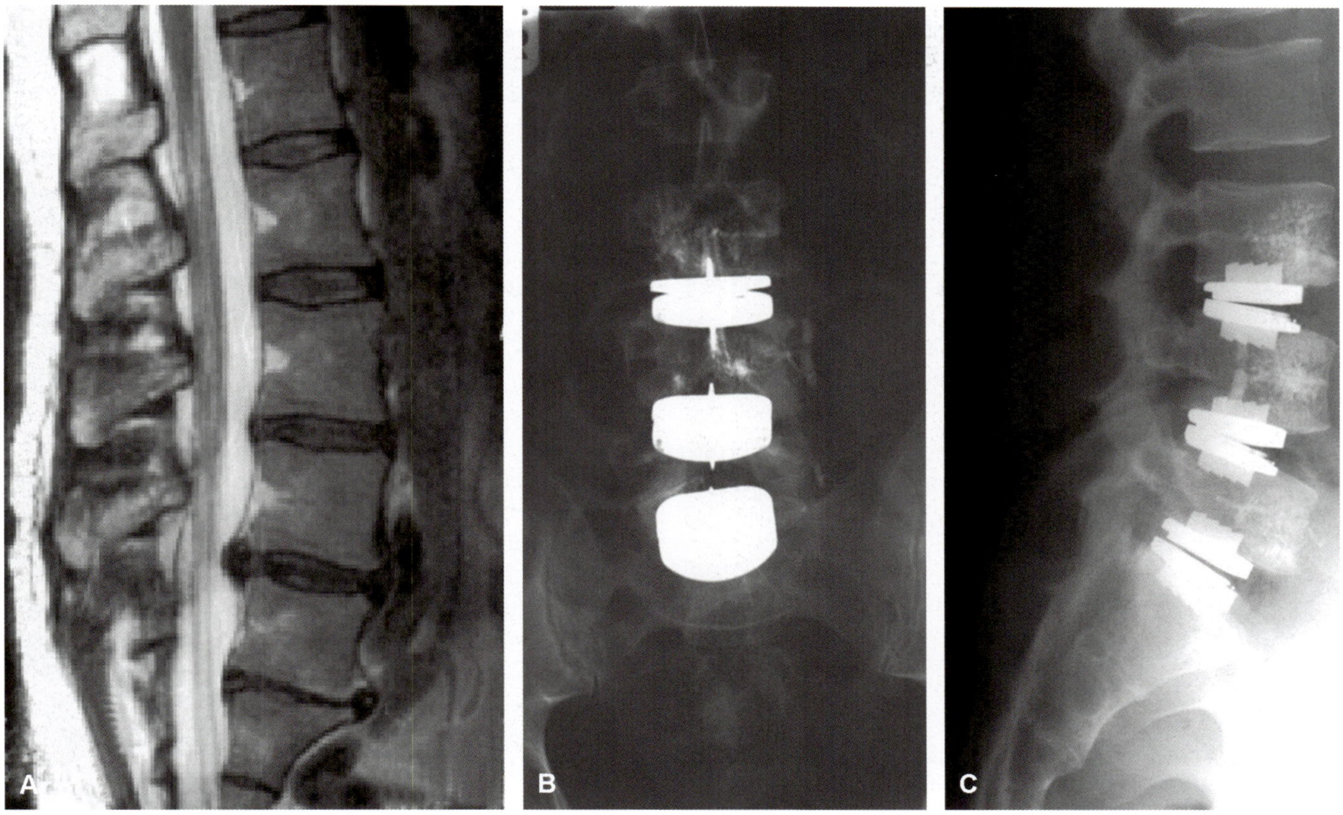

Abb. 10.34 Proximale mehrsegmentige lumbale Bandscheibendegeneration: Beispiel einer Kaskade

Dies trifft für erstmalige Eingriffe und für Patienten mit vorherigen posterioren Dekompressionen zu.

Mehrsegmentige Eingriffe mit bewegungserhaltenden Prothesen haben deutlichere Vorteile für die Gesamtfunktion des Patienten als Eingriffe mit mehrsegmentigen Fusionen. Allerdings erfordern diese Eingriffe ein hohes Maß an technischer Präzision und chirurgischer Erfahrung. Eine sorgfältige Patientenselektion ist essenziell für ein gutes Operationsergebnis. Bewegungserhaltende Technologien scheinen für den Patienten sehr vorteilhaft zu sein und haben bei Patienten mit degenerativen Bandscheibenerkrankungen gegenüber mehrsegmentigen Fusionen zahlreiche Vorteile. Fusionen bleiben jedoch schweren mechanischen Instabilitäten (z.B. Frakturen), Tumoren, Spondylolisthesen, langstreckigen Deformitäten (Skoliosen, Kyphosen, Stenosen, langstreckigen Degenerationen) und degenerativen Skoliosen vorbehalten. Daher konkurrieren diese Eingriffe nicht mit den Fusionen, sondern ermöglichen dem Chirurgen eine gezieltere Wahl der Behandlung. Um den wirklichen Langzeitnutzen der mehrsegmentigen bewegungserhaltenden Eingriffe zu verstehen, sind jedoch Langzeitdaten erforderlich.

LITERATUR

[1] Anderson DG, Tannoury C: Molecular pathogenetic factors in symptomatic disc degeneration. Spine J 5(6): 260S–266S, 2005.
[2] Solovieva S, Lohiniva J, Leino-Arjas P, et al: COL9A3 gene polymorphism and obesity in intervertebral disc degeneration of the lumbar spine: Evidence of gene-environment interaction. Spine 27: 2691–2696, 2002.
[3] Sambrook PN, MacGregor AJ, Spector TD: Genetic influences on cervical and lumbar disc degeneration: A magnetic resonance imaging study in twins. Arthritis Rheum 42: 1729–1735, 1999.
[4] Annunen S, Paassilta P, et al: An allele of COL9A2 associated with intervertebral disc disease. Science 285: 409–412, 1999.
[5] O'Brien JP: The role of fusion for chronic low back pain. Orthop Clin North Am 14: 639–647, 1983.
[6] Gibson A, Grant I, Waddel LG: The Cochrane review of surgery for lumbar disc prolapse and degenerative lumbar spondylosis. Spine 24: 1820–1832, 1999.
[7] Ghiselli GWJ, NN, Hsu WK, et al: Adjacent segment degeneration in the lumbar spine. J Bone Joint Surg Am 86: 1497–1503, 2004.
[8] Bertagnoli R: Indications for total lumbar disc replacement. In: Kim DH, Cammisa FP, Fessler RG (eds): Dynamic Reconstruction of the Spine. Ch 21, pp: 154–159 Thieme, New York, Stuttgart, 2006.
[9] Bertagnoli R, Pfeiffer F: The Straubing Rehabilitation Index (SRI) as a guideline in postop treatment after ProDisc implantation [unveröffentl. Manuskript].
[10] Savitz MH CJ, Yeung AT: The Practice of Minimally Invasive Spinal Technique. 2000, pp 149–165.
[11] Bertagnoli R, Yue JJ, Shah RV, et al: The treatment of disabling multilevel lumbar discogenic low back pain with total disc arthroplasty utilizing the ProDisc prosthesis. Spine 30(19): 2192–2199, 2005.

10.7 Zervikale Arthroplastie neben Fusion, mehrsegmentige Fälle und Hybridanwendungen

Paul C. McAfee, Mathew Scott-Young und Rudolf Bertagnoli

! KERNAUSSAGEN

- Zervikaler Bandscheibenvollersatz kann in Kombination mit anteriorer zervikaler Diskektomie und Fusion (ACDF) sicher eingesetzt werden.
- Zervikaler Bandscheibenvollersatz kann die kompensatorische Hypermobilität in Segmenten über ACDF reduzieren.
- Die Ergebnisse von zervikalem Bandscheibenvollersatz neben ACDF sind mit denen des alleinigen zervikalen Bandscheibenvollersatzes vergleichbar und deutlich besser als mehrsegmentige Fusionen.
- Eine Hybridkonstruktion könnte bei zwei benachbarten Segmenten durchgeführt werden, wenn eines davon eine Übergangsinstabilität zeigt. Dieses Segment sollte mit einer Fusion stabilisiert werden, wenn die Instabilität 3,5 mm oder mehr beträgt.
- Bei zunehmenden Segmenten mit ACDF verschlechtern sich die Ergebnisse, und die Komplikationsrate nimmt zu: Pseudarthrose, Versagen der Instrumentation, geringerer klinischer Erfolg. Dieser Verschlechterungstrend wird bei zunehmender Zahl an zervikalen Bandscheibenvollprothesen am benachbarten Segment nicht beobachtet.

10.7.1 Hintergrund

Der Einsatz des zervikalen Bandscheibenvollersatzes bei Patienten mit symptomatischer Radikulopathie oder Myelopathie neben einer vorherigen anterioren zervikalen Dekompression und Fusion (ACDF) ist eine attraktive Option zur Rekonstruktion, die eine mehrsegmentige Fusionsoperation überflüssig macht. Dieses Kapitel berichtet über einen Vergleich der Ergebnisse von Patienten mit und ohne vorherige ACDF, die im Rahmen einer klinischen FDA-IDE-Studie zur Untersuchung der *Porous-Coated-Motion-*(PCM-)Prothese (Cervitech, Inc. Rockaway, New Jersey) in fünf Studienzentren in Australien und Brasilien beobachtet wurden.

In retrospektiven Berichten über ACDF wurde das Auftreten erneuter degenerativer Bandscheibenerkrankungen an Nachbarsegmenten zu Fusionen beschrieben. Hilibrand und Kollegen [1] berichten, dass diese Erkrankung des Nachbarsegments jährlich bei 2,9% der Patienten auftritt. Sie stellten fest, dass diese Anschlussinstabilität bei 25% der Patienten innerhalb von 10 Jahren nach der ersten Operation auftrat und dass 7–15% dieser Patienten eine Reoperation benötigten. In einer neueren Studie überprüften Robertson et al. [2] die Häufigkeit der Erkrankung des Nachbarsegments bei Patienten mit zervikaler Fusion und Arthroplastie. Sie geben für die erneute Bandscheibendegeneration in der Fusionsgruppe nach 24 Monaten eine Häufigkeit von 13,9% (6,9% jährlich) an. In der Arthroplastie-Gruppe betrug die Inzidenz der Erkrankung des Nachbarsegments 1,3% (0,65% jährlich). Die Autoren wiesen nach, dass Bewegungserhaltung die symptomatische Degeneration der Bandscheibe des Nachbarsegments eher verhindert als Fusion, ebenso wie eine Reduktion der radiologischen Indikatoren für eine Anschlussinstabilität 24 Monate postoperativ.

Gore [3] untersuchte laterale Röntgenaufnahmen asymptomatischer Personen mit 10-jähriger Nachbeobachtung und zeigte, dass degenerative Veränderungen mit dem Alter zunehmen. Er fand heraus, dass 34% der asymptomatischen Personen mit normalen präoperativen Befunden in lateralen zervikalen Röntgenaufnahmen 10 Jahre später degenerative Bandscheibenerkrankungen entwickelt hatten, und stellte bei 97% der Patienten mit einer vorexistierenden Bandscheibendegeneration eine Krankheitsprogression im Laufe dieser 10 Jahre fest. Eine Erkrankung des Nachbarsegments ist definiert als die Entwicklung einer neuen Radikulopathie oder Myelopathie oder von Symptomen, die sich auf das Nachbarsegment eines zuvor fusionierten Segments beziehen. Man nimmt an, dass der Ursprung in der veränderten Biomechanik und den biologischen Änderungen liegt, die nach der Behandlung in der Halswirbelsäule auftreten.

Schwab et al. [4] stellten fest, dass die Kompensation der Bewegung nach Arthrodese über die nicht fusionierten Segmente verteilt ist, und zwar signifikant in den direkten Nachbarsegmenten. Sie fanden in Flexion und Extension signifikante Unterschiede in der Etage über dem Fusionssegment bei C3/C4 und C4/C5. Bei fusionierten Segmenten darunter wurde eine signifikante Erhöhung der Beweglichkeit in den Segmenten unmittelbar über und unter der Fusion beobachtet. Jedoch trat in den kaudalen Segmenten eine größere Kompensation auf als in den kranialen Segmenten bei Fusionen in den unteren Etagen (C5/C6 und C6/C7).

Dieses Kapitel konzentriert sich auf die klinische Häufigkeit der Degeneration von Nachbarsegmenten und einer Erkrankung der Halswirbelsäule in der Nähe einer zervikalen Fusion. Hilibrand et al. [1] berichten über 374 Patienten mit insgesamt 409 anterioren zervikalen Arthrodesen zur Behandlung von Spondylolyse. Die durchschnittliche Häufigkeit in der Entwicklung einer Anschlussinstabilität lag bei 2,9%. Eine Überlebensanalyse sagte vorher, dass bei einem 95%-Konfidenzintervall 25% der Patienten mit ACDF innerhalb von 10 Jahren nach der Operation eine Neuerkrankung in einem Nachbarsegment entwickeln würden. Sie fanden auch heraus, dass die Häufigkeit einer Neuerkrankung bei mehrsegmentigen Fusionen niedriger war als bei monosegmentalen Fusionen. Ferner wurde das Konzept der multifokalen Natur der zervikalen Spondylose eingeführt. Ishihara et al. [5] beobachteten 112 Patienten über zwei Jahre klinisch und radiologisch. Die Häufigkeit einer Erkrankung/Degeneration des Nachbarsegments betrug 19%, und eine Kaplan-Meier-Überlebensanalyse wies bei allen Patienten ohne Erkrankung eine Häufigkeit von 84% nach 10 Jahren nach. Die Autoren zogen den Schluss, dass eine Erkrankung des Nachbarsegments häufiger bei Patienten vorkam, die präoperativ eine asymptomatische Bandscheibendegeneration gezeigt hatten.

10.7.2 Material und Methoden

Für die US-Studie über PCM im Nachbarsegment wurden Patienten anfangs in die nichtrandomisierte „Trainings"-Gruppe aufgenommen und anschließend in die IDE- *(Investigational Device*

Exemption)-Gruppen der klinischen Multicenterstudie randomisiert, in denen die PCM-Arthroplastie mit ACDF verglichen wurde. Die Ein- und Ausschlusskriterien beschrieben die Patienten als: zwischen 18 und 65 Jahren, mit symptomatischer zervikaler Radikulopathie oder Myelopathie in einem Segment, Nichtansprechen auf mehr als sechswöchige nichtchirurgische Therapie oder Vorhandensein progressiver neurologischer Probleme. Von 103 Patienten, die für die IDE-Studie an diesen Zentren rekrutiert worden waren, hatten 19 Patienten eine ACDF in einem monosegmentalen Nachbarsegment, 84 hatten die PCM als erste Behandlung erhalten. *Neck Disability Index* (NDI), visuelle Analogskala (VAS) für Nacken und Arm sowie dokumentierte Komplikationen und schwerwiegende Ereignisse wurden für beide Gruppen verglichen. Die Nachbeobachtung betrug mindestens 12 Monate, die durchschnittliche Nachbeobachtung lag bei 26 Monaten (Bereich 12–46).

51 Patienten (31 Frauen, 20 Männer) wurden in die internationale Studiengruppe eingeschlossen. Voraussetzung dafür war das symptomatische Auftreten einer Erkrankung des Nachbarsegments, die einen chirurgischen Eingriff nötig machte. Bei 36 Patienten war primär eine Radikulopathie und bei 15 Patienten eine Myelopathie diagnostiziert worden. 36 Patienten hatten eine vorherige einsegmentige, neun eine zweisegmentige und sechs eine dreisegmentige Fusion.

Chirurgen aus Brasilien, Australien und den USA nahmen an dieser Studie teil. Jeder Chirurg wurde gebeten, die Behandlung der Nachbarsegmentdegeneration bei entsprechender Indikation mit einer Bandscheibenvollprothese (BSVP) durchzuführen. In den USA waren Patientenselektion und Behandlungsoptionen durch Vorgaben der FDA eingeschränkt. Die Chirurgen in Australien und Brasilien konnten umfassender und komplexer behandeln und eine oder mehrere BSVP in Nachbarsegmenten implantieren. Es wurden 36 monosegmentale PCMs implantiert (USA: 20, Brasilien: 11 und Australien: 5), 9 zweisegmentige (Brasilien: 7, Australien: 2) und 6 dreisegmentige (Brasilien: 4 und Australien: 3). Das Ergebnis wurde anhand von NDI, VAS, SF-36 und dem neurologischen Status erfasst. Dies geschah präoperativ sowie 3, 6, 12 und 24 Monate postoperativ. Die Zervikallordose wurde von der posterioren Oberfläche des Wirbelkörpers C2 entlang einer parallelen Linie bis zur posterioren Oberfläche des Wirbelkörpers C7 gemessen. Die postoperative Lordose wurde in den entsprechenden postoperativen Zeitabständen gemessen und die Änderung der Lordose ermittelt.

Radiologisch wurden die Ergebnisse des Bewegungsumfangs in Lateralbeugung, Flexion und Extension ermittelt. Die Wiederherstellung der Bandscheibenhöhe wurde gemessen, das Vorhandensein von heterotoper Ossifikation (HO) vermerkt und die Rotations- und Translationsstabilität bestimmt.

Der primäre Fusionsmechanismus ist in ➤ Tabelle 10.5 wiedergegeben. 60% der Patienten hatten ACDF mit interner Fixation, 30% ohne Instrumentation und 10% hatten entweder eine posteriore zervikale Fusion, eine angeborene Fusion oder eine spontane Fusion.

➤ Abbildung 10.35 zeigt die Anzahl der fusionierten Segmente im Vergleich zu den ersetzten Segmenten. Wie erwartet, betraf die

Tab. 10.5 Verschiedene Typen vorheriger Fusionsmechanismen nach Instrumentation bzw. uninstrumentierter anteriorer zervikaler Diskektomie und Fusion

	Typ		Anzahl
I	ACDF ohne Instrumentation		12
II	ACDF/interne Fixation		
		Platte	17
		Cage	4
		PMMA	3
		Cage/Platte	1
III	angeborene Fusion		1
IV	Arthroplastie mit HO		1
V	posteriore zervikale Fusion mit Instrumentation		2

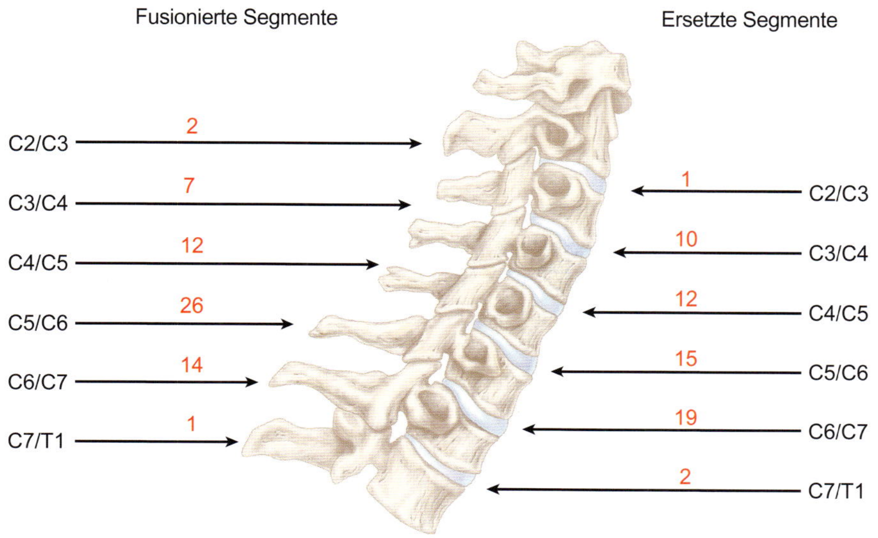

Abb. 10.35 Vergleich der fusionierten Segmente mit den durch PCM ersetzten Segmenten in der internationalen Studie

Mehrheit der Fusionen die Segmente C4–C7. 62 Segmente waren in der Vergangenheit einmal fusioniert worden, 59 Prothesen wurden zur Behandlung symptomatischer Bandscheiben neben einer Fusion in der in ➤ Abbildung 10.35 dargestellten Verteilung eingesetzt.

10.7.3 Ergebnisse

Prospektive randomisierte US-Studie

In der US-Studie lag das Durchschnittsalter der 19 Patienten (6 männlich und 13 weiblich) mit vorheriger Fusion im Nachbarsegment bei 49,1 Jahren. Zu den „primären" Patienten gehörten 50 Männer und 34 Frauen (Durchschnittsalter 47 Jahre). Es gab keine signifikanten Unterschiede in Alter, Größe, Gewicht oder Body-Mass-Index (BMI). Die durchschnittliche Operationsdauer in der Primärgruppe betrug 97 Minuten bei einem geschätzten Blutverlust von 79 ml, in der Nachbarfusionsgruppe waren es 91 Minuten, der geschätzte Blutverlust betrug 76 ml. Die 6-monatige Nachbeobachtung wurde für 68 Patienten in der Primärgruppe und 15 Patienten in der Vergleichsgruppe erreicht, die 12-monatige Nachbeobachtung für 41 Patienten in der Primärgruppe und 11 Patienten der Vergleichsgruppe. Die klinischen Ergebnisse waren für beide Gruppen zu allen Zeitpunkten gleich.

Eine Revision wegen Einsinkens, schlechter Prothesenlage und Migration des Implantats wurde bei 2 von 84 Patienten in der Primärgruppe und bei 2 von 19 Patienten in der Vergleichsgruppe nötig. Eine nicht revisionspflichtige Migration der Prothese wurde in der Nachbarfusionsgruppe beobachtet. Andere Komplikationen wie Dysphagie und postoperative Nacken- oder Armprobleme waren in beiden Gruppen vergleichbar (➤ Tab. 10.6).

Internationale Studie

Hier betrug die durchschnittliche Operationsdauer 91 Minuten bei einem geschätzten Blutverlust von 56 ml. Der durchschnittliche Krankenhausaufenthalt betrug 1,65 Tage. Die durchschnittliche präoperative Lordose war 2,65° (Bereich: –32 bis 25°), die postoperative bei 12,3° (Bereich: –17 bis 30°).

Tab. 10.6 Ergebnisse nach Bandscheibenvollersatz mit PCM*

Zeitpunkt	NDI (Primär/Nachbar)	Hals-VAS (Primär/Nachbar)	Arm-VAS (Primär/Nachbar)
Ausgangswert	27/27	67/73	69/78
6 Wochen	14/14	25/31	21/28
12 Wochen	12/11	24/30	23/21
26 Wochen	11/11	24/33	23/26
52 Wochen	10/11	23/24	26/25

* nur US-Ergebnisse; NDI, *Neck Disability Index;* PCM, *Porous-Coated Motion;* VAS, visuelle Analogskala

Die durchschnittliche zervikale Lordose war 9,4° (Bereich: –15 bis 23°). Die klinische Nachbeobachtung variierte zwischen 12 und 46 Monaten, betrug im Durchschnitt aber 26 Monate. In Australien gab es einen Revisionsfall bei einem Patienten mit zweisegmentigem PCM über einer vorher instrumentierten C5/C6-Fusion. Sechs Wochen nach der Operation hatte der Patient einen rückwärtigen Auffahrunfall mit einem Schleudertrauma. Röntgenaufnahmen zeigten eine Fraktur der Lippe der oberen Oberfläche des C5-Wirbelkörpers ohne anteriore Migration der unteren Grundplatte der Prothese. Dem Patienten wurde eine Verkleinerung der Fraktur empfohlen, um eine spätere Instabilität zu vermeiden. Bei der Operation stellte sich heraus, dass die Endplatte sicher an der Prothese fixiert war. Um die Fraktur zu verkleinern, musste daher die Prothese entfernt und eine neue Prothese mit einer kleineren Kante mit zwei Schrauben implantiert werden. Das Ergebnis war für den Patienten hervorragend.

In dieser internationalen Multicenterstudie betrug die Reduktion des VAS-Wertes im Mittel 60,9% (➤ Abb. 10.36). Regional ausgedrückt lag die Verbesserung in Australien bei 79,6% (➤ Abb. 10.37), in den USA bei 80% und in Brasilien bei 51%.

In dieser Studie betrug die durchschnittliche Verbesserung des NDI 54% (➤ Abb. 10.36). Regional ausgedrückt lag die Verbesserung in Australien bei 53% (➤ Abb. 10.38), in den USA bei 81% und in Brasilien bei 45%.

Der mittlere Bewegungsumfang in Flexion und Extension betrug im Prothesensegment durchschnittlich 8,5° (Bereich 4–20°). Es gab keinen Hinweis auf Instabilität in Translation und Rotation. Alle Patienten präsentierten sich bei Beendigung der Studie neurologisch intakt. Die Bandscheibenhöhen wurden auf die Prothesenhöhe wiederhergestellt (6,5 mm, 7,2 mm und 8,5 mm). Eine Abnahme der Höhe des Bandscheibenfachs oder ein Einsinken war nicht zu beobachten.

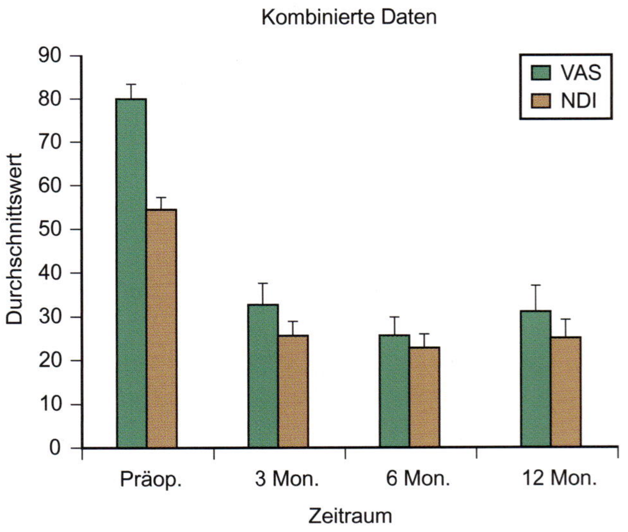

Abb. 10.36 Die zusammengefassten klinischen Daten für den *Neck Disability Index* (NDI) und die visuelle Analogskala (VAS) der internationalen Studie

Die physische Komponente des SF-36) (PCS) stieg im Mittel von 38 auf 70%; dies entspricht einer Verbesserung von 86%. Die mentale Komponente des SF-36 (MCS) stieg im Mittel von 43% auf 66%, d.h. sie verbesserte sich um 34%. Die signifikanten Verbesserungen der physischen und mentalen Werte des SF-36 traten signifikant in den ersten drei Monaten auf. Zwischen drei und sechs Monaten war keine statistisch signifikante Verbesserung zu beobachten, zwischen sechs und zwölf Monaten kam es wieder zu einer mäßigen Verbesserung. Zusammen mit den NDI- und den VAS-Werten unterstreichen diese Daten, dass die Schmerzen der Patienten in den ersten drei Monaten anfangs drastisch abnehmen, dass es aber einige Zeit dauert, bis sich auch die funktionellen Beeinträchtigungen bessern. Diese zeitliche Verzögerung ist häufig

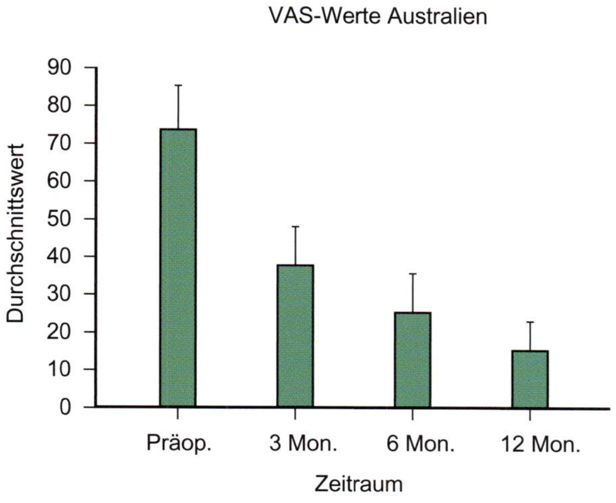

Abb. 10.37 VAS-Werte für australische Patienten. Zu beachten ist, dass die Geschwindigkeit der Verbesserung, auch bei demselben Operateur, nicht ganz so schnell ist wie für alleinige zervikale Arthroplastien.

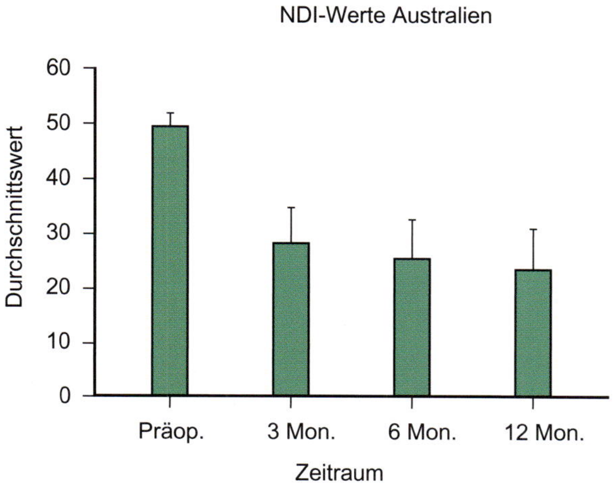

Abb. 10.38 Die NDI-Werte für australische Patienten mit Fusionen im Nachbarsegment

zu beobachten. Dies zeigt auch, wie wichtig ein postoperatives funktionelles Rehabilitationsprogramm ist. Um beurteilen zu können, ob sich diese Ergebnisse im Laufe der Zeit wieder verschlechtern, sind Langzeitbeobachtungen notwendig.

10.7.4 Diskussion

Zervikaler Bandscheibenvollersatz im Segment neben einer vorherigen Fusion als Alternative zu einer mehrsegmentigen Fusion ist eine attraktive klinische Option [6–8]. Obwohl das Nachbarsegment einer vorherigen Fusion veränderten biomechanischen Kräften ausgesetzt ist, wurde die Implantation in diesen Segmenten gut toleriert. Die ersten klinischen Ergebnisse mit Bandscheibenvollersatz im Segment neben einer vorherigen Fusion sind hervorragend und denen einer alleinigen PCM-Versorgung vergleichbar.

Wigfield berichtet über die Ergebnisse einer zweijährigen Pilotstudie zum neuen künstlichen zervikalen Frenchay-Gelenk (spätere Bristoldisk), das in 15 Patienten eingesetzt wurde [9]. Es handelte sich um eine prospektive klinische Kohortenstudie. Alle Patienten hatten im Nachbarsegment zuvor eine chirurgische Fusion erhalten oder wiesen eine kongenitale Fusion oder radiologisch bestätigte degenerative Bandscheibenerkrankung im Nachbarsegment auf. Die Verbesserungen bei der VAS betrugen 45%, beim NDI 31% und bei der PCS-Komponente des SF-36 14%. Die Schlussfolgerung dieser Studie lautete, dass die Prothese die physiologische Beweglichkeit erhält, das Implantat seine Position beibehält und die Verbesserungen bei den funktionellen Scores akzeptabel waren.

Yue et al. berichteten über eine prospektive Studie mit mindestens zweijähriger Nachbeobachtung, in der sie die Behandlung der Degeneration des Nachbarbewegungssegments mit der ProDisc C (Synthes West Chester, Pennsylvania) untersuchten (➤ Abb. 10.39) [10]. Sie stellten fest, dass die Ergebnisse schlechter waren als die der historischen Kontrollpatienten. Die Studie zeigte, dass die Implantation einer ProDisc C zur Behandlung der Degeneration des Nachbarbewegungssegments nur 80% der Leistung erreichte, die eine ProDisc C in der Behandlung eines Segments mit degenerativer Bandscheibenerkrankung erzielt.

Zur Behandlung einer Erkrankung des benachbarten Bewegungssegments über einer Fusion gibt es verschiedene Lösungen. Eine zervikale Bandscheibenvollprothese ersetzt die symptomatisch degenerierte Bandscheibe, stellt die funktionellen biomechanischen Eigenschaften des Bewegungssegments wieder her und schützt die neuronalen Strukturen. Die Behandlung eines benachbarten degenerierten Bewegungssegments mit einer zervikalen Bandscheibenvollprothese stellt aus verschiedenen Gründen eine Herausforderung dar (➤ Abb. 10.40). Zuerst sind die Patienten körperlich und emotional verzweifelt, da sie mit einer weiteren Operation konfrontiert werden, mit der sie aller Wahrscheinlichkeit nach nicht gerechnet haben. Zudem haben diese Patienten *per definitionem* eine Voroperation. Als generelle Regel gilt, dass Patienten mit einer voroperierten Wirbelsäule schlechtere klinische Ergebnisse haben als Patienten ohne eine Voroperation. Daher werden in allen amerikanischen prospektiven randomisierten kli-

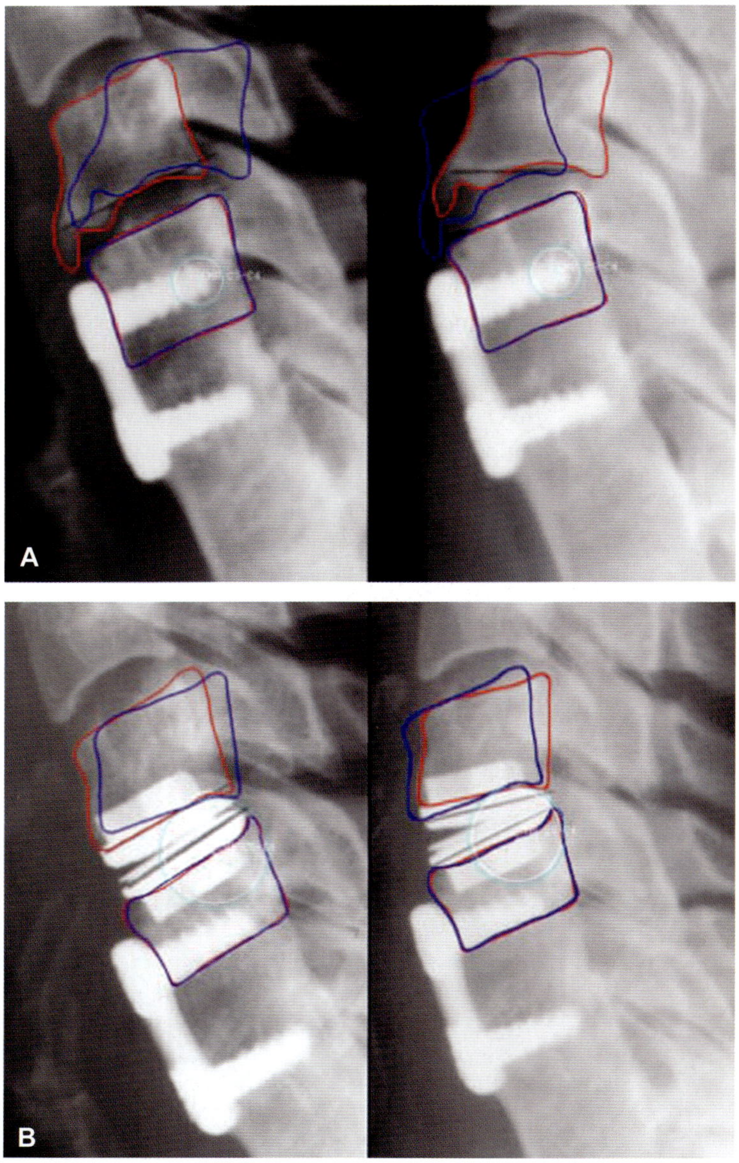

Abb. 10.39 Der Patient zeigte eine übermäßige Beweglichkeit bei C4/C5 mit 19,7° in Flexion/Extension. **A:** Hypermobilität in der Nähe einer vorherigen zweisegmentigen Fusion; instrumentiert C5/C6 und uninstrumentiert C6/C7. Die Probleme des Nachbarsegments beinhalten übermäßige Bewegungskompensation, vorherige Operation und Instrumentation, kollabierte Bandscheibenhöhe und lokale Kyphose. **B:** Zervikaler Bandscheibenvollersatz soll nicht unbedingt die Beweglichkeit erhöhen, sondern die Beweglichkeit in einer eher neutralen physiologischen Zone herstellen. Die C4/C5-Etage wurde erfolgreich mit einer ProDisc C versorgt. Die postoperative Beweglichkeit in Flexion/Extension ist nun mehr physiologisch bei 10,1°, und der Patient zeigt eine deutliche klinische Besserung.

nischen Arthroplastie-Studien (außer PCM-Studien) auch Patienten mit nur einer vorherigen zervikalen Arthrodese ausgeschlossen. Die Voroperation führt zu einer inneren und äußeren Vernarbung, was die Komplikationsrate erhöht. Drittens haben diese Patienten zur Fixierung oftmals eine interne Instrumentation, die vor der Implantation der Prothese entfernt werden muss. Dies kann eine größere Präparation erfordern als der Zugang zu nur einem Segment. Oftmals wurde das vorher fusionierte Segment auch in einer ungünstigen kyphotischen Position fixiert (➤ Abb. 10.41), sodass die Endplatten durch schlecht positionierte Schrauben beschädigt werden können.

Die Arten der vorherigen Fusionen in dieser Studie sind in ➤ Tabelle 10.5 (S. 345) dargestellt. Die Unterschiedlichkeit der verwendeten Instrumentationen erhöht die Komplexität der Eingriffe. Wie man an den präoperativen Lordosewinkeln sehen kann, machte eine beträchtliche Kyphose diese Fälle zu einer extremen Herausforderung, und trotz der komplizierten vorliegenden Erkrankung konnte die PCM-Prothese die zervikale Lordose bis zu einem gewissen Grad wiederherstellen. Ferner wurde die Stabilität des zervikalen Segments, wie radiologisch in Flexion/Extension und Rotation nachzuweisen war, wiederhergestellt, und auch 8,9° in Flexions- und Extensionsbewegung konnten erhalten werden.

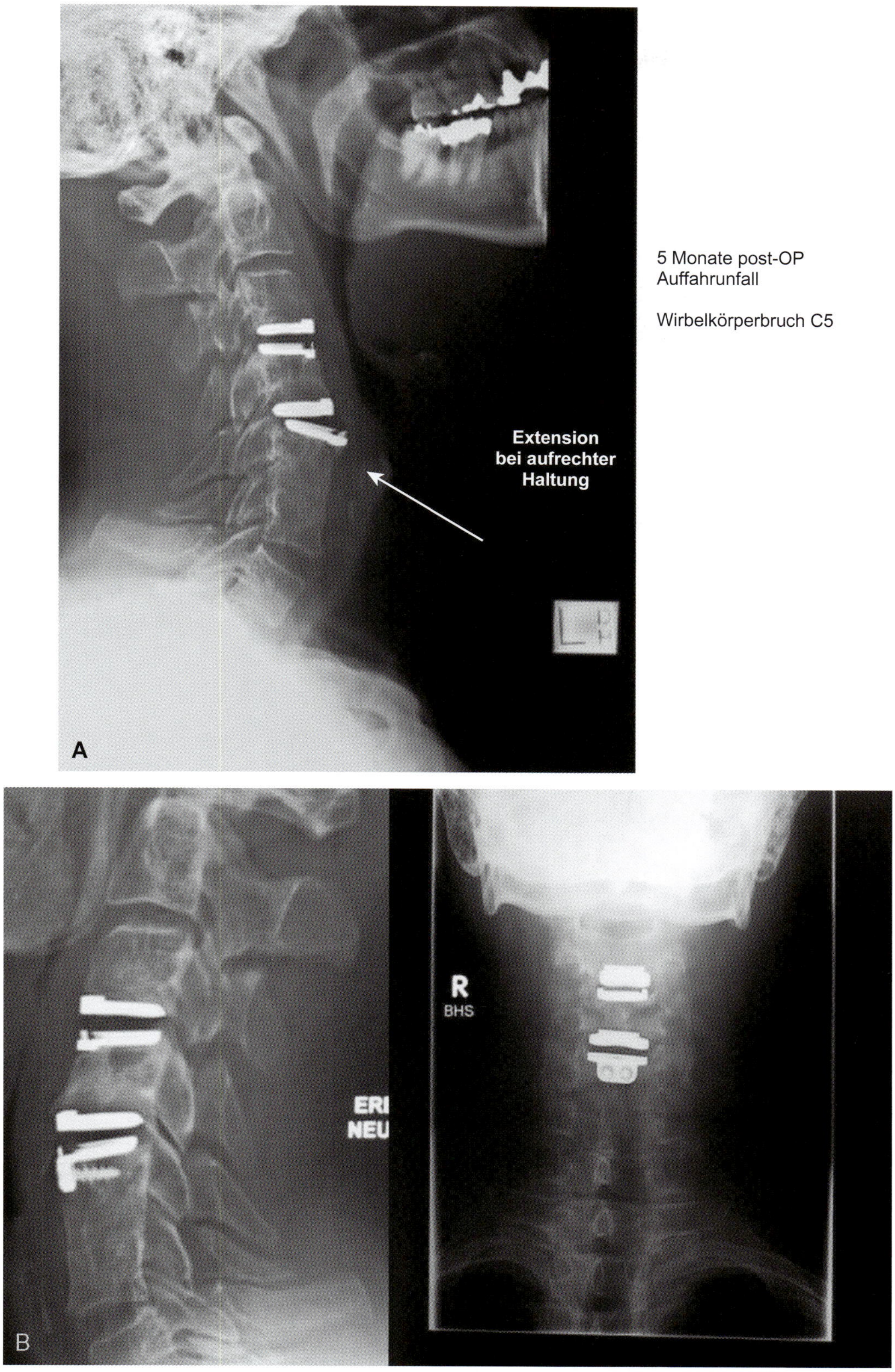

Abb. 10.40 Dieser 57-jährige Australier hatte eine vorherige Fusion im Nachbarsegment C5/C6. **A:** 5 Monate später Implantation einer PCM in C3/C4 und C4/C5; er war in einen Frontalaufprallunfall verwickelt und hatte sich einen Bruch der kranialen C5-Endplatte zugezogen. **B:** Die lockere Prothese mit zwei Schrauben. Ein Jahr später war seine zervikale Beweglichkeit noch vorhanden und der Patient asymptomatisch.

Trotz der Komplexität der Revisionseingriffe konnte die PCM-Prothese dank ihrer Modularität scheinbar alle hypothetischen Ziele dieser Studie erreichen. Auch die Häufigkeit an Dysphagie und Weichteilproblemen in den Arthroplastiefällen nahm im Vergleich zur ACDF mit Instrumentation ab (➤ Abb. 10.42).

Die internationale PCM-Studie ist die bisher größte Studie, in der die Bedeutung des Bandscheibenvollersatzes im benachbarten Bewegungssegment prospektiv untersucht wurde. Die Gesamtergebnisse sind ermutigend, und die Diskussion in Bezug auf die regionalen Unterschiede ist wichtig. Gemessen an den amerikani-

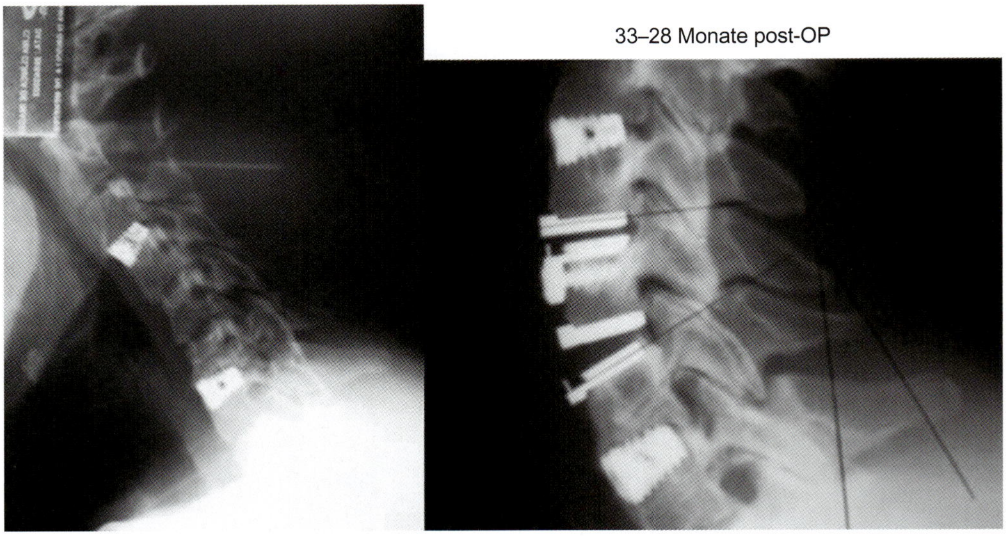

Abb. 10.41 39-jährige Frau mit zwei lordotischen Cages C3/C4 und C6/C7, die mit schwerer Myelopathie und zervikaler Kyphose vorstellig wurde. Eine zweisegmentige zervikale Dekompression und Implantation von PCM in C4/C5 und C5/C6 konnte die 30°-Kyphose erfolgreich korrigieren und eine Beweglichkeit in Flexion/Extension von 27° wiederherstellen. Insgesamt verbesserten sich 51 Patienten in der internationalen Studie von 2,65° Kyphose auf 12,3° Kyphose. Diese Patientin stellte sich nach 28 Monaten postoperativ als klinisch-neurologisch intakt vor.

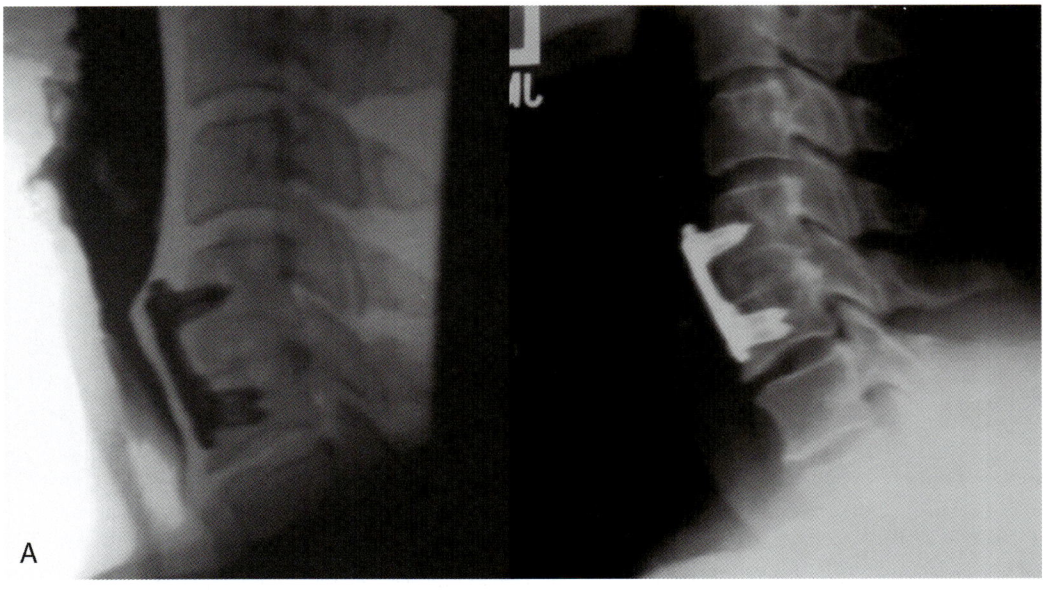

Abb. 10.42 Geringere Inzidenz von Dysphagie bei Bandscheibenvollersatz als bei anteriorer zervikaler Diskektomie und Fusion (ACDF). **A:** 45-jähriger Mann mit 9-monatiger Dysphagie nach ACDF mit einer schlecht positionierten Platte. Er konnte nur schlucken, wenn er sich nach vorn beugte. Der Gastrografinschluck zeigt die Kompression des Ösophagus durch den oberen Rand der Platte.

schen Ergebnissen zeigen die Ergebnisse der internationalen PCM-Studie signifikante Verbesserungen in Bezug auf VAS und NDI und sind so gut wie die historischen Kontrollergebnisse für den monosegmentalen zervikalen Bandscheibenersatz mit der PCM. Aus Sicht der FDA mussten bei den amerikanischen Patienten die IDE-Kriterien eingehalten werden, d.h. es musste eine im MRT nachweisbare Radikulopathie mit dazugehörigen neurologischen Defiziten vorliegen. Die brasilianischen und australischen Fälle wurden nicht durch IDE-Kriterien eingeschränkt, sodass an diesen beiden Studienzentren komplexere Fälle eingeschlossen werden konnten.

Auf der Grundlage der biomechanischen Daten, der klinischen Studien über die Degeneration/Erkrankung des benachbarten Bewegungssegments und die verschiedenen verfügbaren chirurgi-

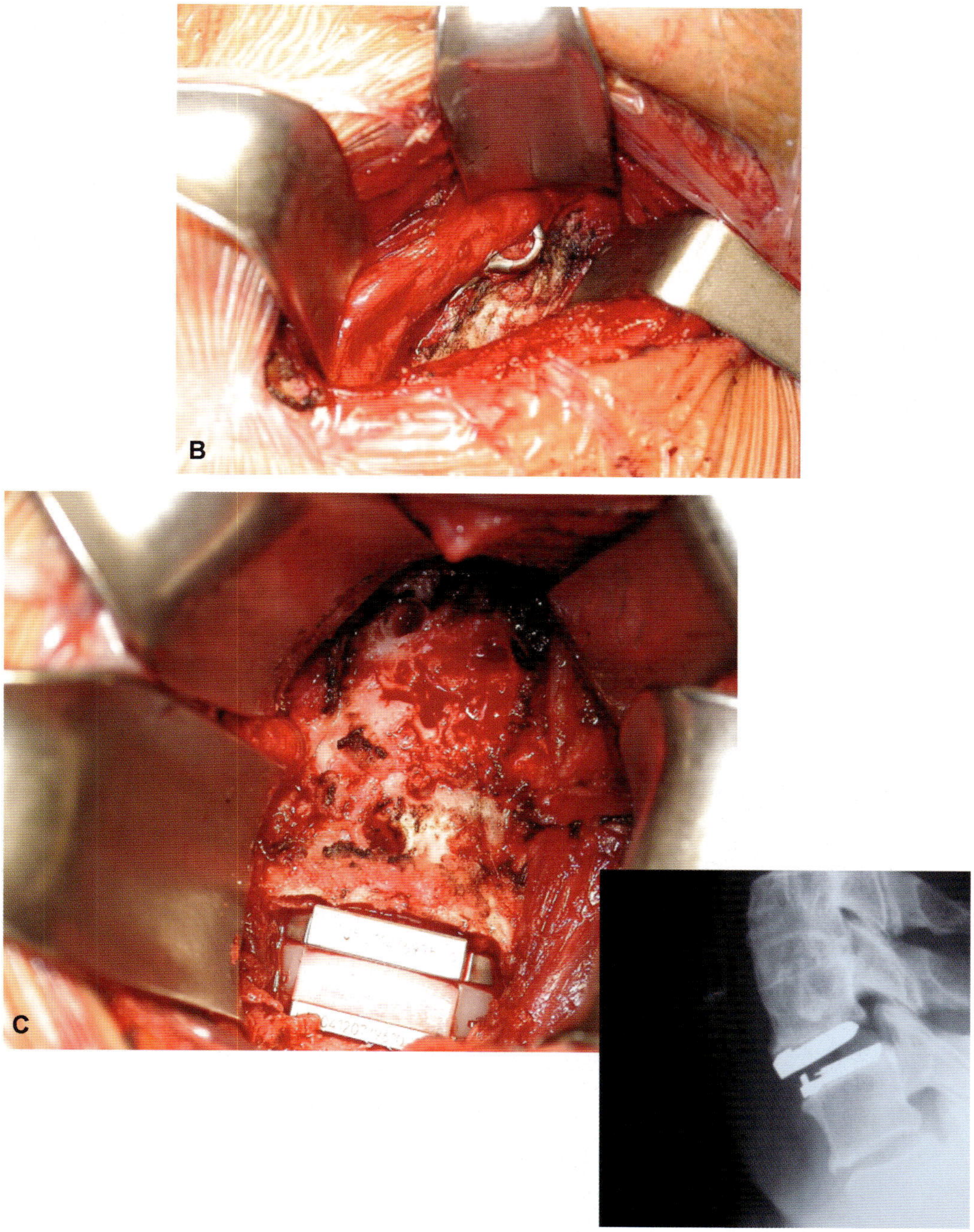

Abb. 10.42 *Fortsetzung* **B:** Patient mit einem Bandscheibenvorfall C6/C7. Während der Operation wurde die Kompression des Ösophagus visualisiert und machte eine schwierige Trennung von der Prothese nötig. **C:** Nach Entfernung der zervikalen Platte, erfolgreicher Diskektomie C6/C7 und Implantation einer PCM war nicht nur die Radikulopathie des rechten Arms verschwunden, sondern auch seine Dysphagie. Das PCM bietet anterior kein Profil wie anteriore Platten und Schrauben. Die Schwere der Dysphagie korrelierte mit der Dicke der anterioren Platteninstrumentation.

schen Lösungen wurde eine Studie durchgeführt, um die Sicherheit und Wirksamkeit der PCM-Prothese zur Behandlung der Erkrankung des benachbarten Bewegungssegments zu beurteilen. In den 51 Studienfällen gab es eine Revision nach Trauma mit implantatbedingter Komplikation und keine zugangsbedingten Komplikationen. In keinem Fall hatte sich eine Degeneration des benachbarten Bewegungssegments in einem Nachbarsegment der zervikalen Bandscheibenvollprothese entwickelt. Es gab keine Fälle mit heterotoper Ossifikation und keine Hinweise auf eine neurologische Verschlechterung. Angesichts des Schwierigkeitsgrades in dieser Patientengruppe, der klinischen Erfolgsrate, der Komplikationsrate und der Revisionsrate kommt der Autor zu dem Schluss, dass die PCM als Implantat für die Behandlung von Patienten mit Degeneration des zervikalen Nachbarsegments sicher und wirksam ist.

Die Hypothese wurde durch die signifikanten Verbesserungen der Funktions- und Schmerzwerte bestätigt. Im Hinblick auf die amerikanischen Resultate sind diese Ergebnisse, die bei Verwendung der PCM-Prothesen erzielt wurden, ebenso gut wie die der historischen Kontrollen. Yue et al. berichteten, dass die Ergebnisse der historischen Kontrollen bei Behandlung der Degeneration von Nachbarbewegungssegmenten mit der ProDisc C nur zu 80% erreicht wurden [10]. Dies unterstreicht die Vielseitigkeit der PCM-Prothese in der Versorgung verschiedenster anatomischer und pathologischer Konstellationen, die im benachbarten degenerierten und schmerzhaften Bewegungssegment vorgefunden werden können.

Vergleicht man die australischen Ergebnisse mit den historischen Kontrollergebnissen in der Einrichtung eines der Autoren (M. S-Y), sind die VAS- und NDI-Werte nach 12 Monaten exakt dieselben. Anscheinend brauchten die Patienten mit Behandlung der Degeneration des Nachbarbewegungssegments nach der Operation aber länger, um sich zu erholen, als die historischen Kontrollpatienten. Die brasilianischen Daten zeigen, dass Patienten mit mehrsegmentigem Bandscheibenvollersatz oft besser abschnitten als diejenigen mit monosegmentaler Arthrodese.

Betrachtet man die 51 Patienten der internationalen PCM-Studie, dann scheint die Komplexität der Voroperation und der präoperativen Diagnose die Ergebnisse unter die der historischen Kontrollen zu drücken.

10.7.5 Fazit

Es ist klar, dass die zervikale Degeneration des Nachbarbewegungssegments den Revisionschirurgen mit schwierigen und ungünstigen Bedingungen – erstens aufgrund der Voroperation und zweitens wegen der veränderten Mechanik – konfrontiert. Dies ist eine prospektive beschreibende multizentrische Studie, in der sich der VAS-Wert im Durchschnitt um 60,9% und der NDI um durchschnittlich 54% verbesserte.

Die Sicherheit und Wirksamkeit dieser Prothese in dieser biomechanisch anspruchsvollen Situation konnten nachgewiesen werden. Dennoch ist eine langfristige Nachbeobachtung dieser Implantate unerlässlich.

LITERATUR

[1] Hilibrand AS, Carlson GD, Palumbo MA, et al: Radiculopathy and myelopathy at segments adjacent to the site of a previous anterior cervical arthrodesis. J Bone Joint Surg Am 81(14): 519–528, 1999.
[2] Robertson JT, Papadopoulos SM, Traynelis VC: Assessment of adjacent segment disease in patients treated with cervical fusion or arthroplasty: A prospective 2-year study. J Neurosurg Spine 3: 417–423, 2005.
[3] Gore DR: Roentgenographic findings in the cervical spine in asymptomatic persons: A ten-year follow-up. Spine 26(22): 2463–2466, 2001.
[4] Schwab JS, DiAngelo DJ, Foley KT: Motion compensation associated with single-level cervical fusion: Where does the lost motion go? Spine 31(21): 2439–2448, 2006.
[5] Ishihara H, Kanamori M, Kawaguchi Y, et al: Adjacent segment disease after anterior cervical interbody fusion. Spine J 4(6): 624–628, 2004.
[6] McAfee PC, Cunningham BW, Hayes V, et al: Biomechanical analysis of rotational motions after disc arthroplasty. implications for patients with adult deformities. Spine 31(19): S152–S160, 2006.
[7] McAfee PC, Geisler FH, Saiedy SS, et al: Revisibility of the Charite Artificial Disc: Analysis of 688 patients enrolled in the US IDE Study of the Charite Artificial Disc. Spine 31(11): 1217–1226, 2006.
[8] McAfee PC, Geisler FH, Scott-Young M (eds): Roundtables in Spine Surgery: Complications and Revision Strategies in Lumbar Spine Arthroplasty. St. Louis, MO, Quality Medical Publishing, 2005.
[9] Wigfield CC, Gill SS, Nelson RJ, et al: The new Frenchay Artificial Cervical Joint: Results from a two-year pilot study. Spine 27(22): 2446–2452, 2002.
[10] Yue J, Bertagnoli R, Fenk-Mayer A, et al: The treatment of symptomatic adjacent segment degeneration after cervical fusion with total disc arthroplasty utilising the ProDisc-C prosthesis: A prospective study with 2 year minimum follow-up. Spine J 6: 1S–161S, 2006. Proceedings of the NASS 21st Annual Meeting, Seattle, WA, Sept. 28, 2006.

Register

A

Abrasion, Abriebmechanismus 40, 41, 49
Abrieb
- Arten von 48
- Definition 48
- Erscheinungsformen 48
- Gegenmaßnahmen 49–50
- Mechanismen 49
- – Abrasion 40, 41, 49
- – Adhäsion 49
- – Oberflächenermüdung 49
- – tribochemische Reaktionen 49

Abriebanalyse, tribologisches System 47–48
Abriebprüfung 47–50
ACDF, *siehe* Anteriore zervikale Diskektomie mit Fusion
AcroFlex 15
Activ-L, Bandscheibenvollersatz 167–173
- Bandscheibenfach, Präparation 172
- Belastungstests
- – Ermüdungsprüfung, dynamische 171
- – Partikelcharakterisierung 171–172
- – Statikprüfung 35–37
- – Verschleißsimulation 171–172
- bisegmentale 172
- Größen 167, 169
- Indikationen 167
- Instrumentarium 169, 170
- klinische Ergebnisse 172
- Komponenten 167
- Konstruktion
- – Endplattenfixierung 168
- – Polyethylen-Inlay 168
- Konstruktionsmerkmale 167–168
- Kontraindikationen 167
- mit Kiel 167
- mit Spikes 167
- Mittellinienmarkierung 170
- Operationstechnik 172–173
- Patientenlagerung 172
- Revisionsinstrumente 168, 170

ADCT (Autologous Disc Chondrocyte Transplant), *siehe* Chondrozytentransplantation
Adhäsion, Abriebmechanismus 40, 49
AFRS-Facettenersatz 273–277
- Abriebtest 275
- Indikationen 274
- Kinematik 275
- Komplikationen 276
- Konstruktionsmerkmale 274
- Kontraindikationen 274
- Konzept 273
- Materalprüfung 274
- Nachsorge 276
- Operationstechnik 275
- Studienergebnisse 275
- Vor- und Nachteile 276

Aktiv-L, Bandscheibenvollersatz
- mit Kiel 173
- mit Spikes 173

ALIF, *siehe* Anteriore lumbale interkorporelle Fusion
ALIF (Anterior Lumbar Interbody Fusion), *siehe* Anteriore lumbale interkorporelle Fusion
ALL, *siehe* Anteriores longitudinales Ligament
ALPA, *siehe* Anterolateraler transpsoatischer Zugang
Aluminiumoxidkeramiken, Materialeigenschaften 44
A-MAV-Version, Maverick-Bandscheibenvollersatz 175
Amerikanische Gesellschaft für Werkstoffprüfung (ASTM)
- Standards 43, 46
- Testverfahren/Richtlinien für Wirbelsäulenimplantate 32

Anamneseerhebung, bei lumbaler Nonfusion-Operation 52
anästhetisches Diskogramm, funktionelles, *siehe* Funktionelles anästhetisches Diskogramm (FAD)
Anatomic Facet Replacement System, *siehe* AFRS
Anatomisches Facettenersatzsystem, *siehe* AFRS-Facettenersatz
Angle of Influence (AOI), *siehe* Wirkwinkel
Anteriore Darstellung der Halswirbelsäule 105
- Dekompression 109–110
- Präparation des Bandscheibenfachs 105–109

Anteriore Darstellung der Lendenwirbelsäule 85–91
- Blutgefäßmobilisierung 89
- Eröffnung des Retroperitonealraums 86–89
- Hautschnitt 85
- Komplikationen
- – neurologische 95–97
- – sonstige 97–98
- – urologische 94–95
- – vaskuläre 92–94
- Komplikationen und ihre Behandlung 41
- Komplikationsraten 92
- Patientenvorbereitung 85
- präoperative Vorbereitung 93
- technische Überlegungen 89
- Vorteile 90

Anteriore Halswirbelsäule, *siehe* Halswirbelsäule
Anteriore Lendenwirbelsäule, *siehe* Lendenwirbelsäule
Anteriore lumbale interkorporelle Fusion (ALIF), Mini- 99
Anteriore Pseudomeningozele, nach anteriorer Darstellung der Lendenwirbelsäule 98
Anteriore zervikale Diskektomie mit Fusion (ACDF) 57
- Einschränkungen 111
- Ergebnisse der IDE-Studie 122
- Kombination mit zervikalem Bandscheibenvollersatz 344–346
- – Diskussion der Studienergebnisse 121–123
- – Studienergebnisse 346–347
- Komplikation(srat)en 126
- Nachbarsegmentdegeneration nach 79
- Nachteile und Risiken 104
- Patientencharakteristika 122
- Revisionsrate 126
- vs. Bryan-Zervikalprothese 80
- vs. ProDisc-C-Implantation 121–123
- zervikale Revision nach 127–136

Anteriorer retroperitonealer Zugang (ARPA), Implantation einer HydraFlex-Prothese 204
Anteriorer zervikaler Revisionszugang 133
- Komplikationen, zugangsspezifische 134–136
- Operationstechnik 127–134

Anteriorer Zugang zur Halswirbelsäule, *siehe* Halswirbelsäule
Anteriores longitudinales Ligament (ALL), Anatomie 22, 23
Anterolateraler Transpsoas-Zugang (ALPA) 204
Anterolateraler transpsoatischer Zugang (ALPA) zur Lendenwirbelsäule 98–102
- Anulusinzision, Anulotomie 101
- Grenzen 99
- Indikationen 99
- Inzision, Bandscheibenfreilegung 100–101
- Komplikationen 102
- Nukleusresektion 102
- Operationstechnik 99–102
- Patientenlagerung 99–100
- Vorteile 102
- Wundverschluss 102

Anulotomie 101
Anulus fibrosus
- Anatomie 4, 5, 21
- Ersatz 33
- Funktion 10
- in der funktionellen Wirbelsäuleneinheit (FSU) 21
- pathologische Veränderungen 5, 55

Aortenbogen, bei zervikalem Revisionseingriff 128, 129, 130
Arc of Influence (AOI), *siehe* Wirkwinkel
ARPA (anteriorer retroperitonealer Zugang) bei Implantation einer HydraFlex-Prothese 204
Arteria iliaca communis 27
- beim anterioren Zugang 26
- beim retroperitonealen Zugang 27

Arteria vertebralis 26
Arterielle Thrombosen, bei anteriorer Darstellung der Lendenwirbelsäule 92, 93
Arthrodese 11, 34
- Ausweitung, Cosmic-Prothese bei 229, 230
- Cosmic Prothese in Kombination mit 229
- vs. Arthroplastik 10

Arthroplastie der Halswirbelsäule, *siehe* Bandscheiben(voll)ersatz, zervikal
ASTM (American Society for Testing and Materials), *siehe* Amerikanische Gesellschaft für Werkstoffprüfung
Autologe Transplantation von Bandscheibenchondrozyten, *siehe* Chondrozytentransplantation
Axialbelastung des Orthobiom-Systems 324
Axialer Zugang 205
Axiales Kompressionsbiegen, Orthobiom-System
- dynamisch 325
- statisch 325
Axialrotation, Einschränkungen 307
- Gründe 309

B

Bänder der Wirbelsäule 22
Bandscheibe
- Absenkung, Folgen 227
- als Schmerzquelle 62
- Anatomie 4–5
- in der funktionellen Wirbelsäuleneinheit (FSU) 21
- invasive diagnostische Verfahren 62
- pathologische Veränderungen 5–6
- vertikale Belastung 4
Bandscheiben(voll)ersatz
- bei älteren Patienten 332
- bei osteoporotischen Patienten 334
- biomechanische Herausforderungen 11
- geschichtliche Entwicklung 10–11
- lumbal 137–199
- - Diskektomie 139–140
- - Distraktion/Remobilisation des Bandscheibenfachs 140–141
- - Endplattenpräparation 141
- - Indikationen 55
- - Kontraindikationen 55
- - Mittellinienmarkierung 139
- - multisegmental 336–343
- - Patientenlagerung 139
- - Patientenselektion 51–56
- - perioperative Vorbereitungen 138
- - präoperative Überlegungen 138
- - Revisionsstrategien 193–199
- - *s.a.* Activ-L 167–173
- - *s.a.* CHARITÉ 142–151
- - *s.a.* FlexiCore 158–167
- - *s.a.* Maverick 173–183
- - *s.a.* ProDisc-L 151–158
- - Zwischenwirbelraum, Darstellung 139
- mechanische Prinzipien (Implantatdesign) 11–18
- Rationale 11
- vs. Arthrodese 10
- zervikal 103–136
- - Anamneseerhebung 57
- - Dekompression 109–110
- - diagnostische Untersuchungen 59
- - Idealpatient 58
- - Indikationen 59, 104
- - Kontraindikationen 59–60, 104–105
- - körperliche/neurologische Untersuchung 57–58
- - mehrsegmental 344–352
- - Nachbarsegmentdegeneration 77
- - Patientenlagerung 105
- - Patientenselektion 56–61
- - Präparation des Bandscheibenfachs 105–109
- - *s.a.* Bryan-Disk 111–117
- - *s.a.* Prestige 117–119
- - *s.a.* ProDisc-C 119–127
- Ziele 52
Bandscheibenchondrozyten, autologe Transplantation, *siehe* Chondrozytentransplantation
Bandscheibendegeneration, *siehe* Degenerative Bandscheibenerkrankung
- multisegmentale lumbale (DMLB) 336–143
Bandscheibenfach
- Präparation
- - lumbal 105–109
- - zervikal 105–109
Bandscheibenteilersatz, *siehe* Nukleusersatz
Bandscheibenteilersatz, lumbaler 201–212
- HydraFlex-Kernersatzsystem 201–205
- PDN-SOLO 201–205
- perkutaner Nukleusersatz TranS1 205–212
Bandscheibenvollersatz
- plus posteriore dynamische Stabilisierung, *s.a.* Hybridverfahren 289
Bandscheibenvorfall, *siehe* Nucleus-pulposus-Hernie (HNP)
- rekurrenter
- - Cosmic 229
- rezidivierender
- - Dynesys-Stabilisierungssystem 213
Bandscheibenvorfall an Übergängen, Wallis-Stabilisierungssystem 249–251
Bandscheibenwiederherstellung, Wallis-Stabilisierungssystem 254
Bauch- und Beckengefäße 27
Beinschmerzen, Anamnese 52
Beta-Titan-Legierungen 47
Bewegungserhaltende Implantate
- Biomechanik 6–7
- Grundvoraussetzungen 6
- mechanische Designprinzipien, *s.a.* Implantatdesigns 11–18
- *s.a.* Implantatwerkstoffe 42
Bewegungserhaltende Verfahren
- Anforderungen an das Implantat 6–9
- Diagnostik 53–55
- Geschichte und Entwicklung von Implantaten 10–20
- Grundlagen 2–6
- lumbal
- - Patientenselektion 51–56
- zervikal
- - Patientenselektion 56–61
- Ziele 52
- Zugangstechniken 51–56
Bewegungserhaltung
- biomechanische Anforderungen 6–9
- Geschichte und Entwicklung 10–20
Bewegungskoppelung, zervikal 77
Bewegungskopplung, *siehe* Gekoppelte Bewegung
- lumbal 78
- und Rotationszentrum 78
Bewegungstests, FENIX-Facettenoberflächenersatz 285
Bewegungsumfang (ROM) 145–146
- Biomechanik instrumentierter funktioneller Wirbelsäuleneinheiten 31–32
- Coflex-Interspinalprothese 260
- DIAM-Stabilisierungssystem 243
- und neutrale Zone (NZ) 221, 222, 223
- Wirbelsäulenbewegungssegment 30
Bewegungsumfangs (ROM), für ProDisc-L 155
BioDur 108 47
Biokompatibilität 40
- Definition 38, 40
- DIAM-Spinalstabilisierungssystem 240–241
- perkutaner Nukleusersatz TranS1 207
- Prüfverfahren 241
Biologisches Implantate 18
Biomaterialien in der Orthopädie
- Materialeigenschaften 38
- mechanische Eigenschaften 43
Biomechanik
- benachbarteSegmente 10
- funktioneller Wirbelsäuleneinheiten 31–32
- Implantatanforderungen 6–7, 11
- klinische Relevanz von Studien 31
- Materialien/Konstruktionen
- - Standardtests 32–33
- nach Fusion 76, 78
- Standard-Messparameter 35–37
- Wirbelsäulentestkonfigurationen 34–35
- Wirbelsäulentestverfahren 33–34
Biomechanische Tests
- Coflex, Interspinalprothese 258
- perkutaner Nukleusersatz TranS1 207
- Wallis-Stabilisierungssystem 245–246
- zur Rotationsstabilität 6–7
Blockade des medialen Astes, therapeutische Wirksamkeit 67
Bonit-Beschichtung, Cosmic-Schraube 226, 230
Bruchfestigkeit, Materialeigenschaft 39
Bruchgrenze 39
Bryan-Disk, Zervikalprothese 111–117
- Bewegungserhalt 111
- Indikationen 111
- Komplikationen 113
- Konstruktionsmerkmale 112
- Kontraindikationen 112
- Nachsorge 116
- Operationstechnik 99–102
- Patientenlagerung 113
- Revisionsrate 116
- Studienergebnisse 116
- Tests und klinische Ergebnisse 112–113
Bryan-Kunzler-Prothese, zylindrisches Implantat 16
BSVP, *siehe* Bandscheibenvollersatz
Bullivant-Prothese 14

C

Cauthen-Implantat, Kugelgelenkprinzip 16
Cauthens Schlitz- und Schienenkonzept 13
Center of Rotation (COR), *siehe* Rotationszentrum

CHARITÉ, Bandscheibenvollersatz 14, 142–151
- Abdominaloperationen, frühere 143
- Beschichtung 146
- Bewegungsmuster 143
- Bewegungsumfang (ROM) 145–146
- Entwicklung 142
- Facettengelenke, Effekt auf 144, 149
- Hybridmethode 144, 149
- Indikationen 142
- - erweiterte 149
- Komplikationen
- - Abrieb 146, 148
- - Einsinken 148, 149
- - Prothesenmigration 146, 148
- - zugangsbedingt 146
- Kontraindikationen 142
- Langzeitverhalten 148
- Nachsorge 146
- Operationstechnik 146, 147
- Reoperationsrate 148
- Rotationstests 142–151, 312
- Studienergebnisse 121–123
- - Einflussfaktoren 145
- Wirbelsäulenoperation, vorherige 143
CHARITÉ, Bandscheibenvollersatz des Implantats
- Konstruktionsmerkmale 143–144
Chassaignac-Tuberkel, bei zervikalem Revisionseingriff 128
Chondrozytentransplantation 304–307
- Falldokumentation 306
- Indikationen 304
- Komplikationen 306
- Kontraindikationen 304
- Nachsorge 305
- Operationstechnik 304
- Quebec Back Pain Disability Scale (QBPD) 305
- Studienergebnisse 32–33
Claudicatio intermittens, neurogene
- Coflex-Implantat 255
- X-Stop, Interspinalprothese 263
- X-STOP, Interspinalprothese 264
Cobb-Winkel, Skoliose 323
Coflex, Interspinalprothese 226–237
- Bewegungsumfang, Einfluss auf 145–146
- Finite-Elemente-Analyse 258
- Flügeltest 258
- Indikationen 256
- In-vivo-Belastung der Coflex 259–260
- In-vivo-Durchbiegungs- und Belastungsanalyse 260
- klinische Ergebnisse 260–261
- Kompressionstests 257–258
- Konstruktionsmerkmale 255–256
- Kontraindikationen 230
- mechanische Tests 257
- Nachsorge 263
- Operationstechnik
- - eine Etage 233
- - zwei Etagen 263
- Verschleißeigenschaften 259
Coflex-System
- mit NeuDisc plus 291, 296
- mit ProDisc L 291, 293
Computertomographie, für lumbale Nonfusion-Operationen 53
COR (Center of Rotation), *siehe* Rotationszentrum
Cortoss
- bei osteoporotischen Patienten 334
- Einsinkrate 334
- multisegmentaler Bandscheibenvollersatz 335
Cosmic-Stabilisierungssystem
- Diskussion 166–167
- Indikationen 227–230, 232
- klinische In-vivo-Daten 232–233
- Komplikationen 233
- Konstruktionsmerkmale 230–232, 235
- Kontraindikationen 230
- Nachsorge 233
- Operationstechnik 233
- Schrauben 231
- Vor- und Nachteile 236

D

David-Paralleldistraktor 138, 140, 141
DDD, *siehe* Degenerative Bandscheibenerkrankung
Deformationsanalyse, Coflex-Interspinalprothese 260
Degeneration
- desselben Segments, lumbal 82–83
- Nachbarsegment
- - lumbal 81–82
- - zervikal 79–81
Degenerative Bandscheibenerkrankung
- Maverick-Prothese bei 174
- Ursachen 10
Degenerative Bandscheibenerkrankung (DDD)
- Cosmic-Stabilisierungssystem bei 227
- Dynesys-Stabilisierungssystem 213–220
- HydraFlex-Kernersatzsystem 201
- TranS1, perkutaner Nukleusersatz bei 205
Degenerative multisegmentale lumbale Bandscheibenerkrankung (DMLB) 336–343
- Falldokumentation 339
- proximale 341
Degenerative Spondylolisthese, *siehe* Spondylolisthese, degenerative
Dehnbarkeit, *siehe* Duktilität
Dekompressive Laminektomie vs. X-STOP-Interspinalprothese 52, 264
Device for Intervertebral Assisted Motion, *siehe* DIAM
DEXA, *siehe* Dual Energy X-Ray Absorptiometry
Diagnostik, bewegungserhaltende Operationen 53–55
Diagnostische Injektionen
- Facettenblockaden 66–68
- Mechanismus 63
- selektive Nervenwurzelblockade 63–66
DIAM-Spinalstabilisierungssystem 239
- Biokompatibilitätstests 240–241
- dynamische interspinale Prozesstechnologie 241
- Indikationen 240
- Instrumentarium 240
- klinische Erfahrungen 242
- Komplikationen 242
- Kontraindikationen 240
- Kranprinzip 241
- Nachsorge 243
- Operationstechnik 242–243
- VAS-Werte 242
- Vor- und Nachteile 243
- zukünftige Entwicklungen 243
Diffuse idiopathische skelettale Hyperostose 59
Diffuse idiopathische Skeletthyperostose (DISH), Kontraindikation für zervikalen Bandscheibenersatz 104
Dikalziumphosphatdehydratbeschichtung, Aktiv-L, Bandscheibenvollersatz 173
Dikalziumphosphatdihydrat, Activ-L 168
Direkte Nervenwurzelstimulation 64
DISH, *siehe* Diffuse idiopathische Skeletthyperostose
Diskektomie
- für FlexiCore 160
- für lumbalen Bandscheibenvollersatz 139–140
- für Maverick-Prothese 180
- für ProDisc-L 156
- Probleme 2, 7
- und CHARITÉ-Bandscheibenvollersatz 143
Diskogene Schmerzen, *siehe* Schmerzen, diskogene:Wallis-Stabilisierungsverfahren
- Kategorien 69
- konkordant vs. nicht konkordant 70
Diskogramm, funktionelles anästhetisches, *siehe* Funktionelles anästhetisches Diskogramm (FAD)
Diskographie 68
- diagnostische Aussagekraft 70–71
- für lumbale Nonfusion-Operationen 54
- Indikationen 68
- Interpretationskriterien für positives Ergebnis 69–70
- Memory Pain 227
- provokative
- - Interpretationskriterien 69
- Technik
- - Halswirbelsäule 69
- - Lendenwirbelsäule 69
- vs. FAD-Analyse 75
Distraktionsentlastung, Wallis-Stabilisierungssystem 252
DMLB, *siehe* Degenerative multisegmentale lumbale Bandscheibenerkrankung
Dornfortsatzdekompression bei lumbaler Spinalstenose
- *s.a.* X-STOP, Interspinalprothese 11–18
Douglas-Linie, Visualisierung bei anteriorer Darstellung der Lendenwirbelsäule 87
Downey-Prothese 15
DPA, *siehe* Dual Photon Absorptiometry
Dritte Körper, im tribologischen System 48
Dual Energy X-Ray Absorptiometry (DEXA), lumbale Nonfusion-Operationen 54
Dual Photon Absorptiometry (DPA), lumbale Nonfusion-Operationen 54
Dübelimplantate 15
Dübelschrauben, Implantatdesign 15

Duktilität
- Definition 40
- Spannungs-Dehnungs-Kurven 40
DYnamic NEutralization SYStem, *siehe* Dynesys-Stabilisierungssystem
Dynamische interspinale Prozesstechnologie, DIAM-Spinalstabilisierungssystem 241
Dynamisches axiales Kompressionsbiegen, Orthobiom-System 325
Dynamisches Stabilisierungssystem (DSS), *siehe* Dynesis-Stabilisierungssystem
Dynesys-Spinalsystem
- Hybridkonstrukte 291
- mit ProDisc L 295
Dynesys-Spinalystem
- Hybridkonstrukte 291
- mit ProDisc L 291
- - drei Etagen 291
Dynesys-Stabilisierungssystem
- Entwicklung 213
- Indikationen 213
- klinische Erfahrungen 216–217
- Komplikationen 219
- Konstruktionsmerkmale 215
- Kontraindikationen 215
- Materialprüfung 215–217
- Nachsorge 218
- Operationstechnik 99–102
- Vor- und Nachteile 220
Dysphagie
- ACDF 350
- Bandscheibenvollersatz 350

E
Edelstahllegierungen 45
Einsinken der Prothese
- bei osteoporotischen Patienten 334, 335
- multisegmentaler lumbaler Bandscheibenvollersatz 337, 339
Einsinken von Prothesen, CHARITÉ 148
Elastizität, Definition 40
Elastizitätsgrenzen 43
Elastizitätsmodulus, Wirbelkörper 4
Elastizitätsmodulus, Definition 40
Elastomer-/Polymer-Prothesen 11, 15, 17
Elstastizitätsmodul 43
Endplatten
- Anatomie 22
- Größenbestimmung, Activ-L 168
- in der funktionellen Wirbelsäuleneinheit (FSU) 22
- Klassifikation nach Yue und Bertagnoli 54, 138
- kribriforme 4
Endplattenpräparation, für lumbalen Bandscheibenvollersatz 141
Erickson-Griffith-Implantat 14
Erkrankung desselben Segments 82
Ermüdung von Werkstoffen 32
Ermüdungsbeständigkeit, Materialeigenschaft 39
Ermüdungsfestigkeit, Materialeigenschaft 39
Extension, Schmerzen bei 62
eXtreme Lateral Interbody Fusion, *siehe* Anterolateraler transpsoatischer Zugang (ALPA)
Extreme laterale interkorporelle Fusion (XLIF)
- Revisionsgründe
- - fehlerhaft positioniertes gekieltes Implantat 197–198
- - fehlerhaft positioniertes kielfreies Implantat 196
- - Pars-Fraktur 194–196
Extreme laterale interkorporelle Fusion (XLIF), lumbale Revision 194
- Revisionsgründe 194

F
Facetten, in der funktionellen Wirbelsäuleneinheit (FSU) 21, 22
Facetten/Endplatten-Verhältnis 311, 314
- Definition 309
Facettenarthroplastie, chirurgische Ansätze 288
Facettenarthrose 58, 63
- progrediente 83
Facettenbedingte Schmerzen 63, 66
Facettenbohrer, FENIX-Facettenersatz 285, 286
Facettenersatz, lumbaler 273–288
- AFRS 273–277
- FENIX 281–288
- Zyre 277–281
Facettengelenkarthrose 281
- AFRS bei 274
- FENIX-Oberflächenersatz 282
- Zyre-Prothese 277
Facettengelenkblockade
- Blockade des medialen Astes 67
- diagnostische 66
- falsch negative 68
- falsch positive 68
- intraartikuläre Facettenblockade 67
- Verfahren 66–68
Facettengelenke 281
- Blockade 67
- degenerative Veränderungen 55
- Effekt von Bandscheibenvollprothesen auf 149
- Funktion 277
- invasive diagnostische Verfahren 63
- Präparation für Oberflächenersatz 285
- Schmerzen 281
Facettenkapselbänder 23
Facettenkomplex, in der funktionellen Wirbelsäuleneinheit 22
Facettensyndrom, Cosmic-Stabilisierungssystem 228
Facettensyndrom, lumbales 66
Facettenzyste, HNP und kontralaterale 300
FAD, *siehe* Funktionelles anästhetisches Diskogramm
FAD-Katheter 73
Failed-back-surgery-Syndrom (FBSS) 188
Fascia praevertebralis, bei anteriorer Darstellung der Halswirbelsäule 22
Faszialisnerv, Verletzung des Ramus marginalis mandibulae bei Revisionseingriffen 129
FBSS, *siehe* Failed-back-surgery-Syndrom
FDA, *siehe* Food and Drug Administration
FEA, *siehe* Finite-Elemente-Analyse
Federgehäuse, Implantatdesign 16
Fehlpositionierung des Implantat
- mit Kiel 197–198
- ohne Kiele 196
Femoralnerven, Verletzung bei anteriorer Darstellung der Lendenwirbelsäule 95, 97
FENIX-Facettenoberflächenersatz 281–288
- Bewegungstests, Ergebnisse 285
- Fixation 281
- Flexibilitätsprüfung, Ergebnisse 283, 284
- Indikationen 282
- Komplikationen 286
- Komponenten 282
- Konstruktionsmerkmale 281
- Kontraindikationen 282
- Lateralbeugung 284
- Materialprüfung 282–284
- Nachsorge 286
- Operationstechnik 284–286
- Röntgenaufnahmen 285
- Torsionstest 284
- Vor- und Nachteile 288
FENIX-Stellschraube 282
Fernström, Ulf 7
Fernström-Kugel 12, 19
Feste Platten/fester Kern, Implantatdesign 13–14
Feste Platten/weicher Kern, Implantatdesign 14–15
Fester Dom, Implantatdesign 12
Festigkeit, Materialeigenschaft 39
Finite-Elemente-Analyse, Coflex-Prothese 258
Finite-Elemente-Methode 246
Flexibilitätsprüfung, FENIX-Facettenoberflächenersatz 282, 283, 284
Flexicore, Bandscheibenvollersatz
- Diskussion 166–167
- klinische Ergebnisse 164–165
- Komplikationen 165–166
FlexiCore, Bandscheibenvollersatz 158–167
- Diskektomie/Endplattenpräparation 160
- Indikationen 159
- Insertion 162
- Konstruktionsmerkmale 159
- Kontraindikationen 159–160
- Nachsorge 164
- Operationstechnik 160–164
- präoperative Planung 160
- Vorteile 166
- Wiederherstellung der Bandscheibenhöhe 160–162
Flexion, Schmerzen bei 62
Flexions-/Extensionsprüfung
- FENIX-Facettenoberflächenersatz 282
- Orthobiom-Spinalsystem 325
Flexions-/Extensions-Röntgenaufnahmen, bewegungserhaltende lumbale Eingriffe 53
Fließdehnung 42
Fließdehnung (Kriechen), Polymere 44
Flüssigkeitsgefüllte Beutel, Implantatdesign 17
Food and Drug Administration (FDA, US-amerikanische Zulassungsbehörde) 33, 73
Foraminale Nucleus-pulposus-Hernie (HNP), Nukleusersatz plus posteriore dynamische Stabilisierung 299

Foraminastenosen, Wallis-Stabilisierungssystem 252
Frakturen, osteoporotische
- Pars interarticularis nach lumbalem Bandscheibenvollersatz 194–196
Funktionelle anästhetische Diskographie (FAD) 55
Funktionelle Wirbelsäuleneinheit, Biomechanik 31–32
Funktionelle Wirbelsäuleneinheit (FSU)
- Anatomie 21–22
- ASTM-Richtlinien 31, 32
- Belastungs- und Verschiebungsprotokolle 31
- Bewegungsumfang (ROM) 36
- für Wirbelsäuleninstabilität 31
- kontinuierliches Stabilitätsspektrum 34
- standardisierte Tests 32–37
- - biomechanische Parameter 35–37
- Testkonfigurationen 34–35
- Testverfahren in Versuchsplänen 33–34
Funktionelles anästhetisches Diskogramm (FAD) 73
- Datenblatt 73
- Ergebnisse 74–75
- Komplikationen 75
- Technik 73–74
- vs. provokative Diskographie 75
Fusion
- anteriore lumbale interkorporelle (ALIF) 85–91
- anteriore zervikale Disektomie mit (ACDF) 79
- anteriore zervikale Diskektomie mit (ACDF) 57
- Komplikation(srat)en 158
- lumbale
- - Biomechanik 79
- - Risiken 82
- Mechanismen 345
- mit bewegungserhaltendem Hybridkonstrukt 290
- Nachbarsegmentdegeneration nach 76–84
- Nachbarsegmentdegeneration nach lumbaler
- - Inzidenz 81
- Nachbarsegmentdegeneration nach zervikaler
- - Inzidenz 80
- Nachbarsegmentdegeneration, Häufigkeit 344
- Nucleus-pulposus-Hernie neben 301
- zervikale
- - Biomechanik 78
- zervikaler Bandscheibenvollersatz neben
- - Diskussion der Studienergebnisse 121–123
- - Studienergebnisse 346–347
- - Studienmethodik 344–346
Fußpulse, bei anteriorer Darstellung der Lendenwirbelsäule 93

G

Gefäßkomplikationen, bei anteriorer Darstellung der Lendenwirbelsäule 92–94
Geführte (constrained) Prothesen, *siehe* FlexiCore
Gegenkörper, tribologisches System 48, 49
Gekoppelte Bewegung
- Halswirbelsäule 77
- Lendenwirbelsäule 78
- lumbal 78
- Rotationszentrum 78
- zervikal 77
Genitofemoralnerv, Verletzung bei anteriorer Darstellung der Lendenwirbelsäule 95, 97
Graf-Band 235
Graf-Ligamentsystem, Nachteile 235
Graf-Prothese 15
Graham-Kugelgelenkprothese 12
Grenzflächenmedium 48
Grenzflächenmedium, tribologisches System 48

H

Halsfaszie, Darstellung bei zervikaler Revision 128, 129
Halswirbelsäule
- Anatomie
- - anterior 22–25
- - vertebrale 26
- anteriorer Zugang 24
- Einschränkungen der Axialrotation 307, 309
- extensive Immobilität, Kontraindikation für Nonfusion-Verfahren 60
- körperliche Untersuchung 59
Halswirbelvollersatz
- Anamneseerhebung 57
- Diagnostik 59
- Kontraindikationen 59
- körperliche/neurologische Untersuchung 57–58
- Patientenauswahl 56–61
Hämatome der Rektusscheide, nach anteriorer Darstellung der Lendenwirbelsäule 86
Harnleiterdurchtrennung, bei anteriorer Darstellung der Lendenwirbelsäule 92
Harnleiterstents, bei anteriorer Darstellung der Lendenwirbelsäule 94
Hernien, nach anteriorer Darstellung der Lendenwirbelsäule 92
Heterotope Ossifikation, PCM-Prothese 345
High-Intensity Zone (HIZ) 55
HNP, *siehe* Nucleus-pulposus-Hernie
Horner-Syndrom, bei zervikalen Revisionseingriffen 130, 132
Hybridverfahren
- CHARITÉ bei 144, 149
- dynamische Pedikelschraubenstabilisierung mit Nukleusersatz 297–302
- Nonfusion-Techniken 289–297
- - Dynesys-Spinalsystem an drei Etagen 291
- - Dynesys-Spinalsystem nach ProDisc L 291
- - Dynesys-Spinalsystem plus ProDisc L 291
- - einzeitig 290
- - Fallstudien 291
- - für eine Etage 289–290
- - für Interspinalprothesen mit Nukleusersatz 291
- - für mehrere Etagen 290
- - für posteriore dynamische Stabilisierung plus Bandscheibenvollersatz 289
- - Indikationen 290
- - Klassifizierung 203
- - Kontraindikationen 291
- - mehrstufige 290
- - mehrzeitig 290
- - NeuDisc plus Coflex-System 291
- - ProDisc L plus Coflex-System 291
HydraFlex-Kernersatzsystem
- Indikationen 202
- klinische Ergebnisse 203
- Komplikationen 204
- Konstruktionsmerkmale 202
- Kontraindikationen 202
- Materialprüfung 203
- Operationstechnik 99–102
- Vor- und Nachteile 204
Hydrogelbasierte Implantate, *siehe* HydraFlex-Kernersatzsystem
hydrogelbasierter Kernersatz 201–205
Hydroxylapatitbeschichtung
- CHARITÉ 146
- Maverick 176
Hyperostose, diffuse idiopathische des Skeletts (DISH), Kontraindikation für zervikalen Bandscheibenersatz 104

I

Ibo-Kugelgelenkprothese 12
IDE-Studie
- zu ProDisc-C, zervikaler Bandscheibenvollersatz 121–123
IDE-Studien
- für AFRS-Facettenersatz 274
- zu ProDisc-L 152–153
- zum CHARITÉ-Bandscheibenvollersatz 144, 148
Ileus, nach anteriorer Darstellung der Lendenwirbelsäule 92, 97
Iliakalarterien 26, 27
Iliakalarterien, bei anteriorer Darstellung der Lendenwirbelsäule 87, 90, 91, 93
Iliakalvenen, bei anteriorer Darstellung der Lendenwirbelsäule 87, 89, 90, 91, 93, 94
Iliohypogastrischer Nerv, Verletzung bei anteriorer Darstellung der Lendenwirbelsäule 95, 97
Ilioinguinaler Nerv, Verletzung bei anteriorer Darstellung der Lendenwirbelsäule 95, 97
Iliokavaler Übergang 26
Iliolumbalvene, bei anteriorer Darstellung der Lendenwirbelsäule 85, 89, 91
Implantatdesign, Bandscheiben(voll)ersatz
- biologisches Material 18
- Dübelschrauben 15
- Elastomer-/Polymer-Prothesen 17
- Federgehäuse 16
- feste Platten/fester Kern 13–14
- feste Platten/weicher Kern 14–15
- fester Dom 12
- flüssigkeitsgefüllte Beutel 17
- In-situ-Polymerisation 18
- Kugelgelenk 12
- Kugellager 11
- Plattengelenk 13

- spiralige Nukleoplastie 18
- Wirbelkörperersatz 17
Implantatwerkstoffe in der Orthopädie 42
- Keramikwerkstoffe 42, 44
- Materialeigenschaften 38–47
- mechanische Eigenschaften 43
- Metalle 44–45
- Metalllegierungen 42
- - Edelstähle 45
- - Kobalt-Chrom (CoCr) 45–46
- - Titan (Ti) 46–47
- Oberflächenbeschichtungen 47
- Polymere 42–43
- ultrahochmolekulares Polyethylen (UHMWPE) 43–44
Infektion, lumbale Revision wegen 188, 189
Injektionsdiagnostik, für lumbale Nonfusion-Operationen 55
In-situ-Polymerisation, Implantatdesign 18
Instantane Rotationsachse 211
Intergranuläre Korrosion 46
Interpositionelle Arthroplastie, Zyre-Facettenersatz 277–281
- Indikationen 277
- Komplikationen 280
- Konstruktionsmerkmale 278
- Kontraindikationen 278
- Materialprüfung 278–279
- Operationstechnik 279–280
Interspinal basierte posteriore dynamische Stabilisierung
- Coflex, Interspinalprothese 226–237
- DIAM, Wirbelsäulen-Stabilisierungssystem 239–244
- Wallis-Stabilisierungssystem 244–255
- X-STOP, Interspinalprothese 11–18
Interspinale Bänder 22, 23
Interspinale Distraktion, Mechanismen 241
Interspinaler Spreizer 235, 286
Interspinales „U" 255
Interspinalimplantate
- bei älteren Patienten 333
- Mechanismus 241
Interspinalprothesen
- Indikationen 55
- Kontraindikationen 55
- mit Nukleusersatz 291
Interspinalspacer
- *s.a.* X-STOP, Interspinalprothese 263
Intraartikuläre Facettenblockade 67
INTRASpine, interlaminare Prothese 243
Invasive diagnostische Verfahren
- Bandscheibe 62
- Diskographie, provokative 68–71
- Facettenblockaden 66–68
- Facettengelenke 63
- funktionelles anästhetisches Diskogramm (FAD) 73–75
- Injektionen 63
- selektive Nervenwurzelblockade 63–66
- temporäre externe transpedikuläre Fixation (TETF) 71–73
Investigational-Device-Exemption-Studie, *siehe* IDE-Studie
Ischias-Syndrom, Wallis-Stabilisierungssystem bei 249, 250, 251

J

Japanese Orthopaedic Association Score (JOA), für Wallis-Stabilisierungssystem 246, 247

K

Kaninchenmodelle
- Orthobiom-Prothese, Partikeluntersuchungen 326–327
Karotisscheide, beim anterioren Zugang zur Halswirbelsäule 22, 24
Karotistuberkel, bei zervikalem Revisionseingriff 128
Keramik(en)
- geeignete Implantatwerkstoffe 42
- Materialeigenschaften 39, 43
Keramikwerkstoffe, Eigenschaften 44
Kerbschlagfestigkeit 39
Kernersatz, *siehe* Nukleusersatz
Kiefergelenk, Dislokation beim zervikalen Revisionseingriff 130, 133
Kielprothesen, Skolioseprogredienz 308
Klinische Instabilität 227
Knochenszintigraphie, für lumbale Nonfusion-Operationen 54
Kobalt-Chrom-Legierungen 45–46
Kompartment-Syndrom, bei anteriorer Darstellung der Lendenwirbelsäule 92
Kompressionsbiegen, dynamisches axiales 325
Kompressionstests, Coflex-Prothese 257
Kompressionstrabekel 4
- primäre 3
- sekundäre 3
Kopplung bewegungserhaltender Implantate 6
Korpektomietest
- dynamischer 325, 326
- statischer 325
Körperliche/neurologische Untersuchung
- bei lumbaler Nonfusion-Operation 52–53
- bei zervikaler Nonfusion-Operation 57–58
Korrosion
- intergranuläre 46
- kinetische Barrieren 41
- Lochfraß 40
- lokale 40
- Oberflächenoxidation 41
- Spalt- 40
- von Implantatmetallen
- - Ursachen 41
Korrosionsbeständigkeit, Definition 38, 40
Kortikaler Knochen, mechanische Eigenschaften 43
Kosteneffektivität, X-STOP-Implantation 270
Kostuik-Prothese 17
Kotani-Prothese 18
Kranprinzip, DIAM-Stabilisierungssystem 241
Kribriforme Knorpelplatte 3, 4
- pathologische Veränderungen 5
Kriechen, *siehe* Fließdehnung
Kritische Last der Wirbelsäule 2, 3, 5
Kugelgelenk, Implantatdesign 12
Kugellager, Implantatdesign 11
Künstlicher Bandscheibenersatz, *siehe* Bandscheiben(voll)ersatz
Kyphose, posttraumatische 60
Kyphose, zervikale
- fixierte 60
- Revisionseingriff 131

L

Lastverlagerung 32
Lateralbeugung
- FENIX-Facettenoberflächenersatz 284
- Orthobiom-Pedikelschraubensystem 325
Laterale Darstellung der Lendenwirbelsäule 98–102
- Anulotomie 101
- Indikationen 99
- Inzision und Freilegung der Bandscheibe 100–101
- Komplikationen 102
- Nukleusresektion 102
- Patientenlagerung 99–100
- Wundverschluss 102
Legierungen, *siehe* Metalllegierungen
Lendenwirbelsäule
- Anatomie
- - anterior 26–28
- - vertebral 29
- anteriore Darstellung 85–91
- - Blutgefäßmobilisierung 89
- - Eröffnung des Retroperitonealraums 86–89
- - Gefäßkomplikationen 92–94
- - Hautschnitt 85
- - Komplikationsraten 92
- - Management von Komplikationen 41
- - neurologische Komplikationen 95–97
- - Patientenvorbereitung 85
- - retroperitonealer Zugang 85–91
- - sonstige Komplikationen 97–98
- - technische Überlegungen, sonstige 89
- - urologische Komplikationen 94–95
- - Vorteile 90
- Einschränkungen der Axialrotation 307, 309
- Facettenersatz
- - AFRS 273–277
- - FENIX 281–288
- - Zyre 277–281
- laterale Darstellung
- - *s.a.* Anterolateraler transpsoatischer Zugang 98–102
- posteriore dynamische Stabilisierung 213–237
- Rotationsstabilität 307, 312
Lendenwirbelvollersatz
- Diagnostik 53–55
- Indikationen 55
- Kontraindikationen 55
- Patientenauswahl 51–56
Ligamenta interspinalia 22, 23
Ligamentum flavum, Anatomie 22, 23
Linea semilunaris, Visualisierung bei anteriorer Darstellung der Lendenwirbelsäule 87
Lochfraßkorrosion 40
- Schutz 46
Lumbalarthrodese
- Nachbarsegmentdegeneration 81
- - Inzidenz 81
- - Studienergebnisse 82

Lumbale Bewegungskopplung 78
Lumbale Facettengelenke, Schmerzübertragungsmuster 66
Lumbale Nachbarsegmentdegeneration, *siehe* Nachbarsegmentdegeneration
Lumbale Nonfusion-Operationen, *siehe* Nonfusion-Operationen, lumbale
Lumbale Spinalstenose, *siehe* Spinalstenose, lumbale
- Dornfortsatzdekompression mit X-STOP 11–18
Lumbale Spondylose, Anamneseerhebung 52
Lumbaler Bandscheibenvollersatz
- Hybridkonstrukte 203
- in der skoliotischen Krümmung
- - Klassifikation 317
- in der skoliotischen Krümmung
- - Entwicklungen 166–167
- - ODI-Werte 318
- - ProDisc 317
- - VAS-Werte 317
- klinische Ergebnisse 207–208
- multisegmental
- - Indikationen 337
- - Komplikationen 338
- - Kontraindikationen 337
- - Nachsorge 338
- - Operationstechnik 225–226
- - Patientenselektion 249–251
- Rotationsinstabilität 307–316
- Skoliose als Ausschlusskriterium 307
Lumbaler Facettenersatz
- Anatomic Facet Replacement System (AFRS) 273–277
- FENIX-Facettenoberflächenersatz 281–288
- Zyre-Facettenersatz 277–281
Lumbaler Nukleusersatz, *siehe* Nukleusersatz
Lumbales Facettensyndrom 66
Lumbalfusion, *siehe* Fusion
Lumbalstenose, *siehe* Spinalstenose, lumbale
- zentrale 332, 333

M
Magnetresonanztomographie (MRT)
- bei auffälligen Befunden asymptomatischer Patienten 62
- Patientenevaluation bei lumbaler Nonfusion-Operation 54
- Patientenevaluation bei zervikaler Nonfusion-Operation 59
Main-Prothese 17
Materialeigenschaften von Implantatwerkstoffen 38, 39
- Biokompatibilität 40
- Duktilität 40
- Elastizitätsmodulus 40
- Festigkeit 39
- Korrosionsbeständigkeit 40, 41
- Verschleißbeständigkeit 40
- Zähigkeit 40
Maverick, lumbaler Bandscheibenvollersatz 173–183
- Belastungstests 177
- Bewertung 51–56
- Indikationen 174
- Instrumentarium 180
- klinische Ergebnisse 177–179
- Komplikationen 182
- Konfigurationen
- - A-MAV 175
- - O-MAV 175
- Konstruktionsmerkmale 41
- Kontraindikationen 174
- Nachsorge 181–182
- Operationstechnik 179–181
- posteriores Rotationszentrum 176
- Vor- und Nachteile 183
Mechanische Schmerzen, lumbale Revisionseingriffe wegen 190
Memory Pain, Diskographie 227
Metall(e)
- geeignete Implantatwerkstoffe 42
- Korrosion
- - Barrieren 41
- - Kontrollfaktoren 38
- - Ursachen 41
- Korrosionsbeständigkeit 41
- Materialeigenschaften 39
- thermodynamische Eigenschaften 41
Metall-auf-Metall-Konstruktionen
- FlexiCore 159, 166
- Maverick-Prothese 176
Metallkugelarthoplastie des Bandscheibenfachs, Geschichte 7
Metallkugelarthroplastik des Bandscheibenfachs 7–8
Metalllegierungen
- Edelstähle 43, 45, 47
- elektrochemische Eigenschaften 46
- Gewichtsanteile 45
- Kobalt-Chrom (CoCr) 45–46
- Kobalt-Chrom (Co-Cr) 43
- Materialeigenschaften 43
- Tantal (Ta) 47
- Titan (Ti) 42, 43, 46–47
- Typen 45
- Zirkonium (Zr) 43, 47
Michelin-Metallreifen, fraktaler 4
Mini-ALIF, Patientenlagerung 99
Minischweinmodell, Orthobiom, Pedikelschraubensystem 326
Mittellinienmarkierung 156
Monosegmentale Hybridkonstrukte 290
MRT, *siehe* Magnetresonanztomographie
Multisegmentale degenerative lumbale Bandscheibendegeneration (DMLB), proximale 343
Multisegmentale Hybridkonstrukte 290
- Dynesys-Spinalsystem plus ProDisc L 291
Multisegmentaler lumbaler Bandscheibenvollersatz 336–343
- Falldokumentation
- - dreisegmentig 339
- - fünfsegmentig 339
- - viersegmentig 339
- - zweisegmentig 339
- Indikationen 337
- Komplikationen 338
- Kontraindikationen 337
- Nachsorge 338
- Operationstechnik 225–226
- Patientenselektion 249–251
- ProDisc L 338
- proximale DMLB 341
Musculus sternocleidomastoideus, beim anterioren Zugang zur Halswirbelsäule 22
Myelopathie
- Ursachen 59
- zervikal
- - Bandscheiben(voll)ersatz bei 104
- - Bryan-Disk bei 111
- - Prestige-Prothese bei 117
- - Symptome 58

N
Nachbarsegmentdegeneration
- Biomechanik
- - Fusion 78, 79
- - Wirbelsäule 77–78
- Definition 77
- Dynesys-Stabilisierungssystem 213
- Epidemiologie 344
- Häufigkeit 344
- nach ACDF 79
- nach Fusion
- - Biomechanik 6–7
- - Inzidenz 80
- - Kausalzusammenhänge 80
- - lumbal 81–82
- - Risikofaktoren 80
- - zervikal 79–81
- nach Spondylodese 227
- nach Wirbelsäulenfusion 76–84
- Pathophysiologie 344
- Porous Coated Motion (PCM) 347
- Studien 345
- Vergleich PCM/Fusion 345
- Wallis-Stabilisierungssystem 250, 254
Nachbarsegmenterkrankung, Definition 77
Nackenschmerzen
- Anamnese 57
- Symptome 57
- Ursachen 57
Neck Disability Index (NDI)
- für Bryan-Disk 114
- für zervikalen Bandscheibenvollersatz neben Fusion 346, 347
Nervenverletzungen bei anteriorer Darstellung der Lendenwirbelsäule 95
Nervenwurzelblockade, selektive, *siehe* Selektive Nervenwurzelblockade
Nervenwurzelkompression, Symptome 57
Nervus
- laryngeus recurrens 24
- laryngeus superior 24
Nervus hypoglossus, bei zervikaler Revision 130, 131
Nervus laryngeus recurrens
- Anatomie 128
- bei zervikalem Revisionseingriff 127
NeuDisc-Hydrogelimplantat, mit Coflex-System 291, 296
Neurogenes (intermittierendes) Hinken
- Coflex-Implantat 255
- Cosmic-Stabilisierungssystem 227, 228
- Definition 256
- X-STOP, Interspinalprothese 263, 264

Neurologische Komplikationen
- bei anteriorer Darstellung der Lendenwirbelsäule 92, 95–97
- CHARITÉ, Bandscheibenvollersatz 148
Neutrale Zone (NZ) 221–222
- beim degenerierten Segment 245
- Definition 245
- Effekte des Wallis-Stabilisierungssystems 246
- Prinzip 221
- Rotationstests
- - HWS 312
- - LWS 312
- Stabilimax NZ 221
- Veränderungen bei Wirbelsäulenverletzungen 221
Nicht versteifende Operation, *siehe* Nonfusion-Operationen
Nonfusion-Hybridverfahren 289–302
- bei Revisionseingriffen 300–301
- Kontraindikationen 301
- Literaturübersicht 298–299
- Permutationen 301
- Primärindikationen 299–300
- Salvage-Verfahren 301
Nonfusion-Operationen
- Implantate
- - biomechanische Testverfahren, Standards 30–38
- lumbal
- - Anamneseerhebung 52
- - Diagnostik 53–55
- - körperliche/neurologische Untersuchung 52–53
- - Patientenauswahl 51–56
- Wirbelsäulenanatomie 21–30
- zervikal
- - Anamneseerhebung 57
- - Indikationen 59
- - Kontraindikationen 59–60
- - körperliche/neurologische Untersuchung 57–58
- - Patientenselektion 56–61
Nucleus pulposus
- Anatomie 3, 4
- Belastungen 5
- Eigenschaften 4, 17
- Ersatz, *s.a.* Nukleusersatz 18
- in der funktionellen Wirbelsäuleneinheit (FSU) 21
- pathologische Veränderungen 5
Nucleus-pulposus-Ersatz 201
Nucleus-pulposus-Hernie (HNP)
- am Apex einer skoliotischen Krümmung 300
- an einer Fusion 301
- dynamische Pedikelschraubenstabilisierung mit Nukleusersatz 297–302
- Dynesys-Spinalsystem bei 217
- foraminale, mit unilateraler medialer Facettektomie 299
- große zentrale 300
- mit Spondylolyse ohne Listhese 300
- rezidivierende 300–301
- und kontralaterale Facettenzyste 300
Nucleus-pulposus-Prolaps, *s.a.* Prestige-Zervikalprothese 104
Nukleoplastie, spiralige 18
Nukleus, Resektion 102
Nukleusersatz
- Interspinalprothesen mit 291
- PDN-SOLO/HydraFlex 201–205
- plus posteriore dynamische Stabilisierung, *s.a.* Nonfusion-Hybridverfahren 301
- Primärfunktion 297
- TranS1, perkutaner 205–212
- verfügbare Optionen 301

O

Oberflächenermüdung, Abriebmechanismus 49
ODI, *siehe* Oswestry Disability Index
ODI-Werte, *siehe* Oswestry Disability Index
O-MAV-Version, Maverick-Bandscheibenvollersatz 175
OPLL, *siehe* Ossifikation des posterioren longitudinalen Ligaments
Orthobiom-Pedikelschraubensystem 99–102
- Axialbelastung 324
- Belastungsprüfung 324
- Ergebnisse 329–331
- Indikationen 323
- Komplikationen/Risiken
- Komponenten 324
- Komponententests 69–70
- Konstruktionsmerkmale 143–144
- Konstruktprüfung 325–326
- Kontraindikationen 323
- mobile Fixierung 330
- Nachsorge 328
- Operationstechnik 71–73
- rigide Fixierung 330
- Tierstudien, funktionelle 326–327
Ösophagus
- beim anterioren Zugang zur Halswirbelsäule 24
- Verletzung bei zervikaler Revisionsoperation
- - Vorsichtsmaßnahmen 130
Ossifikation
- posteriores longitudinales Ligament (OPLL), Kontraindikation für zervikalen Bandscheibenvollersatz 61
Osteoporose
- Kontraindikation für zervikalen Bandscheibenersatz 103
- Wirbelsäulenarthroplastie bei 332–336
Oswestry Disability Index (ODI)
- für Activ-L 172
- für CHARITÉ-Bandscheibenvollersatz 149
- für Chondrozytentransplantation 305
- für Cosmic-Stabilisierungssystem 232
- für Dynesys-Stabilisierungssystem 214
- für FlexiCore 164, 165
- für HydraFlex-Kernersatzsystem 203
- für lumbalen Bandscheibenvollersatz in der skoliotischen Krümmung 318
- für Maverick-Prothese 178, 179
- für multisegmentalen lumbalen Bandscheibenvollersatz 338
- für perkutanen Nukleusersatz TranS1 205
- für ProDisc-C 122, 123
- für ProDisc-L 152, 155
- für Wallis-Stabilisierungssystem 247, 248, 254
- für X-STOP, Interspinalprothese 268
Oxidation und Korrosion 41
Oxidfilmbildung, Korrosionsschutz 41

P

Pars-Fraktur, nach lumbalem Bandscheibenvollersatz 194–196
Patientenevaluierung, bewegungserhaltende Operationen 52–55
Patientenselektion für lumbalen Bandscheibenvollersatz 249–251
Patil-Federgehäuse 16
PCS-Werte, *siehe* Short Form-36 (SF-36)
PDN-SOLO, *siehe* HydraFlex
PDN-SOLO-Prothese, *siehe* HydraFlex
Pedikelscharubenstabilisierung
- mit Nukleusersatz
- - Ziel der Hybridstabilisierung 298
Pedikelschrauben, Orthobiom-System 327–328
Pedikelschraubenstabilisierung
- Cosmic-Stabilisierungssystem 226–237
- Dynesys 213–220
- mit Nukleusersatz 297–302
- - Kontraindikationen 301
- - Literaturübersicht 298–299
- - Primärindikationen 299–300
- - Sekundärindikationen 300–301
- - verfügbare Systeme 301
- Stabilimax NZ 56–61
Pedikelschrauben-Stab-Systeme, *siehe* Cosmic-Stabilisierungssystem
PEEK, *siehe* Polyetheretherketon
Perkutaner Nukleusersatz (PNR) 205–212
- Diskussion 166–167
- Indikationen 205
- klinische Ergebnisse 207–208
- Komplikationen 208
- Konstruktionsmerkmale 206, 112
- Kontraindikationen 206
- Materialprüfung 35–37
- Operationstechnik 153–155
- Vor- und Nachteile 211
Pisharodi-Implantat, nachgebendes 16
Plattengelenk, Implantatdesign 13
Plexus hypogastricus superior, Verletzung bei anteriorer Darstellung der Lendenwirbelsäule 94, 95, 97
Plexus hypogastricus, Anatomie 26
Plexus lumbalis, Verletzung bei anteriorer Darstellung der Lendenwirbelsäule 97, 100, 101
PLF (Posterior Lateral Fusion), posteriore laterale Fusion 227
PLIF *(Posterior Lumbar Interbody Fusion, siehe* Posteriore lumbale interkorporelle Fusion
PLL, *siehe* Posteriores longitudinales Ligament
PMMA, *siehe* Polymethylmethacrylat
PNR, *siehe* Perkutaner Nukleusersatz
Polyetheretherketon (PEEK) 42
- Wallis-Stabilisierungssystem 244, 245

Polyethylen, ultrahochmolekulares (UHMWPE) 43–44
Polyethylenterephtalat (Polyester) 239
Polymere 42–43
- geeignete Implantatwerkstoffe 42
- Materialeigenschaften 39, 43
- viskoelastische Eigenschaften 17
Polymethylmethacrylat (PMMA) 42
- Materialeigenschaften 43
Porous Coated Motion (PCM) 309
Porous Coated Motion (PCM), Bandscheibenvollersatz
- Indikationen 344
- Komplikationen 352
- Nachbarsegmenterkrankung 344–352
- Studienergebnisse 346, 121–123
Posteriore dynamische Stabilisierung
- Behandlungsziele 244
- bei älteren Patienten 333
- interspinal basiert
- - DIAM-Spinalstabilisierungssystem 239–244
- interspinal basierte Systeme
- - Coflex 226–237
- - Wallis-Stabilisierungssystem 244–255
- - X-STOP 11–18
- mit Kernersatz
- - anatomische, biomechanische und pathologische Überlegungen 57
- mit Nukleusersatz 297–302
- - Kontraindikationen 301
- - Literaturübersicht 298–299
- - Primärindikationen 299–300
- - Sekundärindikationen 300–301
- - verfügbare Systeme 301
- - Ziel der Hybridstabilisierung 298
- pedikelschraubenbasiert
- - Cosmic-Stabilisierungssystem 213–237
- - Dynesys 213–220
- - Stabilimax NZ 56–61
Posteriore dynamische Stabilisierungssysteme
- plus Nukleusersatz, *s.a.* Nonfusion-Hybridverfahren 301
Posteriores longitudinales Ligament (PLL)
- Anatomie 22
- Freilegung bei lumbalem Bandscheibenersatz 140
- in der funktionellen Wirbelsäuleneinheit (FSU) 23
- Ossifikation 59, 61
- Rolle bei Implantatabstoßung 99
Postoperativer Ileus, nach anteriorer Darstellung der Lendenwirbelsäule 92, 97
Prävertebralfaszie, bei anteriorer Darstellung der Halswirbelsäule 22
Prestige LP, *siehe* Prestige, Zervikalprothese
Prestige ST, *siehe* Prestige, Zervikalprothese
Prestige, Zervikalprothese
- Entwicklung 117
- Indikationen 117
- Komplikationen 119
- Konstruktionsmerkmale 117–118
- Kontraindikationen 117
- Nachsorge 119
- Operationstechnik 118
- Prestige LP 117, 119
- Prestige St 118
- Prestige ST 117
- Vor- und Nachteile 119
Processus uncinati 25
- Resektion bei anteriorer Darstellung der Halswirbelsäule 109, 110
ProDisc C, zervikaler Bandscheibenvollersatz
- Nachbarsegmentdegeneration 347, 348, 352
Prodisc II, Bandscheibenvollersatz 14
ProDisc L, lumbaler Bandscheibenersatz
- mit Dynesys-Spinalsystem an 3 Etagen 291
- plus Coflex-System 291, 293
ProDisc L, lumbaler Bandscheibenvollersatz
- bei skoliotischer Deformität 316, 317
- multisegmental 337, 338
- multisegmentale Bandscheibendegeneration 338, 341
ProDisc-C, zervikaler Bandscheibenvollersatz 119–127
- Kinematik 121
- Komplikationen 125
- Komplikationsraten 126
- Konstruktionsmerkmale 120–121
- multisegmentale Anwendung 126
- Nachsorge 125
- Operationstechnik 124–125
- Patientencharakteristika 122
- Revisionsrate 125
- Studienergebnisse 123
- Vor- und Nachteile 126
ProDisc-L, Bandscheibenvollersatz 151–158
ProDisc-L, lumbaler Bandscheibenvollersatz
- Bewegungsumfang (ROM) 155
- Entwicklung 151
- Indikationen 152
- klinische Ergebnisse 155
- Komplikationen 158
- Konstruktionsmerkmale 152, 153
- Kontraindikationen 152
- mono- und multisegmental 154
- Nachsorge 155
- Operationstechnik 153–155
- Patientencharakteristika 155
- Vor- und Nachteile 158
Provokative Diskographie, *siehe* Diskographie
Provokatives Diskogramm, positives
- Haupt- und Nebenkriterien 69
Proximale degenerative multisegmentale Bandscheibenerkrankung 341, 343
Proximale zervikale Arthroplastie 344–352
Pseudomeningozele, nach anteriorer Darstellung der Lendenwirbelsäule 98
Psoasabszess, nach anteriorer Darstellung der Lendenwirbelsäule 92, 98
PTFE, *siehe* Polytetrafluorethylen
PU, *siehe* Polyurethan

Q

QBPD, *siehe* Quebec Back Pain Disability Scale
Quebec Back Pain Disability Scale (QBPD), für Chondrozytentransplantation 305, 306

R

Radikulopathie
- Symptome 57
- Ursachen 58
- zervikal
- - Bandscheiben(voll)ersatz bei 104
- - Bryan-Disk bei 111
- - Prestige-Prothese bei 117
Ramus marginalis mandibulae, bei zervikaler Revision 129
RBSS, *siehe* Refractory-back-surgical-Syndrom
Refractory-back-surgical-Syndrom (RBSS) 188
Rektusscheide, Hämatome nach anteriorer Darstellung der Lendenwirbelsäule 86
Retraktoren
- handgeführte 185
- selbsthaltende 89, 101
Retrograde Ejakulation, bei anteriorer Darstellung der Lendenwirbelsäule
- Inzidenz 92, 94
- Ursache 94
- vorbeugende Maßnahmen 95
Retroperitonealer transpsoatischer Zugang, Revisionseingriffe 194, 198
Retroperitonealer Zugang zur anterioren Lendenwirbelsäule, Umgebungsanatomie 26
Retroperitonealer Zugang zur Lendenwirbelsäule 85–91
- Blutgefäßmobilisierung 89
- Eröffnung des Retroperitonealraums 86–89
- Hautschnitt 85–86
- Komplikationen (und ihre Behandlung) 41
- - neurologische 95–97
- - sonstige 97–98
- - urologische 94–95
- - vaskuläre 92–94
- Komplikationsraten 92
- Patientenvorbereitung 85
- technische Überlegungen, sonstige 89
- Vorteile 90
Revisionsoperatione
- lumbal
- - Indikationen 184
- - Prävention 184
Revisionsoperationen
- lumbal 187–199
- - Anästhesie 57
- - CHARITÉ 144
- - gekielte Prothesen 192, 197–198
- - Gründe 188
- - Hauptsymptome 190
- - Indikationen 188–189
- - kielfreie Prothesen 196
- - Komplikationen 188, 193
- - Kontraindikationen 190
- - Nachsorge 192–193
- - Operationstechnik 191–192
- - Patientenvorbereitung 184–186
- - präoperative Vorbereitung 183–184
- - Prothesenentfernung 118
- - Prothesenerhalt 192
- - segmentspezifische Überlegungen 186–187
- - TPC-System 187–188
- - Verfahren der Wahl 188
- - Vor- und Nachteile 193
- - XLIF-Zugang 193–198
- - Zeitpunkt 188

- lumbale
- - Diagnostik 190
- zervikal
- - bei Kyphose 131
- - Bewegungserhalt 133
- - Chassaignac-Tuberkel 128
- - Dislokation des Kiefergelenks 130, 133
- - Faszienschichten 128
- - Flexionsspalt 134
- - Gefäßanomalien 129, 130
- - häufige Fehler 133
- - Hautschnitt 128
- - Horner-Syndrom 130, 132
- - intraoperative Bildgebung 127
- - Komplikationen, zugangsspezifische 134–136
- - N. hypoglossus 130, 131
- - N. laryngeus superior 130
- - N. recurrens laryngeus 128
- - Nachsorge 134
- - Ösophagus 127, 135
- - Ramus marginalis mandibulae des N. fascialis 129
- - Vertebralarterien 133
- - wichtige anatomische Strukturen 128
- zervikale
- - Operationstechnik, anteriorer zervikaler Zugang 127–134
- - Patientenlagerung 128
Rezidivierender Bandscheibenvorfall
- Cosmic-Prothese 214
- Dynesys-Stabilisierungssystem 213
ROM (Range of Motion), *siehe* Bewegungsumfang
Röntgenaufnahmen
- Übersichts-
- - lumbal 53
- - zervikal 59
Rotation bewegungserhaltender Implantate 6
Rotationsstabilität, lumbaler Bandscheibenersatz 307–316
- biomechanische Tests 71–73
- HWS/LWS 314
- Unkovertebralgelenk, Analyse 314
- Untersuchungsmethoden 307–314
Rotationstests
- anatomische Messungen 312
- biomechanische Tests 6–7
- CHARITÉ 142–151
- lumbaler Bandscheibenersatz 312–314
- Unkovertebralgelenk 314
- Weichgewebepräparat 312
Rotationszentrum
- fixes posteriores (Maverick) 175, 176
- Messung der Rotationsstabilität 308, 310
- Veränderungen bei Flexion und Extension 78
- zentrales stationäres (FlexiCore) 159, 166
Rotationszentrum (COR), und gekoppelte Bewegung 78
Rückenschmerzen
- diskogene
- - bei Flexion vs. Extension 62
- - Diagnostik 54, 73
- - Kategorien 69
- - konkordant vs. nicht konkordant 70
- - Wallis-Stabilisierungssystem 248–249
- facettenbedingte 66
Rückläufiger Kehlkopfnerv
- Anatomie 128
- bei zervikalem Revisionseingriff 127

S

Sabitzer-Fuss-Implantat 12, 13
Sagittale Balance, X-STOP-Interspinalprothese 268
Sagittale Winkelbeweglichkeit, ProDisc-C 123
Salib-Pettine-Plattengelenk 13
Salvage-Verfahren, Pedikelschraubenstabilisierung mit Nukleusersatz 301
Schellnack-Büttner-Janz-Prothese 14
Schmerzen
- diskogene 246
- - Cosmic-Stabilisierungssystem 228
- - Diagnostik 73
- - Kategorien 69
- - konkordant vs. nicht konkordant 70
- - Wallis-Stabilisierungssystem bei 248
- facettenbedingte 66
- - Übertragungsmuster 66
- facettengelenkbedingt 63, 281
- mechanische 190
Schraube, Cosmic-Stabilisierungssystem 231
Schraube(n)
- Beschichtung, Cosmic 226
- Cosmic-Stabilisierungssystem 230
- Dübel- 15
- Dynesys-Stabilisierungssystem 215, 216
- Dynesys-Stabilisierungsystem 216
- Dynesys-System 218
- Stabilimax NZ 224
Schraubenfixationswinkel, Cosmic-Schrauben 232
Schwarze Bandscheibe 240
Schwarze Bandscheiben, DIAM-Spinalstabilisierungssystem 242
Schweinemodelle, Orthobiom-Wirbelsäulensystem 326
Seitausbiegung, *siehe* Lateralbeugung
Selbsthaltende Retraktoren (SynFrame) zur anterioren Darstellung der Lendenwirbelsäule 89
Selektive Nervenwurzelblockade (SNRB)
- diagnostischer Wert 65
- Indikationen 64
- Injektionsstelle 64
- Komplikationen 66
- Technik 64
- therapeutischer Wert 65–66
SF-36, *siehe* Short-Form-36
Short-Form 36 (SF-36)
- für ProDisc-L 155
- für zervikalen Bandscheibenvollersatz neben Fusion 347
- zervikaler Bandscheibenvollersatz bei Nachbarsegmentdegeneration 347
Short-Form-36 (SF-36)
- für Maverick-Prothese 179
- für Wallis-Stabilisierungssystem 249, 254
- physische Komponente, Wallis-Stabilisierungssystem 253
Sicheres Dreieck nach Pauza und Bogduk, Nervenwurzelblockaden 64
Simple Calculated Osteoporosis Risk Estimation (SCORE), Osteopenie-Screening 257
Skoliose
- Definition 322
- Formen 322
- gekielte Prothesen 308
- iatrogene 307, 309
- kindliche
- - *s.a.* Orthobiom-Pedikelschrauben-system 99–102
- Klassifikation 316
- Kontraindikation für lumbalen Bandscheibenvollersatz 307
Skoliotische Deformität, lumbaler Bandscheibenersatz 316–322
- Klassifikation 317
- klinischer Hintergrund/Methode 317
- ODI-Werte 318
- VAS-Werte 317
Skoliotische Krümmung
- Nucleus-pulposus-Hernie am Apex, dynamische posteriore Stabilisierung plus Nukleusersatz 300
Smith-Robinson-Zugang 105
SNRB (Selective Nerve Root Block), *siehe* Selektive Nervenwurzelblockade
Spaltkorrosion 40
Spannungs-Dehnungs-Kurve 40
Spannungstrabekel 3
- primäre 3
- sekundäre 4
Spinalstenose, lumbale 335
- Ätiologie 255
- Coflex-Interspinalprothese 255, 260
- Cosmic-Stabilisierungssystem bei 227, 228
- Dynesys-Stabilisierungssystem bei 213, 214, 216
- Stabilimax NZ bei 223
- symptomatische
- - Cosmic-Stabilisierungssystem 227
- Symptome 263
- X-STOP, Interspinalprothese 263, 264, 271
- zentrale 255, 332
Spiralige Nukleoplastie, Implantatdesign 18
Spondylitis ankylosans, Kontraindikation für zervikalen Bandscheibenersatz 104
Spondylodese, lumbale
- Nachbarsegmenterkrankung 227
Spondylolisthese
- degenerative
- - Dynesys-Stabilisierung 216
- degenerative, X-STOP bei 267
Spondylolyse
- mit Nucleus-pulposus-Hernie, dynamische posteriore Stabilisierung plus Nukleusersatz 290
Spondylose
- lumbale
- - Activ-L bei 167
- zervikale 344
Spondylose, lumbale
- Cosmic-Stabilisierungssystem 227

Spondylotische Myelopathie, zervikaler Bandscheibenersatz bei 104
Stabilimax NZ, Stabilisierungssystem 56–61
- biomechanische Prüfung 77–78
- Indikationen 223
- Konstruktionsmerkmale 221, 224
- - Doppelfedermechanismus 223
- - Konnektoren 222
- Kontraindikationen 223
- neutrale Zone 221
- Operationstechnik 225–226
- Pedikelschraube 224
- Studienergebnisse 226
Stabilisierungssysteme der Wirbelsäule
- aktives 221
- neurales 221
- passives 221
Stabilität
- bewegungserhaltender Implantate 6
- segmentale 6
Statisches axiales Kompressionsbiegen, Orthobiom-System 325
Sternokleidomastoid-Muskel, beim anterioren Zugang zur Halswirbelsäule 22
Straubing-Rehabilitations-Index (SRI) 338
Stubstad-Elastomerimplantat 18
Supraspinalbänder 23
Sympathischer Grenzstrang, Verletzung bei anteriorer Darstellung der Lendenwirbelsäule 95, 96, 100
SynFrame, selbsthaltender Retraktor 89
Synovialzyste, Nucleus-pulposus-Prolaps und kontralaterale 300

T
Teflon (PTFE) 14
- Materialeigenschaften 42
Polytetrafluorethylen (PTFE 14, 42
Teilgeführte (semi-constrained) Prothesen, *siehe* ProDisc-L, Activ-L
Temporäre externe transpedikuläre Fixation (TETF)
- Ergebnisse 72
- Indikationen 71
- Komplikationen 72
TETF, *siehe* Temporäre externe transpedikuläre Fixation
Tiefe Venenthrombose (TVT), nach anteriorer Darstellung der Lendenwirbelsäule 92, 94
Titanlegierungen 46–47
TLIF (Transforaminal Lumbar Interbody Fusion), transforaminale lumbale interkorporelle Fusion 227
Torsionsermüdungstest, Coflex-Interspinalprothese 258
Torsionstest
- Coflex-Prothese 258
- FENIX-Facettenoberflächenersatz 282, 284
Torsionstest, statischer
- Coflex-Interspinalprothese 258
- Orthobiom-System 326
Total Disc Replacement (TDR), *siehe* Bandscheiben(voll)ersatz
Total Facet Arthroplasty System, *siehe* TOPS
TPC-System (Time, Procedure, Complication), für lumbale Revisionseingriffe 187–188
Trabekel 2
- fraktale Anordnung 3
- Kompressions- 3
- Spannungs- 3
Trachea, beim anterioren Zugang zur Halswirbelsäule 24
TranS1, *siehe* Perkutaner Nukleusersatz
Transforaminaler Block
- Beispiel 64
- vs. selektive Nervenblockade 64
Translation bewegungserhaltender Implantate 6
Transpedikuläre Fixation, *siehe* Temporäre externe transpedikuläre Fixation
Transperitonealer Zugang zur anterioren Lendenwirbelsäule, Umgebungsanatomie 26
Transpsoatischer Zugang 28
Transsakraler Zugang zum Nukleusersatz, *siehe* Perkutaner Nukleusersatz (PNR)
Tribochemische Reaktionen, Abriebmechanismen 49
Tribologische Beanspruchung 48
Tribologisches System, Struktur 48

U
Übersichtsröntgenaufnahmen, bewegungserhaltende Eingriffe
- lumbal 53
- zervikal 59
Übertragungsschmerzen, facettenbedingte 66
Ultrahochmolekulares Polyethylen (UHMW-PE) 43–44
Ungeführte (unconstrained) Prothesen *siehe* Bryan-Disk
Unkovertebralgelenke 21, 25
- Analyse 312, 314
- Anatomie 25
- pathologische Veränderungen 26
Urologische Komplikationen, bei anteriorer Darstellung der Lendenwirbelsäule 92, 94–95

V
Vakuumphänomen 55
VAS, *siehe* Visuelle Analogskala
Vaskuläre Komplikationen, bei anteriorer Darstellung der Lendenwirbelsäule 92–94
Vena lumbalis ascendens, *siehe* Iliolumbalvene
Vena-cava-Filter, bei Revisionseingriffen 185
Venenanomalien bei anteriorer Darstellung der Lendenwirbelsäule 89, 91
Venenthrombose, tiefe (TVT), nach anteriorer Darstellung der Lendenwirbelsäule 92, 94
Venenverletzungen, bei anteriorer Darstellung der Lendenwirbelsäule 94
Verschleiß
- Gegenmaßnahmen 49–50
- Mechanismen 49
- *s.a.* Abrieb 49
Verschleißbeständigkeit, Definition 40
Vertebralarterien 26, Verletzungsgefahr bei zervikalem Revisionseingriff 109
Viart-Martin-Prothese 15
viskoelastischen Nucleus pulposus, Funktion 10
Viskoelastizität, von Polymeren 17
Visuelle Analogskala (VAS)
- für Activ-L 172
- für Bryan-Disk 114
- für CHARITÉ-Bandscheibenvollersatz 149
- für Chondrozytentransplantation 305
- für Cosmic-Stabilisierungssystem 232
- für DIAM-Spinalstabilisierungssystem 242
- für Dynesys-Stabilisierungssystem 214, 216
- für FlexiCore 164, 165
- für HydraFlex-Kernersatzsystem 203
- für lumbalen Bandscheibenvollersatz
- - in der skoliotischen Krümmung 317
- für multisegmentalen lumbalen Bandscheibenvollersatz 338
- für perkutanen Nukleusersatz TranS1 205, 207
- für ProDisc-C 122, 123
- für ProDisc-L 152
- für Wallis-Stabilisierungssystem 247, 253
- für zervikalen Bandscheibenvollersatz neben Fusion 346, 347

W
Wallis-Stabilisierungssystem
- Analgetikagebrauch, reduzierter 248, 253
- Bandscheibenwiederherstellung, potenzielle 254
- biomechanische Studien 245–246
- Erhalt des Nachbarsegments 254
- Indikationen 112–113
- - Bandscheibenunterstützung bei diskogenem Rückenschmerz 248–249
- - Distraktionsentlastung 252
- - Lumbago-Ischias-Syndrom 249–251
- - Topping-off 251–253
- JOA-Werte 247
- klinischer Nutzen 253–254
- Konstruktionsmerkmale 3–4
- Oswestry Disability Index (ODI 248, 254
- Oswestry Disability Index (ODI) 247
- SF-36-Ergebnisse 249, 254
- Sicherheit 253
- VAS-Werte 247, 253
Wiltse-Zugang 217
- Komplikationen 218
Wirbelkörper 3–4
- Elastizitätsmodulus 4
- Ersatz 11, 17
- Kompression und Wiederherstellung der Form 4
- Kompressionstrabekel 3, 4
- lumbale
- - Anatomie 29
- - Größe 28, 29
- pathologische Veränderungen 5–6
- stoßdämpfende Funktion 2
- Trabekelanordnung 3
- Umgebungsanatomie 26
- zervikale
- - Anatomie 25
- - Größe 26
Wirbelkörperersatz, Implantatdesign 17
Wirbelsäule 2–3
- Anatomie 21–30
- Arthroplastik, Geschichte 7
- Bandscheibe 4–5

- Biomechanik
- - Nachbaretage 77–78
- Dimensionen 2
- Eigenschaften 3
- Funktion 2
- gekoppelte Bewegungen 32
- kritische Last 2, 3, 5
- Wirbelkörper
- - Anatomie 3–4
Wirbelsäulenarthrose 281
Wirbelsäulendekompression, Probleme 7
Wirbelsäulenfusion, *siehe* Fusion
Wirbelsäulenligamente 22
Wirbelsäulenstabilisierung, Probleme 7
Wirbelsäulentestkonfigurationen 34–35
Wirkbogen, *siehe* Wirkwinkel
Wirkwinkel 310
- Definition 307
- Facettengelenke 310
- Messung 308, 309, 310
Wirkwirkel, Definition 22
Wolffsches Gesetz 4
Wundinfektion, nach anteriorer Darstellung der Lendenwirbelsäule 92, 97

X

XLIF, *siehe* eXtreme Lateral Interbody Fusion
XLIF (Extreme Laterale Interbody Fusion), *siehe* Extreme laterale interkorporelle Fusion
X-STOP, Interspinalprothese
- bei degenerativer Spondylolisthese 267
- biomechanische Studien 4–5
- deutsches Register 267
- Dornfortsatzkompression 263
- Erfolgsraten 267
- europäische Erfahrungen 267
- Indikationen 264
- klinische Ergebnisse 266–267
- Komplikationen 270
- Konstruktionsmerkmale 264–265
- Kontraindikationen 264, 266
- Kosteneffektivität 270
- Nachsorge 270
- Operationstechnik 269–270
- sagittale Balance 268
- Vor- und Nachteile 271
- vs. dekompressive Laminektomie 52

Y

Yield-Punkt 39
Yield-Stärke, Materialeigenschaften 39
Young-Modulus, *siehe* Elstastizitätsmodul
Yuan-Implantat, mit gelenkbildenden Platten 13

Z

Zähigkeit, Materialeigenschaft 39, 40
Zentrale Lumbalstenose 332, 333
Zervikale Arthroplastie, *siehe* Bandscheiben(voll)ersatz, zervikal
Zervikale Bewegungskopplung 77
Zervikale Fusion, Nachbarsegmentdegeneration nach
- zervikale Arthroplastie bei 344–352
Zervikale Kyphose
- fixierte 60
- Kontraindikation für zervikale Nonfusion-Eingriffe 60
- Revisionseingriff 131
Zervikale Nonfusion-Operationen, *siehe* Nonfusion-Operationen, zervikale
Zervikale Revisionsoperationen, *siehe* Revisionsoperationen, zervikal
Zervikale spondylotische Myelopathie, Bandscheibenersatz bei 104
Zervikaler Bandscheibenersatz, *siehe* Bandscheiben(voll)ersatz, zervikaler
Zervikaler Bandscheibenvollersatz
- Hybridanwendungen 344–352
- Indikationen 344
- Komplikationen 352
- Nachbarsegmentdegeneration
- - NDI-/VAS-Werte 346, 347
- - SF-36-Werte 347
- - Studien 344–346
- - Studienergebnisse 346–347
- neben Fusion 344–352
- - Diskussion der Studienergebnisse 121–123
- - Fusionsmechanismen 345
- - Studienergebnisse 346–347
- - Studienmethodik 344–346
Zirkoniumlegierungen, Materialeigenschaften 43
Zirkoniumoxidkeramiken, Materialeigenschaften 43, 44
Zugangstechniken
- axiale 205
- Halswirbelsäule
- - anterior 24
- intertransversal
- - sicheres Dreieck 64
- Lendenwirbelsäule
- - anterolateral transpsoatisch 98–102
- - retroperitoneal 85–91
- retroperitoneal
- - Umgebungsanatomie 26
- retroperitoneal transpsoatisch 198
- Revision 191
- Revision, anteriore zervikale 127–134
- Smith-Robinson 105, 127
- transperitoneal
- - Umgebungsanatomie 26
- transpsoatisch 28
- transsakral 208, 211
Zürich Claudication Questionnaire (ZCQ), für X-STOP-Interspinalprothese 266, 267, 268
Zwischenwirbelprothesen, *siehe* Interspinalimplantate
Zyre-Facettenersatz 277–281
- Indikationen 277
- Komplikationen 280
- Konstruktionsmerkmale 278
- Kontraindikationen 278
- Materialprüfung 278–279
- Operationstechnik 279–280